NOEMÍ HERRERO

HENRI **ROUVIÈRE** • ANDRÉ **DELMAS**

ANATOMÍA HUMANA

DESCRIPTIVA, TOPOGRÁFICA Y FUNCIONAL

11.ª EDICIÓN

Revisada por **Vincent Delmas**

3

MIEMBROS

HENRI **ROUVIÈRE** • ANDRÉ **DELMAS**

ANATOMÍA HUMANA

DESCRIPTIVA, TOPOGRÁFICA Y FUNCIONAL

11.ª EDICIÓN

Revisada por **Vincent Delmas**
Profesor de anatomía
Faculté de médecine Necker-Enfants Malades
Université René Descartes

3

MIEMBROS

MASSON

MASSON, S.A.
Travessera de Gràcia, 17-21 - 08021 Barcelona (España)
Teléfono: (34) 93 241 88 00
www.masson.es

MASSON, S.A.
21, rue Camille Desmoulins - 92789 Issy-les-Moulineaux Cedex 9 - Paris (Francia)
www.masson.fr

MASSON S.P.A.
Via Muzio Attendolo detto Sforza, 7/9 - 20141 Milano (Italia)
www.masson.it

MASSON DOYMA MÉXICO, S.A.
Santander, 93 - Colonia Insurgentes Mixcoac - 03920 México DF (México)

Coordinación de la traducción
Dr. **Víctor Götzens García**
Profesor titular de Anatomía Humana,
Facultad de Medicina, Universitat de Barcelona

Diseño de maqueta: Gérard Finel
Las ilustraciones que encabezan las diferentes partes y capítulos
son obra de Catherine Darphin

Novena edición	1987
Reimpresiones	1988, 1991, 1994, 1996
Décima edición	1999
Reimpresiones	2001, 2002
Undécima edición	2005

ISBN 84-458-1315-3 Undécima edición española
Versión española de la decimoquinta edición de la obra original en lengua francesa *Anatomie humaine: Descriptive, topographique et fonctionnelle. Tome 3. Membres,* de Henri Rouvière y André Delmas, publicada por MASSON, S.A., Paris

ISBN 2-294-00393-4 Decimoquinta edición original

Depósito Legal: B. 2.567 - 2005
Composición y compaginación: A. Parras - Avda. Meridiana, 93-95 - Barcelona (2005)
Impresión: Aleu, S.A. - Zamora, 45 - Barcelona (2005)
Printed in Spain

Índice de contenidos

ANATOMÍA DE LOS MIEMBROS

ANATOMÍA DESCRIPTIVA DEL MIEMBRO SUPERIOR

ANATOMÍA TOPOGRÁFICA DEL MIEMBRO SUPERIOR

ANATOMÍA FUNCIONAL DEL MIEMBRO SUPERIOR

ANATOMÍA DESCRIPTIVA DEL MIEMBRO INFERIOR

ANATOMÍA TOPOGRÁFICA DEL MIEMBRO INFERIOR

ANATOMÍA FUNCIONAL DEL MIEMBRO INFERIOR

Prefacio a la 15.ª edición francesa

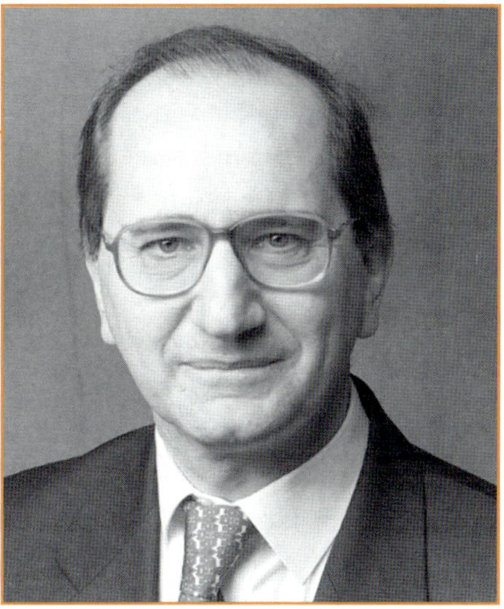

Esta nueva edición del tratado de *Anatomía humana, descriptiva, topográfica y funcional* de Henri Rouvière y André Delmas adopta la nomenclatura anatómica internacional. Se trata de una elección de futuro para un libro que, por la originalidad de su texto y su iconografía, enriquecida en cada nueva edición, constituye la obra de referencia en el campo de la anatomía en lengua francesa.

La terminología anatómica cuya primera edición fue adoptada en París en 1955 bajo el nombre de *Nomina Anatomica* se ha impuesto progresivamente en las publicaciones internacionales, tanto científicas como clínicas. A los términos latinos escogidos como lengua común se han ido añadiendo, a lo largo de los años, las correspondencias o traducciones de los términos anatómicos tal como son utilizados actualmente por los anatomistas de lengua francesa. Los términos latinos han sido traducidos cuando eran semejantes al francés y adaptados cuando eran muy diferentes.

El índice de la *Nomina Anatomica* situado al inicio de cada tomo proporciona la correspondencia entre la terminología anatómica francesa y la terminología latina que sirve como referencia internacional.

Finalmente, el tratado de *Anatomía humana, descriptiva, topográfica y funcional* individualiza el sistema nervioso central introduciendo una nueva sección sobre su anatomía funcional, obra de André Delmas. Ello justifica que se haya dedicado un tomo aparte al sistema nervioso central. De este modo el «Rouvière-Delmas» responde a las necesidades de su tiempo.

Mis agradecimientos a la editorial Masson por la ayuda y el apoyo que han prestado a la realización de estas actualizaciones. Mis agradecimientos también van dirigidos al Doctor Gervais Hounnou (Benin), al Doctor Djibril Ouattara (Costa de Marfil) así como a la Sra. Claire Guilabert por su ayuda en la adecuación del texto a los cambios de nomenclatura.

Hoy en día las imágenes anatómicas de resonancia magnética ofrecen una visión incomparable de la anatomía *in vivo.* La iconografía se ha enriquecido de forma espectacular gracias al Profesor Emmanuel A. Cabanis, a la Doctora Marie-Thérèse Iba Zizen (Centre Hospitalier National d'Ophtalmologie des Quinze-vingts) y al Doctor Adrian Istoc (Cluj, Rumanía), a los que deseo expresar mi más caluroso agradecimiento.

VINCENT DELMAS

PREFACIO A LA 12.ª EDICIÓN FRANCESA

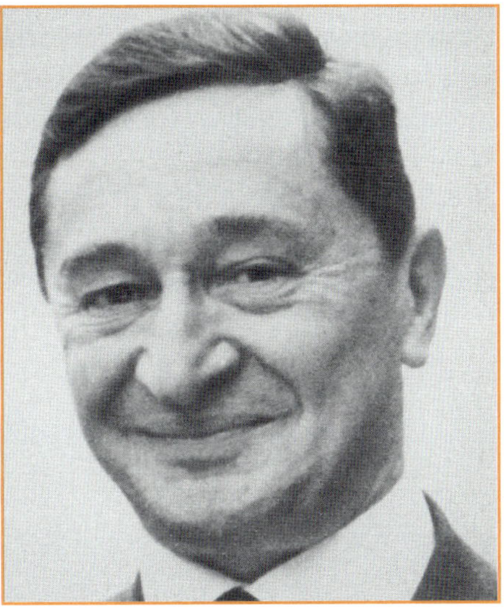

Cualquier nueva edición de una obra clásica sólo debería necesitar revisiones mínimas tanto en su texto como en las ilustraciones. Cuando se trata de la anatomía humana esto es igualmente cierto, pues los trabajos y los escritos de nuestros antecesores se hicieron para darnos una descripción precisa del cuerpo humano, con una probidad y en una forma difíciles de superar. Basta con volver a leer las antiguas obras de anatomía humana de Cruveilhier y de Sappey del siglo pasado o, en el principio de este siglo, tratados franceses como los de Poirier, Paturet o Testut y Latarjet, para constatar que, si bien la anatomía fundamental es siempre la misma y no podemos aumentar o modificar mucho lo que está escrito, las exigencias modernas son imperiosas en lo que se refiere a ciertos puntos que requieren precisiones de interés práctico.

Como toda descripción, el estudio del cuerpo humano puede realizarse desde puntos de vista distintos, que tienden a la evolución de nuestros conocimientos y de sus aplicaciones. Actualmente un tratado de anatomía humana debe ofrecer al lector, sobre todo si es un principiante en esta ciencia, no solamente enseñanzas respecto a la organización del cuerpo humano, sino también, evidentemente, respecto a las funciones realizadas por los diferentes órganos que lo componen.

Ya en las ediciones anteriores de este tratado nos ha parecido necesario introducir capítulos de anatomía funcional, que aclaran y dan mayor valor a las escuetas descripciones anatómicas.

También la iconografía debe reflejar el nuevo espíritu que hemos deseado aportar a esta obra. Las imágenes fotográficas, radiográficas, tomográficas y las que actualmente es posible obtener con resonancia magnética demostrarán al lector la veracidad, exactitud y facilidad didáctica que siguen teniendo las ilustraciones de las anteriores ediciones, y darán prueba de que el conocimiento del cuerpo humano en el individuo vivo es todavía más importante y necesario que el que se obtiene con el estudio aislado de las preparaciones anatómicas.

Estas ilustraciones han sido posibles gracias a la inestimable colaboración de mis amigos Emmanuel Cabanis y Marie Thérèse Cabanis-Iba-Zizen. Por haber trabajado con ellos en estrecho contacto he podido apreciar su trabajo preciso y riguroso, su ciencia y su entusiasmo, de tal manera que debo subrayar que sin su colaboración la iconografía de esta obra no sería lo que ha llegado a ser, lo cual me complace agradecer con toda mi amistad.

André Delmas

PREFACIO A LA 1.ª EDICIÓN FRANCESA

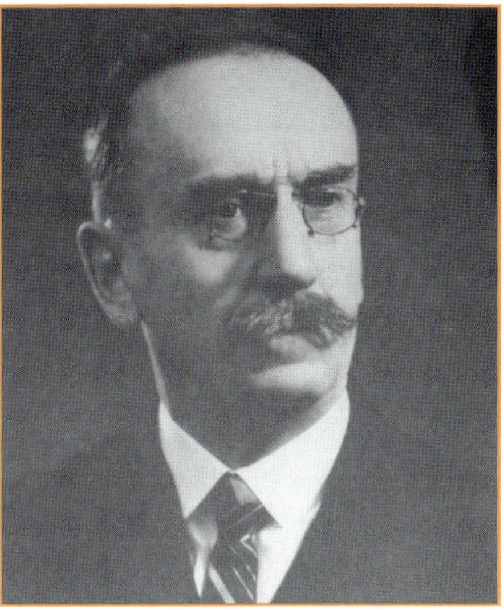

La exposición de la anatomía por sistemas (esquelético, muscular, nervioso, etc.), tal como se realiza en los tratados clásicos, conduce a descripciones incompletas y a numerosas repeticiones que aumentan sin ningún provecho el volumen de una obra.

Si el estudiante y el clínico quieren obtener una visión de conjunto de la anatomía de un órgano o grupo de órganos situados en una misma región, se ven obligados a reunir informaciones dispersas procedentes de la exposición de los diversos sistemas en los diferentes volúmenes del tratado.

Además, la documentación bibliográfica ha alcanzado en nuestros días un desarrollo muy importante. Los grandes tratados de anatomía se esfuerzan por analizar todos los trabajos, memorias y notas publicados en numerosas revistas. De todo ello resulta una enorme acumulación de datos, generalmente sin importancia, frente a los cuales el estudiante se siente descorazonado.

Personalmente, he querido remediar estos inconvenientes presentando la anatomía de una forma nueva, más práctica y mejor adaptada a las necesidades de estudiantes y clínicos.

He dividido la anatomía en tres partes principales: la cabeza y el cuello, el tronco y los miembros. Al sistema nervioso central le he consagrado un capítulo aparte.

Cada parte es objeto de un doble estudio: por un lado, descriptivo y analítico; por otro, topográfico y sintético.

Primero describo, de forma sucesiva, los huesos, articulaciones, músculos, vasos, nervios, etc.; esto es, todos los elementos que componen el segmento corporal considerado. Analizo las características morfológicas de todos los órganos y los sitúo en su región correspondiente. De esta manera, el lector ve edificarse, pieza a pieza, todo un segmento del organismo, penetrando en los detalles de su arquitectura.

A la documentación proporcionada por el análisis le sigue un estudio topográfico, en el cual muestro, región por región, en una visión de conjunto, las relaciones que presentan entre sí todos los órganos de una misma área anatómica.

De este modo, la anatomía descriptiva y la anatomía topográfica se vinculan estrechamente, se esclarecen y se complementan.

En definitiva, este método de exposición permite al alumno y al clínico encontrar, en las pocas páginas de un mismo volumen, toda la información concerniente a un órgano o una región.

He aligerado el texto tanto como he podido, dejando de lado todos los detalles inútiles y las innumerables variantes sin interés. Sin embargo, he empleado provechosamente las investigaciones y publicaciones recientes de importancia.

Una descripción anatómica debe ser completa, precisa y simple, pero al mismo tiempo sugerente; por ello me he esforzado, cuando era posible, por explicar los datos anatómicos mediante la embriología, la anatomía comparada o la fisiología.

Gracias al esfuerzo realizado por la editorial Masson, he podido otorgar a la ilustración de este tratado un gran cuidado y todo lujo de detalles.

Con excepción de 38 figuras tomadas de diversas obras, el resto son originales. La mayoría han sido pintadas a la acuarela a partir de preparaciones realizadas personalmente. De este modo he podido verificar las descripciones clásicas y modificar algunas que me parecían inexactas o incompletas.

Junto a las figuras a la aguada o a la acuarela, numerosos esquemas ilustran el texto. A menudo se publican esquemas sumamente inexactos, que son una caricatura del modelo original. He evitado cuidadosamente este defecto; casi todas las figuras esquemáticas que presento son reproducciones simplificadas pero exactas de cortes y preparaciones.

Todas las figuras han sido dibujadas por M. Moreaux con un esmero y un espíritu concienzudo que son sólo comparables con su gran talento. Aprovecho para expresarle aquí mi más sincero agradecimiento.

Finalmente, pido a la editorial Masson que acepte mi reconocimiento por la atención, diligencia y perfeccionismo aportados a la ejecución material de esta obra.

HENRI ROUVIÈRE

NOMINA ANATOMICA

*Los términos marcados con un asterisco (*) no coinciden exactamente con la traducción de la *Nomina Anatomica.*

Términos que definen la situación y la dirección de las diferentes partes del cuerpo

Vertical = *Verticalis*
Horizontal = *Horizontalis*
Mediano = *Medianus*
Coronal = *Coronalis*
Sagital = *Sagittalis*
Frontal = *Frontalis*
Transversal = *Transversalis*
Medial (interno) = *Medialis*
Intermedio = *Intermedius*
Lateral (externo) = *Lateralis*
Anterior = *Anterior*
Occipital = *Occipitalis*
Medio (centro) = *Medius*
Posterior = *Posterior*
Ventral = *Ventralis*
Dorsal = *Dorsalis*
Interno = *Internus*
Externo = *Externus*
Derecho = *Dexter*
Izquierdo = *Sinister*
Longitudinal = *Longitudinalis*
Transversal = *Transversus*
Craneal = *Cranialis*
Caudal = *Caudalis*
Superior = *Superior*
Inferior = *Inferior*
Superficial = *Superficialis*
Profundo = *Profundus*
Rostral = *Rostralis*
Apical = *Apicalis*
Basal = *Basalis*
Basilar = *Basilaris*
Axial = *Axialis*
Luminal = *Luminalis*

Términos relativos a los miembros

Proximal = *Proximalis*
Distal = *Distalis*
Central = *Centralis*
Periférico = *Periphericus/Peripheralis*
Radial = *Radialis*
Ulnar/Cubital = *Ulnaris*
Tibial = *Tibialis*
Fibular/Peroneo = *Fibularis/Peronealis*
Palmar = *Palmaris/Volaris*
Plantar = *Plantaris*
Flexor = *Flexor*
Extensor = *Extensor*

Términos específicos

Abdomen = *Abdomen*
Abertura inferior de la pelvis = *Apertura pelvis inferior*
Abertura lateral del cuarto ventrículo = *Apertura lateralis ventriculi quarti*
Abertura media del cuarto ventrículo = *Apertura mediana ventriculi quarti*
Abertura superior de la pelvis = *Apertura pelvis superior*
Acetábulo = *Acetabulum*
Acromion = *Acromion*
Acueducto cerebral = *Aqueductus cerebri*
Acueducto del vestíbulo = *Aqueductus vestibuli*
Adenohipófisis = *Adenohypophysis*
Adminículo de la línea alba = *Adminiculum lineae albae*
Agujero ciego = *Foramen caecum*
Agujero epiplóico = *Foramen epiploicum*
Agujero espinoso = *Foramen spinosum*
Agujero estilomastoideo = *Foramen stylomastoideum*
Agujero etmoidal = *Foramen ethmoidale*
Agujero incisivo = *Foramen incisivum*
Agujero interventricular = *Foramen interventriculare*
Agujero intervertebral = *Foramen intervertebrale*
Agujero magno = *Foramen magnum*
Agujero mastoideo = *Foramen mastoideum*
Agujero mentoniano = *Foramen mentale*
Agujero obturado = *Foramen obturatum*
Agujero oval = *Foramen ovale*
Agujero parietal = *Foramen parietale*
Agujero rasgado = *Foramen lacerum*
Agujero redondo mayor = *Foramen rotundum*
Agujero singular = *Foramen singulare*

Agujero supraorbitario = *Foramen supraorbitale*
Agujero vascular de los huesos = *Foramen osseum*
Agujero vertebral = *Foramen vertebrale*
Agujero y conductos nutricios del hueso = *Foramen nutricium et canalis nutricius ossis*
Agujero yugular = *Foramen jugulare*
Agujeros sacros anteriores* = *Foramina sacralia pelviana*
Agujeros sacros dorsales = *Foramina sacralia dorsalia*
Agujeros sacros pélvicos = *Foramina sacralia pelviana*
Agujeros sacros posteriores* = *Foramina sacralia dorsalia*
Ala de la *crista galli* = *Ala cristae galli*
Ala de la faringe = *Ala pharyngis*
Ala de la nariz = *Ala nasi*
Ala del ilion = *Ala ossis ilii*
Ala del sacro* = *Pars lateralis basis ossis sacri*
Ala del vómer = *Ala vomeris*
Ala lateral de la faringe = *Ala pharyngis lateralis*
Ala mayor del esfenoides = *Ala major ossis sphenoidalis*
Ala medial de la faringe = *Ala pharyngis medialis*
Ala menor del hueso esfenoides = *Ala minor ossis sphenoidalis*
Alantoides = *Allantoidea*
Alvéolos dentarios = *Alveoli dentales*
Alvéolos pulmonares = *Alveoli pulmonis*
Amígdala cerebelosa = *Tonsilla cerebelli*
Amígdalas* = *Tonsillae*
Ampolla de la trompa uterina = *Ampulla tubae uterinae*
Ampolla del conducto deferente = *Ampulla ductus deferentis*
Ampolla hepatopancreática = *Ampulla hepato-pancreatica*
Ampolla rectal = *Ampulla recti*
Ángulo (flexura) cólica izquierda = *Flexura coli sinistra*
Ángulo (flexura) derecho del colon = *Flexura coli dextra*
Ángulo (flexura) duodenoyeyunal = *Flexura duodenojejunalis*
Ángulo de la costilla = *Angulus costae*
Ángulo de la mandíbula = *Angulus mandibulae*
Ángulo del esternón = *Angulus sterni*
Ángulo del ojo = *Angulus oculi*
Ángulo esplénico del colon = *Flexura coli sinistra*
Ángulo hepático del colon* = *Flexura coli dextra*
Ángulo infraesternal = *Angulus infrasternalis*
Ángulo iridocorneal = *Angulus iridocornealis*
Ángulo posterior de la costilla* = *Angulus costae*
Ángulo subpubiano = *Angulus subpubicus*
Anillo conjuntival = *Anulus conjunctivae*
Anillo femoral = *Anulus femoralis*
Anillo fibroso arterial del corazón* = *Anulus fibrosus cordis*
Anillo fibroso atrioventricular* = *Anulus fibrosus cordis*
Anillo fibroso del corazón = *Anulus fibrosus cordis*
Anillo fibrosocartilaginoso de la membrana del tímpano = *Anulus fibrocartilagineus membranae tympani*
Anillo inguinal = *Anulus inguinalis*
Anillo inguinal superficial = *Anulus inguinalis superficialis*
Anillo linfático de la faringe = *Anulus lymphoidus pharyngis*
Anillo tendinoso común = *Anulus tendineus communis*
Anillo timpánico = *Anulus tympanicus*
Anillo umbilical = *Anulus umbilicalis*
Ano = *Anus*
Antehélix = *Antihelix*
Antilíngula = *Antilingula*
Antitrago = *Antitragus*
Antro mastoideo = *Antrum mastoideum*
Aorta = *Aorta*
Aorta abdominal = *Aorta abdominalis*
Aorta descendente = *Aorta descendens*
Aorta torácica = *Aorta thoracica*
Aorta torácica descendente* = *Aorta descendens*
Apéndice del epidídimo = *Appendix epididymis*
Apéndice del testículo = *Appendix testis*
Apéndice vermiforme = *Appendix vermiformis*
Apéndices epiploicos = *Appendices epiploicae*
Apófisis = *Processus*
Apófisis accesoria de las vértebras lumbares = *Processus accesorius (Vertebrae lumbales)*
Apófisis articular = *Processus articularis*
Apófisis basilar* = *Pars basilaris ossis occipitalis*
Apófisis cigomática del frontal = *Processus zygomaticus ossis frontalis*
Apófisis cigomática del hueso temporal = *Processus zygomaticus ossis temporalis*
Apófisis cigomática del maxilar = *Processus zygomaticus maxillae*
Apófisis clinoides anterior = *Processus clinoideus anterior*
Apófisis clinoides media = *Processus clinoideus medius*
Apófisis clinoides posterior = *Processus clinoideus posterior*
Apófisis coclеariforme = *Processus cochleariformis*
Apófisis condilar de la mandíbula = *Processus condilaris mandibulae*
Apófisis coracoides = *Processus coracoideus*
Apófisis coronoides = *Processus coronoideus*
Apófisis esfenoidal del hueso palatino = *Processus sphenoidalis ossis palatini*
Apófisis espinosa = *Processus spinosus*
Apófisis estiloides del hueso temporal = *Processus styloideus ossis temporalis*
Apófisis estiloides del radio = *Processus styloideus radii*
Apófisis frontal del cigomático = *Processus frontalis ossis zygomatici*
Apófisis frontal del maxilar = *Processus frontalis maxillae*

Apófisis intrayugular del hueso temporal = *Procesus intrajugularis ossis temporalis*
Apófisis lagrimal de la concha nasal inferior = *Processus lacrymalis conchae nasalis inferioris*
Apófisis lateral del astrágalo = *Processus lateralis tali*
Apófisis mastoides = *Processus mastoideus*
Apófisis maxilar de la concha nasal inferior = *Processus maxilaris conchae nasalis inferioris*
Apófisis muscular = *Processus muscularis*
Apófisis orbitaria del palatino = *Processus orbitalis ossis palatini*
Apófisis palatina del maxilar = *Processus palatinus maxillae*
Apófisis piramidal del hueso palatino = *Processus pyramidalis ossis palatini*
Apófisis pterigoespinosa = *Processus pterygospinosus*
Apófisis pterigoides = *Processus pterygoideus*
Apófisis transversa = *Processus transversus*
Apófisis unciforme del etmoides = *Processus uncinatus ossis ethmoidalis*
Apófisis unciforme del hueso ganchoso* = *Hamulus ossis hamati*
Apófisis vaginal = *Processus vaginalis*
Apófisis vocal del cartílago aritenoides = *Processus vocalis cart. arytaenoideae*
Apófisis xifoides = *Processus xyphoideus*
Apófisis yugular = *Procesus jugularis*
Aponeurosis del músculo bíceps = *Aponeurosis m. bicipitis*
Aponeurosis del músculo bíceps braquial = *Aponeurosis m. bicipitis brachii*
Aponeurosis del músculo oblicuo externo del abdomen = *Aponeurosis m. obliqui externi abdominis*
Aponeurosis epicraneal* = *Galea aponeurotica*
Aponeurosis palmar = *Aponeurosis palmaris*

Aracnoides = *Arachnoidea*
Arcada dental mandibular = *Arcus dentalis mandibularis*
Arcada dental maxilar = *Arcus dentalis maxillaris*
Arco alveolar = *Arcus alveolaris*
Arco anterior del atlas = *Arcus anterior (atlas)*
Arco de la aorta = *Arcus aortae*
Arco de la vena ácigos = *Arcus venae azygos*
Arco del cartílago cricoides = *Arcus (cart. cricoidea)*
Arco del conducto torácico = *Arcus ductus thoracici*
Arco ileopectíneo = *Arcus iliopectineus*
Arco longitudinal del pie = *Arcus pedis longitudinalis*
Arco lumbocostal lateral = *Arcus lumbocostalis lateralis*
Arco lumbocostal medial = *Arcus lumbocostalis medialis*
Arco palatofaríngeo = *Arcus palatopharyngeus*
Arco palatogloso = *Arcus palatoglossus*
Arco palmar profundo = *Arcus palmaris profundus*
Arco palmar superficial = *Arcus palmaris superficialis*
Arco plantar = *Arcus plantaris*
Arco plantar profundo = *Arcus plantaris profundus*
Arco plantar superficial = *Arcus plantaris superficialis*
Arco posterior del atlas = *Arcus posterior (atlas)*
Arco superciliar = *Arcus superciliaris*
Arco supraciliar* = *Arcus superciliaris*
Arco tendinoso de la fascia pélvica = *Arcus tendineus fasciae pelvis*
Arco tendinoso del músculo elevador del ano = *Arcus tendineus m. levatoris ani*
Arco tendinoso del músculo sóleo = *Arcus tendineus m. solei*
Arco transverso del pie = *Arcus pedis transversus*
Arco venoso dorsal del pie = *Arcus venosus dorsalis pedis*
Arco venoso palmar superficial = *Arcus venosus palmaris superficialis*

Arco venoso plantar = *Arcus venosus plantaris*
Arco vertebral = *Arcus vertebrae*
Área coclear = *Area cochleae*
Área cribosa = *Area cribosa*
Área intercondílea anterior = *Area intercondylaris anterior*
Área intercondílea posterior = *Area intercondylaris posterior*
Área vestibular = *Area vestibularis*
Área vestibular inferior = *Area vestibularis inferior*
Área vestibular superior = *Area vestibularis superior*
Aréola mamaria = *Areola mammae*
Arteria alveolar inferior = *A. alveolaris inferior*
Arteria alveolar superior = *A. alveolaris superior*
Arteria angular = *A. angularis*
Arteria apendicular = *A. appendicularis*
Arteria arqueada del pie = *A. arcuata pedis*
Arteria articular inferior de la rodilla* = *A. genus inferior*
Arteria articular media de la rodilla* = *A. genus media*
Arteria articular superior de la rodilla* = *A. genus superior*
Arteria auricular posterior = *A. auricularis posterior*
Arteria axilar = *A. axillaris*
Arteria basilar = *A. basilaris*
Arteria braquial = *A. brachialis*
Arteria braquial profunda = *A. profunda brachii*
Arteria bucal = *A. buccalis*
Arteria cardioesofágica* = *Rami oesophagei (A. gastrica sinistra)*
Arteria carótida común derecha = *A. carotis communis dextra*
Arteria carótida común izquierda = *A. carotis communis sinistra*
Arteria carótida externa = *A. carotis externa*
Arteria carótida interna = *A. carotis interna*
Arteria cecal anterior = *A. caecalis anterior*
Arteria cecal posterior = *A. caecalis posterior*
Arteria central de la retina = *A. centralis retinae*

Arteria cerebelosa inferior y posterior = *A. cerebelli inferior et posterior*
Arteria cerebelosa posterior = *A. cerebelli posterior*
Arteria cerebral anterior = *A. cerebri anterior*
Arteria cerebral media = *A. cerebri media*
Arteria cerebral posterior = *A. cerebri posterior*
Arteria cervical ascendente = *A. cervicalis ascendens*
Arteria cervical profunda = *A. cervicalis profunda*
Arteria cervical transversa* = *A. transversa colli*
Arteria cervical transversa superficial* = *A. transversa colli*
Arteria cigomaticoorbitaria = *A. zygomaticoorbitalis*
Arteria circunfleja femoral lateral = *A. circumflexa femoris lateralis*
Arteria circunfleja femoral medial = *A. circumflexa femoris medialis*
Arteria circunfleja humeral anterior = *A. circumflexa humeri anterior*
Arteria circunfleja humeral posterior = *A. circumflexa humeri posterior*
Arteria circunfleja ilíaca profunda = *A. circumflexa iliaca profunda*
Arteria circunfleja ilíaca superficial = *A. circumflexa iliaca superficialis*
Arteria circunfleja peronea* = *Ramus circumflexus fibularis*
Arteria cística = *A. cystica*
Arteria coclear común = *A. cochlearis communis*
Arteria colateral cubital inferior = *A. collateralis ulnaris inferior*
Arteria colateral cubital superior = *A. collateralis ulnaris superior*
Arteria colateral interna superior (de la a. braquial)* = *A. collateralis ulnaris superior*
Arteria cólica derecha = *A. colica dextra*
Arteria cólica derecha (rama de la flexura cólica derecha) = *A. colica dextra (ramus flexurae coli dextrae)*
Arteria cólica derecha, rama inferior = *A. colica dextra, ramus inferior*
Arteria cólica derecha, rama media = *A. colica dextra, ramus medius*
Arteria cólica derecha, rama superior = *A. colica dextra, ramus superior*
Arteria cólica izquierda = *A. colica sinistra*
Arteria cólica izquierda (rama de la flexura cólica izquierda) = *A. colica sinistra (ramus flexurae coli sinistrae)*
Arteria cólica izquierda, rama inferior = *A. colica sinistra, ramus inferior*
Arteria cólica izquierda, rama superior = *A. colica sinistra, ramus superior*
Arteria cólica media = *A. colica media*
Arteria comunicante anterior = *A. communicans anterior*
Arteria comunicante posterior = *A. communicans posterior*
Arteria coroidea anterior = *A. choroidea anterior*
Arteria coronaria derecha = *A. coronaria dextra*
Arteria coronaria izquierda = *A. coronaria sinistra*
Arteria cremastérica = *A. cremasterica*
Arteria cubital = *A. ulnaris*
Arteria de la pared inferior del tercer ventrículo* = *Rami centrales (A. cerebri media)*
Arteria deferencial* = *A. ductus deferentis*
Arteria del ángulo cólico derecho* = *A. colica dextra (ramus flexurae coli dextrae)*
Arteria del ángulo cólico izquierdo* = *A. colica sinistra (ramus flexurae coli sinistrae)*
Arteria del bulbo del pene = *A. bulbi penis*
Arteria del colon ascendente* = *A. colica dextra*
Arteria del colon descendente* = *A. colica sinistra*
Arteria del colon transverso* = *A. colica media*
Arteria del conducto deferente = *A. ductus deferentis*
Arteria del conducto pterigoideo = *A. canalis pterygoidei*
Arteria del cuádriceps* = *Ramus descendens (A. circumflexa lateralis)*
Arteria descendente de la rodilla = *A. descendens genus*
Arteria dorsal de la lengua* = *Rami dorsales linguae*
Arteria dorsal de la nariz = *A. dorsalis nasi*
Arteria dorsal del carpo = *A. carpalis dorsalis*
Arteria dorsal del pene = *A. dorsalis penis*
Arteria dorsal del pie = *A. dorsalis pedis*
Arteria epigástrica inferior = *A. epigastrica inferior*
Arteria epigástrica superficial = *A. epigastrica superficialis*
Arteria escapular inferior* = *A. subescapularis*
Arteria escapular superior* = *A. supraescapularis*
Arteria esfenopalatina = *A. sphenopalatina*
Arteria espinal anterior = *A. spinalis anterior*
Arteria espinal posterior = *A. spinalis posterior*
Arteria esplénica = *A. lienalis/ A. splenica*
Arteria esternocleidomastoidea* = *Ramus sternocleidomastoideus*
Arteria etmoidal anterior = *A. ethmoidalis anterior*
Arteria etmoidal posterior = *A. ethmoidalis posterior*
Arteria facial = *A. facialis*
Arteria faríngea ascendente = *A. pharyngea ascendens*
Arteria femoral = *A. femoralis*
Arteria femoral profunda = *A. profunda femoris*
Arteria frénica inferior = *A. phrenica inferior*
Arteria gástrica derecha = *A. gastrica dextra*
Arteria gástrica izquierda = *A. gastrica sinistra*
Arteria gastroduodenal = *A. gastroduodenalis*
Arteria gastroepiploica derecha* = *A. gastroomentalis dextra*

Arteria gastroepiploica izquierda* = *A. gastroomentalis sinistra*
Arteria gastroomental derecha = *A. gastroomentalis dextra*
Arteria gastroomental izquierda = *A. gastroomentalis sinistra*
Arteria glútea inferior = *A. glutea inferior*
Arteria glútea superior = *A. glutea superior*
Arteria hepática común = *A. hepatica communis*
Arteria ileocólica = *A. ileocolica*
Arteria ilíaca común = *A. iliaca communis*
Arteria ilíaca externa = *A. iliaca externa*
Arteria ilíaca interna = *A. iliaca interna*
Arteria iliolumbar = *A. iliolumbalis*
Arteria inferior de la rodilla = *A. genus inferior*
Arteria infraorbitaria = *A. infraorbitalis*
Arteria intercostal = *A. intercostalis*
Arteria intercostal superior = *A. intercostalis superior*
Arteria interósea anterior = *A. interossea anterior*
Arteria interósea común = *A. interossea communis*
Arteria interósea del primer espacio (mano)* = *A. radialis indicis*
Arteria interósea posterior = *A. interossea posterior*
Arteria interósea recurrente = *A. interossea recurrens*
Arteria laberíntica = *A. labyrinthi*
Arteria labial inferior = *A. labialis inferior*
Arteria labial superior = *A. labialis superior*
Arteria lagrimal = *A. lacrymalis*
Arteria laríngea inferior = *A. laryngea inferior*
Arteria laríngea superior = *A. laryngea superior*
Arteria lingual = *A. lingualis*
Arteria maleolar anterolateral = *A. malleolaris anterior lateralis*
Arteria maleolar anteromedial = *A. malleolaris anterior medialis*
Arteria maleolar lateral* = *A. malleolaris anterior lateralis*
Arteria maleolar medial* = *A. malleolaris anterior medialis*
Arteria masetérica = *A. masseterica*
Arteria maxilar = *A. maxillaris*
Arteria media de la rodilla = *A. genus media*
Arteria meníngea = *A. meningea*
Arteria meníngea media = *A. meningea media*
Arteria meníngea menor* = *Ramus meningeus accessorius*
Arteria meníngea posterior = *A. meningea posterior*
Arteria mesentérica inferior = *A. mesenterica inferior*
Arteria mesentérica superior = *A. mesenterica superior*
Arteria musculofrénica = *A. musculophrenica*
Arteria nutricia del húmero = *A. nutricia humeri*
Arteria obturatriz = *A. obturatoria*
Arteria occipital = *A. occipitalis*
Arteria oftálmica = *A. ophthalmica*
Arteria ovárica = *A. ovarica*
Arteria palatina ascendente = *A. palatina ascendens*
Arteria palatina descendente = *A. palatina descendens*
Arteria palatina inferior = *A. palatina inferior*
Arteria palatina superior = *A. palatina superior*
Arteria palmar del carpo = *A. carpalis palmaris*
Arteria palmar profunda = *A. palmaris profunda*
Arteria palmar superficial = *A. palmaris superficialis*
Arteria pancreaticoduodenal derecha inferior* = *A. pancreatico-duodenalis inferior*
Arteria pancreaticoduodenal inferior = *A. pancreatico-duodenalis inferior*
Arteria pancreaticoduodenal izquierda = *A. pancreatico-duodenalis sinistra*
Arteria pancreaticoduodenal superior = *A. pancreatico-duodenalis superior*
Arteria perineal = *A. perinealis*
Arteria peronea = *A. peronea/ A. fibularis*
Arteria peronea anterior* = *Ramus perforans (A. peronea)*
Arteria peronea posterior* = *A. peronea*
Arteria plantar lateral = *A. plantaris lateralis*
Arteria plantar medial = *A. plantaris medialis*
Arteria poplítea = *A. poplitea*
Arteria principal del pulgar = *A. princeps pollicis*
Arteria profunda del pene (o del clítoris) = *A. profunda penis (clitoridis)*
Arteria prostática (arteria vesical inferior) = *Rami prostatici (A. vesicalis inferior)*
Arteria pudenda externa inferior = *A. pudenda externa inferior*
Arteria pudenda externa superior = *A. pudenda externa superior*
Arteria pudenda interna = *A. pudenda interna*
Arteria pulmonar derecha = *A. pulmonalis dextra*
Arteria pulmonar izquierda = *A. pulmonalis sinistra*
Arteria radial = *A. radialis*
Arteria radial del índice = *A. radialis indicis*
Arteria rectal inferior = *A. rectalis inferior*
Arteria rectal media = *A. rectalis media*
Arteria rectal superior = *A. rectalis superior*
Arteria recurrente cubital = *A. recurrens ulnaris*
Arteria recurrente cubital (rama anterior) = *A. recurrens ulnaris (ramus anterior)*
Arteria recurrente cubital (rama posterior) = *A. recurrens ulnaris (ramus posterior)*
Arteria recurrente cubital anterior* = *A. recurrens ulnaris (ramus anterior)*
Arteria recurrente cubital posterior* = *A. recurrens ulnaris (ramus posterior)*
Arteria recurrente radial = *A. recurrens radialis*
Arteria recurrente radial anterior* = *A. recurrens radialis*

Arteria recurrente radial posterior* = *A. interossea recurrens*
Arteria recurrente tibial anterior = *A. recurrens tibialis anterior*
Arteria recurrente tibial posterior = *A. recurrens tibialis posterior*
Arteria renal = *A. renalis*
Arteria renal (rama anterior) = *A. renalis (ramus anterior)*
Arteria renal (rama posterior) = *A. renalis (ramus posterior)*
Arteria sacra lateral = *A. sacralis lateralis*
Arteria sacra media = *A. sacralis mediana*
Arteria subclavia derecha = *A. subclavia dextra*
Arteria subclavia izquierda = *A. subclavia sinistra*
Arteria subescapular = *A. subescapularis*
Arteria sublingual = *A. sublingualis*
Arteria submentoniana = *A. submentalis*
Arteria superior de la rodilla = *A. genus superior*
Arteria supraescapular = *A. supraescapularis*
Arteria supraorbitaria = *A. supraorbitalis*
Arteria suprarrenal = *A. suprarenalis*
Arteria suprarrenal inferior = *A. suprarenalis inferior*
Arteria suprarrenal media = *A. suprarenalis media*
Arteria suprarrenal superior = *A. suprarenalis superior*
Arteria supratroclear = *A. supratrochlearis*
Arteria tarsiana lateral = *A. tarsalis lateralis*
Arteria tarsiana medial = *A. tarsea medialis*
Arteria temporal media = *A. temporalis media*
Arteria temporal posterior = *A. temporalis posterior*
Arteria temporal profunda = *A. temporalis profunda*
Arteria temporal superficial = *A. temporalis superficialis*
Arteria testicular = *A. testicularis*
Arteria tibial anterior = *A. tibialis anterior*
Arteria tibial posterior = *A. tibialis posterior*
Arteria timpánica* = *A. tympanica anterior*
Arteria timpánica anterior = *A. tympanica anterior*
Arteria tiroidea ima = *A. thyroidea ima*
Arteria tiroidea inferior = *A. thyroidea inferior*
Arteria tiroidea superior = *A. thyroidea superior*
Arteria tonsilar (A. facial)* = *Ramus tonsillaris (A. facialis)*
Arteria torácica inferior = *A. thoracica inferior*
Arteria torácica interna = *A. thoracica interna*
Arteria torácica lateral = *A. thoracica lateralis*
Arteria torácica superior = *A. thoracica superior*
Arteria toracoacromial (acromiotorácica) = *A. thoracoacromialis*
Arteria transversa de la cara = *A. transversa faciei*
Arteria transversa del cuello = *A. transversa colli*
Arteria tubárica interna* = *Ramus tubarius (A. uterina)*
Arteria umbilical = *A. umbilicalis*
Arteria uretral = *A. urethralis*
Arteria uterina = *A. uterina*
Arteria vaginal = *A. vaginalis*
Arteria vertebral = *A. vertebralis*
Arteria vesical inferior = *A. vesicalis inferior*
Arteria vesical superior = *A. vesicalis superior*
Arterias bronquiales* = *Rami bronchiales*
Arterias caroticotimpánicas = *A. caroticotympanicae*
Arterias centrales anteromediales de la arteria cerebral anterior = *Aa. centralo-antero-mediales (A. cerebri anterior)*
Arterias cerebelosas superiores = *Aa. cerebelli superiores*
Arterias ciliares = *Aa. ciliares*
Arterias ciliares anteriores = *Aa. ciliares anteriores*
Arterias ciliares posteriores cortas = *Aa. ciliares posteriores breves*
Arterias ciliares posteriores largas = *Aa. ciliares posteriores longae*
Arterias colaterales palmares de los dedos* = *Aa. digitales palmares propriae*
Arterias corticales* = *Rami corticales*
Arterias de la mama* = *Rami mammarii*
Arterias de la trompa uterina* = *Rami tubarii*
Arterias de la vejiga* = *Rami vesicales*
Arterias de la vulva* = *Rami labiales*
Arterias de los bronquios* = *Rami bronchiales*
Arterias del esófago* = *Rami oesophagei*
Arterias del páncreas* = *Rami pancreatici*
Arterias del pene* = *Rami penis*
Arterias del uréter* = *Rami ureterici*
Arterias del yeyuno e íleon = *Aa. jejunales et ileales*
Arterias digitales dorsales = *Aa. digitales dorsales*
Arterias digitales palmares = *Aa. digitales palmares*
Arterias digitales palmares propias = *Aa. digitales palmares propriae*
Arterias duodenales = *Aa. duodeni*
Arterias escrotales* = *Rami scrotales*
Arterias esofágicas inferiores* = *Rami oesophagei (A. gastricae sinistrae)*
Arterias esofágicas medias* = *Rami oesophagei (Aorta thoracica)*
Arterias esofágicas superiores* = *Rami oesophagei (A. thyroidea inferior)*
Arterias esplénicas = *Aa. lienales*
Arterias estriadas anteromediales* = *Aa. centralo-antero-mediales (A. cerebri anterior)*
Arterias estriadas laterales de la a. cerebral media = *Aa. striati laterales (A. cerebri media)*
Arterias estriadas mediales de la a. cerebral media = *Aa. striati mediales (A. cerebri media)*

Arterias frénicas superiores = *Aa. phrenicae superiores*
Arterias gástricas = *Aa. gastricae*
Arterias gástricas cortas = *Aa. gastricae breves*
Arterias intercostales posteriores (III-XI) = *Aa. intercostales posteriores (III-XI)*
Arterias interlobulares del riñón = *Aa. interlobares renis*
Arterias interventriculares anteriores* = *Rami interventriculares anteriores*
Arterias lobulares del riñón* = *Aa. interlobares renis*
Arterias lumbares = *Aa. lumbales*
Arterias mediastínicas* = *Rami mediastinales*
Arterias metacarpianas palmares = *Aa. metacarpales palmares*
Arterias metatarsianas plantares = *Aa. metatarsales plantares*
Arterias palpebrales = *Aa. palpebrales*
Arterias pancreaticoduodenales = *Aa. pancreaticoduodenales*
Arterias parotídeas* = *Rami parotidei (A. temporalis superficialis)*
Arterias perforantes (del arco palmar profundo)* = *Rami perforantes (Arcus palmaris profundus)*
Arterias perforantes de la arteria plantar lateral = *Aa. perforantes (A. plantaris lateralis)*
Arterias pleurales* = *Rami pleurae*
Arterias pontinas = *Aa. pontis*
Arterias pterigoideas* = *Rami pterygoidei*
Arterias rectales = *Aa. rectales*
Arterias sigmoideas = *Aa. sigmoideae*
Arterias surales = *Aa. surales*
Arterias testiculares = *Aa. testiculares*
Arterias ureterales* = *Rami ureterici*
Arterias vaginales = *Aa. vaginales*
Articulación = *Articulatio/Junctura*
Articulación acromioclavicular = *Art. acromioclavicularis*
Articulación astragalocalcaneonavicular = *Art. talocalcaneonavicularis*
Articulación atlantoaxoidea lateral = *Art. atlantoaxialis lateralis*
Articulación atlantoaxoidea media = *Art. atlanto-axialis mediana*
Articulación atlantooccipital = *Art. atlantooccipitalis*
Articulación atlantoodontoidea* = *Art. atlantoaxialis mediana*
Articulación calcaneocuboidea = *Art. calcaneocuboidea*
Articulación carpometacarpiana del pulgar = *Art. carpometacarpalis (pollicis)*
Articulación cartilaginosa = *Junctura cartilaginea*
Articulación condílea = *Art. bicondylaris*
Articulación costotransversa = *Art. costotransversaria*
Articulación coxofemoral* = *Art. coxae*
Articulación cricotiroidea = *Art. cricothyroidea*
Articulación cuneocuboidea = *Art. cuneocuboidea*
Articulación cuneonavicular = *Art. cuneonavicularis*
Articulación de la cadera = *Art. coxae*
Articulación de la muñeca = *Art. radiocarpalis*
Articulación de la rodilla = *Art. genus*
Articulación de los huesecillos del oído = *Art. ossiculorum auditus*
Articulación del codo = *Art. cubiti*
Articulación del hueso pisiforme = *Art. ossis pisiformis*
Articulación del tobillo/talocrural = *Art. talocruralis*
Articulación esferoidea (esférica) = *Art. spheroidea*
Articulación esternoclavicular = *Art. sternoclavicularis*
Articulación esternocostal = *Art. sternocostalis*
Articulación fibrosa = *Junctura fibrosa*
Articulación glenohumeral = *Art. glenohumeralis*
Articulación humerocubital = *Art. humeroulnaris*
Articulación humerorradial = *Art. humeroradialis*
Articulación lumbosacra = *Art. lumbosacralis*
Articulación mediocarpiana = *Art. mediocarpalis*
Articulación mediotarsiana* = *Art. tarsi transversa*
Articulación metacarpofalángica del pulgar = *Art. metacarpophalangea pollicis*
Articulación ósea/sinóstosis = *Junctura ossea/synostosis*
Articulación pisipiramidal* = *Art. ossis pisiformis*
Articulación plana = *Art. plana*
Articulación radiocarpiana = *Art. radiocarpalis*
Articulación radiocubital distal = *Art. radioulnaris distalis*
Articulación radiocubital proximal = *Art. radioulnaris proximalis*
Articulación sacrococcígea = *Art. sacrococcygea*
Articulación sacroilíaca = *Art. sacroiliaca*
Articulación sinovial = *Junctura synovialis/articulatio/diarthrosis*
Articulación subastragalina = *Art. subtalaris*
Articulación temporomandibular = *Art. temporomandibularis*
Articulación tibioperonea = *Art. tibiofibularis*
Articulación tibioperonea superior* = *Art. tibiofibularis*
Articulación transversa del tarso = *Art. tarsi transversa*
Articulación trocoide = *Art. trochoidea*
Articulaciones atlantoaxoideas* = *Art. atlantoaxialis lateralis*
Articulaciones carpianas* = *Art. intercarpales*
Articulaciones carpometacarpianas = *Art. carpometacarpales*
Articulaciones condroesternales* = *Art. sternocostales*
Articulaciones costovertebrales = *Art. costovertebrales*
Articulaciones de la columna vertebral = *Art. columnae vertebralis*
Articulaciones de la pelvis = *Juncturae pelvis*
Articulaciones de los cuerpos vertebrales* = *Symphysis intervertebralis*

Articulaciones del pie = *Art. pedis*
Articulaciones del tórax = *Juncturae thoracis*
Articulaciones esternocostales = *Art. sternocostales*
Articulaciones intercarpianas = *Art. intercarpales*
Articulaciones intercondrales = *Art. interchondrales*
Articulaciones intercuneales = *Art. intercuneiformes*
Articulaciones interfalángicas = *Art. interphalangeae*
Articulaciones intermetacarpianas = *Art. intermetacarpales*
Articulaciones intermetatarsianas = *Art. intermetatarsales*
Articulaciones intervertebrales* = *Juncturae columnae vertebralis*
Articulaciones metacarpofalángicas = *Art. metacarpophalangeae*
Articulaciones metacarpofalángicas de los cuatro últimos dedos* = *Art. metacarpophalangeae*
Articulaciones metatarsofalángicas = *Art. metatarsophalangeae*
Articulaciones tarsometatarsianas = *Art. tarsometatarsales*
Asa cervical = *Ansa cervicalis*
Asa lenticular = *Ansa lenticularis*
Asa subclavia = *Ansa subclavia*
Asta anterior de la médula espinal = *Cornu anterius medullae spinalis*
Asta del cóccix = *Cornu coccygeum*
Asta del sacro = *Cornu sacrale*
Asta inferior del cartílago tiroides = *Cornu inferius (Cartilago thyroidea)*
Asta lateral de la médula espinal = *Cornu laterale medullae spinalis*
Asta lateral del cóccix* = *Cornu coccygeum*
Asta mayor del hueso hioides = *Cornu majus ossis hyoidei*
Asta menor del hueso hioides = *Cornu minus ossis hyoidei*
Asta posterior de la médula espinal = *Cornu posterius medullae spinalis*
Asta superior del cartílago tiroides = *Cornu superius (Cartilago thyroidea)*
Asterion = *Asterion*
Astrágalo = *Talus*
Atlas = *Atlas*
Atrio = *Atrium*
Atrio derecho = *Atrium dextrum*
Atrio izquierdo = *Atrium sinistrum*
Aurícula* = *Atrium*
Aurícula derecha* = *Atrium dextrum*
Aurícula izquierda* = *Atrium sinistrum*
Axis = *Axis*
Base del corazón = *Basis cordis*
Base del cráneo = *Basis cranii*
Base del metacarpiano = *Basis ossis metacarpi*
Base del metatarsiano = *Basis ossis metatarsi*
Bazo = *Lien*
Bazo accesorio = *Lien accessorius*
Bifurcación de la tráquea = *Bifurcatio tracheae*
Boca = *Os*
Bolsa anserina = *Bursa anserina*
Bolsa bicipitorradial = *Bursa bicipitoradialis*
Bolsa del músculo semimembranoso = *Bursa m. semimembranosi*
Bolsa del músculo subescapular = *Bursa m. subscapularis*
Bolsa del tendón del bíceps braquial* = *Bursa bicipitoradialis*
Bolsa del tendón reflejo del semimembranoso* = *Bursa m. semimembranosi*
Bolsa faríngea = *Bursa pharyngea*
Bolsa infrarrotuliana profunda = *Bursa infrapatellaris profunda*
Bolsa omental = *Bursa omentalis*
Bolsa prerrotuliana subfascial = *Bursa prepatellaris subfascialis*
Bolsa retrohioidea = *Bursa retrohyoidea*
Bolsa serosa* = *Bursa synovialis*
Bolsa serosa anserina* = *Bursa anserina*
Bolsa serosa bicipital* = *Bursa synovialis intertubercularis*
Bolsa serosa del músculo gastrocnemio lateral* = *Bursa subtendinea m. gastrocnemii lateralis*
Bolsa serosa del músculo gastrocnemio medial* = *Bursa subtendinea m. gastrocnemii medialis*
Bolsa serosa del músculo infraespinoso* = *Bursa subtendinea m. infraspinati*
Bolsa serosa prerrotuliana media* = *Bursa prepatellaris subfascialis*
Bolsa serosa prerrotuliana superficial* = *Bursa subcutanea prepatellaris*
Bolsa serosa pretibial profunda* = *Bursa infrapatellaris profunda*
Bolsa serosa profunda intracuadricipital* = *Bursa suprapatellaris*
Bolsa serosa retrohioidea* = *Bursa retrohyoidea*
Bolsa serosa retroolecraneana* = *Bursa subcutanea olecrani*
Bolsa serosa subacromiocoracoidea* = *Bursa subacromialis*
Bolsa serosa subcuadricipital* = *Bursa suprapatellaris*
Bolsa serosa subdeltoidea* = *Bursa subdeltoidea*
Bolsa serosa subescapular* = *Bursa m. subscapularis*
Bolsa sinovial = *Bursa synovialis*
Bolsa sinovial intertubercular = *Bursa synovialis intertubercularis*
Bolsa subacromial = *Bursa subacromialis*
Bolsa subcutánea del olécranon = *Bursa subcutanea olecrani*
Bolsa subcutánea prerrotuliana = *Bursa subcutanea prepatellaris*
Bolsa subdeltoidea = *Bursa subdeltoidea*
Bolsa subtendinosa del músculo gastrocnemio lateral = *Bursa subtendinea m. gastrocnemii lateralis*
Bolsa subtendinosa del músculo gastrocnemio medial = *Bursa subtendinea m. gastrocnemii medialis*
Bolsa subtendinosa del músculo infraespinoso = *Bursa subtendinea m. infraspinati* ,

Bolsa suprarrotuliana = *Bursa suprapatellaris*
Borde anterior de la tibia = *Margo anterior (tibia)*
Borde cigomático del esfenoides = *Margo zygomaticus (sphenoidalis)*
Borde falciforme del hiato safeno = *Margo falciformis (hiatus saphenus)*
Borde interóseo del cúbito = *Margo interossea (Ulna)*
Borde interóseo del peroné = *Margo interossea (Fibula)*
Borde lateral de la escápula = *Margo lateralis scapulae*
Borde mesoovárico = *Margo mesovaricus*
Borde orbitario = *Margo orbitalis*
Borde supraorbitario = *Margo supraorbitalis*
Brazo = *Brachium*
Brazo anterior de la cápsula interna = *Crus anterius capsulae internae*
Brazo del colículo inferior = *Brachium colliculi inferioris*
Brazo del colículo superior = *Brachium colliculi superioris*
Brazo posterior de la cápsula interna = *Crus posterius capsulae internae*
Bregma = *Bregma*
Bronquio = *Bronchus*
Bronquio apical* = *Bronchus segmentalis apicalis*
Bronquio principal = *Bronchus principalis*
Bronquio segmentario apical = *Bronchus segmentalis apicalis*
Bronquiolos = *Bronchioli*
Bronquiolos respiratorios = *Bronchioli respiratorii*
Bronquiolos terminales* = *Bronchioli respiratorii*
Bronquios = *Bronchi*
Bronquios intralobulillares* = *Bronchioli*
Bulbo del pene = *Bulbus penis*
Bulbo olfatorio = *Bulbus olfactorius*
Bulbo superior de la vena yugular = *Bulbus jugularis superior*
Bulbo vestibular = *Bulbus vestibuli*
Bulla etmoidal = *Bulla ethmoidalis*
Cabeza corta del músculo bíceps braquial = *Caput breve (M. biceps brachii)*
Cabeza de las costillas = *Caput costae*
Cabeza de las falanges = *Caput phalangium*
Cabeza de los metacarpianos = *Caput metacarpalium*
Cabeza de los metatarsianos = *Caput metatarsalium*
Cabeza del astrágalo = *Caput tali*
Cabeza del cúbito = *Caput ulnae*
Cabeza del epidídimo = *Caput epididymidis*
Cabeza del fémur = *Caput femoris*
Cabeza del húmero = *Caput humeri*
Cabeza del martillo = *Caput mallei*
Cabeza del núcleo caudado = *Caput nuclei caudati*
Cabeza del páncreas = *Caput pancreatis*
Cabeza del peroné = *Caput fibulae*
Cabeza del radio = *Caput radii*
Cabeza humerocubital del músculo flexor común superficial = *Caput humeroulnare (M. flexor digitorum superficialis)*
Cabeza larga del músculo bíceps braquial = *Caput longum (M. biceps brachii)*
Cabeza lateral del músculo gastrocnemio = *Caput lateralis (M. gastrocnemius)*
Cabeza lateral del músculo tríceps braquial = *Caput laterale (M. triceps brachii)*
Cabeza medial del músculo gastrocnemio = *Caput medialis (M. gastrocnemius)*
Cabeza medial del músculo tríceps braquial = *Caput mediale (M. triceps brachii)*
Cabeza oblicua del músculo aductor del dedo gordo = *Caput obliquum (M. adductor hallucis)*
Cabeza profunda del músculo flexor corto del pulgar = *Caput profundum (M. flexor pollicis brevis)*
Cabeza radial del músculo flexor común superficial* = *Caput radiale (M. flexor digitorum superficialis)*
Cabeza radial del músculo flexor superficial de los dedos = *Caput radiale (M. flexor digitorum superficialis)*
Cabeza superficial del músculo flexor corto del pulgar = *Caput superficiale (M. flexor pollicis brevis)*
Cabeza transversa del músculo aductor del dedo gordo = *Caput transversum (M. adductor hallucis)*
Cadena de huesecillos* = *Ossicula auditus*
Cadena simpática* = *Truncus sympathicus*
Cadena simpática abdominal* = *Ganglia lumbalia (P. abdominalis systematis autonomici)*
Cadena simpática pélvica* = *Ganglia sacralia (P. pelviana systematis autonomici)*
Cadena simpática torácica* = *Ganglia thoracica (P. thoracica systematis autonomici)*
Caja del tímpano* = *Cavum tympani*
Calcar avis = *Calcar avis*
Cálices renales = *Calices renales*
Cálices renales mayores = *Calyces renales majores*
Cálices renales menores = *Calyces renales minores*
Calvaria/bóveda craneal = *Calvaria*
Cámara anterior del globo ocular = *Camera bulbi anterior*
Cámara anterior del ojo* = *Camera bulbi anterior*
Cámara posterior del globo ocular = *Camera bulbi posterior*
Cámara posterior del ojo* = *Camera bulbi posterior*
Cámaras del globo ocular = *Camerae bulbi*
Cámaras del ojo* = *Camerae bulbi*
Canal carpiano = *Canalis carpi*
Capítulo del húmero = *Capitulum humeri*
Cápsula adiposa del riñón = *Capsula adiposa renis*
Cápsula adiposa perirrenal* = *Capsula adiposa renis*
Cápsula articular = *Capsula articularis*

Cápsula de la lente = *Capsula lentis*
Cápsula del cristalino* = *Capsula lentis*
Cápsula del riñón* = *Capsula fibrosa*
Cápsula externa = *Capsula externa*
Cápsula fibrosa = *Capsula fibrosa*
Cápsula fibrosa de la glándula tiroides = *Capsula fibrosa glandulae thyroideae*
Cápsula fibrosa del hígado* = *Tunica fibrosa hepatis*
Cápsula fibrosa del riñón = *Capsula fibrosa renis*
Cápsula interna = *Capsula interna*
Cápsula suprarrenal derecha* = *Glandula suprarenalis dextra*
Cápsula suprarrenal izquierda* = *Glandula suprarenalis sinistra*
Cápsula tiroidea* = *Capsula fibrosa glandulae thyroideae*
Capuchón del clítoris* = *Preputium clitoridis*
Cara = *Facies*
Cara articular del peroné = *Facies articularis fibularis*
Cara articular superior de la tibia = *Facies articularis superior tibiae*
Cara articular superior de la tibia = *Facies articularis superior tibiae*
Cara auricular = *Facies auricularis*
Cara auricular del hueso coxal = *Facies auricularis (Os coxae)*
Cara auricular del hueso íleon = *Facies auricularis (Os ileum)*
Cara auricular del hueso sacro = *Facies auricularis (Os sacrum)*
Cara poplítea del fémur = *Facies poplitea femoris*
Cara rotuliana = *Facies patellaris*
Caracol* = *Cochlea*
Cardias = *Cardia*
Carilla articular costal* = *Fovea costalis*
Carilla auricular del hueso coxal* = *Facies auricularis (Os coxae)*
Carina traqueal = *Carina tracheae*
Carpo = *Carpus*
Cartílago aritenoides = *Cartilago arytenoidea*
Cartílago auricular = *Cartilago auriculae*
Cartílago corniculado = *Cartilago corniculata*
Cartílago costal = *Cartilago costalis*
Cartílago cricoides = *Cartilago cricoidea*
Cartílago cuneiforme = *Cartilago cuneiformis*
Cartílago de conjunción* = *Cartilago epiphysialis*
Cartílago del tabique nasal = *Cartilago septi nasi*
Cartílago epifisario = *Cartilago epiphysialis*
Cartílago epiglótico = *Cartilago epiglottica*
Cartílago sesamoideo anterior = *Cartilago sesamoides anterior*
Cartílago sesamoideo posterior = *Cartilago sesamoides posterior*
Cartílago tiroides = *Cartilago thyroidea*
Cartílago tritíceo = *Cartilago triticea*
Cartílago vomeriano* = *Cartilago vomeronasalis*
Cartílago vomeronasal = *Cartilago vomeronasalis*
Cartílagos accesorios de la nariz = *Cartilagines nasales accessoriae*
Cartílagos alares mayor y menor = *Cartilagines alares major et minor*
Cartílagos de la laringe = *Cartilagines laryngis*
Cartílagos de la tráquea = *Cartilagines tracheales*
Cartílagos del ala de la nariz* = *Cartilagines alares major et minor*
Cartílagos laterales de la nariz = *Cartilagines nasi laterales*
Carúncula himeneal = *Caruncula hymenalis*
Carúncula lagrimal = *Caruncula lacrymalis*
Carúncula sublingual = *Caruncula sublingualis*
Cavidad abdominal = *Cavitas abdominalis*
Cavidad bucal u oral = *Cavum oris*
Cavidad del diente = *Cavitas dentis*
Cavidad del septo pelúcido = *Cavum septi pellucidi*
Cavidad faríngea (parte nasal) = *Pars nasalis cavi pharyngis*
Cavidad glenoidea = *Cavitas glenoidalis*
Cavidad glenoidea de la tibia* = *Facies articularis superior (tibia)*
Cavidad medular = *Cavitas medullaris*
Cavidad medular del hueso = *Cavitas medullaris ossis*
Cavidad nasal ósea = *Cavitas nasalis ossea*
Cavidad oral o bucal = *Cavum oris*
Cavidad pélvica = *Cavitas pelvis*
Cavidad pericárdica = *Cavitas pericardiaca*
Cavidad peritoneal = *Cavitas peritonealis*
Cavidad pleural = *Cavitas pleuralis*
Cavidad pulpar de los dientes* = *Cavitas dentis*
Cavidad septal* = *Cavum septi pellucidi*
Cavidad timpánica = *Cavitas tympani*
Cavidad uterina = *Cavitas uteri*
Cavidades neumáticas anexas a las fosas nasales* = *Sinus paranasales*
Celdas etmoidales = *Cellulae ethmoidales*
Celdas etmoidales anteriores = *Cellulae ethmoidales anteriores*
Celdas etmoidales posteriores = *Cellulae ethmoidales posteriores*
Celdas mastoideas = *Cellulae mastoideae*
Centro frénico* = *Centrum tendineum*
Centro semioval = *Centrum semiovale*
Centro tendinoso = *Centrum tendineum*
Centro tendinoso del periné = *Centrum perinei*
Cerebelo = *Cerebellum*
Cerebro anterior* = *Prosencephalon*
Cerebro hemisférico* = *Telencephalon*
Cerebro intermedio* = *Diencephalon*
Cerebro medio* = *Mesencephalon*
Cerebro posterior* = *Rhombencephalon*
Ciego = *Caecum*

Cilios = *Cilia*
Cíngulo = *Cingulum*
Cinta de Reil lateral* = *Lemniscus lateralis*
Cinta de Reil media* = *Lemniscus medialis*
Cintura del miembro inferior o pélvica = *Cingulum membri inferioris/pelvicum*
Cintura del miembro superior o pectoral = *Cingulum membri superioris/pectorale*
Cintura escapular* = *Cingulum membri superioris/pectorale*
Cintura pectoral o del miembro superior = *Cingulum membri superioris/pectorale*
Cintura pélvica o del miembro inferior = *Cingulum membri inferioris/pelvicum*
Círculo arterial del cerebro = *Circulus arteriosus cerebri*
Circunferencia articular de la cabeza del cúbito = *Circumferentia articularis (ulna)*
Circunferencia articular del radio = *Circumferentia articularis (Radius)*
Circunferencia de la cabeza del radio* = *Circumferentia articularis (Radius)*
Circunvolución del cíngulo = *Gyrus cinguli*
Circunvolución dentada = *Gyrus dentatus*
Circunvolución frontal inferior = *Gyrus frontalis inferior*
Circunvolución frontal media = *Gyrus frontalis medius*
Circunvolución frontal superior = *Gyrus frontalis superior*
Circunvolución intralímbica* = *Stria longitudinalis medialis et lateralis et indusium griseum*
Circunvolución occipitotemporal lateral = *Gyrus occipitotemporalis lateralis*
Circunvolución paracentral = *Gyrus paracentralis*
Circunvolución parahipocampal = *Gyrus parahippocampalis*
Circunvolución paraterminal = *Gyrus paraterminalis*
Circunvolución poscentral = *Gyrus postcentralis*
Circunvolución precentral = *Gyrus precentralis*
Circunvolución supramarginal = *Gyrus supramarginalis*
Circunvolución temporal media = *Gyrus temporalis medius*
Circunvolución temporal superior = *Gyrus temporalis superior*
Circunvoluciones cerebrales = *Gyri cerebri*
Circunvoluciones temporales transversas = *Gyri temporales transversi*
Cisterna *ambiens* = *Cisterna ambiens*
Cisterna cerebelomedular posterior o magna = *Cisterna cerebellomedullaris posterior/cisterna magna*
Cisterna del quilo = *Cisterna chyli*
Cisterna magna o cerebelomedular posterior = *Cisterna cerebellomedullaris posterior/cisterna magna*
Cisterna quiasmática = *Cisterna chiasmatica*
Cisternas subaracnoideas = *Cisternae subarachnoideae*
Cisura calcarina* = *Sulcus calcarinus*
Cisura callosomarginal* = *Sulcus cinguli*
Cisura de Glaser* = *Fissura tympanosquamosa*
Cisura de Rolando* = *Sulcus centralis*
Cisura de Silvio* = *Sulcus lateralis*
Cisura interhemisférica* = *Fissura longitudinalis cerebri*
Cisura interlobar* = *Fissura pulmonis*
Cisura perpendicular externa* = *Sulcus parietooccipitalis*
Cisura perpendicular interna* = *Sulcus parietooccipitalis*
Cisura petroescamosa* = *Fissura petrosquamosa*
Cisura petroescamosa posterior* = *Fissura tympano-mastoidea*
Cisura subfrontal* = *Sulcus cinguli*
Claustro = *Claustrum*
Clavícula = *Clavicula*
Clítoris = *Clitoris*
Clivus = *Clivus*
Coanas = *Choana*
Cóclea = *Cochlea*
Codo = *Regio cubiti*
Cola de caballo = *Cauda equina*
Cola del epidídimo = *Cauda epididymidis*
Cola del hélix = *Cauda helicis*
Cola del páncreas = *Cauda pancreatis*
Colículo del facial = *Colliculus facialis*
Colículo inferior = *Colliculus inferior*
Colículo seminal = *Colliculus seminalis*
Colículo superior = *Colliculus superior*
Colículos = *Colliculi*
Colon = *Colon*
Colon ascendente = *Colon ascendens*
Colon descendente = *Colon descendens*
Colon sigmoide = *Colon sigmoideum*
Colon transverso = *Colon transversum*
Columna anterior = *Columna anterior*
Columna anterior de la médula* = *Columna anterior*
Columna del fórnix = *Columna fornicis*
Columna intermedia = *Columna intermedia*
Columna intermedia de la médula* = *Columna intermedia*
Columna posterior = *Columna posterior*
Columna posterior de la médula* = *Columna posterior*
Columna vertebral = *Columna vertebralis*
Columnas anales = *Columnae anales*
Columnas carnosas* = *Trabeculae carneae*
Columnas de la vagina* = *Columnae rugarum*
Columnas grises de la médula* = *Columnae grisae*
Columnas renales = *Columnae renales*
Columnas rugosas = *Columnae rugarum*
Comisura anterior = *Commissura anterior*
Comisura anterior del tercer ventrículo* = *Commissura anterior*

Comisura epitalámica o posterior = *Commissura posterior/Commissura epithalamica*
Comisura lateral de los párpados = *Commissura palpebrarum lateralis*
Comisura posterior de los labios = *Commissura labiorum posterior*
Comisura posterior del tercer ventrículo* = *Commissura posterior/Commissura epithalamica*
Comisura posterior o epitalámica = *Commissura posterior/Commissura epithalamica*
Comisura retroseminal* = *Lobus medius (Prostata)*
Comisuras supraópticas = *Commisurae supraopticae*
Concha de la oreja = *Concha auriculae*
Conchas nasales = *Conchae nasales*
Cóndilo del húmero* = *Capitulum humeri*
Cóndilo del occipital = *Condylus occipitalis*
Cóndilo femoral = *Condylus femoris*
Cóndilo lateral de la tibia = *Condylus lateralis tibiae*
Cóndilo medial de la tibia = *Condylus medialis tibiae*
Conductillo de la cóclea = *Canaliculus cochleae*
Conductillo lagrimal = *Canaliculus lacrymalis*
Conductillos aberrantes = *Ductuli aberrantes*
Conductillos alveolares = *Ductuli alveolares*
Conductillos biliares interlobulillares = *Ductuli biliferi interlobulares*
Conductillos eferentes del testículo = *Ductuli efferentes testis*
Conductillos excretores de la glándula lagrimal = *Ductuli excretorii glandulae lacrymalis*
Conducto alveolar = *Canalis alveolaris*
Conducto anal = *Canalis analis*
Conducto arterioso = *Ductus arteriosus*
Conducto auditivo interno = *Meatus acusticus internus*
Conducto biliar derecho = *Ductus hepaticus dexter*
Conducto biliar izquierdo = *Ductus hepaticus sinister*
Conducto central de la médula espinal = *Canalis centralis medullae spinalis*
Conducto cístico = *Ductus cysticus*
Conducto coclear = *Ductus cochlearis*
Conducto colédoco = *Ductus choledochus*
Conducto condíleo = *Canalis condylaris*
Conducto condíleo posterior* = *Canalis condylaris*
Conducto de los aductores = *Canalis adductorius*
Conducto deferente = *Ductus deferens*
Conducto del epoóforo = *Ductus epoophori*
Conducto del músculo del martillo* = *Semicanalis m. tensoris tympani*
Conducto dentario inferior* = *Canalis mandibulae*
Conducto dentario superior* = *Canalis alveolaris*
Conducto endolinfático = *Ductus endolymphaticus*
Conducto espiral de la cóclea = *Canalis spiralis cochleae*
Conducto espiral del modiolo = *Canalis spiralis modioli*
Conducto excretor de la vesícula seminal = *Ductus excretorius vesiculae seminalis*
Conducto eyaculador = *Ductus ejaculatorius*
Conducto facial = *Canalis facialis*
Conducto femoral = *Canalis femoralis*
Conducto hepático común = *Ductus hepaticus communis*
Conducto hepatocolédoco = *Ductus hepaticocholedocus*
Conducto hialoideo = *Canalis hyaloideus*
Conducto incisivo = *Canalis incisivus*
Conducto infraorbitario = *Canalis infraorbitalis*
Conducto inguinal = *Canalis inguinalis*
Conducto lactífero o galactóforo = *Ductus lactiferi*
Conducto linfático derecho = *Ductus lymphaticus dexter*
Conducto mandibular = *Canalis mandibulae*
Conducto mesonéfrico = *Ductus mesonephricus*
Conducto nasolagrimal = *Canalis nasolacrymalis*
Conducto obturador = *Canalis obturatorius*
Conducto óptico = *Canalis opticus*
Conducto óseo de la trompa auditiva* = *Isthmus tubae auditivae*
Conducto pancreático accesorio = *Ductus pancreaticus accessorius*
Conducto pancreático mayor = *Ductus pancreaticus major*
Conducto pancreático principal* = *Ductus pancreaticus major*
Conducto paramesonéfrico = *Ductus paramesonephricus*
Conducto parotídeo = *Ductus parotideus*
Conducto pterigoideo = *Canalis pterygoideus*
Conducto *reuniens* = *Ductus reuniens*
Conducto sacro = *Canalis sacralis*
Conducto semicircular anterior = *Ductus semicircularis anterior*
Conducto semicircular lateral = *Ductus semicircularis lateralis*
Conducto semicircular posterior = *Ductus semicircularis posterior*
Conducto sublingual mayor = *Ductus sublingualis major*
Conducto sublingual menor = *Ductus sublingualis minor*
Conducto submandibular = *Ductus submandibularis*
Conducto torácico = *Ductus thoracicus*
Conducto vaginoperitoneal* = *Processus vaginalis peritonei*
Conducto venoso de Aranzio* = *Ductus venosus hepatis*
Conducto venoso hepático = *Ductus venosus hepatis*

Conducto vertebral = *Canalis vertebralis*
Conducto vomerovaginal = *Canalis vomerovaginalis*
Conductos alveolares = *Canales alveolares*
Conductos eferentes* = *Ductuli efferentes testis*
Conductos etmoidales* = *Foramina ethmoidalea*
Conductos palatinos = *Canales palatini*
Conductos semicirculares = *Canales semicirculares*
Conductos sublinguales menores = *Ductus sublinguales minores*
Confluencia de los senos = *Confluens sinuum*
Confluente venoso occipitovertebral* = *Plexus venosus suboccipitalis*
Conjuntiva* = *Tunica conjunctiva*
Conjuntiva ocular* = *Tunica conjunctiva bulbi*
Conjuntiva palpebral* = *Tunica conjunctiva palpebrarum*
Cono arterial = *Conus arteriosus*
Cono arterial del ventrículo derecho* = *Conus arteriosus*
Conos eferentes* = *Ductuli efferentes testis*
Corazón = *Cor*
Cordón anterior de la médula espinal = *Funiculus anterior (Medulla spinalis)*
Cordón de separación = *Funiculus separans*
Cordón espermático = *Funiculus spermaticus*
Cordón intermedio del simpático* = *Rami interganglionares*
Cordón lateral de la médula espinal = *Funiculus lateralis (Medulla spinalis)*
Cordón posterior de la médula espinal = *Funiculus posterior (Medulla spinalis)*
Cordones de la médula espinal = *Funiculi medullae spinalis*
Córnea = *Cornea*
Cornete nasal inferior* = *Concha nasalis inferior*
Cornete nasal medio* = *Concha nasalis media*
Cornete nasal superior* = *Concha nasalis superior*
Cornete nasal supremo* = *Concha nasalis suprema*
Cornetes* = *Conchae nasales*
Cornetes etmoidales = *Conchae nasales*
Coroides = *Choroidea*
Corona ciliar = *Corona ciliaris*
Corona del diente = *Corona dentis*
Corona del glande = *Corona glandis*
Corona radiada = *Corona radiata*
Corpúsculos renales = *Corpuscula renis*
Corteza = *Cortex*
Corteza cerebelosa = *Cortex cerebelli*
Corteza cerebral = *Cortex cerebri*
Corteza gris* = *Cortex*
Costilla = *Costa*
Costillas falsas = *Costae spuriae*
Costillas flotantes* = *Costae spuriae*
Costillas verdaderas = *Costae verae*
Cresta ampollar = *Crista ampullaris*
Cresta de la concha del hueso palatino = *Crista conchalis (Os palatinum)*
Cresta de la concha del maxilar = *Crista conchalis (Maxilla)*
Cresta del tubérculo mayor = *Crista tuberculi majoris*
Cresta del tubérculo menor = *Crista tuberculi minoris*
Cresta del vestíbulo = *Crista vestibuli*
Cresta esfenoidal = *Crista sphenoidalis*
Cresta ilíaca = *Crista iliaca*
Cresta inferior del maxilar*= *Crista conchalis (Maxilla)*
Cresta inferior del palatino* = *Crista conchalis (Os palatinum)*
Cresta infratemporal = *Crista infratemporalis*
Cresta interósea del cúbito* = *Margo interossea (Ulna)*
Cresta interósea del peroné* = *Margo interossea (Fibula)*
Cresta intertrocantérea = *Crista intertrochanterica*
Cresta lacrimal anterior = *Crista lacrymalis anterior*
Cresta lacrimal posterior = *Crista lacrymalis posterior*
Cresta nasal = *Crista nasalis*
Cresta occipital externa = *Crista occipitalis externa*
Cresta occipital interna = *Crista occipitalis interna*
Cresta sacra intermedia = *Crista sacralis intermedia*
Cresta sacra lateral = *Crista sacralis lateralis*
Cresta sacra media = *Crista sacralis mediana*
Cresta sacra medial = *Crista sacralis medialis*
Cresta supraventricular = *Crista supraventricularis*
Cresta terminal = *Crista terminalis*
Cresta transversa del fondo del conducto auditivo interno = *Crista transversa (Fundus meatus acustici interni)*
Cresta turbinal del palatino* = *Crista conchalis (Os palatinum)*
Cresta uretral = *Crista urethralis*
Criptas tonsilares = *Cryptae tonsillares*
Crista galli = *Crista galli*
Cristalino* = *Lens*
Cristaloide* = *Capsula lentis*
Cuarto ventrículo = *Ventriculus quartus*
Cúbito = *Ulna*
Cuello = *Collum*
Cuello anatómico del húmero = *Collum anatomicum humeri*
Cuello de la costilla = *Collum costae*
Cuello de la escápula = *Collum scapulae*
Cuello de la vejiga = *Cervix vesicae*
Cuello de la vesícula biliar = *Collum vesicae biliaris*
Cuello del diente = *Cervix dentis*
Cuello del fémur = *Collum femoris*
Cuello del glande = *Collum glandis*
Cuello del omóplato* = *Collum scapulae*
Cuello del radio = *Collum radii*
Cuello del útero = *Cervix uteri*
Cuello quirúrgico del húmero = *Collum chirurgicum humeri*
Cuerda del tímpano = *Chorda tympani*
Cuerda oblicua de la membrana interósea del antebrazo = *Chorda obliqua membranae interosseae antebrachii*
Cuerdas tendinosas = *Chordae tendineae*

Cuerno anterior del ventrículo lateral = *Cornu anterius ventriculi lateralis*
Cuerno del útero = *Cornu uteri*
Cuerno inferior del ventrículo lateral = *Cornu inferius ventriculi lateralis*
Cuerno posterior del ventrículo lateral = *Cornu posterius ventriculi lateralis*
Cuerpo adiposo de la boca = *Corpus adiposum buccae*
Cuerpo adiposo de la fosa acetabular = *Corpus adiposum fossae acetabuli*
Cuerpo adiposo de la órbita = *Corpus adiposum orbitae*
Cuerpo adiposo infrarrotuliano = *Corpus adiposum infrapatellare*
Cuerpo calloso = *Corpus callosum*
Cuerpo cavernoso del pene = *Corpus cavernosum penis*
Cuerpo ciliar = *Corpus ciliare*
Cuerpo de la vesícula biliar = *Corpus vesicae felleae*
Cuerpo del clítoris = *Corpus clitoridis*
Cuerpo del epidídimo = *Corpus epididymidis*
Cuerpo del esfenoides = *Corpus sphenoidale*
Cuerpo del esternón = *Corpus sterni*
Cuerpo del estómago = *Corpus gastricum*
Cuerpo del hueso hioides = *Corpus ossis hyoidei*
Cuerpo del hueso isquion = *Corpus ossis ischii*
Cuerpo del hueso pubis = *Corpus ossis pubis*
Cuerpo del occipital* = *Pars basilaris (Occipitale)*
Cuerpo del páncreas = *Corpus pancreatis*
Cuerpo del pene = *Corpus penis*
Cuerpo del útero = *Corpus uteri*
Cuerpo esponjoso del pene = *Corpus spongiosum penis*
Cuerpo estriado = *Corpus striatum*
Cuerpo geniculado lateral = *Corpus geniculatum laterale*
Cuerpo geniculado medial = *Corpus geniculatum mediale*
Cuerpo mamilar = *Corpus mammillare*
Cuerpo paraaórtico = *Corpus paraaorticum*
Cuerpo restiforme = *Corpus restiforme*
Cuerpo trapezoide = *Corpus trapezoideum*
Cuerpo vertebral = *Corpus vertebrae*
Cuerpo vítreo = *Corpus vitreum*
Cuña = *Cuneus*
Cúpula pleural = *Cupula pleurae*
Curvatura mayor del estómago = *Curvatura gastri major*
Curvatura menor del estómago = *Curvatura gastri minor*
Cúspide = *Cuspis*
Dartos* = *Tunica dartos scroti*
Decusación de las pirámides o decusación motora = *Decussatio pyramidum (decussatio motoria)*
Decusación de los pedúnculos cerebelosos superiores = *Decussatio pedunculorum cerebellarium superiorum*
Diáfisis = *Diaphysis*
Diafragma pélvico = *Diaphragma pelvis*
Diafragma urogenital = *Diaphragma urogenitale*
Diartrosis = *Junctura synovialis/articulatio/diarthrosis*
Diencéfalo = *Diencephalon*
Dientes = *Dentes*
Dientes caninos = *Dentes canini*
Dientes deciduos = *Dentes decidui*
Dientes incisivos = *Dentes incisivi*
Dientes molares = *Dentes molares*
Dientes permanentes = *Dentes permanentes*
Dientes premolares = *Dentes premolares*
Diploe = *Diploe*
Disco articular = *Discus articularis*
Disco articular de la articulación radiocubital distal = *Discus articularis art. radioulnaris distalis*
Disco articular de la articulación temporomandibular = *Discus articularis (Art. temporomandibularis)*
Disco articular esternoclavicular = *Discus articularis sternoclavicularis*
Disco interpúbico o fibrocartílago interpúbico = *Discus interpubicus/fibrocartilago interpubica*
Discos intervertebrales = *Disci intervertebrales*
Divertículo del íleon = *Diverticulum ilei*
Dorso de la mano = *Dorsum manus*
Dorso de la silla = *Dorsum sellae*
Dorso del pie = *Dorsum pedis*
Duodeno = *Duodenum*
Duramadre craneana* = *Dura mater encephali*
Duramadre encefálica = *Dura mater encephali*
Duramadre espinal = *Dura mater spinalis*
Ecuador de la lente = *Equator lentis*
Ecuador del cristalino* = *Equator lentis*
Ecuador del globo ocular = *Equator bulbi*
Ecuador del ojo* = *Equator bulbi*
Eminencia arqueada = *Eminentia arcuata*
Eminencia colateral = *Eminentia collateralis*
Eminencia cruciforme = *Eminentia cruciformis*
Eminencia hipotenar* = *Hypothenar*
Eminencia iliopúbica = *Eminentia iliopubica*
Eminencia intercondílea de la tibia = *Eminentia intercondylaris (Tibia)*
Eminencia medial = *Eminentia medialis*
Eminencia nasal = *Agger nasi*
Eminencia piramidal = *Eminentia pyramidalis*
Eminencia tenar* = *Thenar*
Encéfalo = *Encephalon*
Encías = *Gingivae*
Endocardio = *Endocardium*
Endolinfa = *Endolympha*
Endometrio = *Endometrium*
Entrada al antro = *Aditus ad antrum*
Epicardio = *Epicardium*
Epicóndilo lateral del fémur = *Epicondylus lateralis femoris*
Epicóndilo lateral del húmero = *Epicondylus lateralis humeri*
Epicóndilo medial del fémur = *Epicondylus medialis femoris*
Epicóndilo medial del húmero = *Epicondylus medialis humeri*
Epidídimo = *Epididymis*
Epífisis = *Epiphisis*
Epigastrio = *Epigastrium*

Epiplón* = *Omentum*
Epiplón mayor* = *Omentum majus*
Epoóforo = *Epoophoron*
Escafa = *Scapha*
Escama = *Squama*
Escama del occipital = *Squama occipitalis*
Escama del temporal* = *Pars squamosa (Os temporal)*
Escápula = *Scapula*
Esclera = *Sclera*
Esclerótica* = *Sclera*
Escotadura acetabular = *Incisura acetabuli*
Escotadura cardíaca del pulmón izquierdo = *Incisura cardiaca pulmonis sinistri*
Escotadura clavicular del esternón = *Incisura clavicularis sterni*
Escotadura cubital del radio = *Incisura ulnaris radii*
Escotadura de la escápula = *Incisura scapulae*
Escotadura de la tienda = *Incisura tentorii*
Escotadura del cartílago del conducto auditivo = *Incisura cartilaginis meatus acustici*
Escotadura esfenopalatina = *Incisura sphenopalatina*
Escotadura etmoidal = *Incisura ethmoidalis*
Escotadura frontal = *Incisura frontalis*
Escotadura frontal (o agujero) interna* = *Incisura frontale*
Escotadura interaritenoidea = *Incisura interarytenoidea*
Escotadura isquiática mayor = *Incisura ischiatica major*
Escotadura isquiática menor = *Incisura ischiatica minor*
Escotadura mastoidea = *Incisura mastoidea*
Escotadura nasal = *Incisura nasalis*
Escotadura parietal = *Incisura parietalis*
Escotadura peroneal de la tibia = *Incisura fibularis (Tibia)*
Escotadura preoccipital = *Incisura preoccipitalis*
Escotadura radial del cúbito = *Incisura radialis (Ulna)*
Escotadura troclear del cúbito = *Incisura trochlearis (Ulna)*
Escotadura yugular = *Incisura jugularis*
Escotaduras costales del esternón = *Incisurae costales sterni*
Escroto = *Scrotum*
Esfínter de la ampolla hepatopancreática = *Sphincter ampullae hepatopancreaticae*
Esfínter de Oddi* = *Sphincter ampullae hepatopancreaticae*
Esfínter pilórico* = *M. sphincter pylori*
Esófago = *Esophagus*
Espacio epidural = *Spatium epidurale*
Espacio epiescleral = *Spatium episclerale*
Espacio intercostal = *Spatium intercostale*
Espacio interóseo del antebrazo = *Spatium interosseum antibrachii*
Espacio perilinfático = *Spatium perilymphaticum*
Espacio retroinguinal = *Spatium retroinguinale*
Espacio retropúbico = *Spatium retropubicum*
Espacio subaracnoideo = *Spatium subarachnoideale*
Espacios zonulares de la zónula ciliar = *Spatia zonularia (Zonula ciliaris)*
Espina de la escápula = *Spina scapulae*
Espina del hélix = *Spina helicis*
Espina del hueso esfenoides = *Spina ossis sphenoidalis*
Espina ilíaca anteroinferior = *Spina iliaca anterior inferior*
Espina ilíaca anterosuperior = *Spina iliaca anterior superior*
Espina ilíaca posteroinferior = *Spina iliaca posterior inferior*
Espina ilíaca posterosuperior = *Spina iliaca posterior superior*
Espina isquiática = *Spina ischiadica*
Espina mentoniana = *Spina mentalis*
Espina nasal anterior = *Spina nasalis anterior*
Espina nasal del frontal = *Spina nasalis ossis frontalis*
Espina suprameática = *Spina suprameatica*
Esplenio del cuerpo calloso = *Splenium corporis callosi*
Esqueleto fibroso del corazón* = *Trigonum fibrosum cordis*
Esternón = *Sternum*
Estómago = *Gaster*
Estrato zonal talámico = *Stratum zonale thalami*
Estrecho inferior* = *Apertura pelvis inferior*
Estrecho superior* = *Apertura pelvis superior*
Estría longitudinal medial = *Stria longitudinalis medialis*
Estría olfatoria lateral = *Stria olfactoria lateralis*
Estría olfatoria medial = *Stria olfactoria medialis*
Estría terminal = *Stria terminalis*
Estrías acústicas* = *Striae medullaris ventriculi quarti*
Estrías longitudinales medial y lateral e *indusium griseum* = *Stria longitudinalis medialis et lateralis et indusium griseum*
Estrías medulares del cuarto ventrículo = *Striae medullares ventriculi quarti*
Estribo = *Stapes*
Excavación rectouterina = *Excavatio rectouterina*
Excavación rectovesical = *Excavatio rectovesicalis*
Excavación vesicouterina = *Excavatio vesicouterina*
Expansión aponeurótica del bíceps* = *Aponeurosis m. bicipitis*
Extremidad (de las estructuras) = *Extremitas*
Extremidad anterior del bazo = *Extremitas anterior lienis*
Extremidad medial del bazo = *Extremitas medialis lienis*
Extremidad posterior del bazo = *Extremitas posterior lienis*
Falange distal = *Phalanx distalis*
Falange proximal = *Phalanx proximalis*
Falange proximal, media, distal = *Phalanx proximalis, media, distalis*
Faringe = *Pharynx*
Fascia = *Fascia*
Fascia anterior del músculo transverso = *Fascia anterior musculi transversalis*
Fascia anterolateral del abdomen = *Fascia abdominalis (Regio anterolateralis)*
Fascia axilar = *Fascia axillaris*
Fascia cervical = *Fascia cervicalis*

Fascia clavipectoral = *Fascia clavipectoralis*
Fascia clitorídea = *Fascia clitoridis*
Fascia cribiforme = *Fascia cribosa*
Fascia de la pierna = *Fascia cruris*
Fascia del abdomen = *Fascia abdominalis*
Fascia del brazo = *Fascia brachii*
Fascia del buccinador = *Fascia buccinatoria*
Fascia del músculo cuadrado lumbar = *Fascia m. quadratus lumborum*
Fascia del músculo serrato menor posteroinferior* = *Fascia thoracolumbalis*
Fascia del muslo = *Fascia femoris*
Fascia del periné = *Fascia perinei*
Fascia dorsal de la mano = *Fascia dorsalis manus*
Fascia dorsal del pie = *Fascia dorsalis pedis*
Fascia endotorácica = *Fascia endothoracica*
Fascia ilíaca = *Fascia iliaca*
Fascia lata = *Fascia lata*
Fascia lumbosacra = *Fascia lumbosacralis*
Fascia masetérica = *Fascia masseterica*
Fascia orbitaria = *Fascia orbitalis*
Fascia parietal = *Fascia parietalis*
Fascia parotídea = *Fascia parotidea*
Fascia pectoral = *Fascia pectoralis*
Fascia pélvica = *Fascia pelvis*
Fascia penis = *Fascia penis*
Fascia posterior del abdomen = *Fascia abdominalis (Regio posterior)*
Fascia rectoprostática = *Fascia rectoprostatica*
Fascia rectovaginal = *Fascia rectovaginalis*
Fascia renal = *Fascia renalis*
Fascia retropancreática = *Fascia retropancreatica*
Fascia superficial = *Fascia superficialis*
Fascia temporal = *Fascia temporalis*
Fascia toracolumbar = *Fascia thoracolumbalis*
Fascia transversal = *Fascia transversalis*
Fascículo atrioventricular = *Fasciculus atrioventricularis*
Fascículo espinotalámico posterior* = *Tractus spinothalamicus posterior*
Fascículo lateral del plexo braquial = *Fasciculus lateralis plexus brachialis*
Fascículo longitudinal inferior = *Fasciculus longitudinalis inferior*
Fascículo longitudinal medial = *Fasciculus longitudinalis medialis*
Fascículo longitudinal posterior* = *Fasciculus longitudinalis medialis*
Fascículo longitudinal superior = *Fasciculus longitudinalis superior*
Fascículo medial del plexo braquial = *Fasciculus medialis plexus brachialis*
Fascículo posterior del plexo braquial = *Fasciculus posterior plexus brachialis*
Fascículo propio (del cordón lateral de la médula) = *Fasciculus proprius*
Fascículo unciforme cerebelar = *Fasciculus uncinatus cerebelli*
Fascículo unciforme cerebral = *Fasciculus uncinatus cerebri*
Fémur = *Femur*
Fibras arciformes externas = *Fibrae arcuatae externae*
Fibras arciformes internas = *Fibrae arcuatae internae*
Fibras intercolumnares = *Fibrae intercrurales*
Fibras intercolumnares del oblicuo externo* = *Fibrae intercrurales*
Fibrocartílago del pabellón de la oreja* = *Cartilago auriculae*
Filtro = *Philtrum*
Filum terminal = *Filum terminale*
Fimbria del hipocampo = *Fimbria hippocampii*
Fimbria del pabellón de la trompa = *Fimbria tubae uterinae*
Fimbria ovárica = *Fimbria ovarica*
Fisura del ligamento redondo = *Fissura lig. teretis*
Fisura del ligamento venoso = *Fissura lig. venosi*
Fisura del pulmón = *Fissura pulmonis*
Fisura horizontal del cerebelo = *Fissura horizontalis cerebelli*
Fisura horizontal del pulmón derecho = *Fissura horizontalis pulmonis dextri*
Fisura longitudinal del cerebro = *Fissura longitudinalis cerebri*
Fisura media anterior de la médula espinal = *Fissura mediana anterior medullae spinalis*
Fisura media posterior de la médula espinal = *Fissura mediana posterior medullae spinalis*
Fisura oblicua del pulmón = *Fissura obliqua pulmonis*
Fisura oblicua del pulmón izquierdo = *Fissura obliqua pulmonis sinistri*
Fisura orbitaria inferior = *Fissura orbitalis inferior*
Fisura orbitaria superior = *Fissura orbitalis superior*
Fisura petroescamosa = *Fissura petrosquamosa*
Fisura pterigopalatina = *Fissura pterygopalatina*
Fisura timpanoescamosa = *Fissura tympanosquamosa*
Fisura timpanomastoidea = *Fissura tympano-mastoidea*
Fisura transversa del cerebro = *Fissura transversa cerebri*
Fisuras del cerebelo = *Fissurae cerebelli*
Flexura (ángulo) cólica derecha = *Flexura coli dextra*
Flexura (ángulo) cólica izquierda = *Flexura coli sinistra*
Flexura (ángulo) duodenoyeyunal = *Flexura duodenojejunalis*
Flocculus = *Flocculus*
Fondo de la vesícula biliar = *Fundus vesicae felleae*
Fondo de saco rectouterino = *Excavatio rectouterina*
Fondo de saco vesicouterino = *Excavatio vesicouterina*
Fondo del útero = *Fundus uteri*
Fontanela anterior = *Fonticulus anterior*
Fontanela anterolateral = *Fonticulus anterolateralis*
Fontanela bregmática* = *Fonticulus anterior*
Fontanela lambdática* = *Fonticulus posterior*

Fontanela posterior = *Fonticulus posterior*
Fontanela ptérica* = *Fonticulus anterolateralis*
Fontanelas del cráneo = *Fonticuli cranii*
Fórceps mayor = *Forceps major*
Fórceps menor = *Forceps minor*
Formación reticular = *Formatio reticularis*
Fórnix = *Fornix*
Fórnix inferior de la conjuntiva = *Fornix conjunctivae inferior*
Fórnix superior de la conjuntiva = *Fornix conjunctivae superior*
Fosa anterior del cráneo = *Fossa cranii anterior*
Fosa axilar = *Fossa axillaris*
Fosa canina = *Fossa canina*
Fosa condílea = *Fossa condylaris*
Fosa coronoidea = *Fossa coronoidea*
Fosa de la glándula lacrimal = *Fossa glandulae lacrymalis*
Fosa de la vesícula biliar = *Fossa vesicae felleae*
Fosa del acetábulo = *Fossa acetabuli*
Fosa del codo = *Fossa cubitalis*
Fosa del olécranon = *Fossa olecrani*
Fosa del saco lagrimal = *Fossa sacci lacrymalis*
Fosa del vestíbulo de la vagina = *Fossa vestibulis vaginae*
Fosa digástrica = *Fossa digastrica*
Fosa escafoidea = *Fossa scaphoidea*
Fosa hialoidea = *Fossa hyaloidea*
Fosa hipofisaria = *Fossa hypophysea*
Fosa ilíaca = *Fossa iliaca*
Fosa infraespinosa = *Fossa infraspinata*
Fosa infratemporal = *Fossa infratemporalis*
Fosa inguinal lateral = *Fossa inguinalis lateralis*
Fosa inguinal medial = *Fossa inguinalis medialis*
Fosa intercondílea = *Fossa intercondylaris*
Fosa interpeduncular = *Fossa interpeduncularis*
Fosa isquioanal = *Fossa ischioanalis*
Fosa mandibular del temporal = *Fossa mandibularis (Os temporale)*
Fosa media del cráneo = *Fossa cranii media*
Fosa nasal* = *Cavitas nasalis ossea*
Fosa navicular de la uretra = *Fossa navicularis urethrae*
Fosa oval del corazón = *Fossa ovalis cordis*
Fosa pituitaria* = *Fossa hypophysea*
Fosa poplítea = *Fossa poplitea*
Fosa posterior del cráneo = *Fossa cranii posterior*
Fosa pterigoidea = *Fossa pterygoidea*
Fosa pterigopalatina = *Fossa pterygopalatina*
Fosa radial = *Fossa radialis*
Fosa romboidea = *Fossa rhomboidea*
Fosa subarcuata = *Fossa subarcuata*
Fosa subescapular = *Fossa subscapularis*
Fosa supraclavicular = *Fossa supraclavicularis*
Fosa supraclavicular mayor o triángulo omoclavicular = *Trigonum omoclaviculare (Fossa supraclavicularis major)*
Fosa supraespinosa = *Fossa supraspinata*
Fosa supratonsilar = *Fossa supratonsillaris*
Fosa supravesical = *Fossa supravesicalis*
Fosa temporal = *Fossa temporalis*
Fosa triangular auricular = *Fossa triangularis auriculae*
Fosa trocantérea = *Fossa trochanterica*
Fosa yugular = *Fossa jugularis*
Fosita cística* = *Fossa vesicae fellae*
Fosita costal = *Fovea costalis*
Fosita de la cabeza del fémur = *Fovea capitis femoris*
Fosita de la ventana coclear = *Fossula fenestrae cochleae*
Fosita de la ventana oval* = *Fossula fenestrae vestibuli*
Fosita de la ventana redonda* = *Fossula fenestrae cochleae*
Fosita de la ventana vestibular = *Fossula fenestrae vestibuli*
Fosita inferior del cuarto ventrículo = *Fovea inferior ventriculi quarti*
Fosita lacrimal* = *Fossa glandulae lacrymalis*
Fosita navicular* = *Fossa vestibulis vaginae*
Fosita navicular del pabellón* = *Fossa triangularis auriculae*
Fosita oblonga del cartílago aritenoides = *Fovea oblonga cartilaginis arytenoideae*
Fosita petrosa = *Fossula petrosa*
Fosita sublingual = *Fovea sublingualis*
Fosita submandibular = *Fovea submandibularis*
Fosita superior del cuarto ventrículo = *Fovea superior ventriculi quarti*
Fosita supratonsilar = *Fossa supratonsillaris*
Fovéola = *Foveola*
Frenillo de la lengua = *Frenulum linguae*
Frenillo del clítoris = *Frenulum clitoridis*
Frenillo del labio = *Frenulum labii*
Frenillo del prepucio = *Frenulum preputii*
Frenillo del velo medular superior = *Frenulum veli medullaris superius*
Fundus gástrico = *Fundus gastricus*
Galea aponeurótica = *Galea aponeurotica*
Gancho del hueso ganchoso = *Hamulus ossis hamati*
Gancho lagrimal = *Hamulus lacrimalis*
Ganglio cardíaco = *Ganglion cardiacum*
Ganglio celiaco = *Ganglion coeliacum*
Ganglio cervical medio = *Ganglion cervicale medium*
Ganglio cervical superior = *Ganglion cervicale superius*
Ganglio cervicotorácico/estrellado = *Ganglion cervicothoracicum/ganglion stellatum*
Ganglio ciliar = *Ganglion ciliare*
Ganglio de la habénula* = *Nucleus habenulae*
Ganglio espinal = *Ganglion spinale*
Ganglio espiral = *Ganglion spirale cochleae*
Ganglio esplácnico torácico = *Ganglio thoracicum splanchnicum*

Ganglio estrellado = *Ganglion stellatum*
Ganglio geniculado = *Ganglion geniculi*
Ganglio inferior del nervio glosofaríngeo = *Ganglion inferius n. glossopharyngei*
Ganglio inferior del nervio vago = *Ganglion inferius n. vagi*
Ganglio ótico = *Ganglion oticum*
Ganglio pterigopalatino = *Ganglion pterygopalatinum*
Ganglio renal = *Ganglion renale*
Ganglio sublingual = *Ganglion sublinguale*
Ganglio superior del nervio glosofaríngeo = *Ganglion superius n. glossopharyngei*
Ganglio superior del nervio vago = *Ganglion superius n. vagi*
Ganglio trigeminal = *Ganglion trigeminale*
Ganglio vestibular = *Ganglion vestibulare*
Ganglios abdominales = *Ganglia abdominalia*
Ganglios aorticorrenales = *Ganglia aorticorenalia*
Ganglios cervicales = *Ganglia cervicalia*
Ganglios frénicos = *Ganglia phrenica*
Ganglios intermedios = *Ganglia intermedia*
Ganglios lumbares de la porción abdominal del sistema autónomo = *Ganglia lumbalia (P. abdominalis systematis autonomici)*
Ganglios pélvicos = *Ganglia pelvica*
Ganglios sacros = *Ganglia sacralia*
Ganglios sacros de la porción pélvica del sistema autónomo = *Ganglia sacralia (P. pelviana systematis autonomici)*
Ganglios torácicos = *Ganglia thoracica*
Ganglios torácicos de la porción torácica del sistema autónomo = *Ganglia thoracica (P. thoracica systematis autonomici)*
Genitales externos femeninos o vulva = *Pudendum femininum/vulva*
Gínglimo = *Ginglymus*
Glabela = *Glabella*
Glande = *Glans*
Glande del clítoris = *Glans clitoridis*
Glande del pene = *Glans penis*
Glándula = *Glandula*
Glándula bulbouretral = *Glandula bulbourethralis*
Glándula mamaria = *Glandula mammaria*
Glándula paratiroides = *Glandula parathyroidea*
Glándula paratiroides inferior = *Glandula parathyroidea inferior*
Glándula paratiroides superior = *Glandula parathyroidea superior*
Glándula parótida = *Glandula parotis*
Glándula parótida accesoria = *Glandula parotis accessoria*
Glándula pineal = *Glandula pinealis*
Glándula sublingual = *Glandula subligualis*
Glándula submandibular = *Glandula submandibularis*
Glándula suprarrenal derecha = *Glandula suprarenalis dextra*
Glándula suprarrenal izquierda = *Glandula suprarenalis sinistra*
Glándula tiroides = *Glandula thyroidea*
Glándula vestibular mayor = *Glandula vestibularis major*
Glándulas bucales = *Glandulae buccales*
Glándulas bucales = *Glandulae oris*
Glándulas labiales = *Glandulae labiales*
Glándulas lagrimales = *Glandulae lacrymales*
Glándulas linguales = *Glandulae linguales*
Glándulas molares = *Glandulae molares*
Glándulas palatinas = *Glandulae palatinae*
Glándulas salivales* = *Glandulae oris*
Glándulas suprarrenales = *Glandulae suprarenales*
Glándulas tiroides accesorias = *Glandulae thyroideae accessoriae*
Glándulas uretrales = *Glandulae urethrales*
Glándulas vestibulares menores = *Glandulae vestibulares minores*
Globo ocular/Bulbo ocular = *Bulbus oculi*
Globo pálido = *Globus pallidus*
Globo pálido lateral = *Globus pallidus lateralis*
Globo pálido medial = *Globus pallidus medialis*
Glomo carotídeo = *Glomus caroticum*
Glomo coccígeo = *Glomus coccygeum*
Glomo coroideo = *Glomus choroideum*
Glomus = *Glomus*
Glotis = *Glottis*
Gonion = *Gonion*
Granulaciones aracnoideas = *Granulationes arachnoideae*
Gubernáculo testicular = *Gubernaculum testis*
Habénula = *Habenula*
Hélix = *Helix*
Hemicanal del músculo tensor del tímpano = *Semicanalis m. tensoris tympani*
Hendidura palpebral = *Rima palpebrarum*
Hiato aórtico del diafragma = *Hiatus aorticus diaphragmatis*
Hiato del sacro = *Hiatus sacralis*
Hiato esofágico = *Hiatus oesophageus*
Hiato tendinoso del aductor = *Hiatus tendineus adductorius*
Hiato urogenital = *Hiatus urogenitalis*
Hiatos de los conductos de los nervios petrosos mayor y menor = *Hiatus canalis n. petrosi majoris et minoris*
Hígado = *Hepar*
Hilio de la glándula suprarrenal = *Hilus glandulae suprarenalis*
Hilio del bazo = *Hilus lienis*
Hilio del hígado* = *Porta hepatis*
Hilio del ovario = *Hilus ovarii*
Hilio del pulmón = *Hilum pulmonis*
Hilio del riñón = *Hilum renale*
Himen = *Hymen*
Hipocampo = *Hippocampus*
Hipocondrio = *Hypocondrium*
Hipófisis = *Hypophysis*
Hipogastrio = *Hypogastrium*

Hipotenar = *Hypothenar*
Hoz del cerebelo = *Falx cerebelli*
Hoz del cerebro = *Falx cerebri*
Hoz inguinal/tendón conjunto = *Falx inguinalis/tendo conjunctivus*
Huesecillos del oído = *Ossicula auditus*
Hueso = *Os*
Hueso capitado = *Os capitatum*
Hueso cigomático = *Os zygomaticum*
Hueso cóccix = *Os coccygis*
Hueso corto = *Os breve*
Hueso coxal = *Os coxae*
Hueso cuboides = *Os cuboideum*
Hueso cuneiforme intermedio = *Os cuneiforme intermedium*
Hueso cuneiforme lateral = *Os cuneiforme laterale*
Hueso cuneiforme medial = *Os cuneiforme mediale*
Hueso escafoides = *Os scaphoideum*
Hueso escafoides del tarso* = *Os naviculare*
Hueso esfenoides = *Os sphenoidale*
Hueso etmoides = *Os ethmoidale*
Hueso frontal = *Os frontale*
Hueso ganchoso = *Os hamatum*
Hueso grande* = *Os capitatum*
Hueso hioides = *Os hyoideum*
Hueso incisivo = *Os incisivum*
Hueso intermaxilar* = *Os incisivum*
Hueso interparietal = *Os interparietale*
Hueso lagrimal = *Os lacrimale*
Hueso largo = *Os longum*
Hueso nasal = *Os nasale*
Hueso navicular = *Os naviculare*
Hueso occipital = *Os occipitale*
Hueso palatino = *Os palatinum*
Hueso parietal = *Os parietale*
Hueso piramidal = *Os triquetrum*
Hueso pisiforme = *Os pisiforme*
Hueso plano = *Os planum*
Hueso pubis = *Os pubis*
Hueso semilunar = *Os lunatum*
Hueso sutural = *Os sutural*
Hueso temporal = *Os temporale*
Hueso trapecio = *Os trapezium*
Hueso trígono = *Os trigonum*
Huesos de la cara = *Ossa faciei*
Huesos del cráneo = *Ossa cranii*
Huesos metacarpianos = *Ossa metacarpalia*
Huesos metatarsianos = *Ossa metatarsalia*
Huesos sesamoideos = *Ossa sesamoidea*
Húmero = *Humerus*
Humor acuoso = *Humor aquosus*
Ileon = *Ileum*
Impresión cardíaca = *Impressio cardiaca*
Impresión cólica del hígado = *Impressio colica hepatis*
Impresión del ligamento costoclavicular = *Impressio lig. costoclavicularis*
Impresión duodenal del hígado = *Impressio duodenalis hepatis*
Impresión gástrica del hígado = *Impressio gastrica hepatis*
Impresión renal del hígado = *Impressio renalis hepatis*
Impresión trigeminal = *Impressio trigeminalis*
Impresiones digitales/Impresiones de las circunvoluciones = *Impressiones digitatae/impressiones gyrorum*
Indusio gris = *Indusium griseum*
Infundíbulo = *Infundibulum*
Infundíbulo de la trompa uterina = *Infundibulum tubae uterinae*
Infundíbulo del tercer ventrículo* = *Infundibulum*
Ingle = *Inguen*
Ínsula = *Insula*
Intestino delgado = *Intestinum tenue*
Intestino grueso = *Intestinum crassum*
Iris = *Iris*
Isquion = *Os ischii*
Istmo de la glándula tiroides = *Isthmus glandulae thyroideae*
Istmo de la próstata = *Isthmus prostatae*
Istmo de la trompa auditiva = *Isthmus tubae auditivae*
Istmo de la trompa uterina = *Isthmus tubae uterinae*
Istmo de las fauces = *Isthmus faucium*
Istmo del útero = *Isthmus uteri*
Laberinto de la corteza renal = *Labyrinthus corticis renalis*
Laberinto etmoidal = *Labyrinthus ethmoidalis*
Laberinto membranoso = *Labyrinthus membranaceus*
Laberinto óseo = *Labyrinthus osseus*
Labio mayor de la vulva = *Labium majus pudendi*
Labio menor de la vulva = *Labium minus pudendi*
Lago lagrimal = *Lacus lacrimalis*
Lagunas de la uretra = *Lacunae urethrales*
Lagunas laterales = *Lacunae laterales*
Lagunas laterales del seno sagital superior* = *Lacunae laterales*
Lamda = *Lambda*
Lámina *affixa* = *Lamina affixa*
Lámina basilar del conducto coclear = *Lamina basilaris ductus cochlearis*
Lámina cerebelosa = *Folia cerebelli*
Lámina cribosa de la esclera = *Lamina cribosa sclerae*
Lámina cribosa del etmoides = *Lamina cribosa ethmoidalis*
Lámina del arco vertebral = *Lamina arcus vertebrae*
Lámina del cartílago cricoides = *Lamina cartilaginis cricoideae*
Lámina externa de los huesos del cráneo = *Lamina externa ossium cranii*
Lámina interna de los huesos del cráneo = *Lamina interna ossium cranii*
Lámina lateral de la apófisis pterigoides = *Lamina processus pterygoidei lateralis*
Lámina medial de la apófisis pterigoides = *Lamina processus pterygoidei medialis*
Lámina orbitaria del etmoides = *Lamina orbitalis ethmoidalis*
Lámina perpendicular del etmoides = *Lamina perpendicularis ethmoidalis*
Lámina pretraqueal de la fascia cervical = *Lamina pretrachealis (Fascia cervicalis)*
Lámina prevertebral de la fascia cervical = *Lamina prevertebralis (Fascia cervicalis)*
Lámina superficial = *Lamina superficialis*
Lámina terminal del tercer ventrículo = *Lamina terminalis (Ventriculus tertius)*
Laringe = *Larynx*

Lemnisco lateral = *Lemniscus lateralis*
Lemnisco medial = *Lemniscus medialis*
Lemnisco medio = *Lemniscus medialis*
Lengua = *Lingua*
Lente = *Lens*
Ligamento acromioclavicular = *Lig. acromioclaviculare*
Ligamento amarillo = *Lig. flavum*
Ligamento ancho del útero = *Lig. latum uteri*
Ligamento anococcígeo = *Lig. anococcygeum*
Ligamento anular del estribo = *Lig. anulare stapedis*
Ligamento anular del radio = *Lig. anulare radii*
Ligamento arqueado del pubis = *Lig. arcuatum pubis*
Ligamento arqueado lateral = *Lig. arcuatum laterale*
Ligamento arterioso del conducto arterioso = *Lig. arteriosum (Ductus arteriosus)*
Ligamento astragalocalcáneo interóseo = *Lig. talocalcaneum interosseum*
Ligamento astragalocalcáneo lateral = *Lig. talocalcaneum laterale*
Ligamento astragalocalcáneo posterior = *Lig. talocalcaneum posterius*
Ligamento astragalonavicular = *Lig. talonaviculare*
Ligamento astragaloperoneo o peroneoastragalino = *Lig. talofibulare*
Ligamento calcaneocuboideo = *Lig. calcaneocuboideum*
Ligamento calcaneocuboideo dorsal = *Lig. calcaneocuboideum dorsale*
Ligamento calcaneocuboideo plantar = *Lig. calcaneocuboideum plantare*
Ligamento calcaneonavicular = *Lig. calcaneonaviculare*
Ligamento calcaneonavicular plantar = *Lig. calcaneonaviculare plantare*
Ligamento calcaneoperoneo = *Lig. calcaneofibulare*
Ligamento colateral = *Lig. collaterale*
Ligamento condroxifoideo = *Lig. costoxiphoideum*
Ligamento coracoacromial o acromiocoracoideo = *Lig. coracoacromiale*
Ligamento coracohumeral = *Lig. coracohumerale*
Ligamento coronario del hígado = *Lig. coronarium hepatis*
Ligamento costoclavicular = *Lig. costoclaviculare*
Ligamento costotransverso = *Lig. costotransversarium*
Ligamento cricofaríngeo = *Lig. cricopharyngeum*
Ligamento cricotiroideo = *Lig. cricothyroideum*
Ligamento cricotraqueal = *Lig. cricotracheale*
Ligamento cruciforme del atlas = *Lig. cruciforme atlantis*
Ligamento cruzado = *Lig. cruciatum*
Ligamento cuadrado = *Lig. quadratum*
Ligamento cubitocarpiano palmar = *Lig. ulnocarpale palmare*
Ligamento cuboideonavicular plantar = *Lig. cuboideonaviculare plantare*
Ligamento de la cabeza del fémur = *Lig. capitis femoris*
Ligamento del pulmón = *Lig. pulmonale*
Ligamento deltoideo = *Lig. deltoideum*
Ligamento dentado = *Lig. denticulatum*
Ligamento duodenocólico* = *Plica duodenomesocolica*
Ligamento esfenomandibular = *Lig. sphenomandibulare*
Ligamento espiral de la cóclea = *Lig. spirale cochleae*
Ligamento esternoclavicular anterior = *Lig. sternoclaviculare anterius*
Ligamento esternoclavicular posterior = *Lig. sternoclaviculare posterius*
Ligamento esternoclavicular superior = *Lig. sternoclaviculare superius*
Ligamento esternocostal intraarticular = *Lig. sternocostale intraarticulare*
Ligamento esternopericárdico inferior = *Lig. sternopericardiacum inferius*
Ligamento esternopericárdico superior = *Lig. sternopericardiacum superius*
Ligamento estilohioideo = *Lig. stylohioideum*
Ligamento estilomandibular = *Lig. stylomandibulare*
Ligamento falciforme del hígado = *Lig. falciforme hepatis*
Ligamento frenicocólico = *Lig. phrenicocolicum*
Ligamento frenicocólico derecho = *Lig. phrenicocolicum dextrum*
Ligamento frenicocólico izquierdo = *Lig. phrenicocolicum sinistrum*
Ligamento frenicoesplénico = *Lig. phrenicolienale*
Ligamento gastrocólico = *Lig. gastrocolicum*
Ligamento gastroesplénico = *Lig. gastrolienale*
Ligamento gastrofrénico = *Lig. gastrophrenicum*
Ligamento hepatocólico = *Lig. hepatocolicum*
Ligamento hepatoduodenal = *Lig. hepatoduodenale*
Ligamento hepatogástrico = *Lig. hepatogastricum*
Ligamento hepatorrenal = *Lig. hepatorenale*
Ligamento hioepiglótico = *Ligamentum hyoepiglotticum*
Ligamento iliofemoral = *Lig. iliofemorale*
Ligamento iliofemoral parte descendente = *Lig. iliofemorale (pars descendens)*
Ligamento iliofemoral parte transversa = *Lig. iliofemorale (pars transversa)*
Ligamento iliolumbar = *Lig. iliolumbale*
Ligamento inguinal = *Lig. inguinale*
Ligamento interclavicular = *Lig. interclaviculare*
Ligamento interespinoso = *Lig. interspinalium*

Ligamento interfoveolar = *Lig. interfoveolare*
Ligamento intertransverso = *Lig. intertransversarium*
Ligamento intraarticular de la cabeza de la costilla = *Lig. capitis costae intraarticulare*
Ligamento isquiofemoral = *Lig. ischiofemorale*
Ligamento lacunar = *Lig. lacunare*
Ligamento lateral de la articulación temporomandibular = *Lig. laterale art. temporomandibularis*
Ligamento longitudinal anterior = *Lig. longitudinale anterius*
Ligamento longitudinal posterior = *Lig. longitudinale posterius*
Ligamento lumbocostal = *Lig. lumbocostale*
Ligamento lumbosacrovertebral* = *Lig. sacroiliaca interossea*
Ligamento medial de la articulación temporomandibular = *Lig. mediale art. temporomandibularis*
Ligamento meniscofemoral = *Lig. meniscofemorale*
Ligamento metacarpiano transverso profundo = *Lig. metacarpale transversum profundum*
Ligamento metacarpiano transverso superficial = *Lig. metacarpale transversum superficialis*
Ligamento nucal = *Lig. nuchae*
Ligamento palpebral lateral = *Lig. palpebrale laterale*
Ligamento palpebral medial = *Lig. palpebrale mediale*
Ligamento pancreaticoesplénico* = *Lig. phrenicolienale*
Ligamento pectíneo = *Lig. pectineale*
Ligamento pisiganchoso = *Lig. pisohamatum*
Ligamento pisimetacarpiano = *Lig. pisometacarpale*
Ligamento poplíteo arqueado = *Lig. popliteum arcuatum*
Ligamento poplíteo oblicuo = *Lig. popliteum obliquum*
Ligamento propio del ovario o ligamento uteroovárico = *Lig. ovarii proprium/lig. uteroovaricum*
Ligamento pterigoespinoso = *Lig. pterygospinale*
Ligamento púbico inferior = *Ligamentum pubicum inferius*
Ligamento pubofemoral = *Lig. pubofemorale*
Ligamento puboprostático = *Lig. puboprostaticum*
Ligamento pubovesical = *Lig. pubovesicale*
Ligamento pulmonar = *Lig. pulmonale*
Ligamento radiado de la cabeza de la costilla = *Lig. capitis costae radiatum*
Ligamento radiocarpiano dorsal = *Lig. radiocarpale dorsale*
Ligamento radiocarpiano palmar = *Lig. radiocarpale palmare*
Ligamento rectouterino = *Lig. rectouterinum*
Ligamento redondo del hígado = *Lig. teres hepatis*
Ligamento redondo del útero = *Lig. teres uteri*
Ligamento reflejo = *Lig. reflexum*
Ligamento reflejo del conducto inguinal* = *Lig. reflexum*
Ligamento rotuliano = *Lig. patellae*
Ligamento sacrococcígeo dorsal = *Lig. sacrococcygeum dorsale*
Ligamento sacrococcígeo lateral = *Lig. sacrococcygeum laterale*
Ligamento sacrococcígeo ventral = *Lig. sacrococcygeum ventrale*
Ligamento sacroespinoso = *Lig. sacrospinale*
Ligamento sacroilíaco interóseo = *Lig. sacroiliacum interosseum*
Ligamento sacroilíaco posterior = *Lig. sacroiliacum posterius*
Ligamento sacroilíaco ventral = *Lig. sacroiliacum ventralium*
Ligamento sacrotuberoso = *Lig. sacrotuberale*
Ligamento supraespinoso = *Lig. supraspinale*
Ligamento suspensorio de la axila = *Lig. suspensorium axillae*
Ligamento suspensorio del clítoris = *Lig. suspensorium clitoridis*
Ligamento suspensorio del ovario = *Lig. suspensorium ovarii*
Ligamento suspensorio del pene = *Lig. suspensorium penis*
Ligamento tiroepiglótico = *Lig. thyreoepiglotticum*
Ligamento tirohioideo medio = *Lig. thyrohioideum medianum*
Ligamento transverso de la rodilla = *Lig. transversum genus*
Ligamento transverso del atlas = *Lig. transversum atlantis*
Ligamento transverso del húmero = *Lig. transversum humeri*
Ligamento transverso del periné = *Lig. transversum perinei*
Ligamento trapezoide = *Lig. trapezoideum*
Ligamento triangular del hígado = *Lig. triangulare heparis*
Ligamento uterosacro* = *Lig. rectouterinum*
Ligamento vestibular = *Lig. vestibulare*
Ligamento vocal = *Lig. vocale*
Ligamentos alares = *Ligamenta alaria*
Ligamentos anterior y posterior de la cabeza del peroné = *Lig. capitis fibulae anterius et posterius*
Ligamentos cuneometatarsianos interóseos = *Lig. cuneometatarsalia interossea*
Ligamentos del pericardio = *Lig. pericardiaca*
Ligamentos del vértice del diente = *Lig. apicis dentis*
Ligamentos esternocostales radiados anteriores = *Lig. sternocostalia radiata anteriora*
Ligamentos glenohumerales = *Lig. glenohumeralia*
Ligamentos intercarpianos dorsales = *Lig. intercarpalia dorsalia*
Ligamentos radiados condroesternales* = *Lig. sternocostalia radiata anteriora*
Ligamentos radiados esternocostales = *Lig. sternocostalia radiata*
Ligamentos sacroilíacos dorsales = *Lig. sacroiliaca dorsalia*
Ligamentos sacroilíacos interóseos = *Lig. sacroiliaca interossea*

Ligamentos sacroilíacos ventrales = *Lig. sacroiliaca ventralia*
Ligamentos tibioperoneos anterior y posterior = *Lig. tibiofibulare anterius et posterius*
Ligamentos tirohioideos laterales = *Lig. thyrohyoidea lateralia*
Limbo de la córnea = *Limbus corneae*
Limbo de la fosa oval = *Limbus fossae ovalis*
Limbo esfenoidal = *Limbus sphenoidalis*
Limen de la ínsula = *Limen insulae*
Línea arqueada = *Linea arcuata*
Línea áspera = *Linea aspera*
Línea blanca = *Linea alba*
Línea del músculo sóleo = *Linea m. solei (Tibia)*
Línea glútea anterior = *Linea glutea anterior*
Línea glútea posterior = *Linea glutea posterior*
Línea intertrocantérea = *Linea intertrochanterica*
Línea milohioidea = *Linea mylohyoidea*
Línea nucal inferior = *Linea nuchalis inferior*
Línea nucal superior = *Linea nuchalis superior*
Línea oblicua de la mandíbula = *Linea obliqua mandibulae*
Línea oblicua del cartílago tiroideo = *Linea obliqua (Cartilago thyroidea)*
Línea pectínea = *Linea pectinea*
Línea temporal = *Linea temporalis*
Línea temporal del hueso frontal = *Linea temporalis (Os frontalis)*
Língula de la mandíbula = *Lingula mandibulae*
Língula del esfenoides = *Lingula sphenoidalis*
Lobulillo de la oreja = *Lobulus auriculae*
Lobulillo parietal inferior = *Lobulus parietalis inferior*
Lobulillo parietal superior = *Lobulus parietalis superior*
Lobulillos del testículo = *Lobuli testis*
Lóbulo cuadrado = *Lobus quadratus*
Lóbulo de la glándula tiroides = *Lobus glandulae thyroideae*
Lóbulo de la ínsula* = *Insula*
Lóbulo frontal = *Lobus frontalis*
Lóbulo medio de la próstata = *Lobus medius (Prostata)*
Lóbulo occipital = *Lobus occipitalis*
Lóbulo piramidal de la glándula tiroides = *Lobus pyramidalis glandulae thyroideae*
Lóbulo temporal = *Lobus temporalis*
Lóbulos cerebrales = *Lobi cerebri*
Lóbulos de los hemisferios cerebrales* = *Lobi cerebri*
Lóbulos del hígado = *Lobi hepatis*
Lóbulos del pulmón = *Lobi pulmonis*
Lóbulos del riñón = *Lobi renales*
Locus coeruleus = *Locus coeruleus*
Mácula de la retina* = *Macula lutea*
Mácula del sáculo = *Macula sacculi*
Mácula del utrículo = *Macula utriculi*
Maléolo lateral = *Malleolus lateralis*
Maléolo medial = *Malleolus medialis*
Mamas = *Mammae*
Mancha amarilla = *Macula lutea*
Mancha amarilla de la pituitaria* = *Regio olfactoria mucosae nasi*
Mandíbula = *Mandibula*
Mango del martillo = *Manubrium mallei*
Mano = *Manus*
Manubrio esternal = *Manubrium sterni*
Masa lateral del atlas = *Massa lateralis atlantis*
Maxilar = *Maxilla*
Meato = *Meatus*
Meato nasal inferior = *Meatus nasi inferior*
Meato nasal medio = *Meatus nasi medius*
Meato nasal superior = *Meatus nasi superior*
Meato nasal supremo = *Meatus nasi supremus*
Mediastino = *Mediastinum*
Mediastino anterior = *Mediastinum anterius*
Mediastino posterior = *Mediastinum posterius*
Mediastino testicular = *Mediastinum testis*
Médula espinal = *Medulla spinalis*
Médula oblonga o bulbo = *Medulla oblongata/bulbus*
Membrana atlantooccipital = *Membrana atlantooccipitalis*
Membrana del tímpano = *Membrana tympani*
Membrana hioepiglótica* = *Ligamentum hyoepiglotticum*
Membrana intercostal = *Membrana intercostalis*
Membrana interósea de la pierna = *Membrana interossea cruris*
Membrana interósea del antebrazo = *Membrana interossea antebrachii*
Membrana mucosa de la región olfatoria de la nariz = *Membrana mucosa regionis olfactoriae nasi*
Membrana obturatriz = *Membrana obturatoria*
Membrana secundaria del tímpano = *Membrana tympani secundaria*
Membrana sinovial = *Membrana synovialis*
Membrana suprapleural = *Membrana suprapleuralis*
Membrana suprapleural de la fascia endotorácica = *Membrana suprapleuralis (Fascia endothoracica)*
Membrana tectoria de la articulación atlantoaxial media = *Membrana tectoria (Art. atlantoaxialis mediana)*
Membrana tectoria del conducto coclear = *Membrana tectoria ducti cochlearis*
Membrana tirohioidea = *Membrana thyreohyoidea*
Membrana vítrea = *Membrana vitrea*
Meninges = *Meninges*
Menisco articular = *Meniscus articularis*
Menisco articular de la articulación temporomandibular* = *Discus articularis (Art. temporomandibularis)*
Menisco articular de la rodilla = *Meniscus articularis genus*

Mesencéfalo = *Mesencephalon*
Mesenterio = *Mesenterium*
Mesenterio común = *Mesenterium commune*
Mesoapéndice = *Mesoappendix*
Mesocolon = *Mesocolon*
Mesocolon ascendente = *Mesocolon ascendens*
Mesocolon pélvico* = *Mesocolon sigmoideum*
Mesocolon sigmoide = *Mesocolon sigmoideum*
Mesocolon transverso = *Mesocolon transversum*
Mesogastrio = *Mesogastrium*
Mesometrio = *Mesometrium*
Mesonefros = *Mesonephros*
Mesoovario = *Mesovarium*
Mesorquio = *Mesorchium*
Mesosálpinx = *Mesosalpinx*
Metacarpo = *Metacarpus*
Metatarso = *Metatarsus*
Metencéfalo = *Metencephalon*
Mielencéfalo = *Myelencephalon*
Miembro = *Membrum*
Miocardio = *Myocardium*
Modiolo = *Modiolus*
Monte del pubis = *Mons pubis*
Mucosa bucal* = *Tunica mucosa oris*
Mucosa de la faringe* = *Tunica mucosa pharyngis*
Mucosa de la tráquea* = *Tunica mucosa tracheae*
Mucosa del velo del paladar* = *Tunica mucosa veli palatini*
Mucosa pituitaria* = *Membrana mucosa regionis olfactoriae nasi*
Mucosa timpánica* = *Tunica mucosa cavi tympani*
Músculo = *Musculus*
Músculo abductor corto del pulgar = *M. abductor pollicis brevis*
Músculo abductor del dedo gordo = *M. abductor hallucis*
Músculo abductor del dedo pequeño = *M. abductor digiti minimi*
Músculo abductor largo del pulgar = *M. abductor pollicis longus*
Músculo aductor corto = *M. adductor brevis*
Músculo aductor del dedo gordo = *M. adductor hallucis*
Músculo aductor del dedo pequeño = *M. adductor digiti minimi*
Músculo aductor del pulgar = *M. adductor pollicis*
Músculo aductor largo = *M. adductor longus*
Músculo aductor mayor = *M. adductor magnus*
Músculo aductor medio* = *M. adductor longus*
Músculo ancóneo = *M. anconeus*
Músculo aritenoideo inferior* = *M. vocalis*
Músculo aritenoideo oblicuo = *M. arytenoideus obliquus*
Músculo aritenoideo transverso = *M. arytenoideus transversus*
Músculo articular de la rodilla = *M. articularis genus*
Músculo auricular = *M. auricularis*
Músculo auricular anterior = *M. auricularis anterior*
Músculo auricular posterior = *M. auricularis posterior*
Músculo auricular superior = *M. auricularis superior*
Músculo bíceps braquial = *M. biceps brachii*
Músculo bíceps femoral = *M. biceps femoris*
Músculo braquial = *M. brachialis*
Músculo braquiorradial = *M. brachioradialis*
Músculo broncoesofágico = *M. broncho-oesophageus*
Músculo buccinador = *M. buccinator*
Músculo bulboesponjoso = *M. bulbospongiosus*
Músculo cigomático mayor = *M. zygomaticus major*
Músculo cigomático menor = *M. zygomaticus minor*
Músculo ciliar = *M. ciliaris*
Músculo coccígeo = *M. coccygeus*
Músculo constrictor inferior de la faringe = *M. constrictor pharyngis inferior*
Músculo constrictor medio de la faringe = *M. constrictor pharyngis medius*
Músculo constrictor superior de la faringe = *M. constrictor pharyngis superior*
Músculo constrictor superior de la faringe (parte glosofaríngea) = *Pars glossopharyngea m. constrictoris pharyngis superioris*
Músculo coracobraquial = *M. coracobrachialis*
Músculo corrugador de la ceja = *M. corrugator supercilii*
Músculo cremáster = *M. cremaster*
Músculo cremáster superficial = *M. cremaster superficialis*
Músculo cricoaritenoideo lateral = *M. crico-arytenoideus lateralis*
Músculo cricoaritenoideo posterior = *M. crico-arytenoideus posterior*
Músculo cricotiroideo = *M. crico-thyroideus*
Músculo cuadrado crural = *M. quadratus femoris*
Músculo cuadrado femoral = *M. quadratus femoris*
Músculo cuadrado lumbar = *M. quadratus lumborum*
Músculo cuadrado plantar o accesorio del flexor de los dedos = *M. quadratus plantae (flexor digitorum accessorius)*
Músculo cuádriceps femoral = *M. quadriceps femoris*
Músculo de la lengua = *M. linguae*
Músculo de la úvula = *M. uvulae*
Músculo del antitrago = *M. antitragus*
Músculo del estribo = *M. stapedius*
Músculo del trago = *M. tragicus*
Músculo deltoides = *M. deltoideus*
Músculo depresor del ángulo de la boca = *M. depressor anguli oris*
Músculo depresor del labio inferior = *M. depressor labii inferioris*
Músculo depresor del tabique = *M. depressor septi*
Músculo diafragma = *M. diaphragma*
Músculo digástrico = *M. digastricus*
Músculo dilatador = *M. dilatator*
Músculo dorsal ancho = *M. latissimus dorsi*
Músculo elevador corto de las costillas = *M. levator costarum brevis*
Músculo elevador de la escápula = *M. levator scapulae*

Músculo elevador del ángulo de la boca = *M. levator anguli oris*
Músculo elevador del ano = *M. levator ani*
Músculo elevador del labio superior y del ala de la nariz = *M. levator labii superioris alaeque nasi*
Músculo elevador del párpado superior = *M. levator palpebrae superioris*
Músculo elevador del velo del paladar = *M. levator veli palatini*
Músculo erector de la columna = *M. erector spinae*
Músculo escaleno anterior = *M. scalenus anterior*
Músculo escaleno medio = *M. scalenus medius*
Músculo escaleno posterior = *M. scalenus posterior*
Músculo esfínter de la uretra = *M. sphincter urethrae*
Músculo esfínter del píloro = *M. sphincter pylori*
Músculo esfínter externo del ano = *M. sphincter ani externus*
Músculo esplenio = *M. splenius*
Músculo esplenio de la cabeza = *M. splenius capitis*
Músculo esplenio del cuello = *M. splenius cervicis/colli*
Músculo esternocleidohioideo = *M. sterno-cleido-hyoideus*
Músculo esternocleidomastoideo = *M. sterno-cleido-mastoideus*
Músculo estilofaríngeo = *M. stylo-pharyngeus*
Músculo estilogloso = *M. stylo-glossus*
Músculo estilohioideo = *M. stylo-hyoideus*
Músculo extensor común de los dedos = *M. extensor digitorum communis*
Músculo extensor corto de los dedos = *M. extensor digitorum brevis*
Músculo extensor cubital del carpo = *M. extensor carpi ulnaris*
Músculo extensor del dedo meñique = *M. extensor digiti minimi*
Músculo extensor del índice = *M. extensor indicis*
Músculo extensor largo de los dedos = *M. extensor digitorum longus*
Músculo extensor largo del dedo gordo = *M. extensor hallucis longus*
Músculo extensor largo del pulgar = *M. extensor pollicis longus*
Músculo extensor radial corto del carpo = *M. extensor carpi radialis brevis*
Músculo extensor radial largo del carpo = *M. extensor carpi radialis longus*
Músculo faringogloso = *Pars glossopharyngea m. constrictoris pharyngis superioris*
Músculo flexor corto de los dedos = *M. flexor digitorum brevis*
Músculo flexor corto del dedo gordo = *M. flexor hallucis brevis*
Músculo flexor corto del dedo meñique = *M. flexor digiti minimi brevis*
Músculo flexor corto del dedo pequeño del pie = *M. flexor digiti pedis minimi brevis*
Músculo flexor corto del pulgar = *M. flexor pollicis brevis*
Músculo flexor cubital del carpo = *M. flexor carpi ulnaris*
Músculo flexor largo de los dedos = *M. flexor digitorum longus*
Músculo flexor largo del dedo gordo = *M. flexor hallucis longus*
Músculo flexor largo del pulgar = *M. flexor pollicis longus*
Músculo flexor profundo de los dedos = *M. flexor digitorum profundus*
Músculo flexor radial del carpo = *M. flexor carpi radialis*
Músculo flexor superficial de los dedos = *M. flexor digitorum superficialis*
Músculo frontal* = *Venter frontalis m. occipito-frontalis*
Músculo gemelo externo* = *Caput lateralis (M. gastrocnemius)*
Músculo gemelo interno* = *Caput medialis (M. gastrocnemius)*
Músculo géminos (glúteos)* = *Mm. gemelli*
Músculo geniogloso = *M. genioglossus*
Músculo geniohioideo = *M. geniohyoideus*
Músculo glúteo mayor = *M. gluteus maximus*
Músculo glúteo medio = *M. gluteus medius*
Músculo glúteo menor = *M. gluteus minimus*
Músculo grácil = *M. gracilis*
Músculo hiogloso = *M. hyoglossus*
Músculo ilíaco = *M. iliacus*
Músculo iliopsoas o psoasilíaco = *M. iliopsoas*
Músculo infraespinoso = *M. infraspinatus*
Músculo isquiocavernoso = *M. ischiocavernosus*
Músculo largo de la cabeza = *M. longus capitis*
Músculo largo del cuello = *M. longus colli*
Músculo longísimo de la cabeza = *M. longissimus capitis*
Músculo longísimo torácico = *M. longissimus thoracis*
Músculo longitudinal inferior de la lengua = *M. longitudinalis inf. linguae*
Músculo longitudinal superior de la lengua = *M. longitudinalis sup. linguae*
Músculo masetero = *M. masseter*
Músculo menor del hélix = *M. helicis minor*
Músculo mentoniano = *M. mentalis*
Músculo milohioideo = *M. mylo-hyoideus*
Músculo motor de los huesecillos del oído* = *M. ossiculorum auditus*
Músculo oblicuo de la oreja = *M. obliquus auriculae*
Músculo oblicuo externo del abdomen = *M. obliquus externus abdominis*
Músculo oblicuo inferior = *M. obliquus inferior*
Músculo oblicuo interno del abdomen = *M. obliquus internus abdominis*

Músculo oblicuo superior = *M. obliquus superior*
Músculo oblicuo superior de la cabeza = *M. obliquus capitis superior*
Músculo obturador externo = *M. obturatorius externus*
Músculo obturador interno = *M. obturatorius internus*
Músculo occipitofrontal = *M. occipito-frontalis*
Músculo omohioideo = *M. omohyoideus*
Músculo oponente del dedo meñique = *M. opponens digiti minimi manus*
Músculo oponente del dedo pequeño del pie = *M. opponens digiti minimi pedis*
Músculo orbicular de la boca = *M. orbicularis oris*
Músculo orbicular de la boca (parte marginal) = *M. orbicularis oris (pars marginalis)*
Músculo orbicular de los labios (parte labial) = *M. orbicularis oris (pars labialis)*
Músculo orbicular del ojo = *M. orbicularis oculi*
Músculo orbicular del ojo (parte orbitaria) = *M. orbicularis oculi (pars orbitalis)*
Músculo orbicular del ojo (parte palpebral) = *M. orbicularis oculi (pars palpebralis)*
Músculo palatofaríngeo = *M. palatopharyngeus*
Músculo palatogloso = *M. palatoglossus*
Músculo palmar corto = *M. palmaris brevis*
Músculo palmar largo = *M. palmaris longus*
Músculo papilar del cono arterial* = *M. papillaris septalis*
Músculo papilar septal = *M. papillaris septalis*
Músculo pectoral mayor = *M. pectoralis major*
Músculo pectoral menor = *M. pectoralis minor*
Músculo peroneo corto = *M. peroneus brevis*
Músculo peroneo largo = *M. peroneus longus*
Músculo piramidal = *M. pyramidalis*
Músculo piriforme = *M. piriformis*
Músculo plantar = *M. plantaris*
Músculo platisma = *M. platysma*
Músculo poplíteo = *M. popliteus*
Músculo pronador cuadrado = *M. pronator quadratus*
Músculo pronador redondo = *M. pronator teres*
Músculo psoas mayor = *M. psoas major*
Músculo psoas menor = *M. psoas minor*
Músculo pterigoideo lateral = *M. pterygoideus lateralis*
Músculo pterigoideo medial = *M. pterygoideus medialis*
Músculo recto anterior de la cabeza = *M. rectus capitis anterior*
Músculo recto del abdomen = *M. rectus abdominis*
Músculo recto femoral = *M. rectus femoris*
Músculo recto inferior = *M. rectus inferior*
Músculo recto lateral = *M. rectus lateralis*
Músculo recto lateral de la cabeza = *M. rectus capitis lateralis*
Músculo recto medial = *M. rectus medialis*
Músculo recto posterior mayor de la cabeza = *M. rectus capitis posterior major*
Músculo recto posterior menor de la cabeza = *M. rectus capitis posterior minor*
Músculo recto superior = *M. rectus superior*
Músculo rectococcígeo = *M. rectococcygeus*
Músculo rectouretral = *M. rectourethralis*
Músculo redondo mayor = *M. teres major*
Músculo redondo menor = *M. teres minor*
Músculo risorio = *M. risorius*
Músculo romboides = *M. rhomboideus*
Músculo romboides mayor = *M. rhomboideus major*
Músculo romboides menor = *M. rhomboideus minor*
Músculo sartorio = *M. sartorius*
Músculo semiespinoso de la cabeza = *M. semispinalis capitis*
Músculo semiespinoso del cuello = *M. semispinalis cervicis*
Músculo semimembranoso = *M. semimembranosus*
Músculo semitendinoso = *M. semitendinosus*
Músculo serrato anterior = *M. serratus anterior*
Músculo serrato posterior inferior = *M. serratus posterior inferior*
Músculo serrato posterior superior = *M. serratus posterior superior*
Músculo sóleo = *M. soleus*
Músculo subclavio = *M. subclavius*
Músculo subcostal = *M. subcostalis*
Músculo subescapular = *M. subscapularis*
Músculo superciliar* = *M. corrugator supercilii*
Músculo supinador = *M. supinator*
Músculo supraespinoso = *M. supraspinatus*
Músculo suspensor del duodeno = *M. suspensorius duodeni*
Músculo tarsal inferior = *M. tarsalis inferior*
Músculo tarsal superior = *M. tarsalis superior*
Músculo temporal = *M. temporalis*
Músculo tensor de la fascia lata = *M. tensor fasciae latae*
Músculo tensor del tímpano = *M. tensor tympani*
Músculo tensor del velo del paladar = *M. tensor veli palatini*
Músculo tercer peroneo = *M. peroneus tertius*
Músculo tibial anterior = *M. tibialis anterior*
Músculo tibial posterior = *M. tibialis posterior*
Músculo tiroaritenoideo = *M. thyreo-arytenoideus*
Músculo tirohioideo = *M. thyreo-hyoideus*
Músculo transverso de la lengua = *M. transversus linguae*

Músculo transverso de la oreja = *M. transversus auriculae*
Músculo transverso del abdomen = *M. transversus abdominis*
Músculo transverso del tórax = *M. transversus thoracis*
Músculo transverso profundo del periné = *M. transversus perinei profundus*
Músculo transverso superficial del periné = *M. transversus perinei superficialis*
Músculo trapecio = *M. trapezius*
Músculo traqueal = *M. trachealis*
Músculo tríceps braquial = *M. triceps brachii*
Músculo tríceps sural = *M. triceps surae*
Músculo vasto intermedio = *M. vastus intermedius*
Músculo vasto lateral = *M. vastus lateralis*
Músculo vasto medial = *M. vastus medialis*
Músculo vocal = *M. vocalis*
Músculos aductores del muslo = *Mm. adductores femoris*
Músculos de la nariz = *Mm. nasi*
Músculos de los huesecillos del oído = *M. ossiculorum auditus*
Músculos del cuello = *Mm. colli*
Músculos escalenos = *Mm. scaleni*
Músculos gemelos = *Mm. gemelli*
Músculos infrahioideos = *Mm. infrahyoidei*
Músculos intercostales externos = *Mm. intercostales externi*
Músculos intercostales internos = *Mm. intercostales interni*
Músculos interespinosos del cuello = *Mm. interspinales cervicis*
Músculos interespinosos lumbares = *Mm. interspinales lumborum*
Músculos interespinosos torácicos = *Mm. interspinales thoracis*
Músculos interóseos dorsales de la mano = *Mm. interossei dorsales manus*
Músculos interóseos dorsales del pie = *Mm. interossei dorsales pedis*
Músculos interóseos palmares = *Mm. interossei palmares*
Músculos interóseos plantares = *Mm. interossei plantares*
Músculos intertransversos posteriores del cuello = *Mm. intertransversarii posteriores cervici*
Músculos lumbricales = *Mm. lumbricales*
Músculos lumbricales de la mano = *Mm. lumbricales manus*
Músculos lumbricales del pie = *Mm. lumbricales pedis*
Músculos lumbricales palmares* = *Mm. lumbricales manus*
Músculos lumbricales plantares* = *Mm. lumbricales pedis*
Músculos papilares = *Mm. papillares*
Músculos pectinados = *Mm. pectinati*
Músculos pectíneos del atrio derecho* = *Mm. pectinati*
Músculos pterigoideos = *Mm. pterygoidei*
Músculos tarsales = *Mm. tarsales*
Músculos transversoespinosos = *Mm. transversoespinales*
Narinas = *Nares*
Nasofaringe* = *Pars nasalis cavi pharyngis*
Nervio = *Nervus*
Nervio *abducens* = *N. abducens*
Nervio accesorio = *N. accessorius*
Nervio alveolar inferior = *N. alveolaris inferior*
Nervio alveolar superior anterior* = *Rami alveolares superiores anteriores*
Nervio alveolar superior medio* = *Ramus alveolaris superior medius*
Nervio alveolar superior posterior* = *Rami alveolares superiores posteriores*
Nervio auricular mayor = *N. auricularis magnus*
Nervio auriculotemporal = *N. auriculo temporalis*
Nervio axilar = *N. axillaris*
Nervio bucal = *N. buccalis*
Nervio calcáneo interno* = *Rami calcanei mediales n. tibialis*
Nervio cardíaco cervical inferior = *N. cardiacus cervicalis inferior*
Nervio cardíaco cervical medio = *N. cardiacus cervicalis medius*
Nervio cardíaco cervical superior = *N. cardiacus cervicalis superior*
Nervio carotídeo interno = *N. caroticus internus*
Nervio cervical = *N. cervicalis*
Nervio cervical (segundo) = *N. cervicalis secundus*
Nervio ciático o isquiático = *N. ischiadicus*
Nervio cigomático = *N. zygomaticus*
Nervio clúneo medio = *N. clunium medius*
Nervio coccígeo = *N. coccygeus*
Nervio coclear = *N. cochlearis*
Nervio cubital = *N. ulnaris*
Nervio cutáneo antebraquial medial = *N. cutaneus antibrachii medialis*
Nervio cutáneo braquial lateral = *N. cutaneus brachii lateralis*
Nervio cutáneo braquial medial = *N. cutaneus brachii medialis*
Nervio cutáneo femoral lateral = *N. cutaneus femoris lateralis*
Nervio cutáneo femoral posterior = *N. cutaneus femoris posterior*
Nervio cutáneo sural lateral = *N. cutaneus surae lateralis*
Nervio de la membrana del tímpano* = *Ramus membranae tympani n. mandibularis*
Nervio del conducto pterigoideo = *N. canalis pterygoidei*
Nervio del cuádriceps* = *Rami musculares n. femoralis*
Nervio del estilofaríngeo* = *Ramus m. stylopharyngei*
Nervio del estribo = *N. stapedius*
Nervio del músculo obturador interno = *N. musculi obturatorii interni*
Nervio del obturador externo* = *Ramus muscularis n. obturatorii*
Nervio del sóleo* = *N. suralis*
Nervio del tensor del tímpano = *N. tensoris tympani*
Nervio del tensor del velo del paladar = *N. tensoris veli palatini*
Nervio del tirohioideo* = *Ramus thyrohyoideus ansae cervicalis*

Nervio del vasto externo* = *Ramus muscularis n. femoralis*
Nervio del vasto interno* = *Ramus muscularis n. femoralis*
Nervio del vasto interno y del ancóneo* = *Ramus muscularis n. radialis*
Nervio dorsal de la escápula = *N. dorsalis scapulae*
Nervio dorsal del clítoris = *N. dorsalis clitoridis*
Nervio dorsal del pene = *N. dorsalis penis*
Nervio esplácnico menor = *N. splanchnicus minor*
Nervio etmoidal anterior = *N. ethmoidalis anterior*
Nervio etmoidal posterior = *N. ethmoidalis posterior*
Nervio facial = *N. facialis*
Nervio femoral = *N. femoralis*
Nervio frénico = *N. phrenicus*
Nervio frénico accesorio = *N. phrenici accesorii*
Nervio frontal = *N. frontalis*
Nervio genitofemoral = *N. genitofemoralis*
Nervio glosofaríngeo = *N. glossopharyngeus*
Nervio glúteo inferior = *N. gluteus inferior*
Nervio glúteo superior = *N. gluteus superior*
Nervio hipogástrico = *N. hypogastricus*
Nervio hipogloso = *N. hypoglossus*
Nervio iliohipogástrico = *N. iliohypogastricus*
Nervio ilioinguinal = *N. ilioinguinalis*
Nervio infratroclear = *N. infratrochlearis*
Nervio intercostohumeral* = *N. cutaneus brachii medialis*
Nervio intermedio = *N. intermedius*
Nervio interóseo anterior del antebrazo = *N. interosseus antibrachii anterior*
Nervio interóseo posterior del antebrazo = *N. interosseus antibrachii posterior*
Nervio lagrimal = *N. lacrimalis*
Nervio laríngeo externo* = *Ramus externus n. laryngei superioris*
Nervio laríngeo recurrente = *N. laryngeus recurrens*
Nervio laríngeo recurrente derecho = *N. laryngeus recurrens dexter*
Nervio laríngeo recurrente izquierdo = *N. laryngeus recurrens sinister*
Nervio laríngeo superior = *N. laryngeus superior*
Nervio lingual = *N. lingualis*
Nervio mandibular = *N. mandibularis*
Nervio masetérico = *N. massetericus*
Nervio maxilar = *N. maxillaris*
Nervio mediano = *N. medianus*
Nervio mentoniano = *N. mentalis*
Nervio milohioideo = *N. mylohyoideus*
Nervio muscular del nervio femoral* = *Ramus muscularis n. femoralis*
Nervio muscular del nervio musculocutáneo* = *Ramus muscularis n. musculocutanei*
Nervio muscular del nervio peroneo superficial* = *Ramus muscularis n. peronei superficialis*
Nervio musculocutáneo = *N. musculocutaneus*
Nervio musculocutáneo externo del n. femoral* = *Rami musculares et cutanei anteriores n. femoralis*
Nervio musculocutáneo interno del n. femoral* = *Rami musculares et cutanei anteriores n. femoralis*
Nervio nasal* = *N. nasociliaris*
Nervio nasal interno* = *N. ethmoidalis anterior*
Nervio nasociliar = *N. nasociliaris*
Nervio nasopalatino = *N. nasopalatinus*
Nervio obturador = *N. obturatorius*
Nervio obturador (ramo anterior) = *N. obturatorius (ramus anterior)*
Nervio obturador (ramo posterior) = *N. obturatorius (ramus posterior)*
Nervio occipital mayor = *N. occipitalis major*
Nervio occipital menor = *N. occipitalis minor*
Nervio oculomotor = *N. oculomotorius*
Nervio oftálmico = *N. ophtalmicus*
Nervio olfatorio = *N. olfactorius*
Nervio óptico = *N. opticus*
Nervio palatino anterior = *N. palatinus anterior*
Nervio palatino medio = *N. palatinus medius*
Nervio palatino posterior = *N. palatinus posterior*
Nervio palmar* = *Ramus palmaris n. mediani*
Nervio pectoral = *N. pectoralis*
Nervio perineal = *N. perinei*
Nervio peroneo común = *N. peroneus communis*
Nervio peroneo profundo = *N. peroneus profundus*
Nervio peroneo superficial = *N. fibularis superficialis*
Nervio petroso menor = *N. petrosus minor*
Nervio plantar lateral = *N. plantaris lateralis*
Nervio plantar medial = *N. plantaris medialis*
Nervio presacro = *N. presacralis*
Nervio pterigoideo medial = *N. pterygoideus medialis*
Nervio pudendo = *N. pudendus*
Nervio radial = *N. radialis*
Nervio rectal inferior = *N. rectalis inferior*
Nervio safeno = *N. saphenus*
Nervio subclavio = *N. subclavius*
Nervio subescapular = *N. subscapularis*
Nervio sublingual = *N. sublingualis*
Nervio submandibular = *N. submandibularis*
Nervio suboccipital = *N. suboccipitalis*
Nervio superior del pronador redondo* = *Ramus muscularis n. mediani*
Nervio supraclavicular = *N. supraclavicularis*
Nervio supraescapular = *N. suprascapularis*
Nervio supraorbitario = *N. supra-orbitalis*
Nervio supraorbitario (ramo lateral) = *N. supra-orbitalis (ramus lateralis)*

Nervio supraorbitario (ramo medial) = *N. supra-orbitalis (ramus medialis)*
Nervio supratroclear = *N. supratrochlearis*
Nervio sural = *N. suralis*
Nervio temporal profundo (ramo anterior) = *N. temporalis profundus (ramus anterior)*
Nervio temporal profundo (ramo medio) = *N. temporalis profundus (ramus medius)*
Nervio temporal profundo (ramo posterior) = *N. temporalis profundus (ramus posterior)*
Nervio temporobucal* = *N. buccalis*
Nervio temporomaseterino* = *N. massetericus*
Nervio tibial = *N. tibialis*
Nervio tibial anterior* = *N. peroneus profundus*
Nervio tibial posterior* = *N. tibialis*
Nervio torácico largo = *N. thoracicus longus*
Nervio toracodorsal = *N. thoracodorsalis*
Nervio transverso del cuello = *N. transversus colli*
Nervio trigémino = *N. trigeminus*
Nervio troclear = *N. trochlearis*
Nervio vago = *N. vagus*
Nervio vertebral = *N. vertebralis*
Nervio vestibular = *N. vestibularis (N. vestibulocochlearis)*
Nervio vestibulococlear = *N. vestibulo-cochlearis*
Nervio vidiano* = *N. canalis pterygoidei*
Nervios cardíacos cervicales inferiores del vago = *N. cardiaci cervicales inferiores vagi*
Nervios cardíacos cervicales superiores del vago = *N. cardiaci cervicales superiores vagi*
Nervios cavernosos del pene = *Nn. cavernosi penis*
Nervios ciliares cortos = *Nn. ciliares breves*
Nervios ciliares largos = *Nn. ciliares longi*
Nervios de la faringe = *Nn. pharyngis*
Nervios de la parótida* = *Rami parotidei n. mandibularis*
Nervios digitales palmares comunes = *Nn. digitales palmares communes*
Nervios digitales palmares comunes del nervio mediano = *Nn. digitales palmares communes n. mediani*
Nervios digitales plantares comunes = *Nn. digitales plantares communes*
Nervios digitales plantares propios = *Nn. digitales plantares propii*
Nervios espinales = *Nn. spinales*
Nervios esplácnicos = *Nn. splanchnici*
Nervios faríngeos = *Nn. pharyngei*
Nervios frénicos accesorios = *Nn. phrenici accessorii*
Nervios intercostales = *Nn. intercostales*
Nervios lumbares = *Nn. lumbales*
Nervios musculares del nervio mediano* = *Rami muscularis n. mediani*
Nervios nasales superiores* = *Rami nasales posteriores superiores*
Nervios perineales del nervio pudendo = *Nn. perineales nervi pudendi*
Nervios sacros = *Nn. sacrales*
Nervios temporales profundos = *Nn. temporales profundi*
Neurohipófisis = *Neurohypophysis*
Nódulo = *Nodulus*
Nódulo atriventricular = *Nodus atrioventricularis*
Nódulo cístico = *Nodus cysticus*
Nódulo de las valvas semilunares = *Nodulus valvularum semilunarium*
Nódulo sinoatrial = *Nodus sinuatrialis*
Nódulo tibial anterior = *Nodus tibialis anterior*
Nódulo yugulodigástrico = *Nodus jugulodigastricus*
Nódulos cervicales laterales profundos = *Nodi cervicales laterales profundi*
Nódulos epigástricos inferiores = *Nodi epigastrici inferiores*
Nódulos frénicos = *Nodi phrenici*
Nódulos intrapulmonares = *Nodi intrapulmonales*
Nódulos linfáticos = *Nodi lymphatici*
Nódulos linfáticos agregados = *Noduli lymphoidei aggregati*
Nódulos linfáticos axilares = *Nodi lymphatici axillares*
Nódulos linfáticos broncopulmonares = *Nodi lymphatici bronchopulmonales*
Nódulos linfáticos cervicales profundos = *Nodi lymphatici cervicales profundi*
Nódulos linfáticos cervicales profundos anteriores = *Nodi lymphatici cervicales anteriores profundi*
Nódulos linfáticos cervicales superficiales = *Nodi lymphatici cervicales superficiales*
Nódulos linfáticos del codo = *Nodi lymphatici cubitales*
Nódulos linfáticos del miembro inferior = *Nodi lymphoidi membri inferioris*
Nódulos linfáticos faciales = *Nodi lymphatici faciales*
Nódulos linfáticos gástricos izquierdos = *Nodi lymphatici gastrici sinistri*
Nódulos linfáticos hepáticos = *Nodi lymphatici hepatici*
Nódulos linfáticos ilíacos comunes = *Nodi lymphatici iliaci communes*
Nódulos linfáticos ilíacos externos = *Nodi lymphatici iliaci externi*
Nódulos linfáticos ilíacos internos = *Nodi lymphatici iliaci interni*
Nódulos linfáticos ilíacos superficiales = *Nodi lymphatici iliaci superficiales*
Nódulos linfáticos inguinales profundos = *Nodi lymphatici inguinales profundi*
Nódulos linfáticos inguinales superficiales = *Nodi lymphatici inguinales superficiales*
Nódulos linfáticos mediastínicos anteriores = *Nodi lymphatici mediastinales anteriores*
Nódulos linfáticos mesentéricos = *Nodi lymphatici mesenterici*

Nódulos linfáticos mesentéricos inferiores = *Nodi lymphatici mesenterici inferiores*
Nódulos linfáticos mesentéricos superiores = *Nodi lymphatici mesenterici superiores*
Nódulos linfáticos pancreatoesplénicos = *Nodi lymphatici pancreaticolienales*
Nódulos linfáticos pectoroaxilares = *Nodi lymphatici pectorales axillares*
Nódulos linfáticos subescapulares = *Nodi lymphatici subscapulares*
Nódulos linfáticos traqueobronquiales inferiores = *Nodi lymphatici tracheobronchiales inferiores*
Nódulos linfáticos traqueobronquiales superiores = *Nodi lymphatici tracheobronchiales superiores*
Nódulos lumbares = *Nodi lumbales*
Nódulos lumbares derechos = *Nodi lumbales dextri*
Nódulos lumbares izquierdos = *Nodi lumbales sinistri*
Nódulos mastoideos = *Nodi mastoidei*
Nódulos occipitales = *Nodi occipitales*
Nódulos pancreaticoduodenales = *Nodi pancreaticoduodenales*
Nódulos paracólicos = *Nodi paracolici*
Nódulos paraesternales = *Nodi parasternales*
Nódulos paramamarios = *Nodi paramammarii*
Nódulos pararrectales = *Nodi pararectales*
Nódulos paratraqueales = *Nodi paratracheales*
Nódulos parotídeos = *Nodi parotidei*
Nódulos pericárdicos laterales = *Nodi pericardiaci laterales*
Nódulos pilóricos = *Nodi pylorici*
Nódulos poplíteos = *Nodi poplitei*
Nódulos prepericárdicos = *Nodi prepericardiaci*
Nódulos submandibulares = *Nodi submandibulares*
Nódulos submentonianos = *Nodi submentales*
Nódulos traqueales = *Nodi tracheales*
Nódulos y vasos linfáticos esternales = *Nodi lymphatici et vasa lymphatica sternalia*
Nódulos yuxtaesofágicos = *Nodi juxtaoesophageales*
Núcleo ambiguo = *Nucleus ambiguus*
Núcleo arqueado = *Nucleus arcuatus*
Núcleo caudado = *Nucleus caudatus*
Núcleo coclear dorsal = *Nucleus cochlearis dorsalis*
Núcleo coclear ventral = *Nucleus cochlearis ventralis*
Núcleo cuneiforme = *Nucleus cuneatus*
Núcleo cuneiforme accesorio = *Nucleus cuneatus accessorius*
Núcleo de la habénula = *Nucleus habenulae*
Núcleo del cuerpo trapezoide = *Nucleus corporis trapezoidei*
Núcleo del lemnisco lateral = *Nucleus lemnisci lateralis*
Núcleo del nervio *abducens* = *Nucleus n. abducentis*
Núcleo del nervio facial = *Nucleus n. facialis*
Núcleo del nervio hipogloso = *Nucleus n. hypoglossi*
Núcleo del nervio oculomotor = *Nucleus n. oculomotorii*
Núcleo del nervio troclear = *Nucleus n. trochlearis*
Núcleo del tracto espinal del nervio trigémino = *Nucleus tractus spinalis n. trigemini*
Núcleo del tracto mesencefálico del nervio trigémino = *N. tractus mesencephali n. trigemini*
Núcleo del tracto solitario = *Nucleus tractus solitarii*
Núcleo dentado = *Nucleus dentatus*
Núcleo dorsal = *Nucleus dorsalis*
Núcleo dorsal del nervio vago = *Nucleus dorsalis n. vagi*
Núcleo emboliforme = *Nucleus emboliformis*
Núcleo gelatinoso = *Nucleus gelatinosus*
Núcleo globoso = *Nucleus globosus*
Núcleo grácil = *Nucleus gracilis*
Núcleo interpeduncular = *Nucleus interpeduncularis*
Núcleo lenticular o lentiforme = *Nucleus lentiformis*
Núcleo motor del nervio trigémino = *Nucleus motorius n. trigemini*
Núcleo olivar accesorio dorsal = *Nucleus olivaris accessorius dorsalis*
Núcleo olivar accesorio medial = *Nucleus olivaris accessorius medialis*
Núcleo paraventricular del hipotálamo = *Nucleus paraventricularis hypothalami*
Núcleo rojo = *Nucleus ruber*
Núcleo salivatorio inferior = *Nucleus salivatorius inferior*
Núcleo salivatorio superior = *Nucleus salivatorius superior*
Núcleo subtalámico = *Nucleus subthalamicus*
Núcleo supraóptico del hipotálamo = *Nucleus supraopticus hypothalami*
Núcleo ventromedial del hipotálamo = *Nucleus ventromedialis hypothalami*
Núcleo vestibular lateral = *Nucleus vestibularis lateralis*
Núcleo vestibular medial = *Nucleus vestibularis medialis*
Núcleo vestibular superior = *Nucleus vestibularis superior*
Núcleos del fastigio = *Nucleus fastigii*
Núcleos del puente = *Nuclei pontis*
Obelion = *Obelion*
Óbex = *Obex*
Oído externo = *Auris externa*
Oído interno = *Auris interna*
Oído medio = *Auris media*
Ojo = *Oculus*
Olécranon = *Olecranon*
Oliva = *Oliva*
Oliva cerebelosa* = *Nucleus dentatus*
Ombligo = *Umbilicus*
Ombligo de la membrana del tímpano = *Umbo membranae tympani*
Omento = *Omentum*
Omento mayor = *Omentum majus*
Omento menor = *Omentum minus*

Orbículo ciliar = *Orbiculus ciliaris*
Órbita = *Orbita*
Oreja = *Auricula*
Orejuela derecha = *Auricula dextra*
Orejuela izquierda = *Auricula sinistra*
Orejuelas cardíacas = *Auriculae cordis*
Órgano de la olfación = *Organum olfactus*
Órgano del gusto = *Organum gustus*
Órgano del oído* = *Organum vestibulocochleare*
Órgano del tacto = *Organum tactum*
Órgano vestibulococlear = *Organum vestibulocochleare*
Órgano vomeronasal = *Organum vomeronasale*
Órganos de los sentidos = *Organa sensuum*
Órganos genitales masculinos o femeninos = *Organa genitalia masculina (femenina)*
Orificio aórtico = *Ostium aortae*
Orificio atrioventricular derecho = *Ostium atrioventriculare dextrum*
Orificio atrioventricular izquierdo = *Ostium atrioventriculare sinistrum*
Orificio auditivo externo = *Porus acusticus externus*
Orificio auriculoventricular derecho* = *Ostium atrioventriculare dextrum*
Orificio auriculoventricular izquierdo* = *Ostium atrioventriculare sinistrum*
Orificio de la vena cava = *Foramen venae cavae*
Orificio de la vena cava inferior* = *Foramen venae cavae diaphragmatis*
Orificio de la vena cava superior = *Ostium venae cavae superioris*
Orificio del seno coronario = *Ostium sinus coronarii*
Orificio del tronco pulmonar = *Ostium trunci pulmonalis*
Orificio del útero = *Ostium uteri*
Orificio diafragmático de la vena cava = *Foramen venae cavae diaphragmatis*
Orificio faríngeo de la trompa auditiva = *Ostium pharyngeum tubae auditivae*
Orificio ileal = *Ostium ileale*
Orificio interno de la uretra = *Ostium urethrae internum*
Orificio pilórico = *Ostium pyloricum*
Orificio umbilical = *Ostium ombilicale*
Orificio ureteral = *Ostium ureteris*
Orificios de las venas mínimas = *Foramina venarum minimarum*
Orificios etmoidales = *Foramina ethmoidalea*
Ovario = *Ovarium*
Pabellón de la oreja = *Auricula*
Paladar blando/velo del paladar = *Palatum molle/velum palatinum*
Paladar duro = *Palatum durum*
Paladar óseo = *Palatum osseum*
Palma de la mano = *Palma manus*
Páncreas = *Pancreas*
Papila = *Papilla*
Papila duodenal mayor = *Papilla duodeni major*
Papila duodenal menor = *Papilla duodeni minor*
Papila incisiva = *Papilla incisiva*
Papila lagrimal = *Papilla lacrymalis*
Papila mamaria = *Papilla mammae*
Papilas circunvaladas = *Papillae vallatae*
Papilas filiformes = *Papillae filiformes*
Papilas foliadas = *Papillae foliatae*
Papilas fungiformes = *Papillae fungiformes*
Papilas linguales = *Papillae linguales*
Paradídimo = *Paradidymis*
Parametrio = *Parametrium*
Pared inferior de la órbita = *Paries inferior orbitae*
Pared superior de la cavidad nasal = *Paries superior cavitatis nasi*
Pared superior de la órbita = *Paries superior orbitae*
Pared vestibular del conducto coclear = *Paries vestibularis ductus cochlearis*
Pared yugular de la cavidad timpánica = *Paries jugularis cavitatis tympani*
Paroóforo = *Paroöphoron*
Párpados = *Palpebra*
Parte abdominal del sistema autónomo = *Pars abdominalis systematis autonomici*
Parte anterior de la parótida = *Pars anterior (Gl. parotis)*
Parte ascendente del duodeno = *Pars ascendens duodeni*
Parte basilar del occipital = *Pars basilaris (Occipitale)*
Parte cefálica del sistema autónomo = *Pars cephalica systematis autonomici*
Parte central del ventrículo lateral = *Pars centralis ventriculi lateralis*
Parte cervical del sistema autónomo = *Pars cervicalis sytematis autonomici*
Parte descendente del duodeno = *Pars descendens duodeni*
Parte escamosa del temporal = *Pars squamosa (Os temporal)*
Parte esponjosa de la uretra = *Pars spongiosa urethrae*
Parte flácida de la membrana del tímpano = *Pars flaccida membranae tympanicae*
Parte horizontal del duodeno = *Pars horizontalis duodeni*
Parte intercartilaginosa de la hendidura glótica = *Pars intercartilaginea rimae glottidis*
Parte intermembranosa de la hendidura glótica = *Pars intermembranacea rimae glottidis*
Parte intersticial de la trompa uterina* = *Pars uterina tubae*
Parte lateral de la base del sacro = *Pars lateralis basis ossis sacri*
Parte lateral del hueso occipital = *Pars lateralis ossis occcipitalis*
Parte lateral del triángulo submandibular = *Trigonum submandibulare (Pars lateralis)*
Parte medial del triángulo submandibular = *Trigonum submandibulare (Regio medialis)*
Parte membranosa de la uretra = *Pars membranacea urethrae*
Parte nasal de la cavidad faríngea = *Pars nasalis cavi pharyngis*
Parte opercular de la circunvolución frontal inferior = *Pars opercularis gyris frontalis inferioris*
Parte óptica de la retina = *Pars optica retinae*

Parte orbitaria de la circunvolución frontal inferior = *Pars orbitalis (Gyrus frontalis inf.)*
Parte orbitaria de la glándula lacrimal = *Pars orbitalis glandulae lacrimalis*
Parte palpebral de la glándula lacrimal = *Pars palpebralis glandulae lacrimalis*
Parte parasimpática del sistema nervioso autónomo = *Pars parasympathica systematis nervosi autonomici*
Parte pélvica del sistema autónomo = *Pars pelvina systematis autonomici*
Parte petrosa del hueso temporal = *Pars petrosa ossis temporalis*
Parte profunda de la parótida = *Pars profunda (Gl. parotis)*
Parte prostática de la uretra = *Pars prostatica urethrae*
Parte prostática y membranosa de la uretra = *Pars prostatica et membranacea urethrae*
Parte retrolenticular de la cápsula interna = *Pars retrolentiformis capsulae internae*
Parte simpática del sistema nervioso autónomo = *Pars sympathica systematis nervosi autonomici*
Parte sublenticular de la cápsula interna = *Pars sublentiformis capsulae internae*
Parte superior del duodeno = *Pars superior duodeni*
Parte timpánica del hueso temporal = *Pars tympanica ossis temporalis*
Parte torácica del sistema autónomo = *Pars thoracica systematis autonomici*
Parte triangular de la circunvolución frontal inferior = *Pars triangularis gyri frontalis inferioris*
Parte uterina de la trompa = *Pars uterina tubae*
Partes ciliar e irídica de la retina = *Pars ciliaris et pars iridica retinae*
Pecten del hueso pubis = *Pecten ossis pubis*
Pedículo del arco vertebral = *Pediculus arcus vertebrae*
Pedúnculo cerebeloso inferior = *Pedunculus cerebellaris inferior*
Pedúnculo cerebeloso medio = *Pedunculus cerebellaris medius*
Pedúnculo cerebeloso superior = *Pedunculus cerebellaris superior*
Pedúnculo cerebral = *Pedunculus cerebri*
Pelvis = *Pelvis*
Pelvis mayor = *Pelvis major*
Pelvis menor = *Pelvis minor*
Pelvis renal = *Pelvis renalis*
Pene = *Penis*
Peñasco* = *Pars petrosa ossis temporalis*
Pericardio = *Pericardium*
Pericardio fibroso = *Pericardium fibrosum*
Pericardio seroso = *Pericardium serosum*
Perilinfa = *Perilympha*
Periné = *Perineum*
Periodonto = *Periodontium*
Periórbita = *Periorbita*
Periostio = *Periosteum*
Peritoneo = *Peritoneum*
Peritoneo parietal = *Peritoneum parietale*
Peritoneo umbilical = *Peritoneum ombilicale*
Peritoneo visceral = *Peritoneum viscerale*
Peroné = *Fibula*
Pestañas* = *Cilia*
Pezón* = *Papilla mammae*
Piamadre encefálica o craneal = *Piamater encephali/piamater cranialis*
Piamadre espinal = *Piamater spinalis*
Pie = *Pes*
Piel = *Cutis*
Pierna = *Crus*
Pilar del clítoris = *Crus clitoridis*
Pilar del diafragma = *Crus diaphragmatis*
Pilar del fórnix = *Crus fornicis*
Pilar medial del conducto inguinal = *Crus mediale anuli inguinalis*
Pilares medial y lateral del conducto inguinal = *Crus mediale et laterale anuli inguinalis*
Píloro = *Pylorus*
Pirámide bulbar = *Pyramis bulbi*
Pirámides renales = *Pyramides renales*
Planta del pie = *Planta pedis*
Pleura = *Pleura*
Pleura costal = *Pleura costalis*
Pleura diafragmática = *Pleura diaphragmatica*
Pleura mediastinal = *Pleura mediastinalis*
Plexo aórtico = *Plexus aorticus*
Plexo autónomo = *Plexus autonomicus*
Plexo basilar = *Plexus basilaris*
Plexo braquial = *Plexus brachialis*
Plexo cardíaco = *Plexus cardiacus*
Plexo carotídeo interno = *Plexus caroticus internus*
Plexo cavernoso = *Plexus cavernosus*
Plexo celíaco = *Plexus coeliacus*
Plexo cervical = *Plexus cervicalis*
Plexo coroideo = *Plexus choroideus*
Plexo coroideo del cuarto ventrículo = *Plexus chroideus ventriculi quarti*
Plexo coroideo del tercer ventrículo = *Plexus choroideus ventriculi tertii*
Plexo deferencial = *Plexus deferentialis*
Plexo esofágico = *Plexus oesophageus*
Plexo gástrico = *Plexus gastricus*
Plexo hepático = *Plexus hepaticus*
Plexo hipogástrico inferior (plexo pélvico) = *Plexus hypogastricus inferior (plexus pelvicus)*
Plexo hipogástrico superior (nervio presacro) = *Plexus hypogastricus superior (n. presacralis)*
Plexo intermesentérico = *Plexus intermesentericus*
Plexo lumbar = *Plexus lumbalis*
Plexo mesentérico superior = *Plexus mesentericus superior*
Plexo nervioso = *Plexus nervosus/nervorum*
Plexo ovárico = *Plexus ovaricus*
Plexo parotídeo = *Plexus parotideus*
Plexo prostático = *Plexus prostaticus*
Plexo pudendo = *Plexus pudendus*
Plexo pulmonar = *Plexus pulmonalis*

Plexo pulmonar del nervio vago = *Plexus pulmonis n. vagi*
Plexo renal = *Plexus renalis*
Plexo sacro = *Plexus sacralis*
Plexo suprarrenal = *Plexus suprarenalis*
Plexo testicular = *Plexus testicularis*
Plexo ureteral = *Plexus uretericus*
Plexo uterovaginal = *Plexus uterovaginalis*
Plexo venoso carotídeo interno = *Plexus venosus caroticus internus*
Plexo venoso faríngeo = *Plexus venosus pharyngeus*
Plexo venoso pampiniforme interno = *Plexus venosus pampiniformis*
Plexo venoso prostático = *Plexus venosus prostaticus*
Plexo venoso pterigoideo = *Plexus venosus pterygoideus*
Plexo venoso rectal = *Plexus venosus rectalis*
Plexo venoso sacro = *Plexus venosus sacralis*
Plexo venoso suboccipital = *Plexus venosus suboccipitalis*
Plexo venoso uterino = *Plexus venosus uterinus*
Plexo venoso vaginal = *Plexus venosus vaginalis*
Plexo venoso vesical = *Plexus venosus vesicalis*
Plexo vesical = *Plexus vesicalis*
Plexos venosos vertebrales = *Plexus venosi vertebralis*
Plexos venosos vertebrales externos = *Plexus venosi vertebrales externi*
Plexos venosos vertebrales internos = *Plexus venosi vertebralis internus*
Pliegue cecal vascular = *Plica caecalis vascularis*
Pliegue del ligamento ancho = *Plica ligamenti lati uteri*
Pliegue duodenomesocólico = *Plica duodenomesocolica*
Pliegue espiral = *Plica spiralis*
Pliegue gastropancreático = *Plica gastropancreatica*
Pliegue glosoepiglótico = *Plica glossoepiglottica*
Pliegue ileoapendicular* = *Plica ileocaecalis*
Pliegue ileocecal = *Plica ileocaecalis*
Pliegue interuretérico = *Plica interureterica*
Pliegue lagrimal = *Plica lacrimalis*
Pliegue malear anterior y posterior = *Plica mallearis anterior et posterior*
Pliegue maleolar = *Plica mallearis*
Pliegue mesentericocecal* = *Plica caecalis vascularis*
Pliegue rectouterino = *Plica recto-uterina*
Pliegue salpingofaríngeo = *Plica salpingopharyngea*
Pliegue salpingopalatino = *Plica salpingopalatina*
Pliegue semilunar de la conjuntiva = *Plica semilunaris conjunctivae*
Pliegue semilunar del colon = *Plica semilunaris coli*
Pliegue sinovial = *Plica synovialis*
Pliegue sinovial infrarrotuliano = *Plica synovialis infrapatellaris*
Pliegue sublingual = *Plica sublingualis*
Pliegue timpanomaleolar* = *Plica mallearis*
Pliegue triangular = *Plica triangularis*
Pliegue uterosacro* = *Plica recto-uterina*
Pliegue vesical transverso = *Plica vesicalis transversa*
Pliegue vestibular = *Plica vestibularis*
Pliegue vocal = *Plica vocalis*
Pliegues alares = *Plicae alares*
Pliegues circulares del intestino delgado = *Plicae circulares intestini tenuis*
Pliegues palatinos transversos = *Plicae palatinae transversae*
Pliegues palmeados del conducto del cuello uterino = *Plicae palmatae canalis cervicis uteri*
Pliegues semilunares del colon = *Plicae semilunares coli*
Pliegues transversos del recto = *Plicae transversae recti*
Polo anterior del globo ocular = *Polus anterior bulbi oculi*
Polo anterior del ojo* = *Polus anterior bulbi oculi*
Polo frontal = *Polus frontalis*
Polo occipital = *Polus occipitalis*
Porción basilar del hueso occipital = *Pars basilaris ossis occipitalis*
Porción vaginal del cuello uterino = *Portio vaginalis cervici uteri*
Porta hepático = *Porta hepatis*
Prepucio = *Preputium*
Prepucio del clítoris = *Preputium clitoridis*
Primera falange* = *Phalanx proximalis*
Primera porción del duodeno* = *Pars superior duodeni*
Proceso = *Processus*
Proceso caudado = *Processus caudatus*
Proceso papilar = *Processus papillaris*
Proceso vaginal del peritoneo = *Processus vaginalis peritonei*
Procesos ciliares = *Processus ciliares*
Prolongación anterior de la glándula submandibular = *Processus anterior glandulae mandibularis*
Prominencia laríngea = *Prominentia laryngea*
Promontorio = *Promontorium*
Promontorio de la cavidad del tímpano = *Promontorium cavitatis timpani*
Prosencéfalo = *Prosencephalon*
Próstata = *Prostata*
Protuberancia mentoniana = *Protuberantia mentalis*
Protuberancia occipital externa = *Protuberantia occipitalis externa*
Protuberancia occipital interna = *Protuberantia occipitalis interna*
Pterion = *Pterion*
Puente = *Pons*
Pulmón = *Pulmo*
Pulvinar = *Pulvinar*
Punto lacrimal = *Punctum lacrimale*
Pupila = *Pupilla*
Putamen = *Putamen*
Quiasma de los nervios ópticos* = *Chiasma opticum*
Quiasma óptico = *Chiasma opticum*
Radiación óptica = *Radiatio optica*
Radio = *Radius*
Radios medulares de la corteza renal = *Radii medullares corticis renalis*

Rafe anococcígeo* = *Lig. anococcygeum*
Rafe faríngeo = *Raphe pharyngis*
Rafe pterigomandibular = *Raphe pterygomandibularis*
Raíz de la lengua = *Radix linguae*
Raíz de los cuerpos cavernosos = *Radix corporum cavernosorum*
Raíz de los nervios espinales = *Radix nervorum spinalium*
Raíz del diente = *Radix dentis*
Raíz del hélix* = *Crus helicis*
Raíz del mesenterio = *Radix mesenterii*
Raíz del pene = *Radix penis*
Raíz dorsal de los nervios espinales = *Radix dorsalis nn. spinalium*
Raíz inferior del asa cervical = *Ansa cervicalis (radix inferior)*
Raíz lateral del nervio mediano = *Radix lateralis n. mediani*
Raíz medial del nervio mediano = *Radix medialis nn. mediani*
Raíz ventral de los nervios espinales = *Radix ventralis (Nn. spinales)*
Rama anterior de la arteria obturatriz = *Ramus anterior (A. obturatoria)*
Rama ascendente del isquion* = *Ramus ossis ischii*
Rama circunfleja de la arteria coronaria izquierda = *Ramus circumflexus (A. coronaria sinistra)*
Rama circunfleja peronea = *Ramus circumflexus fibularis*
Rama del hélix = *Crus helicis*
Rama del isquion = *Ramus ossis ischii*
Rama descendente (de la arteria circunfleja lateral) = *Ramus descendens (A. circumflexa lateralis)*
Rama descendente del asa cervical* = *Ansa cervicalis (radix inferior)*
Rama descendente del pubis* = *Ramus inferior ossis pubis*
Rama dorsal de la arteria intercostal posterior = *Ramus dorsalis (A. intercostalis posterior)*
Rama esternocleidomastoidea = *Ramus sternocleidomastoideus*
Rama horizontal del pubis* = *Ramus superior ossis pubis*
Rama inferior del pubis = *Ramus inferior ossis pubis*
Rama meníngea accesoria = *Ramus meningeus accessorius*
Rama perforante de la arteria peronea = *Ramus perforans (A. peronea)*
Rama posterior de la arteria obturatriz = *Ramus posterior (A. obturatoria)*
Rama prepiélica de la arteria renal* = *A. renalis (ramus anterior)*
Rama profunda de la arteria glútea superior = *Ramus profundus (A. glutea superior)*
Rama púbica de la arteria epigástrica inferior = *Ramus pubicus a. epigastricae inferioris*
Rama púbica de la arteria obturatriz = *Ramus pubicus a. obturatoriae*
Rama retropiélica de la arteria renal* = *A. renalis (ramus posterior)*
Rama superficial de la arteria glútea superior = *Ramus superficialis (A. glutea superior)*
Rama superior del pubis = *Ramus superior ossis pubis*
Rama suprahioidea de la arteria lingual = *Ramus suprahyoideus a. lingualis*
Rama terminal anterior de la arteria obturatriz* = *Ramus anterior (A. obturatoria)*
Rama terminal anterior/superficial del nervio radial* = *Ramus superficialis n. radialis*
Rama terminal posterior o externa de la arteria obturatriz* = *Ramus posterior (A. obturatoria)*
Rama terminal posterior/profunda del nervio radial* = *Ramus profundus (N. radialis)*
Rama tonsilar de la a. facial = *Ramus tonsillaris (A. facialis)*
Rama transversa del plexo cervical superficial = *N. transversus colli*
Rama tubárica de la a. uterina = *Ramus tubarius (A. uterina)*
Ramas bronquiales = *Rami bronchiales*
Ramas centrales de la a. cerebral media = *Rami centrales (A. cerebri media)*
Ramas corticales = *Rami corticales*
Ramas del pene = *Rami penis*
Ramas dorsales de la lengua = *Rami dorsales linguae*
Ramas escrotales = *Rami scrotales*
Ramas esofágicas = *Rami oesophagei*
Ramas esofágicas de la aorta torácica = *Rami oesophagei (Aorta thoracica)*
Ramas esofágicas de la arteria gástrica izquierda = *Rami oesophagei (A. gastricae sinistrae)*
Ramas esofágicas de la arteria tiroidea inferior = *Rami oesophagei (A. thyroidea inferior)*
Ramas faríngeas de la arteria faríngea ascendente = *Rami pharingei (A. pharyngea ascendens)*
Ramas interventriculares anteriores = *Rami interventriculares anteriores*
Ramas labiales = *Rami labiales*
Ramas mamarias = *Rami mammarii*
Ramas mediastínicas = *Rami mediastinales*
Ramas pancreáticas = *Rami pancreatici*
Ramas parotídeas de la arteria temporal superficial = *Rami parotidei (A. temporalis superficialis)*
Ramas perforantes del arco palmar profundo = *Rami perforantes (Arcus palmaris profundus)*
Ramas pleurales = *Rami pleurae*
Ramas prostáticas de la arteria vesical inferior = *Rami prostatici (A. vesicalis inferior)*
Ramas pterigoideas = *Rami pterygoidei*
Ramas tubáricas = *Rami tubarii*
Ramas ureterales = *Rami ureterici*
Ramas vesicales = *Rami vesicales*
Ramo alveolar superior medio = *Ramus alveolaris superior medius*

Ramo comunicante con el nervio glosofaríngeo = *Ramus communicans cum n. glossopharyngeo*
Ramo comunicante con el nervio laríngeo recurrente = *Ramus communicans cum n. laryngeo recurrente*
Ramo comunicante con el ramo auricular del nervio vago = *Ramus communicans cum ramo auriculare n. vagi*
Ramo crural del nervio safeno interno* = *Rami cutanei cruris mediales (N. saphenus)*
Ramo cutáneo anterior de los nervios intercostales = *Ramus cutaneus anterior (Nn. intercostales)*
Ramo cutáneo anterior del nervio iliohipogástrico = *Ramus cutaneus anterior (N. iliohypogastricus)*
Ramo cutáneo lateral de los nervios intercostales = *Ramus cutaneus lateralis (Nn. intercostales)*
Ramo cutáneo lateral del nervio iliohipogástrico = *Ramus cutaneus lateralis (N. iliohypogastricus)*
Ramo cutáneo posterior del brazo = *Ramus cutaneus branchii posterior*
Ramo de la membrana del tímpano del nervio mandibular = *Ramus membranae tympani n. mandibularis*
Ramo del músculo estilofaríngeo = *Ramus m. stylopharyngei*
Ramo del seno carotídeo del nervio glosofaríngeo = *Ramus sinus carotici nervi glossopharyngei*
Ramo dorsal de la mano del nervio cubital = *Ramus dorsalis manus n. ulnaris*
Ramo dorsal de los nervios espinales = *Ramus dorsalis (Nn. spinales)*
Ramo externo del nervio accesorio = *Ramus externus (N. accesorius)*
Ramo externo del nervio laríngeo superior = *Ramus externus n. laryngei superioris*
Ramo infrarrotuliano del nervio femoral = *Ramus infrapatellaris n. femoralis*
Ramo infrarrotuliano del nervio safeno = *Ramus infrapatellaris n. sapheni*
Ramo meníngeo del nervio espinal = *Ramus meningeus n. spinalis*
Ramo meníngeo del nervio vago = *Ramus meningeus n. vagi*
Ramo meníngeo medio = *Ramus meningeus medius*
Ramo muscular del nervio femoral = *Ramus muscularis n. femoralis*
Ramo muscular del nervio mediano = *Ramus muscularis n. mediani*
Ramo muscular del nervio musculocutáneo = *Ramus muscularis n. musculocutanei*
Ramo muscular del nervio obturador = *Ramus muscularis n. obturatorii*
Ramo muscular del nervio peroneo profundo = *Ramus muscularis (N. peroneus profundus)*
Ramo muscular del nervio peroneo superficial = *Ramus muscularis n. peronei superficialis*
Ramo muscular del nervio radial = *Ramus muscularis n. radialis*
Ramo palmar del nervio cubital = *Ramus palmaris n. ulnaris*
Ramo palmar del nervio mediano = *Ramus palmaris n. mediani*
Ramo posterior del nervio radial* = *Ramus profundus n. radialis*
Ramo profundo del nervio cubital = *Ramus profundus n. ulnaris*
Ramo profundo del nervio radial = *Ramus profundus n. radialis*
Ramo superficial del nervio radial = *Ramus superficialis n. radialis*
Ramo tirohioideo del asa cervical = *Ramus thyrohyoideus ansae cervicalis*
Ramo ventral del nervio espinal = *Ramus ventralis n. spinalis*
Ramos alveolares superiores anteriores = *Rami alveolares superiores anteriores*
Ramos alveolares superiores posteriores = *Rami alveolares superiores posteriores*
Ramos bronquiales del nervio vago = *Rami bronchiales n. vagi*
Ramos bucales y temporales del nervio facial = *Rami buccales et temporales n. facialis*
Ramos calcáneos mediales del nervio tibial = *Rami calcanei mediales n. tibialis*
Ramos celíacos del tronco vagal posterior = *Rami coeliaci (Truncus vagalis posterior)*
Ramos comunicantes = *Rami communicantes*
Ramos cutáneos del nervio femoral = *Rami cutanei n. femoralis*
Ramos cutáneos mediales de la pierna = *Rami cutanei cruris mediales (N. saphenus)*
Ramos cutáneos mediales de la pierna del n. safeno interno = *Rami cutanei cruris mediales n. sapheni*
Ramos esofágicos de la a. gástrica izquierda = *Rami oesophagei (A. gastrica sinistra)*
Ramos esofágicos del nervio vago = *Rami oesophagei n. vagi*
Ramos faríngeos del nervio glosofaríngeo = *Rami pharyngei n. glossopharyngei*
Ramos faríngeos del nervio vago = *Rami pharyngei n. vagi*
Ramos interganglionares = *Rami interganglionares*
Ramos musculares del nervio femoral = *Rami musculares n. femoralis*
Ramos musculares del nervio mediano = *Rami muscularis n. mediani*
Ramos musculares y cutáneos anteriores del nervio femoral = *Rami musculares et cutanei anteriores n. femoralis*
Ramos nasales posteriores superiores = *Rami nasales posteriores superiores*
Ramos parotídeos del nervio mandibular = *Rami parotidei n. mandibularis*

Ramos pulmonares del nervio vago* = *Plexus pulmonis n. vagi*
Ramos superficiales del nervio cubital = *Rami superficialis n. ulnaris*
Ramos temporo y cervicofaciales del facial* = *Rami buccales et temporales n. facialis*
Ramos tonsilares del nervio glosofaríngeo = *Rami tonsillares n. glossopharyngei*
Rampa timpánica = *Scala tympani*
Rampa vestibular = *Scala vestibuli*
Receso costodiafragmático = *Recessus costodiaphragmaticus*
Receso costomediastínico = *Recessus costomediastinalis*
Receso costomediastínico posterior = *Recessus costomediastinalis posterior*
Receso de la membrana del tímpano = *Recessus membranae tympani*
Receso duodenal = *Recessus duodenalis*
Receso duodenoyeyunal* = *Recessus paraduodenalis*
Receso elíptico = *Recessus ellipticus*
Receso epitimpánico = *Recessus epitympanicus*
Receso esfenoetmoidal = *Recessus sphenoethmoidalis*
Receso esférico = *Recessus sphericus*
Receso faríngeo = *Recessus pharyngeus*
Receso hipotimpánico* = *Paries jugularis cavi tympani*
Receso ileoapendicular* = *Recessus ileocaecalis inferior*
Receso ileocecal inferior = *Recessus ileocaecalis inferior*
Receso ileocecal superior = *Recessus ileocaecalis superior*
Receso infundibular = *Recessus infundibuli*
Receso intersigmoideo = *Recessus intersigmoideus*
Receso lateral del cuarto ventrículo = *Recessus lateralis ventriculi quarti*
Receso óptico = *Recessus opticus*
Receso paraduodenal = *Recessus paraduodenalis*
Receso pleural = *Recessus pleuralis*
Receso pleural derecho = *Recessus pleuralis dexter*
Receso pleural izquierdo = *Recessus pleuralis sinister*
Receso retrocecal = *Recessus retrocaecalis*
Receso suprapineal = *Recessus suprapinealis*
Recto = *Rectum*
Red admirable = *Rete mirabile*
Red arterial = *Rete arteriosum*
Red articular de la rodilla = *Rete articulare genus*
Red de Haller* = *Rete testis*
Red rotuliana = *Rete patellae*
Red testicular = *Rete testis*
Red venosa dorsal de la mano = *Rete venosum dorsale manus*
Red venosa dorsal del pie = *Rete venosum dorsale pedis*
Red venosa plantar = *Rete venosum plantare*
Región antebraquial anterior = *Regio antibrachii anterior*
Región antebraquial posterior = *Regio antibrachii posterior*
Región anterior de la pierna = *Regio cruris anterior*
Región anterior de la rodilla = *Regio genus anterior*
Región axilar = *Regio axillaris*
Región braquial anterior = *Regio brachii anterior*
Región braquial posterior = *Regio brachii posterior*
Región bucal = *Regio buccalis*
Región calcánea o talón = *Regio calcanea*
Región carotídea* = *Regio sterno-cleido-mastoidea*
Región del codo = *Regio cubiti*
Región del conducto inguinal* = *Inguen*
Región del hipocondrio = *Regio hypocondriaca*
Región del pliegue del codo* = *Fossa cubitalis*
Región deltoidea = *Regio deltoidea*
Región epigástrica = *Regio epigastrica*
Región escapular = *Regio scapularis*
Región esternocleidomastoidea = *Regio sterno-cleido-mastoidea*
Región femoral posterior = *Regio femori posterior*
Región glososuprahioidea* = *Trigonum submandibulare*
Región infraorbitaria = *Regio infraorbitalis*
Región inguinal = *Regio inguinalis*
Región intermediolateral* = *Substantia intermedia lateralis medullae spinalis*
Región labial = *Regio labialis*
Región lumbar = *Regio lumbalis*
Región lumboilíaca* = *Regio lumbalis*
Región mentoniana = *Regio mentalis*
Región nasal = *Regio nasalis*
Región occipital = *Regio occipitalis*
Región olecraniana* = *Regio cubiti posterior*
Región olfatoria de la mucosa nasal = *Regio olfactoria mucosae nasi*
Región parietal = *Regio parietalis*
Región parotídea* = *Regio parotideomasseterica*
Región parotideomasetérica = *Regio parotideomasseterica*
Región perineal = *Regio perinealis*
Región posterior de la pierna = *Regio cruris posterior*
Región posterior de la rodilla = *Regio genus posterior (Fossa poplitea)*
Región posterior del codo = *Regio cubiti posterior*
Región posterior del cuello o nucal = *Regio colli posterior*
Región pterigomaxilar* = *Fossa pterygo-palatina*
Región pterigopalatina = *Fossa pterygo-palatina*
Región púbica = *Regio pubica*
Región raquídea* = *Regio vertebralis*
Región rotuliana* = *Regio genus anterior*
Región sacra = *Regio sacralis*
Región submandibular* = *Trigonum submandibularis*
Región supraclavicular* = *Trigonum omoclaviculare (Fossa supraclavicularis major)*
Región suprahioidea* = *Trigonum submandibulare*
Región suprahioidea lateral* = *Trigonum submandibulare (Pars lateralis)*

Región suprahioidea media* = *Trigonum submandibulare (Regio medialis)*
Región temporal = *Regio temporalis*
Región umbilical = *Regio umbilicalis*
Región vertebral = *Regio vertebralis*
Rete testis = *Rete testis*
Retina = *Retina*
Retina ciliar* = *Pars ciliaris et pars iridica retinae*
Retina propiamente dicha* = *Pars optica retinae*
Retináculo de los músculos extensores = *Retinaculum mm. extensorum*
Retináculo de los músculos flexores = *Retinaculum mm. flexorum*
Retináculo de los músculos peroneos = *Retinaculum mm. peroneorum (fibularium)*
Retináculo de los músculos peroneos superior e inferior = *Retinaculum mm. peroneorum inferius et superius*
Retináculo inferior de los músculos extensores = *Retinaculum mm. extensorum inferius*
Retináculo patelar = *Retinaculum patellae*
Rinencéfalo = *Rhinencephalon*
Rinofaringe* = *Pars nasalis cavi pharyngis*
Riñón = *Ren*
Riñón derecho = *Ren dexter*
Riñón izquierdo = *Ren sinister*
Rivus lacrimalis = *Rivus lacrimalis*
Rodete = *Labrum articulare*
Rodete acetabular = *Labrum acetabulare*
Rodete elevador = *Torus levatorius*
Rodete elevador del orificio faríngeo de la trompa auditiva* = *Torus levatorius*
Rodete glenoideo = *Labrum glenoidale*
Rodilla = *Genu*
Rodilla de la cápsula interna = *Genu capsulae internae*
Rodilla del clítoris* = *Crus clitoridis*
Rodilla del cuerpo calloso = *Genu corporis callosi*
Rodilla del nervio facial = *Genu n. facialis*
Rombencéfalo = *Rhombencephalon*
Rostro del cuerpo calloso = *Rostrum corpori callosi*
Rostro esfenoidal = *Rostrum sphenoidale*
Rótula = *Patella*
Rugosidades de la vagina = *Rugae vaginales*
Saco endolinfático = *Saccus endolymphaticus*
Saco lagrimal = *Saccus lacrimalis*
Sacro = *Sacrum*
Sáculo de la laringe = *Sacculus laryngis*
Sáculo del vestíbulo = *Sacculus vestibuli*
Segmento anterior o lenticuloestriado de la cápsula interna* = *Crus anterius capsulae internae*
Segmento membranoso del tabique ventricular* = *Septum atrioventriculare*
Segmento orbitario de la tercera circunvolución frontal* = *Pars orbitalis (Gyrus frontalis inf.)*
Segmento posterior o lenticuloóptico de la cápsula interna* = *Crus posterius capsulae internae*
Segmentos broncopulmonares = *Segmenta bronchopulmonalia*
Seno astragalocalcáneo* = *Sinus tarsi*
Seno carotídeo = *Sinus caroticus*
Seno cavernoso = *Sinus cavernosus*
Seno coronario = *Sinus coronarius*
Seno coronario anterior* = *Sinus intercavernosus anterior*
Seno coronario posterior* = *Sinus intercavernosus posterior*
Seno costodiafragmático* = *Recessus costodiaphragmaticus*
Seno costomediastínico anterior* = *Recessus costomediastinalis*
Seno costomediastínico posterior* = *Recessus costomediastinalis posterior*
Seno de la aorta = *Sinus aortae*
Seno de Tourtual* = *Fossa supratonsillaris*
Seno de Valsava* = *Sinus aortae*
Seno del epidídimo = *Sinus epididymis*
Seno del riñón = *Sinus renalis*
Seno del tarso = *Sinus tarsi*
Seno del tímpano = *Sinus tympani*
Seno esfenoidal = *Sinus sphenoidalis*
Seno esfenoparietal = *Sinus sphenoparietalis*
Seno frontal = *Sinus frontalis*
Seno frontal menor = *Sinus frontalis minor*
Seno intercavernoso anterior = *Sinus intercavernosus anterior*
Seno intercavernoso posterior = *Sinus intercavernosus posterior*
Seno longitudinal inferior* = *Sinus sagittalis inferior*
Seno longitudinal superior* = *Sinus sagittalis superior*
Seno maxilar = *Sinus maxillaris*
Seno oblicuo del pericardio = *Sinus obliquus pericardii*
Seno occipital = *Sinus occipitalis*
Seno occipital transverso* = *Plexus basilaris*
Seno paranasal = *Sinus paranasalis*
Seno petroso inferior = *Sinus petrosus inferior*
Seno petroso superior = *Sinus petrosus superior*
Seno pleural* = *Recessus pleuralis*
Seno prostático = *Sinus prostaticus*
Seno recto = *Sinus rectus*
Seno sagital inferior = *Sinus sagittalis inferior*
Seno sagital superior = *Sinus sagittalis superior*
Seno tonsilar = *Sinus tonsillaris*
Seno transverso de Theile* = *Sinus transversus pericardii*
Seno transverso del pericardio = *Sinus transversus pericardii*
Seno urogenital = *Sinus urogenitalis*
Seno venoso de la esclera = *Sinus venosus sclerae*
Senos craneales* = *Sinus durae matris*
Senos de la cara* = *Sinus paranasalis*
Senos de la duramadre = *Sinus durae matris*
Senos galactóforos* = *Sinus lactiferi*

Senos lactíferos = *Sinus lactiferi*
Senos laterales* = *Sinus transversus et sigmoideus*
Senos occipitales posteriores* = *Sinus occipitalis*
Senos paranasales = *Sinus paranasales*
Senos transverso y sigmoideo = *Sinus transversus et sigmoideus*
Senos venosos carotídeos* = *Plexus venosus caroticus internus*
Septo atrioventricular = *Septum atrioventriculare*
Septo pelúcido = *Septum pellucidum*
Silla turca = *Sella turcica*
Simpático abdominal* = *Ganglia abdominalia*
Simpático cervical* = *Ganglia cervicalia*
Simpático sacro* = *Ganglia sacralia*
Simpático torácico* = *Ganglia thoracica*
Sincondrosis esternal = *Synchondrosis sternalis*
Sindesmosis tibioperonea distal = *Syndesmosis tibiofibularis distalis*
Sínfisis del pubis = *Symphysis pubica*
Sínfisis intervertebral = *Symphysis intervertebralis*
Sinóstosis = *Synostosis/junctura ossea*
Sinovia = *Synovia*
Sinovial* = *Membrana synovialis*
Sistema cardionector* = *Systema conducens cordis*
Sistema cardiovascular = *Systema cardiovasculare*
Sistema de conducción del corazón = *Systema conducens cordis*
Sistema de la vena porta* = *V. portae*
Sistema digestivo = *Systema digestorium*
Sistema genital = *Systema genitale*
Sistema genital femenino = *Systema genitale femininum*
Sistema genital masculino = *Systema genitale masculinum*
Sistema linfático = *Systema lymphaticum*
Sistema nervioso autónomo = *Systema nervosum autonomicum*
Sistema nervioso central = *Systema nervosum centrale*
Sistema nervioso parasimpático* = *Pars parasympathica systematis nervosi autonomici*
Sistema nervioso periférico = *Systema nervosum periphericum*
Sistema nervioso simpático* = *Pars sympathica systematis nervosi autonomici*
Sistema respiratorio = *Systema respiratorium*
Sistema urinario = *Systema urinarium*
Sistema vegetativo abdominal* = *Pars abdominalis systematis autonomici*
Sistema vegetativo cefálico* = *Pars cephalica systematis autonomici*
Sistema vegetativo cervical* = *Pars cervicalis systematis autonomici*
Sistema vegetativo pélvico* = *Pars pelvina systematis autonomici*
Sistema vegetativo torácico* = *Pars thoracica systematis autonomici*
Superficie pectínea* = *Pecten ossis pubis*
Superficie preespinal* = *Area intercondylaris anterior*
Superficie retroespinal de la tibia* = *Area intercondylaris posterior*
Surco anterolateral de la médula espinal = *Sulcus lateralis anterior medullae spinalis*
Surco anteroposterior derecho del hígado* = *Fossa vesicae felleae*
Surco anteroposterior izquierdo del hígado* = *Fissura lig. teretis*
Surco astragalino = *Sulcus tali*
Surco auriculoventricular* = *Sulcus coronarius*
Surco balanoprepucial* = *Collum glandis*
Surco basilar = *Sulcus basilaris*
Surco bicipital lateral = *Sulcus bicipitalis lateralis*
Surco bicipital medial = *Sulcus bicipitalis medialis*
Surco calcáneo = *Sulcus calcanei*
Surco calcarino = *Sulcus calcarinus*
Surco carotídeo = *Sulcus caroticus*
Surco carpiano = *Sulcus carpi*
Surco central = *Sulcus centralis*
Surco circular de la ínsula = *Sulcus circularis insulae*
Surco circular del lóbulo de la ínsula* = *Sulcus circularis insulae*
Surco circunferencial de Vicq d'Azyr* = *Fissura horizontalis cerebelli*
Surco colateral anterior de la médula espinal* = *Sulcus lateralis anterior medullae spinalis*
Surco colateral posterior de la médula espinal* = *Sulcus lateralis posterior medullae spinalis*
Surco coronario = *Sulcus coronarius*
Surco costal = *Sulcus costae*
Surco de la vena cava = *Sulcus venae cavae*
Surco de la vena cava inferior* = *Sulcus venae cavae*
Surco de Monro* = *Sulcus hypothalamicus*
Surco de Reil* = *Sulcus circularis insulae*
Surco del cíngulo = *Sulcus cinguli*
Surco del conducto de Arancio* = *Fissura lig. venosi*
Surco del hueso propio de la nariz* = *Sulcus ethmoidalis ossis nasalis*
Surco del nervio oculomotor = *Sulcus nervi oculomotoris*
Surco del nervio radial = *Sulcus n. radialis*
Surco del seno longitudinal superior* = *Sulcus sinus sagittalis superioris*
Surco del seno sagital superior = *Sulcus sinus sagittalis superioris*
Surco etmoidal de los huesos nasales = *Sulcus ethmoidalis ossis nasalis*
Surco hipotalámico = *Sulcus hypothalamicus*
Surco infrapalpebral = *Sulcus infrapalpebralis*
Surco intermedio posterior de la médula espinal = *Sulcus intermedius posterior medullae spinalis*

Surco interparietal = *Sulcus interparietalis*
Surco intertubercular del húmero = *Sulcus intertubercularis humeri*
Surco interventricular anterior = *Sulcus interventricularis anterior*
Surco interventricular inferior = *Sulcus interventricularis inferior*
Surco lagrimal = *Sulcus lacrimalis*
Surco lateral = *Sulcus lateralis*
Surco limitante = *Sulcus limitans*
Surco longitudinal principal del hígado* = *Fissura lig. teretis*
Surco medio anterior de la médula espinal* = *Fissura mediana anterior medullae spinalis*
Surco medio del cuarto ventrículo = *Sulcus medianus ventriculi quarti*
Surco medio posterior de la médula espinal* = *Fissura mediana posterior medullae spinalis*
Surco milohioideo = *Sulcus mylohyoideus*
Surco obturador = *Sulcus obturatorius*
Surco olfatorio = *Sulcus olfactorius*
Surco palpebral inferior* = *Sulcus infrapalpebralis*
Surco palpebral superior* = *Sulcus suprapalpebralis*
Surco parietooccipital = *Sulcus parietooccipitalis*
Surco periiridiano* = *Angulus iridocornealis*
Surco poscentral = *Sulcus postcentralis*
Surco posrolándico* = *Sulcus postcentralis*
Surco posterolateral de la médula espinal = *Sulcus lateralis posterior medullae spinalis*
Surco precentral = *Sulcus precentralis*
Surco prerrolándico* = *Sulcus precentralis*
Surco pterigopalatino = *Sulcus pterygopalatinus*
Surco subparietal = *Sulcus subparietalis*
Surco supranasal* = *Philtrum*
Surco suprapalpebral = *Sulcus suprapalpebralis*
Surco terminal = *Sulcus terminalis*
Surco timpánico = *Sulcus tympanicus*
Surco transverso del hígado* = *Porta hepatis*
Surcos interventriculares del corazón = *Sulci interventriculares cordis*
Sustancia blanca de la médula espinal = *Substantia alba medullae spinalis*
Sustancia gelatinosa = *Substantia gelatinosa*
Sustancia gelatinosa de Rolando* = *Substantia gelatinosa*
Sustancia gris de la médula espinal = *Substantia grisea medullae spinalis*
Sustancia intermedia lateral de la médula espinal = *Substantia intermedia lateralis medullae spinalis*
Sustancia negra = *Substantia nigra*
Sustancia perforada anterior = *Substantia perforata anterior*
Sustancia perforada posterior = *Substantia perforata posterior*
Sustancia reticular* = *Formatio reticularis*
Sustentáculo del astrágalo = *Sustentaculum tali*
Sustentáculo del bazo* = *Lig. phrenicocolicum*
Sutura = *Sutura*
Sutura dentada = *Sutura serrata*
Sutura escamosa = *Sutura squamosa*
Sutura frontal = *Sutura frontalis*
Sutura intermaxilar = *Sutura intermaxillaris*
Sutura lambdoidea = *Sutura lambdoidea*
Sutura petrotimpánica = *Sutura petrotympanica*
Sutura plana = *Sutura plana*
Sutura sagital = *Sutura sagittalis*
Sutura timpanoescamosa anterior = *Sutura tympano-squamosa anterior*
Sutura timpanoescamosa posterior = *Sutura tympano-squamosa posterior*
Tabique atrioventricular = *Septum atrioventriculare*
Tabique fibroso cervicotorácico* = *Membrana suprapleuralis*
Tabique interatrial = *Septum interatriale*
Tabique interauricular* = *Septum interatriale*
Tabique intermuscular anterior de la pierna = *Septum intermusculare anterius cruris*
Tabique intermuscular del muslo = *Septum intermusculare femoris*
Tabique intermuscular lateral del brazo = *Septum intermusculare brachii laterale*
Tabique intermuscular medial del brazo = *Septum intermusculare brachii mediale*
Tabique intermuscular posterior de la pierna = *Septum intermusculare posterius cruris*
Tabique interventricular = *Septum interventriculare*
Tabique lingual = *Septum linguae*
Tabique medio de la lengua* = *Septum linguae*
Tabique nasal = *Septum nasi*
Tabique orbitario = *Septum orbitale*
Tabique rectovaginal = *Septum rectovaginale*
Tabique rectovesical = *Septum rectovesicale*
Tabla externa* = *Lamina externa ossium cranii*
Tabla interna* = *Lamina interna ossium cranii*
Tálamo = *Thalamus*
Tapetum del cuerpo calloso = *Tapetum corporis callosi*
Tarso = *Tarsus*
Tarso de los párpados = *Tarsus palpebrae*
Techo de la órbita* = *Paries superior orbitae*
Techo del cuarto ventrículo = *Tegmen ventriculi quarti*
Techo del tímpano = *Tegmen tympani*
Tejido compacto = *Substantia compacta*
Tejido esponjoso = *Substantia spongiosa*
Tela coroidea del cuarto ventrículo = *Tela choroidea ventriculi quartii*
Tela coroidea del tercer ventrículo = *Tela choroidea ventriculi tertii*

Telencéfalo = *Telencephalon*
Tenar = *Thenar*
Tendón = *Tendo*
Tendón calcáneo o de Aquiles = *Tendo calcaneus (Achillis)*
Tendón de Aquiles o calcáneo = *Tendo calcaneus (Achillis)*
Tenia cinérea del cuarto ventrículo = *Taenia cinerea ventriculi quarti*
Tenia del colon = *Taenia coli*
Tercer nervio cervical = *Nervus cervicalis tertius*
Tercer nervio occipital = *Nervus occipitalis tertius*
Tercer ventrículo = *Ventriculus tertius*
Testículo = *Testis*
Tibia = *Tibia*
Tienda del cerebelo = *Tentorium cerebelli*
Timo = *Thymus*
Tonsila cerebelosa = *Tonsilla cerebelli*
Tonsila faríngea = *Tonsilla pharyngea*
Tonsila lingual = *Tonsilla lingualis*
Tonsila palatina = *Tonsilla palatina*
Tonsila tubárica = *Tonsilla tubaria*
Tonsilas = *Tonsillae*
Tórax = *Thorax*
Trabécula septomarginal = *Trabecula septomarginalis*
Trabéculas carnosas = *Trabeculae carneae*
Tracto corticoespinal = *Tractus corticospinalis*
Tracto corticoespinal anterior = *Tractus corticospinalis anterior*
Tracto corticoespinal lateral = *Tractus corticospinalis lateralis*
Tracto corticonuclear = *Tractus corticonuclearis*
Tracto dorsolateral = *Tractus dorsolateralis*
Tracto espinocerebeloso anterior = *Tractus spinocerebellaris anterior*
Tracto espinocerebeloso posterior = *Tractus spinocerebellaris posterior*
Tracto espinotalámico = *Tractus spinothalamicus*
Tracto espinotalámico anterior = *Tractus spinothalamicus anterior*
Tracto espinotalámico posterior = *Tractus spinothalamicus posterior*
Tracto iliotibial (de la fascia lata) = *Tractus iliotibialis*
Tracto olfatorio = *Tractus olfactorius*
Tracto olivoespinal = *Tractus olivospinalis*
Tracto óptico = *Tractus opticus*
Tracto reticuloespinal anterior = *Tractus reticulospinalis anterior*
Tracto reticuloespinal lateral = *Tractus reticulospinalis lateralis*
Tracto rubroespinal = *Tractus rubrospinalis*
Tracto solitario = *Tractus solitarius*
Tracto tectobulbar = *Tractus tectobulbaris*
Tracto tectoespinal = *Tractus tectospinalis*
Tracto tegmental central = *Tractus tegmentalis centralis*
Tracto temporopontino = *Tractus temporopontinus*
Tracto vascular del ojo* = *Tunica vasculosa bulbi*
Tracto vestibuloespinal = *Tractus vestibulospinalis*
Trago = *Tragus*
Tráquea = *Trachea*
Triángulo femoral = *Trigonum femorale*
Triángulo lumbar = *Trigonum lumbale*
Triángulo omoclavicular o fosa supraclavicular mayor = *Trigonum omoclaviculare (Fossa supraclavicularis major)*
Triángulo submandibular = *Trigonum submandibulare*
Trígono de la habénula = *Trigonum habenulae*
Trígono del nervio hipogloso = *Trigonum n. hypoglossi*
Trígono del nervio vago = *Trigonum n. vagi*
Trígono fibroso = *Trigonum fibrosum*
Trígono fibroso del corazón = *Trigonum fibrosum cordis*
Trígono olfatorio = *Trigonum olfactorium*
Trígono vesical = *Trigonum vesicae*
Trocánter mayor = *Trochanter major*
Trocánter menor = *Trochanter minor*
Tróclea del astrágalo = *Trochlea tali*
Tróclea del músculo oblicuo superior del globo ocular = *Trochlea musculi obliqui superioris bulbi*
Tróclea femoral* = *Facies patellaris*
Tróclea humeral = *Trochlea humeri*
Tróclea peronea del hueso calcáneo = *Trochlea fibularis ossis calcanei*
Trompa auditiva = *Tuba auditiva*
Trompa uterina = *Tuba uterina*
Tronco braquiocefálico = *Truncus brachiocephalicus*
Tronco celíaco = *Truncus coeliacus*
Tronco cervicointercostal* = *Truncus costocervicalis*
Tronco costocervical = *Truncus costocervicalis*
Tronco del fascículo atrioventricular = *Truncus fasciculi atrioventricularis*
Tronco inferior del plexo braquial = *Truncus inferior plexus brachialis*
Tronco linfático intestinal = *Truncus intestinalis lymphaticus*
Tronco medio del plexo braquial = *Truncus medius plexus brachialis*
Tronco pulmonar = *Truncus pulmonalis*
Tronco simpático = *Truncus sympathicus*
Tronco superior del plexo braquial = *Truncus superior plexus brachialis*
Tronco tirobicervicoescapular* = *Truncus thyreocervicalis*
Tronco tirocervical = *Truncus thyreocervicalis*
Tronco vagal anterior = *Truncus vagalis anterior*
Tronco vagal posterior = *Truncus vagalis posterior*
Tronco yugular = *Truncus yugularis*
Troncos linfáticos lumbares = *Trunci lumbales lymphatici*
Tuber cinereum = *Tuber cinereum*
Tubérculo anterior del tálamo = *Tuberculum anterius thalami*

Tubérculo articular del temporal = *Tuberculum articulare ossis temporalis*
Tubérculo carotídeo = *Tuberculum caroticum*
Tubérculo caudado = *Tuberculum caudatum*
Tubérculo conoideo = *Tuberculum conoideum*
Tubérculo de la costilla = *Tuberculum costae*
Tubérculo de la silla = *Tuberculum sellae*
Tubérculo del aductor = *Tuberculum adductorium*
Tubérculo del hueso trapecio = *Tuberculum ossis trapezii*
Tubérculo del músculo escaleno anterior = *Tuberculum m. scaleni anterioris*
Tubérculo del núcleo grácil = *Tuberculum nuclei gracilis*
Tubérculo del pubis = *Tuberculum pubicum*
Tubérculo epiglótico = *Tuberculum epiglotticum*
Tubérculo faríngeo = *Tuberculum pharyngeum*
Tubérculo frontal = *Tuber frontale*
Tubérculo frontal lateral* = *Tuber frontale*
Tubérculo frontal medio* = *Glabella*
Tubérculo infraglenoideo = *Tuberculum infraglenoidale*
Tubérculo intervenoso = *Tuberculum intervenosum*
Tubérculo mayor del húmero = *Tuberculum majus humeri*
Tubérculo menor del húmero = *Tuberculum minus humeri*
Tubérculo obturador anterior = *Tuberculum obturatorium anterius*
Tubérculo obturador posterior = *Tuberculum obturatorium posterius*
Tubérculo omental = *Tuber omentale*
Tubérculo omental (del páncreas) = *Tuber omentale*
Tubérculo parietal = *Tuber parietale*
Tubérculo supraglenoideo = *Tuberculum supraglenoidale*
Tubérculo yugular = *Tuberculum jugulare*
Tuberosidad de la tibia = *Tuberositas tibiae*
Tuberosidad del hueso cuboides = *Tuberositas ossis cuboidei*
Tuberosidad del hueso navicular = *Tuberositas ossis navicularis*
Tuberosidad del maxilar = *Tuber maxillare*
Tuberosidad del primer hueso metatarsiano = *Tuberositas ossis metatarsalis I*
Tuberosidad del quinto hueso metatarsiano = *Tuberositas ossis metatarsalis V*
Tuberosidad del radio = *Tuberositas radii*
Tuberosidad deltoidea = *Tuberositas deltoidea*
Tuberosidad glútea = *Tuberositas glutea*
Tuberosidad ilíaca = *Tuberositas iliaca*
Tuberosidad isquiática = *Tuber ischiadicum*
Tubos seminíferos rectos = *Tubuli seminiferi recti*
Túnica albugínea de los cuerpos cavernosos = *Tunica albuginea corporum cavernosum*
Túnica albugínea del testículo = *Tunica albuginea testis*
Túnica conjuntiva = *Tunica conjunctiva*
Túnica conjuntiva bulbar = *Tunica conjunctiva bulbi*
Túnica conjuntiva palpebral = *Tunica conjunctiva palpebrarum*
Túnica dartos del escroto = *Tunica dartos scroti*
Túnica fibrosa del globo ocular = *Tunica fibrosa bulbi*
Túnica fibrosa del hígado = *Tunica fibrosa hepatis*
Túnica mucosa bucal = *Tunica mucosa oris*
Túnica mucosa de la cavidad timpánica = *Tunica mucosa cavi tympani*
Túnica mucosa de la faringe = *Tunica mucosa pharyngis*
Túnica mucosa de la tráquea = *Tunica mucosa tracheae*
Túnica mucosa del velo del paladar = *Tunica mucosa veli palatini*
Túnica vaginal = *Tunica vaginalis*
Túnica vaginal del testículo = *Tunica vaginalis testis*
Túnica vascular del globo ocular = *Tunica vasculosa bulbi*
Túnicas del cordón espermático y testículo = *Tunicae funiculi spermatici et testis*
Uncus (del hipocampo) = *Uncus*
Uraco = *Urachus*
Uréter = *Ureter*
Uretra = *Urethra*
Uretra anterior* = *Pars spongiosa urethrae*
Uretra esponjosa* = *Pars spongiosa urethrae*
Uretra femenina = *Urethra feminina*
Uretra masculina = *Urethra masculina*
Uretra membranosa* = *Pars membranacea urethrae*
Uretra posterior* = *Pars prostatica et membranacea urethrae*
Uretra prostática* = *Pars prostatica urethrae*
Útero = *Uterus*
Utrículo = *Utriculus*
Utrículo prostático = *Utriculus prostaticus*
Úvula = *Uvula*
Vagina = *Vagina*
Vaina carotídea = *Vagina carotica*
Vaina común de los músculos flexores = *Vagina communis m. flexorum*
Vaina común de los tendones de los músculos flexores = *Vagina communis tendinum m. flexorum*
Vaina común de los tendones de los músculos peroneos = *Vagina communis tendinum m. peroneorum*
Vaina de los tendones del músculo extensor largo de los dedos del pie = *Vagina tendinum m. extensoris digitorum pedis longi*
Vaina de los tendones del músculo flexor largo de los dedos del pie = *Vagina tendinum m. flexoris digitorum pedis longi*
Vaina del globo ocular = *Vagina bulbi*
Vaina del músculo recto del abdomen = *Vagina m. recti abdominis*

Vaina del tendón de los músculos extensores radiales del carpo = *Vagina tendinum m. extensorum carpi radialium*
Vaina del tendón del músculo abductor largo y extensor corto del pulgar = *Vagina tendinum m. abductoris longi et extensoris brevis pollicis*
Vaina del tendón del músculo extensor cubital del carpo = *Vagina tendinum m. extensoris carpi ulnaris*
Vaina del tendón del músculo extensor de los dedos y extensor del índice = *Vagina tendinum m. extensoris digitorum et extensoris indicis*
Vaina del tendón del músculo extensor del dedo pequeño = *Vagina tendinis m. extensoris digiti minimi*
Vaina del tendón del músculo extensor largo del dedo gordo = *Vagina tendinum m. extensoris hallucis longi*
Vaina del tendón del músculo extensor largo del pulgar = *Vagina tendinis m. extensoris pollicis longi*
Vaina del tendón del músculo flexor cubital del carpo = *Vagina tendinum m. flexoris carpi ulnaris*
Vaina del tendón del músculo flexor largo del dedo gordo = *Vagina tendinis m. flexoris hallucis longi*
Vaina del tendón del músculo flexor largo del pulgar = *Vagina tendinis m. flexoris pollicis longi*
Vaina del tendón del músculo flexor radial del carpo = *Vagina tendinum m. flexoris carpi radialis*
Vaina del tendón del músculo tibial anterior = *Vagina tendinis m. tibialis anterioris*
Vaina del tendón del músculo tibial posterior = *Vagina tendinis m. tibialis posterioris*
Vaina fibrosa de los dedos de la mano = *Vagina fibrosa digitorum manus*
Vaina fibrosa de los dedos del pie = *Vagina fibrosa digitorum pedis*
Vaina plantar del tendón del músculo peroneo largo = *Vagina plantaris tendinis m. peronei longi*
Vainas de los tendones de los dedos del pie = *Vaginae tendinum digitorum pedis*
Vainas serosas peritendinosas = *Vaginae synoviales*
Vainas sinoviales de los dedos de la mano = *Vaginae synoviales digitorum manus*
Vainas sinoviales de los dedos del pie = *Vaginae synoviales digitorum pedis*
Vainas sinoviales de los tendones de los dedos = *Vaginae synoviales tendinum digitorum*
Valécula epiglótica = *Vallecula epiglotica*
Válvula atrioventricular derecha o tricúspide = *Valva atrioventricularis dextra/valva tricuspidalis*
Válvula atrioventricular izquierda o mitral = *Valva atrioventricularis sinistra/valva mitralis*
Válvula de la fosa navicular = *Valvula fossae navicularis*
Válvula de la vena cava inferior = *Valvula venae cavae inferioris*
Válvula del seno coronario = *Valvula sinus coronarii*
Válvula mitral o atrioventricular izquierda = *Valva mitralis/valva atrioventricularis sinistra*
Válvula semilunar = *Valvula semilunaris*
Válvula tricúspide o atrioventricular derecha = *Valva tricuspidalis/valva atrioventricularis dextra*
Válvulas (mitral, tricúspide, aorta y pulmonar) = *Valvae*
Válvulas anales = *Valvulae anales*
Válvulas del agujero oval = *Valvula foraminis ovalis*
Vaso anastomótico = *Vas anastomoticum*
Vaso capilar = *Vas capillare*
Vejiga urinaria = *Vesica urinaria*
Velo del paladar = *Velum palatinum*
Velo medular inferior = *Velum medullare inferius*
Velo medular superior = *Velum medullare superius*
Vellosidades intestinales = *Villi intestinales*
Vena = *Vena*
Vena ácigos = *V. azygos*
Vena anastomótica inferior = *V. anastomotica inferior*
Vena anastomótica superior = *V. anastomotica superior*
Vena anterior del septo pelúcido = *V. anterior septi pellucidi*
Vena auricular posterior = *V. auricularis posterior*
Vena axilar = *V. axillaris*
Vena basal = *V. basalis*
Vena basílica = *V. basilica*
Vena braquiocefálica = *V. brachiocephalica*
Vena cardíaca anterior = *V. cordis anterior*
Vena cardíaca magna = *V. cordis magna*
Vena cardíaca media/vena interventricular anterior = *V. cordis media/V. interventricularis anterior*
Vena cardíaca media/vena interventricular posterior = *V. cordis media/V. interventricularis posterior*
Vena cardíaca menor = *V. cordis parva*
Vena cava inferior = *V. cava inferior*
Vena cava superior = *V. cava superior*
Vena cefálica = *V. cephalica*
Vena central de la glándula suprarrenal = *V. centralis gl. suprarenalis*
Vena central de la retina = *V. centralis retinae*
Vena cerebral magna = *V. cerebri magna*
Vena cerebral media profunda = *V. cerebri media profunda*
Vena cerebral media superficial = *V. cerebri media superficialis*
Vena cervical profunda = *V. cervicalis profunda*
Vena circunfleja ilíaca profunda = *V. circunflexa ilium profunda*

Vena cística = *V. cystica*
Vena cólica derecha = *V. colica dextra*
Vena de Marschall* = *V. obliqua atrii sinistri*
Vena del borde derecho del corazón* = *V. marginalis dextra*
Vena del borde izquierdo del corazón* = *V. marginalis sinistra*
Vena dorsal profunda del pene = *V. dorsale penis profunda*
Vena emisaria mastoidea = *V. emissaria mastoidea*
Vena epigástrica inferior = *V. epigastrica inferior*
Vena esplénica = *V. lienalis*
Vena facial = *V. facialis*
Vena facial profunda = *V. faciei profunda*
Vena femoral = *V. femoralis*
Vena femoral profunda = *V. profunda femoris*
Vena frontal = *V. frontalis*
Vena gástrica derecha = *V. gastrica dextra*
Vena gástrica izquierda = *V. gastrica sinistra*
Vena gastroepiploica/gastroomental derecha = *V. gastroepiploica/gastroomentalis dextra*
Vena gastroomental/gastroepiploica izquierda = *V. gastroomentalis/gastroepiploica sinistra*
Vena gastroomental/gastroepiploica derecha = *V. gastroomentalis/gastroepiploica dextra*
Vena gastroepiploica/gastroomental izquierda = *V. gastroepiploica/gastroomentalis sinistra*
Vena hemiácigos = *V. hemiazygos*
Vena hemiácigos accesoria = *V. hemiazygos accessoria*
Vena hepática = *V. hepatica*
Vena hepática derecha = *V. hepatica dextra*
Vena hepática intermedia = *V. hepatica intermedia*
Vena hepática izquierda = *V. hepatica sinistra*
Vena ilíaca común = *V. iliaca communis*
Vena ilíaca externa = *V. iliaca externa*
Vena ilíaca interna = *V. iliaca interna*
Vena intercostal superior derecha = *V. intercostalis superior dextra*
Vena intercostal superior izquierda = *V. intercostalis superior sinistra*
Vena lingual = *V. lingualis*
Vena lumbar ascendente = *V. lumbalis ascendens*
Vena marginal derecha = *V. marginalis dextra*
Vena marginal izquierda = *V. marginalis sinistra*
Vena mediana antebraquial = *V. mediana antebrachii*
Vena mediana basílica = *V. mediana basilica*
Vena mediana cefálica = *V. mediana cephalica*
Vena mediana del codo = *V. mediana cubiti*
Vena mesentérica inferior = *V. mesenterica inferior*
Vena mesentérica superior = *V. mesenterica superior*
Vena oblicua del atrio izquierdo = *V. obliqua atrii sinistri*
Vena occipital = *V. occipitalis*
Vena occipital superficial = *V. occipitalis superficialis*
Vena oftálmica inferior = *V. ophtalmica inferior*
Vena oftálmica superior = *V. ophtalmica superior*
Vena poplítea = *V. poplitea*
Vena porta = *V. portae*
Vena posterior del septo pelúcido = *V. posterior septi pellucidi*
Vena profunda de la lengua = *V. profunda linguae*
Vena pudenda interna = *V. pudenda interna*
Vena retromandibular = *V. retromandibularis*
Vena sacra media = *V. sacralis media*
Vena safena accesoria = *V. saphena accessoria*
Vena safena mayor = *V. saphena magna*
Vena safena menor = *V. saphena parva*
Vena subclavia = *V. subclavia*
Vena submentoniana = *V. submentalis*
Vena supraescapular = *V. suprascapularis*
Vena suprarrenal = *V. suprarenalis*
Vena suprarrenal derecha = *V. suprarenalis dextra*
Vena suprarrenal izquierda = *V. suprarenalis sinistra*
Vena supratroclear = *V. supratrochlearis*
Vena tiroidea inferior = *V. thyroidea inferior*
Vena umbilical = *V. umbilicalis*
Vena vertebral = *V. vertebralis*
Vena yugular anterior = *V. jugularis anterior*
Vena yugular externa = *V. jugularis externa*
Vena yugular interna = *V. jugularis interna*
Venas = *Venae*
Venas anteriores de la vejiga* = *Vv. vesicae urinae*
Venas arqueadas = *Vv. arcuatae*
Venas atriales derechas = *Vv. atriales dextrae*
Venas bronquiales = *Vv. bronchiales*
Venas cardíacas del ventrículo izquierdo = *Vv. ventriculi sinistri cordis*
Venas cerebelosas = *Vv. cerebelli*
Venas cerebelosas inferiores = *Vv. inferiores cerebelli*
Venas cerebelosas superiores = *Vv. superiores cerebelli*
Venas cerebrales = *Vv. cerebri*
Venas cerebrales inferiores = *Vv. cerebri inferiores*
Venas cerebrales profundas = *Vv. profundae cerebri*
Venas cerebrales superficiales = *Vv. superficiales cerebri*
Venas cerebrales superiores = *Vv. cerebri superiores*
Venas cólicas = *Vv. colicae*
Venas coroideas = *Vv. choroideae*
Venas de la caja del tímpano* = *Vv. cavi tympani*
Venas de la cavidad nasal = *Vv. cavitatis nasi*

Venas de la cavidad timpánica = *Vv. cavi tympani*
Venas de la faringe = *Vv. pharyngis*
Venas de la glándula parótida = *Vv. glandulae parotidis*
Venas de la glándula sublingual = *Vv. glandulae sublingualis*
Venas de la glándula submandibular = *Vv. glandulae submandibularis*
Venas de la glándula tiroides = *Vv. glandulae thyroideae*
Venas de la laringe = *Vv. laryngis*
Venas de la lengua = *Vv. linguae*
Venas de la mama = *Vv. mammae*
Venas de la membrana del tímpano = *Vv. membranae tympani*
Venas de la órbita = *Vv. orbitae*
Venas de la oreja = *Vv. auriculae*
Venas de la pleura = *Vv. pleurae*
Venas de la próstata* = *Plexus venosus prostaticus*
Venas de la tráquea = *Vv. tracheales*
Venas de la trompa auditiva = *Vv. tubae auditiva*
Venas de la trompa uterina = *Vv. tubae uterinae*
Venas de la vagina* = *Plexus venosus vaginalis*
Venas de la vejiga* = *Plexus venosus vesicalis*
Venas de la vejiga urinaria = *Vv. vesicae urinaria*
Venas de la vulva = *Vv. labiales*
Venas de las circunvoluciones* = *Vv. cerebri*
Venas de los bronquios = *Vv. bronchiales*
Venas de los párpados = *Vv. palpebrarum*
Venas de los plexos coroideos* = *Vv. choroideae*
Venas del agujero ciego = *Vv. foraminis caeci*
Venas del bazo = *Vv. lienales*
Venas del conducto auditivo externo = *Vv. meatus acustici externi*
Venas del esófago = *Vv. oesophagi*
Venas del ligamento redondo hepático = *Vv. ligamenti teretis hepatis*
Venas del ovario = *Vv. ovarii*
Venas del pene = *Vv. penis*
Venas del recto = *Vv. recti*
Venas del riñón = *Vv. renales*
Venas del timo = *Vv. thymicae*
Venas del tronco del encéfalo = *Vv. trunci encephali*
Venas del uréter = *Vv. ureteri*
Venas del útero = *Vv. uterinae*
Venas del ventrículo derecho = *Vv. ventriculares dextrae*
Venas del ventrículo izquierdo* = *Vv. ventriculi sinistri cordis*
Venas diafragmáticas inferiores* = *Vv. phrenicas inferiores*
Venas diploicas = *Vv. diploicae*
Venas dorsales profundas del clítoris = *Vv. dorsales profundae clitoridis*
Venas dorsales superficiales del pene = *Vv. dorsales penis superficiales*
Venas emisarias = *Vv. emissariae*
Venas escrotales = *Vv. scrotales*
Venas esofágicas = *Vv. esophageae*
Venas faríngeas = *Vv. pharyngeae*
Venas frénicas inferiores = *Vv. phrenicas inferiores*
Venas gástricas cortas = *Vv. gastricae breves*
Venas hepáticas = *Vv. hepaticae*
Venas ileales = *Vv. ileales*
Venas intercostales anteriores = *Vv. intercostales anteriores*
Venas intercostales posteriores = *Vv. intercostales posteriores*
Venas interlobulares del riñón = *Vv. interlobares renis*
Venas interlobulillares del riñón = *Vv. interlobulares renis*
Venas labiales = *Vv. labiales*
Venas lagrimales = *Vv. lacrimales*
Venas linguales =*Vv. lingualis*
Venas lumbares = *Vv. lumbales*
Venas maseterinas = *Vv. massetericae*
Venas maxilares = *Vv. maxillares*
Venas meníngeas = *Vv. meningeae*
Venas meníngeas medias = *Vv. meningeae mediae*
Venas metacarpianas = *Vv. metacarpales dorsales*
Venas nasales externas = *Vv. nasales externae*
Venas ováricas = *Vv. ovaricae*
Venas pancreáticas = *Vv. pancreaticae*
Venas pancreaticoduodenales = *Vv. pancreaticoduodenales*
Venas pericárdicas = *Vv. pericardiacae*
Venas profundas = *Vv. profundae*
Venas pulmonares = *Vv. pulmonales*
Venas raninas* = *Vv. lingualis*
Venas renales = *Vv. renales*
Venas rectales medias = *Vv. rectales mediae*
Venas submandibulares = *Vv. submandibulares*
Venas superficiales = *Vv. superficiales*
Venas superficiales del miembro superior = *Vv. superficiales membri superioris*
Venas suprarrenales = *Vv. suprarenales*
Venas supratrocleares = *Vv. supratrochleares*
Venas talamoestriadas = *Vv. thalamostriatae*
Venas temporales superficiales = *Vv. temporales superficiales*
Venas testiculares = *Vv. testiculares*
Venas tibiales posteriores = *Vv. tibiales posteriores*
Venas tiroideas medias = *Vv. thyroideae mediae*
Venas tiroideas superiores = *Vv. thyroideae superiores*
Venas torácicas internas = *Vv. thoracicae internae*
Venas uterinas = *Vv. uterinae*
Venas vesicales = *Vv. vesicae*
Venas yeyunales = *Vv. jejunales*
Venas yeyunales e ileales = *Vv. jejunales et ilei*
Ventana coclear = *Fenestra cochleae*
Ventana vestibular = *Fenestra vestibuli*
Ventrículo del corazón = *Ventriculus cordis*
Ventrículo laríngeo = *Ventriculus laryngis*
Ventrículo lateral = *Ventriculus lateralis*
Ventrículo terminal = *Ventriculus terminalis*
Vénulas estrelladas = *Venulae stellatae*
Vermis = *Vermis*

Vértebra prominente (C VII) = *Vertebra prominens (C VII)*
Vértebras cervicales = *Vertebrae cervicales*
Vértebras coccígeas = *Vertebrae coccygeae*
Vértebras lumbares = *Vertebrae lumbales*
Vértebras sacras = *Vertebrae sacrales*
Vértebras torácicas = *Vertebrae thoracicae*
Vértice de la cabeza del peroné = *Apex capitis fibulae*
Vértice del corazón = *Apex cordis*
Vesícula biliar = *Vesica fellea*
Vesícula seminal = *Vesicula seminalis*
Vestíbulo de la boca = *Vestibulum oris*
Vestíbulo de la bolsa omental = *Vestibulum bursae omentalis*
Vestíbulo de la laringe = *Vestibulum laryngis*
Vestíbulo de la vagina = *Vestibulum vaginae*
Vestíbulo del laberinto = *Vestibulum labyrinthi*
Vestíbulo nasal = *Vestibulum nasi*
Vestigio del proceso vaginal = *Vestigium processus vaginalis*
Vibrisas = *Vibrissae*
Vientre anterior del músculo digástrico = *Venter anterior m. digastrici*
Vientre frontal del músculo occipitofrontal = *Venter frontalis m. occipitofrontalis*
Vientre inferior del músculo omohioideo = *Venter inferior m. omohyoidei*
Vientre occipital del músculo occipitofrontal = *Venter occipitalis m. occipitofrontalis*
Vientre posterior del músculo digástrico = *Venter posterior m. digastrici*
Vientre superior del músculo omohioideo = *Venter superior m. omohyoidei*
Vómer = *Vomer*
Vulva = *Pudendum femininum/vulva*
Yeyuno = *Jejunum*
Yugo esfenoidal = *Jugum sphenoidale*
Yunque = *Incus*
Zona orbicular = *Zona orbicularis*
Zónula ciliar = *Zonula ciliaris*

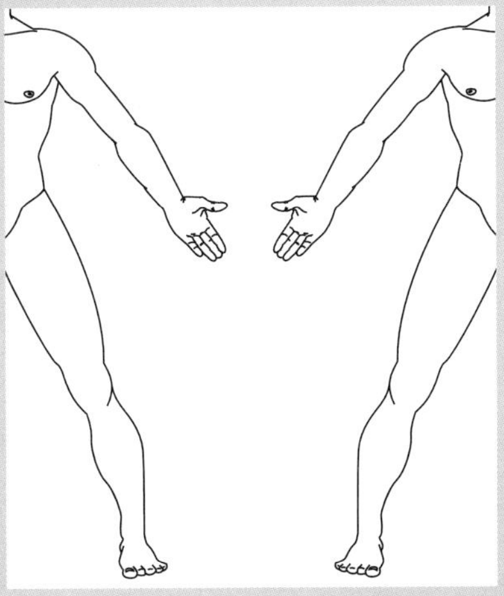

ANATOMÍA DE LOS MIEMBROS

LOS MIEMBROS Y SUS CINTURAS

Los miembros son los apéndices del tronco, el cual prolongan lateralmente. Los miembros son pares. Se distinguen en cada lado del tronco un miembro superior y un miembro inferior. Los miembros están unidos al esqueleto del tronco por las cinturas.

La cintura del miembro superior (cintura pectoral o cintura escapular) une el miembro superior al tórax. La escápula está unida indirectamente por la clavícula al esqueleto del tórax, sobre el cual descansa, y directamente por medio de músculos. La cintura escapular es de hecho bastante libre respecto del tórax. Su carácter funcional es la movilidad.

La cintura del miembro inferior (cintura pelviana o cintura pélvica) se denomina también a veces *pelvis.* El esqueleto de la cintura pélvica está representado por los huesos coxales, unidos estrechamente al hueso sacro. Éste es la terminación del esqueleto axial del tronco. El conjunto formado por los huesos coxales y el hueso sacro constituye la pelvis. Las características de la cintura pélvica residen en su escasa movilidad y su solidez.

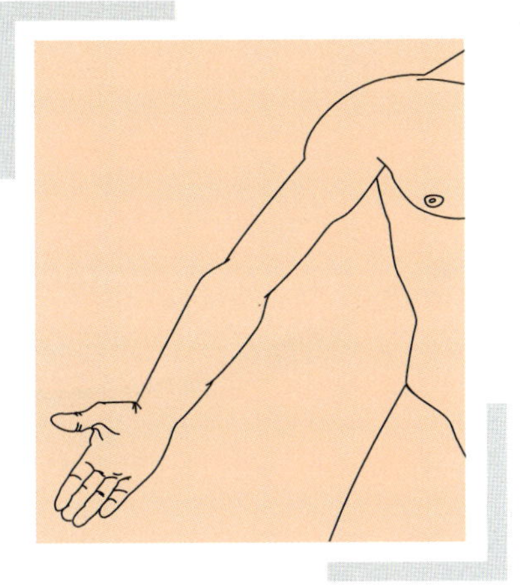

ANATOMÍA DESCRIPTIVA DEL MIEMBRO SUPERIOR

ESQUELETO DEL MIEMBRO SUPERIOR

El esqueleto del miembro superior comprende cuatro segmentos: la cintura escapular, el brazo, el antebrazo y la mano.

I. ESQUELETO DE LA CINTURA ESCAPULAR

CLAVÍCULA

El esqueleto de la cintura del miembro superior (cintura pectoral o cintura escapular) une el brazo al tórax; está constituido por dos huesos: la clavícula anteriormente y la escápula posteriormente.

La clavícula es un hueso largo situado en la parte anterosuperior del tórax. Se extiende del esternón al acromion, siguiendo una dirección oblicua lateral y *posteriormente.*

La clavícula tiene la forma de una *S* cursiva. Describe, en efecto, dos curvaturas: una medial, que es cóncava posteriormente, y otra lateral, menos extensa que la anterior, que es cóncava anteriormente.

La clavícula está aplanada de superior a inferior. Este aplanamiento es bastante más acentuado lateral que medialmente, donde el hueso tiende a adoptar una forma irregularmente cilíndrica.

En este hueso hay que distinguir dos caras (una superior y otra inferior), dos bordes y dos extremidades.

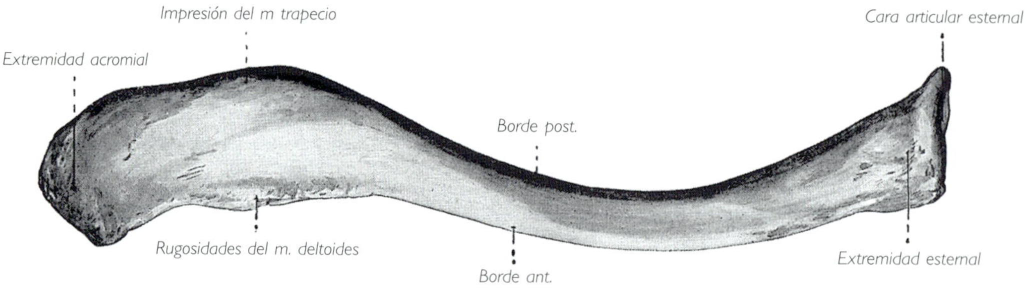

Fig. 1 ▪ Clavícula (visión superior).

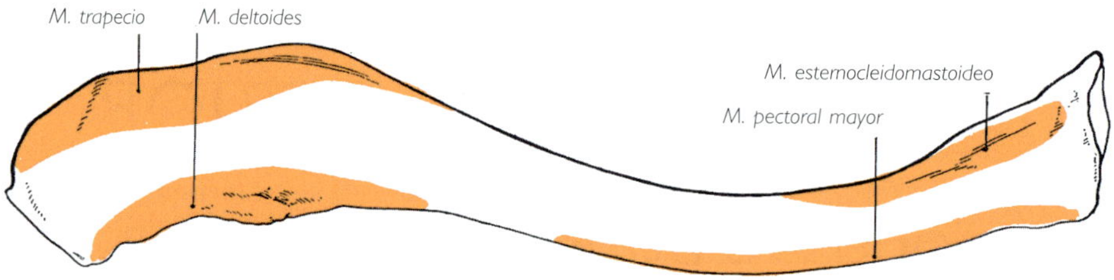

Fig. 2 ▪ Clavícula (visión superior). Inserciones musculares.

1. Cara superior (figs. 1 y 2). Es lisa en casi toda su extensión. Solamente algunas rugosidades inconstantes marcan las zonas sobre las cuales se extienden las inserciones del músculo esternocleidomastoideo medialmente, del músculo deltoides lateral y anteriormente, y del músculo trapecio lateral y posteriormente.

2. Cara inferior (figs. 3 y 4). La cara inferior se halla excavada en su parte media por una depresión alargada en la dirección del eje mayor de la clavícula; esta depresión suele ser poco aparente y se denomina *surco del músculo subclavio* porque sirve de inserción a éste. Hacia la parte media de esta cara se aprecia el agujero nutricio del hueso, que se abre habitualmente en el surco del músculo subclavio, aunque a veces lo hace en su parte posterior. ❑ En la extremidad esternal de la cara inferior existe una pequeña superficie rugosa, denominada *impresión del ligamento costoclavicular,* que corresponde a la inserción superior de dicho ligamento. ❑ Cerca de la extremidad acromial se encuentra un conjunto de rugosidades conocido con el nombre de *tuberosidad del ligamento coracoclavicular,* donde se insertan los ligamentos trapezoideo y conoideo. La tuberosidad del ligamento coracoclavicular consta de dos segmentos: ❑ uno es anterior y consiste en una superficie rugosa alargada, triangular, ancha anteriormente y que se va estrechando de anterior a posterior y de lateral a medial, desde el borde anterior hasta el borde posterior del hueso; este segmento sirve de inserción al ligamento trapezoideo y se denomina *línea trapezoidea;* ❑ el otro segmento es posterior y corto, está destinado a la inserción del ligamento conoideo, presenta continuidad con el segmento anterior y se dirige de lateral a medial a lo largo del borde posterior del hueso. Normalmente la línea de inserción del ligamento conoideo está enteramente ocupada por un saliente muy marcado denominado *tubérculo conoideo* (fig. 3).

3. Borde anterior. En sus dos tercios mediales este borde es grueso, convexo y ligeramente áspero, y sirve de inserción al músculo pectoral mayor. Su tercio lateral es cóncavo y delgado, y presenta asperezas en las cuales se fijan los fascículos anteriores del músculo deltoides.

4. Borde posterior. El borde posterior es grueso, cóncavo y liso en sus dos tercios mediales; lateralmente es convexo y rugoso, y sirve de inserción a los fascículos claviculares del músculo trapecio.

5. Extremidad acromial. Aplanada de superior a inferior, la extremidad acromial presenta una cara articular elíptica, alargada de anterior a posterior y tallada en bisel a expensas de la cara inferior del hueso (fig. 3). Esta cara se apoya sobre una superficie articular del acromion orientada en sentido inverso.

6. Extremidad esternal. Es la parte más voluminosa del hueso. Presenta en su parte anteroinferior una cara articular triangular, cóncava en sentido anteroposterior y convexa verticalmente. Esta superficie se prolonga sobre la porción vecina de la cara inferior del hueso, de manera que ambas forman en conjunto un ángulo diedro sa-

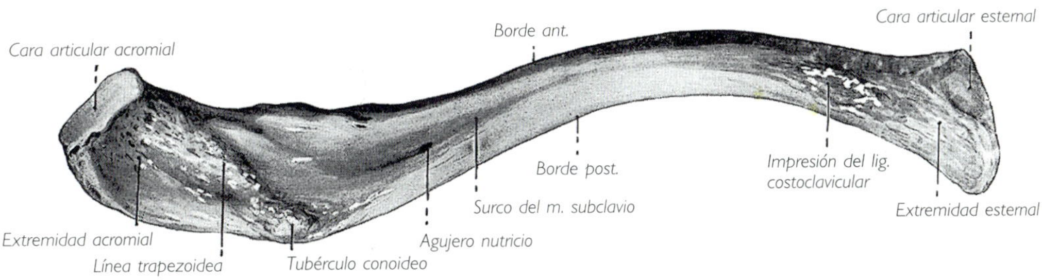

Fig. 3 ▪ Clavícula (visión inferior).

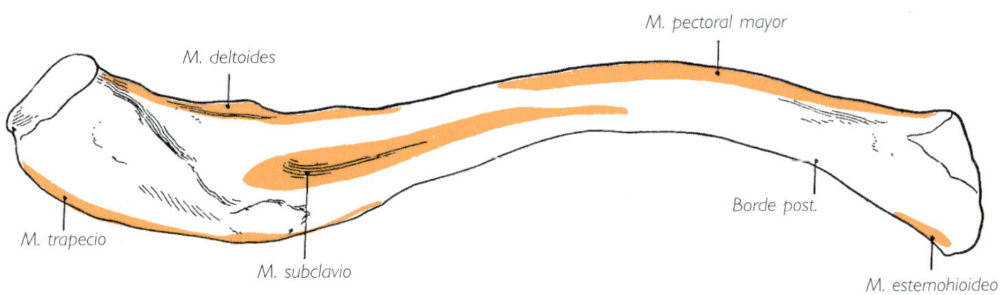

Fig. 4 ▪ Clavícula (visión inferior). Inserciones musculares.

liente que corresponde a la superficie articular, en forma de ángulo diedro entrante, constituida por el esternón y el primer cartílago costal. Superior y posteriormente a la superficie articular, se encuentra una superficie cubierta de rugosidades producidas por las inserciones del disco articular y de los ligamentos (fig. 3).

■ **ARQUITECTURA.** La clavícula está formada por una vaina de tejido óseo compacto, muy gruesa en la parte media del hueso y que se adelgaza progresivamente hacia las extremidades. El tejido óseo compacto rodea el tejido óseo esponjoso, el cual se rarifica hacia la parte media del hueso, donde puede aparecer un esbozo de cavidad medular.

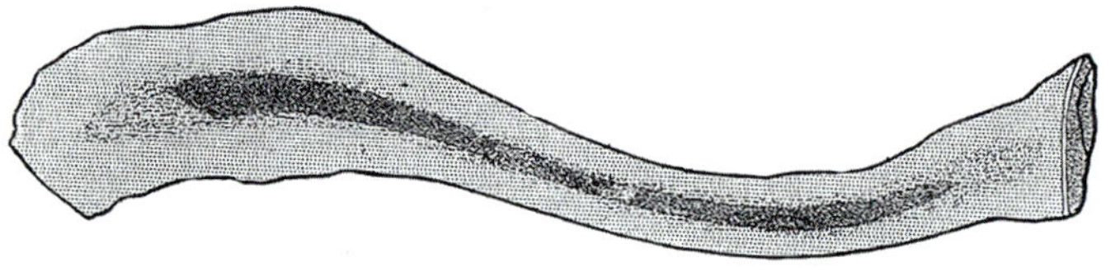

Fig. 5 ▪ Centros de osificación de la clavícula (esquema).

■ **OSIFICACIÓN** (fig. 5). La clavícula se desarrolla por medio de dos centros de osificación, uno primario y otro secundario. ❑ El centro primario es el primer centro de osificación que se forma en el curso del desarrollo del esqueleto y aparece al final del primer mes en el tejido indiferenciado. El esbozo cartilaginoso que dirige la osificación se desarrolla solamente después de la aparición del centro primario (Gegenbaur). ❑ Hasta los 18 años aproximadamente, la cara articular esternal se halla marcadamente deprimida. Entonces se desarrolla el centro secundario, que aplana esta extremidad y le da su forma definitiva. Este centro se suelda al resto del hueso hacia los 25 años (Rambaud y Renault).

ESCÁPULA

La escápula es un hueso plano, ancho, delgado y triangular, que se aplica sobre la parte posterior y superior del tórax a la altura de las siete primeras costillas.

En la escápula se distinguen dos caras, tres bordes y tres ángulos.

■ **CARAS.** De las dos caras, una es anterior y otra posterior.

1. Cara anterior o cara costal (figs. 6 y 7). Está excavada en casi toda su extensión y recibe el nombre de *fosa subescapular.* En la unión de su cuarto superior con sus tres cuartas partes inferiores, la depresión es más pronunciada y angulosa. Inferiormente a esta porción, la fosa subescapular está atravesada por tres o cuatro crestas que irradian desde el cuello de la escápula hacia su borde medial; en ellas se insertan las láminas tendinosas del músculo subescapular. ❑ En el límite lateral de la fosa subescapular se advierte un saliente alargado, semicilíndrico y romo, paralelo al borde lateral del hueso: es el denominado *pilar de la escápula* (Poirier). Forma el labio medial de un surco, denominado *surco del borde lateral* comprendido entre el borde lateral del hueso y el pilar de la escápula. En dicho surco y en el pilar se insertan los fascículos inferiores del músculo subescapular. ❑ Medialmente a la fosa subescapular y a lo largo del borde medial de la escápula, en las proximidades de cada uno de los extremos de este borde, se observa una superficie rugosa alargada y de forma triangular, en la cual se fija el músculo serrato anterior. Este músculo se inserta además en una cresta discontinua que bordea toda la porción del borde medial intermedio a estas superficies.

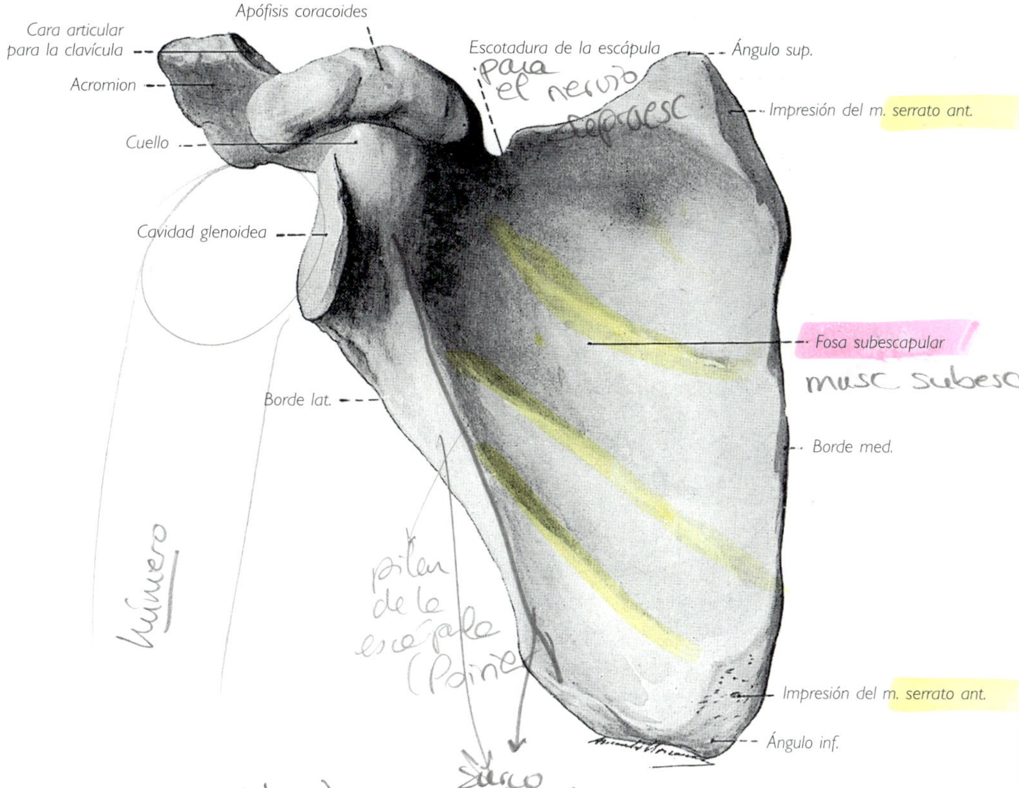

Fig. 6 ▪ Escápula (cara costal).

2. Cara posterior (figs. 8 y 9). La cara posterior está dividida en dos partes por un saliente transversal: la *espina de la escápula.* Superiormente a la espina se encuentra la *fosa supraespinosa,* e inferiormente la *fosa infraespinosa.*

a) Espina de la escápula. Acromion. La *espina de la escápula* es una lámina ósea triangular implantada transversalmente sobre la cara posterior de la escápula, en la unión de su cuarta parte superior con sus tres cuartas partes inferiores.

Por sus dos caras, la espina contribuye a formar las fosas supraespinosa e infraespinosa. Sus superficies son lisas. La cara superior se halla acanalada en sus dos tercios laterales. La inferior también es acanalada, pero sólo en sus dos tercios mediales.

De los tres bordes, el anterior se une a la escápula. ❑ El lateral, que es cóncavo y liso, presenta continuidad con la cara inferior del acromion. ❑ Por último, el posterior es subcutáneo, grueso y rugoso, y se halla dividido por una cresta en dos vertientes; en la vertiente superior se inserta el músculo trapecio y en la inferior el músculo deltoides. Además, presenta en su parte media un ensanchamiento elíptico denominado *tubérculo deltoideo.* En su extremo medial se encuentra un ensanchamiento triangular, sobre el cual se deslizan fascículos tendinosos del músculo trapecio.

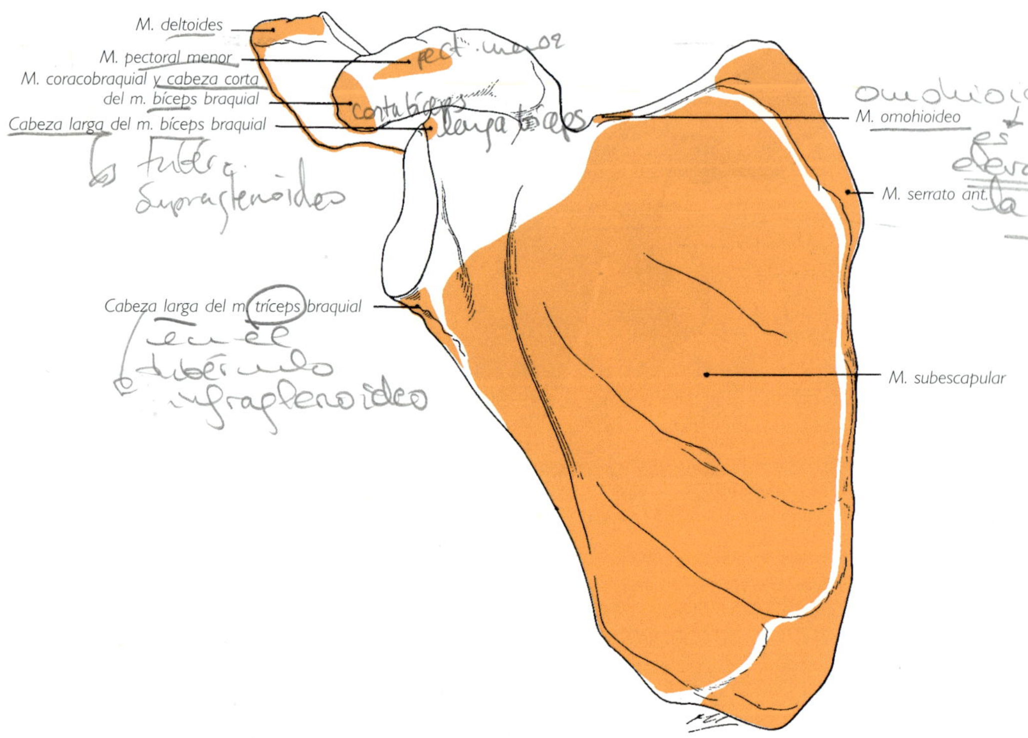

Fig. 7 ▪ Escápula (cara costal). Inserciones musculares.

La espina de la escápula se continúa lateralmente por una apófisis: el acromion.

El *acromion* se halla aplanado en sentido inverso a la espina y presenta dos caras (superior e inferior) y dos bordes (medial y lateral). ❑ La cara superior es rugosa y parece resultar del ensanchamiento del borde posterior de la espina. ❑ La cara inferior es cóncava y lisa, y resulta del ensanchamiento del borde lateral. ❑ El borde medial es continuación del labio superior del borde posterior de la espina. Está ocupado, en las dos terceras partes de su extensión, por una carilla articular elíptica que se halla orientada medial y superiormente, y se articula con la cara articular acromial de la clavícula. ❑ El borde lateral prolonga anterior y lateralmente el labio inferior del borde posterior de la espina de la escápula. En este punto se insertan los fascículos medios del músculo deltoides. ❑ Los dos bordes del acromion se unen anteriormente, formando un ángulo redondeado denominado *ángulo acromial.*

b) FOSA SUPRAESPINOSA. Es un canal de superficie lisa, más amplio pero menos profundo medial que lateralmente; sirve de inserción al músculo supraespinoso.

c) FOSA INFRAESPINOSA. La parte de la fosa infraespinosa subyacente a la espina de la escápula se encuentra dividida por una cresta que discurre a lo largo del borde lateral del hueso en dos partes principales: una *medial* y otra *lateral.* ❑ La *parte medial* comprende las tres cuartas partes de la superficie de esta fosa y sirve de inserción al músculo infraespinoso. Es convexa en su parte medial y ligeramente cóncava en su parte lateral. ❑ La *parte lateral* de la fosa infraespinosa está subdividida, por una cresta oblicua inferior y medialmente, en dos zonas secundarias: una superior, donde se inserta el músculo redondo menor, y otra inferior, que sirve de inserción al músculo redondo mayor. La superficie en la que se inserta el músculo redondo menor está bastante frecuentemente dividida en dos segmentos por un surco vascular que la cruza casi en la unión de su tercio superior con sus dos tercios inferiores. Este surco da paso a ramas de la arteria y de la vena subescapulares.

■ **BORDES.** Se dividen en superior, medial y lateral (figs. 6 y 8).

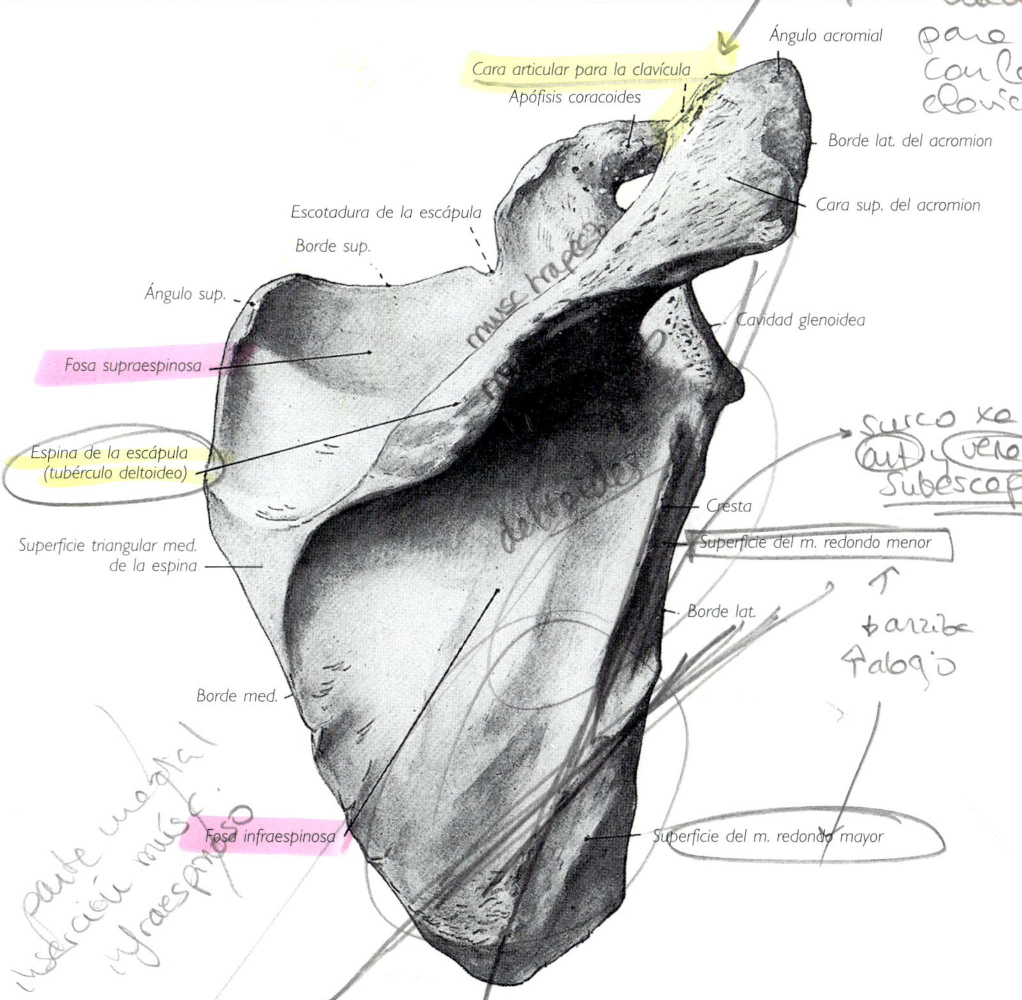

Fig. 8 ▪ Escápula (cara posterior).

1. Borde superior. El borde superior es corto y delgado. Termina lateralmente en la *escotadura de la escápula,* por la que discurre el nervio supraescapular. Medialmente a la escotadura se inserta el músculo omohioideo.

2. Borde medial. El borde medial es el más largo de los tres. Forma un ángulo muy abierto lateralmente cuyo vértice corresponde a la extremidad medial de la espina de la escápula. Superiormente a la espina se inserta el músculo romboides menor, e inferiormente el músculo romboides mayor.

3. Borde lateral. El borde lateral está constituido por una cresta ósea que separa el surco de este borde de las superficies de inserción de los músculos redondo mayor y

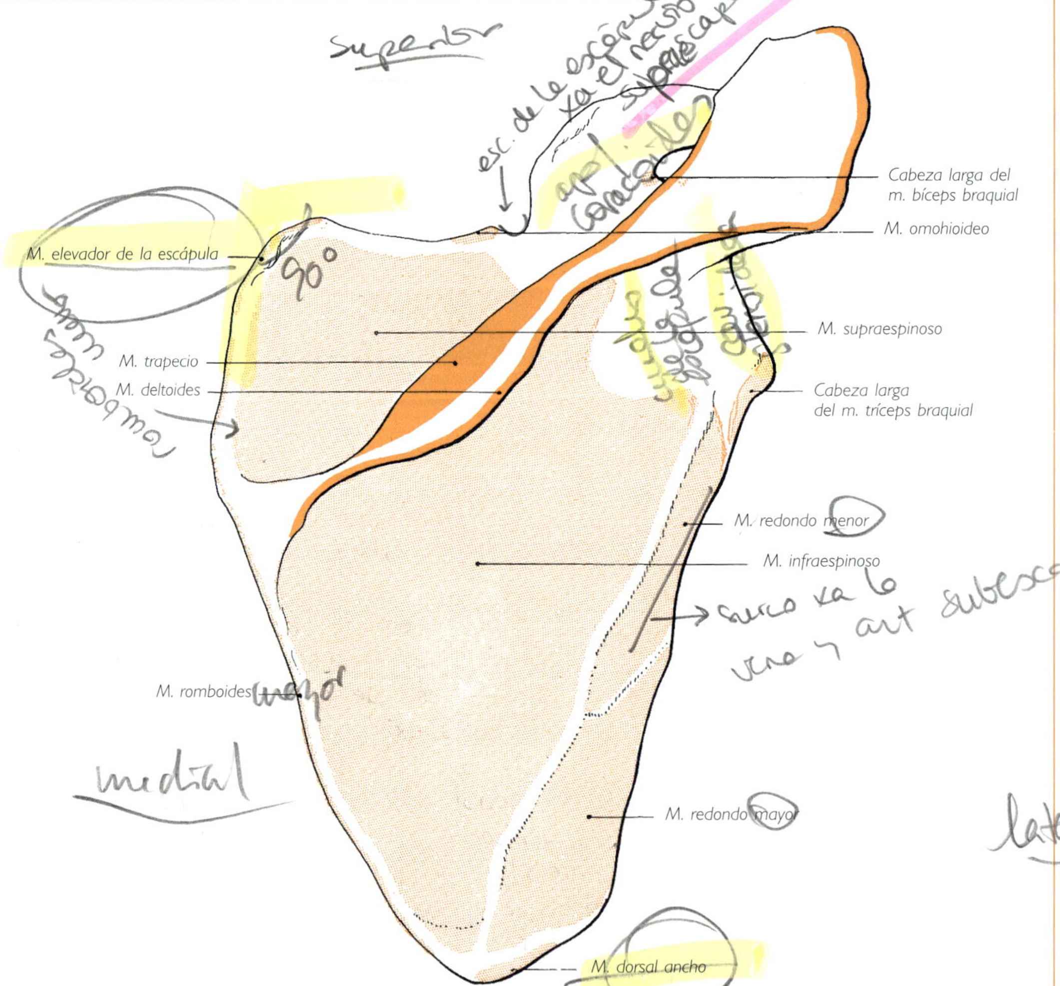

Fig. 9 ▪ Escápula (cara posterior). Inserciones musculares.

redondo menor. Esta cresta termina superiormente en una superficie rugosa y triangular denominada *tubérculo infraglenoideo,* donde se fija el tendón de la cabeza larga del músculo tríceps braquial (fig. 10).

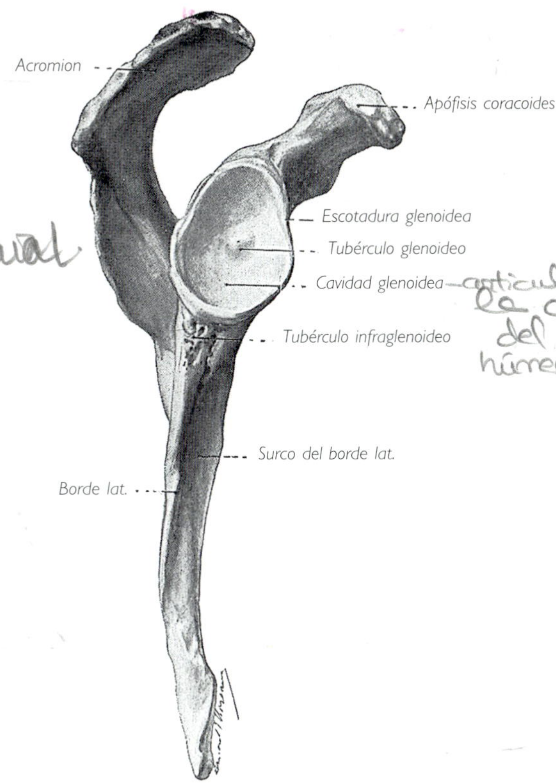

Fig. 10 ▪ Escápula (borde y ángulo laterales).

■ **ÁNGULOS.** Son tres: superior, inferior y lateral.

1. Ángulo superior. Se sitúa en la unión de los bordes superior y medial, y forma un ángulo de casi 90°, o bien un ángulo agudo. Sirve de inserción al músculo elevador de la escápula.

2. Ángulo inferior. Es grueso, redondeado y rugoso, y une los bordes medial y lateral del hueso. En este punto se inserta a veces un pequeño fascículo del músculo dorsal ancho.

3. Ángulo lateral. Presenta tres elementos: la cavidad glenoidea, el cuello de la escápula y la apófisis coracoides (fig. 10).

a) CAVIDAD GLENOIDEA. Es una superficie articular cóncava; su forma es oval de extremo grueso inferior. Está orientada lateral, anterior y un poco superiormente, y se articula con la cabeza del húmero.

El centro de la cavidad glenoidea presenta un pequeño saliente romo y redondeado, denominado *tubérculo glenoideo.* La cavidad glenoidea se halla algo más excavada inferiormente al tubérculo glenoideo que en el resto de su extensión. En el borde anterior, en la unión de sus dos tercios superiores, existe una depresión ancha y poco profunda: la *escotadura glenoidea.*

Inmediatamente superior a la cavidad glenoidea, se aprecia una superficie rugosa y saliente, denominada *tubérculo supraglenoideo,* en la cual se inserta la cabeza larga del músculo bíceps braquial. Inferiormente a la cavidad se encuentra el *tubérculo infraglenoideo,* que termina superiormente al borde lateral de la escápula.

b) CUELLO DE LA ESCÁPULA. La cavidad glenoidea tiene como soporte un cuello grueso, corto y aplanado de anterior a posterior: el *cuello de la escápula* (figs. 6 y 8). La cara posterior del cuello forma un canal que comunica, lateralmente a la espina de la escápula, las fosas supraespinosa e infraespinosa (fig. 8).

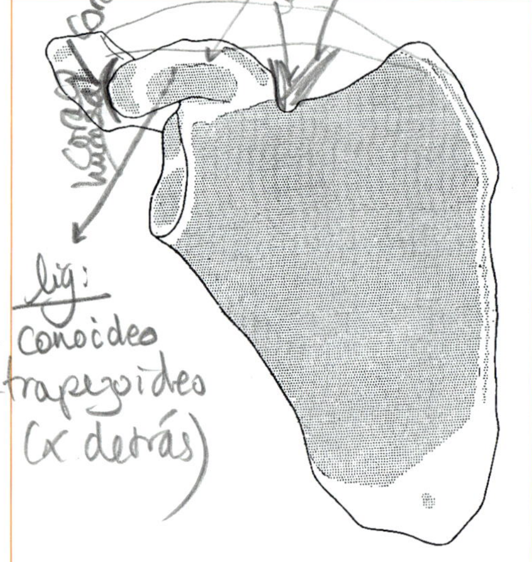

Fig. 11 ▪ Centros de osificación de la escápula (esquema).

c) APÓFISIS CORACOIDES. La apófisis coracoides se implanta sobre la cara superior del cuello, medialmente al tubérculo supraglenoideo (fig. 6). Tiene la forma de un dedo semiflexionado. Se dirige primero superior y un poco anteriormente, y después lateral y anteriormente. Por lo tanto, presenta dos segmentos, uno vertical y otro horizontal. ❑ El *segmento vertical* se une al cuello de la escápula por medio de una base ancha. ❑ El *segmento horizontal* presenta: ❑ *a)* una cara inferior cóncava y lisa; ❑ *b)* una cara superior convexa y áspera en la que se insertan parcialmente el músculo pectoral menor anteriormente y los ligamentos conoideo y trapezoideo en su parte posterior; ❑ *c)* un borde lateral de superficie irregular en el que se insertan los ligamentos coracoacromial y coracohumeral; ❑ *d)* un borde medial en el que también se insertan el músculo pectoral menor anteriormente y el ligamento coracoclavicular en la parte posterior, y ❑ *e)* un vértice redondeado y rugoso, en el que se insertan los tendones de la cabeza corta del músculo bíceps braquial y del músculo coracobraquial.

■ **ARQUITECTURA.** Las fosas supraespinosa e infraespinosa están formadas por una lámina de tejido óseo compacto, a menudo muy delgada. Se observa tejido óseo esponjoso en los bordes y en los ángulos de la escápula, sobre todo en el ángulo lateral.

■ **OSIFICACIÓN** (fig. 11). La escápula se desarrolla: *a)* por medio de un centro de osificación primario que aparece hacia la mitad del segundo mes en la fosa infraespinosa y forma la mayor parte del hueso, y *b)* por medio de ocho o diez centros secundarios, de los cuales dos son para la cavidad glenoidea, dos para el acromion, tres para la apófisis coracoides, uno para el borde medial, uno para el ángulo inferior y uno para el borde posterior de la espina de la escápula.

La apófisis coracoides se suelda al cuerpo de la escápula entre los 15 y los 17 años; el acromion, de los 17 a los 20 años; la cavidad glenoidea, de los 19 a los 20 años; el ángulo inferior y los bordes medial y posterior de la espina se unen al cuerpo del hueso entre los 20 y los 28 años.

II. ESQUELETO DEL BRAZO

HÚMERO

El húmero constituye el esqueleto del brazo. Es un hueso largo, articulado con la escápula superiormente, y con el cúbito y el radio inferiormente. Presenta, como todos los huesos largos, un cuerpo y dos extremos.

A. **Cuerpo**

El cuerpo (o diáfisis) del húmero es más o menos rectilíneo. Sin embargo, parece hallarse ligeramente torcido sobre su eje hacia la parte media. Es irregularmente cilíndrico superiormente y prismático triangular en su parte inferior, por lo cual se describen en él tres caras y tres bordes.

CARAS. Son tres: anterolateral, anteromedial y posterior.

1. Cara anterolateral. Está orientada lateral y un poco anteriormente. La orientación anterior resulta especialmente acentuada en su mitad inferior (figs. 12 y 13). Se percibe, inferiormente a su parte media, una cresta rugosa, oblicua superior y posteriormente; ésta, junto con la parte vecina del borde anterior del hueso, forma una V abierta superiormente, denominada *tuberosidad deltoidea* porque sirve de inserción al músculo deltoides. Inferiormente a la tuberosidad deltoidea, la superficie ósea es lisa y sirve de inserción al músculo braquial. En esta región, está ligeramente deprimida a modo de canal oblicuo inferior y anteriormente.

2. Cara anteromedial. La cara anteromedial se halla orientada anterior y medialmente. Se observan en esta cara (figs. 12 y 13): ❑ *a)* superiormente, la parte inferior del surco intertubercular, que será descrito con el extremo superior del hueso; ❑ *b)* en su parte media, una pequeña superficie rugosa, cercana al borde medial del hueso, producida por la inserción del músculo coracobraquial; ❑ *c)* inferior o anteriormente a la impresión del músculo coracobraquial, el *agujero nutricio del hueso,* y ❑ *d)* una superficie lisa que comprende toda la mitad inferior de la cara anteromedial y en la que se insertan los fascículos mediales del músculo braquial. Con escasa frecuencia (casi dos veces de cada cien), en la parte inferior de esta cara y 5 o 6 cm superiormente al epicóndilo medial, se encuentra un saliente más o menos pronunciado denominado *apófisis supraepicondílea.* Esta apófisis se halla muy cercana al borde medial del hueso y puede describirse con éste.

3. Cara posterior (figs. 14 y 15). Está dividida en dos partes por un canal ancho y poco profundo: el *surco del nervio radial.* Este surco atraviesa el tercio medio de la cara posterior de superior a inferior y de medial a lateral. Superior y lateralmente al surco, se inserta la cabeza lateral del músculo tríceps braquial, e inferior y medialmente la cabeza medial del músculo tríceps braquial (v. pág. 108). En este mismo surco discurren el nervio radial y los vasos braquiales profundos.

BORDES. De los tres bordes, uno es anterior, otro lateral y el tercero medial.

1. Borde anterior. Es rugoso en su mitad superior, donde se confunde con el labio anterior del surco intertubercular; más inferiormente se confunde con la rama anterior de la tuberosidad deltoidea (fig. 12). En su mitad inferior, este borde es romo y sirve de inserción al músculo braquial; termina dividiéndose, en las proximidades del extremo inferior, en dos ramas que limitan la *fosa coronoidea.*

2. Borde lateral. Está escasamente marcado en su parte superior y queda interrumpido en su parte media por el surco del nervio radial. Inferiormente a este surco, es un borde sa-

ESQUELETO DEL BRAZO

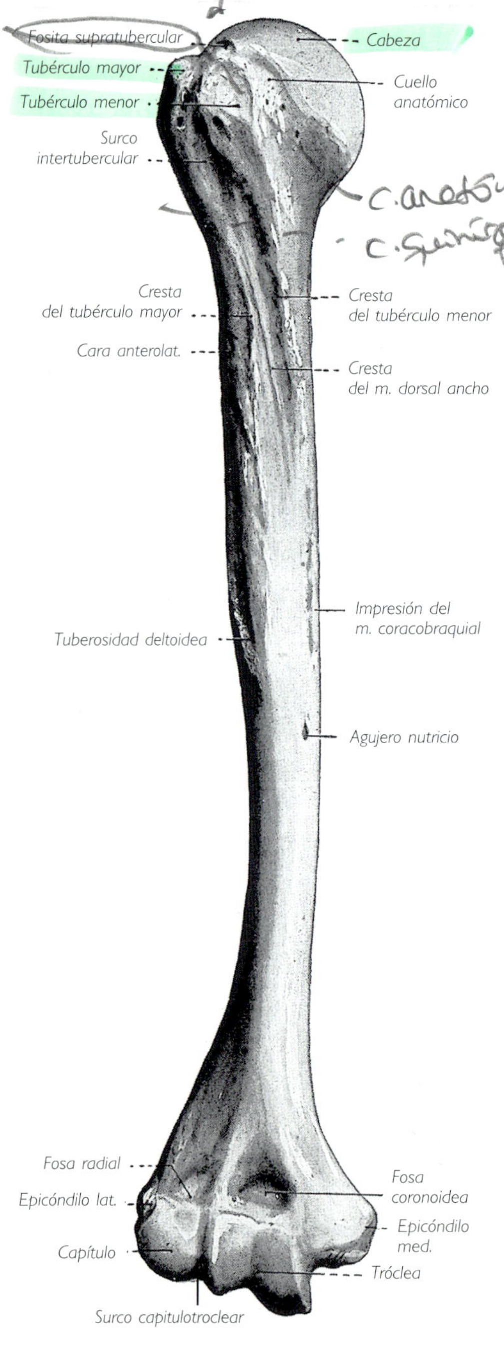

Fig. 12 ▪ Húmero (visión anterior).

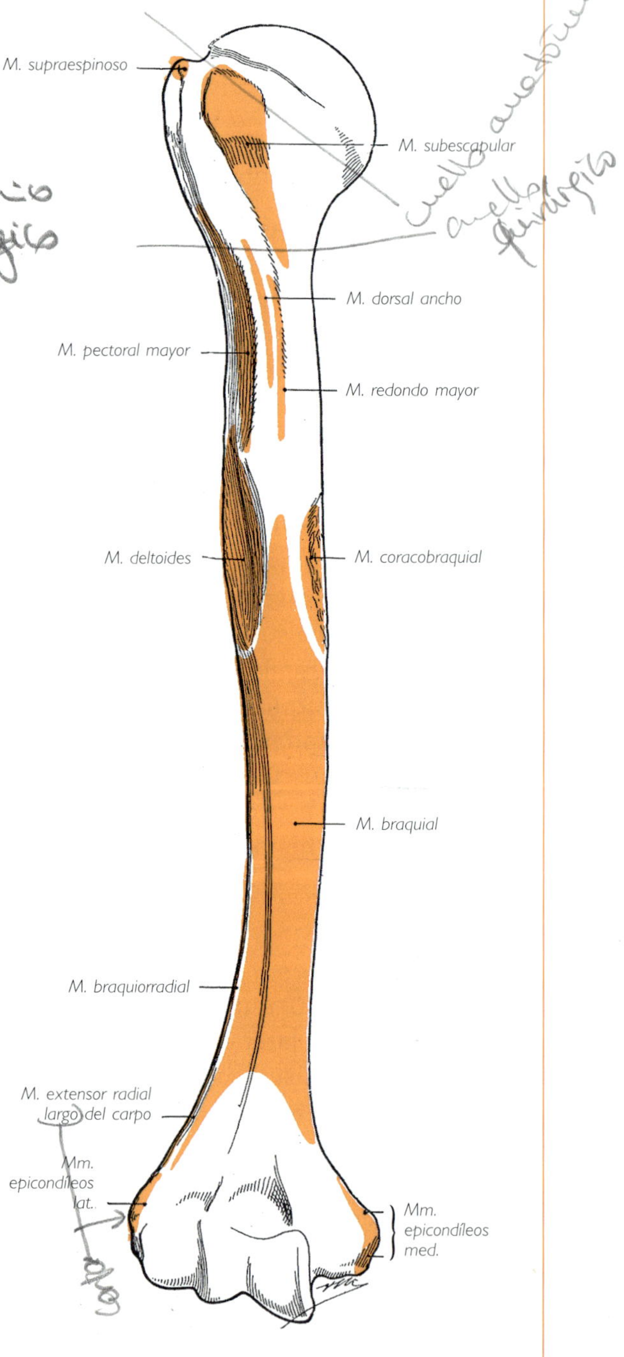

Fig. 13 ▪ Húmero (visión anterior). Inserciones musculares.

liente y se halla mucho más marcado. Sirve de inserción inferiormente al tabique intermuscular lateral del brazo, y a los músculos braquiorradial y extensor radial largo del carpo.

3. Borde medial. Al igual que el borde lateral, el medial es redondeado en su parte superior y saliente en su parte inferior. Da inserción al tabique intermuscular medial del brazo.

B. Extremo superior

Presenta tres salientes: uno medial y articular, que constituye la *cabeza del húmero,* y otros dos no articulares, que son el *tubérculo mayor* y el *tubérculo menor,* y se hallan situados lateral y anteriormente al anterior (figs. 12 y 14).

a) CABEZA DEL HÚMERO. La *cabeza del húmero* es redondeada, lisa y regular. Representa casi la tercera parte de una esfera de 30 mm de radio. Su diámetro vertical es un poco mayor que su diámetro anteroposterior. En un sujeto erguido, con el brazo colgando a lo largo del cuerpo, la cabeza del húmero se orienta medial, posterior y superior; su eje, orientado oblicuamente lateral e inferior, forma con el del cuerpo del hueso un ángulo de 130° aproximadamente. La cabeza del húmero se articula con la cavidad glenoidea de la escápula.

La cabeza del húmero está separada de los tubérculos mayor y menor por un surco circular, el *cuello anatómico.* El labio medial del cuello anatómico es de forma casi circular, constituye el contorno de la cabeza del húmero y presenta, superiormente al tubérculo menor, una escotadura triangular o semilunar que avanza sobre la superficie articular: es la *fosita supratubercular* del ligamento glenohumeral superior.

b) TUBÉRCULO MAYOR. El *tubérculo mayor* está situado lateralmente a la cabeza, en la prolongación de la cara anterolateral del cuerpo del hueso. Presenta en sus caras superior y posterior tres carillas dispuestas de anterior a posterior de forma sucesiva (figs. 12 y 14). ❑ La carilla superior se orienta superiormente y sirve de inserción al músculo supraespinoso; ❑ la media se halla inclinada inferior y posteriormente y sirve de inserción al músculo infraespinoso; ❑ la posterior se orienta sobre todo posteriormente y en ella se inserta el músculo redondo menor; esta carilla posterior presenta continuidad inferiormente con un saliente alargado y romo, cuyo relieve se atenúa de superior a inferior y en el que se insertan los fascículos inferiores del músculo redondo menor.

c) TUBÉRCULO MENOR. El *tubérculo menor* está situado en la parte anterior del hueso, medialmente al tubérculo mayor, del cual está separado por la parte superior del surco intertubercular. En el tubérculo menor se inserta el músculo subescapular, cuyo tendón marca una impresión en la parte superomedial del tubérculo. Inferiormente a esta superficie de inserción, el tubérculo menor se estrecha de forma progresiva en sentido inferior para continuarse por medio de la cresta del tubérculo menor.

Los tubérculos menor y mayor están separados por un canal, denominado *surco intertubercular,* por el que discurre, envuelto en su vaina sinovial, el tendón de la cabeza larga del músculo bíceps braquial, así como una rama de la arteria circunfleja humeral anterior. El surco intertubercular continúa inferiormente en la cara anteromedial del cuerpo del hueso y queda limitado por dos crestas rugosas o labios: una anterior o lateral y otra posterior o

ESQUELETO DEL BRAZO

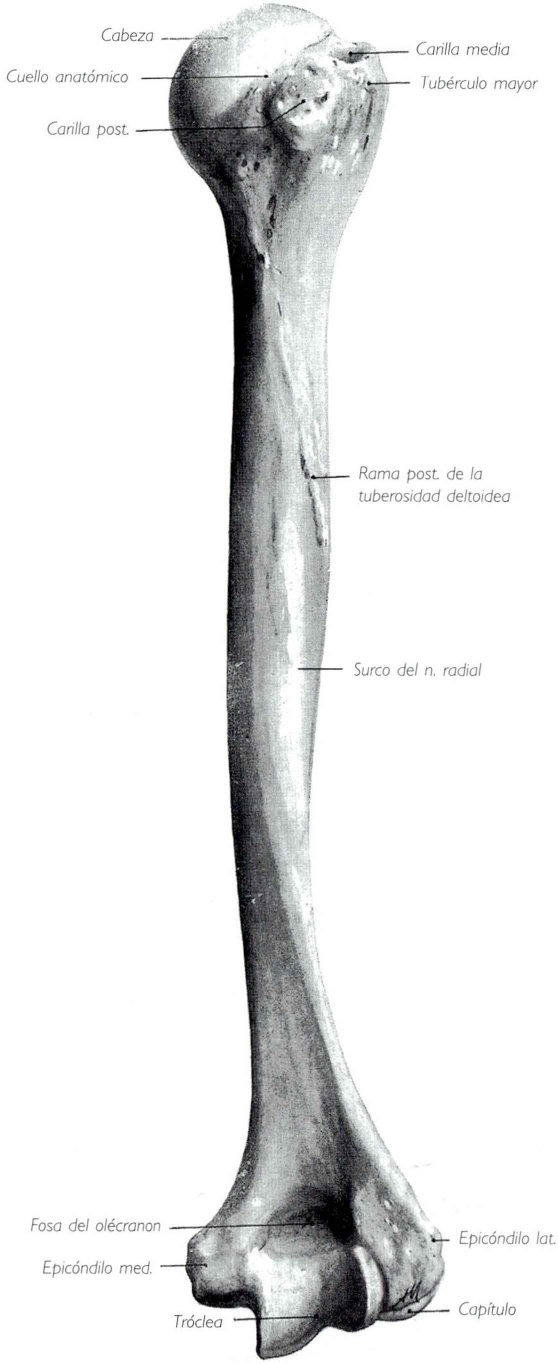

Fig. 14 ▪ Húmero (visión posterior).

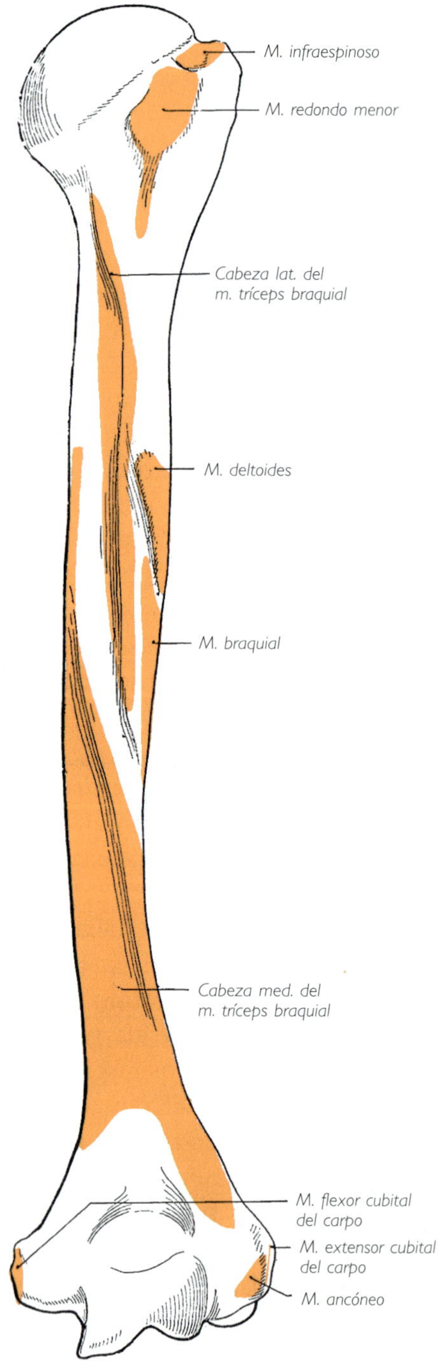

Fig. 15 ▪ Húmero (visión posterior). Inserciones musculares.

medial (fig. 12). La primera, denominada *cresta del tubérculo mayor* o *labio lateral,* es ancha y saliente, prolonga inferiormente el borde anterior del tubérculo mayor, presenta continuidad con el borde anterior del cuerpo del hueso y sirve de inserción al tendón del músculo pectoral mayor. En la cresta posterior o medial, denominada *cresta del tubérculo menor* o *labio medial,* se inserta el músculo redondo mayor, mientras que el músculo dorsal ancho se fija en el fondo del surco intertubercular, en una estrecha línea rugosa apenas visible.

Se denomina *cuello quirúrgico del húmero* al segmento del hueso que une el cuerpo con el extremo superior.

En realidad, como ha demostrado claramente A. Baraldi (Rosario), el cuello quirúrgico del húmero «es una ficción anatómica, inventada por los cirujanos para sistematizar las lesiones que afectan una parte indeterminada del hueso. Sin embargo, esta ficción, en vez de aclarar los conceptos, ha contribuido a confundirlos».

C. **Extremo inferior**

El extremo inferior del húmero se halla aplanado de anterior a posterior. Su diámetro transversal es casi tres veces mayor que su diámetro anteroposterior. Además, está curvado anteriormente, de manera que se encuentra casi enteramente situado anteriormente al eje del cuerpo del hueso. En este extremo, se distinguen una porción media articular y dos relieves laterales o epicóndilos, determinados por las inserciones musculares y ligamentosas.

a) SUPERFICIE ARTICULAR. Esta superficie se articula con los dos huesos del antebrazo. Se trata de una superficie continua e irregular, en la cual se describen: ❑ *a)* una parte medial en forma de polea, la *tróclea del húmero;* ❑ *b)* una parte lateral redondeada, el *capítulo del húmero* (cóndilo del húmero), y ❑ *c)* un *surco capitulotroclear* situado entre ambas partes (figs. 12 y 14).

La *tróclea del húmero* presenta la forma de una polea y comprende casi las tres cuartas partes de un círculo. Es más ancha en la parte posterior que en la anterior, porque posteriormente aumenta la amplitud de su vertiente medial; inferiormente, la vertiente medial es más amplia y desciende más que la vertiente lateral. La garganta de la polea se halla inclinada de superior a inferior y de lateral a medial en las dos caras, anterior y posterior, pero con diferente grado de inclinación en una y otra, por lo cual en realidad describe un arco de hélice.

La tróclea del húmero se articula con la escotadura troclear del cúbito.

Superiormente a la tróclea se encuentran anterior y posteriormente dos depresiones o fosas. La anterior, denominada *fosa coronoidea,* se corresponde con el vértice de la apófisis coronoides del cúbito en los movimientos de flexión del antebrazo sobre el brazo. La depresión posterior, denominada *fosa olecraniana,* es mucho más profunda que la anterior y recibe el extremo superior del olécranon en los movimientos de extensión del antebrazo.

El *capítulo del húmero* es una eminencia redondeada y lisa, que se orienta inferior y sobre todo anteriormente. Se articula con la fosita articular de la cabeza del radio. Superiormente al capítulo se encuentra una depresión *(fosa radial)* destinada a alojar el reborde anterior de la fosita articular de la cabeza del radio en los movimientos de flexión del antebrazo (fig. 12). Las dos fosas, es decir, la fosa coronoidea y la radial, están separadas entre sí por una cresta vertical más o menos aguda.

ESQUELETO DEL BRAZO

El *surco capitulotroclear* está situado entre la tróclea y el capítulo. Se compone de una vertiente capitular y una vertiente troclear. Esta última se denomina *zona conoide*. En este canal se desliza el reborde medial de la fosita articular de la cabeza del radio. Se prolonga hacia la cara posterior del hueso por medio de un surco rugoso que bordea el saliente formado por la parte posterior de la vertiente lateral de la tróclea.

b) EPICÓNDILOS. Están situados superiormente a los extremos laterales de la superficie articular. Existen dos: el *epicóndilo medial* y el *epicóndilo lateral.*

El *epicóndilo medial* se sitúa superior y medialmente a la tróclea, en el extremo inferior del borde medial del cuerpo del hueso. Es muy saliente y se halla aplanado de anterior a posterior. Su cara anterior, que es rugosa, y su vértice sirven de inserción a los *músculos epicondíleos mediales*. Estos músculos se insertan por medio de un tendón común, cuya parte superficial está formada, de lateral a medial y de superior a inferior, por los músculos pronador redondo, flexor radial del carpo, palmar largo y flexor cubital del carpo. La parte profunda del tendón corresponde al músculo flexor superficial de los dedos.

La cara posterior es lisa y a menudo se halla excavada por un canal vertical por el que discurre el nervio cubital. El borde inferior sirve de inserción al ligamento colateral cubital de la articulación del codo.

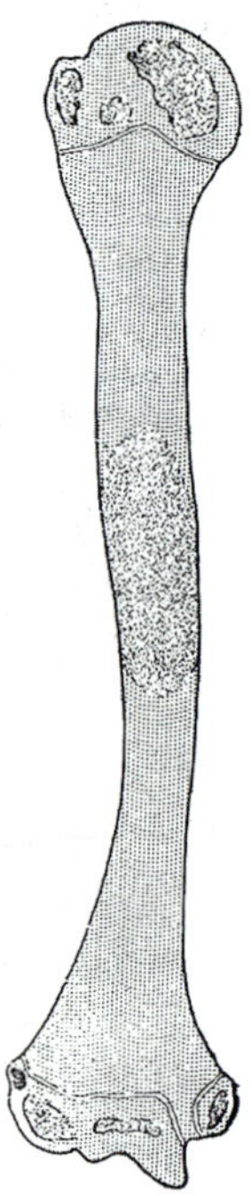

Fig. 16 ▪ Centros de osificación del húmero (esquema).

El *epicóndilo lateral* es una eminencia rugosa, mucho menos saliente que el epicóndilo medial y situada superior y lateralmente al capítulo, en el extremo inferior del borde anterolateral del cuerpo del húmero. Sirve de inserción al ligamento colateral radial de la articulación del codo y a los *músculos epicondíleos laterales*.

Con excepción del músculo ancóneo, que se inserta aisladamente en la parte posterior del epicóndilo lateral, los otros músculos epicondíleos laterales se insertan anteriormente al músculo ancóneo por medio de un tendón común cuya parte superficial está formada, de anterior a posterior, por los músculos extensor radial corto del carpo, extensor de los dedos, extensor del meñique y extensor cubital del carpo. La parte profunda está formada por el músculo supinador.

ARQUITECTURA. El cuerpo del húmero está formado por un cilindro de tejido óseo compacto que envuelve la cavidad medular. Contrariamente a la regla general, según la cual el tejido óseo compacto disminuye progresivamente de espesor hacia los extremos del hueso, la vaina compacta del húmero sigue siendo bastante gruesa en el extremo inferior de la diáfisis, ya que en esta parte el hueso se halla incurvado y sometido a fuertes presiones longitudinales. Las epífisis están constituidas por tejido óseo esponjoso revestido por una delgada lámina de tejido óseo compacto. Las trabéculas principales del tejido óseo esponjoso se cruzan formando arcadas ojivales cuya concavidad se orienta hacia la cavidad medular.

OSIFICACIÓN. El húmero se desarrolla por medio de ocho centros de osificación (fig. 16): un centro primario que aparece en la diáfisis hacia el 40.° día de vida fetal y siete secundarios para los extremos. De estos últimos, tres corresponden al extremo superior (cabeza del húmero y tubérculos mayor y menor) y cuatro al extremo inferior (tróclea, capítulo y epicóndilos medial y lateral). La disposición de los centros secundarios del extremo inferior presenta algunas particularidades interesantes (fig. 16): ❑ *a)* el *centro epicondíleo medial* forma solamente la parte medial del epicóndilo medial, ya que la base está constituida por la diáfisis; ❑ *b)* los centros epicondíleo lateral, capitular y troclear se reúnen para formar la parte articular de todo el extremo inferior y el epicóndilo lateral, y ❑ *c)* el bloque formado por los tres centros (epicondíleo lateral, capitular y troclear) está separado del centro epicondíleo medial por una prolongación de la diáfisis.

Las fechas de aparición de los centros secundarios son las siguientes: ❑ *a) extremo superior:* centro de la cabeza del húmero, de 6 a 20 meses; ❑ centros de los tubérculos mayor y menor, de 1 a 3 años. ❑ *b) extremo inferior:* ❑ centro capitular, de 6 meses a 2 años; ❑ centro troclear, de 8 a 16 años; ❑ centro epicondíleo medial, de 5 años y medio a 9 años; ❑ centro epicondíleo lateral, de 11 a 18 años (Puyhaubert).

Los extremos se sueldan al resto del hueso entre los 20 y 26 años. El extremo inferior se une a la diáfisis mucho antes que el superior y la soldadura es más precoz en la mujer que en el hombre.

III. ESQUELETO DEL ANTEBRAZO

El esqueleto del antebrazo está formado por dos huesos largos situados uno al lado del otro: el cúbito medialmente y el radio lateralmente. Estos dos huesos están articulados entre sí en sus dos extremos y separados en el resto de su extensión por un espacio elíptico, denominado *el espacio interóseo del antebrazo* (figs. 18 y 19). Cuando el miembro superior se halla extendido a lo largo del cuerpo y el antebrazo en supinación, los dos huesos se orientan de superior a inferior y de medial a lateral, formando con el húmero un ángulo obtuso abierto lateralmente. El cúbito sobrepasa el radio superiormente, pero el extremo inferior del radio es más voluminoso y desciende más que el del cúbito. En cualquier caso, el cúbito es más largo que el radio.

CÚBITO O ULNA

p. 166 - Sobotta

El cúbito o ulna es un hueso largo situado medial al radio, entre la tróclea humeral y el carpo. Se describen en él un cuerpo y dos extremos.

A. Cuerpo

El cuerpo no es completamente rectilíneo, sino que presenta una ligera curvatura de concavidad an-

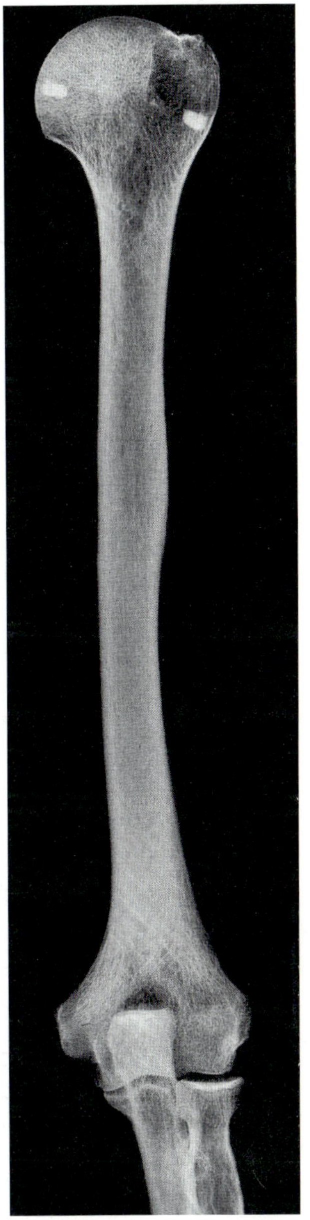

Fig. 17 ▪ Radiografía del húmero y relaciones de su extremo inferior con los extremos superiores del radio y del cúbito.

ESQUELETO DEL ANTEBRAZO

terior; además, describe en el plano frontal una *S* cursiva alargada, cóncava medialmente en su parte superior y lateralmente en la inferior (fig. 23). Es más voluminoso superior que inferiormente, prismático triangular en sus tres cuartas partes superiores (fig. 19) e irregularmente cilíndrico en su cuarto inferior.
Presenta tres caras y tres bordes.

■ **CARAS.** Según su orientación, se dividen en anterior, posterior y medial. Las tres disminuyen progresivamente de anchura de superior a inferior.

1. Cara anterior. Es ligeramente cóncava en sus tres cuartos superiores, donde se inserta el músculo flexor profundo de los dedos (figs. 21 y 22). Es redondeada en su cuarto inferior, donde presenta algunas rugosidades destinadas a la inserción de fascículos tendinosos del músculo pronador cuadrado. Estas rugosidades forman en su conjunto la parte inferior de una cresta oblicua inferior y medial, que recorre el cuarto inferior de la diáfisis cubital y que se confunde inferiormente con el borde anterior del hueso (Hovelacque). Un poco superiormente a la parte media de la cara anterior, se observa el agujero nutricio principal del hueso.

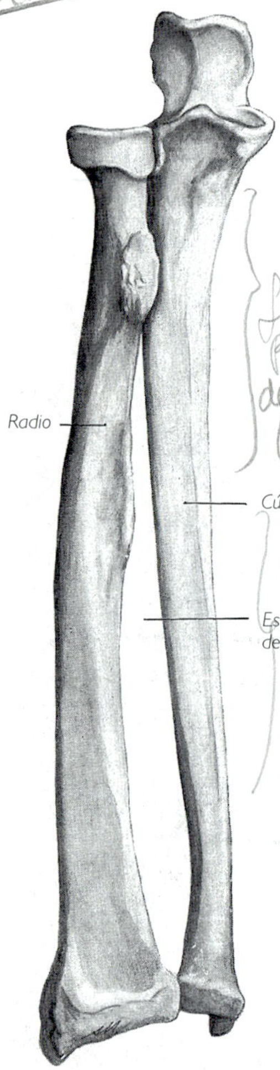

Fig. 18 ▪ Huesos del antebrazo (visión anterior). El radio se halla en supinación.

2 [illegible] n
p [illegible] s,
l [illegible] si
paralela al borde interóseo (figs. 19, 21 [illegible] r
crestas oblicuas inferior y lateralmente, [illegible] -
los abductor largo del pulgar, extens[illegible]
extensor del índice. ❑ La *parte medi*[illegible]
mente cóncava y también está subdiv[illegible]
parte superior, por una cresta oblicu[illegible]
medial, en dos superficies secundarias [illegible]
se origina superiormente, al igual qu[illegible]
longitudinal, a partir de una arista sali[illegible]
mita posteriormente la superficie del n[illegible]
pinador (v. *Borde interóseo*).

Superiormente a la cresta oblicua se encuentra una superficie triangular en la que se inserta el músculo ancóneo; inferiormente, la cara posterior corresponde al músculo extensor cubital del carpo.

3. Cara medial. Esta cara sirve de inserción en sus dos tercios superiores al músculo flexor profundo de los dedos; es subcutánea en su parte inferior (figs. 24 y 25).

BORDES. Existen tres bordes: anterior, interóseo y posterior.

1. Borde anterior. Es romo y sirve de inserción superiormente al músculo flexor profundo de los dedos e inferiormente al músculo pronador cuadrado.

2. Borde interóseo. En este borde se inserta la membrana interósea del antebrazo. Es delgado y cortante en su parte media y romo en su parte inferior. Superiormente, se divide en dos crestas divergentes que se extienden hasta los extremos de la escotadura radial, limitando con ella una superficie triangular, deprimida y rugosa, en la que se inserta el músculo supinador: se trata de la *superficie del músculo supinador* (fig. 23). La cresta que limita posteriormente la superficie del músculo supinador es muy saliente en su parte superior, donde sirve de inserción al fascículo medio del ligamento colateral radial de la articulación del codo.

3. Borde posterior. Está contorneado en forma de *S* cursiva muy alargada. Es muy marcado en su parte media, mientras que desaparece de manera casi inapreciable en el cuarto inferior del hueso. Superiormente, este borde se divide en dos crestas que presentan continuidad con los bordes del olécranon (fig. 24). Sirve de inserción, en sus dos tercios o tres cuartos superiores, a los músculos flexor profundo de los dedos, flexor cubital del carpo y extensor cubital del carpo (fig. 25).

B. **Extremo superior**

Está formado por dos apófisis: una vertical, denominada *olécranon*, y otra horizontal y anterior, deno-

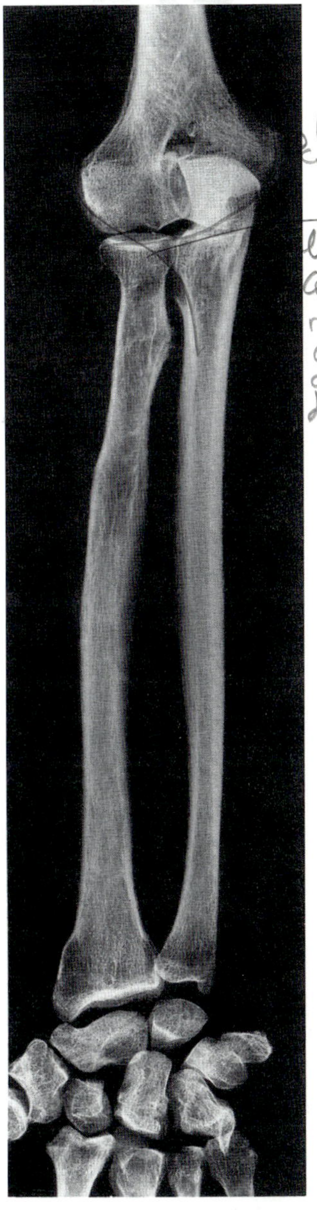

Fig. 20 ▪ Radiografía del radio y del cúbito. Sus relaciones con el esqueleto del carpo.

ESQUELETO DEL ANTEBRAZO

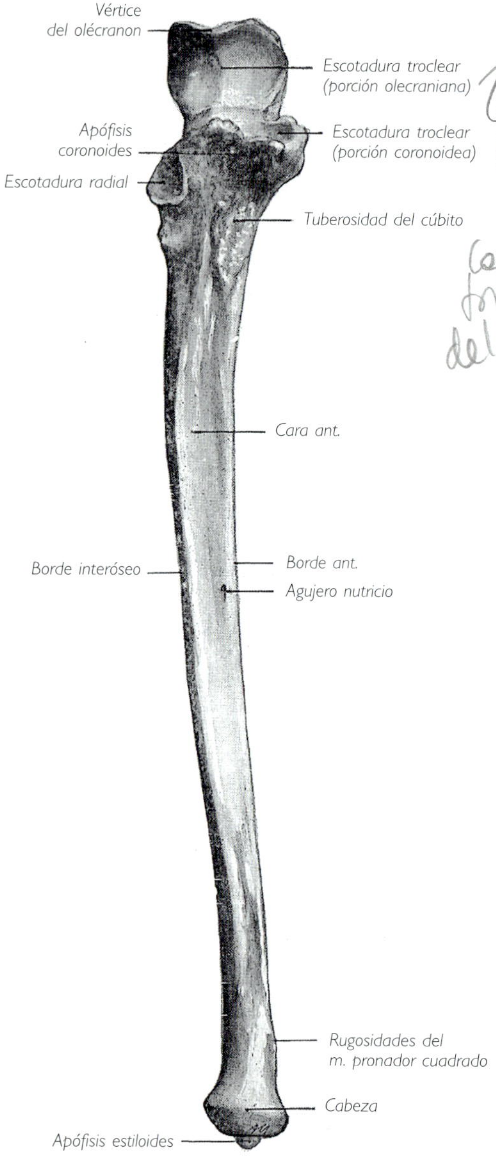

Fig. 21 ▪ Cúbito (visión anterior).

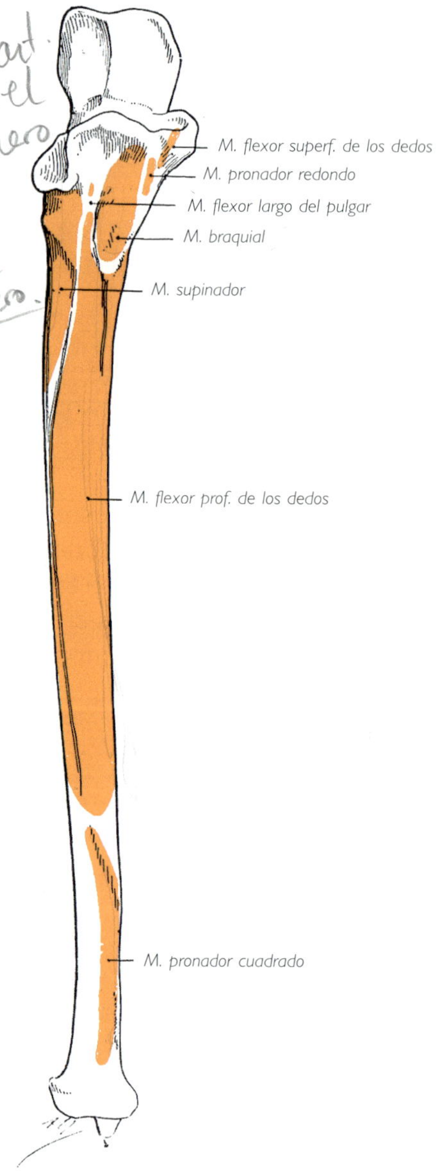

Fig. 22 ▪ Cúbito (visión anterior). Inserciones musculares.

minada *apófisis coronoides.* Entre las dos forman una cavidad articular en forma de gancho: la *escotadura troclear* (fig. 25).

a) OLÉCRANON. El olécranon sobrepasa la parte posterior del cuerpo del hueso. En él se distinguen: ❑ *a)* una *cara posterior* convexa, rugosa, triangular y de vértice inferior;

❑ *b)* una *cara anterior* articular que contribuye a formar la escotadura troclear; ❑ *c)* una *cara inferior* o *base,* por la cual el olécranon presenta continuidad con el cuerpo del hueso; ❑ *d)* una *cara superior o vértice* que es rugosa posteriormente, donde se inserta el músculo tríceps braquial, y lisa en su mitad anterior, donde se observa no obstante una banda estrecha, rugosa y cóncava posteriormente, que sirve de inserción a la cápsula articular; esta cara se prolonga anteriormente formando un saliente curvo denominado *vértice del olécranon* o *pico del olécranon,* y ❑ *e)* dos *caras, lateral y medial,* en las que se insertan los fascículos posteriores de los ligamentos colaterales cubital y radial de la articulación del codo. En la cara medial también se inserta posteriormente el músculo flexor cubital del carpo. En la cara lateral se inserta el músculo ancóneo.

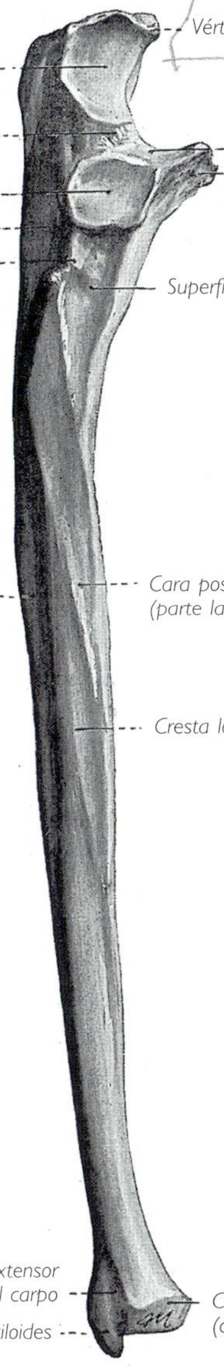

Fig. 23 ▪ Cúbito (visión lateral; cara posterior y borde interóseo).

b) APÓFISIS CORONOIDES. Presenta la forma de una pirámide cuadrangular. Su vértice, situado anteriormente y denominado *vértice* o *pico de la apófisis coronoides,* está ligeramente incurvado en sentido superior. La *base* se implanta en la cara anterior del cúbito inferior y anteriormente al olécranon. De las cuatro caras de la apófisis, ❑ la *cara superior* es articular y pertenece a la escotadura troclear; ❑ la *cara inferior* es rugosa y, en su parte inferior y medial, sirve de inserción al músculo braquial; ❑ la *cara medial* es también rugosa y sirve de inserción a los fascículos anterior y medio del ligamento colateral cubital de la articulación del codo; en la parte media de esta cara se observa casi siempre el *tubérculo coronoideo,* en el que se inserta el fascículo medio de este ligamento; ❑ la *cara lateral* presenta una superficie articular elíptica, de eje mayor anteroposterior y cóncava lateralmente, denominada *escotadura radial* del cúbito (para más detalles, v. pág. 63). Esta cavidad presenta continuidad por su borde superior con la escotadura troclear. Su borde posterior es saliente y sirve de inserción al ligamento anular del radio y al fascículo medio del ligamento colateral radial, presentando conti-

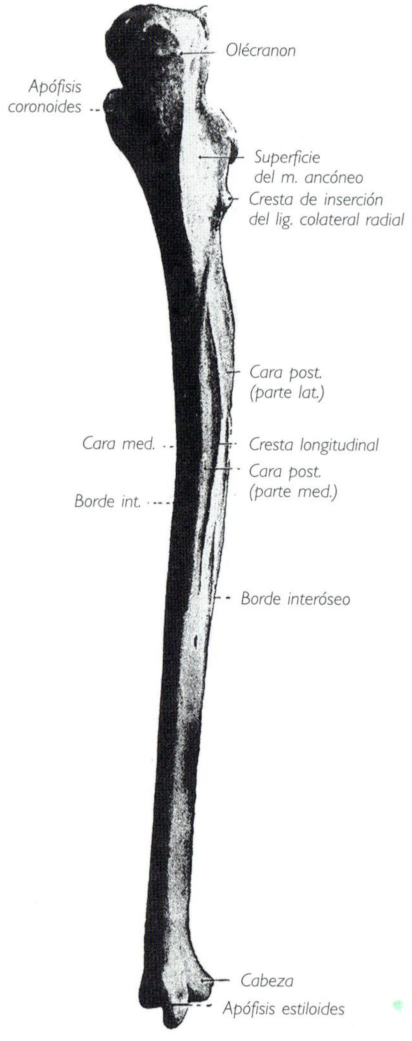

Fig. 24 ▪ Cúbito (visión posterior).

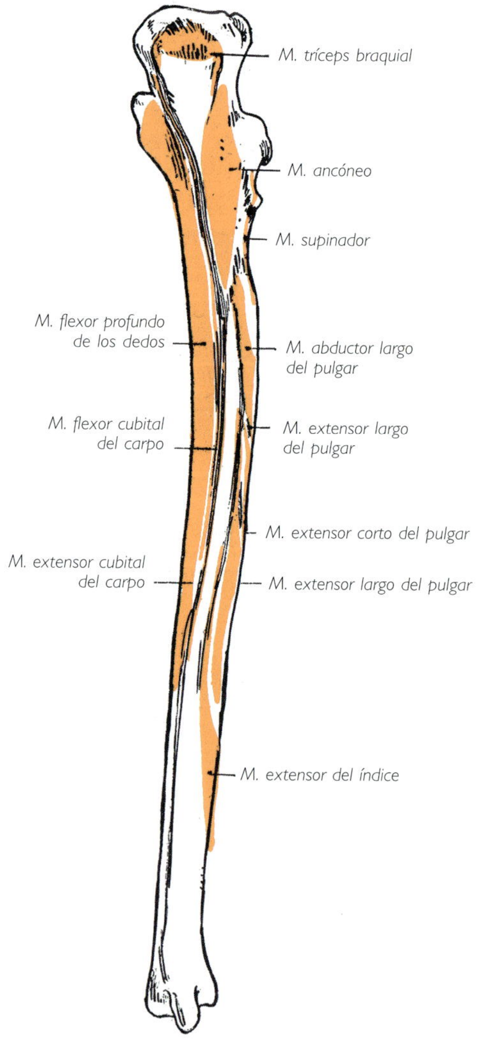

Fig. 25 ▪ Cúbito (visión posterior). Inserciones musculares.

nuidad inferiormente con la cresta que limita posteriormente la superficie del músculo supinador.

c) ESCOTADURA TROCLEAR. Está formada por la unión de la cara anterior del olécranon y la cara superior de la apófisis coronoides. Una ranura transversal separa las dos caras articulares. La escotadura troclear está dividida en dos vertientes por una cresta roma longitudinal que corresponde a la garganta de la tróclea del húmero (v. pág. 59).

C. **Extremo inferior**

El extremo inferior está ligeramente abultado. Presenta dos salientes: la cabeza del cúbito y la apófisis estiloides del cúbito (figs. 21, 23 y 24).

La *cabeza del cúbito* es una eminencia articular irregularmente redondeada. Se compone de dos segmentos, uno lateral y otro inferior. El segmento lateral es vertical y presenta la forma de un segmento de cilindro más amplio en su parte media que en los extremos. Se articula con la escotadura cubital del radio. ❏ El segmento inferior es ligeramente convexo y se corresponde con el disco articular de la articulación radiocarpiana. Los dos segmentos están separados por una cresta roma, convexa lateralmente.

La *apófisis estiloides del cúbito* es un saliente cónico, situado medial y un poco posterior a la cabeza del cúbito. Su vértice es romo y sirve de inserción al ligamento colateral cubital del carpo.

La apófisis estiloides del cúbito está separada de la cabeza del cúbito: inferiormente, por una escotadura en la que se inserta el disco articular; posteriormente, por un surco en relación con el tendón del músculo extensor cubital del carpo.

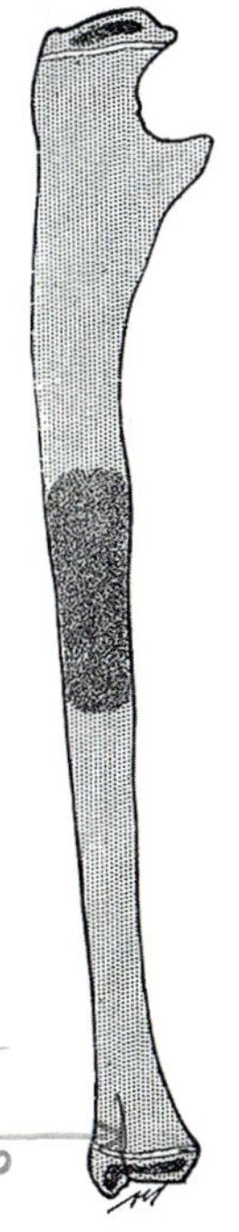

Fig. 26 ▪ Centros de osificación del cúbito (esquema).

ARQUITECTURA. El cuerpo del cúbito está formado por una lámina de tejido óseo compacto que rodea la cavidad medular. En los extremos encontramos una delgada lámina compacta que rodea el tejido óseo esponjoso.

musc. extensor cubital del carpo

OSIFICACIÓN. El cúbito se forma a partir de tres centros de osificación: uno primario y dos complementarios. El centro primario aparece al principio del segundo mes de vida fetal, y origina el cuerpo y gran parte de los extremos del hueso. ❏ Hay dos centros secundarios: superior e inferior. El superior forma la parte superior del olécranon; se desarrolla de los 8 a los 14 años (Puyhaubert) y se suelda a la diáfisis de los 15 a los 20 años. El centro inferior da origen a la apófisis estiloides y a la parte inferior de la cabeza del cúbito (fig. 26); aparece de los 6 a los 9 años y se suelda de los 20 a los 24 años.

RADIO

pág 167 - Sobotta

El radio es un hueso largo situado lateralmente al cúbito, entre el capítulo del húmero y el carpo.

En el radio se describen un cuerpo o diáfisis y dos extremos.

A. **Cuerpo**

El cuerpo describe una curvatura que es a la vez cóncava medial y anteriormente. Aumenta progresivamente de volumen de superior a inferior. Es prismático triangular y presenta, por lo tanto, tres caras y tres bordes (fig. 19).

CARAS. Son tres: anterior, posterior y lateral.

1. Cara anterior. Se extiende ensanchándose desde la tuberosidad del radio hasta el extremo inferior del hueso (figs. 27 y 28). Se halla ligeramente excavada en su parte superior y sirve de inserción al músculo flexor largo del pulgar superiormente y al músculo pronador cuadrado en su parte inferior. El agujero nutricio del hueso se abre en esta cara, un poco superiormente a su parte media. ❑ La parte de esta cara que queda situada superiormente al segmento oblicuo del borde anterior del hueso se describe con la cara lateral de la diáfisis, ya que presenta continuidad con ella de forma casi inapreciable.

2. Cara posterior. Es redondeada superiormente y presenta una ligera excavación en su parte media, donde se observan una o dos crestas oblicuas inferior y lateralmente (figs. 29 y 30). Estas crestas limitan las superficies de inserción de los músculos abductor largo del pulgar y extensor corto del pulgar.

3. Cara lateral. Es convexa y redondeada. Presenta en su parte media una superficie rugosa destinada a la inserción del músculo pronador redondo. Superiormente sirve de inserción al músculo supinador (figs. 27 a 30).

BORDES. Se dividen en anterior, posterior e interóseo.

1. Borde anterior. Se extiende desde el extremo inferior de la tuberosidad del radio hasta la base de la apófisis estiloides del radio. En su parte inicial está orientado oblicuamente inferior y lateral, y después verticalmente. Este borde se halla muy marcado en su parte superior, se atenúa en su parte media y vuelve a acentuarse en su extremo inferior (fig. 27). Sirve de inserción en su parte superior a la cabeza radial del músculo flexor superficial de los dedos.

2. Borde posterior. Es redondeado y romo, y más acentuado en su parte media que en sus dos extremos (fig. 29).

3. Borde interóseo. Limita lateralmente el espacio interóseo del antebrazo. Es delgado y cortante, y se extiende desde la parte inferior de la tuberosidad del radio hasta el extremo inferior del hueso, donde se bifurca (figs. 27 y 29) . Presenta, 4 o 5 cm inferiormente a la tuberosidad del radio, un saliente rugoso y alargado, que denominaremos *tubérculo interóseo*. Este tubérculo está determinado por la inserción radial de los fascículos principales de la membrana interósea del antebrazo (Rouvière y Granel). En la unión del cuarto inferior con los tres cuartos superiores de la diáfisis, el borde interóseo se divide en dos ramas, anterior y posterior, que limitan la cara medial del extremo inferior.

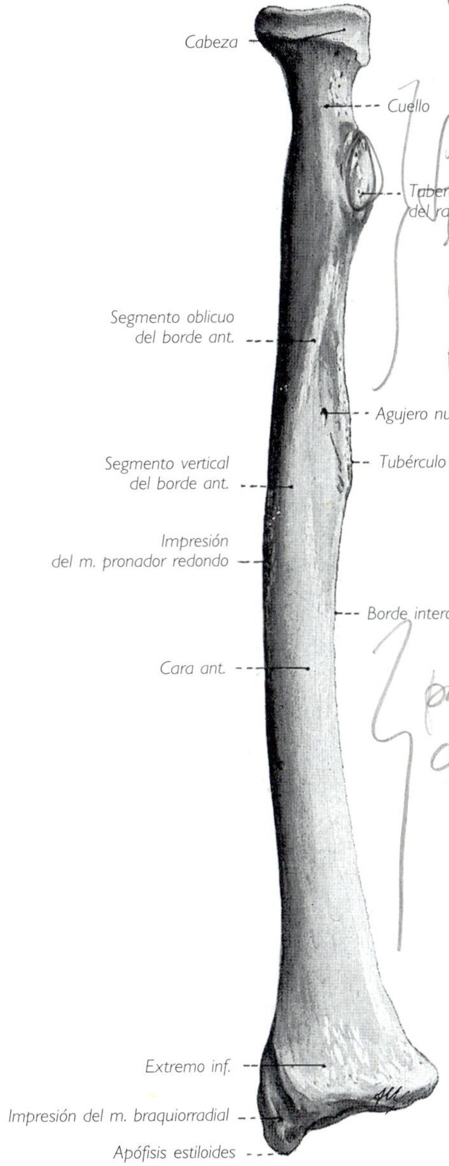

Fig. 27 ▪ Radio (visión anterior).

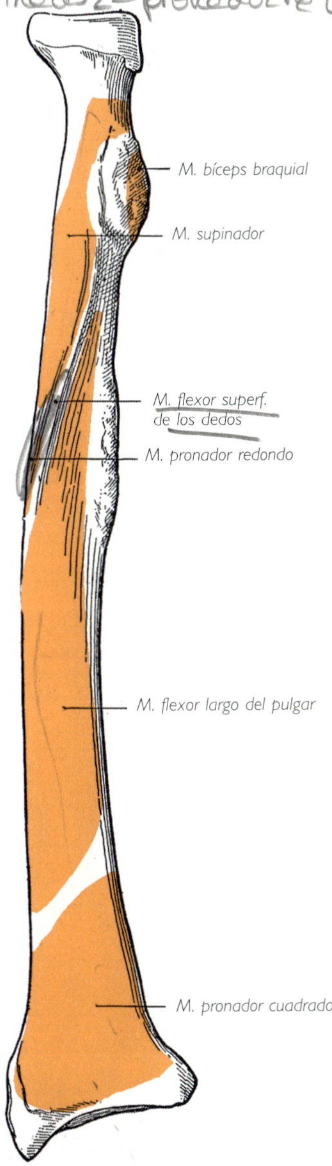

Fig. 28 ▪ Radio (visión anterior). Inserciones musculares.

B. **Extremo superior**

Se compone de tres partes: la *cabeza del radio,* el *cuello del radio* y la *tuberosidad del radio* (figs. 27 y 29).

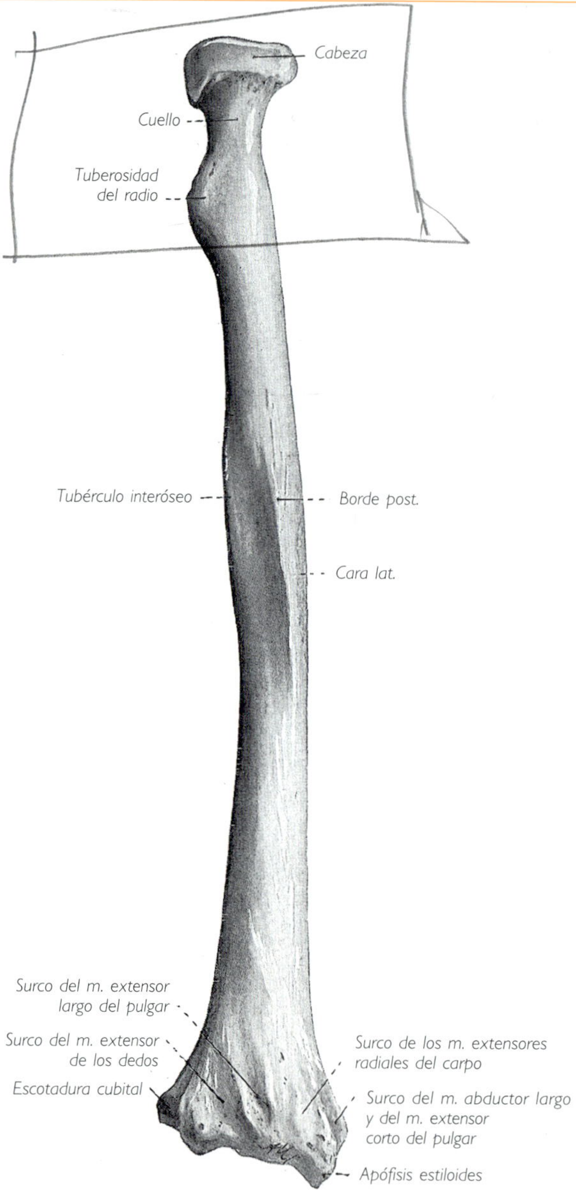

Fig. 29 ▪ Radio (visión posterior).

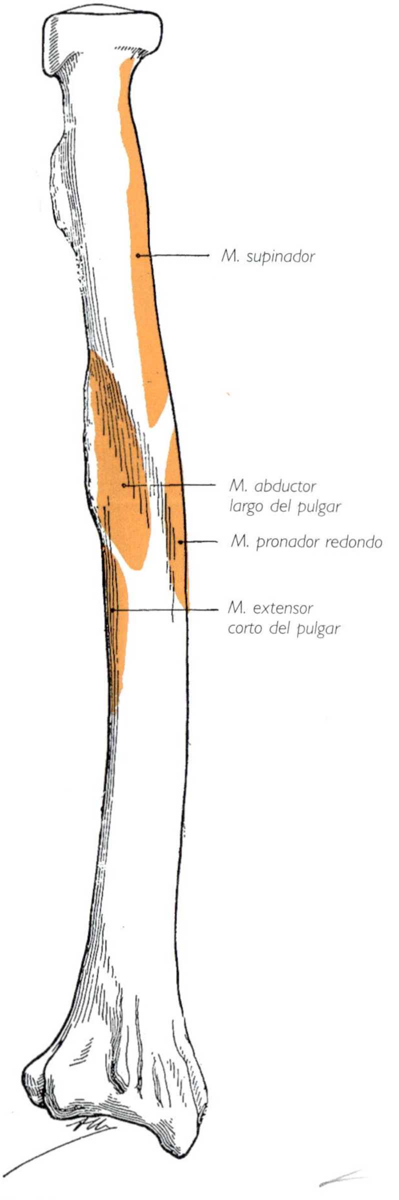

Fig. 30 ▪ Radio (visión posterior). Inserciones musculares.

La *cabeza del radio* es el saliente en que termina superiormente este hueso. Es casi cilíndrica, aunque en un corte transversal resulta oval, con el extremo grueso orientado medialmente. Es más alta medial que lateralmente, con un promedio de 7 a 8 mm de altura. La cara superior de la cabeza del radio, denominada *fosita articular,* está regularmente excavada y se articula con el capítulo del húmero. La parte medial del borde de la fosita articular está tallada en bisel, correspondiéndose con la vertiente troclear del surco capitulotroclear.

La fosita articular presenta continuidad con una segunda superficie articular situada en todo el contorno de la cabeza del radio. Esta circunferencia articular, de 7 a 8 mm de altura en su parte medial, se estrecha de medial a lateral. Se articula con la escotadura radial del cúbito.

La cabeza del radio está sostenida por una porción estrecha, denominada *cuello del radio,* que es de forma cilíndrica, mide aproximadamente 1 cm de altura y se dirige oblicuamente inferior y medial.

La *tuberosidad del radio* es una eminencia ovoide, de eje mayor vertical, situada en la parte anteromedial del hueso, en la unión del cuello y el cuerpo del radio. Es lisa anteriormente e irregular posteriormente, donde sirve de inserción al tendón del músculo bíceps braquial.

C. **Extremo inferior**

El extremo inferior es voluminoso, ligeramente aplanado de anterior a posterior y tiene la forma de un prisma cuadrangular.

La *cara inferior* es articular, de forma triangular y base medial. Constituye la *cara articular carpiana.* Está dividida por una cresta roma anteroposterior en dos partes: una lateral, triangular, que se articula con el hueso escafoides, y otra medial, cuadrilátera, que corresponde al hueso semilunar.

La *cara anterior* continúa inferiormente la cara anterior del cuerpo del hueso. Es lisa y cóncava, y sirve de inserción al músculo pronador cuadrado (fig. 27).

La *cara posterior* es continuación de la cara posterior del cuerpo del hueso. Está recorrida por dos surcos: uno lateral, estrecho, oblicuo inferior y lateralmente, destinado al tendón del músculo extensor largo del pulgar; otro medial, vertical, ancho y poco profundo, destinado a los tendones de los músculos extensor de los dedos y extensor del índice (fig. 29).

La *cara lateral* está orientada lateral y posteriormente. Es prolongación de la cara lateral del cuerpo. También se halla recorrida por dos surcos verticales: uno anterior para los tendones de los músculos abductor largo del pulgar y extensor corto del pulgar, y otro posterior, más ancho, para los tendones de los músculos extensores radiales del carpo. Este último suele hallarse dividido por medio de una cresta roma en dos surcos yuxtapuestos, destinados a cada uno de los tendones de estos músculos.

La cara lateral se prolonga inferiormente por medio de una eminencia piramidal: la *apófisis estiloides del radio.* En la base de esta apófisis se inserta el músculo braquiorradial y en el vértice el ligamento colateral radial del carpo.

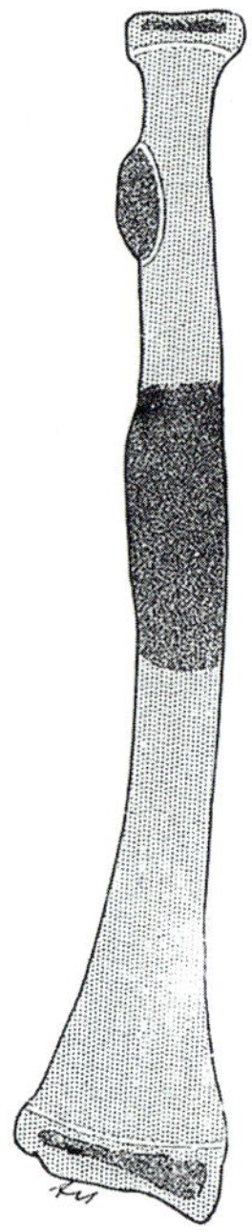

Fig. 31 ▪ Centros de osificación del radio (esquema).

La *cara medial* es triangular y cóncava de anterior a posterior. Está limitada por las dos ramas de bifurcación del borde interóseo del cuerpo del hueso. La inserción de la membrana interósea del antebrazo se prolonga sobre la rama posterior.

Esta cara presenta dos partes, superior e inferior. La parte superior es rugosa y sirve de inserción a los fascículos más profundos del músculo pronador cuadrado. La parte inferior está ocupada por una carilla articular, denominada *escotadura cubital del radio,* que es cóncava y alargada de anterior a posterior, y se articula con la cabeza del cúbito (v. pág. 71).

ARQUITECTURA. La vaina de tejido óseo compacto que rodea la cavidad medular se extiende únicamente en las tres cuartas partes superiores de la diáfisis. Sus extremos están formados por tejido óseo esponjoso cubierto por una delgada lámina de tejido óseo compacto. El tejido óseo compacto diafisario desciende, en el extremo inferior, más inferior anterior que posteriormente; esta disposición explica la dirección oblicua superior y posterior de las líneas de fractura del extremo inferior.

OSIFICACIÓN. El centro de osificación primario forma el cuerpo del hueso y la parte vecina de las epífisis. Aparece al principio del segundo mes de vida fetal. Hay tres centros complementarios: uno para la parte superior de la cabeza, otro para el extremo inferior y un tercero para la tuberosidad del radio (fig. 29). ❑ El primero aparece de los 4 a los 9 años (Puyhaubert) y se une al resto del hueso de los 16 a los 18 años; ❑ el segundo se forma entre el primer y el segundo año (Puyhaubert) y se suelda al resto del hueso de los 20 a los 25 años; finalmente, ❑ el tercero aparece a los 14 años y poco después se une a la diáfisis.

IV. HUESOS DE LA MANO

Los huesos de la mano forman tres grupos óseos distintos: el *carpo,* el *metacarpo* y las *falanges* (figs. 32 y 33).

CARPO

El carpo está formado por ocho huesos cortos dispuestos en dos hileras: una *superior* o *antebraquial* y otra *inferior* o *metacarpiana.* En conjunto forman un canal de concavidad anterior por el que se deslizan los tendones de los músculos flexores de los dedos (figs. 30 y 134). A excepción del hueso piramidal, del hueso pisiforme y del hueso ganchoso, la mayor parte de los huesos del carpo presentan forma cúbica y en consecuencia, constan de seis caras.

Las caras *anterior* y *posterior* de cada hueso son rugosas y corresponden a las caras palmar y dorsal de la mano. Las caras superior, inferior y laterales o mediales son articulares, exceptuando las caras laterales o mediales de los huesos situados en los extremos de ambas filas del carpo.

A. **Fila superior**

Está formada de lateral a medial por los huesos *escafoides, semilunar, piramidal* y *pisiforme* (figs. 32 a 36).

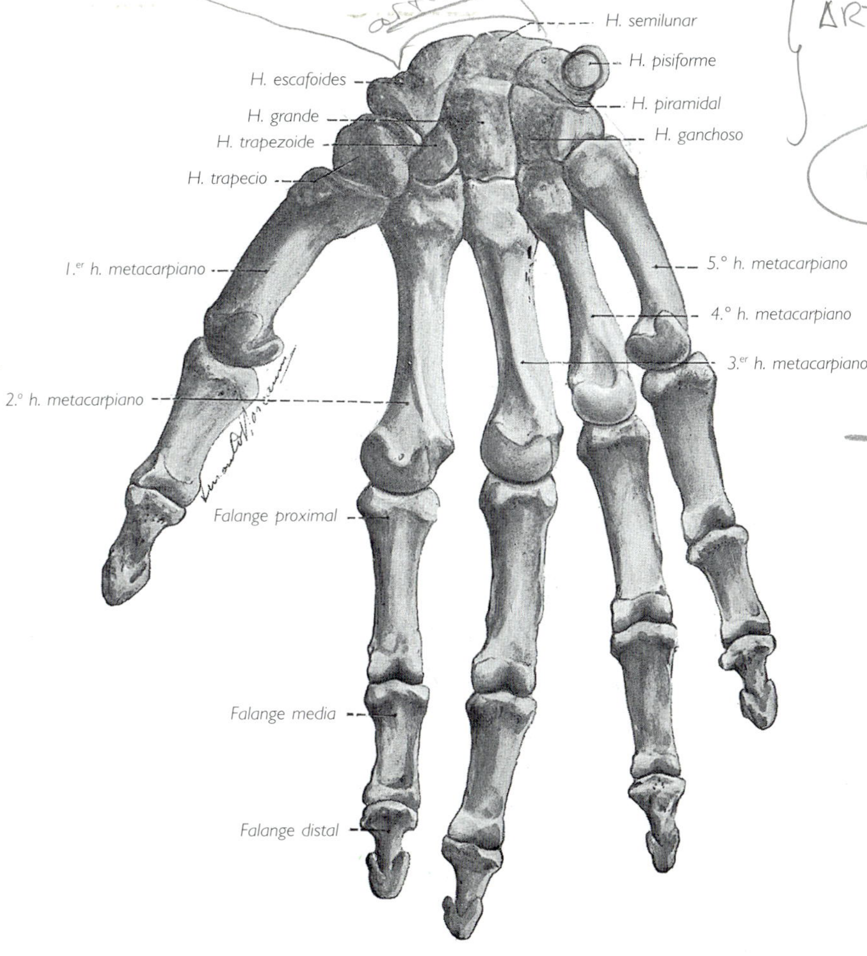

Fig. 32 ▪ Esqueleto de la mano (visión palmar).

a) HUESO ESCAFOIDES. Es el más lateral de los huesos de la primera fila. Es alargado de superior a inferior y de medial a lateral. Se describen en él: ❑ una *cara anterior* o *palmar,* rugosa, que se prolonga lateralmente por medio de un saliente denominado *tubérculo del hueso escafoides,* en el que se inserta el ligamento colateral radial del carpo; ❑ una *cara posterior o dorsal* estrecha y reducida a un surco rugoso; ❑ una *cara superior* convexa, articular y en relación con el radio; ❑ una *cara inferior,* también convexa y articular, para los huesos trapecio y trapezoide; ❑ una *cara medial* que posee dos superficies articulares: una superior, pequeña y casi plana, que se relaciona con el hueso semilunar, y otra inferior, cóncava y mucho más extensa, articulada con el hueso grande; finalmente, ❑ una *cara lateral,* que es rugosa y está excavada por un surco relacionado con la arteria radial (Poirier).

b) HUESO SEMILUNAR. Está situado entre los huesos escafoides y piramidal. ❑ Su *cara anterior* es convexa, mientras que su *cara posterior* es casi plana; ambas caras son rugosas; ❑ la *cara superior* es convexa y se articula con el radio; ❑ la *cara inferior* es cóncava y se une al hueso grande lateralmente y, por medio de una superficie estrecha, al hueso ganchoso medialmente; ❑ la *cara lateral* se articula con el hueso escafoides; ❑ la *cara medial* con el hueso piramidal.

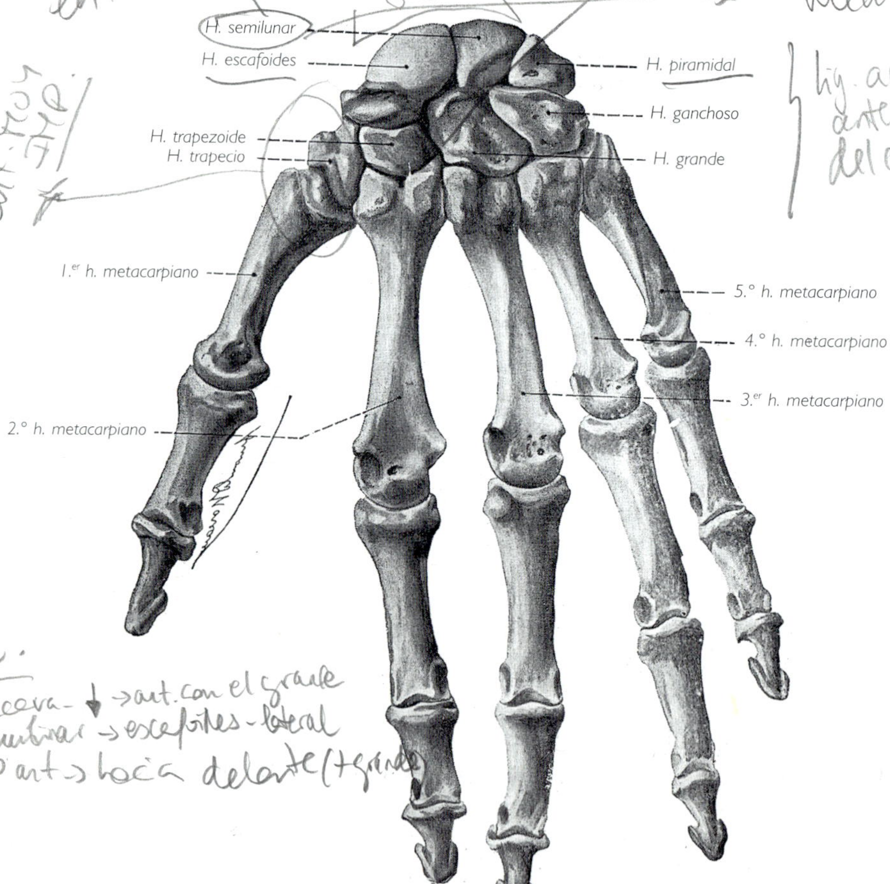

Fig. 33 ▪ Esqueleto de la mano (visión dorsal).

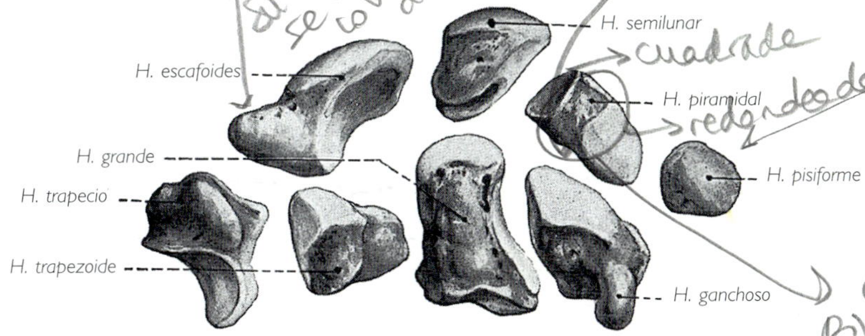

Fig. 34 ▪ Huesos del carpo (visión palmar).

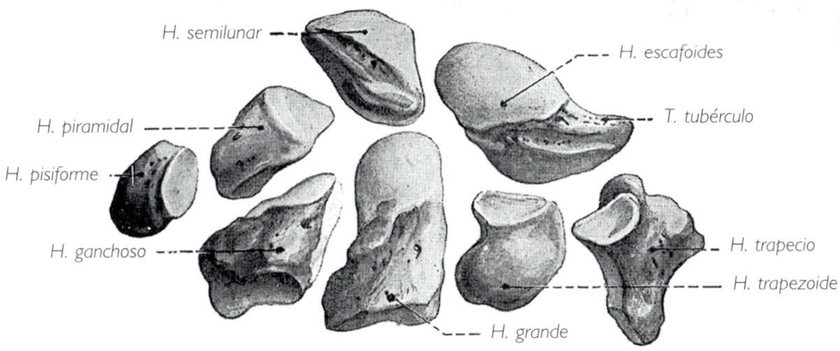

Fig. 35 ▪ Huesos del carpo (visión dorsal).

c) HUESO PIRAMIDAL. Está situado medialmente al hueso semilunar y presenta la forma de una pirámide cuadrangular. Se describen en él: ❑ *a)* una *cara superior* convexa, articulada con el disco articular; ❑ *b)* una *cara inferior* cóncava, en conexión con el hueso ganchoso; ❑ *c)* una *cara anterior* en la que se advierte una pequeña superficie articular ligeramente convexa destinada al hueso pisiforme; ❑ *d)* una *cara posterior* que presenta un saliente rugoso transversal, la *cresta del hueso piramidal,* en el que se inserta un fascículo del ligamento colateral cubital del carpo; ❑ *e)* una *cara lateral* o *base* articulada con el hueso semilunar, y ❑ *f)* un *vértice* medial rugoso.

d) HUESO PISIFORME. Se trata de un hueso irregularmente redondeado, que presenta: ❑ *a)* una cara articular posterior, ligeramente cóncava, en conexión con la cara anterior del hueso piramidal; ❑ *b)* lateralmente, un surco poco profundo en relación con la arteria cubital, y ❑ *c)* anteriormente, la superficie de inserción del músculo flexor cubital del carpo en su parte superior y del músculo abductor del meñique en su parte inferior.

B. **Fila inferior**

Esta fila comprende también cuatro huesos que son, de lateral a medial, los huesos: *trapecio, trapezoide, grande* y *ganchoso* (figs. 32 a 36).

a) HUESO TRAPECIO. Es el más lateral de los huesos de la segunda fila. Se describen en él: ❑ *a)* una *cara anterior* que presenta un surco en el que se desliza el tendón del músculo flexor radial del carpo; este surco está limitado lateralmente por una cresta saliente, denominada *tubérculo del hueso trapecio;* ❑ *b)* una *cara posterior* rugosa que presenta en sus extremos lateral y medial un tubérculo destinado a inserciones ligamentosas; ❑ *c)* una *cara superior* articular cóncava en relación con el hueso escafoides; ❑ *d)* una *cara inferior* convexa de anterior a posterior y cóncava transversalmente, que se articula con el primer metacarpiano; ❑ *e)* una *cara lateral* rugosa, y ❑ *f)* una *cara medial* que se halla en relación, mediante dos superficies articulares distintas, con el hueso trapezoide superiormente y con el segundo hueso metacarpiano inferiormente.

b) HUESO TRAPEZOIDE. Está situado entre el hueso trapecio y el hueso grande. ❑ Sus caras *anterior* y *posterior* son rugosas; ❑ su *cara superior* es cóncava y se articula con el hueso escafoides; su *cara inferior* se une al segundo hueso metacarpiano por medio de

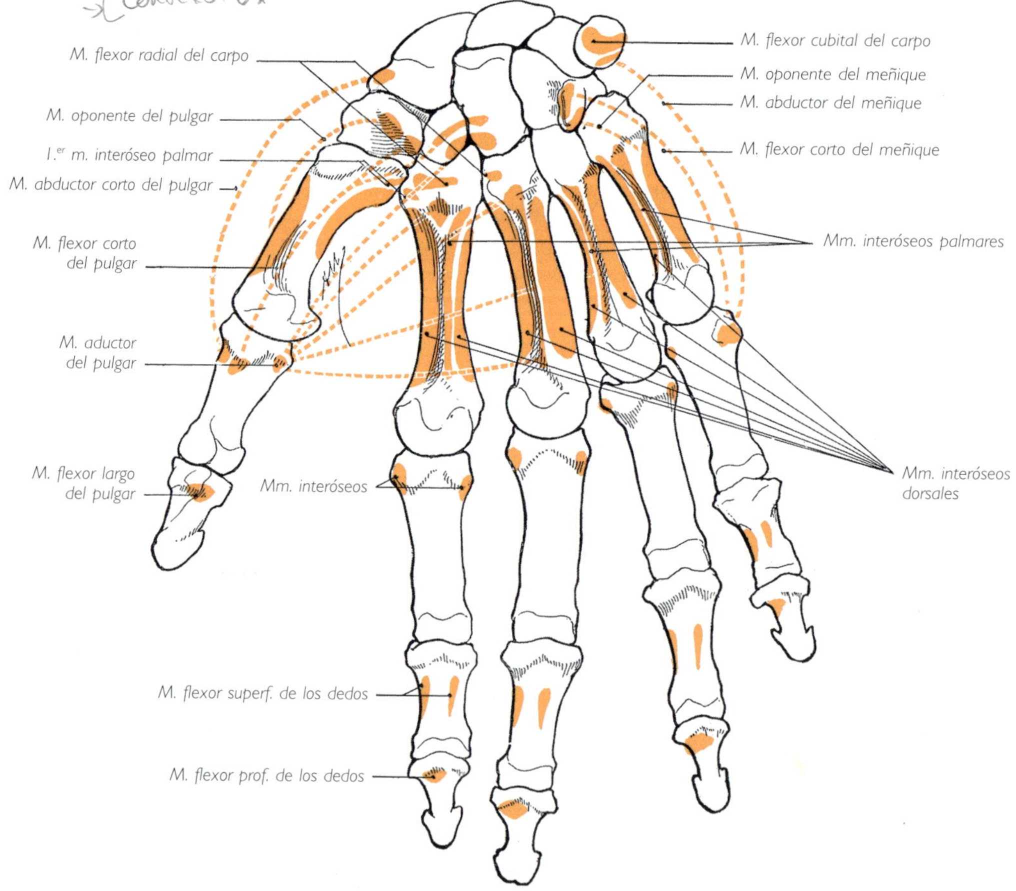

Fig. 36 ▪ Esqueleto de la mano (visión palmar). Inserciones musculares.

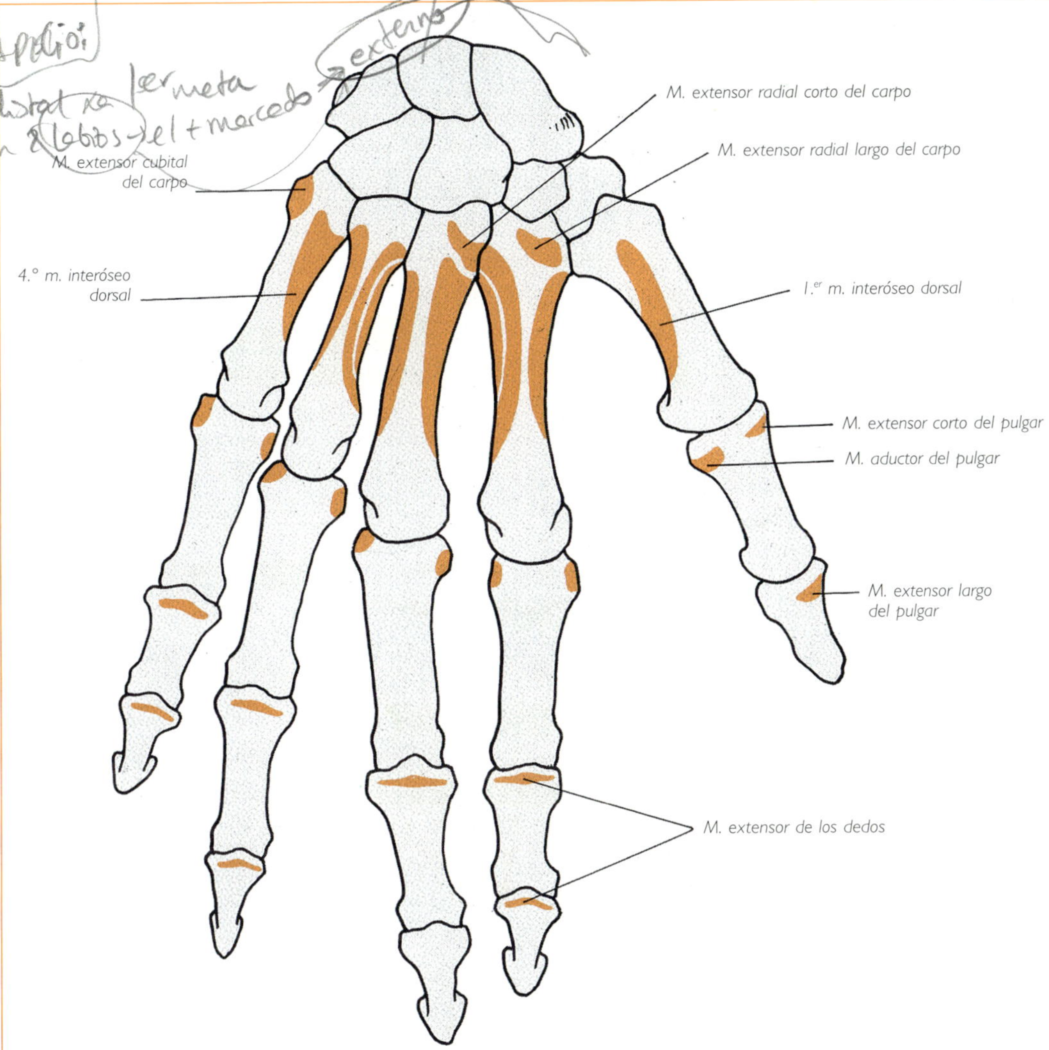

Fig. 37 ▪ Esqueleto de la mano (visión dorsal). Inserciones musculares. (Según Poirier.)

una carilla cóncava de anterior a posterior y convexa transversalmente. ❑ Su *cara lateral* es convexa de superior a inferior y cóncava de anterior a posterior, y corresponde al hueso trapecio; ❑ su *cara medial* es cóncava y se articula con el hueso grande.

c) HUESO GRANDE. Es el más voluminoso de los huesos del carpo. Es alargado de superior a inferior, correspondiendo su eje mayor con el de la propia mano. Se describen en él una parte superior redondeada denominada *cabeza*, una parte inferior o *cuerpo* y una zona intermedia denominada *cuello*.

La *cara anterior* del hueso grande es rugosa. ❑ La *cara posterior* se prolonga inferiormente por medio de un saliente: la *apófisis del hueso grande*. ❑ La *cara superior* es convexa y se articula con los huesos escafoides y semilunar. ❑ La *cara inferior* constituye una superficie articular en la cual se pueden distinguir tres carillas yuxtapuestas para el segundo, tercer y cuarto huesos metacarpianos. ❑ La *cara lateral* se une superiormente al hueso escafoides por medio de una superficie convexa que prolonga la superficie articular superior; inferiormente se articula con el hueso trapezoide mediante una carilla distinta. ❑ La *cara medial* presenta una superficie articular destinada al hueso ganchoso.

d) Hueso ganchoso. Presenta la forma de un prisma triangular. Por lo tanto, consta de cinco caras: dos bases no articulares, una anterior y otra posterior, y tres caras articulares. ❑ La *cara anterior* presenta un saliente en forma de gancho *(gancho del hueso ganchoso),* que es aplanado de lateral a medial; su cara lateral es cóncava y limita medialmente el canal carpiano; su cara medial presenta un surco producido por el paso del ramo profundo del nervio cubital y la rama palmar profunda de la arteria cubital. En la parte inferomedial del gancho se insertan los músculos flexor corto del meñique y oponente del meñique. ❑ La *cara posterior* del hueso ganchoso es rugosa. ❑ La *cara inferior* es articular y está dividida en dos carillas: una lateral y cóncava para el cuarto metacarpiano, y otra medial, cóncava de anterior a posterior y convexa de lateral a medial, para el quinto metacarpiano. ❑ La *cara lateral* se articula con el hueso grande. ❑ La *cara superomedial,* que es convexa superiormente y cóncava inferiormente, es rugosa a lo largo de su borde inferior. Algunos autores describen esta estrecha banda rugosa como una cara medial. La cara superomedial está articulada superiormente con el hueso piramidal. Las caras lateral y superomedial se unen superiormente formando una arista roma en relación con el hueso semilunar.

e) Macizo óseo carpiano. Canal carpiano y conducto carpiano. En resumen, los ocho huesos del carpo forman en su conjunto un macizo óseo que presenta cuatro caras (anterior, posterior, superior e inferior) y dos bordes (lateral y medial) (figs. 32 y 33).

La cara anterior está excavada en forma de canal: *canal carpiano* (figs. 32 y 134). Este canal está limitado lateralmente por los tubérculos de los huesos escafoides y trapecio, y medialmente por la eminencia del hueso pisiforme y el gancho del hueso ganchoso. Una lámina fibrosa gruesa, el *retináculo flexor,* que se extiende transversalmente entre los salientes óseos que

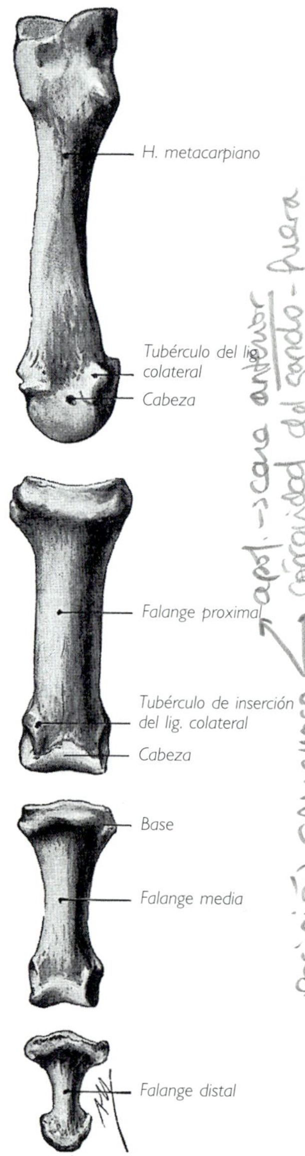

Fig. 38 ▪ Hueso metacarpiano y falanges.

limitan lateralmente el canal carpiano, lo transforma en un conducto osteofibroso. Por este conducto, denominado *conducto carpiano,* discurren el nervio mediano, y los tendones de los músculos flexor superficial de los dedos, flexor profundo de los dedos y flexor radial del carpo. ❑ La *cara posterior* del macizo carpiano es convexa. ❑ La *cara superior* es articular y está formada por las caras superiores de los huesos escafoides, semilunar y piramidal. Constituye una superficie articular convexa, denominada *cóndilo carpiano,* que corresponde a los extremos inferiores de los huesos del antebrazo. ❑ La *cara inferior* está formada por una serie de carillas que se articulan con las carillas articulares superiores de los huesos metacarpianos. ❑ Los *bordes laterales* son rugosos y sirven de inserción a músculos y, sobre todo, a ligamentos.

■ **ARQUITECTURA.** Los huesos del carpo están formados por tejido óseo esponjoso cubierto por una delgada lámina de tejido óseo compacto.

■ **OSIFICACIÓN.** Cada uno de estos huesos se desarrolla a partir de un solo centro de osificación (fig. 39). Sin embargo, debe exceptuarse el hueso escafoides, que resultaría, según Leboucq, de la soldadura de dos piezas óseas primarias distintas: el hueso escafoides propiamente dicho y el *hueso central del carpo,* situado entre el hueso escafoides y el hueso grande.

Los centros de osificación aparecen en el orden siguiente: ❑ hueso grande y hueso ganchoso, en el primer año; ❑ hueso piramidal, de 1 año y medio a 4 años y medio; ❑ hueso semilunar, de 2 a 6 años; ❑ huesos trapecio y trapezoide, de 3 a 6 años; ❑ hueso escafoides, de 5 a 6 años, y ❑ hueso pisiforme, de 10 a 14 años (Puyhaubert).

METACARPO

El metacarpo constituye el esqueleto de la palma y del dorso de la mano. Se compone de cinco huesos largos *(huesos metacarpianos),* que se articulan superiormente con los huesos de la segunda fila del carpo e inferiormente con las falanges proximales de los dedos (figs. 32 y 33). Los espacios limitados entre ellos se denominan *espacios interóseos.* De lateral a medial reciben el nombre de primero, segundo, tercero, cuarto y quinto metacarpianos.

Los metacarpianos presentan una serie de *características generales* que son comunes a todos ellos, así como *características particulares* propias de cada uno, que permiten distinguirlos entre sí.

A. Características comunes de los huesos metacarpianos

Se distinguen un cuerpo y dos extremos: la base y la cabeza del hueso metacarpiano (figs. 32 y 33).

1. Cuerpo. Describe una curva de concavidad anterior y posee una forma prismática triangular, por lo que presenta: ❑ *a)* una *cara posterior* ligeramente convexa, ancha inferiormente y afilada superiormente; ❑ *b)* dos *caras, lateral* y *medial,* que limitan los espacios interóseos y en las que se insertan los músculos interóseos (fig. 36); ❑ *c)* dos *bordes, lateral* y *medial,* más marcados en la mitad inferior que en la superior del cuerpo del hueso, y ❑ *d)* un *borde anterior* cóncavo.

2. Base. La base del hueso metacarpiano es superior y cuboide. Presenta: ❑ *a)* una *cara superior* articular en relación con los huesos de la segunda fila del carpo; ❑ *b)* dos *caras, lateral* y *medial,* también articulares, en conexión con las de los metacarpianos vecinos, y ❑ *c)* una *cara dorsal* y una *cara palmar,* provistas de rugosidades en las que se insertan ligamentos y músculos.

3. Cabeza. Representa el extremo inferior del hueso metacarpiano. Es aplanada de lateral a medial y presenta: ❑ *a)* una *cara inferior* convexa y articular, que se extiende más sobre la cara palmar que sobre la dorsal, articulándose con la base de la falange proximal correspondiente; ❑ *b)* dos *caras, lateral* y *medial,* ligeramente deprimidas y, superiormente a dicha depresión, un tubérculo en que se insertan los ligamentos colaterales de la articulación metacarpofalángica (fig. 38); ❑ *c)* una *cara dorsal* rugosa, y ❑ *d)* una *cara palmar* ocupada en gran parte por la superficie articular.

B. Características propias de cada uno de los huesos metacarpianos

a) PRIMER HUESO METACARPIANO. ❑ *a)* Es el más corto y voluminoso de todos; ❑ *b)* es aplanado de anterior a posterior; ❑ *c)* su base no presenta superficies articulares lateral y medial, y ❑ *d)* la superficie articular de su base, en relación con el hueso trapecio, es cóncava de anterior a posterior y convexa transversalmente.
b) SEGUNDO HUESO METACARPIANO. ❑ *a)* Es el más largo de todos los huesos metacarpianos; ❑ *b)* su base está bifurcada en dos tubérculos (lateral y medial) y no presenta carilla articular lateral; ❑ *c)* la cara dorsal de la base presenta, en su parte lateral, una impresión triangular en que se inserta el músculo extensor radial largo del carpo; el ángulo superior de esta superficie de inserción presenta un saliente agudo que algunos autores denominan *apófisis estiloides del segundo hueso metacarpiano.*
c) TERCER Y CUARTO HUESOS METACARPIANOS. Cada una de las caras, lateral o medial, correspondientes de las bases presenta superficies articulares. La parte dorsolateral de la base del tercer hueso metacarpiano se prolonga superiormente formando una apófisis estiloides del tercer hueso metacarpiano; el músculo extensor radial corto del carpo se inserta en la cara dorsal del hueso en la base de esta apófisis. ❑ El cuarto hueso metacarpiano es mucho más delgado que el tercero.
d) QUINTO HUESO METACARPIANO. Su base presenta una sola carilla articular lateral. La cara medial de esta base presenta un tubérculo destinado a la inserción del músculo extensor cubital del carpo.

■ **ARQUITECTURA.** El cuerpo está formado por una vaina gruesa de tejido óseo compacto, que circunscribe una corta cavidad medular. Los extremos esponjosos también están cubiertos por tejido óseo compacto.

■ **OSIFICACIÓN.** Cada uno de los cuatro últimos huesos metacarpianos se desarrolla a partir de un centro de osificación primario para el cuerpo y un centro secundario para la cabeza (fig. 39). El desarrollo del primer hueso metacarpiano difiere del de los otros cuatro en que el centro primario forma el cuerpo y la cabeza, mientras que el centro secundario está destinado a la base. Los centros primarios se forman al segundo mes de vida fetal. Los centros secundarios se forman durante el tercer año y se sueldan al centro primario entre los 16 y los 18 años.

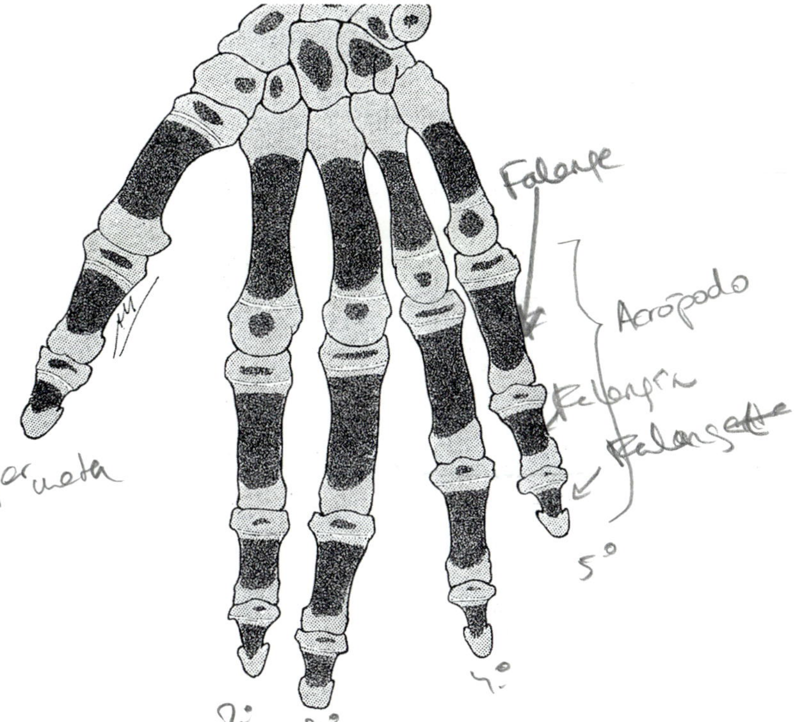

Fig. 39 ▪ Centros de osificación de los huesos de la mano.

FALANGES

Cada dedo, con excepción del pulgar, consta de tres segmentos óseos: los *huesos de los dedos* o *falanges.* El pulgar presenta solamente dos (figs. 32 y 33).

Se designan con los nombres de *falange proximal, media* y *distal,* consideradas desde el metacarpo hacia el extremo del dedo.

Las falanges son huesos largos. Presentan un cuerpo y dos extremos: la base y la cabeza de la falange.

a) FALANGE PROXIMAL. El *cuerpo* es semicilíndrico, convexo posteriormente y plano o ligeramente cóncavo anteriormente.

La *base* es superior y presenta: ❑ *a)* una cavidad glenoidea para la cabeza del metacarpiano y dos carillas palmares para los huesos sesamoideos, y ❑ *b)* dos tubérculos laterales contiguos a la cara palmar, determinados por la inserción de los ligamentos colaterales de la articulación metacarpofalángica.

La *cabeza* es inferior y termina en una tróclea relacionada con la base de la falange media. La superficie articular se extiende ampliamente sobre la cara palmar de la cabeza. ❑ En las caras laterales se observan una depresión y superiormente a ésta un tubérculo, formado por la inserción del ligamento colateral correspondiente.

b) FALANGE MEDIA. El *cuerpo* es semejante al de la falange proximal.

La *base* está provista de una superficie articular formada por dos vertientes laterales separadas por una cresta roma. Cada una de estas vertientes está representada por una carilla cóncava.

La *cabeza* presenta la misma configuración que la de la falange proximal.

c) FALANGE DISTAL. El *cuerpo* es muy corto, convexo dorsalmente y plano en su cara palmar.

La *base* es semejante a la de la falange media.

El *extremo distal* es ancho y convexo inferiormente, y presenta en su cara palmar una superficie rugosa y saliente en forma de herradura.

d) FALANGES DEL DEDO PULGAR. De las dos falanges del dedo pulgar, la *falange proximal* es muy semejante a la falange proximal de los otros dedos y recuerda, por algunas de sus características, a una falange media.

La *falange distal* es análoga a una falange distal. No obstante, las dos falanges del dedo pulgar son más voluminosas que las de los otros dedos.

ARQUITECTURA. Los cuerpos de las falanges están formados por una gruesa lámina de tejido óseo compacto que envuelve una cavidad medular muy poco desarrollada. Los extremos están constituidos por tejido óseo esponjoso revestido por una capa de tejido óseo compacto. El extremo inferior de las falanges distales está formado únicamente por tejido óseo compacto.

OSIFICACIÓN. Cada falange procede de un centro de osificación primario para el cuerpo y la cabeza, y de un centro secundario para la base (fig. 39). Los centros primarios se desarrollan durante el segundo mes de vida fetal. Los centros secundarios aparecen de los 2 a los 4 años y se unen al centro primario entre los 18 y los 20 años.

HUESOS SESAMOIDEOS

Se da el nombre de huesos sesamoideos a unos pequeños huesos que presentan la forma de granos de sésamo y que están situados bien en el espesor de ciertos tendones, bien en las proximidades de algunas articulaciones de la mano y del pie. Describiremos solamente, junto con el esqueleto, los huesos sesamoideos periarticulares.

En la mano existe un número variable de huesos sesamoideos, todos situados en la cara palmar.

Dos son constantes y se encuentran en la cara palmar de la articulación metacarpofalángica del dedo pulgar: el medial es redondeado y el lateral tiene forma oval. Cada uno de ellos presenta una cara posterior plana y articular, y una cara palmar convexa, en la que se insertan los músculos de la eminencia tenar.

Se pueden encontrar también huesos sesamoideos en relación con las articulaciones metacarpofalángicas de los dedos índice y meñique. Con menos frecuencia se observan en las articulaciones metacarpofalángicas del dedo medio y del anular y en la articulación interfalángica del dedo pulgar.

ARQUITECTURA. Al igual que todos los huesos cortos, los huesos sesamoideos están constituidos por tejido óseo esponjoso envuelto por una lámina de tejido óseo compacto.

OSIFICACIÓN. Se desarrollan por medio de un solo centro de osificación que aparece hacia el quinto año de vida.

ARTICULACIONES DEL MIEMBRO SUPERIOR

Las articulaciones del miembro superior comprenden: la articulación de la clavícula con la escápula, la articulación del hombro, la articulación del codo y las articulaciones radiocubital distal, radiocarpiana y de la mano.

I. ARTICULACIÓN DE LA CLAVÍCULA CON LA ESCÁPULA

La clavícula y la escápula están unidas por la articulación acromioclavicular y por el ligamento coracoclavicular.

ARTICULACIÓN ACROMIOCLAVICULAR

La articulación acromioclavicular une el acromion con la extremidad acromial de la clavícula. Es una articulación plana.

A. **Superficies articulares**

La *superficie acromial* ocupa la parte anterior del borde medial del acromion. La *superficie clavicular* está situada en la extremidad acromial de la clavícula. Las dos superficies son casi planas, elípticas y alargadas de anterior a posterior y un poco de medial a lateral. La superficie acromial está tallada en bisel a expensas de la cara superior del acromion, y se halla orientada superior y medialmente, mientras que la superficie clavicular presenta una orientación inversa y se apoya sobre la superficie acromial. Esto explica por qué la luxación de la clavícula superiormente es el tipo de luxación más frecuente de esta articulación.

Las dos superficies articulares están revestidas por una capa de fibrocartílago de superficie desigual y rugosa. Cuando no existe disco articular, el revestimiento fibrocartilaginoso de la superficie clavicular suele ser más grueso superiormente que en la parte inferior; por el contrario, en la superficie acromial es más grueso inferior que superiormente.

B. **Medios de unión**

Una cápsula articular y un ligamento acromioclavicular mantienen en contacto las superficies articulares.

CÁPSULA ARTICULAR. Presenta un manguito fibroso bastante grueso que se inserta en ambos huesos muy cerca del revestimiento fibrocartilaginoso. La cápsula articular está reforzada en su cara superior por el ligamento acromioclavicular (figs. 40 y 41).

LIGAMENTO ACROMIOCLAVICULAR. Este ligamento es muy fuerte y ocupa la cara superior de la articulación. Comprende dos planos fibrosos, uno profundo y otro superficial. El plano profundo constituye un engrosamiento de la propia cápsula articular. El plano superficial se compone de fascículos fibrosos que se dirigen oblicuamente de anterior a posterior y de lateral a medial, y cuya longitud crece de forma gradual de anterior a posterior. Este plano ligamentoso es distinto, por su textura, de la

ARTICULACIÓN DE LA CLAVÍCULA CON LA ESCÁPULA

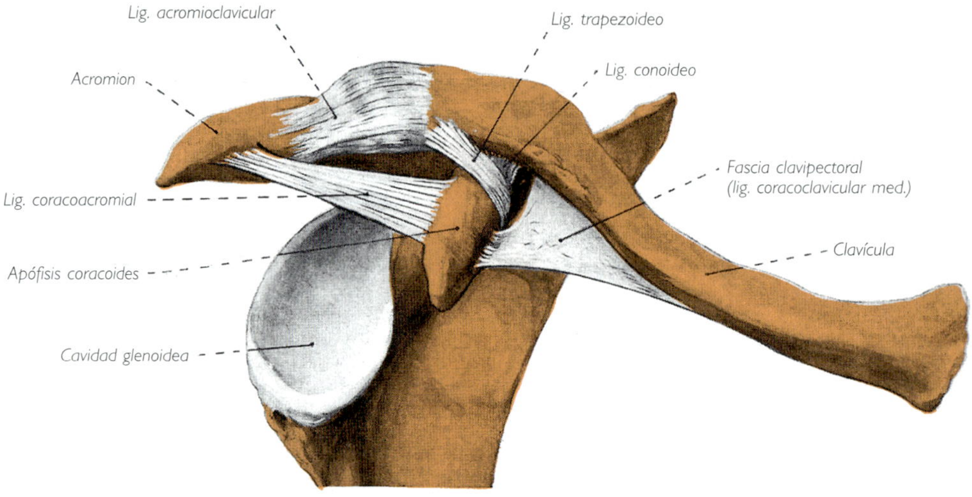

Fig. 40 ■ Articulación acromioclavicular y ligamento coracoclavicular.

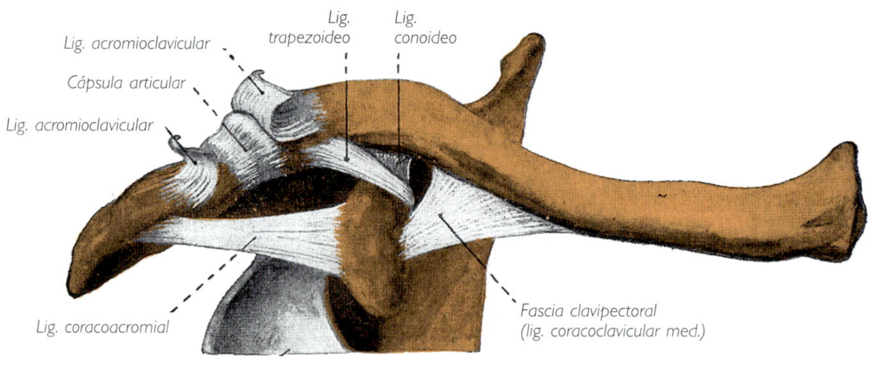

Fig. 41 ■ Articulación acromioclavicular y ligamento coracoclavicular. Se ha seccionado el ligamento acromioclavicular para mostrar la cápsula articular subyacente.

cápsula articular, de la cual puede separarse fácilmente en la mayor parte de los casos mediante disección (fig. 41). Su borde anterior describe un relieve sobre el plano capsular, un poco posterior al borde anterior de la articulación y a una distancia variable de éste.

Los fascículos superficiales del ligamento acromioclavicular proceden de la transformación fibrosa de las fibras del músculo trapecio que nacen del acromion. Estas fibras se separan de las del resto del músculo y presentan una inserción secundaria en la clavícula (Rouvière y Olivier).

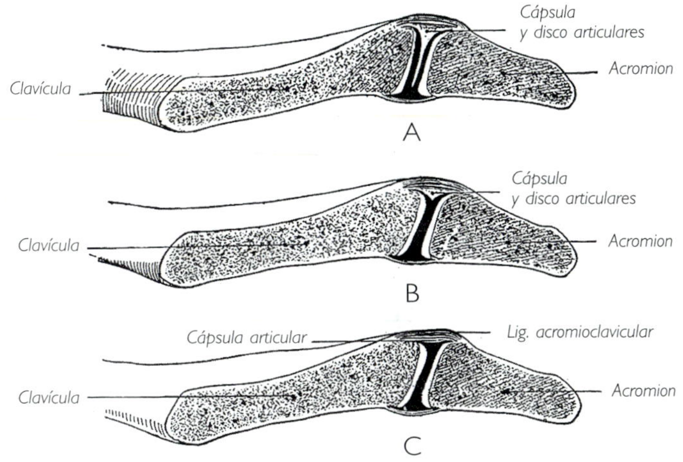

Fig. 42 ▪ A-C) Cortes frontales de la articulación acromioclavicular (semiesquemático).

DISCO ARTICULAR (figura 42). En una tercera parte de los casos, las superficies articulares no se corresponden de manera exacta. La adaptación perfecta es entonces asegurada por un disco articular fibrocartilaginoso o simplemente fibroso; a menudo el disco articular está formado por una lámina prismática triangular que ocupa la parte superior o inferior de la articulación. Se inserta por su base en la cápsula articular o en el fibrocartílago que reviste una u otra de las superficies articulares, y termina en la cavidad articular por medio de un borde libre (fig. 42, A y B). Excepcionalmente, el fibrocartílago constituye un disco articular completo que divide la cavidad articular en dos cavidades secundarias, una discoclavicular y otra discoacromial. El disco articular puede estar perforado en su porción central, de modo que las dos cavidades se comunican entre sí.

C. Membrana sinovial

Tapiza la cara profunda de la cápsula articular, se refleja a lo largo de la inserción del manguito fibroso y recubre el periostio hasta el contorno de las superficies articulares. La membrana sinovial es doble cuando existe un disco articular completo, esté o no perforado.

LIGAMENTO CORACOCLAVICULAR

La clavícula está unida a la apófisis coracoides por el *ligamento coracoclavicular,* que presenta a su vez dos porciones bien diferenciadas: el *ligamento trapezoideo* y el *ligamento conoideo* (fig. 41).

1. Ligamento trapezoideo o trapezoide. Se inserta por una parte, inferiormente, en la mitad o tercio posterior del borde medial del segmento horizontal de la apófisis coracoides, a lo largo de la cara superior y de la parte próxima a ésta. Por lo general las inserciones sobre la cara superior se extienden más hacia la parte posterior que hacia la parte anterior. Desde ese punto, el ligamento se dirige oblicuamente en sentido superior y lateral, y termina en el segmento anterior de la línea trapezoidea que presenta la extremidad acromial de la clavícula (fig. 43).

El ligamento trapezoideo consiste en una lámina fibrosa cuadrilátera, orientada según un plano oblicuo de superior a inferior y de lateral a medial. Presenta dos caras: una es anteromedial y se orienta medial, anterior y superiormente; la otra es posterolateral y presenta una orientación inversa, correspondiendo a la cara superior de la apófisis coracoides y al ligamento coracoacromial. El borde anterior es libre; el borde posterior está relacionado con el ligamento conoideo.

El ligamento trapezoideo tiene un grosor de 4 a 5 mm y está compuesto por dos hojas fibrosas poco diferenciadas superiormente pero separadas inferiormente, cerca de su inserción coracoidea, por tejido celular laxo que contiene a menudo una bolsa sinovial (Poirier).

2. Ligamento conoideo o conoide. Se inserta inferiormente, posterior al precedente, en el extremo posterior y saliente de la cara medial del codo formado por la apófisis coracoides, y en la parte cercana de la cara superior de dicha apófisis; esta inserción se prolonga inferiormente sobre la cara medial del segmento vertical de la apófisis coracoides. Desde esta inserción, los fascículos divergen en abanico, en un plano frontal, hacia la cara inferior de la clavícula. Se insertan en el tubérculo conoideo de la clavícula (fig. 43).

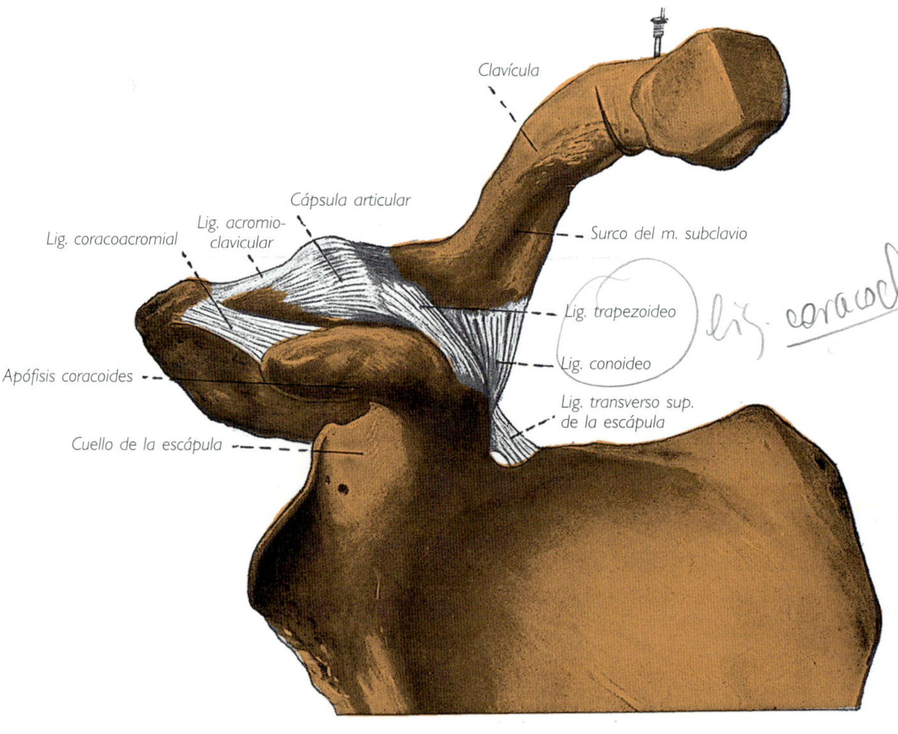

Fig. 43 ▪ Articulación acromioclavicular. Se ha separado superiormente la clavícula para mostrar los ligamentos conoideo y trapezoideo.

El ligamento conoideo es triangular de vértice inferior. Presenta dos caras (anterior y posterior) y dos bordes; de los bordes, uno es medial, vertical y libre, y otro lateral y oblicuo superior y lateralmente, estando a veces unido y a veces simplemente adosado al borde posterior del ligamento trapezoideo.

Los ligamentos conoideo y trapezoideo están dispuestos en dos planos casi perpendiculares entre sí: el ligamento conoideo se halla en un plano frontal y el trapezoideo en un plano oblicuo posterior y lateral. Forman las paredes de un ángulo diedro abierto medial y anteriormente, cuya arista corresponde a la línea de unión del borde posterior del ligamento trapezoideo con el borde lateral del ligamento conoideo. Este espacio angular está lleno de tejido celuloadiposo muy vacuolizado, que forma a veces una bolsa sinovial rudimentaria. Este tejido celuloadiposo se encuentra en ocasiones atravesado por tractos ligamentosos coracoclaviculares; muy a menudo está tabicado por una lámina fibrosa que prolonga lateralmente la fascia clavipectoral.

ARTICULACIÓN CORACOCLAVICULAR. En algunos movimientos del hombro, la clavícula y la apófisis coracoides se deslizan una sobre otra. De ese modo, se desarrolla una articulación coracoclavicular que presenta dos carillas articulares, una clavicular y otra coracoidea. Esta articulación está frecuentemente constituida por una capa fibrocartilaginosa que se incrusta en la cara superomedial del ligamento trapezoideo.

MECÁNICA. Esta articulación presenta movimientos de deslizamiento muy limitados, que pueden efectuarse en todos los sentidos. Los más extensos son los que se producen alrededor de un eje vertical, mediante los cuales las superficies articulares clavicular y acromial se deslizan una sobre otra siguiendo su eje mayor, es decir, de anterior a posterior y de posterior a anterior. Estos movimientos determinan la apertura o cierre del *ángulo escapuloclavicular.* El movimiento que produce la abertura de este ángulo está limitado por la tensión del ligamento conoideo, mientras que, si el ángulo disminuye, el movimiento es limitado por la tensión del ligamento trapezoideo (v. *Articulación del hombro* y movimientos de conjunto de la cintura escapular).

II. LIGAMENTOS PROPIOS DE LA ESCÁPULA

Se denominan *ligamentos propios de la escápula* las láminas fibrosas que se extienden entre diferentes partes de este hueso. Son tres: el *ligamento coracoacromial,* el *ligamento transverso superior de la escápula* y el *ligamento transverso inferior de la escápula.*

1. Ligamento coracoacromial (figs. 40 y 41). Se trata de una lámina fibrosa triangular fijada por su vértice al vértice del acromion y por su base al borde lateral de la apófisis coracoides. Los fascículos anteriores y posteriores son más gruesos que los fascículos medios. La cara superior del ligamento está en relación con la cara profunda del músculo deltoides. Su cara inferior se orienta hacia la articulación del hombro y los músculos periarticulares, de los que está separada por una bolsa sinovial, denominada *bolsa subacromial* o *bolsa subdeltoidea.* Su borde anterior presenta continuidad con la fascia que reviste la cara profunda del músculo deltoides; según Cornejo, la parte lateral del ligamento deriva de esta fascia. Su borde posterior se une a la fascia del músculo supraespinoso.

El ligamento coracoacromial, el acromion y la apófisis coracoides forman, superiormente a la articulación del hombro, una bóveda osteofibrosa acromiocoracoidea.

2. Ligamento transverso superior de la escápula. Se da este nombre a una delgada banda fibrosa que se extiende de un extremo al otro de la escotadura de la escápula, la cual transforma en un agujero osteofibroso por el que discurre el nervio supraescapular (fig. 43).

3. Ligamento transverso inferior de la escápula. Es un fascículo fibroso, estrecho y delgado, que se extiende del borde lateral de la espina de la escápula al reborde posterior de la cavidad glenoidea (fig. 51). Pasa a manera de un puente superiormente al surco que forma el cuello de la escápula. El orificio así limitado da paso a los vasos y nervio supraescapulares, que discurren desde la fosa supraespinosa hasta la fosa infraespinosa.

III. ARTICULACIÓN DEL HOMBRO

La articulación del hombro o articulación glenohumeral es una *articulación esferoidea* que une el húmero a la escápula.

A. **Superficies articulares**

Son la cabeza del húmero y la cavidad glenoidea de la escápula.

1. Cabeza del húmero. La cabeza del húmero (fig. 44) representa la tercera parte de una esfera de 30 mm de radio, ligeramente más extensa en sentido vertical que anteroposterior. Está revestida por una capa uniforme de cartílago de 2 mm de espesor aproximadamente. El revestimiento cartilaginoso está limitado por el labio medial del cuello anatómico y presenta, superiormente al tubérculo menor, una escotadura angular o en forma de media luna, que corresponde a la superficie que hemos descrito en osteología con el nombre de *fosita supratubercular del ligamento glenohumeral superior.*

En posición erguida y con el brazo extendido a lo largo del cuerpo, la cabeza del húmero se orienta medial, superior y posteriormente; su eje forma con el del cuerpo un ángulo de 130° aproximadamente.

2. Cavidad glenoidea de la escápula. La cavidad glenoidea (figs. 45 y 46) es mucho menos extensa que la cabeza del húmero y presenta una orientación inversa.

Su superficie es de forma oval con el extremo ancho situado inferiormente y está irregularmente excavada en el hueso seco. Presenta en su centro una eminencia denominada *tubérculo glenoideo;* además, su concavidad es más pronunciada en la parte inferior que en el resto de su superficie.

El cartílago que reviste esta cavidad en estado fresco hace desaparecer las irregularidades del tejido óseo y regulariza la curvatura de su concavidad. Por consiguiente, el espesor del cartílago es desigual, siendo más grueso en la mitad inferior de la cavidad articular y muy delgado a la altura del tubérculo (fig. 47), donde presenta un aspecto gris amarillento debido a la delgadez del cartílago y a su estructura fibrocartilaginosa.

La ligera concavidad de la cavidad glenoidea está lejos de adaptarse a la curvatura esférica de la cabeza del húmero. La adaptación exacta se realiza por medio del rodete glenoideo.

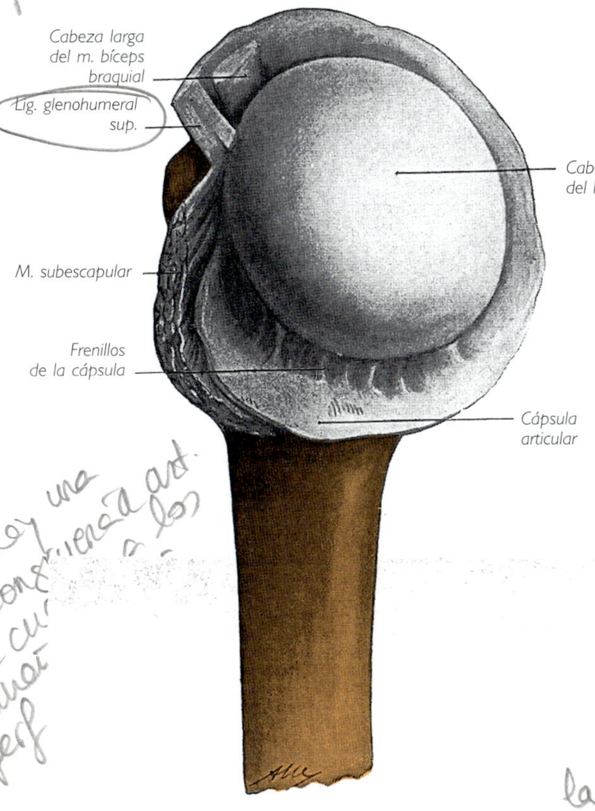

Fig. 44 ▪ Cabeza del húmero con la cápsula que la envuelve (visión medial).

3. Rodete glenoideo. Se da este nombre a un anillo fibrocartilaginoso que se aplica sobre el contorno de la cavidad glenoidea y que aumenta su profundidad (figs. 45 y 46). Observado en un corte, es triangular (fig. 47), por lo que en él pueden reconocerse tres caras: periférica, articular y adherente. ❏ La *cara periférica* prolonga externamente la superficie del cuello de la escápula y sirve de inserción a la cápsula articular en todo su contorno, así como al tendón de la cabeza larga del músculo bíceps braquial superiormente y al tendón de la cabeza larga del músculo tríceps braquial en la parte inferior. ❏ La *cara articular* es libre, lisa y cóncava, y forma parte de la superficie articular glenoidea. ❏ La *cara adherente* está en estrecha conexión con la periferia de la cavidad glenoidea, a la que a veces se adhiere en toda su extensión. Muy a menudo, la estrecha unión entre el rodete glenoideo y la cavidad glenoidea se realiza sólo en la parte inferior del contorno de la cavidad glenoidea, mientras que superiormente el rodete glenoideo se une sólo al borde de la cavidad glenoidea, quedando el resto de esta cara adherente del rodete glenoideo aplicada sobre el cartílago glenoideo; la unión termina en dirección hacia el centro de la cavidad glenoidea mediante un borde libre (fig. 47). La parte superior del rodete glenoideo presenta entonces las características de un menisco articular.

El rodete glenoideo suele ser más ancho inferior que superiormente, es decir, avanza más hacia el centro de la cavidad glenoidea en la parte inferior.

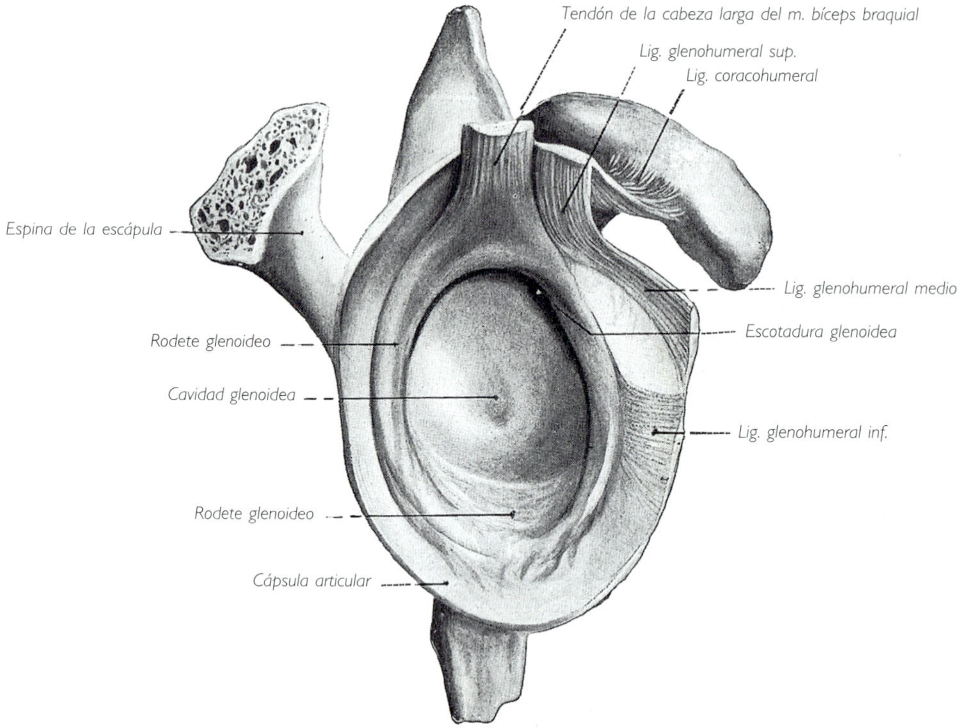

Fig. 45 ▪ Cavidad glenoidea con la cápsula articular que la envuelve (visión lateral).

A menudo, el rodete glenoideo pasa a manera de puente superiormente a la *escotadura glenoidea* que presenta el borde anterior de la cavidad glenoidea (fig. 45). Se forma así una estrecha ventana osteofibrosa en que se insinúa un fondo de saco sinovial; a veces se observa simplemente una depresión más o menos profunda.

El rodete glenoideo está compuesto, además de por los elementos cartilaginosos que recubren su cara articular: *a)* por *fibras propias,* que se extienden de un punto a otro del contorno de la cavidad glenoidea; *b)* por fascículos que proceden del tendón de la cabeza larga del músculo bíceps braquial; este tendón nace en gran parte del propio rodete glenoideo por medio de dos fascículos que presentan continuidad con sus segmentos anterior y posterior, y *c)* por fibras que presentan continuidad con las del tendón de la cabeza larga del músculo tríceps braquial.

El rodete glenoideo aumenta la concavidad de la cavidad glenoidea, pero la hace crecer muy poco en extensión. La cabeza del húmero, más grande que la cavidad glenoidea rodeada por su rodete glenoideo, sólo es parcialmente acogida por esta cavidad.

B. Medios de unión

El húmero y la escápula están unidos: *a)* por una *cápsula articular; b)* por los *ligamentos* que refuerzan la cápsula articular, y *c)* por los *músculos periarticulares.*

■ **CÁPSULA ARTICULAR.** Presenta la forma de un manguito fibroso muy laxo, que permite una separación de las superficies articulares de hasta 2 o 3 cm. Se extiende desde el contorno de la cavidad glenoidea hasta el extremo superior del húmero.

La *inserción escapular* de la cápsula articular se realiza sobre la cara periférica del rodete glenoideo y se extiende hasta la parte próxima del reborde óseo de la cavidad glenoidea. Sin embargo, en la parte superior, la inserción capsular rodea medialmente la inserción del tendón de la cabeza larga del músculo bíceps braquial (fig. 47) y alcanza la base de la apófisis coracoides (fig. 45). Además, en la parte inferior de la cavidad glenoidea, la cápsula articular se fusiona con el tendón de la cabeza larga del músculo tríceps braquial.

La *inserción humeral* se efectúa a una distancia de la cabeza del húmero que es diferente en la parte superior y en la inferior (figs. 44 y 47). En la mitad superior, la inserción tiene lugar en el cuello anatómico y, por consiguiente, muy cerca de la superficie articular. En la mitad inferior, la línea de inserción se separa de forma progresiva, de superior a inferior, del revestimiento cartilaginoso; en la porción que corresponde al polo inferior de la cabeza del húmero, la línea de inserción se encuentra a 1 cm aproximadamente de la superficie articular.

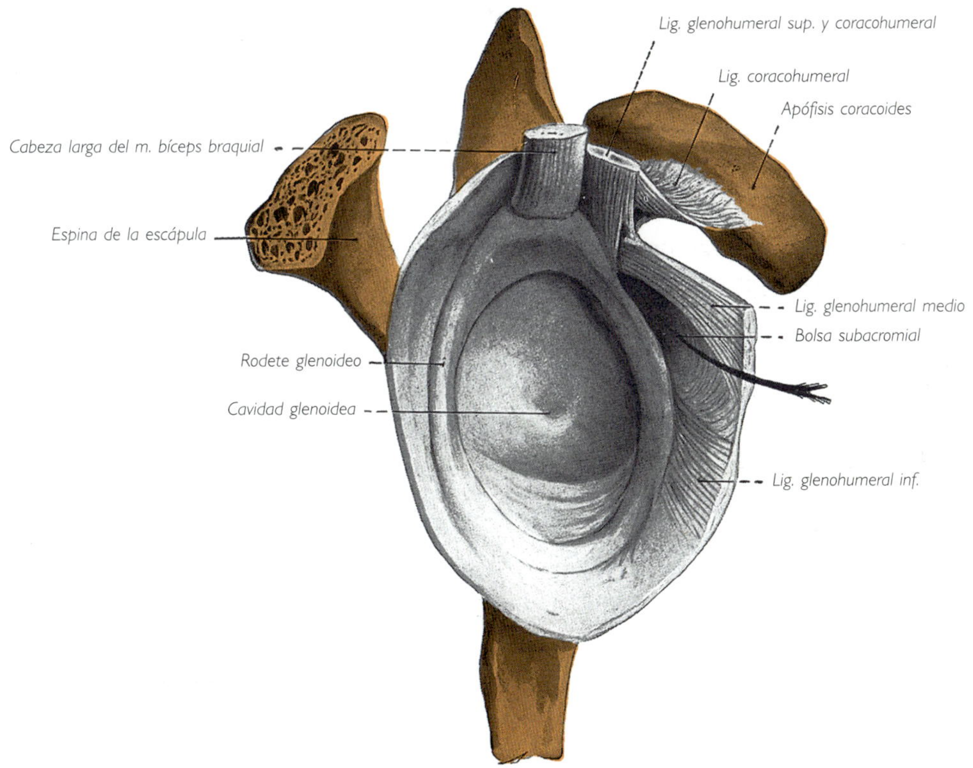

Fig. 46 ■ Cavidad glenoidea con la cápsula articular que la envuelve (visión lateral). La flecha indica la comunicación de la cavidad articular con la bolsa serosa subcoracoidea.

ARTICULACIÓN DEL HOMBRO

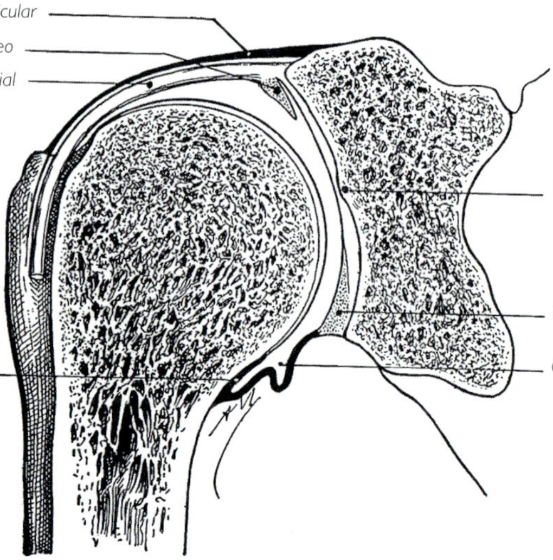

Fig. 47 ▪ Corte frontal de la articulación del hombro.

En la parte inferior de la inserción capsular, las fibras superficiales se fijan directamente en el cuerpo del húmero; las fibras profundas son recurrentes y se reflejan de inferior a superior sobre el periostio hasta el borde del revestimiento cartilaginoso, formando en la cavidad articular, junto con la membrana sinovial a la que elevan, unas bridas salientes denominadas *frenillos de la cápsula articular* (fig. 47).

La cápsula articular es relativamente delgada. Es más gruesa inferiormente, donde no se encuentra en relación inmediata con ningún músculo. Superior, anterior y posteriormente, se adelgaza al entrar en contacto con los músculos que la cubren.

La cápsula articular de la articulación del hombro está formada por fascículos fibrosos entrecruzados en todas direcciones, entre los cuales se reconocen sobre todo fascículos superficiales longitudinales que se extienden directamente de la escápula al húmero, y fascículos profundos circulares.

LIGAMENTOS. El espesor de la cápsula articular es desigual: muy delgada cuando está en contacto con los tendones periarticulares y más gruesa en los espacios intertendinosos, si bien incluso en estos espacios el espesor no es uniforme. En diversos puntos, la cápsula articular se engruesa y forma bandas fibrosas que se extienden de la cavidad glenoidea al húmero y que se denominan *ligamentos glenohumerales.*

También está reforzada por un *ligamento coracohumeral* y un *ligamento coracoglenoideo,* los cuales se distinguen de los ligamentos glenohumerales: *a)* por su inserción coracoidea, y *b)* porque son independientes de la cápsula articular en una porción más o menos amplia de su extensión. Describiremos sucesivamente los ligamentos coracohumeral, coracoglenoideo y glenohumerales.

1. Ligamento coracohumeral (fig. 48). Es una lámina fibrosa gruesa, que se inserta medialmente en toda la longitud del borde lateral de la apófisis coracoides, inferiormente al ligamento coracoacromial.

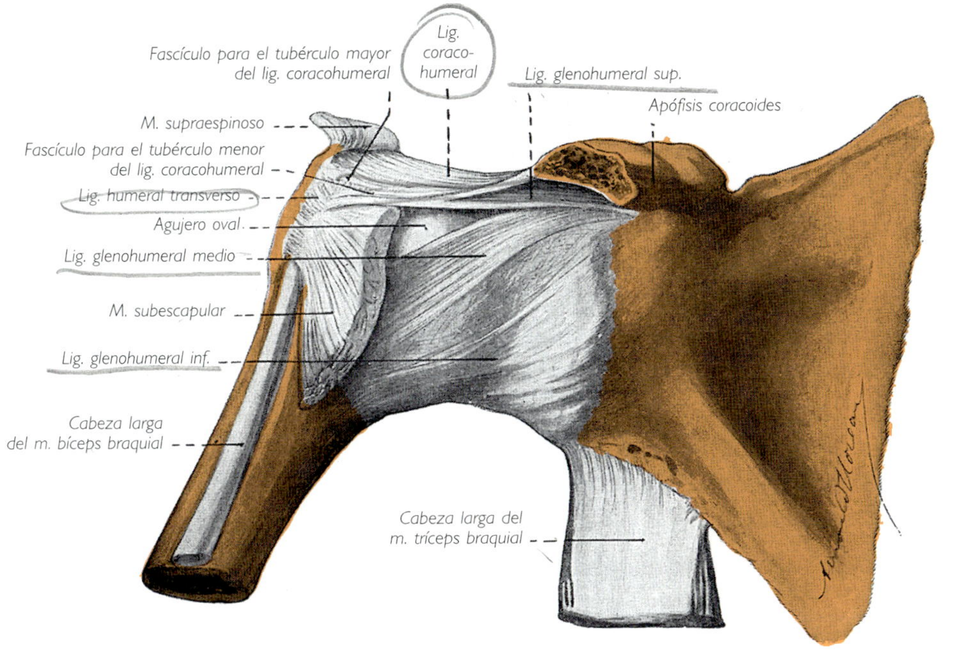

Fig. 48 ▪ Articulación del hombro (visión anterior).

No obstante, la parte anterior de esta lámina, que se inserta en las proximidades del vértice de la apófisis coracoides, es delgada, flexible y poco resistente, y no es considerada por todos los autores como parte integrante de este ligamento. ❑ Desde su inserción coracoidea, el ligamento coracohumeral se dirige transversalmente en sentido lateral y termina por medio de dos fascículos en el tubérculo mayor y en el tubérculo menor, a cada lado del extremo superior del surco intertubercular. Este ligamento es independiente de la cápsula articular en la parte vecina a la inserción coracoidea y se fusiona con ella en el resto de su extensión. Su fascículo del tubérculo mayor se une posteriormente al tendón del músculo supraespinoso; anteriormente, su fascículo del tubérculo menor se suelda, cerca del tubérculo menor, al ligamento glenohumeral superior (v. pág. 53). Su cara superior está separada del ligamento coracoacromial por la bolsa subacromial.

El ligamento coracoacromial procede de la regresión fibrosa de la parte lateral, extracoracoidea, del músculo pectoral menor. Originariamente, este músculo se extendía hasta el extremo superior del húmero, en particular hasta el tubérculo mayor, pasando sobre la apófisis coracoides. Una anomalía muscular muy frecuente recuerda esta disposición original. En el curso de la evolución, el músculo pectoral menor se inserta en la apófisis coracoides, y toda la porción del músculo comprendida entre la apófisis y el húmero constituye el ligamento coracohumeral.

LIGAMENTO HUMERAL TRANSVERSO. El tendón de la cabeza larga del músculo bíceps braquial emerge de la articulación por un orificio comprendido en la separación de los fascículos de los tubérculos mayor y menor del ligamento coracohumeral, para alojarse luego en el surco intertubercular. Esta corredera se transforma en un conducto osteofibroso por medio de delgadas lengüetas fibrosas que se extienden superiormente entre los dos fascículos del ligamento coracohumeral y, más inferiormente, entre los dos labios del surco intertubercular (fig. 48). Brodie denomina estos elementos fibrosos *ligamento humeral transverso.*

A veces la parte superior del ligamento humeral transverso está reforzada por una expansión tendinosa del músculo supraespinoso, que discurre oblicuamente sobre el surco para terminar en el borde lateral del tubérculo menor (fig. 49).

2. Ligamento coracoglenoideo (fig. 50). Este ligamento, descrito por Sappey con el nombre de fascículo profundo o coracoglenoideo del ligamento coracohumeral, nace de la parte posterior del borde lateral de la apófisis coracoides y del codo formado por ésta, se dirige posterior y lateralmente, y termina en el rodete glenoideo y en la parte vecina de la cápsula articular.

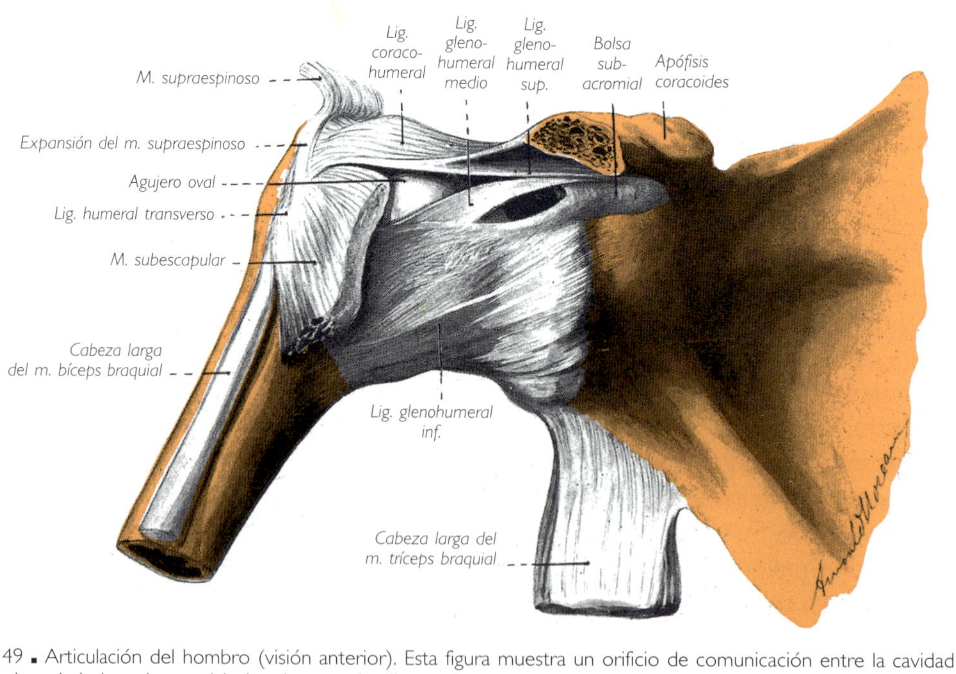

Fig. 49 ▪ Articulación del hombro (visión anterior). Esta figura muestra un orificio de comunicación entre la cavidad articular y la bolsa subacromial, situado entre los ligamentos glenohumerales superior y medio.

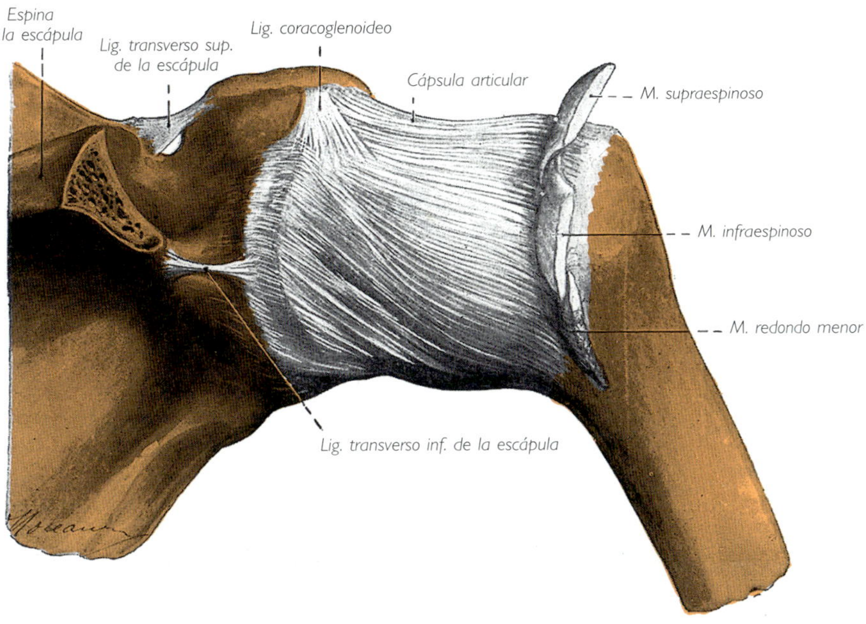

Fig. 50 ▪ Articulación del hombro (visión posterior).

El ligamento coracoglenoideo tendría la misma significación que el ligamento coracohumeral (A. Sicard).

3. Ligamentos glenohumerales. Existen tres: el ligamento glenohumeral superior, el ligamento glenohumeral medio y el ligamento glenohumeral inferior (figs. 48 y 49).
a) LIGAMENTO GLENOHUMERAL SUPERIOR. El *ligamento glenohumeral superior* se inserta medialmente en la parte superior del rodete glenoideo y del cuello de la escápula. La parte superior de la inserción escapular de este ligamento, así como la de la cápsula articular, está desplazada medialmente al rodete glenoideo por el tendón de la cabeza larga del músculo bíceps braquial, y se extiende hasta la base de la apófisis coracoides.

El ligamento glenohumeral superior, que está situado inferiormente al ligamento coracohumeral, se dirige transversalmente en sentido lateral, y al principio se halla separado del ligamento coracohumeral por un espacio lleno de grasa, en el que penetra con frecuencia una prolongación de la bolsa subacromial. Al dirigirse lateralmente, los dos ligamentos se aproximan de forma gradual el uno al otro y acaban fusionándose. El ligamento glenohumeral superior, unido al fascículo del tubérculo menor del ligamento coracohumeral, se fija en sentido inmediatamente superior al tubérculo menor en el cuello anatómico y en una escotadura que presenta la cabeza del húmero, cerca del extremo superior de su tubérculo menor. Las fibras que se fijan en esta escotadura forman un repliegue que bordea medialmente la entrada al surco intertubercular.

b) LIGAMENTO GLENOHUMERAL MEDIO. El *ligamento glenohumeral medio* se inserta medialmente en el rodete glenoideo y en la parte vecina del cuello de la escápula, en sentido inmediatamente anterior a la inserción del ligamento glenohumeral superior. Desde ese punto se dirige lateral e inferiormente, ensanchándose, y termina en la parte inferior del tubérculo menor, a lo largo de las inserciones del tendón del músculo subescapular (figs. 48 y 49).

c) LIGAMENTO GLENOHUMERAL INFERIOR. El *ligamento glenohumeral inferior* refuerza la parte anteroinferior de la cápsula articular. Se inserta a la vez en el rodete glenoideo y en la parte adyacente del cuello de la escápula, desde la escotadura glenoidea hasta el polo inferior de la cavidad glenoidea, y termina en el húmero inferiormente al tubérculo menor. Este ligamento es casi transversal; en su parte lateral, los ligamentos glenohumerales medio e inferior entran en contacto e incluso se superponen; en este caso, es generalmente el ligamento glenohumeral medio el que pasa anterior al ligamento glenohumeral inferior.

d) SOLUCIONES DE CONTINUIDAD EN LA PARTE ANTERIOR DE LA CÁPSULA ARTICULAR: AGUJERO OVAL DE WEITBRECHT, ETC. El ligamento glenohumeral superior limita con el ligamento glenohumeral medio un espacio triangular cuya base es lateral y corresponde a la parte superior del tendón del músculo subescapular. Asimismo, el liga-

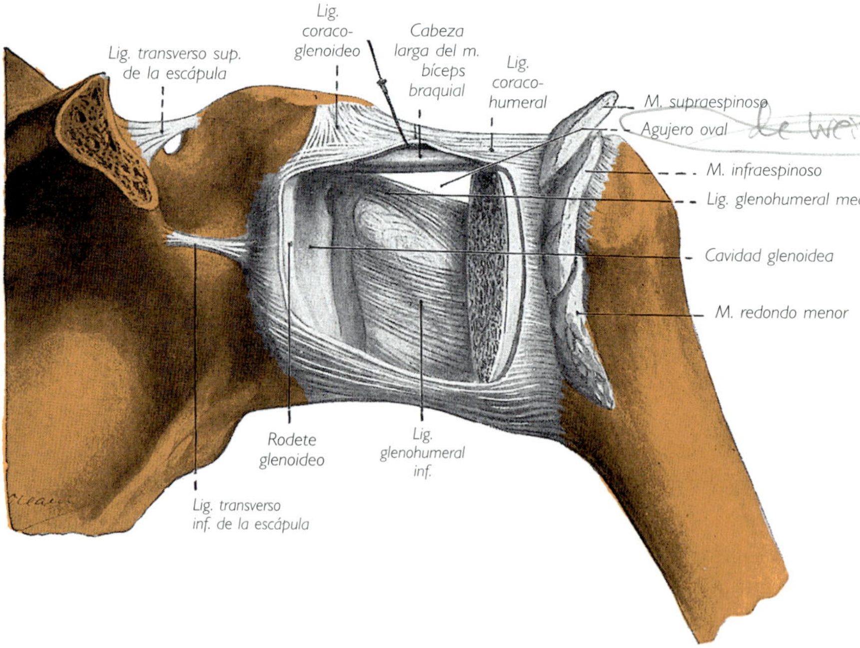

Fig. 51 ▪ Articulación del hombro (visión posterior). La parte posterior de la cápsula articular y la cabeza humeral han sido resecadas.

mento glenohumeral medio limita con el ligamento glenohumeral inferior un segundo espacio triangular cuya base es medial y está formada por el reborde glenoideo y, más concretamente, por la parte de éste en que se encuentra la escotadura glenoidea (figs. 48 y 49).

Normalmente, la cápsula articular presenta, en el espacio triangular superior comprendido entre los ligamentos glenohumeral superior y medio, una solución de continuidad, es decir, un orificio más o menos extenso denominado *agujero oval de Weitbrecht.* Este agujero es en realidad triangular, al igual que el espacio interligamentoso en que se encuentra y el cual llena casi por completo. Por este orificio, la cavidad articular comunica con la bolsa subtendinosa del músculo subescapular (v. *Bolsas sinoviales periarticulares* y fig. 54).

Hemos demostrado que existe muy a menudo, en el espacio triangular comprendido entre los ligamentos glenohumerales medio e inferior, un orificio que comunica la cavidad articular con la bolsa sinovial denominada *subcoracoidea,* por lo cual puede ser llamado *orificio subcoracoideo.* Existe en la mitad de los casos. Además, esta bolsa sinovial puede ser distinta de la bolsa subacromial o estar en comunicación con ella; en cualquier caso, el orificio por el cual se abre en la cavidad articular está situado bien en el espacio interligamentoso lateral al rodete glenoideo, que es el caso más frecuente (figs. 46, 49 y 54), bien entre el rodete glenoideo y la parte correspondiente del reborde óseo de la cavidad glenoidea. No es raro observar, en este último caso, un despegamiento del rodete glenoideo que puede extenderse por toda la mitad superior del borde anterior de la cavidad glenoidea.

MÚSCULOS Y TENDONES PERIARTICULARES. Los tendones de los músculos periarticulares del hombro, que se extienden desde la escápula hasta los tubérculos mayor y menor, intervienen como *ligamentos activos* de la articulación. Éstos son: superior y posteriormente, los tendones de los músculos supraespinoso, infraespinoso y redondo menor (fig. 50) y, anteriormente, el tendón del músculo subescapular. Estos tendones pueden adherirse a la cápsula articular, pero de manera desigual.

Así, comprobamos que el manguito capsular está estrechamente unido al tendón del músculo supraespinoso, y en mucho menor medida a los tendones de los músculos infraespinoso y redondo menor. En cualquier caso, la cápsula articular se adelgaza en los puntos en que entra en contacto con los tendones, tanto más cuanto más estrecho sea dicho contacto.

Ya hemos señalado que, a la altura del agujero oval de Weitbrecht, la cápsula articular desaparece por completo. Por este orificio, la parte superior del tendón del músculo subescapular, que está cubierto por una hoja serosa, entra directamente en relación con la cavidad articular.

El tendón de la cabeza larga del músculo bíceps braquial presenta la particularidad de estar situado profundo a la cápsula articular, y atraviesa toda la parte superior de la cavidad articular a lo largo de un trayecto que se extiende desde su inserción supraglenoidea hasta el surco intertubercular (fig. 51). Se trata de una disposición anatómica adquirida en el curso del desarrollo (v. *Membrana sinovial*).

C. Membrana sinovial

La membrana sinovial recubre la cara profunda de la cápsula articular hasta sus inserciones óseas, desde donde se refleja hasta el límite del revestimiento cartilaginoso de las superficies articulares. Al reflejarse sobre el húmero, la membrana sinovial es levantada por las fibras recurrentes de la cápsula articular, formándose así unos repliegues más o menos salientes denominados *frenillos de la cápsula articular.*

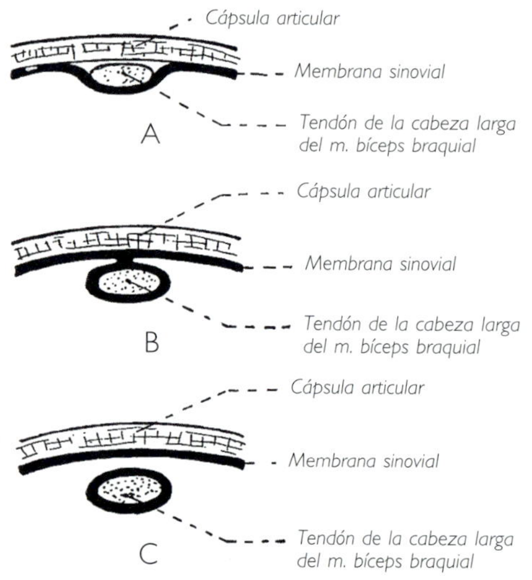

Fig. 52 ▪ A-C) Esquemas que muestran las diferentes relaciones que presenta el tendón de la cabeza larga del músculo bíceps braquial con la membrana sinovial en el curso del desarrollo. (Según Welcker.)

El tendón de la cabeza larga del músculo bíceps braquial suele encontrarse libre dentro de la cavidad articular; el tendón se halla entonces completamente envuelto por la membrana sinovial. A veces, su vaina está ligada por medio de un corto meso al revestimiento sinovial de la cápsula articular. Con menor frecuencia, la membrana sinovial cubre únicamente la cara inferior del tendón y lo aplica contra la pared capsular (fig. 52).

Estas dos últimas disposiciones representan fases diferentes de la migración del tendón de la cabeza larga del músculo bíceps braquial en el curso de su evolución. El tendón es inicialmente extracapsular; más tarde se invagina en la cápsula articular y se sitúa superiormente a la membrana sinovial (fig. 52, A); después es envuelto completamente por ésta, quedando unido al resto de ella por un pequeño meso (fig. 52, B); por último, el meso desaparece y el tendón, envainado por la membrana sinovial, queda libre dentro de la cavidad articular (fig. 52, C) (Welcker).

BOLSAS SINOVIALES PERIARTICULARES. Existen algunas bolsas sinoviales (serosas) entre la cápsula articular y los músculos periarticulares. Las más importantes son: *a)* la *bolsa subtendinosa del músculo subescapular,* situada entre la cápsula articular y la parte superior del tendón del músculo subescapular; *b)* la *vaina tendinosa intertubercular,* que envuelve el tendón de la cabeza larga del músculo bíceps braquial en su surco intertubercular; *c)* la amplia *bolsa subdeltoidea* o *subacromial,* situada entre la parte superior de la articulación inferiormente y la bóveda acromiocoracoidea y el músculo deltoides superiormente; *d)* la *bolsa subcoracoidea,* situada entre la base de la apófisis coracoides y la parte vecina de la cápsula articular por un lado, y el músculo subescapular por el otro, y *e)* la *bolsa subtendinosa del músculo infraespinoso,* que a menudo se halla ausente.

De estas diferentes bolsas sinoviales, la vaina tendinosa intertubercular y la bolsa subtendinosa del músculo subescapular siempre comunican con la cavidad articular; en otras, la comunicación es frecuente, como en la bolsa subcoracoidea y la bolsa subdeltoidea o subacromial, o inhabitual, como ocurre en el caso de la bolsa subtendinosa del músculo infraespinoso. Las comunicaciones se establecen a través de soluciones de continuidad de la cápsula articular (agujero oval de Weitbrecht, orificio subcoracoideo, orificio de salida del tendón de la cabeza larga del músculo bíceps braquial, etc., v. pág. 54). Así, se establecen falsas prolongaciones o divertículos de la membrana sinovial, que resultan en realidad de la unión de las bolsas sinoviales con la sinovial articular propiamente dicha a través de los orificios de la cápsula articular.

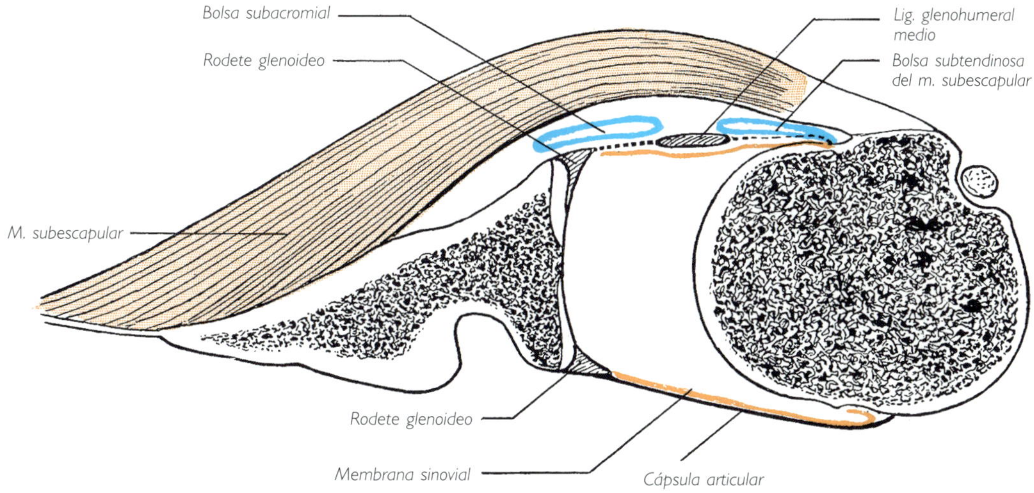

Fig. 53 ▪ Corte transversal de la articulación del hombro. El corte pasa por la parte media del ligamento glenohumeral medio, cuando la bolsa subtendinosa del músculo subescapular y la bolsa subcoracoidea son independientes de la cavidad articular. Los trazos punteados que se extienden desde el ligamento glenohumeral medio hasta el rodete glenoideo y el húmero representan la parte adelgazada de la cápsula articular intermedia a los tres ligamentos glenohumerales. Esta parte delgada de la cápsula articular desaparece cuando se forman los orificios de comunicación entre la cavidad articular y las bolsas sinoviales anteriores.

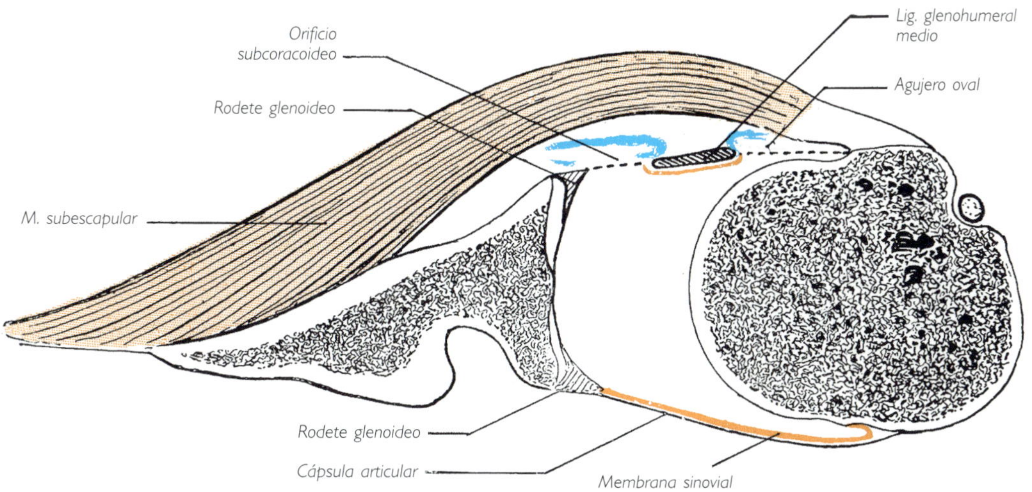

Fig. 54 ▪ Corte transversal de la articulación del hombro. En esta figura, la bolsa subtendinosa del músculo subescapular y la bolsa subcoracoidea se encuentran en comunicación con la cavidad articular.

Por ejemplo, el agujero oval de Weitbrecht y el orificio subcoracoideo resultan de la unión de la membrana sinovial con las bolsas sinoviales prearticulares del músculo subescapular y la bolsa subcoracoidea. A esa altura, la cápsula articular desaparece, al igual que la parte correspondiente de la membrana sinovial y de la pared profunda de la bolsa sinovial. La membrana sinovial y la bolsa sinovial se unen a través del contorno de esos orificios (compárense figs. 53 y 54).

A veces, la bolsa subtendinosa del músculo subescapular se une a la bolsa subcoracoidea anteriormente al ligamento glenohumeral medio, que queda así completamente envuelto en una cavidad formada por las bolsas sinoviales anteriormente y por la cavidad articular posteriormente. En ocasiones, el ligamento glenohumeral medio se halla ausente por completo y entonces las dos bolsas sinoviales, confundidas en una sola, comunican con la cavidad articular a través de un amplio orificio comprendido entre los ligamentos glenohumeral superior e inferior. Creemos haber demostrado que esta disposición anatómica es, si no indispensable, muy propicia a la luxación recidivante del hombro de origen no traumático.

Se encuentran también frecuentemente bolsas sinoviales: *a)* entre el músculo subescapular y el tendón común del músculo coracobraquial y de la cabeza corta del músculo bíceps braquial, y *b)* bajo los tendones de los músculos pectoral mayor (bolsa subtendinosa del músculo pectoral mayor), dorsal ancho (bolsa subtendinosa del músculo dorsal ancho) y redondo mayor (bolsa subtendinosa del músculo redondo mayor). Estas tres últimas bolsas sinoviales sólo presentan relaciones lejanas con la articulación del hombro.

■ **MECÁNICA** (v. *Anatomía funcional*). Las superficies articulares se adaptan perfectamente en toda la extensión con que entran en contacto en los distintos movimientos. Esta adaptación está asegurada: *a)* por la presión atmosférica; *b)* por la tonicidad de los músculos periarticulares, y *c)* por la cápsula articular y los ligamentos periarticulares, especialmente por el ligamento coracohumeral, que en ciertas posiciones (p. ej., aducción) actúa como ligamento *suspensorio del brazo* (Roud).

Los músculos constituyen los verdaderos medios de unión de la articulación, ya que la cápsula articular y los ligamentos son demasiado laxos para mantener la unión de las superficies articulares, actuando más bien como frenos para limitar los movimientos.

MOVIMIENTOS. Puesto que existe un contacto perfecto entre las superficies articulares, la cabeza del húmero puede moverse en torno a una gran variedad de ejes, produciéndose por lo tanto los más variados movimientos, que se dividen en cuatro tipos principales: movimientos de flexión y extensión, de abducción y aducción, de rotación medial o lateral, y de circunducción.

1. *Movimientos de flexión y extensión.* ❑ Estos movimientos se producen en torno a un eje transversal que pasa por el centro de la cabeza del húmero y es paralelo al plano del cuerpo de la escápula (Roud). ❑ En la flexión, el brazo se dirige anteriormente, y en la extensión posteriormente. ❑ El movimiento de flexión está limitado por la tensión del ligamento coracohumeral y de la parte posterior de la cápsula articular, y el de extensión por la tensión del ligamento coracohumeral y de la parte anterior de la cápsula articular. Estos movimientos, estudiados en el cadáver, no pasan de 50° cuando no se combinan con los de la cintura del miembro superior.

2. *Movimientos de abducción y aducción.* Se realizan en torno a un eje anteroposterior que pasa por el centro de la cabeza del húmero y es perpendicular al plano de la escápula (Roud). La abducción es el movimiento por el cual el brazo se dirige lateralmente; la aducción aproxima el brazo al tronco. El movimiento de aducción es muy limitado, deteniéndose por el contacto del brazo con el tronco y por la tensión del ligamento coracohumeral. En la abducción, si la escápula no participa en el movimiento, el brazo sólo puede elevarse hasta adoptar una posición horizontal. El tubérculo mayor del húmero se detendría entonces en el reborde superior de la cavidad glenoidea.

3. *Rotación.* Los movimientos de rotación se producen en torno a un eje vertical que pasa por el centro de la cabeza del húmero y es paralelo al del cuerpo del húmero. La rotación del brazo puede realizarse medial o lateralmente; en ambos casos el movimiento no tarda en verse detenido por la tensión de la cápsula articular y de los músculos opuestos a los movimientos que rodean la articulación.

4. *Circunducción.* Resulta de la combinación de los movimientos precedentes, cuando éstos se suceden de una manera regular.

MOVIMIENTOS COMBINADOS DE LA ARTICULACIÓN DEL HOMBRO Y DE LA CINTURA ESCAPULAR. Normalmente, los movimientos del hombro son movimientos combinados de la articulación del hombro y de la cintura escapular en su conjunto. Los movimientos de la cintura escapular susceptibles de combinarse con los de la articulación del hombro son los siguientes (Morris, Roud):

1. *Elevación y descenso de la escápula y de la clavícula.* En este movimiento, la escápula se desliza de inferior a superior o a la inversa sobre la pared torácica.

2. *Deslizamiento lateral o medial de la escápula.* Este movimiento va acompañado de una proyección de la clavícula, anteriormente en el primer caso y posteriormente en el segundo.

3. *Movimientos de rotación o balanceo de la escápula.* Se denominan así los movimientos de rotación en los cuales la escápula gira en torno a un eje perpendicular al plano del hueso, que en el sujeto vivo pasa más o menos cerca del ángulo superior o del ángulo lateral de la escápula (Roud). En la rotación medial, la cavidad glenoidea se orienta lateral y un poco inferiormente, y en la rotación lateral superiormente.

Los movimientos de la cintura escapular, al asociarse a los de la articulación del hombro, aumentan la amplitud de los movimientos del brazo, modificando la orientación de la cavidad glenoidea. Así, el movimiento de abducción del brazo, que tomaremos como ejemplo, se acompaña de un movimiento de rotación o de balanceo de la escápula, por medio del cual el ángulo inferior se dirige lateralmente, mientras que el ángulo lateral se eleva y se orienta de tal manera que la cavidad glenoidea se dirige cada vez más superiormente. De esta manera, el movimiento no se detiene por el contacto del tubérculo mayor del húmero con el reborde superior de la cavidad glenoidea, y el húmero se eleva superiormente a la horizontal.

IV. ARTICULACIÓN DEL CODO

La articulación del codo está compuesta a su vez por tres articulaciones: ❑ *a)* la articulación *humerocubital,* mediante la cual el húmero se une al cúbito; ❑ *b)* la articulación *humerorradial,* que une el húmero con el extremo superior del radio, y ❑ *c)* la articulación *radiocubital proximal,* que une los extremos superiores del radio y del cúbito.

La primera y tercera de estas articulaciones son fisiológicamente distintas. La articulación humerocubital es un gínglimo, mediante el cual se producen los movimientos de flexión y extensión del antebrazo sobre el brazo. ❑ La articulación radiocubital proximal es una articulación trocoide adaptada a los movimientos de pronación y supinación. ❑ La articulación humerorradial es una articulación esferoidea, y participa en los movimientos de las otras dos.

Así pues, fisiológicamente se pueden distinguir por lo menos dos articulaciones principales en la articulación del codo: la humerocubitorradial o humeroantebraquial y la radiocubital proximal. Ahora bien, anatómicamente esta división no puede sostenerse, ya que las tres articulaciones se confunden en una, presentando una sola cavidad articular, una sola sinovial y un solo aparato ligamentoso.

A. Superficies articulares

1. Superficie articular del extremo inferior del húmero. Está constituida: ❑ *a)* medialmente por la tróclea del húmero; ❑ *b)* lateralmente por el capítulo del húmero, y ❑ *c)* por el surco capitulotroclear, situado entre la tróclea y el capítulo (fig. 55). Las tres partes de esta superficie están revestidas por una misma capa de cartílago de 1 a 2 mm de espesor.

La *tróclea del húmero* es más ancha posterior que anteriormente. Presenta dos vertientes y una garganta (v. pág. 17); en las dos caras (anterior y posterior) de la tróclea, la garganta está orientada de superior a inferior y de lateral a medial. Ya se ha señalado que en ocasiones describe un arco de hélice.

Superiormente a la tróclea se aprecia en la cara anterior la fosa coronoidea y en la cara posterior la fosa olecraniana.

El *capítulo del húmero* es un segmento de esfera que se orienta anterior e inferiormente; su eje vertical es siempre un poco mayor que el eje transversal. Anterior y

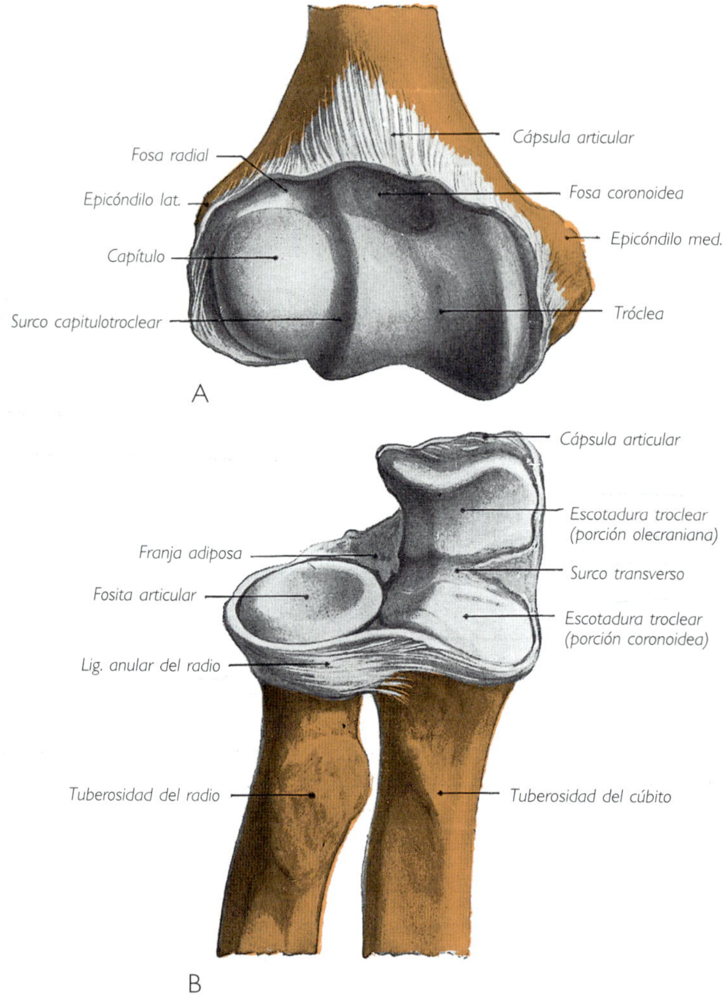

Fig. 55 ■ A y B) Superficies articulares de la articulación del codo con la cápsula articular que las envuelve.

superiormente al capítulo del húmero se encuentra una depresión denominada *fosa radial.*

El *surco capitulotroclear* está comprendido entre la tróclea y el capítulo del húmero. La vertiente medial de este surco está formada por el reborde lateral de la tróclea, y se halla biselada en sentido oblicuo de medial a lateral y de inferior a superior; la vertiente lateral está formada por la parte medial del capítulo del húmero.

2. Superficies articulares del extremo superior del cúbito. Se distinguen dos superficies articulares en el extremo superior del cúbito: la escotadura troclear y la escotadura radial (fig. 55).

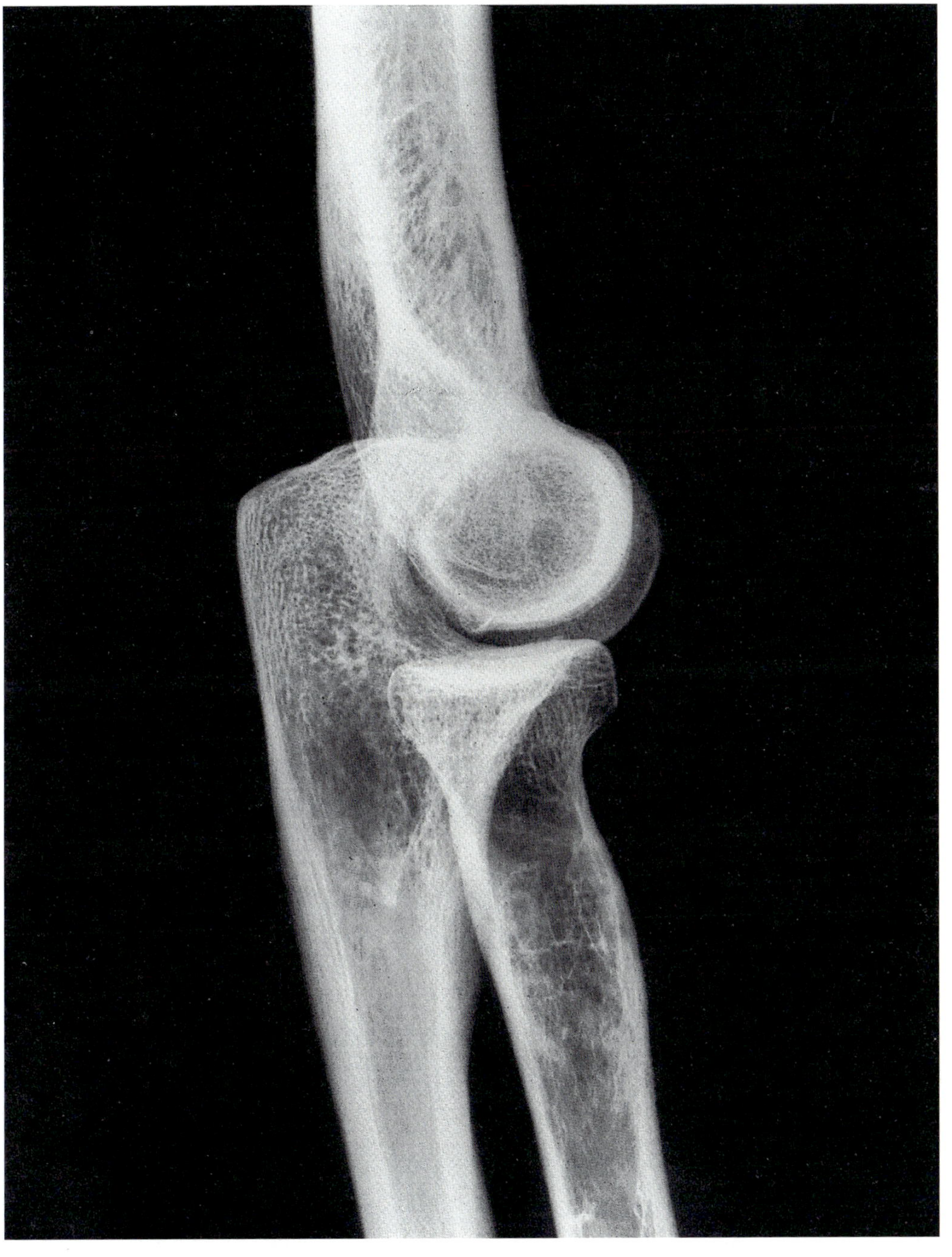

Fig. 56 ▪ Radiografía de perfil de la articulación del codo.

ARTICULACIÓN DEL CODO

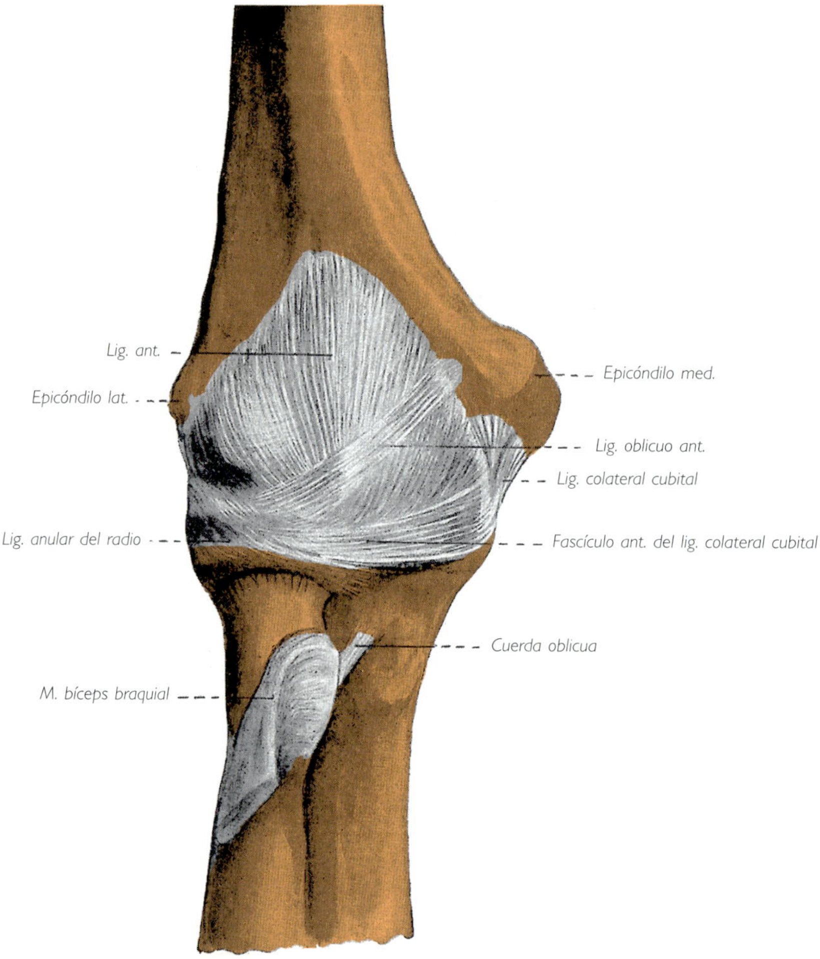

Fig. 57 ▪ Articulación del codo (visión anterior).

La *escotadura troclear del cúbito* presenta la forma de un gancho que se adapta a la superficie de la tróclea humeral. Está dividida en dos carillas articulares revestidas por una capa de cartílago de 1 a 2 mm de espesor y separadas entre sí por un surco transversal. La carilla anterior es horizontal y ocupa la cara superior de la apófisis coronoides; la posterior es vertical y está formada por la cara anterior del olécranon.

Cada una de estas dos carillas presenta dos vertientes separadas por una cresta roma, que se extiende desde el vértice de la apófisis coronoides hasta el vértice del olécranon y se relaciona con la garganta de la tróclea humeral. ❑ La vertiente medial es sensiblemente más ancha que la lateral. ❑ La vertiente lateral de la superficie olecraniana se halla a veces subdividida por medio de una cresta roma vertical en dos carillas secundarias, una medial y otra lateral. Esta última entra en contacto con la superficie de la tróclea en los movimientos de extensión del antebrazo, relacionándose con la vertiente lateral, que está ensanchada posteriormente, de la tróclea humeral.

El surco transversal que separa la carilla coronoidea de la olecraniana (apenas visible en el hueso seco) es mucho más obvio en el hueso fresco gracias a la presencia del cartílago hialino; se forma entonces una depresión estrecha en el centro y más ancha en los extremos, donde termina mediante una depresión triangular.

La *escotadura radial del cúbito* ocupa la cara lateral de la apófisis coronoides (fig. 62). Presenta la forma de un segmento de cilindro hueco y cóncavo lateralmente. Mide de 15 a 20 mm de posterior a anterior y de 8 a 10 mm de altura en su parte posterior, donde es más extensa que en la anterior. Su revestimiento cartilaginoso presenta continuidad superiormente con el de la carilla coronoidea de la escotadura troclear. La escotadura radial se articula con el contorno de la cabeza del radio.

3. Superficies articulares del extremo superior del radio. La cabeza del radio presenta dos superficies articulares que tienen continuidad una con otra: una de ellas, la *fosita articular de la cabeza del radio,* ocupa su parte superior, y la otra, denominada *circunferencia articular de la cabeza del radio,* está situada en todo el contorno de la cabeza.

La *fosita articular de la cabeza del radio* (fig. 55) está regularmente excavada y se articula con el capítulo del húmero. Está limitada por un borde redondeado y liso. La parte medial de este borde está tallada en bisel de superior a inferior y de lateral a medial; se articula con el surco capitulotroclear del húmero. El cartílago que cubre la fosita articular es delgado en su parte central, donde apenas presenta 1 mm de espesor,

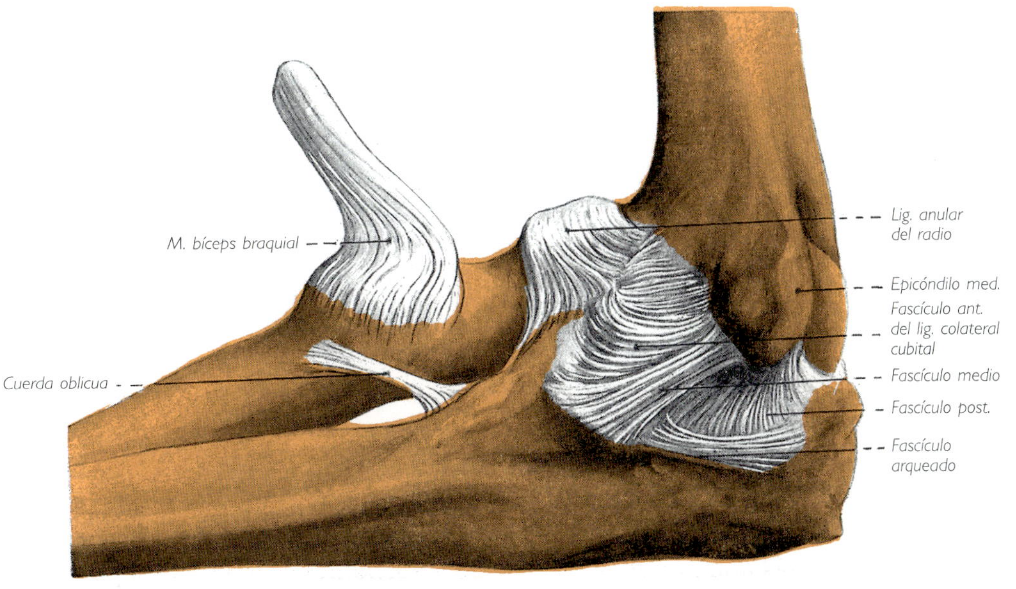

Fig. 58 ▪ Articulación del codo (visión medial). Ligamento colateral cubital.

pero se vuelve más grueso en el contorno de la cavidad y alcanza 2 mm en su parte medial.

La *circunferencia articular de la cabeza del radio* presenta una superficie articular cuyo revestimiento cartilaginoso presenta continuidad superiormente con el de la fosita articular. Esta superficie articular es más alta medial que lateralmente; hacia la parte medial ocupa toda la altura del contorno de la cabeza del radio y mide de 7 a 8 mm de altura; se estrecha lateralmente, donde queda reducida a una estrecha banda cartilaginosa, en el borde mismo de la fosita articular.

Esta superficie articular es generalmente plana o ligeramente convexa en sentido vertical. En conjunto es irregularmente cilíndrica; el examen de un corte transversal de la cabeza del radio demuestra, en efecto, que el contorno presenta una forma oval, con el extremo grueso orientado medialmente. El eje mayor del óvalo es transversal.

La superficie anular de la cabeza del radio se adapta a un cilindro osteofibroso y hueco, formado por la escotadura radial del cúbito y por el *ligamento anular del radio* (figs. 55 y 62).

4. Ligamento anular del radio. Se da este nombre a una banda fibrosa, de 1 cm de altura, que se extiende de un extremo a otro de la escotadura radial del cúbito, rodeando la cabeza del radio (fig. 55). La cara interna o cara articular del ligamento está relacionada con el contorno de la cabeza del radio y está cubierta por una delgada capa de cartílago. La cara periférica está reforzada anterior y posteriormente, como señalaremos más adelante, por fascículos de los ligamentos anterior y colateral radial de la articulación del codo. Superiormente, el ligamento anular del radio presenta continuidad con la cápsula articular. Inferiormente se estrecha y se expande, en sentido inferior a la cabeza del radio, hasta el cuello de este hueso. No se adhiere al cuello del radio, sino que presenta continuidad bruscamente con la cápsula articular (muy delgada a esta altura), que se inserta en el contorno del cuello del radio.

El ligamento anular del radio es más estrecho inferior que superiormente, lo cual contribuye a retener mecánicamente la cabeza del radio en el anillo formado por este ligamento y la escotadura radial del cúbito.

Más adelante se indicará (v. *Ligamento cuadrado,* pág. 68) de qué manera se comportan las fibras del ligamento anular del radio cuando alcanzan los extremos de la escotadura radial.

B. **Medios de unión**

Las superficies articulares del codo se mantienen en contacto por medio de: *a)* una cápsula articular, y *b)* los ligamentos que la refuerzan.

CÁPSULA ARTICULAR. La cápsula articular se extiende desde el húmero hasta los dos huesos del antebrazo.

La línea de *inserción humeral* (fig. 55) sigue anteriormente el borde superior de las fosas coronoidea y radial, donde se eleva a 1 cm superiormente a la superficie articular, alcanzando lateralmente el borde lateral del capítulo del húmero. ❑ En sentido lateral, bordea el capítulo lateralmente; en la parte medial, sigue el fondo de la depresión que separa la tróclea del epicóndilo medial. ❑ Posteriormente, la línea de inserción capsular es muy irregular. Si la seguimos de lateral a medial, observaremos que alcanza el borde posterior del capítulo del húmero hasta su extremo medial; después se eleva a lo largo del surco que prolonga el surco capitulotroclear en la cara posterior del hueso hasta el extremo superior del borde lateral de la tróclea del húmero (fig. 59); a continuación se dirige superior y medialmente y luego en sentido directamente medial, cruzando transversalmente la parte media de la fosa olecraniana, cuyo límite medial flanquea a 1 cm aproximadamente en sentido superior a la vertiente medial de la tróclea; por último, la línea de inserción desciende hasta el fondo de la depresión angular que separa la tróclea del epicóndilo medial y se encuentra, inferiormente a este saliente, con la línea de implantación medial (fig. 59).

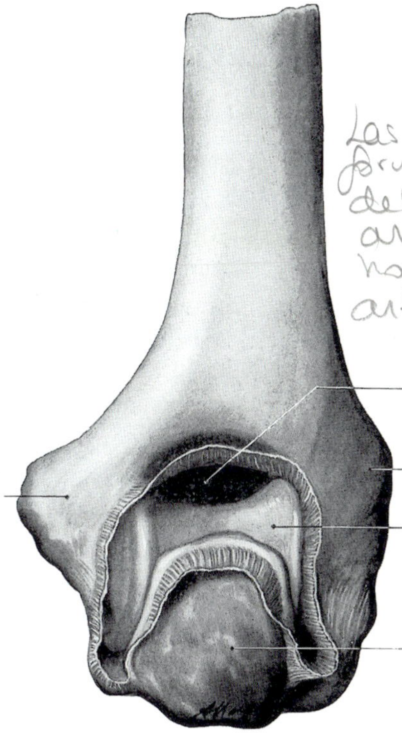

Fig. 59 ▪ Línea de inserción de la cápsula articular del codo en la cara posterior de la articulación.

La *inserción antebraquial* se efectúa: *a) en el cúbito,* muy cerca de las escotaduras troclear y radial, menos en dos puntos, concretamente, en las caras lateral y superior del olécranon, donde se sitúa a 3 o 4 mm de la superficie articular, y en la cara inferior de la apófisis coronoides, cerca de su vértice, donde queda a 3 mm aproximadamente del revestimiento cartilaginoso, y *b) en el cuello del radio,* a 0,5 cm aproximadamente en sentido inferior a la cabeza del radio.

■ **LIGAMENTOS.** La cápsula articular está reforzada por cinco ligamentos: anterior, colateral cubital, colateral radial, posterior y cuadrado (Denucé). Salvo unos cuantos fascículos del ligamento posterior, todos son ligamentos capsulares, es decir, engrosamientos de la cápsula articular.

1. Ligamento anterior. Se extiende por toda la cara anterior de la cápsula articular (fig. 57). Su inserción superior se confunde con la de la cápsula articular, desde la cara anterior del epicóndilo medial hasta la del epicóndilo lateral. De esta larga línea de inserción, los fascículos descienden en sentido convergente y terminan en el borde lateral de la apófisis coronoides, anteriormente a la escotadura radial y en la parte cercana del ligamento anular del radio. Entre todos estos fascículos existe uno generalmente más saliente, que se conoce con el nombre de *ligamento oblicuo anterior del codo;* éste se extiende desde la cara anterior del epicóndilo medial hasta la parte anterior del ligamento anular del radio.

❑ El ligamento anterior presenta continuidad a cada lado con los ligamentos colaterales.

Su fascículo posterior es el de Bardinet.

2. Ligamento colateral cubital. El ligamento colateral cubital está formado por tres fascículos que irradian del epicóndilo medial hasta el borde medial de la escotadura troclear. Se dividen en anterior, medio y posterior (fig. 58).

El *fascículo anterior,* que es el menos importante de los tres, se extiende desde la parte anteroinferior del epicóndilo medial hasta la parte anteromedial de la apófisis coronoides. Sus fibras más anteriores se pierden en el ligamento anular del radio.

El *fascículo medio* es ancho y grueso, y se inserta superiormente en el borde inferior del epicóndilo medial e inferiormente en el tubérculo coronoideo de la cara medial de la apófisis coronoides; sus fibras más superficiales prolongan su inserción en el borde medial del cúbito.

El *fascículo posterior* (de Bardinet) presenta la forma de un abanico, fijo por su vértice a la parte posteroinferior del epicóndilo medial y por su base al borde anterior de la cara medial del olécranon.

Se observan también, aplicados sobre los fascículos medio y posterior del ligamento colateral cubital, algunos fascículos ligamentosos que se extienden desde la apófisis coronoides hasta el olécranon. Este ligamento limita con el extremo medial del surco transversal de la escotadura troclear un orificio a través del cual se introduce una franja adiposa en el juego de la articulación.

3. Ligamento colateral radial. Al igual que el precedente, el ligamento colateral radial está formado por tres fascículos que se dividen en anterior, medio y posterior (fig. 60). Se separan del epicóndilo lateral, de donde divergen hacia el borde lateral de la escotadura troclear.

El *fascículo anterior* se extiende desde la parte anteroinferior del epicóndilo lateral hasta el extremo anterior de la escotadura radial del cúbito. Este fascículo desciende al principio oblicuamente en sentido inferior y anterior hasta el ligamento anular del radio, con el que se confunde cerca de su inserción cubital.

El *fascículo medio* se inserta superiormente en el borde inferior del epicóndilo lateral; inferiormente se inserta en el cúbito, inmediatamente posterior a la escotadura radial, así como en la cresta de bifurcación posterior del borde lateral de este hueso. Al principio es oblicuo inferior y posteriormente; se fusiona en la parte inferior de su trayecto con la parte posterior del ligamento anular del radio, confundiéndose sus inserciones en el extremo posterior de la escotadura radial.

Por lo tanto, el ligamento anular del radio está constituido no sólo por sus fibras propias, que se extienden de un extremo al otro del ligamento, sino también por la parte inferior de los fascículos anterior y medio del ligamento colateral radial.

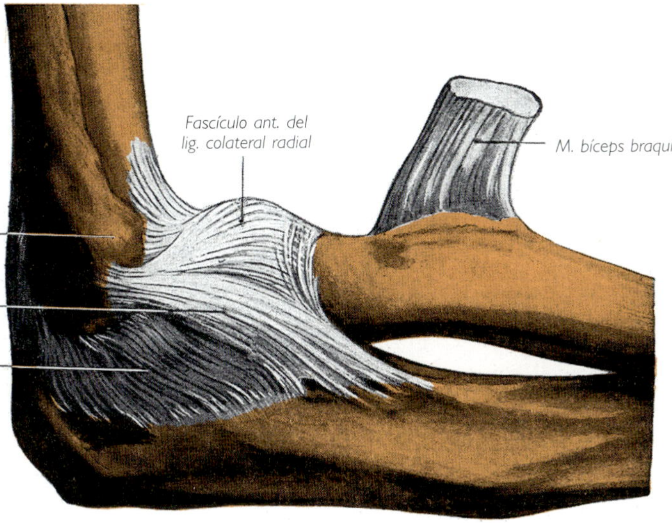

Fig. 60 ▪ Articulación del codo (visión lateral). Ligamento colateral radial.

El *fascículo posterior* es ancho y delgado y está formado por fibras casi paralelas, que se extienden desde la parte posterior del epicóndilo lateral hasta el borde lateral del olécranon.

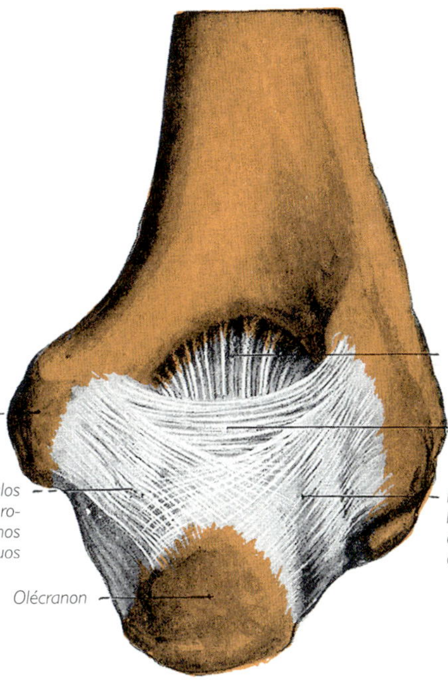

Fig. 61 ▪ Articulación del codo. Ligamento posterior.

4. Ligamento posterior (figura 61). Este ligamento se halla poco desarrollado. Lo forman delgados fascículos que se extienden: ❑ *a)* desde los bordes laterales de la fosa olecraniana hasta los bordes correspondientes del vértice del olécranon; se trata de los *fascículos humeroolecranianos oblicuos,* y ❑ *b)* de un borde al otro de la fosa olecraniana; estos últimos, denominados *fascículos humerohumerales,* forman superiormente al olécranon una banda transversal que presenta continuidad inferiormente con los fascículos humeroolecranianos oblicuos. Existen también algunas fibras delgadas que forman los *fascículos humeroolecranianos verticales,* que se hallan perdidos en la masa adiposa que llena la fosa olecraniana; se extienden desde la parte superior de dicha fosa hasta el vértice del olécranon.

5. Ligamento cuadrado. El ligamento cuadrado (de Denucé) es un engrosamiento de la parte de la cápsula situada inferiormente a la articulación radiocubital proximal. Presenta la forma de una lámina cuadrilátera que se extiende desde el borde inferior de la escotadura radial hasta la parte medial del cuello del radio (fig. 62).

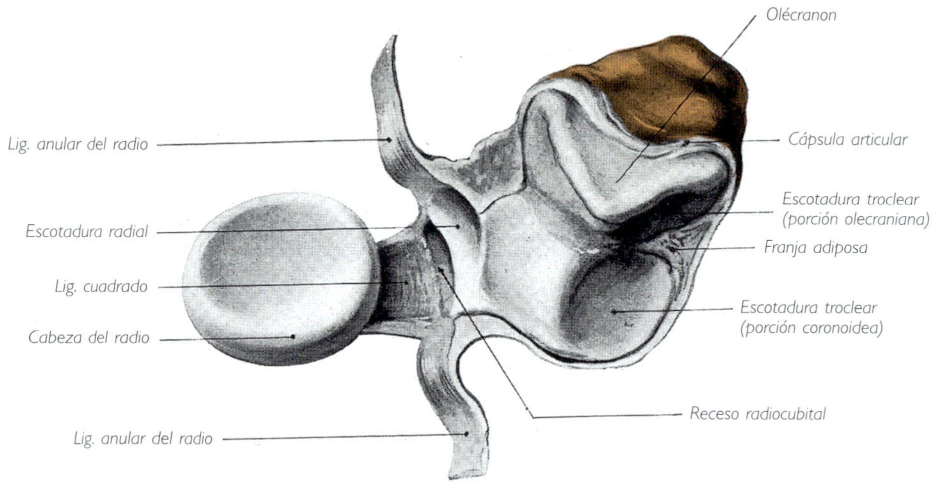

Fig. 62 ▪ Ligamento cuadrado.

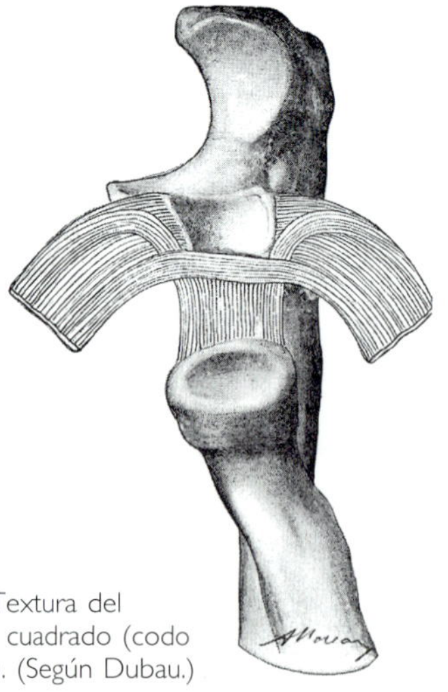

Fig. 63 ▪ Textura del ligamento cuadrado (codo izquierdo). (Según Dubau.)

La textura del ligamento cuadrado no es uniforme. Dubau ha demostrado que se compone de tres clases de fibras (fig. 63):

1. Las fibras radiocubitales que forman la zona media del ligamento.

2. Las fibras transversales o anulares transversas; se trata de un fascículo del ligamento anular del radio que no adopta ninguna inserción en el cúbito; se extiende de uno a otro de sus extremos y pasa por la parte medial del ligamento cuadrado, bordeando el receso radiocubital de la membrana sinovial; a lo largo de este ligamento se observan las finas prolongaciones de la membrana sinovial, que constituyen la franja adiposa linear que se describirá más adelante.

3. Las fibras del ligamento anular del radio, que no presentan inserción cubital y se reflejan de medial a lateral, desde los extremos de la escotadura radial hacia el radio, y forman los bordes anterior y posterior del ligamento cuadrado.

C. Membrana sinovial

La membrana sinovial tapiza la cara profunda de la cápsula articular y se refleja sobre las superficies óseas, después de la inserción del manguito capsular, hasta alcanzar los bordes del revestimiento cartilaginoso de las superficies articulares. Así se forman: *a)* un *receso anterior,* que corresponde a las fosas coronoidea y radial (figs. 64 y 65); en ocasiones, un repliegue falciforme de la membrana sinovial se fija a la cresta que separa ambas fosas y divide el receso anterior en dos recesos secundarios; *b)* un *receso posterior,* en relación con la parte inferior de la fosa olecraniana, y *c)* un *receso inferior* o *anular,* que envuelve la porción del cuello del radio situada entre su cabeza y la línea de inserción de la cápsula articular alrededor del cuello del radio. Se observa entonces una ligera depresión de la membrana sinovial, denominada *receso radiocubital,* inferiormente al borde inferior de la escotadura radial, a lo largo de la parte media de la inserción cubital del ligamento cuadrado (fig. 62).

La membrana sinovial de la articulación del codo presenta un cierto número de cúmulos adiposos o franjas sinoviales, que ella misma recubre, destinados a llenar los

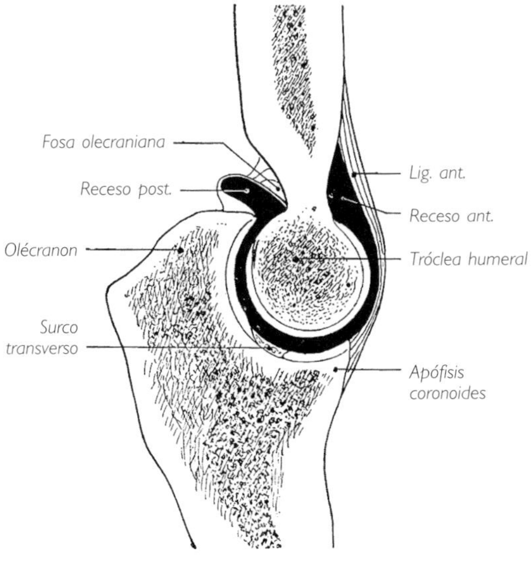

Fig. 64 ▪ Corte sagital de la articulación del codo que pasa por la articulación humerocubital.

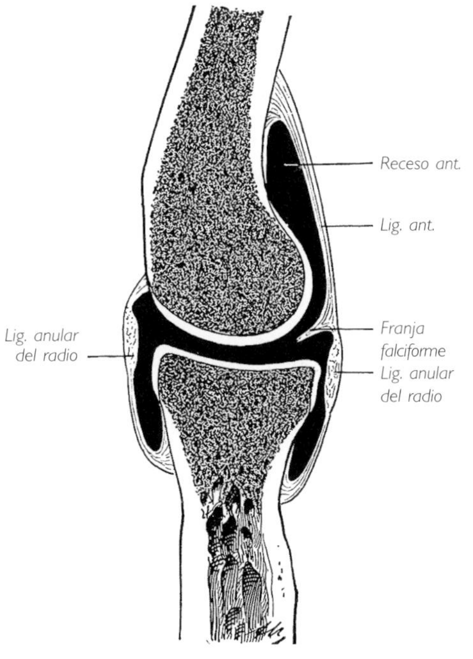

Fig. 65 ▪ Corte sagital de la articulación del codo que pasa por la articulación humerorradial.

espacios vacíos que tienden a producirse en los movimientos de la articulación. Así, encontramos masas adiposas como éstas en los recesos anterior y posterior que llenan las fosas coronoidea, radial y olecraniana cuando el juego articular aleja de estas depresiones los salientes óseos a los que están destinadas. Se encuentra también un pequeño cúmulo adiposo en cada uno de los extremos del surco transversal de la escotadura troclear del cúbito, y otra franja estrecha a lo largo del borde lateral del receso radiocubital (fig. 62).

Por último, existe otra franja situada entre el húmero y el radio. Esta *franja falciforme,* impropiamente denominada *rodete falciforme,* es delgada, aplanada de superior a inferior y termina por medio de un borde cortante, hacia la cavidad articular, entre el capítulo humeral y la cabeza del radio (fig. 65). Levanta la membrana sinovial en toda la mitad anterior de la articulación humerorradial.

MECÁNICA (v. también *Anatomía funcional*). La articulación del codo puede ejecutar movimientos de flexión y extensión en la articulación humerocubitorradial, así como movimientos de pronación y supinación que se producen en las articulaciones humerorradial y radiocubitales proximal y distal. Veremos ahora solamente los movimientos de la articulación humerocubitorradial. Los movimientos de pronación y supinación serán estudiados con la articulación radiocubital distal.

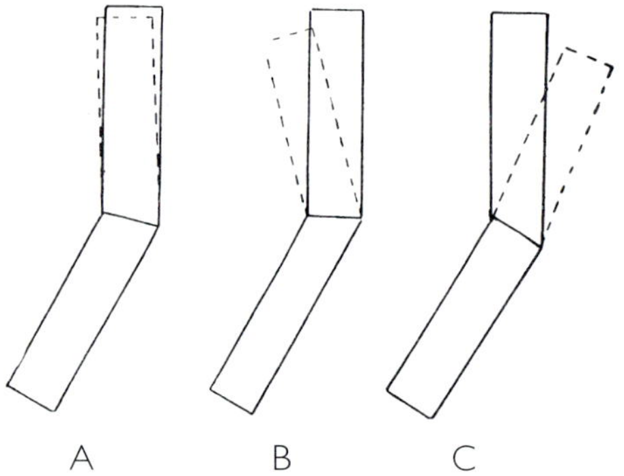

Fig. 66 ▪ A-C) Esquemas de las diferentes posiciones que adopta el antebrazo cuando se flexiona sobre el brazo, siguiendo la dirección del eje transversal o de flexión del codo (Roud).

MOVIMIENTOS DE FLEXIÓN Y EXTENSIÓN. Los movimientos de flexión y extensión del antebrazo sobre el brazo se producen en torno a un eje transversal que atraviesa el extremo inferior del húmero. En general, este eje representa la bisectriz del ángulo obtuso, abierto lateralmente, que forma, en extensión completa, el eje longitudinal del húmero con el del cúbito (Roud). Por consiguiente, en la flexión del antebrazo, el ángulo humerocubital disminuye a medida que la flexión aumenta; en la flexión completa, por lo normal el antebrazo debe situarse en sentido directamente anterior al brazo (fig. 66, A).

Ello no sucede siempre; a menudo, cuando se flexiona el antebrazo, se observa que éste se sitúa un poco lateral o un poco medial al eje longitudinal del brazo (fig. 66, B y C), lo cual se debe a que, en esos casos, el eje transversal de rotación no constituye exactamente la bisectriz del ángulo humerocubital, sino que se inclina ligeramente hacia el eje longitudinal del brazo o hacia el eje del antebrazo.

Cuando la garganta de la tróclea describe un arco helicoidal, el cúbito presenta desplazamientos laterales muy limitados.

En la flexión, los fascículos posteriores de los ligamentos laterales se distienden, pero este movimiento sólo es limitado por el contacto del antebrazo con el brazo. La amplitud del movimiento es de 140° aproximadamente. El movimiento de extensión está limitado por la tensión del ligamento anterior y de los fascículos anteriores de los ligamentos colaterales. En extensión forzada, el vértice del olécranon entra a veces en contacto con el fondo de la fosa olecraniana.

Movimientos de lateralidad. La articulación del codo puede presentar también movimientos de lateralidad, pero éstos son pasivos y se hallan siempre muy limitados.

V. ARTICULACIÓN RADIOCUBITAL DISTAL

Se trata de una articulación trocoide que une la cabeza del cúbito a la escotadura cubital del radio.

A. Superficies articulares (fig. 67)

1. Cabeza del cúbito. La cabeza del cúbito presenta dos carillas articulares, una lateral y otra inferior, separadas por una cresta roma, también articular, convexa lateralmente.

La carilla lateral, que constituye la *circunferencia articular,* es vertical, cilindroide y convexa de anterior a posterior. Ocupa los dos tercios laterales del contorno de la cabeza. Es más alta en su parte media que en sus extremos, y se articula con la escotadura cubital del radio. La *carilla inferior* es ligeramente convexa y corresponde al disco articular.

Estas dos carillas, al igual que la cresta que las separa, están revestidas por una misma capa de cartílago hialino.

La eminencia formada por las dos carillas cubitales encaja en una cavidad angulosa constituida por la escotadura cubital del radio lateralmente y por el disco articular inferiormente.

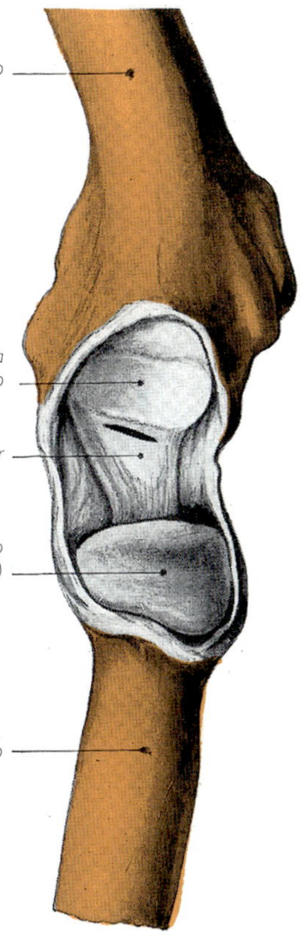

Fig. 67 ▪ Articulación radiocubital distal. Se representa abierta para mostrar las superficies articulares y el disco articular. El cúbito está separado inferiormente.

2. Escotadura cubital del radio. Está situada en la cara medial del extremo inferior del radio. Presenta la forma de un segmento de cilindro hueco y vertical, cóncavo medialmente. Junto con su revestimiento cartilaginoso, se adapta a la convexidad de la circunferencia articular de la cabeza del cúbito. No obstante, la carilla cubital es más extensa en sentido anteroposterior que la escotadura cubital del radio.

3. Disco articular. El disco articular (ligamento triangular) es una lámina fibrocartilaginosa triangular y horizontal, situada entre la cabeza del cúbito y el carpo. Se fija por su vértice en la escotadura que separa la cabeza del cúbito de su apófisis estiloides, y sobre la cara lateral de dicha apófisis; por su base se halla fijo al borde inferior de la escotadura cubital del radio, que se sitúa 2 mm aproximadamente inferior a la cabeza del cúbito (figs. 67 y 75).

Las dos caras del disco articular son cóncavas y articulares, y se hallan revestidas de cartílago. La cara superior, cuyo revestimiento cartilaginoso presenta continuidad con el de la escotadura cubital del radio, corresponde a la carilla inferior de la cabeza del cúbito; la cara inferior se apoya sobre los huesos semilunar y piramidal (fig. 75). Los dos bordes (anterior y posterior) están unidos a las cápsulas articulares y a los ligamentos de las articulaciones radiocubital distal y radiocarpiana.

El espesor de este ligamento disminuye de medial a lateral; también es más delgado en el centro que en los bordes anterior y posterior, lo cual explica por qué sus dos caras, superior e inferior, son cóncavas.

La base del disco articular es siempre delgada y a veces está perforada. Muy a menudo el orificio tiene la forma de una hendidura alargada de anterior a posterior, que pone en comunicación las cavidades articulares de las articulaciones radiocubital distal y radiocarpiana (fig. 67).

B. Medios de unión

Los medios de unión son el disco articular y una cápsula articular reforzada por ligamentos.

El *disco articular* no sirve solamente para completar la cavidad articular destinada a la cabeza del cúbito; es también el principal medio de unión de los extremos inferiores de los dos huesos del antebrazo.

La *cápsula articular* es delgada y laxa, y su amplitud está relacionada con la extensión de los movimientos de la articulación; se inserta en los bordes anterior y posterior del disco articular y sobre el contorno superior de las superficies articulares del radio y del cúbito, excepto superiormente a la escotadura cubital del radio, donde la inserción capsular se efectúa a 0,5 cm aproximadamente en sentido superior a la superficie articular. Está reforzada anterior y posteriormente por fascículos fibrosos que se extienden desde el radio hasta el cúbito, transversalmente o en dirección oblicua inferior y medial (figs. 72 y 73). Estos fascículos reciben el nombre de *ligamento radiocubital anterior* y *ligamento radiocubital posterior.*

C. Membrana sinovial

La membrana sinovial tapiza la cara profunda de la cápsula articular. Da origen superiormente a un receso, que se debe a la gran laxitud de la parte superior de la cápsula articular y a su inserción radial, distante de la escotadura cubital del radio (fig. 75).

MECÁNICA (v. también *Anatomía funcional*). **PRONACIÓN Y SUPINACIÓN.** Las articulaciones radiocubitales pueden efectuar un solo movimiento, la *rotación.* El movimiento de rotación se denomina *pronación* o *supinación* según el sentido en que se produzca. La *pronación* es un movimiento de rotación por medio del cual el pulgar se dirige medialmente y la palma de la mano posteriormente; la *supinación* se realiza en sentido inverso, desplazando el pulgar lateralmente y la palma de la mano anteriormente.

Cuando se estudian los movimientos de pronación y supinación en el cadáver, con el húmero y el cúbito inmovilizados, se constata que el radio gira en torno a un eje que pasa superiormente por el centro de la fosita articular de la cabeza del radio e inferiormente por el centro de la cabeza del cúbito. Durante este movimiento: *a)* la fosita articular de la cabeza del radio se desliza bajo el capítulo del húmero; *b)* la cabeza del radio gira dentro del anillo osteofibroso formado por la escotadura radial del cúbito y el ligamento anular del radio, y *c)* el extremo inferior del radio se desplaza circularmente alrededor de la cabeza del cúbito. Los movimientos de rotación del radio se efectúan a la vez en las articulaciones humerorradial, radiocubital proximal y radiocubital distal.

Los movimientos de pronación y supinación están limitados por la tensión del ligamento cuadrado, que se enrolla alrededor del radio. La supinación está también limitada por la tensión del ligamento radiocubital anterior de la articulación radiocubital distal, y la pronación por la tensión del ligamento radiocubital posterior.

En el sujeto vivo, la mecánica de los movimientos de pronación y supinación es mucho más compleja, porque resulta de la combinación de movimientos que se producen a la vez en las articulaciones radiocubitales, humerorradial, humerocubital e incluso en la articulación del hombro. Estos movimientos se caracterizan porque los extremos distales del radio y del cúbito también se desplazan, pero en sentido inverso. En el sujeto vivo, en efecto, cuando se efectúan los movimientos fisiológicos de pronación y supinación, las articulaciones radiocubitales proximal y distal, así como la humerorradial, presentan los mismos desplazamientos que en el cadáver, pero además la articulación del hombro constituye el emplazamiento de los movimientos de rotación del húmero en torno a su eje longitudinal. Por otra parte, cuando el antebrazo está en semiflexión, la articulación humerocubital no queda completamente inmóvil, sino que se convierte en el centro de pequeños movimientos alternantes de flexión y extensión, así como de ligeros movimientos de inclinación lateral del cúbito. Estos movimientos son de poca amplitud o pueden no producirse, pero no ocurre lo mismo con los movimientos de rotación del húmero, que hacen girar el cúbito. El extremo distal de éste describe un arco de círculo en sentido inverso al que recorre el extremo inferior del radio.

VI. MEMBRANA INTERÓSEA DEL ANTEBRAZO

Se denomina *membrana interósea del antebrazo* a una membrana fibrosa que se extiende desde el borde interóseo del radio hasta el borde interóseo del cúbito y que cierra el espacio comprendido entre los dos huesos del antebrazo (figs. 68 y 69). La inserción radial se efectúa inferiormente en la cresta posterior, que procede de la división del borde interóseo del radio. Sin embargo, la membrana interósea del antebrazo no ocupa todo el espacio interóseo, sino que termina superiormente unos 2 cm inferior a la tuberosidad del radio por medio de un borde cóncavo y delgado que limita con la parte superior del radio y del cúbito un amplio orificio por donde discurre la arteria interósea posterior. Además, está perforada por varios pequeños orificios donde se introducen ramas vasculares.

La membrana interósea del antebrazo es gruesa y resistente, y está diferenciada en fascículos fibrosos en sus dos tercios superiores, mientras que es delgada y más propiamente membranosa en su tercio inferior. Ello se debe a su doble origen. La membrana interósea del antebrazo está constituida por una membrana originariamente delgada, a la cual se adhieren, en el curso del desarrollo, los fascículos fibrosos que resultan de la progresiva transformación fibrosa de fibras musculares que quedan en contacto inmediato con ella (Rouvière y Granel). En efecto, es posible distinguir, sobre la cara anterior de la membrana interósea del antebrazo, fascículos fibrosos que se dirigen oblicuamente de superior a inferior y de medial a lateral (fig. 68), y que proceden de la transformación fibrosa de las fibras profundas del músculo flexor profundo de los dedos, cuyas inserciones se extienden hasta el radio. De igual manera, en la cara posterior de la membrana y en su tercio superior, se observa un fascículo fibroso grueso, conocido con el nombre de *ligamento oblicuo interóseo radiocubital* (Lamont) (fig. 69); este liga-

MEMBRANA INTERÓSEA DEL ANTEBRAZO

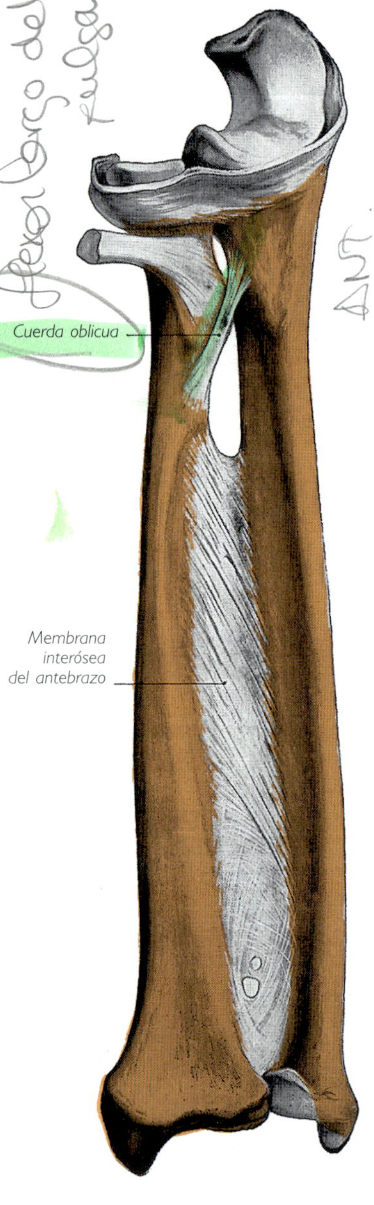

Fig. 68 ▪ Membrana interósea del antebrazo (visión anterior).

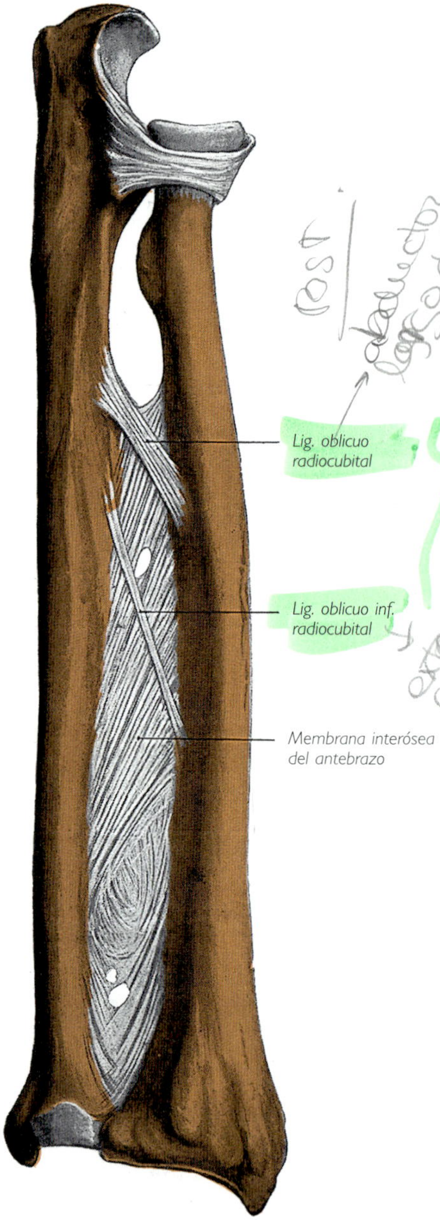

Fig. 69 ▪ Membrana interósea del antebrazo (visión posterior).

mento se extiende oblicuamente de superior a inferior y de medial a lateral, desde el cúbito hasta el radio, donde termina en el tubérculo interóseo; procede de la transformación fibrosa de los fascículos más profundos del músculo abductor largo del pulgar. Con frecuencia, también se observa, inferior al ligamento oblicuo, un segundo fascículo radiocubital inferior, más delgado, procedente de la regresión fibrosa de las fibras profundas del músculo extensor corto del pulgar.

CUERDA OBLICUA. La cuerda oblicua es una cintilla fibrosa que se inserta superiormente en la parte inferolateral de la apófisis coronoides, cruza el tendón del músculo bíceps braquial y termina inferiormente en el radio, un poco inferior a la tuberosidad del radio (fig. 68). Las conexiones que la cuerda oblicua presenta con el músculo flexor largo del pulgar demuestran que esta estructura es el resultado de la transformación fibrosa del fascículo coronoideo de este músculo (Fawcett).

VII. ARTICULACIÓN RADIOCARPIANA

La articulación radiocarpiana (articulación de la muñeca) es una articulación elipsoidea que une el antebrazo con el carpo. Se denomina *radiocarpiana* porque, de los dos huesos del antebrazo, sólo el radio se articula directamente con el carpo; el cúbito se halla separado del cóndilo carpiano por el disco articular.

A. **Superficies articulares**

Son dos: en el lado del antebrazo, una cavidad glenoidea; en el lado del carpo, un cóndilo (fig. 70).

1. Cavidad glenoidea antebraquial. Esta cavidad, formada en sus dos tercios laterales por la extremidad inferior del radio y en su tercio medial por el disco articular,

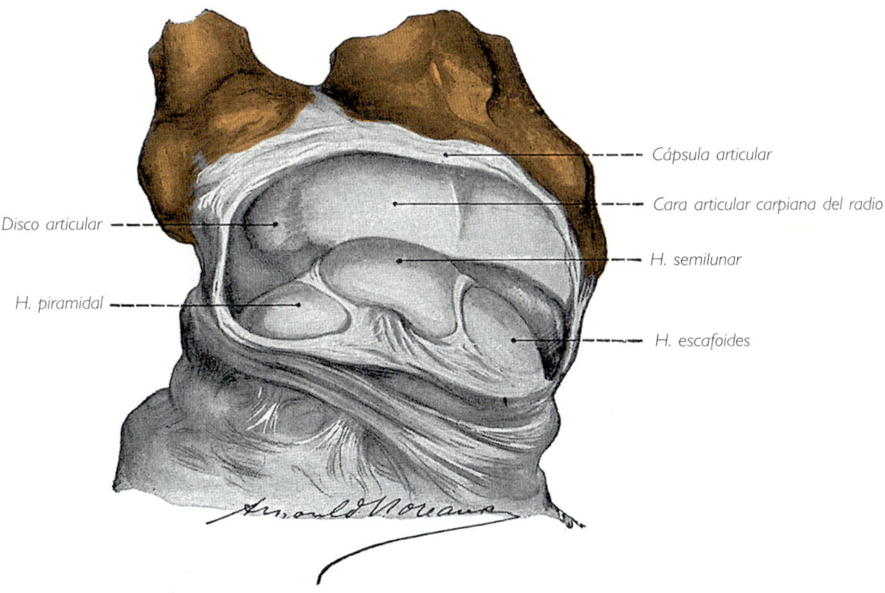

Fig. 70 ▪ Articulación radiocarpiana. Se representa abierta por su cara posterior para mostrar las superficies articulares.

es una superficie elíptica y cóncava de eje mayor transversal. Se orienta inferior y un poco anteriormente.

La superficie radial constituye la *cara articular carpiana del radio* y es triangular; el vértice es lateral y se prolonga sobre la cara medial de la apófisis estiloides. Está dividida en dos partes: una lateral triangular y otra medial cuadrilátera; la cresta roma anteroposterior que separa estas dos superficies corresponde a la interlínea comprendida entre los huesos escafoides y semilunar. Esta superficie está recubierta por una capa de cartílago que presenta continuidad medialmente con el revestimiento cartilaginoso del disco articular.

2. Cóndilo carpiano. Está formado por las superficies articulares superiores de los huesos escafoides, semilunar y piramidal. Estos tres huesos están unidos entre sí por ligamentos intercarpianos interóseos, cuyos fascículos superiores se sitúan al mismo nivel que las superficies articulares. El mismo revestimiento cartilaginoso recubre las superficies articulares óseas y los ligamentos intercarpianos interóseos situados entre ellas.

El cóndilo carpiano es más extenso posterior que anteriormente, por lo cual se orienta superior y un poco posteriormente (fig. 71). El hueso escafoides corresponde a la carilla lateral triangular del radio; el hueso semilunar a la carilla medial y a la parte próxima del disco articular; el hueso piramidal se articula con dicho disco articular, medialmente al hueso semilunar (fig. 75).

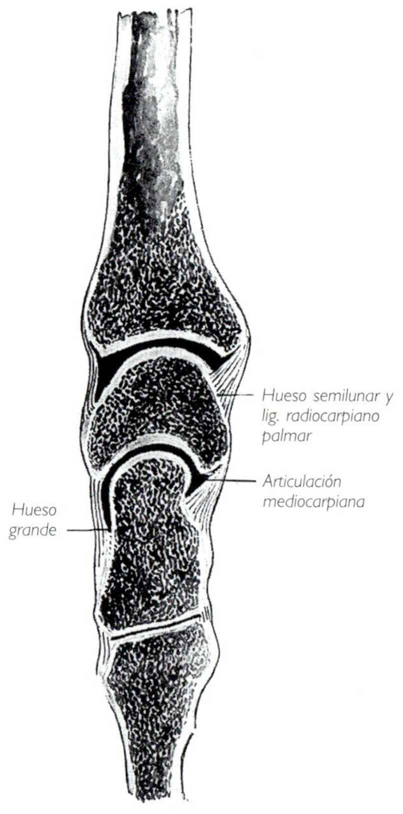

Fig. 71 ▪ Corte sagital de las articulaciones radiocarpiana y mediocarpiana. El corte pasa por el radio y los huesos semilunar y grande.

B. Medios de unión

Son una cápsula articular y los ligamentos que la refuerzan. Cápsula articular y ligamentos están en contacto inmediato con las vainas de los tendones de los músculos flexores de los dedos anteriormente y de los músculos extensores de los dedos posteriormente.

CÁPSULA ARTICULAR. La cápsula articular se inserta superior e inferiormente en el contorno de las superficies articulares y en los bordes anterior y posterior del disco articular, donde presenta continuidad con la cápsula articular de la articulación radiocubital distal. Firme y consistente anteriormente, es delgada y laxa en la parte posterior.

LIGAMENTOS. Según su posición, se dividen en anterior, posterior, lateral y medial (figs. 72 y 73).

1. Ligamento anterior. Este ligamento se compone de: *a)* un ligamento propiamente dicho representado por un engrosamiento de la cápsula articular, y *b)* un plano fibroso precapsular.

a) LIGAMENTO ANTERIOR O CAPSULAR. Comprende dos fascículos que se extienden convergiendo desde los dos huesos del antebrazo hacia el carpo; se denominan *ligamentos radiocarpiano palmar* y *cubitocarpiano palmar* (fig. 72).

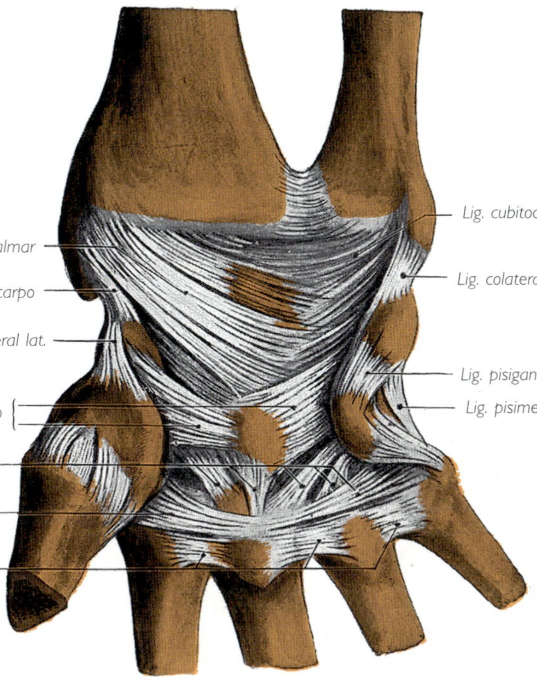

Fig. 72 ▪ Articulaciones radiocarpiana, intercarpianas, carpometacarpianas e intermetacarpianas (visión anterior).

El *ligamento radiocarpiano palmar* es muy grueso y se inserta superiormente en el reborde anterior de la cara articular carpiana del radio y en la parte anterior de la apófisis estiloides del radio. Desde ese punto se dirige inferior y medialmente, expandiéndose en forma de abanico. Las fibras más mediales y superiores son casi horizontales y se fijan en los huesos semilunar y piramidal; las otras, más oblicuas y a menudo separadas de las anteriores por un intersticio celular, se insertan en el hueso grande.

El *ligamento cubitocarpiano palmar* nace del borde anterior del disco articular y de la cara lateral de la apófisis estiloides del cúbito. Sus fibras son oblicuas inferior y lateralmente e irradian hacia el carpo; las más superiores pasan inferiormente al ligamento radiocarpiano palmar y terminan en el hueso semilunar; las otras se insertan en los huesos piramidal y grande.

b) PLANO FIBROSO PRECAPSULAR. Está formado por la parte posterior de la vaina fibrosa de los tendones de los músculos flexores de los dedos. Se trata de una gruesa capa de tejido fibroelástico, que recubre los ligamentos anteriores y está estrechamente unida a la cara anterior de la cápsula articular.

2. Ligamento posterior. El *ligamento radiocarpiano dorsal,* que a veces está desdoblado en dos fascículos secundarios, se extiende oblicuamente desde el borde posterior de la cara articular carpiana del radio a la cara posterior del hueso piramidal (fig. 73). Algunas de sus fibras se detienen en la cara posterior del hueso semilunar. Existe, además, un *fascículo radioescafoideo dorsal,* que se inserta superiormente en el borde posterior de la apófisis estiloides del radio e inferiormente en la cara dorsal del hueso escafoides.

3. Ligamento lateral. El *ligamento colateral radial del carpo* se inserta superiormente en el vértice de la apófisis estiloides del radio y termina en la cara lateral del hueso escafoides (fig. 72). Algunas de sus fibras se extienden hasta el tubérculo del hueso escafoides.

4. Ligamento medial. El *ligamento colateral cubital del carpo* nace del vértice y del lado medial de la apófisis estiloides del cúbito (fig. 72). Se divide más inferiormente en dos fascículos: uno se inserta en el hueso piramidal y el otro en el hueso pisiforme.

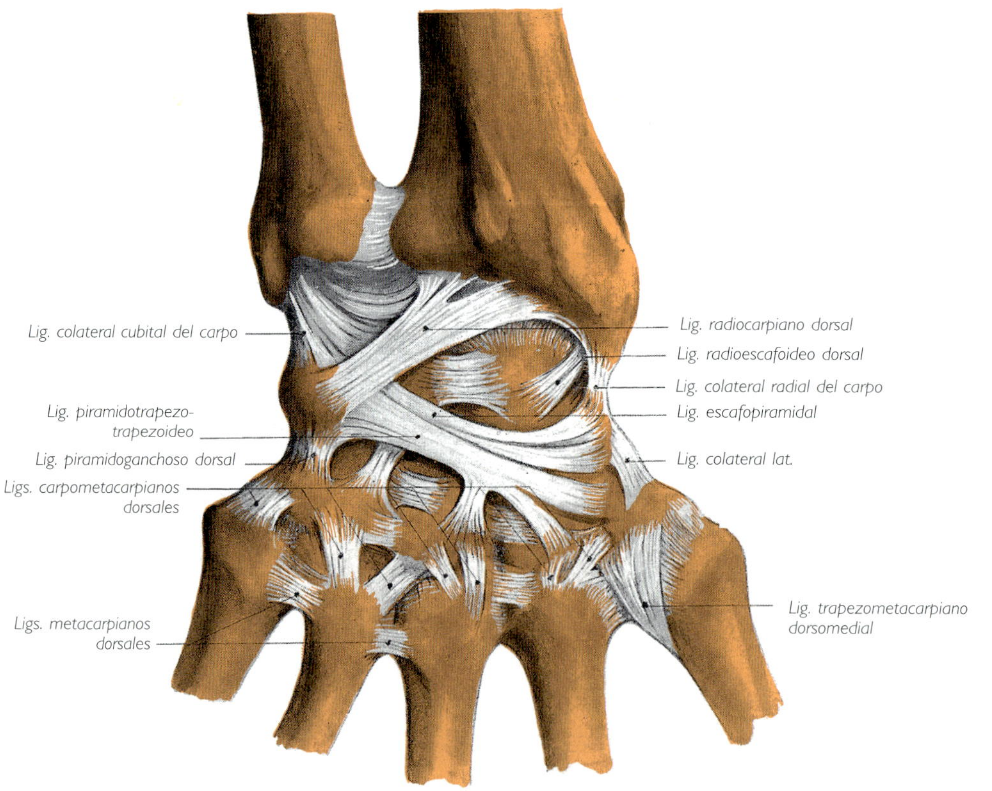

Fig. 73 ▪ Articulaciones radiocarpianas, intercarpianas, carpometacarpianas e intermetacarpianas (visión posterior).

En ocasiones, el ligamento se inserta superiormente tan sólo en la cara medial de la apófisis estiloides del cúbito; en ese caso el vértice sobresale en la cavidad articular.

C. **Membrana sinovial**

Se extiende desde el contorno de la superficie articular antebraquial al de la superficie carpiana, recubriendo la cara profunda de la cápsula articular. Da origen a muchas prolongaciones; señalaremos solamente la *prolongación preestiloidea,* que es inconstante y asciende en profundidad al ligamento colateral cubital del carpo.

La membrana sinovial está levantada anterior y posteriormente, a la altura del espacio que separa el hueso escafoides del hueso semilunar, por una franja más o menos prominente hacia el interior de la cavidad articular.

La cavidad articular comunica, aproximadamente en la mitad de los casos, con la de la articulación del hueso pisiforme y, a menudo, también con la de la articulación radiocubital distal mediante una hendidura situada en el disco articular (v. *Articulación radiocubital distal*).

MECÁNICA (v. también *Anatomía funcional*). En la articulación radiocarpiana se efectúan los movimientos de la mano sobre el antebrazo, pero estos movimientos de flexión, extensión, lateralidad, circunducción y rotación no se realizan solamente en esta articulación. La articulación mediocarpiana interviene en ellos de una forma aproximadamente igual que la articulación radiocarpiana. Estudiaremos en un mismo capítulo la mecánica de estas articulaciones, después de haber descrito las articulaciones del carpo.

VIII. ARTICULACIONES DE LA MANO

ARTICULACIONES DEL CARPO O ARTICULACIONES INTERCARPIANAS

Describiremos sucesivamente: *a)* las articulaciones intercarpianas de la primera fila del carpo; *b)* las articulaciones intercarpianas de la segunda fila del carpo, y *c)* la articulación mediocarpiana, que une las dos filas de los huesos del carpo.

A. **Articulaciones intercarpianas de la primera fila del carpo**

ARTICULACIONES DE LOS TRES HUESOS DEL CÓNDILO CARPIANO. Las dos articulaciones por las cuales los huesos escafoides, semilunar y piramidal se unen para formar el cóndilo carpiano son articulaciones planas.

1. Superficies articulares. Son casi planas y están recubiertas por una delgada capa de cartílago de espesor uniforme. Están orientadas en sentido sagital.

2. Medios de unión. Estas articulaciones presentan ligamentos que se dividen en intercarpianos interóseos, palmares y dorsales. ❑ Los *ligamentos intercarpianos interóseos* ocupan, en cada articulación, la parte superior de la interlínea y contribuyen a formar la superficie del cóndilo carpiano con sus fascículos más superiores, que se hallan incrustados de cartílago (figs. 70 y 75). ❑ Los *ligamentos intercarpianos palmares* y los *ligamentos intercarpianos dorsales* son cortas fibras orientadas transversalmente, que presentan continuidad por su cara profunda con el ligamento intercarpiano interóseo correspondiente. ❑ En la cara dorsal del cóndilo se observa un ligamento *escafopiramidal,* que se extiende desde la cara posterior del hueso escafoides hasta la cara posterior del hueso piramidal, cruzando el hueso semilunar y la parte superior del hueso grande (fig. 73).

3. Membranas sinoviales. Son extensiones de la membrana sinovial de la articulación mediocarpiana (fig. 75).

■ **ARTICULACIÓN DEL HUESO PISIFORME.** El hueso pisiforme está unido al hueso piramidal por una articulación elipsoidea.

1. Superficies articulares. La superficie articular del hueso pisiforme está revestida de cartílago y es ligeramente cóncava; la del hueso piramidal es convexa. Ambas están orientadas según un plano frontal.

2. Medios de unión. Son una cápsula articular y varios ligamentos.

La *cápsula articular* es laxa.

Los *ligamentos* pueden dividirse en dos categorías: unos son delgados y refuerzan las partes laterales de la cápsula articular; los otros están situados a cierta distancia de ésta y se extienden desde el hueso pisiforme hasta los huesos vecinos (fig. 72). Son tres: ❑ *a)* el *ligamento superior,* constituido por el fascículo de inserción en el pisiforme del ligamento colateral cubital del carpo de la articulación radiocarpiana; ❑ *b)* el *ligamento pisiganchoso,* que se extiende desde el extremo inferior del hueso pisiforme hasta el gancho del hueso ganchoso, y *c)* el *ligamento pisimetacarpiano,* que une el extremo inferior del hueso pisiforme al extremo superior del quinto hueso metacarpiano.

3. Membrana sinovial. La membrana sinovial es bastante laxa y en la mitad de los casos comunica con la membrana sinovial radiocarpiana.

B. Articulaciones intercarpianas de la segunda fila del carpo

Los huesos trapecio, trapezoide, grande y ganchoso están unidos por tres articulaciones planas.

1. Superficies articulares. Las superficies articulares son planas y están recubiertas por una delgada capa de cartílago.

2. Medios de unión. Cada una de estas tres articulaciones presenta un ligamento intercarpiano interóseo, un ligamento intercarpiano palmar y un ligamento intercarpiano dorsal. Los *ligamentos intercarpianos interóseos* son muy resistentes. Los *ligamentos intercarpianos palmares* y los *ligamentos intercarpianos dorsales* se extienden transversalmente entre dos huesos vecinos.

3. Membrana sinovial. Las membranas sinoviales de estas tres articulaciones son prolongaciones de la membrana sinovial de la articulación mediocarpiana (fig. 75).

C. Articulación mediocarpiana

La articulación mediocarpiana une los tres huesos del cóndilo carpiano, es decir, los huesos escafoides, semilunar y piramidal, con los cuatro huesos de la segunda fila del carpo. Es una doble elipsoidea.

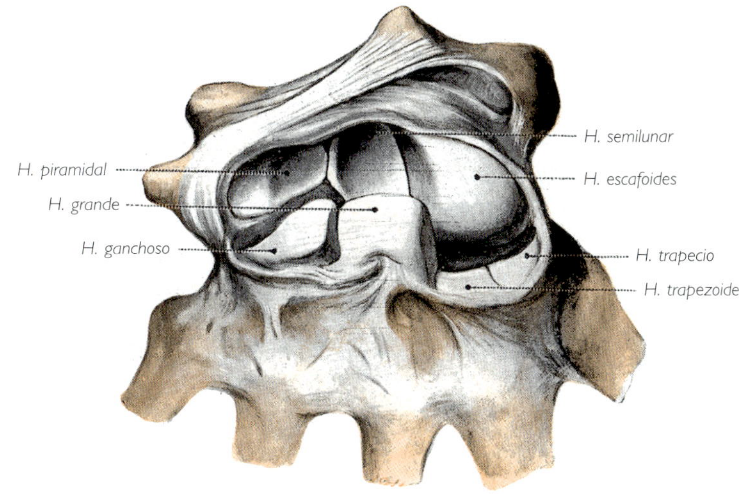

Fig. 74 ▪ Articulación mediocarpiana. Se representa abierta por su cara dorsal para mostrar las superficies articulares.

1. Superficies articulares. La configuración de las superficies articulares permite distinguir en esta articulación dos partes, una lateral y otra medial. ❑ La *parte lateral* es una articulación elipsoidea que conecta la superficie articular inferior y convexa del hueso escafoides con las superficies articulares superiores y cóncavas de los huesos trapecio y trapezoide (fig. 74). ❑ La *parte medial* es también una articulación elipsoidea, constituida superiormente por una cavidad glenoidea formada por la cara medial del hueso escafoides y las caras inferiores y cóncavas de los huesos semilunar y piramidal, e inferiormente por un cóndilo, formado a su vez por los huesos grande y ganchoso (figs. 74 y 75). En conjunto, la interlínea de la articulación mediocarpiana presenta la forma de una letra ese recostada.

2. Medios de unión. Las superficies articulares se mantienen en contacto por medio de una cápsula articular y ligamentos.
a) CÁPSULA ARTICULAR. Se extiende desde el contorno de la superficie articular superior hasa el de la superficie articular inferior. Es laxa y delgada, sobre todo posteriormente.
b) LIGAMENTOS. La cápsula articular está reforzada por diversos ligamentos que se sitúan en posición palmar, dorsal, lateral y medial.

Los ligamentos palmares se insertan en la cara anterior del hueso grande y desde este punto irradian hacia los huesos escafoides y piramidal superiormente, el hueso trapezoide lateralmente y el hueso ganchoso medialmente; en conjunto constituyen el *ligamento radiado del carpo.* ❑ También existe un fascículo ligamentoso que se extiende entre la cara palmar del hueso escafoides y la del hueso trapecio.

Los ligamentos palmares de las articulaciones intercarpianas y mediocarpiana están recubiertos por el mismo plano fibroso anterior de la articulación radiocarpiana, hallándose estrechamente unidos a dicha capa fibrosa.

El ligamento dorsal se denomina *ligamento piramidotrapezotrapezoideo.* Se trata de una banda fibrosa que se extiende desde la cara dorsal del hueso piramidal hasta la cara dorsal de los huesos trapecio y trapezoide (fig. 73). Del borde inferior de este ligamento se origina una expansión vertical que termina en el hueso grande.

El *ligamento escafopiramidal,* que cubre el extremo superior de la cara dorsal del hueso grande, es también un elemento de contención de la articulación.

El *ligamento colateral medial* se extiende desde el hueso piramidal hasta el gancho del hueso ganchoso.

El *ligamento colateral lateral* se extiende desde el tubérculo del hueso escafoides hasta la cara lateral del hueso trapecio (figs. 72 y 73).

3. Membrana sinovial (fig. 75). La membrana sinovial mediocarpiana recubre la cara profunda de la cápsula articular. Da origen, superior e inferiormente, a prolongaciones que constituyen las membranas sinoviales de las articulaciones intercarpianas de los huesos de la primera y segunda filas del carpo. En resumen, todas las articulaciones, menos la articulación del hueso pisiforme, presentan una membrana sinovial común.

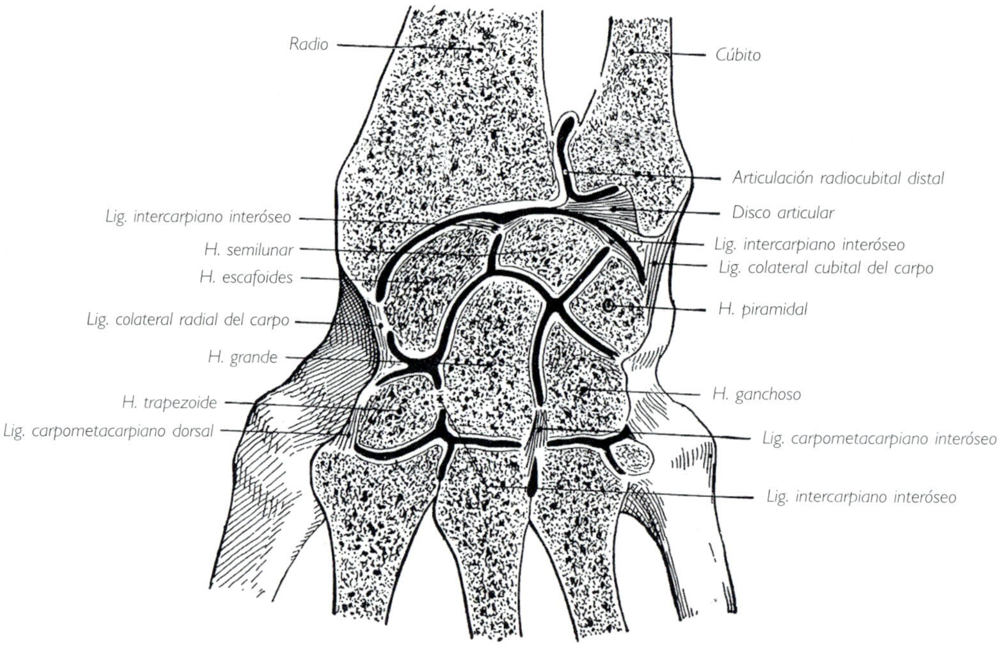

Fig. 75 ▪ Corte frontal de las articulaciones de los huesos del antebrazo, del carpo y del metacarpo. El trapecio no se ve afectado por el plano de sección, que pasa posteriormente a él.

La cavidad articular de las articulaciones intercarpianas comunica con la gran cavidad articular carpometacarpiana por medio de las interlíneas de las articulaciones que unen el hueso trapezoide con los huesos trapecio y grande.

■ **MECÁNICA** (v. también *Anatomía funcional*). ❑ Los movimientos de la mano se producen a la vez en las articulaciones radiocarpiana y mediocarpiana. La mano puede ejecutar: ❑ *a)* movimientos de flexión, por medio de los cuales la palma de la mano se aproxima a la cara anterior del antebrazo; ❑ *b)* movimientos de extensión, que aproximan la cara dorsal de la mano a la cara posterior del antebrazo; ❑ *c)* movimientos de aducción (inclinación hacia el lado cubital) o de abducción (inclinación hacia el lado radial), y ❑ *d)* movimientos de circunducción y de rotación.

Estos movimientos pueden efectuarse en cada una de las articulaciones radiocarpiana y mediocarpiana aisladamente pero, en realidad, en condiciones fisiológicas normales, los movimientos se producen en las dos articulaciones a la vez.

Flexión y extensión. ❑ Cada uno de estos movimientos abarca una amplitud de 85° aproximadamente. Se afirma generalmente que la articulación radiocarpiana se flexiona poco y se extiende mucho, mientras que la articulación mediocarpiana se extiende poco pero se flexiona mucho. Los resultados obtenidos por Roud son diferentes: «A partir de la posición media (cuando el eje de la mano es prolongación del eje del antebrazo), la flexión dorsal o extensión de la primera fila sobre el radio es de 35°, la flexión dorsal de la segunda fila sobre la primera es de 50°, y la flexión dorsal de la mano es de 85°. A partir de la misma posición media, la flexión palmar de la primera fila sobre el radio es de 50°, la flexión palmar de la segunda fila sobre la primera es de 35°, y la flexión palmar de la mano es de 85°.»

Inclinación cubital e inclinación radial. ❑ Estos movimientos resultan de la combinación de: *a)* movimientos de abducción o de aducción de las dos filas del carpo, y *b)* movimientos de flexión y pronación de la primera fila y de extensión de la segunda (en la inclinación radial) y de movimientos de extensión y supinación de la primera fila y de flexión de la segunda (en la inclinación cubital).

Circunducción. ❑ Resulta de la continuación y combinación de los movimientos precedentes.

Rotación. ❑ Los movimientos de rotación de la mano son muy limitados.

ARTICULACIONES CARPOMETACARPIANAS

Los huesos metacarpianos se unen a los huesos de la segunda fila del carpo por medio de dos articulaciones distintas: una une el primer hueso metacarpiano al hueso trapecio; la otra es común a los cuatro últimos huesos metacarpianos.

A. Articulación carpometacarpiana del pulgar

Se trata de una articulación en silla de montar.

1. Superficies articulares. La carilla inferior articular del hueso trapecio es convexa de anterior a posterior y cóncava transversalmente. La superficie correspondiente del primer hueso metacarpiano es cóncava de anterior a posterior y convexa transversalmente.

2. Medios de unión. Una cápsula articular de gran laxitud se inserta en el contorno de ambas superficies articulares.

Está reforzada por numerosos fascículos. El más importante es el *ligamento dorsomedial,* que cruza oblicuamente de superior a inferior y de posterior a anterior la parte posteromedial de la articulación (fig. 73).

3. Membrana sinovial. Es muy amplia y laxa, al igual que la cápsula articular que recubre por su superficie interna.

MECÁNICA (v. también *Anatomía funcional*). Esta articulación efectúa movimientos de flexión, extensión, abducción, aducción y circunducción. La flexión u oposición y la extensión se realizan en torno a un eje orientado de lateral a medial y de anterior a posterior; la aducción y la abducción, en torno a otro eje orientado de anterior a posterior y de medial a lateral.

B. Articulaciones carpometacarpianas de los cuatro últimos huesos metacarpianos

Los cuatro últimos huesos metacarpianos están unidos al carpo por una serie de articulaciones planas que, en su conjunto, forman una compleja articulación en silla de montar.

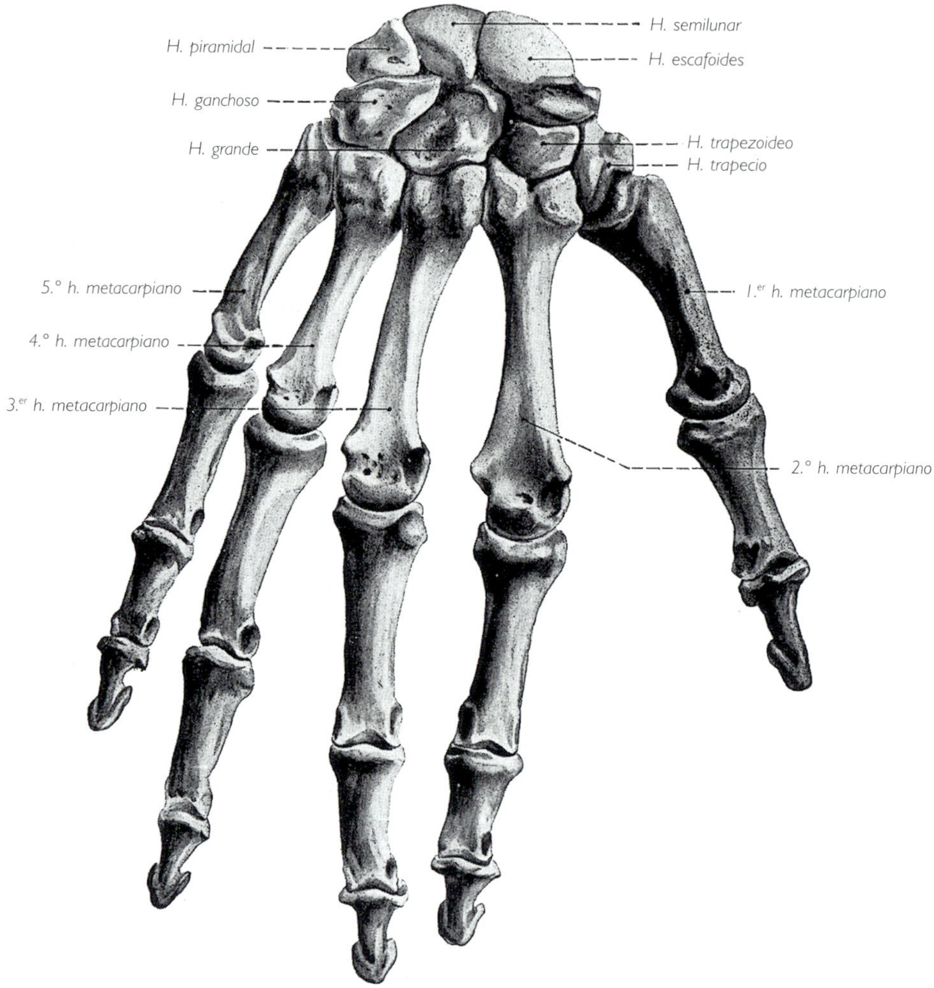

Fig. 76 ▪ Esqueleto de la mano (visión dorsal).

1. Superficies articulares (fig. 76). Ya hemos descrito las superficies articulares al estudiar la configuración de los huesos del carpo y del metacarpo.

Examinando la interlínea articular de lateral a medial, en la cara dorsal de la mano se observa que el segundo hueso metacarpiano se articula con los huesos trapecio, trapezoide y grande, siguiendo una línea sinuosa en forma de M muy alargada. Los dos trazos verticales de la M corresponden a los huesos trapecio y grande respectivamente; los trazos intermedios describen una curva que circunscribe la convexidad del hueso trapecio. ❑ El tercer hueso metacarpiano y una parte del cuarto se articulan con el hueso grande. ❑ El resto de la superficie articular del cuarto hueso metacarpiano, que es convexa, y la superficie articular del quinto, que es convexa de anterior a posterior y cóncava transversalmente, corresponden a la cara inferior del hueso ganchoso.

2. Medios de unión. Los cuatro últimos huesos metacarpianos están unidos al carpo por medio de una delgada cápsula articular, reforzada por ligamentos carpometacarpianos palmares, dorsales e interóseos.

a) LIGAMENTOS CARPOMETACARPIANOS PALMARES. Se observan generalmente siete u ocho ligamentos carpometacarpianos palmares (fig. 72). Uno de ellos se extiende desde la cara palmar del hueso trapecio hasta el segundo y tercer huesos metacarpianos. ❑ El segundo une el hueso trapezoide con el tercer hueso metacarpiano. ❑ Tres se extienden desde la cara palmar del hueso grande hasta el segundo, tercer y cuarto huesos metacarpianos. ❑ Hay, por último, dos o tres fascículos distintos que se extienden desde el hueso ganchoso hasta el tercer y cuarto huesos metacarpianos.

b) LIGAMENTOS CARPOMETACARPIANOS DORSALES. Son numerosos, cortos y resistentes (figura 73). ❑ Dos de ellos se extienden desde los huesos trapecio y trapezoide hasta el segundo hueso metacarpiano; ❑ otros dos, desde el hueso grande hasta el tercer hueso metacarpiano; ❑ un quinto ligamento une el hueso grande al cuarto hueso metacarpiano.

c) LIGAMENTOS CARPOMETACARPIANOS INTERÓSEOS. Están constituidos por dos ligamentos que se insertan en las caras vecinas de los huesos grande y ganchoso; estos dos fascículos descienden en el espacio intermetacarpiano correspondiente, pasan entre las carillas articulares que unen los huesos metacarpianos tercero y cuarto y terminan en la cara medial del tercero.

3. Membrana sinovial. La membrana sinovial tapiza la cara profunda de la cápsula articular. La cavidad articular comunica con la de la articulación mediocarpiana por medio de las articulaciones que unen el hueso trapezoide con los huesos trapecio y grande.

Da origen inferiormente a prolongaciones que forman las membranas sinoviales de las articulaciones intermetacarpianas de los cuatro últimos huesos metacarpianos (figura 75).

■ **MECÁNICA** (v. también *Anatomía funcional*). En estas articulaciones se producen movimientos de flexión y de extensión, así como movimientos de inclinación lateral, de muy escasa amplitud.

ARTICULACIONES INTERMETACARPIANAS

Los cuatro últimos huesos metacarpianos se articulan entre sí por sus bases. Se trata de tres articulaciones planas.

1. Superficies articulares. Las superficies articulares están revestidas por cartílago y se sitúan en las caras laterales de la base de los huesos metacarpianos. Ya han sido descritas con estos huesos (v. pág. 33).

2. Medios de unión. Los medios de unión son una cápsula articular y ligamentos metacarpianos.

La *cápsula articular* presenta continuidad superiormente con la cápsula articular de la articulación carpometacarpiana de los cuatro últimos huesos metacarpianos.

Para cada articulación, los *ligamentos metacarpianos* se dividen por su situación en ligamentos metacarpianos interóseos, ligamentos metacarpianos palmares y ligamentos metacarpianos dorsales (figs. 72 y 73).

3. Membrana sinovial. La membrana sinovial de estas tres articulaciones constituye una prolongación descendente de la membrana sinovial de la gran articulación carpometacarpiana.

ARTICULACIONES METACARPOFALÁNGICAS DE LOS CUATRO ÚLTIMOS DEDOS

Estas articulaciones son esferoideas.

1. Superficies articulares. Son la cabeza del hueso metacarpiano y la cavidad glenoidea de la base de la falange proximal (fig. 77).

La superficie articular de la *cabeza del metacarpiano* presenta la forma de un segmento de esfera mucho más extenso en sentido anteroposterior que transversal; se prolonga, en efecto, sobre la cara palmar de la cabeza del hueso metacarpiano. A cada lado de la superficie articular se encuentra un tubérculo e, inferiormente a éste, una depresión rugosa; ambos son producidos por la inserción del ligamento colateral.

La *cavidad glenoidea* de la falange es una superficie cóncava y elíptica, de eje mayor transversal. Externamente a cada uno de los extremos laterales de la cavidad glenoidea y cerca de su cara palmar, se observa un tubérculo destinado a la inserción inferior del ligamento colateral.

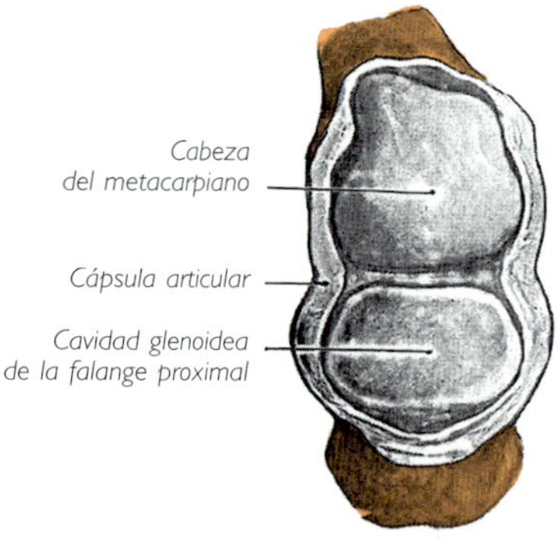

Fig. 77 ▪ Superficies articulares de una articulación metacarpofalángica.

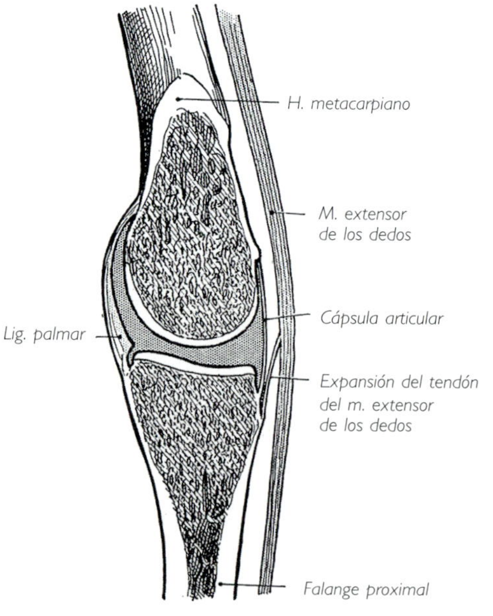

Fig. 78 ▪ Corte sagital de una articulación metacarpofalángica.

a) LIGAMENTO PALMAR. Las dos superficies articulares están revestidas de cartílago. Se hallan yuxtapuestas pero no se corresponden en toda su extensión. La superficie metacarpiana, que es mucho más extensa de anterior a posterior que la cavidad glenoidea, la rebasa ampliamente por su cara palmar. Un fibrocartílago glenoideo denominado *ligamento palmar,* anexo a la cavidad glenoidea, prolonga superiormente la parte anterior de esta cavidad. El ligamento palmar está fijado a la cara palmar y a la parte vecina de las caras lateral y medial de la base de la falange, un poco inferiormente al revestimiento cartilaginoso. Desde ese punto se dirige superiormente, aplicado a la cara palmar de la superficie articular metacarpiana (fig. 78).

La cara articular o posterior del ligamento palmar es cóncava y está separada de la superficie glenoidea por un surco estrecho, tapizado por una prolongación de la membrana sinovial. Su cara anterior, que no es articular, está excavada por un canal vertical en el que se deslizan los tendones de los músculos flexores de los dedos.

2. Medios de unión. Cada una de las articulaciones metacarpofalángicas está provista de una cápsula articular y de ligamentos colaterales. Además, las articulaciones metacarpofalángicas de los cuatro últimos dedos están unidas entre sí por un ligamento metacarpiano transverso profundo.

a) CÁPSULA ARTICULAR. La cápsula articular es delgada y muy laxa. Se inserta en la cara dorsal de la articulación, cerca del revestimiento cartilaginoso, mientras que en la cara posterior del metacarpiano la inserción se realiza a una distancia mucho mayor del revestimiento.

b) LIGAMENTOS COLATERALES. Se trata de dos fascículos gruesos y muy resistentes, situados en las caras lateral y medial de la articulación (fig. 79). Se insertan superiormente en el tubérculo y la depresión situados en las caras lateral y medial de la cabeza del hueso metacarpiano y divergen desde ese punto en forma de abanico: ❑ las fibras posteriores terminan en los tubérculos colaterales de la base de la falange, constituyendo el *fascículo metacarpofalángico del ligamento colateral;* ❑ las fibras anteriores se unen al ligamento palmar y forman el *fascículo metacarpoglenoideo del ligamento colateral.*

c) LIGAMENTO METACARPIANO TRANSVERSO PROFUNDO. Es una banda fibrosa que se extiende desde el segundo hasta el quinto hueso metacarpiano, cruzando la cara palmar de las articulaciones metacarpofalángicas. A la altura de cada una de ellas, el ligamento está estrechamente unido al ligamento palmar. Su cara anterior, que está acanalada verticalmente, se halla en relación con los tendones de los músculos flexores de los dedos.

3. Membrana sinovial. Tapiza la cara profunda de la cápsula articular pero, en las zonas en que ésta se inserta a cierta distancia de las superficies articulares, se refleja a nivel de las inserciones capsulares y recubre los extremos óseos hasta el revestimiento cartilaginoso.

ARTICULACIÓN METACARPOFALÁNGICA DEL DEDO PULGAR

Esta articulación presenta la misma disposición general que las anteriores. Posee, sin embargo, algunas características particulares.

1. La *cabeza del primer hueso metacarpiano* es más ancha anterior que posteriormente. Consta de dos partes: un *área posterior falángica* para la cavidad glenoidea de la falange, y otra *área anterior sesamoidea,* que corresponde al ligamento palmar y a los huesos sesamoideos. Esta área anterior presenta dos salientes separados por un surco vertical; en cada saliente se encuentra una carilla aplanada, que se relaciona con el hueso sesamoideo correspondiente.

2. El *ligamento palmar* encierra en su espesor dos huesos sesamoideos: uno lateral (*escafoides* de Gillette) y otro medial (*pisiforme* de Gillette).

3. Las fibras anteriores de los ligamentos colaterales terminan en gran parte en los huesos sesamoideos mencionados, formando *ligamentos metacarposesamoideos.*

Los huesos sesamoideos están sólidamente unidos a la falange por medio del ligamento palmar, por lo cual siempre participan en sus desplazamientos, como sucede en las luxaciones metacarpofalángicas del dedo pulgar.

MECÁNICA (v. también *Anatomía funcional*). En estas articulaciones se pueden producir movimientos de flexión, extensión, lateralidad, circunducción y movimientos pasivos de rotación.

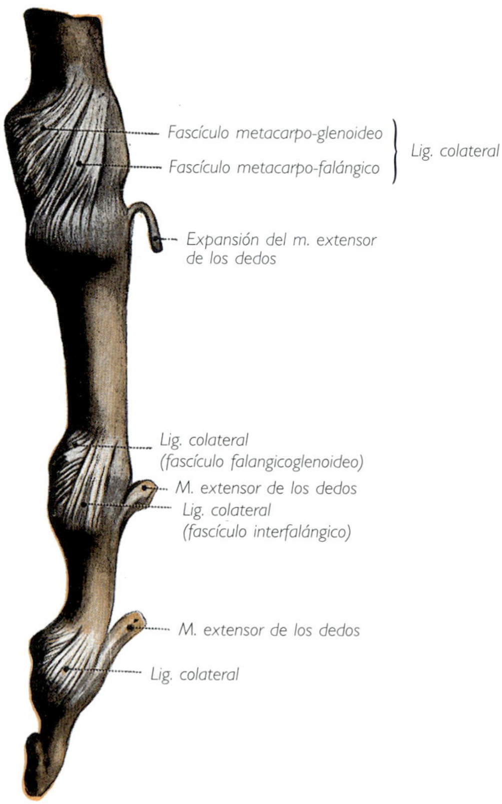

Fig. 79 ▪ Articulaciones metacarpofalángica e interfalángica (visión lateral).

Los *movimientos de flexión y de extensión* se realizan en torno a un eje transversal que pasa por el centro de la cabeza del hueso metacarpiano. La flexión está limitada por la tensión de los tendones de los músculos extensores de los dedos; la extensión por la de los músculos flexores de los dedos y los ligamentos palmares. Los movimientos de flexión y de extensión de un solo dedo son menos amplios que los que se producen al mismo tiempo en los dedos vecinos. La limitación del movimiento, en esos casos, se debe a la tensión del ligamento metacarpiano transverso profundo.

Los *movimientos de lateralidad* aproximan o separan los dedos entre sí. Se efectúan en torno a un eje anteroposterior que pasa por la cabeza del metacarpiano. Están limitados por la tensión del ligamento colateral opuesto al lado hacia donde se efectúa el movimiento.

ARTICULACIONES INTERFALÁNGICAS

Las articulaciones interfalángicas son gínglimos.

Existen dos articulaciones interfalángicas en cada dedo, con excepción del dedo pulgar, que presenta sólo una.

1. Superficies articulares

a) CABEZA DE LA FALANGE. La superficie articular de la cabeza de la falange está situada superiormente a la interlínea articular y presenta la forma de una polea (fig. 80). La garganta de la polea está orientada de anterior a posterior y separa las dos vertientes laterales, que son redondeadas en forma de cóndilos. La tróclea es más ancha anterior que posteriormente y está también más extendida por la cara palmar que por la cara dorsal de la cabeza de la falange.

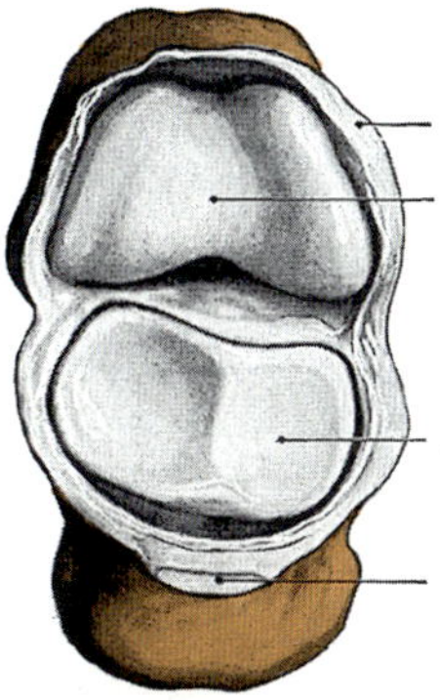

Fig. 80 ▪ Superficies articulares de una articulación interfalángica.

b) BASE DE LA FALANGE. La superficie articular de la base de la falange está situada inferiormente a la interlínea articular, y presenta una cresta media roma en relación con la garganta de la polea y, a cada lado, una cavidad glenoidea que se opone al cóndilo correspondiente de la tróclea.

c) LIGAMENTO PALMAR. La superficie articular inferior, que es menos extensa en sentido anteroposterior que la superficie articular superior, está agrandada por un ligamento palmar semejante a los de las articulaciones metacarpofalángicas.

Asimismo, la cápsula articular, los ligamentos y la membrana sinovial presentan las mismas características que los de dichas articulaciones.

▪ **MECÁNICA** (v. también *Anatomía funcional*). Debido a la configuración de las superficies articulares, estas articulaciones presentan sólo movimientos de flexión y de extensión. También pueden ser sometidas a movimientos pasivos de lateralidad muy limitada.

La flexión y la extensión se realizan en torno a un eje que atraviesa de lateral a medial la cabeza de la falange situada superiormente a la interlínea articular. La flexión está limitada por la tensión de los tendones de los músculos extensores de los dedos; la extensión, por la parte palmar de la cápsula articular y por la vaina fibrosa de los tendones de los músculos flexores de los dedos.

MÚSCULOS Y FASCIAS DEL MIEMBRO SUPERIOR

I. MÚSCULOS DEL MIEMBRO SUPERIOR

Los músculos del miembro superior se dividen en cuatro grupos: *a)* músculos del hombro; *b)* músculos del brazo; *c)* músculos del antebrazo, y *d)* músculos de la mano. Describiremos los músculos de estos diferentes grupos, al igual que los de las demás partes del cuerpo, procediendo siempre del esqueleto hacia la piel, es decir, comenzando por el plano muscular más profundo para terminar con el plano muscular superficial. De esta manera, el alumno podrá edificar sobre una base conocida, constituida por el esqueleto y las articulaciones, los diferentes grupos musculares. Así podrá comprender con facilidad, sobre todo en las regiones en que los planos musculares son numerosos, el orden de superposición y las relaciones recíprocas de los diferentes músculos.

MÚSCULOS DEL HOMBRO

Estudiaremos, junto con los músculos del hombro, todos aquellos que contribuyen a formar las paredes de la región axilar, que constituirá una de las regiones del hombro.

Por lo tanto, incluiremos en esta descripción los músculos serrato anterior, pectorales y dorsal ancho. Estos músculos se extienden desde el tronco hasta el esqueleto del miembro superior, en cuya movilidad intervienen. Además, están inervados por ramos del plexo braquial, que también inerva todos los músculos del miembro superior. Pertenecen, por lo tanto, a la musculatura del miembro superior.

Así entendidos, los músculos del hombro se dividen en cuatro grupos: anterior, medial, posterior y lateral.

A. **Grupo muscular anterior**

Está constituido por los músculos que participan en la formación de la pared anterior de la axila. Son los músculos *pectoral mayor, pectoral menor y subclavio.*

Estos tres músculos se hallan dispuestos en dos planos, superficial y profundo.

PLANO PROFUNDO. Comprende dos músculos: el *músculo subclavio* y el *músculo pectoral menor.*

1. Músculo subclavio

a) FORMA, SITUACIÓN Y TRAYECTO. El músculo subclavio es alargado y fusiforme; se halla situado inferior a la clavícula y se extiende oblicuamente entre la primera costilla y la clavícula (fig. 81).

b) INSERCIONES Y DESCRIPCIÓN. Se origina, por medio de un tendón cónico, de la cara superior del primer cartílago costal y de la parte cercana de la cara superior de la primera costilla. ❑ Al tendón de origen le suceden fibras musculares que se dirigen oblicuamente en sentido lateral, posterior y ligeramente superior.

Estas fibras terminan en la parte media de la cara inferior de la clavícula, que a menudo se halla excavada en forma de surco, constituyendo el denominado *surco del*

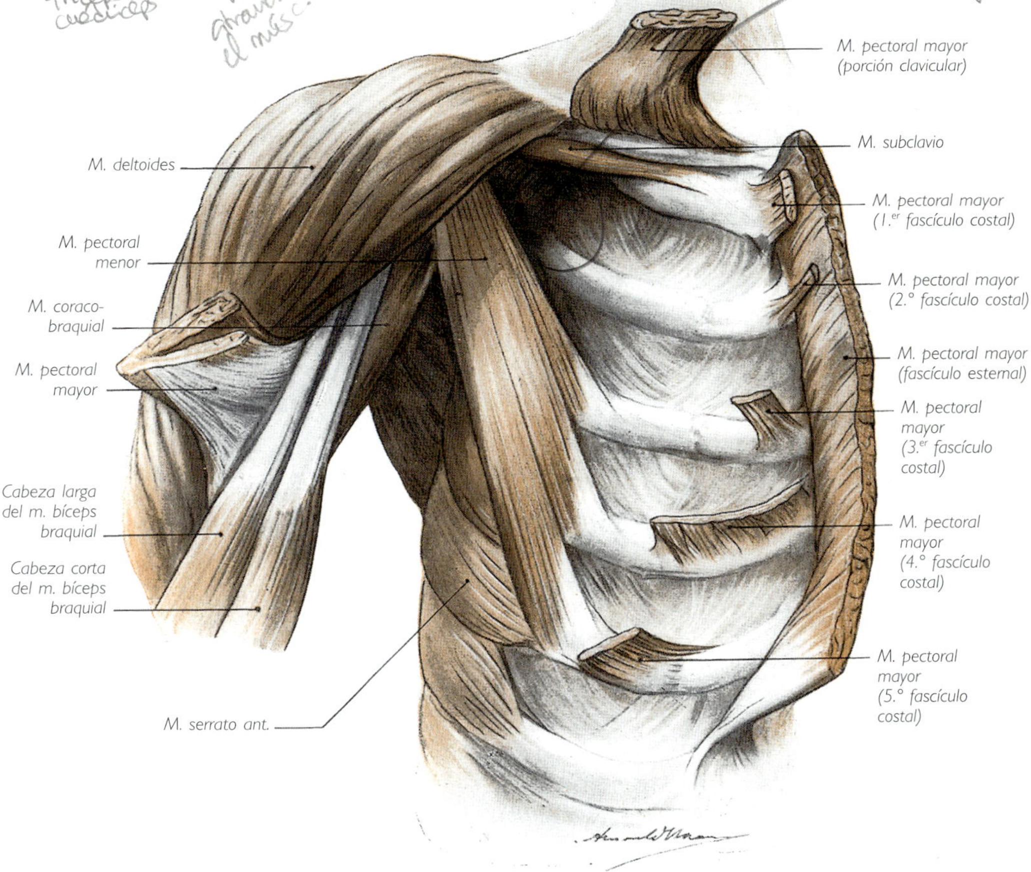

Fig. 81 ▪ Músculos subclavio y pectoral menor. Inserciones del músculo pectoral mayor.

músculo subclavio. La inserción clavicular se realiza medialmente por implantación directa de las fibras musculares y por medio de fibras tendinosas cortas, y lateralmente por medio de largos fascículos tendinosos que se extienden hasta el intervalo comprendido entre los ligamentos conoideo y trapezoideo.

c) ACCIÓN. El músculo subclavio hace descender la clavícula y, por consiguiente, el hombro, o bien, si toma su punto fijo en la clavícula, eleva la primera costilla, actuando como músculo inspirador.

2. Músculo pectoral menor

a) FORMA, SITUACIÓN Y TRAYECTO. El músculo pectoral menor es delgado, aplanado y triangular. Se extiende desde las costillas tercera, cuarta y quinta hasta la apófisis coracoides (fig. 81).

Está situado inferior al músculo subclavio, del cual queda separado por un espacio triangular de base interna denominado *espacio clavipectoral*.

b) INSERCIONES Y DESCRIPCIÓN. El músculo pectoral menor se inserta mediante tres lengüetas distintas en el borde superior y la cara lateral de las costillas tercera, cuarta y quinta, cerca de los cartílagos costales. Cada digitación se inserta, siguiendo un trazo oblicuo de anterior a posterior y de superior a inferior, en el borde superior de la costilla y en la parte vecina de la cara lateral del arco costal por medio de fibras tendinosas cada vez más cortas, y en el resto de su inserción costal mediante fibras musculares.

Las digitaciones se reúnen en una lámina muscular cuyas fibras convergen superior, lateral y un poco posteriormente. Terminan mediante un tendón aplanado en la parte anterior del borde medial de la apófisis coracoides (figs. 81 y 84). La inserción suele realizarse en la cara superior de dicha apófisis.

c) ACCIÓN. Cuando toma su punto fijo en las costillas, el músculo pectoral menor permite descender el muñón del hombro; cuando toma su punto fijo en la escápula, eleva las costillas y se convierte en inspirador.

■ **PLANO SUPERFICIAL.** Está formado únicamente por el *músculo pectoral mayor.*

1. Músculo pectoral mayor

a) FORMA, SITUACIÓN Y TRAYECTO. El músculo pectoral mayor es un músculo ancho, aplanado y triangular, delgado medialmente, grueso lateralmente, y situado en la parte anterior y superior del tórax (fig. 82). Se extiende desde el tórax hasta el húme-

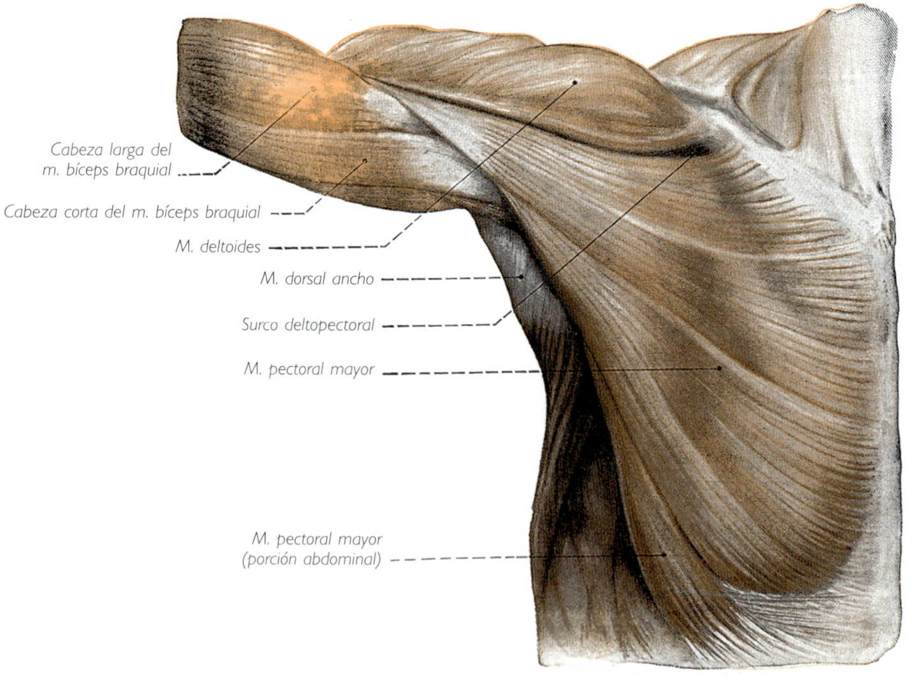

Fig. 82 ■ Músculo pectoral mayor.

ro y cubre el plano muscular subyacente, formado por los músculos subclavio y pectoral menor; ahora bien, dado que es mucho más extenso que este plano muscular, rebasa inferiormente de forma amplia el borde inferior del músculo pectoral menor.

b) Inserciones y descripción. Se inserta medialmente siguiendo una línea curva de concavidad lateral (fig. 81): ❑ *a)* en los dos tercios mediales del borde anterior de la clavícula; ❑ *b)* en la mitad correspondiente de la cara anterior del esternón; ❑ *c)* en los cinco o seis primeros cartílagos costales por medio de distintas digitaciones; las digitaciones cuarta y quinta son generalmente más importantes que las demás y se extienden hasta las partes vecinas de las costillas cuarta y quinta, y ❑ *d)* en la parte anterior de la vaina del músculo recto del abdomen. Las inserciones clavicular y esternocostal suelen efectuarse por medio de cortas fibras aponeuróticas, con excepción de los fascículos superficiales de origen esternal, en los que las fibras tendinosas son más largas y se entrecruzan a veces en la línea media con las del lado opuesto anteriormente al esternón. Las inserciones en los cartílagos costales y en las costillas se efectúan por medio de laminillas tendinosas cortas y delgadas.

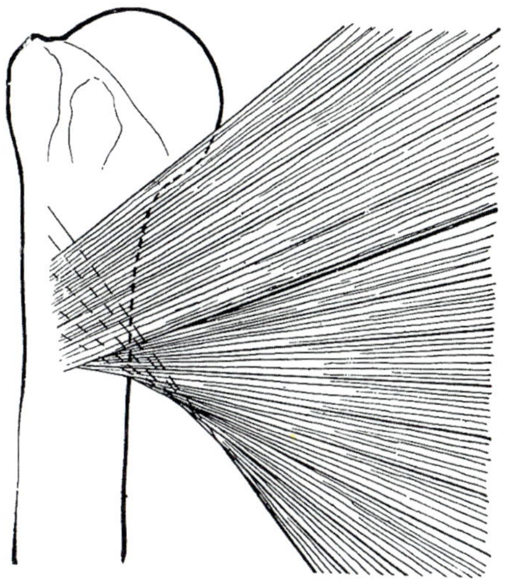

Fig. 83 ▪ Inserciones humerales del músculo pectoral mayor (esquema).

Desde esta larga línea de origen, los fascículos musculares convergen lateralmente y terminan en el labio anterior del surco intertubercular por medio de dos gruesas láminas tendinosas, una anterior y otra posterior (fig. 83). ❑ La lámina tendinosa anterior es continuación de los fascículos descendentes que proceden de la clavícula y de la parte superior del esternón; se fija en el labio anterior del surco intertubercular.

Los fascículos esternales superiores pasan de forma gradual posteriormente a los de origen clavicular, a los que se unen estrechamente para formar la lámina tendinosa anterior. ❑ La lámina tendinosa posterior es continuación de los otros fascículos del músculo; se dirige también lateral y superiormente, pasa posterior a la lámina anterior y termina, al igual que ésta, en el labio anterior del surco intertubercular. ❑ Las dos láminas se hallan unidas en su parte inferior por fascículos tendinosos intermedios, en continuidad con los fascículos medios del músculo. Además, existe entre las dos láminas una delgada capa de tejido celuloadiposo que se extiende hasta la inmediata proximidad de su inserción humeral, donde ambas se unen en un tendón común.

En el pectoral mayor se distinguen tres porciones: clavicular, esternocostal y abdominal. En realidad, sólo la porción clavicular suele hallarse separada de las otras.

c) Acción. El músculo pectoral mayor es aductor y rotador medial del brazo. Si el punto fijo se halla en el húmero, el músculo eleva el tórax y, por lo tanto, el cuerpo entero.

acerco el brazo

abductor-aleja

B. Grupo muscular medial

Este grupo está formado únicamente por el *músculo serrato anterior*.

1. Músculo serrato anterior

a) FORMA, SITUACIÓN Y TRAYECTO. El músculo serrato anterior es ancho, aplanado, delgado y cuadrilátero. Es más ancho anterior que posteriormente, y se halla aplicado a la pared lateral del tórax. Se extiende, alrededor del tórax, sobre las diez primeras costillas hasta el borde medial de la escápula (fig. 84).

b) INSERCIONES Y DESCRIPCIÓN. Las inserciones costales se realizan mediante distintas digitaciones, que se fijan por medio de cortas fibras tendinosas en las diez primeras costillas, lateral y posteriormente a las inserciones de los músculos pectorales. Estas digitaciones se hallan dispuestas siguiendo una línea dentada y curva, cóncava posteriormente. Se pueden reconocer en el músculo tres porciones, que se distinguen entre sí por la dirección ligeramente diferente de sus fascículos musculares y también, en muchos casos, por los estrechos intersticios celulares que los separan (fig. 84).

La *primera porción,* o porción superior, se inserta anteriormente en el borde lateral de la primera costilla (inserción inconstante), en la cara externa de la segunda y en un arco fascial intermedio a dichas inserciones óseas. Se dirige posterior y un poco superiormente, y termina por medio de cortas fibras tendinosas en una pequeña carilla triangular, larga y estrecha, que ocupa el ángulo superomedial de la cara anterior de la escápula.

La *segunda porción,* o porción media, está formada por tres digitaciones que se insertan en la cara externa de las costillas segunda, tercera y cuarta, siguiendo una línea oblicua inferior y anterior. Los fascículos que siguen a estas tres digitaciones se reúnen en una lámina muscular continua que se fija posteriormente, por medio de cortas fibras tendinosas, en casi toda la extensión del labio anterior del borde medial de la escápula.

La *tercera porción,* o porción inferior, se fija a la cara externa de las costillas quinta a décima, por medio de seis digitaciones distintas, que son gruesas y encajan con las digitaciones de inserción del músculo oblicuo externo del abdomen. A estas digitaciones siguen fascículos musculares, que convergen hacia el ángulo inferior de la escápula y se fijan en una pequeña carilla triangular, alargada de superior a inferior, situada en la parte inferomedial de la cara anterior de la escápula.

El músculo serrato anterior está separado de la pared torácica por un vasto espacio celular que desempeña la función de una gran bolsa serosa de deslizamiento. En este espacio celular «toracodentado» se producen los movimientos de la escápula sobre el tórax (Gilis).

c) ACCIÓN. El músculo serrato anterior mantiene la escápula aplicada contra el tórax. Cuando se contrae y toma su punto fijo en la pared torácica, desplaza la escápula anterior y lateralmente, imprimiéndole un movimiento de rotación que a su vez desplaza superiormente el ángulo lateral de la escápula y el muñón del hombro. Este movi-

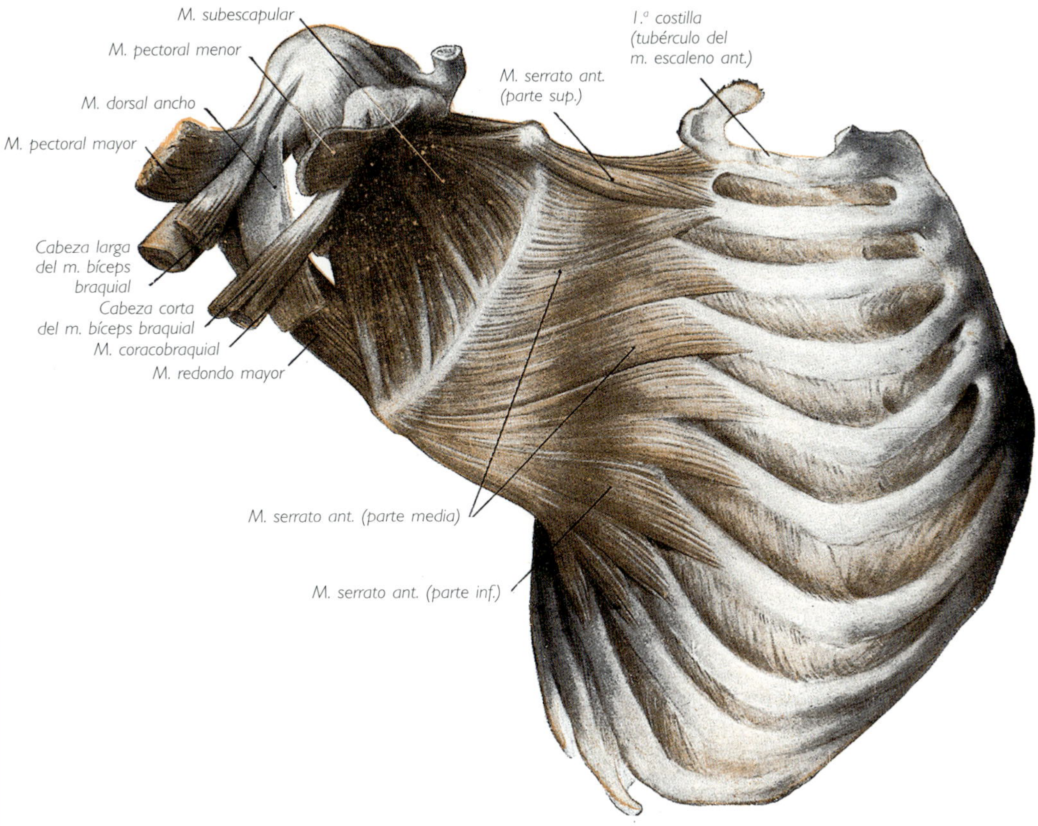

Fig. 84 ▪ Músculo serrato anterior. La clavícula se ha seccionado y el hombro se ha separado lateral y posteriormente para desplegar el músculo serrato anterior.

miento de rotación se debe a la acción predominante de la parte inferior del músculo. Cuando el músculo toma su punto fijo en la escápula, inmovilizándola, eleva las costillas y se convierte en un músculo inspirador.

C. Grupo muscular posterior

El grupo posterior comprende los músculos de la pared posterior de la axila, que se encuentran en relación inmediata con la escápula. Uno de ellos es el *músculo subescapular,* que se encuentra en la cara anterior del hueso. Los otros cinco están situados posteriormente a la escápula y son: los *músculos supraespinoso, infraespinoso, redondo menor, redondo mayor* y *dorsal ancho*.

1. Músculo subescapular

a) FORMA, SITUACIÓN Y TRAYECTO. Se trata de un músculo grueso, triangular, ancho medialmente y estrecho lateralmente, situado anterior a la escápula y a la articula-

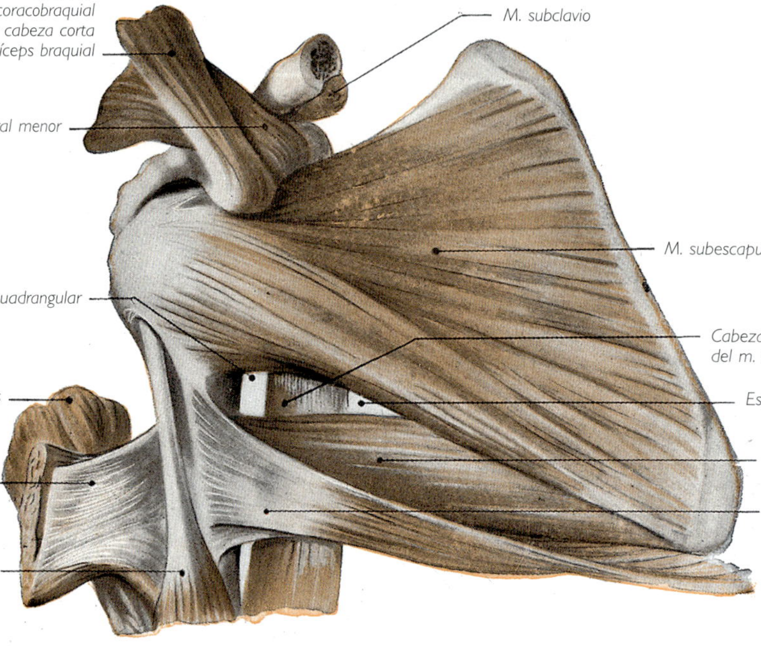

Fig. 85 ▪ Músculo subescapular.

ción del hombro. Se extiende desde la fosa subescapular hasta el extremo superior del húmero (fig. 85).

b) Inserciones y descripción. Se inserta medialmente en toda la extensión de la cara anterior de la escápula, con excepción de la zona próxima a la articulación del hombro, así como en las estrechas superficies de inserción del músculo serrato anterior, situadas en el borde medial de la escápula. La inserción se realiza por medio de láminas aponeuróticas en las crestas de la fosa subescapular y por implantación directa de fibras musculares en los intervalos existentes entre las crestas. Los fascículos que nacen en la parte superior del surco del borde lateral suelen hallarse estrechamente unidos al tendón de la cabeza larga del músculo tríceps braquial.

Los fascículos musculares convergen hacia el ángulo lateral de la escápula, reuniéndose en una masa cada vez más estrecha y gruesa que se aplica sobre la cara anterior de la cápsula articular de la articulación del hombro.

El músculo subescapular termina: *a)* por medio de un fuerte tendón, en la carilla de inserción de la parte superomedial del tubérculo menor del húmero, y *b)* por medio de cortas fibras tendinosas, en la parte superior de la cresta del tubérculo menor.

Dos bolsas sinoviales constantes se hallan anexas al músculo. ❑ Una, denominada *bolsa subcoracoidea,* está situada entre el borde superior del músculo subescapular, la cara anterior del segmento vertical de la apófisis coracoides y la parte vecina de la cápsula articular; ❑ la otra, denominada *bolsa subtendinosa del músculo subescapular,* se extiende a lo largo del borde superior de su tendón, entre éste y la cápsula articular. Estas dos bolsas sinoviales pueden comunicar entre sí y con la cavidad articular (v. *Articulación del hombro,* pág. 54). Una tercera bolsa sinovial, que es inconstante, se halla comprendida entre el segmento horizontal de la apófisis coracoides y el tendón común de la cabeza corta del músculo bíceps braquial y del músculo coracobraquial por un lado, y la parte correspondiente del músculo subescapular por la otra.

c) ACCIÓN. El músculo subescapular produce la rotación medial del brazo. Contribuye además a mantener en contacto las superficies articulares de la articulación del hombro.

2. Músculo supraespinoso

a) FORMA, SITUACIÓN Y TRAYECTO. El músculo supraespinoso es grueso y tiene forma de pirámide triangular; se extiende desde la fosa supraespinosa, la cual ocupa por completo, hasta el extremo superior del húmero (fig. 86).

b) INSERCIONES Y DESCRIPCIÓN. Se inserta en su parte medial, por medio de fibras musculares, en los tres cuartos mediales de la fosa supraespinosa y en la cara profunda de la fascia que la cubre.

Desde estos orígenes, el músculo se dirige lateralmente. Pasa inferior a la articulación acromioclavicular y al ligamento coracoacromial, y superior a la articulación del hombro. Termina por medio de un tendón, que se adhiere a la cápsula articular, en la carilla superior del tubérculo mayor del húmero (v. fig. 50).

c) ACCIÓN. El músculo supraespinoso eleva el brazo desplazándolo lateralmente: es, pues, abductor. Actúa asimismo como ligamento activo de la articulación del hombro.

3. Músculo infraespinoso

a) FORMA, SITUACIÓN Y TRAYECTO. El músculo infraespinoso es aplanado, triangular, ancho medialmente y estrecho lateralmente; se halla situado posterior a la fosa infraespinosa y a la articulación del hombro. Se extiende desde la fosa infraespinosa hasta el tubérculo mayor del húmero (fig. 86).

b) INSERCIONES Y DESCRIPCIÓN. Este músculo nace: ❑ *a)* por medio de fibras musculares de la fosa infraespinosa, medialmente a la cresta que bordea las superficies de inserción de los músculos redondo mayor y redondo menor, excepto superior y lateralmente, cerca del cuello de la escápula; ❑ *b)* del tercio medial de la fascia infraespinosa; ❑ *c)* del tabique fibroso que lo separa de los músculos redondo mayor y redondo menor, y ❑ *d)* de la lámina tendinosa de inserción de los fascículos posteriores del músculo deltoides y, por medio de ésta, en el labio inferior del borde posterior de la espina de la escápula. Desde estas diversas inserciones, las fibras convergen hacia el extremo superior del húmero, pasando posteriormente a la articulación del hombro. Se insertan lateralmente en la carilla media del tubérculo mayor por medio de un tendón aplanado que se observa en el cuerpo del músculo hacia la mitad de la fosa infraespinosa y a lo largo de su borde superior. Este tendón está más o menos cubierto, hasta las proximidades de su inserción humeral, por dos fascículos musculares convergentes: uno superior, que nace del borde posterior de la espina de la escápula, y otro inferior, constituido por las fibras inferiores del músculo (fig. 86).

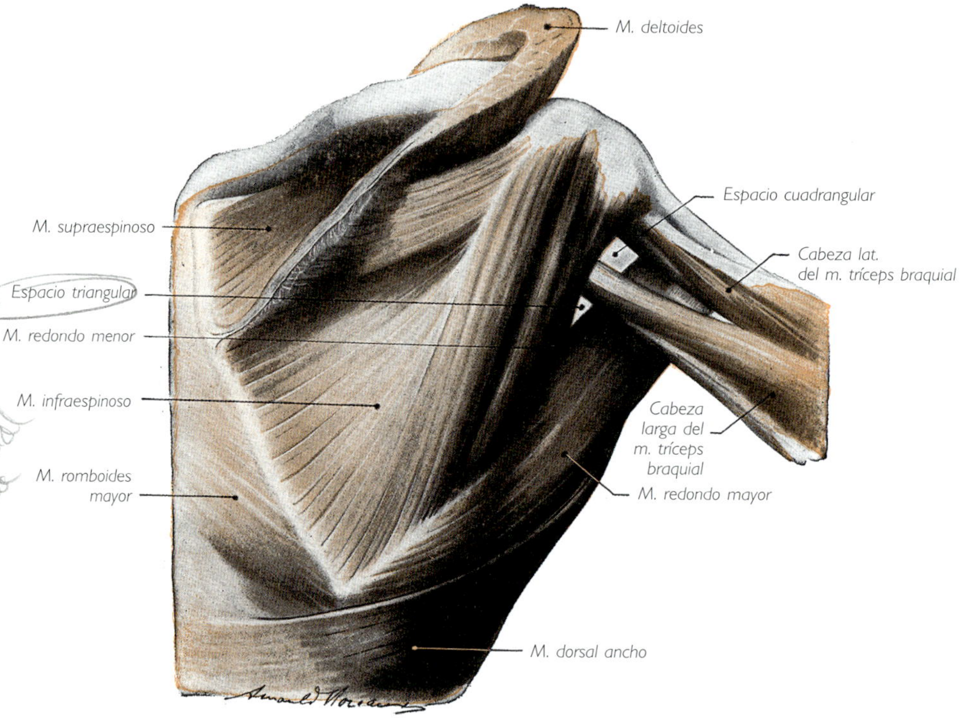

Fig. 86 ▪ Músculos supraespinoso, infraespinoso, redondo menor y redondo mayor.

Este tendón está menos adherido a la cápsula articular que el del músculo supraespinoso. La adherencia del tendón del músculo infraespinoso sólo se produce en las proximidades de la inserción del músculo. Medialmente a la zona de adherencia, el tendón se halla separado de la cápsula articular por una delgada capa celular en la que puede desarrollarse una bolsa sinovial.

Con frecuencia se observa también una segunda bolsa sinovial situada entre el músculo infraespinoso y la parte lateral ensanchada de la espina de la escápula. Hemos constatado que esta bolsa sinovial solamente se presenta cuando el tendón de inserción del músculo infraespinoso protruye bajo la cara profunda del músculo; la bolsa sinovial se desarrolla entonces entre el tendón y la parte correspondiente de la espina de la escápula, en la cual el propio tendón imprime un surco.

c) ACCIÓN. El músculo infraespinoso es rotador lateral y abductor del brazo. Contribuye también a mantener en contacto las superficies articulares del hombro.

4. Músculo redondo menor

a) FORMA, SITUACIÓN Y TRAYECTO. El músculo redondo menor es aplanado y alargado; se halla situado en sentido inmediatamente inferior al músculo infraespinoso y posterior a la articulación del hombro. Se extiende desde la fosa infraespinosa hasta el tubérculo mayor del húmero (fig. 86).

b) INSERCIONES Y DESCRIPCIÓN. Nace por medio de fibras musculares: ❑ *a)* de una superficie ósea alargada y estrecha, situada en la parte lateral de la fosa infraespinosa, a lo largo de la mitad superior del borde lateral de la escápula; esta superficie se halla a menudo dividida en dos partes por un surco producido por la arteria y vena circunflejas de la escápula; ❑ *b)* de la parte inferior de la fascia que lo recubre, y ❑ *c)* de los tabiques fibrosos que lo separan del músculo infraespinoso medialmente y del músculo redondo mayor inferiormente.

Desde estos orígenes, el músculo redondo menor se dirige superior y lateralmente a lo largo del borde inferior del músculo infraespinoso, con el cual se confunde en mayor o menor medida, y pasa posterior a la articulación del hombro. ❑ Termina en la carilla inferior del tubérculo mayor del húmero por medio de un tendón que presenta con la cápsula articular las mismas conexiones que el del músculo infraespinoso, al cual suele hallarse estrechamente unido. Algunos fascículos musculares subyacentes al tendón se insertan inferiormente a la carilla inferior del tubérculo mayor, siguiendo una línea de inserción estrecha y vertical de 1 o 2 cm de longitud. En escasas ocasiones, se desarrolla una bolsa sinovial entre el músculo y la cápsula articular.

c) ACCIÓN. Es idéntica a la del músculo infraespinoso.

5. Músculo redondo mayor

a) FORMA, SITUACIÓN Y TRAYECTO. Este músculo es alargado, aplanado y grueso, y se halla situado inferiormente al músculo redondo menor. Se extiende desde el ángulo inferior de la escápula hasta el surco intertubercular del húmero (figs. 85 y 86).

b) INSERCIONES Y DESCRIPCIÓN. Se inserta por medio de fibras musculares: ❑ *a)* en una superficie cuadrilátera situada en la parte inferolateral de la fosa infraespinosa, lateralmente a la inserción del músculo infraespinoso e inferiormente a la del músculo redondo menor; ❑ *b)* en la fascia que lo recubre, y ❑ *c)* en los tabiques fibrosos que lo separan de los músculos infraespinoso y redondo menor.

El músculo redondo mayor se dirige superior, lateral y anteriormente, y de este modo se sitúa inferior al músculo subescapular, del cual queda separado por un espacio que aumenta de amplitud a medida que se aproxima a su inserción humeral. ❑ Se fija, por medio de un tendón aplanado y ancho, en el labio medial del surco intertubercular.

Dos bolsas sinoviales se hallan anexas al tendón del músculo redondo mayor: una es anterior y constante, y lo separa del tendón correspondiente al músculo dorsal ancho; otra es posterior e inconstante, y se interpone entre el tendón del músculo redondo mayor y la parte correspondiente del húmero.

c) ACCIÓN. Es rotador medial y, sobre todo, aductor del brazo. Cuando el húmero es el punto fijo, eleva el ángulo inferior de la escápula y el muñón del hombro.

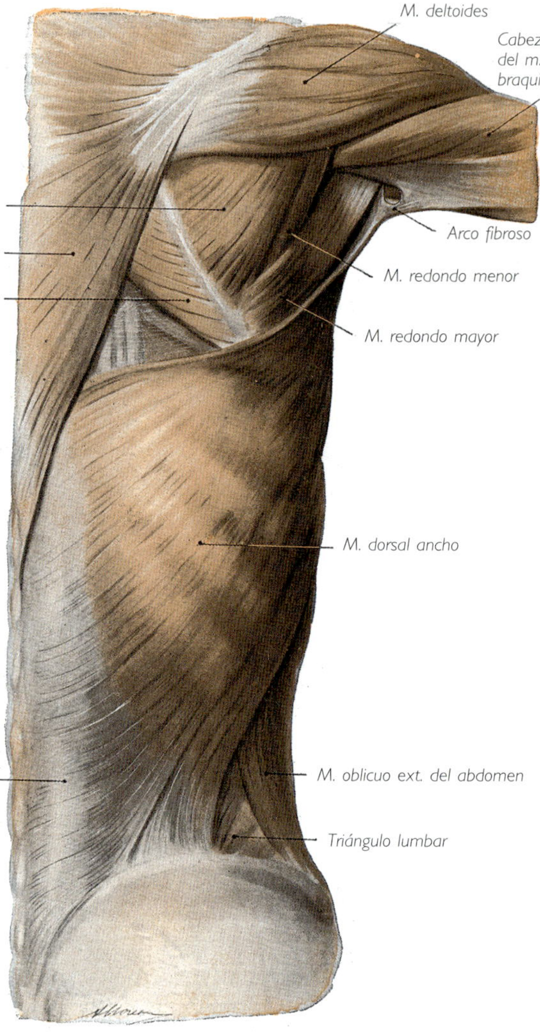

Fig. 87 ▪ Músculo dorsal ancho.

ESPACIO TRIANGULAR ESCAPULOHUMERAL. En su inserción escapular, el músculo redondo mayor se halla en contacto con el músculo redondo menor, que queda situado superiormente. Al dirigirse en sentido lateral, los dos músculos se alejan progresivamente uno del otro, pues sus inserciones humerales están separadas por la totalidad del espesor del húmero (figuras 85 y 86). Forman así los dos lados de un espacio triangular escapulohumeral cuya base está constituida por el cuello quirúrgico del húmero y el vértice por el borde lateral de la escápula. Describiremos cómo este espacio triangular se halla dividido en dos espacios secundarios por el tendón de la cabeza larga del músculo tríceps braquial, que lo atraviesa.

6. Músculo dorsal ancho

a) FORMA, SITUACIÓN Y TRAYECTO. Se trata de un músculo muy ancho, aplanado y delgado. Cubre la parte posterior e inferior del tronco y contribuye también a formar la pared posterior de la región axilar. Se extiende desde las regiones torácica, lumbar y sacra de la columna vertebral hasta el surco intertubercular del húmero (fig. 87).

b) INSERCIONES Y DESCRIPCIÓN. Se inserta inferiormente: ❑ *a)* por medio de una lámina tendinosa triangular, delgada superiormente y gruesa inferiormente, en las apófisis espinosas y en los ligamentos supraespinosos correspondientes a las seis últimas vértebras torácicas y a las cinco vértebras lumbares, en la cresta sacra media y en el tercio posterior de la cresta ilíaca; esta lámina tendinosa se denomina *fascia toracolumbar,* y

❑ *b)* en la cara externa de las cuatro últimas costillas, por medio de cuatro lengüetas carnosas que encajan con las digitaciones del músculo oblicuo externo del abdomen.

Desde estas diversas inserciones, las fibras más elevadas se dirigen en sentido horizontal lateralmente; las demás presentan una dirección tanto más oblicua superior y lateralmente cuanto más próxima a la cresta ilíaca es su inserción. Todas ellas se reúnen en una gruesa lámina muscular aplanada de anterior a posterior; en su trayecto ascendente cubren el ángulo inferior de la escápula, de donde a veces se origina un *fascículo accesorio.*

El músculo rodea enseguida el borde inferior del músculo redondo mayor y pasa anterior a él, al mismo tiempo que experimenta una torsión que hace que su borde inferior se convierta en superior, y a la inversa (fig. 85). Situado ahora anterior al músculo redondo mayor, el músculo dorsal ancho queda inferior al músculo subescapular y en el mismo plano que éste. En esta parte, forma la pared posterior de la fosa axilar con el músculo redondo mayor situado posterior y el músculo subescapular superior. Cruveilhier ha subrayado que, contrariamente a la opinión clásica, el músculo redondo mayor, en las proximidades de sus inserciones humerales, rebasa siempre inferiormente al músculo dorsal ancho y, por lo tanto, forma cerca del húmero el borde posterior de la base de la fosa axilar.

El músculo dorsal ancho termina por medio de un tendón aplanado que se inserta en el fondo del surco intertubercular, anterior al músculo redondo mayor, del que se halla separado por una bolsa sinovial posterior y medial al tendón del músculo pectoral mayor.

Un arco fibroso, corto y grueso, une casi siempre el tendón del músculo dorsal ancho a la cabeza larga del músculo tríceps braquial (fig. 87).

Por último, el tendón del músculo dorsal ancho da origen a un fascículo tensor de la fascia del brazo, que se fija a ésta en la parte superomedial del brazo (Albinus).

c) ACCIÓN. El músculo dorsal ancho tira posteriormente del brazo y le imprime al mismo tiempo un movimiento de rotación medial. Cuando toma su punto fijo en el húmero, eleva el tronco.

D. Grupo muscular lateral

Este grupo está constituido únicamente por el *músculo deltoides,* que está situado en la parte lateral del hombro.

1. Músculo deltoides

a) FORMA, SITUACIÓN Y TRAYECTO. El deltoides es un músculo voluminoso y grueso, en forma de semicono hueco con la base situada superiormente y el vértice en la parte inferior. Está situado en la parte lateral del hombro. Es el músculo que configura el muñón del hombro. Une la cintura del miembro superior a la cara lateral del húmero (fig. 88).

b) INSERCIONES Y DESCRIPCIÓN. El músculo deltoides se inserta superiormente, siguiendo una línea curva de concavidad medial: ❑ *a)* en el tercio lateral del borde anterior de la clavícula y en la parte de la cara superior del hueso próxima a dicho borde;

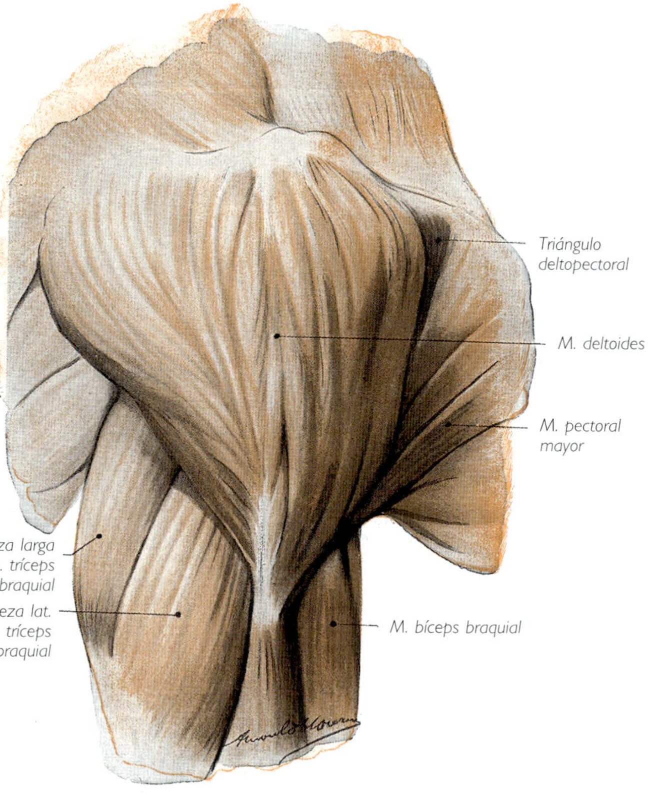

Fig. 88 ▪ Músculo deltoides.

❑ *b)* en el vértice y el borde lateral del acromion, y ❑ *c)* en la vertiente inferior del borde posterior de la espina de la escápula (figs. 81 y 86). El músculo deltoides se inserta: ❑ en la clavícula, mediante cortas fibras tendinosas; ❑ en el acromion, por medio de tres o cuatro láminas tendinosas que a continuación descienden entre los fascículos musculares por medio de cortas fibras tendinosas situadas en los intervalos entre las láminas; ❑ en la espina de la escápula, por medio de una lámina tendinosa gruesa y corta, en la cual se implantan también los fascículos más superiores del músculo infraespinoso. ❑ Las láminas tendinosas de origen acromial dan nacimiento por sus dos caras a las fibras musculares, formando con ellas fascículos penniformes.

Las fibras musculares anteriores descienden de anterior a posterior, las medias verticalmente y las posteriores de posterior a anterior. Forman una masa voluminosa que cubre la articulación del hombro y los músculos periarticulares en su inserción cercana a la cabeza del húmero (músculos pectorales y subescapular anteriormente, supraespinoso superiormente, e infraespinoso, redondo menor y redondo mayor posteriormente).

El músculo deltoides se dirige entonces, estrechándose, hasta la parte media de la cara lateral del húmero (fig. 88). Termina en la tuberosidad deltoidea por medio de una masa tendinosa que puede dividirse en tres tendones: el anterior está formado por las fibras de la porción clavicular y se fija en la rama anterior de la tuberosidad; el posterior es continuación de las fibras que proceden de la espina de la escápula y se inserta en la rama posterior de la tuberosidad; el tercero, que ocupa la posición media, está formado por los fascículos acromiales y se inserta entre los dos tendones precedentes, a los cuales se halla estrechamente unido; los fascículos que forman el tendón medio adoptan una disposición penniforme análoga a los que nacen en el acromion.

Entre los fascículos anteriores del músculo deltoides, los más superficiales se fijan a lo largo de la rama anterior de la tuberosidad deltoidea en el tabique intermuscular lateral del brazo, constituido a esta altura por una lámina fibrosa en cuya cara opuesta se insertan fibras del músculo braquial (v. *Tabique intermuscular lateral del brazo,* pág. 153).

TRIÁNGULO DELTOPECTORAL. El borde anterior del músculo deltoides se halla en contacto en su parte inferior con el músculo pectoral mayor, al cual se halla incluso fusionado. Superiormente, los dos músculos están separados por un intersticio que se alarga hacia la clavícula y se denomina *triángulo deltopectoral* (fig. 82).

BOLSA SINOVIAL SUBDELTOIDEA. La cara profunda del músculo deltoides está separada de la articulación del hombro y de los tendones periarticulares por una amplia bolsa sinovial que se prolonga inferiormente a la bóveda acromiocoracoidea. Esta *bolsa subdeltoidea* o *bolsa subacromial* puede ser simple o tabicada, y comunica a veces con la cavidad articular del hombro a través del tendón del músculo supraespinoso.

c) ACCIÓN. El músculo deltoides es abductor del brazo. Cuando los fascículos anteriores se contraen por separado, dirigen el brazo anterior y medialmente. Los fascículos posteriores tiran del brazo lateral y posteriormente.

MÚSCULOS DEL BRAZO

Los músculos del brazo se dividen en dos grupos: uno anterior constituido por los músculos flexores y otro posterior formado por los músculos extensores. Estos dos grupos musculares están separados por un tabique osteofascial formado en su parte media por el húmero y a cada lado por dos láminas fibrosas transversales, denominadas *tabiques intermusculares medial y lateral del brazo,* que se extienden desde los bordes medial y lateral del húmero hasta las partes correspondientes de la cara profunda de la fascia del brazo.

A. Grupo muscular anterior

El grupo anterior comprende tres músculos: los músculos *bíceps braquial, braquial* y *coracobraquial*. Estos tres músculos se hallan dispuestos en dos planos, superficial y profundo.

PLANO PROFUNDO. Está formado por los músculos *coracobraquial* y *braquial*.

1. Músculo coracobraquial

a) FORMA, SITUACIÓN Y TRAYECTO. El coracobraquial es un músculo alargado y aplanado de anterior a posterior, situado en la parte superior y medial del brazo. Se extiende desde la apófisis coracoides hasta la cara anteromedial del húmero (fig. 89).

b) INSERCIONES Y DESCRIPCIÓN. Se inserta superiormente en el lado medial del vértice de la apófisis coracoides por medio de un tendón que es común con el de la cabeza corta del músculo bíceps braquial (figs. 89 y 90).

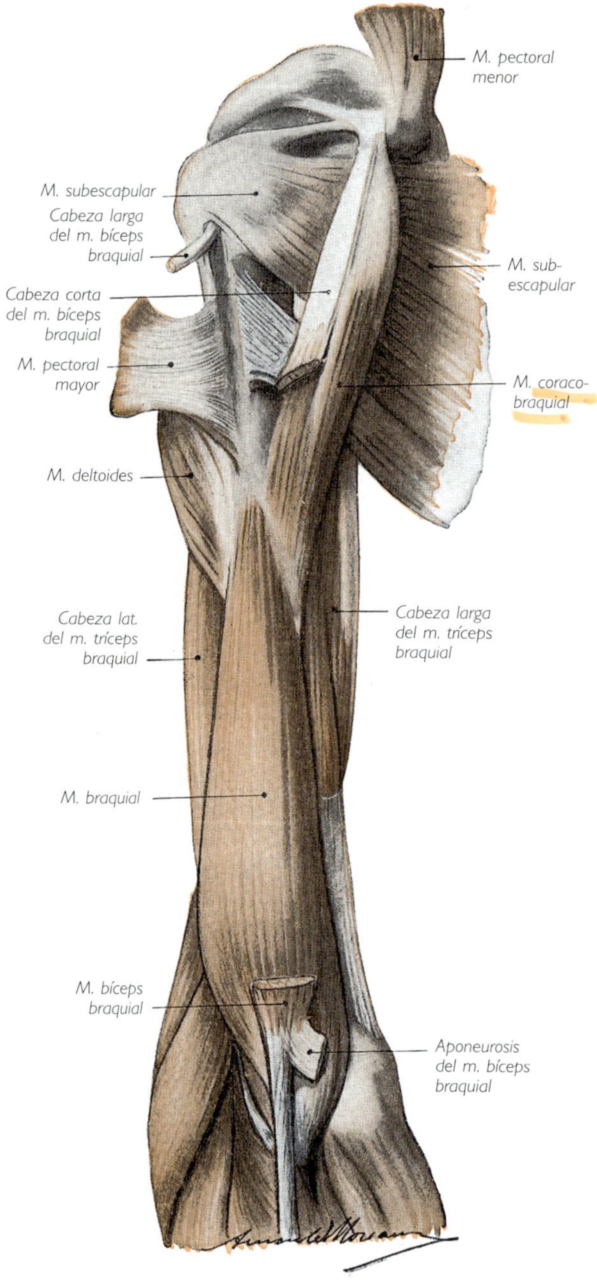

Fig. 89 ▪ Músculos coracobraquial y braquial.

El músculo se dirige inferior y un poco lateralmente. Atraviesa la axila posterior al músculo pectoral mayor y anterior al tendón del músculo subescapular, del cual está separado por una bolsa sinovial, anterior también a los tendones de los músculos dorsal ancho y redondo mayor. Penetra en el brazo y termina por medio de un tendón corto y aplanado en una superficie rugosa que presenta la cara anteromedial del húmero, un poco superiormente a su parte media y anteriormente al borde medial del hueso.

El músculo coracobraquial está a menudo dividido hacia la mitad de su trayecto en dos fascículos por un intersticio atravesado por el nervio musculocutáneo (músculo perforado de Casserius).

c) ACCIÓN. El músculo coracobraquial desplaza el brazo anterior y medialmente.

2. Músculo braquial

a) FORMA, SITUACIÓN Y TRAYECTO. El músculo braquial es ancho, aplanado y voluminoso; está situado inferior al músculo coracobraquial y anterior a la parte inferior del húmero y a la articulación del codo. Se extiende desde el húmero hasta el extremo superior del cúbito (fig. 89).

b) INSERCIONES Y DESCRIPCIÓN. Este músculo nace: ❑ *a)* por medio de fibras musculares, del borde anterior y de las caras anteromedial y anterolateral del húmero, inferiormente a las inserciones de los músculos deltoides y coracobraquial; la inserción se prolonga un poco superiormente, entre las inserciones del músculo deltoides lateralmente y del músculo coracobraquial medialmente, y ❑ *b)* de la cara anterior de los tabiques intermusculares medial y lateral del brazo, pero no en toda su extensión; sobre el tabique intermuscular lateral del brazo la inserción se efectúa solamente a la altura del músculo deltoides; inferiormente, el músculo braquial se halla separado del tabique por el músculo braquiorradial. En el tabique intermuscular medial del brazo, la superficie de inserción no asciende hasta el extremo superior de este tabique; además, tampoco se extiende hasta la línea de unión de esta lámina fascial con la fascia superficial; está separada de ésta por una zona estrecha, más ancha inferior que superiormente, donde la cara anterior del tabique permanece lisa y libre de toda inserción muscular (v. fig. 171).

Los fascículos del músculo braquial descienden en sentido convergente y pasan anteriores a la articulación del codo. Terminan por medio de un ancho tendón, aplanado de anterior a posterior, en la parte inferomedial de la cara inferior de la apófisis coronoides. El límite inferior de esta superficie de inserción es alargado y se dirige oblicuamente en sentido inferior y lateral (fig. 93).

El músculo braquial da origen, a la altura del codo, a una expansión tendinosa, a veces mezclada con fibras musculares, que cruza el surco bicipital lateral y termina en la fascia del antebrazo que recubre los músculos epicondíleos laterales. Esta expansión es habitual (Bolté y Martin).

c) ACCIÓN. Es flexor del antebrazo sobre el brazo.

■ **PLANO SUPERFICIAL.** Este plano está constituido únicamente por el *músculo bíceps braquial*.

1. Músculo bíceps braquial

a) FORMA, SITUACIÓN Y TRAYECTO. El bíceps braquial es un músculo alargado y fusiforme, situado anterior a los músculos coracobraquial y braquial, a los cuales cubre. Superiormente está dividido en dos partes, denominadas *cabeza corta* y *cabeza larga del músculo bíceps braquial*. Se extiende desde la escápula hasta el extremo superior del radio (fig. 90).

b) INSERCIONES Y DESCRIPCIÓN. ❑ La *cabeza corta del músculo bíceps braquial* se inserta en la cara lateral del vértice de la apófisis coracoides por medio de un tendón que se une al del músculo coracobraquial. ❑ La *cabeza larga del músculo bíceps braquial* nace de la parte más superior del rodete glenoideo y del reborde de la cavidad glenoidea de la escápula. La inserción de la cabeza larga se realiza por medio de un tendón cilíndrico que parece dividirse, en el extremo superior de la cavidad glenoidea, en dos ramas que presentan continuidad con las partes anterior y posterior del rodete glenoideo (v. fig. 45).

Al tendón de la cabeza corta le sigue un cuerpo muscular situado primero lateral y luego anteriormente al músculo coracobraquial. Al igual que éste, la cabeza corta está situada superiormente en la axila, anterior a los tendones de los músculos subescapular, dorsal ancho y redondo mayor, y posterior al músculo pectoral mayor.

El tendón de la cabeza larga atraviesa en primer lugar la parte superior de la articulación del hombro y recorre el surco intertubercular, donde se halla cubierto por el ligamento humeral transverso superiormente y por el tendón del músculo pectoral mayor

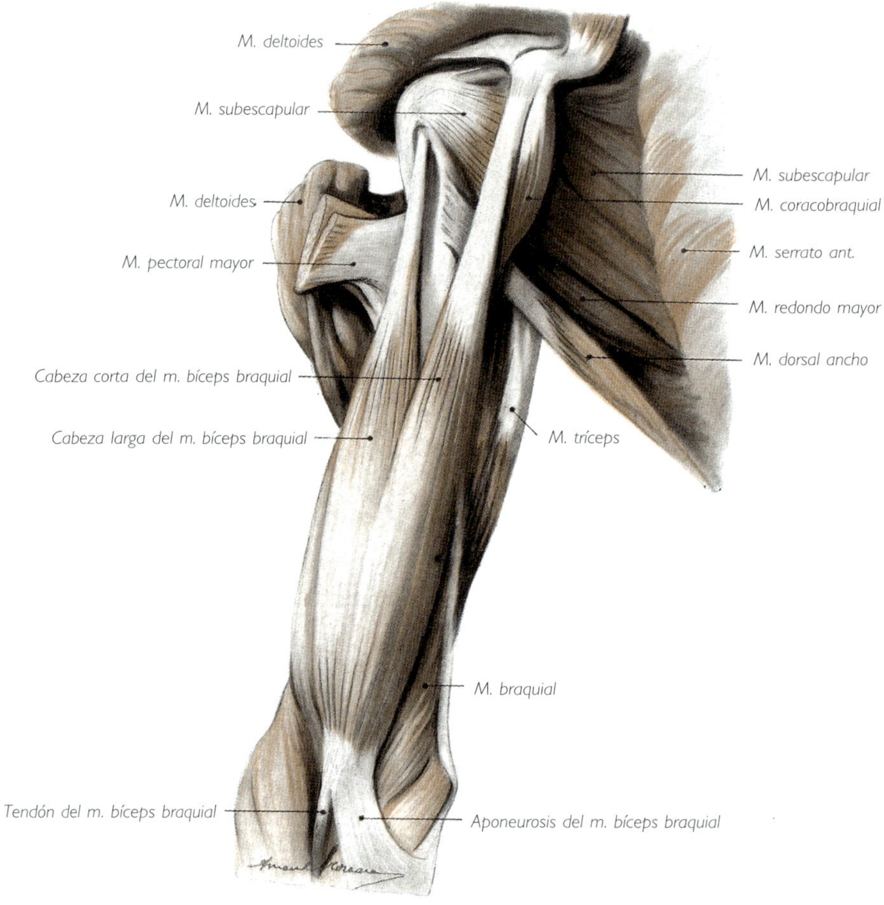

Fig. 90 ▪ Músculos anteriores del brazo.

inferiormente. Un poco inferior al surco intertubercular, el tendón de la cabeza larga del músculo bíceps braquial continúa por medio de un cuerpo muscular fusiforme.

Las dos cabezas del músculo bíceps braquial se unen, hacia la parte media del brazo, en un cuerpo muscular único, que desciende hacia el codo anterior al músculo braquial.

El músculo bíceps braquial termina a la altura del pliegue del codo: ❑ *a)* por medio de un fuerte tendón aplanado que se hace profundo en el pliegue del codo; las fibras tendinosas que lo integran experimentan una torsión tal que la cara anterior del tendón se hace lateral y posterior; este tendón se fija en la mitad posterior de la tuberosidad del radio; se halla separado por una bolsa sinovial de la mitad anterior de la tuberosidad, y ❑ *b)* por una lámina tendinosa, denominada *aponeurosis del músculo bíceps braquial, aponeurosis bicipital* o *lacertus fibrosus,* que se separa del borde medial y de la cara anterior del tendón y se confunde con la *fascia de los músculos epicondíleos mediales*.

c) ACCIÓN. El músculo bíceps braquial es flexor del antebrazo sobre el brazo. Cuando actúa sobre el antebrazo en pronación, lo sitúa primero en supinación y después lo flexiona.

B. Grupo muscular posterior

El grupo muscular posterior está formado por el *músculo tríceps braquial.*

1. Músculo tríceps braquial

a) FORMA, SITUACIÓN Y TRAYECTO. Este músculo ocupa la región posterior del brazo y se extiende desde la escápula y el húmero hasta el olécranon (fig. 91).

Está dividido superiormente en tres porciones distintas. La más larga se extiende hasta la escápula y se denomina *cabeza larga del músculo tríceps braquial;* las otras dos, es decir, la *cabeza medial* y la *cabeza lateral del músculo tríceps braquial,* se insertan en el húmero.

b) INSERCIONES Y DESCRIPCIÓN

CABEZA LARGA DEL MÚSCULO TRÍCEPS BRAQUIAL. La cabeza larga del músculo tríceps braquial se inserta en el tubérculo infraglenoideo de la escápula y en el extremo superior del borde lateral de la escápula. También se inserta en la parte vecina del rodete glenoideo mediante un tendón aplanado que se desdobla en dos láminas superficiales: una posterior corta y otra anterior más larga.

El cuerpo muscular que sigue al tendón de la cabeza larga desciende hacia la cara posterior del brazo, girando sobre sí mismo de tal manera que los fascículos anteriores se convierten en posteriores, y a la inversa. La lámina tendinosa anterior sigue este movimiento de torsión, rodea el borde medial del músculo y se pierde en su cara posterior.

La cabeza larga del músculo tríceps braquial atraviesa el espacio escapulohumeral comprendido entre los músculos redondo mayor y redondo menor, y desciende posterior a las otras dos cabezas.

Las fibras musculares terminan en la cara posterior de un tendón aplanado de anterior a posterior, que se observa a partir de la parte media de la cara posterior del músculo y se fija en la parte posterior de la cara superior del olécranon.

CABEZA LATERAL DEL MÚSCULO TRÍCEPS BRAQUIAL. La cabeza lateral del músculo tríceps braquial se inserta superiormente: ❑ *a)* por medio de fibras tendinosas, en toda la altura del segmento de la cara posterior del húmero situada superior y lateralmente al surco del nervio radial (figs. 91 y 157); la inserción se realiza en una superficie estrecha y alargada, más o menos rugosa y cuya parte superior se halla inclinada ligeramente en sentido medial (fig. 15), y ❑ *b)* por medio de un pequeño fascículo, en la cara posterior del húmero, inmediatamente inferior al extremo inferior y lateral del surco del nervio radial; esta segunda inserción es inconstante.

Los fascículos musculares de la cabeza lateral descienden en sentido oblicuo inferior y medialmente, pasando posteriores al surco del nervio radial, el cual convierten en un conducto osteomuscular en el que discurren el nervio radial y la arteria braquial profunda (fig. 157). Se fijan en la cara profunda de una lámina tendinosa que se confunde anteriormente con la de la cabeza larga y, al igual que ésta, termina en la parte posterior de la cara superior del olécranon.

CABEZA MEDIAL DEL MÚSCULO TRÍCEPS BRAQUIAL. La cabeza medial del músculo tríceps braquial nace por medio de fibras musculares y cortas fibras tendinosas: ❑ *a)* de la parte de la cara posterior del húmero situada inferior y medialmente al surco del nervio radial (fig. 157); ❑ *b)* del tabique intermuscular medial del brazo, salvo de aquella parte sobre la que se aplican el nervio cubital y la arteria colateral cubital superior, y ❑ *c)* del tabique intermuscular lateral del brazo (v. pág. 153).

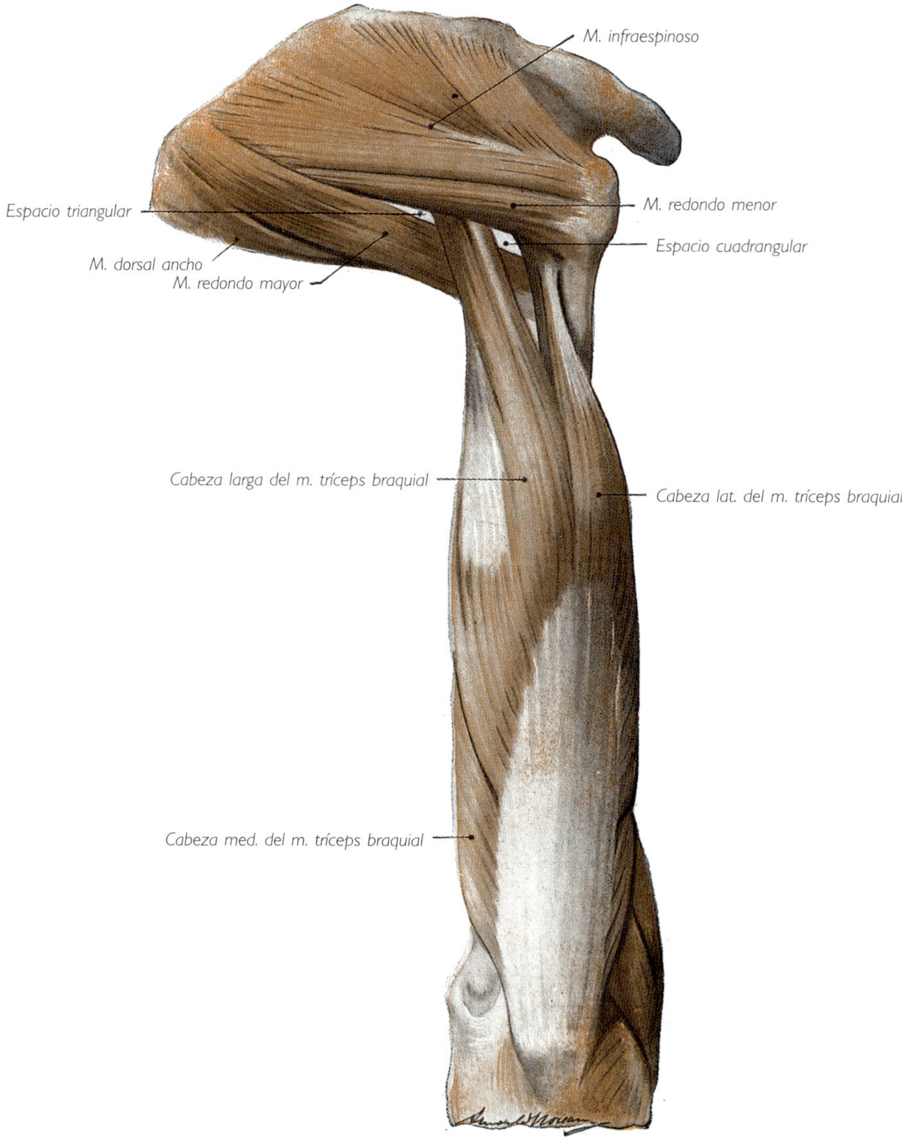

Fig. 91 ▪ Músculo tríceps braquial.

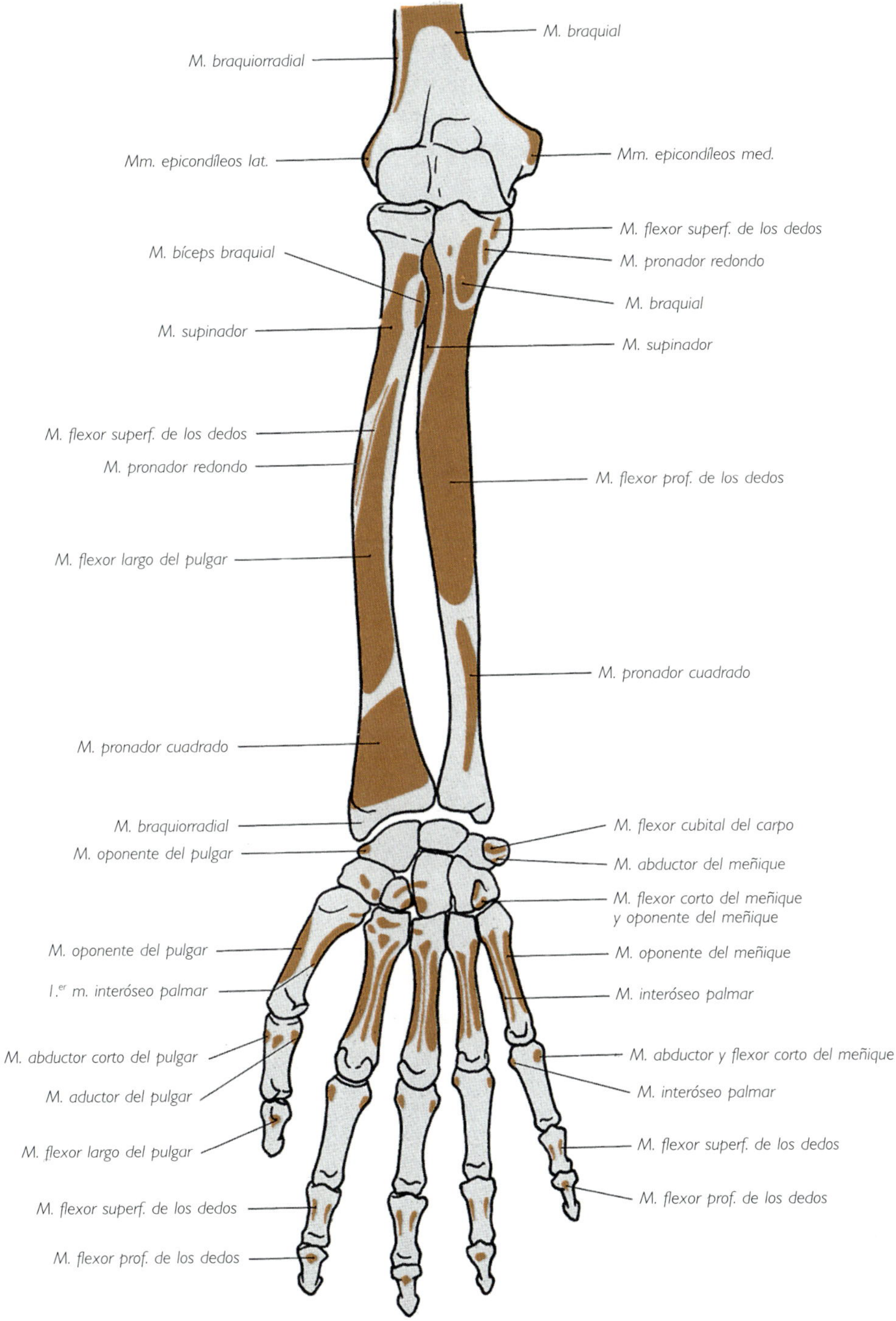

Fig. 92 ▪ Cara anterior del esqueleto del antebrazo, de la mano y de los dedos, con sus inserciones musculares.

Las fibras musculares están cubiertas por la cabeza larga y por la cabeza lateral, y descienden del modo siguiente: las situadas en la parte media verticalmente, las laterales oblicuamente inferior y mediales, y las mediales oblicuamente inferior y laterales. Algunas de ellas, las más inferiores, terminan directamente en las caras lateral y medial del olécranon. Las demás se dirigen a la cara profunda del tendón que resulta de la unión de las láminas tendinosas de la cabeza larga y de la cabeza lateral; mediante este tendón se fijan en el olécranon.

En resumen, las tres porciones del músculo tríceps braquial se insertan en la cara superior del olécranon mediante un tendón común aplanado de anterior a posterior, con excepción de las fibras musculares inferiores de la cabeza medial, que se implantan directamente en los bordes lateral y medial del olécranon. La inserción del tendón ocupa toda la longitud del olécranon posteriormente; anteriormente, se estrecha y termina 1 cm posterior al vértice del olécranon.

La cabeza medial da origen, lateralmente a su inserción en el borde lateral del olécranon, a una expansión tendinosa que se pierde sobre la fascia del músculo ancóneo (Bolté y Martin).

ESPACIO TRIANGULAR ESCAPULOHUMERAL. Espacios cuadrangular y triangular. El espacio triangular escapulohumeral está limitado por el músculo redondo menor superior y posteriormente, los músculos dorsal ancho y redondo mayor anterior e inferiormente, y el húmero lateralmente, queda dividido en dos partes por la cabeza larga del músculo tríceps braquial (fig. 91). ❑ La parte lateral es cuadrilátera y se denomina *espacio cuadrangular o humerotricipital;* da paso al nervio axilar y a los vasos circunflejos humerales posteriores. La parte medial es triangular y constituye el *espacio triangular u omotricipital,* que es atravesado por la arteria circunfleja de la escápula.

c) ACCIÓN. El músculo tríceps braquial extiende el antebrazo sobre el brazo.

MÚSCULOS DEL ANTEBRAZO

Los músculos del antebrazo se dividen en tres grupos: anterior, lateral y posterior.

A. Grupo muscular anterior

Este grupo muscular está situado inmediatamente anterior y medial al esqueleto del antebrazo. Está formado por los músculos flexores de la mano y de los dedos, y por el músculo pronador cuadrado. Estos músculos son ocho y se disponen en cuatro planos, que se superponen de la profundidad a la superficie en el orden siguiente: *a) plano profundo* o plano del músculo pronador cuadrado; *b) plano de los músculos flexores profundos; c) plano del músculo flexor superficial,* y *d) plano de los músculos epicondíleos mediales superficiales.*

PLANO PROFUNDO. Está constituido únicamente por el músculo *pronador cuadrado.*

1. Músculo pronador cuadrado

a) FORMA, SITUACIÓN Y TRAYECTO. Este músculo es aplanado y cuadrilátero, y se extiende transversalmente desde el cúbito hasta el radio. Se halla situado en la parte in-

Pronación → mano hacia int.
Supinación → mano hacia exterior

ferior del antebrazo, inmediatamente anterior a los dos huesos y a la membrana interósea del antebrazo (fig. 93).
b) INSERCIONES Y DESCRIPCIÓN. Se inserta medialmente, por medio de fibras musculares y una lámina tendinosa superficial, en el cuarto inferior del borde anterior y de la cara anterior del cúbito.

Los fascículos se dirigen transversalmente laterales y terminan en el cuarto inferior de la cara anterior y del borde anterior del radio. La inserción se extiende profundamente sobre la superficie medial triangular comprendida entre las dos ramas de bifurcación del borde interóseo del radio, superiormente a la articulación radiocubital distal.
c) ACCIÓN. Sitúa el antebrazo y la mano en pronación.

■ **PLANO DE LOS MÚSCULOS FLEXORES PROFUNDOS.** Este plano consta de dos músculos: el *músculo flexor profundo de los dedos* medialmente y el *músculo flexor largo del pulgar* lateralmente.

1. Músculo flexor profundo de los dedos

a) FORMA, SITUACIÓN Y TRAYECTO. El *músculo flexor profundo* de los dedos (flexor perforante) es un músculo voluminoso, aplanado de anterior a posterior y ancho y grueso superiormente; se divide inferiormente en cuatro fascículos, cada uno de los cuales termina en un largo tendón. Este músculo se extiende desde la parte anteromedial del antebrazo hasta la cara palmar de los cuatro últimos dedos, y ocupa los dos tercios mediales del plano muscular de los músculos flexores profundos (figs. 94 y 95).
b) INSERCIONES Y DESCRIPCIÓN. Nace por medio de fibras musculares: ❑ *a)* de los tres cuartos superiores de la cara medial y de la cara anterior del cúbito; ❑ *b)* de la cara medial de la apófisis coronoides, inferiormente a la inserción del ligamento colateral cubital, y de la cara anterior de dicha apófisis inferiormente a la inserción del músculo braquial; ❑ *c)* de la aponeurosis tendinosa que reviste el músculo a la altura de la cara medial del cúbito; ❑ *d)* de la cara anterior de la membrana interósea del antebrazo, superiormente al músculo pronador cuadrado, y ❑ *e)* del borde interóseo del radio, inferiormente a la tuberosidad del radio, mediante algunas fibras que se extienden lateralmente a la membrana interósea del antebrazo.

Desde estos orígenes, el músculo se dirige inferiormente y no tarda en dividirse en cuatro fascículos carnosos que pasan anteriormente al músculo pronador cuadrado, donde continúan por medio de cuatro tendones; éstos, yuxtapuestos en un solo plano, se envainan en el túnel carpiano formado por el canal carpiano y el retináculo de los músculos flexores. Llegan así a la palma de la mano, que atraviesan de superior a inferior, separándose unos de otros para acceder a los cuatro últimos dedos. A la altura de los dedos, cada tendón del músculo flexor profundo de los dedos (tendón perforante) pasa por un anillo formado por el desdoblamiento del tendón del músculo flexor superficial de los dedos (tendón perforado) (figs. 95 y 97). Cada tendón del músculo flexor profundo de los dedos se inserta, ensanchándose, en la cara anterior de la base de la falange distal.

MÚSCULOS DEL MIEMBRO SUPERIOR

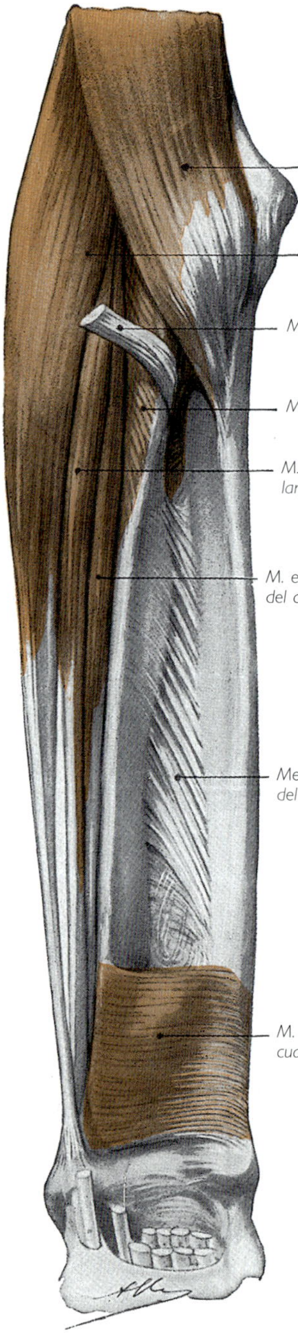

Fig. 93 ▪ Músculo pronador cuadrado y grupo lateral de los músculos del antebrazo.

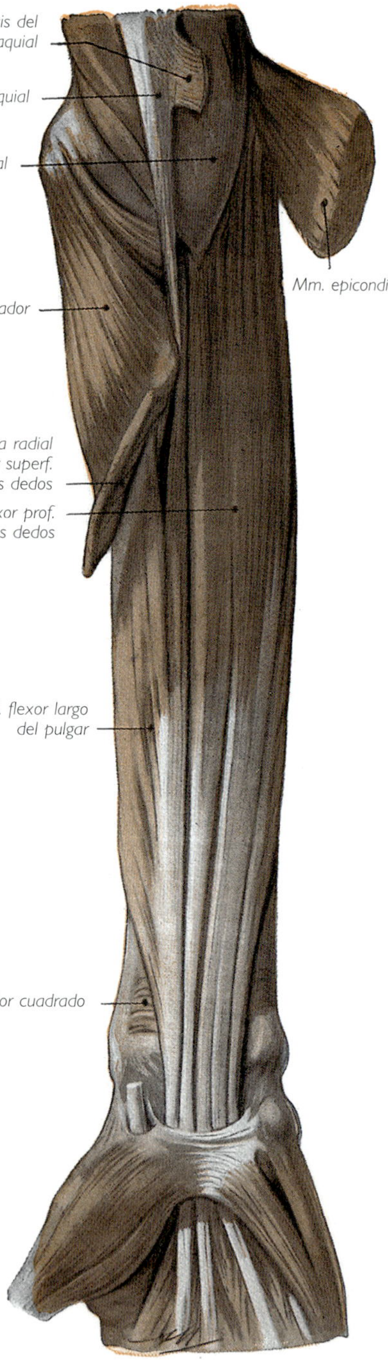

Fig. 94 ▪ Músculos flexor profundo de los dedos y flexor largo del pulgar.

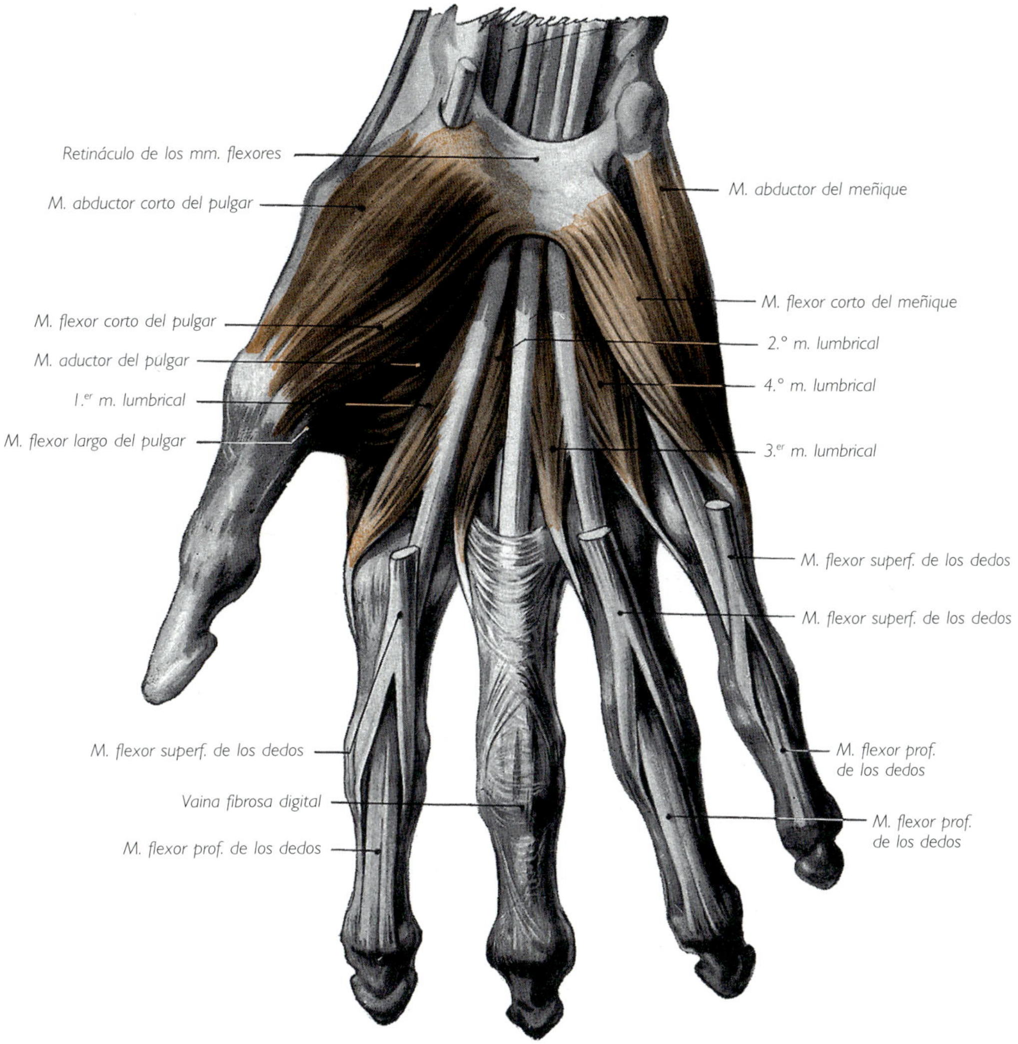

Fig. 95 ▪ Músculos de la mano (plano superficial).

Los tendones del músculo flexor profundo de los dedos se deslizan, en el carpo y en los dedos, en las vainas sinoviales que refuerzan las vainas fibrosas. Estas vainas son comunes para los tendones de los otros músculos flexores de los dedos.

Existen vainas semejantes a éstas que se hallan anexas a los tendones que pasan por las caras dorsal y lateral del carpo. Debido a su importancia, las estudiaremos después de la descripción de los músculos del antebrazo (v. pág. 133).

c) ACCIÓN. El músculo flexor profundo de los dedos flexiona la falange distal sobre la falange media, la falange media sobre la falange proximal, la falange proximal sobre el hueso metacarpiano y la mano sobre el antebrazo.

2. Músculos lumbricales

a) FORMA, SITUACIÓN Y TRAYECTO. Son pequeños fascículos musculares fusiformes, anexos a los tendones del músculo flexor profundo de los dedos y situados en la palma de la mano, entre dichos tendones (fig. 95). Los músculos lumbricales son cuatro y se designan como primero, segundo, tercero y cuarto, contando de lateral a medial. Se dirigen hacia los tendones extensores de los cuatro últimos dedos.

b) INSERCIONES Y DESCRIPCIÓN. Los músculos lumbricales primero y segundo se insertan únicamente en el borde lateral y ligeramente en la cara anterior del tendón correspondiente del músculo flexor profundo de los dedos. El tercero y el cuarto se originan en los bordes laterales y en la cara anterior de los dos tendones del músculo flexor profundo de los dedos, entre los cuales están situados.

Desde su origen, los músculos lumbricales alcanzan, en sentido divergente, la cara lateral de la articulación metacarpofalángica correspondiente. A esta altura, el fascículo muscular da origen a una lengüeta tendinosa, aplanada y delgada, que se une a la expansión tendinosa del músculo interóseo y termina con ella en el borde lateral del tendón extensor del dedo que le corresponde.

c) ACCIÓN. Los músculos lumbricales flexionan la falange proximal y extienden las otras dos.

3. Músculo flexor largo del pulgar

a) FORMA, SITUACIÓN Y TRAYECTO. Es un músculo voluminoso, largo y aplanado de anterior a posterior, situado en el mismo plano que el músculo flexor profundo de los dedos y lateral a éste. Se extiende desde el radio hasta la cara palmar del dedo pulgar (figs. 94 y 95).

b) INSERCIONES Y DESCRIPCIÓN. Se inserta: ❑ *a)* por medio de fibras musculares, en la cara anterior del radio; la superficie de inserción abarca desde la tuberosidad del radio hasta el músculo pronador cuadrado, y ❑ *b)* en la cara lateral de la apófisis coronoides por medio de un fascículo delgado e inconstante unido a la cuerda oblicua. También recibe en ocasiones, en su borde inferior, un fascículo destacado del músculo flexor superficial de los dedos o de la cara medial de la apófisis coronoides (Gantzer).

Los fascículos musculares descienden anteriormente al radio y al músculo pronador cuadrado y continúan por medio de un largo tendón que aparece muy superiormente en el borde medial del músculo. Este tendón, situado inmediatamente lateral a los tendones del músculo flexor profundo de los dedos, atraviesa el conducto carpiano, del cual ocupa la parte lateral. Se refleja luego en el hueso trapecio y se dirige inferior y lateral hacia el dedo pulgar, entre las dos cabezas del músculo flexor corto del pulgar. Se fija en la cara anterior de la base de la falange distal del dedo pulgar.

c) ACCIÓN. El músculo flexor largo del pulgar flexiona la falange distal sobre la proximal y ésta sobre el primer hueso metacarpiano.

■ **PLANO DEL MÚSCULO FLEXOR SUPERFICIAL DE LOS DEDOS.** Este plano está formado únicamente por el músculo *flexor superficial de los dedos*.

1. Músculo flexor superficial de los dedos

a) FORMA, SITUACIÓN Y TRAYECTO. El músculo flexor superficial de los dedos es aplanado, ancho y grueso; se halla situado anterior al músculo flexor profundo de los dedos y al músculo flexor largo del pulgar (fig. 96). Se extiende desde el húmero y los dos huesos del antebrazo hasta los cuatro últimos dedos.

b) INSERCIONES Y DESCRIPCIÓN. Se inserta superiormente por medio de dos cabezas, una humerocubital y otra radial.

CABEZA HUMEROCUBITAL. La cabeza humerocubital nace: ❑ *a)* de la cara anterior del epicóndilo medial, por medio del tendón común de los músculos epicondíleos mediales; ❑ *b)* de la apófisis coronoides, medial a las inserciones del músculo braquial y de la cabeza cubital del músculo pronador redondo, y ❑ *c)* de tabiques tendinosos intermusculares que separan su cabeza humeral de los otros músculos epicondíleos mediales superficiales, insertados como él en el epicóndilo medial, es decir, de los músculos pronador redondo, flexor radial del carpo, palmar largo y flexor cubital del carpo, que lo cubren. Entre la inserción humeral y la coronoidea, los fascículos tendinosos de la cabeza humerocubital se hallan estrechamente unidos al ligamento colateral cubital del codo, pero pueden ser seguidos hasta el epicóndilo medial.

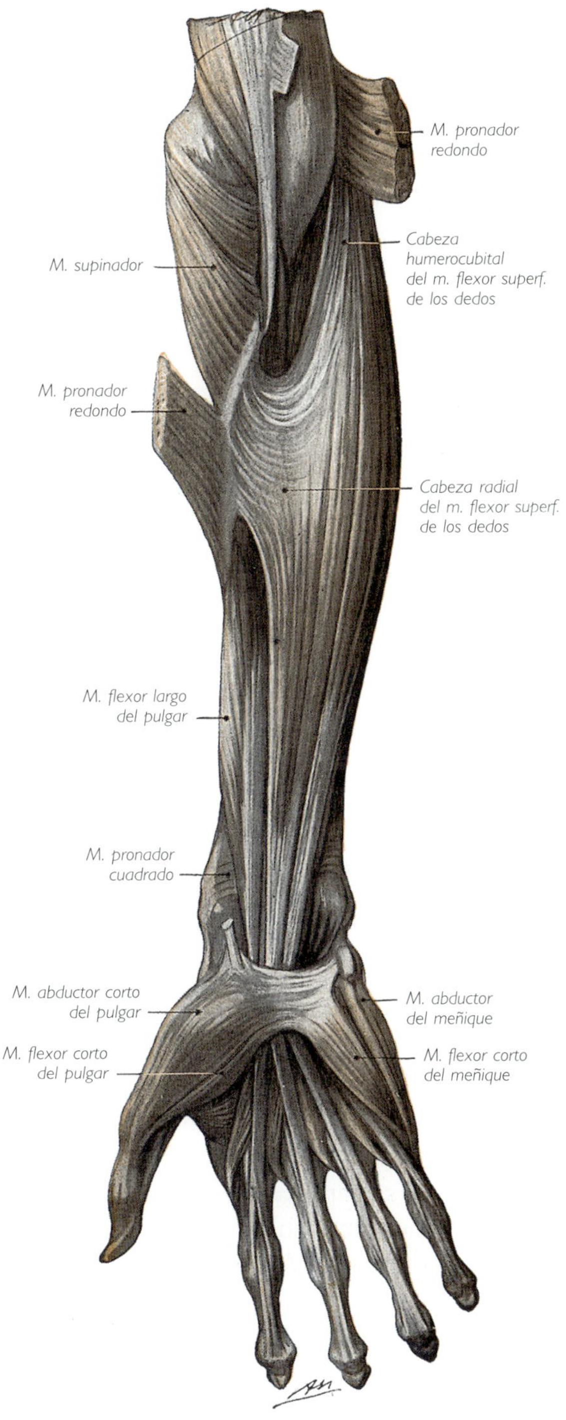

Fig. 96 ▪ Músculo flexor superficial de los dedos.

CABEZA RADIAL. La cabeza radial se inserta por medio de cortas fibras aponeuróticas en la parte oblicua del borde anterior del radio, en una longitud media de 5 a 6 cm a partir de la tuberosidad del radio.

Las dos cabezas se unen formando un arco en el que penetran el nervio mediano y la arteria cubital. La ancha masa muscular que resulta de la unión de las dos cabezas desciende anteriormente a los músculos flexor profundo de los dedos y flexor largo del pulgar. No tarda en dividirse en cuatro fascículos musculares dispuestos por parejas en dos planos, superficial y profundo. Los dos fascículos profundos suelen ser digástricos; en ese caso están constituidos por un vientre muscular superior común a ambos fascículos, que termina hacia la parte media del antebrazo por un tendón intermedio, que a su vez da origen a dos fascículos musculares: uno para el dedo índice y otro para el dedo meñique.

A los cuatro fascículos musculares les siguen cuatro largos tendones cilíndricos. Los tendones del dedo medio y del anular cubren los del dedo índice y los del dedo meñique. Atraviesan el conducto carpiano, donde los tendones profundos empiezan a separarse uno del otro. En la palma de la mano los cuatro tendones, hasta entonces dispuestos en dos planos, se separan para alcanzar los dedos a los cuales están destinados, y se sitúan en un mismo plano, cada uno cubriendo el tendón correspondiente del músculo flexor profundo de los dedos. De ese modo recorren toda la palma de la mano.

A la altura de la articulación metacarpofalángica, cada uno de los tendones se deprime, formando un canal de concavidad posterior que se amolda sobre la cara anterior del tendón del músculo flexor profundo de los dedos (figs. 95, 97 y 98), luego se divide en dos cintillas que rodean, a cada lado, el tendón correspondiente del músculo flexor profundo de los dedos, uniéndose posteriormente a éste y formando un canal de concavidad anterior que abraza la cara posterior del tendón del músculo flexor profundo de los dedos, que se convierte así en superficial.

A continuación, las dos cintillas se reúnen y permanecen unidas a lo largo de una pequeña extensión, anteriormente a la articulación de la falange proximal con la falange media, donde intercambian algunas fibras; este entrecruzamiento tendinoso se conoce con el nombre de *quiasma tendinoso* (de Camper). Por último, las cintillas se separan de nuevo y se insertan en la parte media de los bordes lateral y medial de la falange media (fig. 98). ❑ El músculo flexor superficial de los dedos destina un fascículo inconstante al músculo flexor largo del pulgar.

TENDONES PERFORANTES Y TENDONES PERFORADOS. Así pues, cada tendón del músculo flexor superficial de los dedos forma un anillo por el que pasa el tendón correspondiente del músculo flexor profundo de los dedos; de ahí la denominación de *tendones perforados* y *tendones perforantes*.

c) ACCIÓN. El músculo flexor superficial de los dedos flexiona la falange media sobre la falange proximal, esta última sobre el hueso metacarpiano y la mano sobre el antebrazo.

■ **PLANO DE LOS MÚSCULOS EPICONDÍLEOS MEDIALES SUPERFICIALES.** El cuarto plano es superficial y está formado por cuatro músculos que se originan conjuntamente en

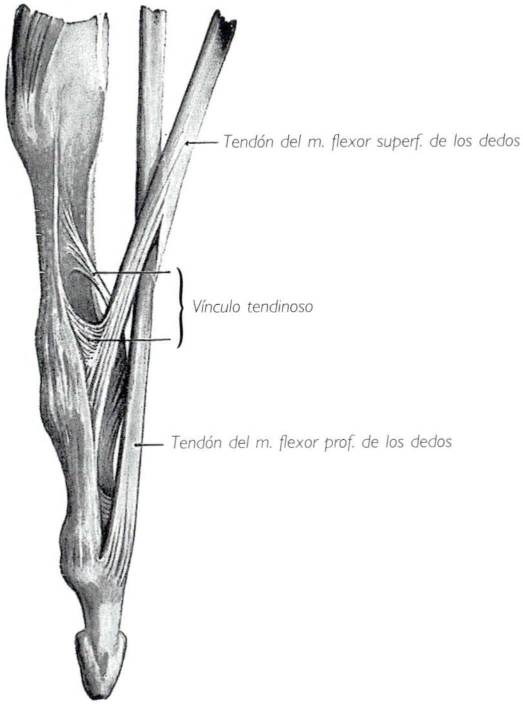

Fig. 97 ▪ Tendones de los músculos flexores superficial y profundo de los dedos.

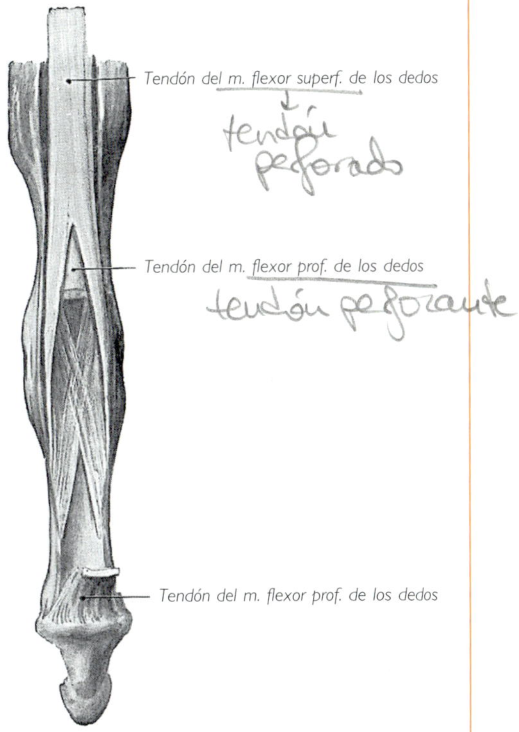

Fig. 98 ▪ Tendones de los músculos flexores superficial y profundo de los dedos.

el epicóndilo medial por medio de un tendón común* y están dispuestos de lateral a medial en el orden siguiente: *a) músculo pronador redondo; b) músculo flexor radial del carpo; c) músculo palmar largo,* y *d) músculo flexor cubital del carpo*. Están estrechamente unidos cerca de su inserción epicondílea medial; después se separan y forman, anteriormente al músculo flexor superficial de los dedos, un plano que abarca toda la anchura del antebrazo.

1. Músculo pronador redondo

a) FORMA, SITUACIÓN Y TRAYECTO. Es un músculo grueso, aplanado de lateral a medial superiormente y de anterior a posterior en la parte inferior. El músculo pronador redondo es el más lateral de los músculos epicondíleos mediales superficiales y se extiende desde el epicóndilo medial y la apófisis coronoides hasta el radio (figs. 99 y 100).

* Se dice que estos músculos, así como otros grupos musculares (p. ej., los músculos epicondíleos laterales) nacen también de *«tabiques fasciales fibrosos»* que los separan unos de otros. Pero estos tabiques fibrosos están en realidad formados por la yuxtaposición de fibras tendinosas de los músculos vecinos, que se extienden hasta los huesos en que se produce la inserción del grupo muscular.

b) INSERCIONES Y DESCRIPCIÓN. Nace por medio de dos cabezas, una humeral y otra cubital.

La *cabeza humeral* es superficial y voluminosa; se inserta por medio del tendón común de los músculos epicondíleos mediales en el borde superior y la cara anterior

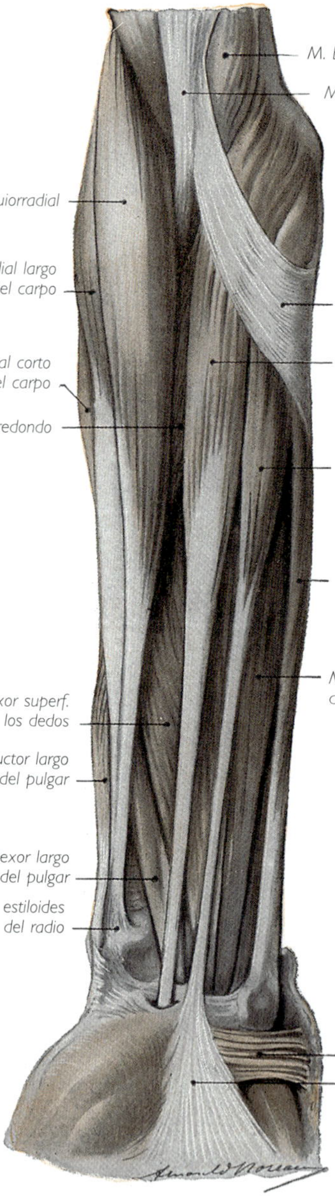

Fig. 99 ▪ Músculos anteriores y laterales del antebrazo (plano superficial).

del epicóndilo medial, en el extremo inferior del tabique intermuscular medial del brazo, en el borde anteromedial del húmero y, por último, en el tabique tendinoso que la separa del músculo flexor radial del carpo.

La *cabeza cubital* es profunda y delgada; se inserta en la apófisis coronoides, medialmente al músculo braquial y lateral e inferiormente al músculo flexor superficial de los dedos.

Al reunirse, estas dos cabezas forman un ojal por el que pasa el nervio mediano. La cabeza cubital suele hallarse ausente; en ese caso puede ser sustituida por una banda fibrosa que da origen a algunas fibras del músculo flexor superficial de los dedos y que separa el nervio mediano de la arteria cubital (Zeki-Zeren).

El músculo se dirige en sentido oblicuo inferior y lateralmente, cruzando la parte superior del músculo flexor superficial de los dedos. Se insinúa posteriormente a los músculos del grupo lateral del antebrazo y se inserta por medio de un tendón aplanado en la parte media de la cara lateral del radio (fig. 100).

SURCO BICIPITAL MEDIAL O SURCO BICIPITAL CUBITAL. El músculo pronador redondo está separado del músculo bíceps braquial, que queda situado lateralmente, por un intersticio profundo denominado *surco bicipital medial* o *surco bicipital cubital.* El músculo braquial forma el fondo de este surco, en el que discurren los vasos braquiales y el nervio mediano.

c) ACCIÓN. Este músculo es pronador, es decir, imprime al antebrazo un movimiento de rotación que desplaza el dedo pulgar medialmente y la palma de la mano posteriormente.

2. Músculo flexor radial del carpo

a) FORMA, SITUACIÓN Y TRAYECTO. Es un músculo fusiforme, aplanado de anterior a posterior, muscular superiormente y tendinoso inferiormente. Está situado medial al músculo pronador redondo y se extiende desde el epicóndilo medial hasta el segundo hueso metacarpiano (fig. 99).

b) INSERCIONES Y DESCRIPCIÓN. El músculo flexor radial del carpo nace: ❑ *a)* del epicóndilo medial, medialmente a las inserciones del músculo pronador redondo, por medio del tendón común de los músculos epicondíleos mediales; ❑ *b)* de la fascia que lo recubre, y ❑ *c)* de los tabiques fibrosos que lo separan del músculo pronador redondo lateralmente, del músculo palmar largo medialmente y del músculo flexor superficial de los dedos posteriormente.

Desde estos orígenes, las fibras se dirigen inferior y un poco lateralmente, y constituyen un cuerpo muscular aplanado de anterior a posterior, situado anterior al músculo flexor superficial de los dedos. Hacia la parte media del antebrazo, el cuerpo muscular presenta continuidad con un largo tendón que cruza en ángulo muy agudo el borde lateral del músculo flexor superficial de los dedos y después la cara anterior del músculo flexor largo del pulgar. Este tendón se introduce luego en la parte lateral del conducto carpiano, lateral a los tendones de los músculos flexores, de los que está separado por un tabique fibroso (fig. 108). ❑ Se fija, ensanchándose, en la cara anterior de la base del segundo hueso metacarpiano y, mediante una expansión estrecha y delgada, en la base del tercero.

c) ACCIÓN. El músculo flexor radial del carpo es flexor de la mano sobre el antebrazo. También sitúa la mano en pronación y en abducción.

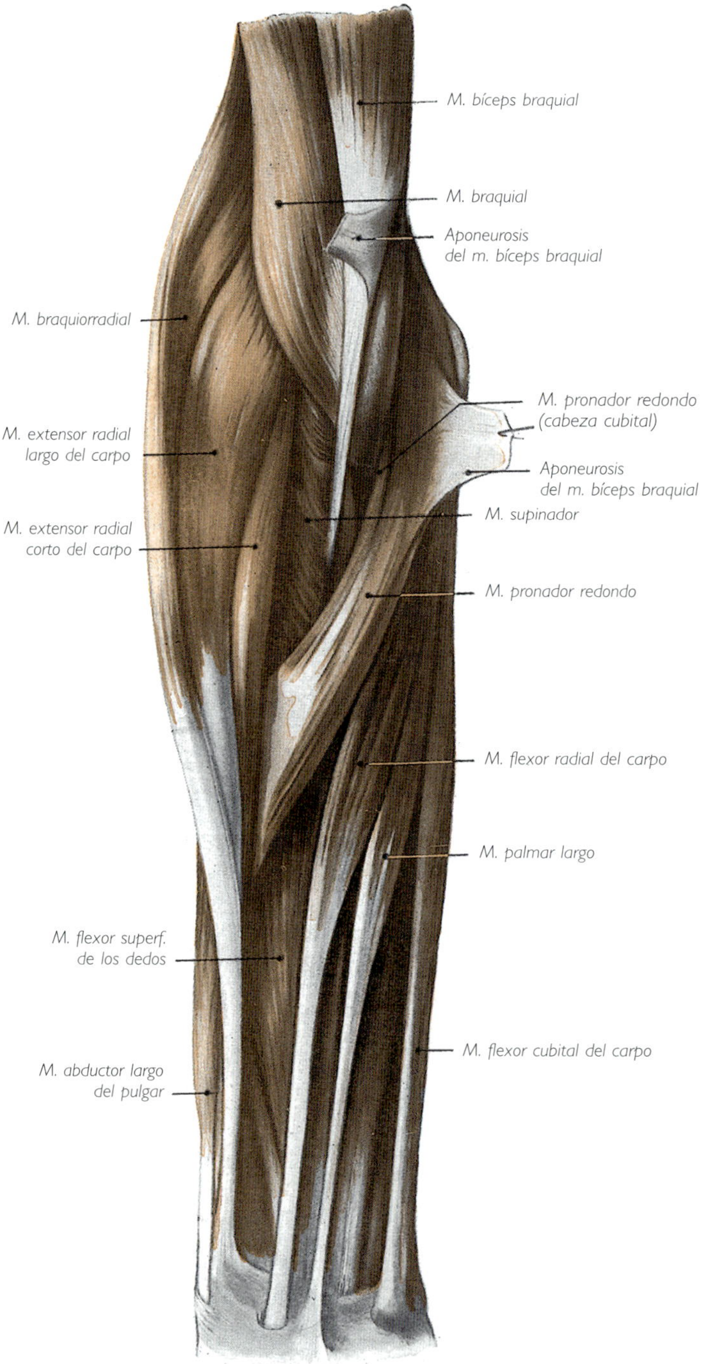

Fig. 100 ▪ Músculos anteriores y laterales del antebrazo. Se ha separado medialmente el músculo pronador redondo; los músculos braquiorradial y extensores radiales del carpo están separados lateralmente.

3. Músculo palmar largo

a) FORMA, SITUACIÓN Y TRAYECTO. El músculo palmar largo presenta la forma de un huso estrecho y muy alargado, muscular en el tercio superior y tendinoso en los dos inferiores (fig. 99). Está situado medial al músculo flexor radial del carpo y se extiende desde el epicóndilo medial hasta la aponeurosis palmar. Este músculo es inconstante, hallándose ausente una vez de cada diez.

b) INSERCIONES Y DESCRIPCIÓN. Se origina: ❑ *a)* en el epicóndilo medial, medialmente al músculo flexor radial del carpo; ❑ *b)* en la fascia que lo recubre, y ❑ *c)* en los tabiques tendinosos que lo separan del músculo flexor radial del carpo lateralmente, del músculo flexor cubital del carpo medialmente y del músculo flexor superficial de los dedos posteriormente.

El cuerpo muscular, que es corto y fusiforme, desciende con una ligera inclinación lateral, anterior al músculo flexor superficial de los dedos, y continúa hacia la mitad del antebrazo por medio de un tendón aplanado y delgado. Éste se expande en abanico anterior al retináculo de los músculos flexores, en el cual se fijan algunos de sus fascículos, mientras que los demás presentan continuidad con la aponeurosis palmar.

c) ACCIÓN. Es flexor de la mano.

4. Músculo flexor cubital del carpo

a) FORMA, SITUACIÓN Y TRAYECTO. El músculo flexor cubital del carpo es ancho y grueso; está situado medial al músculo palmar largo, siguiendo el borde medial del antebrazo. Se extiende desde el epicóndilo medial y el cúbito hasta el hueso pisiforme (fig. 99).

b) INSERCIONES Y DESCRIPCIÓN. Su inserción superior se efectúa por medio de dos cabezas, una humeral y otra cubital.

La *cabeza humeral* nace: ❑ *a)* por medio del tendón de los músculos epicondíleos mediales, del vértice y del borde inferior del epicóndilo medial, y ❑ *b)* de los tabiques fibrosos que lo separan del músculo palmar largo, que está situado lateralmente, y del músculo flexor superficial de los dedos, del cual cubre la parte superior del borde medial.

La *cabeza cubital* se inserta: ❑ *a)* en el borde medial del olécranon; ❑ *b)* en la apófisis coronoides, inferior al fascículo medio del ligamento colateral cubital (inserción inconstante), y ❑ *c)* en los dos tercios superiores del borde posterior del cúbito, mediante una lámina tendinosa ancha y gruesa (fig. 107).

Las dos cabezas están unidas en su extremo superior por medio de un arco fibroso que limita con el surco del nervio cubital un orificio por el que pasa el nervio cubital (fig. 107).

Las fibras musculares forman una capa muscular gruesa y ancha, que cubre superiormente la totalidad de la parte medial del antebrazo. La cara superficial es convexa transversalmente; la cara profunda forma un canal que acoge en su concavidad la parte medial del músculo flexor profundo de los dedos, el cual a su vez recubre las caras anterior y medial del cúbito.

El músculo flexor cubital del carpo desciende verticalmente a lo largo del borde medial del antebrazo, flanqueando de superior a inferior los músculos palmar largo y flexor superficial de los dedos, que están situados lateralmente a él. Los músculos palmar largo y flexor cubital del carpo, al principio estrechamente unidos, se separan después en los dos tercios inferiores del antebrazo. El intervalo que los separa aumenta de forma progresiva en anchura, apareciendo en el fondo el músculo flexor superficial de los dedos.

El músculo flexor cubital del carpo termina por medio de un tendón muy fuerte que se inserta en la parte media de la cara anterior del hueso pisiforme; algunas fibras tendinosas presentan continuidad con los ligamentos pisiganchoso y pisimetacarpiano de las articulaciones del carpo. Da origen también a una expansión que se dirige lateralmente y se pierde en el retináculo de los músculos flexores (v. *Conducto carpiano*, pág. 133). Algunas fibras de esta expansión se prolongan hasta la fascia de la eminencia tenar (Bolté y Martin).

c) ACCIÓN. El músculo flexor cubital del carpo es flexor y aductor de la mano.

B. **Grupo muscular lateral**

Este grupo comprende cuatro músculos situados lateralmente al esqueleto del antebrazo y superpuestos desde la profundidad a la superficie en el orden siguiente: *a) músculo supinador; b) músculo extensor radial corto del carpo; c) músculo extensor radial largo del carpo,* y *d) músculo braquiorradial*. Los dos más profundos, o sea, los músculos supinador y extensor radial corto del carpo, se insertan en el epicóndilo lateral y, por lo tanto, forman parte de los músculos denominados *epicondíleos laterales*.

1. Músculo supinador

a) FORMA, SITUACIÓN Y TRAYECTO. El músculo supinador es un músculo ancho, dispuesto alrededor y sobre la cara lateral del codo y la parte superior del antebrazo. Se extiende desde el epicóndilo lateral y el cúbito hasta el radio (figs. 101 y 102).

b) INSERCIONES Y DESCRIPCIÓN. El músculo supinador presenta dos fascículos, uno superficial y otro profundo. Sus inserciones han sido precisadas por Reinhold.

El *fascículo superficial* nace: ❑ *a)* del vértice del epicóndilo lateral, por medio de un tendón que se extiende en abanico y refuerza el ligamento colateral radial de la articulación del codo, y ❑ *b)* de la cresta que limita posteriormente la superficie triangular inferior a la escotadura troclear del cúbito, por medio de una lámina aponeurótica a la que se unen muy estrechamente algunas fibras tendinosas verticales del músculo extensor de los dedos.

El *fascículo profundo* presenta orígenes análogos al fascículo superficial. Se fija: ❑ *a)* en la cara anterior del epicóndilo lateral por medio de un tendón adherente al ligamento colateral radial del codo, y ❑ *b)* mediante fibras musculares y tendinosas, en la superficie triangular inferior a la escotadura troclear y en la cara profunda de la aponeurosis de origen del fascículo superficial.

Las fibras procedentes de estos dos fascículos se dirigen oblicuamente en sentido inferior y lateral, enrollándose alrededor de la parte superior del radio (fig. 103). ❑ El fascículo superficial termina en la parte superior oblicua del borde anterior del radio. ❑ Las inserciones radiales del fascículo profundo son diferentes para las fibras de ori-

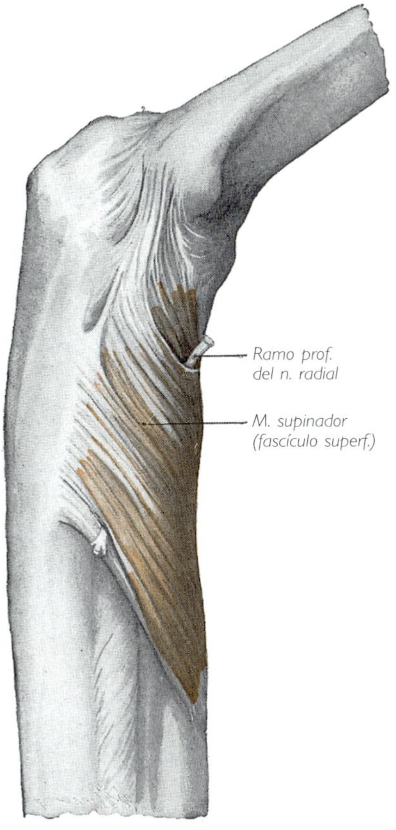

Fig. 101 ▪ Músculo supinador (visión lateral).

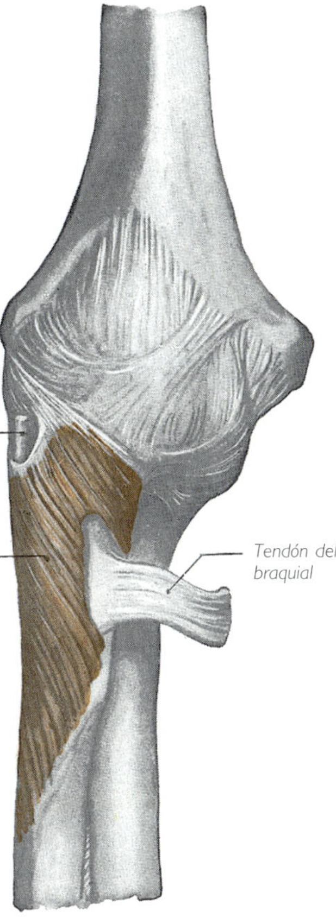

Fig. 102 ▪ Músculo supinador (visión anterior).

gen epicondíleo y para las que proceden del cúbito. Las primeras rebasan superiormente el fascículo superficial y se insertan en el cuello del radio, superiormente a la tuberosidad del radio; las segundas se implantan: *a)* en las rugosidades que presentan las caras anterior y lateral del radio, lateralmente a la tuberosidad del radio, y *b)* en una superficie rugosa y estrecha que sigue inferiormente la línea de inserción precedente y se prolonga sobre la cara lateral del radio, un poco posterior a la inserción del fascículo superficial en el segmento oblicuo del borde anterior del hueso. ❑ Los fascículos musculares del fascículo profundo rebasan inferior y superiormente los del fascículo superficial.

Los dos fascículos del músculo supinador están separados por un intersticio celular delgado, por el que discurre el ramo profundo del nervio radial (fig. 103).

El límite superior del fascículo superficial está marcado por un arco fibroso que se sitúa un poco inferior al borde superior del músculo, y bajo el cual se insinúa el ramo

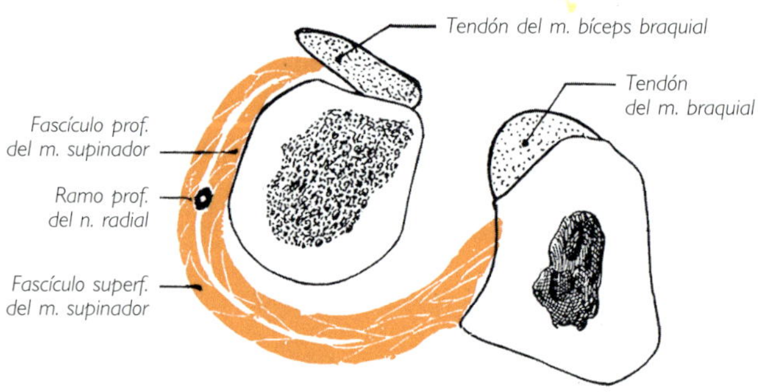

Fig. 103 ▪ Corte transversal del supinador, que pasa por el extremo superior de la inserción radial del músculo bíceps braquial.

profundo del nervio radial. Este nervio desciende a continuación entre los dos fascículos del músculo supinador hasta alcanzar el borde inferior del fascículo superficial, donde se separa del músculo.

c) ACCIÓN. Es supinador, es decir, imprime al antebrazo un movimiento de rotación que desplaza el dedo pulgar lateralmente y la palma de la mano anteriormente.

2. Músculo extensor radial corto del carpo

a) FORMA, SITUACIÓN Y TRAYECTO. El músculo extensor radial corto del carpo es aplanado, muscular en su parte superior y tendinoso inferiormente. Está situado lateral al músculo supinador, y se extiende desde el epicóndilo lateral hasta el tercer hueso metacarpiano (figs. 100, 104 y 106).

b) INSERCIONES Y DESCRIPCIÓN. Se inserta superiormente: ❏ *a)* en el epicóndilo lateral, por medio del tendón común de los músculos epicondíleos laterales, inmediatamente superior a las inserciones del músculo supinador, y ❏ *b)* en el tabique fibroso que lo separa del músculo extensor de los dedos.

El músculo extensor radial corto del carpo desciende verticalmente y forma una lámina muscular cuya cara profunda, ligeramente cóncava, cubre primero el músculo supinador y, a continuación, la parte inferior del músculo pronador redondo (fig. 100). El cuerpo muscular continúa hacia la parte media del antebrazo por medio de un tendón aplanado, el cual avanza a lo largo de la cara lateral del radio, pero inclinándose ligeramente en sentido lateral y posterior. Se introduce enseguida en una corredera osteofibrosa que comparte con el extensor radial largo del carpo y que está excavada en la cara lateral del extremo inferior del radio; se flexiona ligeramente en sentido posterior y medial, pasa por la cara dorsal del carpo y se inserta en la base de la apófisis estiloides del tercer hueso metacarpiano (fig. 106).

Por lo general, superiormente a la inserción terminal del músculo extensor radial corto del carpo, existe una pequeña bolsa sinovial entre el tendón y el plano óseo.

c) ACCIÓN. Este músculo es extensor y abductor de la mano.

3. Músculo extensor radial largo del carpo

a) FORMA, SITUACIÓN Y TRAYECTO. El músculo extensor radial largo del carpo presenta las mismas características morfológicas que el músculo extensor radial corto del carpo, con respecto al cual está situado lateralmente (figs. 100, 104 y 106).

Es ligeramente más largo que éste, y se extiende desde el borde anterolateral del húmero hasta el segundo hueso metacarpiano.

b) INSERCIONES Y DESCRIPCIÓN. El músculo extensor radial largo del carpo nace por medio de fibras musculares: ❑ *a)* del extremo inferior del borde anterolateral del húmero en una extensión de 3 cm aproximadamente; ❑ *b)* del tabique intermuscular lateral del brazo (v. este tabique, pág. 153), y ❑ *c)* mediante algunos fascículos, de la masa tendinosa de los músculos epicondíleos laterales.

El músculo desciende y cubre el músculo extensor radial corto del carpo, que está situado medial a él. Hacia la parte media del antebrazo, el tendón que continúa al cuerpo muscular está al principio aplicado sobre el tendón del músculo extensor radial corto del carpo, al que se une por medio de tejido celular denso. Más inferiormente, en el cuarto inferior del antebrazo, los dos tendones, hasta entonces superpuestos, se yuxtaponen y pasan en el extremo inferior del radio, por la corredera osteofibrosa que les es propia, hallándose el tendón

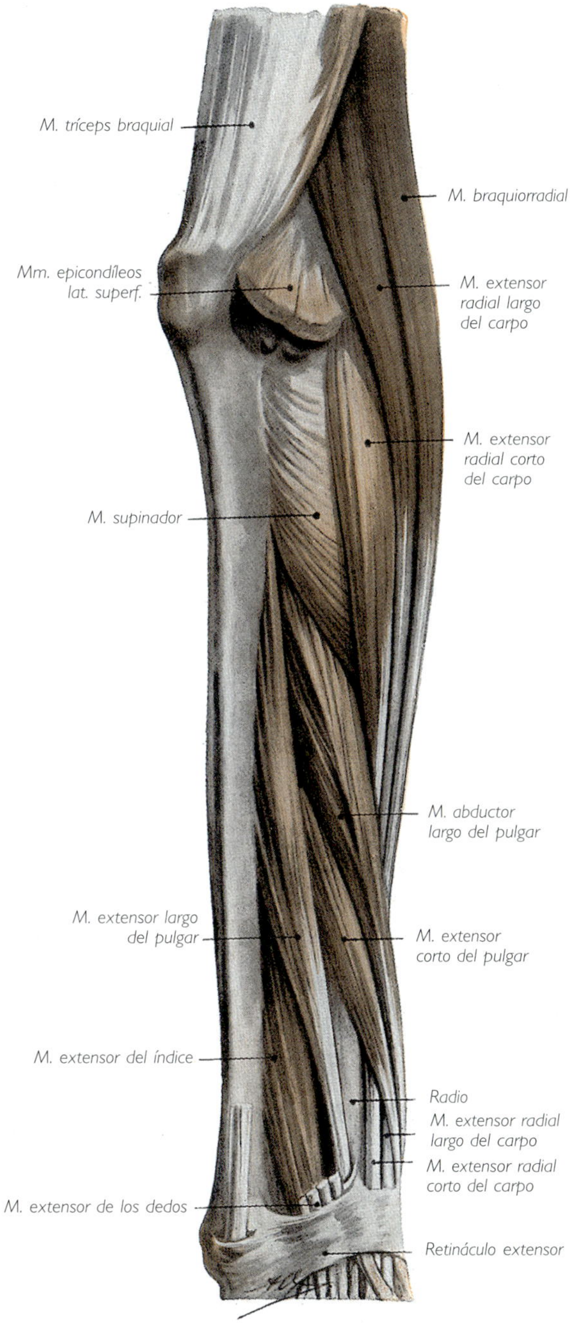

Fig. 104 ▪ Músculos laterales y plano profundo de los músculos posteriores del antebrazo.

del músculo extensor radial largo del carpo situado lateralmente al del músculo extensor radial corto del carpo. Por último, el tendón del músculo extensor radial largo del carpo se desvía ligeramente en sentido lateral y se inserta en una impresión rugosa que se encuentra en la parte lateral de la cara dorsal de la base del segundo hueso metacarpiano (fig. 106).

c) ACCIÓN. El músculo extensor radial largo del carpo es extensor y abductor de la mano.

4. Músculo braquiorradial

a) FORMA, SITUACIÓN Y TRAYECTO. El músculo braquiorradial es un músculo aplanado, muscular en sus dos tercios superiores y tendinoso en su tercio inferior. Es el más superficial de los músculos del grupo lateral del antebrazo. Se extiende desde el borde anterolateral del húmero hasta el extremo inferior del radio (figs. 99 y 100).

b) INSERCIONES Y DESCRIPCIÓN. El músculo braquiorradial se inserta superiormente mediante fibras musculares: ❑ *a)* en el borde anterolateral del húmero, superior a la inserción del músculo extensor radial largo del carpo, hasta el surco del nervio radial, y ❑ *b)* en el tabique intermuscular lateral del brazo (v. este tabique, pág. 153).

Las fibras musculares se unen en una lámina aplanada de lateral a medial, desde su origen hasta la articulación del codo. Inferior a esta articulación, el músculo se aplana de anterior a posterior y desciende cubriendo los músculos extensores radiales del carpo, el extremo inferior del músculo pronador redondo y la cara lateral del radio. ❑ A mitad de la altura del antebrazo, se continúa por medio de un tendón aplanado que se inserta, ensanchándose, en la base de la apófisis estiloides del radio, a nivel de la parte superior de la corredera osteofibrosa del músculo abductor largo del pulgar y del músculo extensor corto del pulgar (Hovelacque).

SURCO BICIPITAL LATERAL O SURCO BICIPITAL RADIAL Y CANAL DEL PULSO. En la parte inferior del brazo, los músculos braquiorradial y extensor radial largo del carpo se hallan separados de los músculos bíceps braquial y braquial, situados medialmente a ellos, por un intersticio celular profundo, denominado *surco bicipital lateral* o *surco bicipital radial,* en el fondo del cual discurren el nervio radial, la rama anterior de la arteria colateral radial y la arteria recurrente radial.

En la parte inferior del antebrazo, el tendón del músculo braquiorradial limita con el del músculo flexor radial del carpo, situado medialmente, el *canal del pulso,* en el cual discurre la arteria radial, sobre los músculos flexor corto del pulgar y pronador cuadrado.

c) ACCIÓN. Es flexor del antebrazo sobre el brazo. Solamente es supinador cuando el antebrazo se halla en completa pronación.

C. Grupo muscular posterior

Los músculos de este grupo están situados posteriores al esqueleto del antebrazo y se hallan dispuestos en dos planos, uno profundo y otro superficial.

PLANO PROFUNDO. Este plano comprende cuatro músculos escalonados de superior a inferior y de lateral a medial en el orden siguiente: *a) músculo abductor largo del pulgar; b) músculo extensor corto del pulgar; c) músculo extensor largo del pulgar,* y *d) múscu-*

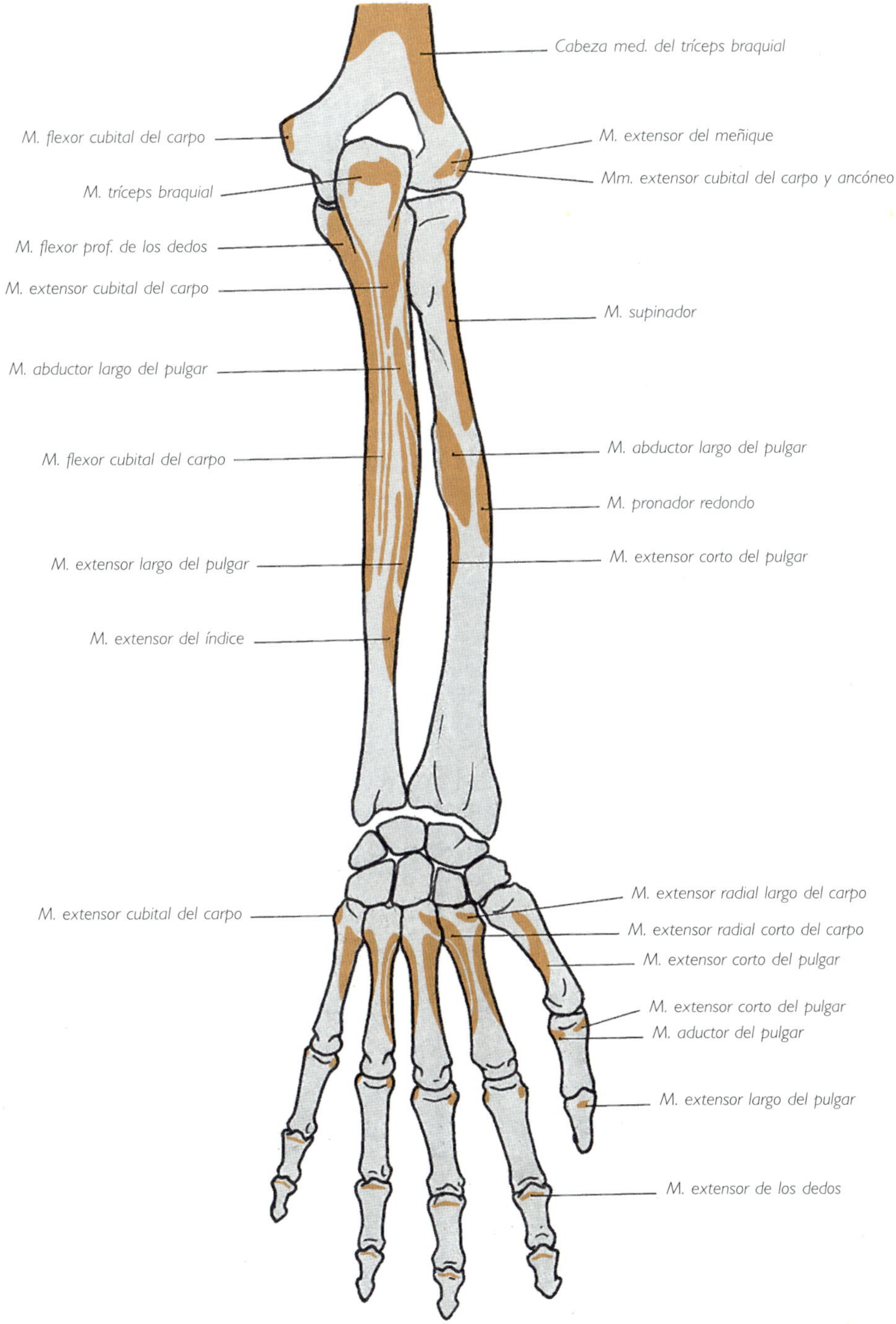

Fig. 105 ▪ Cara posterior del esqueleto del antebrazo, la mano y los dedos, con sus inserciones musculares.

lo extensor del índice. Estos cuatro músculos están situados inmediatamente posteriores al esqueleto del antebrazo, en el cual se originan.

1. Músculo abductor largo del pulgar

a) FORMA, SITUACIÓN Y TRAYECTO. El músculo abductor largo del pulgar es aplanado y fusiforme; es el más voluminoso, superior y lateral de los cuatro músculos del plano profundo. Se extiende desde los dos huesos del antebrazo hasta el primer hueso metacarpiano (fig. 104).

b) INSERCIONES Y DESCRIPCIÓN. Se origina: ❑ *a)* en la cara posterior del cúbito y en la cara posterior del radio, inmediatamente inferior al músculo supinador, y ❑ *b)* en la membrana interósea del antebrazo, en la parte intermedia de las dos inserciones óseas y, más en concreto, en el ligamento oblicuo radiocubital.

Este músculo desciende oblicuamente en sentido inferior y lateral, inferiormente al músculo supinador, primero sobre la cara posterior del radio y después sobre su cara lateral. Un poco superior al carpo, el músculo se continúa por medio de un tendón que cruza oblicuamente la cara lateral de los tendones de los músculos extensores radiales del carpo, de los cuales está separado por una bolsa sinovial. El tendón del músculo abductor largo del pulgar se desliza a continuación en una corredera osteofibrosa que presenta la cara lateral del extremo inferior del radio, anterior a la de los músculos extensores radiales del carpo. Este tendón se inserta en la cara lateral de la base del primer hueso metacarpiano y envía también una expansión tendinosa a la fascia de la eminencia tenar.

c) ACCIÓN. El músculo abductor largo del pulgar desplaza el dedo pulgar lateral y anteriormente.

2. Músculo extensor corto del pulgar

a) FORMA, SITUACIÓN Y TRAYECTO. Es un músculo delgado, situado inferior al músculo abductor largo del pulgar, al cual se halla unido en mayor o menor medida. Se extiende desde el antebrazo hasta la falange proximal del dedo pulgar (figs. 104 y 106).

b) INSERCIONES Y DESCRIPCIÓN. El músculo extensor corto del pulgar se inserta superiormente en el cúbito, el radio y la membrana interósea del antebrazo, inmediatamente inferior a las inserciones del músculo abductor largo del pulgar. La inserción cubital es inconstante.

Desciende a lo largo del borde inferomedial del músculo abductor largo del pulgar. Su dirección y sus relaciones son las mismas que las de este músculo hasta el primer hueso metacarpiano, donde termina el músculo abductor largo del pulgar. Más inferiormente, el músculo extensor corto del pulgar pasa por la cara dorsal del primer hueso metacarpiano y se inserta en la cara dorsal de la base de la falange proximal del dedo pulgar.

c) ACCIÓN. Es extensor y abductor del dedo pulgar y de su metacarpiano.

3. Músculo extensor largo del pulgar

a) FORMA, SITUACIÓN Y TRAYECTO. El músculo extensor largo del pulgar es un músculo fusiforme, situado inferior y medial al músculo extensor corto del pulgar. Se extiende desde la parte media del cúbito a la falange distal del dedo pulgar (figs. 104 y 106).

b) INSERCIONES Y DESCRIPCIÓN. Se inserta superiormente: ❑ *a)* en la cara posterior del cúbito, en una superficie muy alargada, situada medial e inferior a la inserción del músculo extensor corto del pulgar; ❑ *b)* en la parte vecina de la membrana interósea del antebrazo, y ❑ *c)* en los tabiques fibrosos que lo separan de los músculos extensor cubital del carpo y extensor del índice. La superficie de inserción cubital se extiende a lo largo del tercio medio del hueso. El cuerpo muscular del músculo extensor largo del pulgar desciende oblicuamente inferior y lateral, adosado al borde inferior del músculo extensor corto del pulgar. Un poco superior al carpo, las fibras musculares presentan continuidad con un largo tendón que se separa del tendón del músculo extensor corto del pulgar y pasa por una corredera osteofibrosa situada en la cara posterior del extremo inferior del radio, posterior y medial a la corredera de los músculos extensores radiales del carpo. A continuación, el tendón alcanza el borde medial del primer hueso metacarpiano, cruzando oblicuamente los tendones de los músculos extensores radiales del carpo, discurre seguidamente sobre la cara dorsal del dedo pulgar hasta la falange distal y se inserta en la base de la cara posterior de dicha falange (fig. 106).

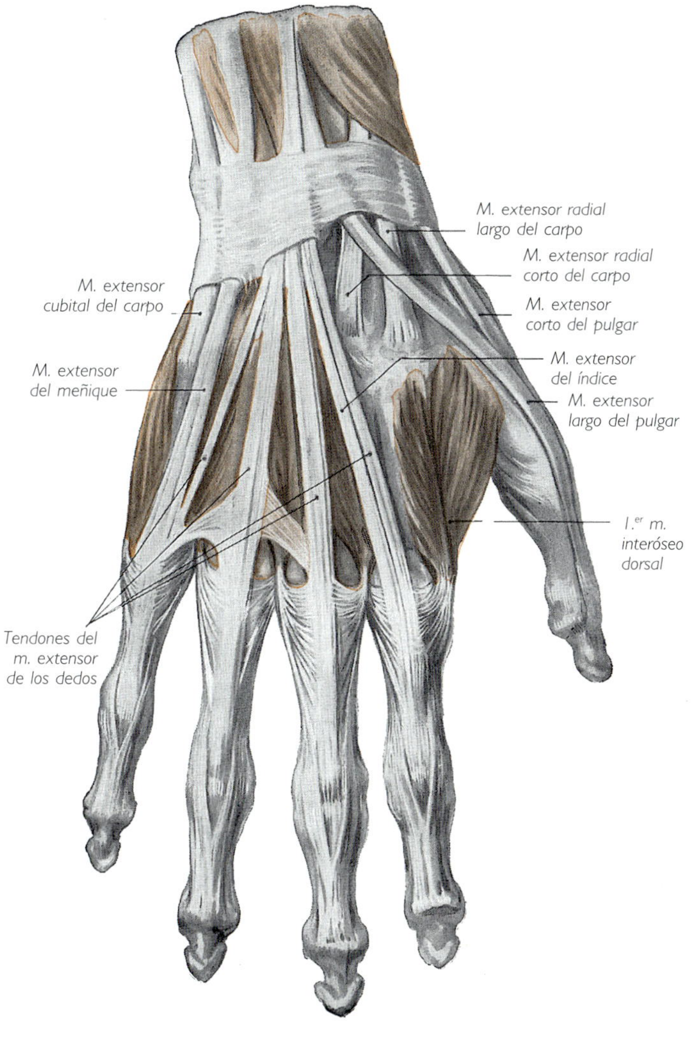

Fig. 106 ▪ Tendones de los músculos extensores de los dedos.

c) ACCIÓN. El músculo extensor largo del pulgar extiende la falange distal sobre la falange proximal, la falange proximal sobre el primer hueso metacarpiano y éste sobre el carpo.

TABAQUERA ANATÓMICA. Los tendones de los músculos extensor largo del pulgar y extensor corto del pulgar, unidos uno al otro en el antebrazo y en el primer hueso metacarpiano, se separan ligeramente en la región correspondiente a la articulación del carpo. Al separarse limitan un espacio elíptico sobre la parte posterolateral del carpo, la piel del cual se deprime cuando estos músculos se contraen. Este espacio se denomina *tabaquera anatómica*. En el fondo de la tabaquera anatómica se encuentran los tendones de los músculos extensores radiales del carpo y la arteria radial (fig. 106).

4. Músculo extensor del índice

a) FORMA, SITUACIÓN Y TRAYECTO. El músculo extensor del índice es un músculo delgado y fusiforme, que se sitúa a lo largo del borde inferomedial del músculo extensor largo del pulgar. Se extiende desde el cúbito hasta el dedo índice (figs. 104 y 106).
b) INSERCIONES Y DESCRIPCIÓN. Este músculo se inserta superiormente: ❑ *a)* en la cara posterior del cúbito, medial e inferior al músculo extensor largo del pulgar; ❑ *b)* en la parte vecina de la membrana interósea del antebrazo, y ❑ *c)* en el tabique fibroso que lo separa del músculo extensor largo del pulgar. ❑ La línea de inserción del músculo extensor del índice abarca desde la parte media del cúbito hasta unos 3 cm superior a la cabeza del cúbito.

El cuerpo muscular desciende oblicuamente a lo largo del borde inferomedial del músculo extensor largo del pulgar. Se continúa por medio de un largo tendón que se aloja, posterior al extremo inferior del radio, en una corredera osteofibrosa por donde pasan también los tendones del músculo extensor de los dedos. El tendón del músculo extensor del índice desciende a continuación por la cara dorsal de la mano, paralelo al borde medial del tendón que el músculo extensor de los dedos envía al dedo índice, al cual se une a la altura de la articulación metacarpofalángica (fig. 106).
c) ACCIÓN. Es extensor del índice.

■ PLANO SUPERFICIAL

El plano superficial está formado por cuatro músculos que divergen desde el epicóndilo lateral hacia la mano y el cúbito. Considerados de lateral a medial son: el *músculo extensor de los dedos,* el *músculo extensor del meñique,* el *músculo extensor cubital del carpo* y el *músculo ancóneo.*

1. Músculo extensor de los dedos

a) FORMA, SITUACIÓN Y TRAYECTO. El músculo extensor de los dedos es ancho y muscular en su parte superior, y está dividido en su parte inferior en cuatro largos tendones. Es el más lateral de los músculos superficiales de la región posterior y se extiende desde el epicóndilo lateral hasta los cuatro últimos dedos (figs. 106 y 107).
b) INSERCIONES Y DESCRIPCIÓN. Se origina en: ❑ *a)* la cara posterior del epicóndilo lateral, por medio de un tendón común a los músculos epicondíleos laterales; ❑ *b)* la cara profunda de la aponeurosis tendinosa que recubre su extremo superior, y ❑ *c)* los tabiques tendinosos que lo separan del músculo extensor radial corto del carpo lateralmente, del músculo extensor del meñique medialmente y del músculo supinador anteriormente.

Sus fibras musculares forman un cuerpo muscular ancho y aplanado de anterior a posterior, que desciende por la cara posterior del antebrazo, posterior al músculo supinador y a los cuatro músculos de la capa profunda, y medial al músculo extensor radial corto del carpo.

En el tercio inferior del antebrazo se divide en cuatro fascículos que se continúan por medio de cuatro tendones. Estos tendones pasan, junto con el tendón del músculo extensor del índice, por una corredera osteofibrosa en relación con un ancho surco excavado en la cara posterior del extremo inferior del radio; después se dirigen, en sentido divergente, hacia los cuatro últimos dedos. En la cara dorsal de la mano, los tendones del músculo extensor de los dedos se hallan unidos entre sí por conexiones intertendinosas transversales u oblicuas. A la altura de la falange proximal, cada tendón, aplanado y ancho, recibe en sus bordes las expansiones tendinosas de los músculos interóseos y lumbricales (fig. 106).

Cada uno de los tendones termina en las tres falanges de la manera siguiente: ❑ *a)* el tendón da origen, por su cara profunda y a la altura de la articulación metacarpofalángica, a una expansión fibrosa delgada, corta y ancha, que se inserta en la base de la falange proximal y que se adhiere estrechamente a la parte inferior de la cápsula articular (Montant y Baumann), y ❑ *b)* cada tendón se divide en la cara dorsal de la falange proximal en tres lengüetas (fig. 106); una media que se fija en la cara posterior de la base de la falange media, y dos laterales que se unen sobre la cara dorsal de la falange media y se insertan en la base de la cara posterior de la fa-

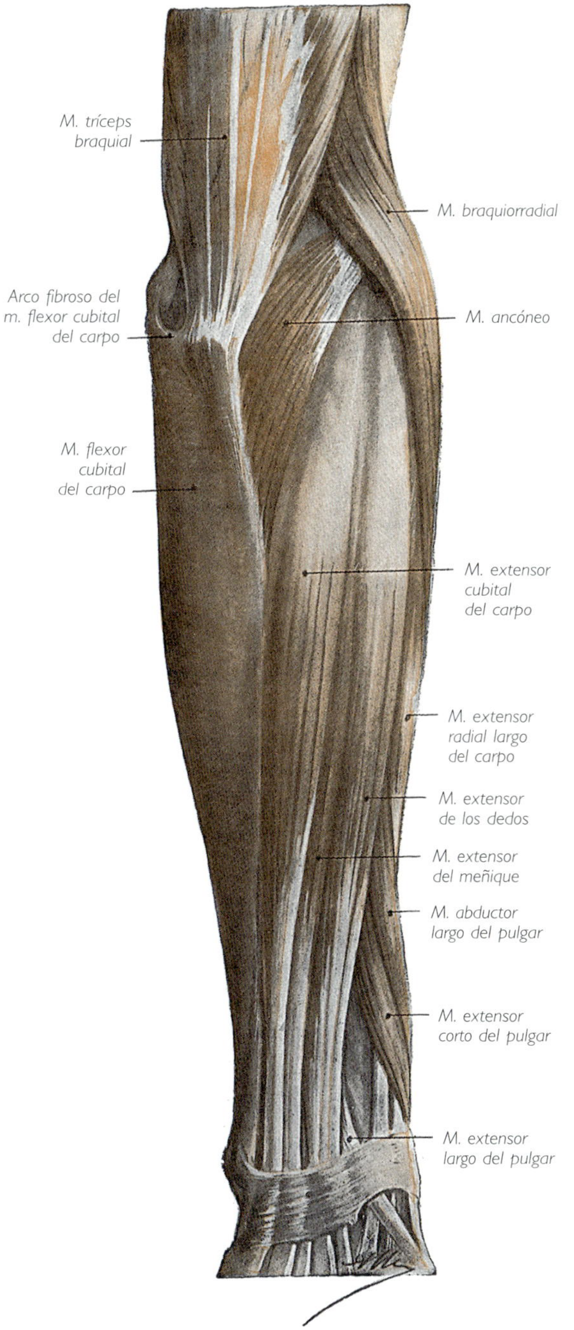

Fig. 107 ▪ Músculos posteriores del antebrazo (plano superficial).

lange distal. Estas lengüetas están estrechamente unidas a la cápsula articular que precede a su inserción ósea. La cara profunda de cada una de las tres lengüetas presenta, en la porción en que se confunde con la cápsula articular, una gruesa capa de fibrocartílago (Montant y Baumann).
c) ACCIÓN. El músculo extensor de los dedos extiende las falanges media y distal sobre la proximal, la falange proximal sobre el metacarpo, y éste sobre el antebrazo.

2. Músculo extensor del meñique

a) FORMA, SITUACIÓN Y TRAYECTO. El músculo extensor del meñique es un músculo delgado y fusiforme, situado medial al músculo extensor de los dedos. Se extiende desde el epicóndilo lateral hasta el dedo meñique (figs. 106 y 107).
b) INSERCIONES Y DESCRIPCIÓN. El músculo extensor del meñique nace: ❏ *a)* del epicóndilo lateral, medialmente al músculo extensor de los dedos; ❏ *b)* de los tabiques tendinosos que lo separan de dicho músculo lateralmente, del músculo extensor cubital del carpo medialmente y del músculo supinador anteriormente, y ❏ *c)* de la fascia que lo recubre.

El cuerpo muscular, alargado y delgado, continúa, un poco superiormente a la muñeca, por medio de un tendón aplanado, que pasa, posterior a la cabeza del cúbito y a la interlínea radiocubital, en una corredera fibrosa que le es propia. Cerca de la articulación metacarpofalángica se une al tendón que el músculo extensor de los dedos envía al dedo meñique y termina con él en las falanges de este dedo, como se ha descrito en el caso de los tendones del músculo extensor de los dedos (fig. 106).
c) ACCIÓN. Su acción se suma a la del músculo extensor de los dedos.

3. Músculo extensor cubital del carpo

a) FORMA, SITUACIÓN Y TRAYECTO. El músculo extensor cubital del carpo es alargado y fusiforme; está situado medialmente al músculo extensor del meñique. Se extiende desde el epicóndilo lateral hasta el quinto hueso metacarpiano (figs. 106 y 107).
b) INSERCIONES Y DESCRIPCIÓN. Nace: ❏ *a)* del epicóndilo lateral, medial al músculo extensor del meñique; ❏ *b)* del borde posterior del cúbito, desde la parte inferior del músculo ancóneo hasta el tercio inferior del hueso, y ❏ *c)* de los tabiques tendinosos que lo separan del músculo extensor del meñique lateralmente y del músculo supinador anteriormente.

El cuerpo muscular desciende oblicuamente en sentido inferior y medial a lo largo del borde medial del músculo extensor del meñique, y cubre de superior a inferior el músculo supinador, la parte medial, ligeramente excavada, de la cara posterior del cúbito, y las inserciones superiores de los músculos de la capa profunda. Las fibras musculares terminan, un poco superiormente a la muñeca, alrededor de un tendón que pasa posterior al extremo inferior del cúbito, en una corredera osteofibrosa que corresponde al surco existente entre la cabeza del cúbito y la apófisis estiloides del cúbito. Termina en el tubérculo medial de la base del quinto hueso metacarpiano (fig. 106).
c) ACCIÓN. El músculo extensor cubital del carpo es extensor y aductor de la mano.

4. Músculo ancóneo

a) FORMA, SITUACIÓN Y TRAYECTO. Es un músculo corto y triangular, situado en la cara posterior del codo, entre el músculo extensor cubital del carpo, que está situado inferior y lateralmente a él, y la cabeza medial del músculo tríceps braquial situada superiormente. Se extiende desde el epicóndilo lateral hasta la parte superior del cúbito (fig. 107).

b) INSERCIONES Y DESCRIPCIÓN. El músculo ancóneo se inserta mediante un tendón propio, posteriormente al tendón común de los músculos epicondíleos laterales, en el vértice y la parte posterior del epicóndilo lateral.

Las fibras musculares que nacen de este tendón se dirigen inferior y medialmente, y cubren la cara posterior de la articulación humerorradial, así como la parte posterior del músculo supinador. Las fibras superiores son casi transversales; las inferiores son tanto más oblicuas cuanto más inferiormente se sitúan. Se fijan en la cara lateral del olécranon y en toda la superficie triangular y cóncava que ocupa el tercio superior de la cara posterior del cúbito.

c) ACCIÓN. El músculo ancóneo es extensor del antebrazo. y ayuda al tríceps.

CORREDERAS OSTEOFIBROSAS Y VAINAS SINOVIALES

A los tendones de los músculos flexores y extensores se hallan anexas diferentes correderas osteofibrosas y vainas sinoviales. Las primeras sirven de poleas de reflexión a los tendones durante los movimientos de extensión o flexión. Las segundas facilitan el deslizamiento de los tendones dentro de las correderas.

A. Correderas osteofibrosas y vainas sinoviales de los tendones de los músculos flexores

CORREDERAS OSTEOFIBROSAS DE LOS MÚSCULOS FLEXORES DE LOS DEDOS. Se distinguen dos tipos de correderas osteofibrosas: carpianas y digitales.

1. Correderas osteofibrosas de los tendones de los músculos flexores de los dedos en el carpo. Conducto carpiano o túnel carpiano. Son dos y se hallan situadas en el conducto carpiano.

El *conducto carpiano* o *túnel carpiano* está formado por el canal carpiano, que se halla cerrado anteriormente por el *retináculo de los músculos flexores*. Este ligamento es grueso y ancho, y está formado: ❑ *a)* por fibras transversales que se extienden de un labio a otro del canal carpiano, es decir, desde los tubérculos de los huesos escafoides y trapecio hasta el hueso pisiforme y el gancho del hueso ganchoso, y ❑ *b)* por fibras verticales u oblicuas que proceden de los tendones del músculo palmar largo y de los músculos de la mano.

Una lámina fibrosa se origina de la cara profunda del retináculo de los músculos flexores, cerca de su borde lateral, pasa medialmente al tendón del músculo flexor radial del carpo y se fija en la cara anterior de los huesos escafoides, trapezoide y grande (fig. 108).

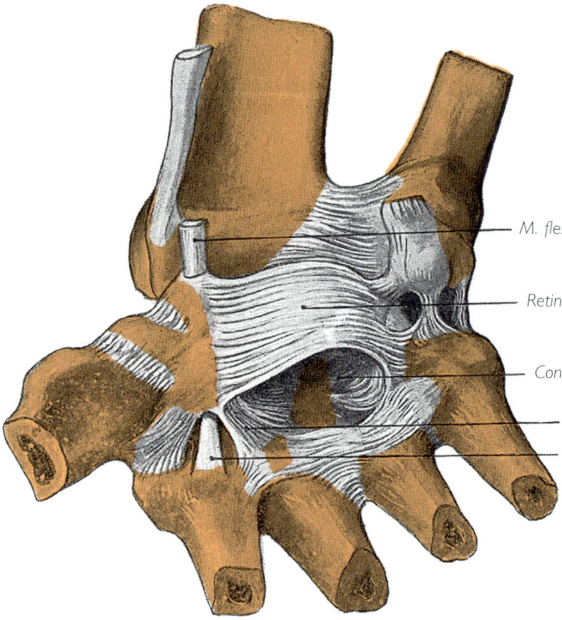

Fig. 108 ▪ Conducto carpiano.

Esta lámina fibrosa divide el conducto carpiano en dos correderas osteofibrosas distintas: una lateral para el tendón del músculo flexor radial del carpo y otra medial para el resto de tendones de los músculos flexores y el nervio mediano.

Anteriormente a la parte medial del conducto carpiano, se halla otro conducto osteofibroso limitado posteriormente por el retináculo de los músculos flexores, medialmente por el hueso pisiforme y anteriormente por una expansión del tendón del músculo flexor cubital del carpo y por algunas fibras del retináculo de los músculos flexores. Por este conducto pasa el paquete vasculonervioso cubital (v. fig. 134).

2. Correderas osteofibrosas de los tendones de los músculos flexores de los dedos a nivel digital. Los tendones de los músculos flexor superficial de los dedos y flexor profundo de los dedos discurren a lo largo de los dedos dentro de una corredera osteofibrosa. Ésta está formada por las caras anteriores de las falanges ligeramente acanaladas y por una lámina fibrosa semicilíndrica que se extiende de un borde a otro de las falanges, pasando anteriormente a los tendones. Estos semicilindros fibrosos son gruesos y resistentes a la altura del cuerpo de las falanges y están formados por fibras arciformes de dirección transversal (v. fig. 95). La vaina fibrosa es menos gruesa, resistente y apretada a la altura de las articulaciones interfalángicas, donde está formada por fibras entrecruzadas, en forma de aspa, que dejan entre sí pequeños espacios en los cuales se desplazan, en el juego de las articulaciones, cúmulos adiposos de tamaño reducido.

Los tendones están unidos a la cara anterior de las falanges por medio de delgadas y estrechas bridas membranosas en las que discurren los vasos destinados a los tendones. Estas bridas se denominan *vínculos tendinosos* (mesotendones) (fig. 97).

VAINAS SINOVIALES Y VAINAS TENDINOSAS DE LOS MÚSCULOS FLEXORES DE LOS DEDOS. Se pueden considerar tres clases: *vainas sinoviales digitales, vainas tendinosas carpianas* y *vainas tendinosas digitocarpianas* (figura 109).

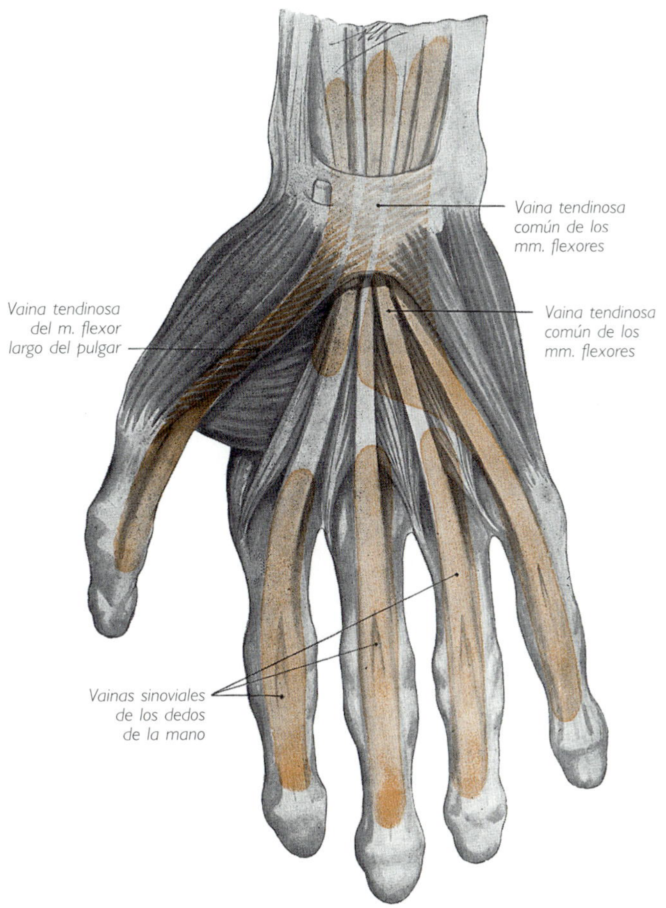

Fig. 109 ▪ Proyección de las vainas sinoviales de los tendones de los músculos flexores de los dedos.

1. Vainas sinoviales de los tendones de los músculos flexores de los dedos a nivel digital. Los tendones de los músculos flexores están envueltos, a la altura de los dedos (fig. 110), por serosas peritendinosas denominadas *vainas sinoviales de los tendones de los músculos flexores de los dedos*. Constan de una *hoja parietal,* que reviste la cara profunda de la vaina fibrosa, y una *hoja visceral,* que envuelve los tendones.

Las dos hojas presentan continuidad entre sí en los extremos de la vaina sinovial, pero de una manera diferente superior e inferiormente (fig. 112, A). En el extremo inferior de la vaina sinovial, la hoja visceral se une a la hoja parietal formando un receso simple. En el extremo superior, la hoja parietal forma alrededor del tendón un repliegue denominado *repliegue prepucial* de la *vaina sinovial digital* (Poirier); por consiguiente, en el extremo superior de la vaina sinovial digital existen dos recesos circulares: uno periférico, comprendido entre la hoja parietal y el repliegue prepucial, y otro profundo o peritendinoso, comprendido entre el repliegue prepucial y la hoja visceral (fig. 112, A). A la altura de los vínculos tendinosos, la hoja parietal se refleja también sobre la hoja visceral, de modo que los vínculos tendinosos también están forrados por la vaina sinovial.

El extremo superior de la vaina sinovial asciende hasta 1 cm superiormente a la interlínea de la articulación metacarpofalángica correspondiente. El extremo inferior corresponde a la base de la falange distal.

2. Vainas tendinosas de los músculos flexores de los dedos a nivel carpiano. Las vainas tendinosas palmares del carpo envainan los tendones flexores en el conducto carpiano y en la palma de la mano. Estas vainas tendinosas son tres y se dividen en lateral, medial y media (fig. 109).

La *vaina tendinosa palmar lateral del carpo* está anexa al tendón del músculo flexor largo del pulgar (fig. 110). La hoja visceral no envuelve completamente el tendón, ya que está unida a la hoja parietal por un meso que se extiende a lo largo de todo el borde

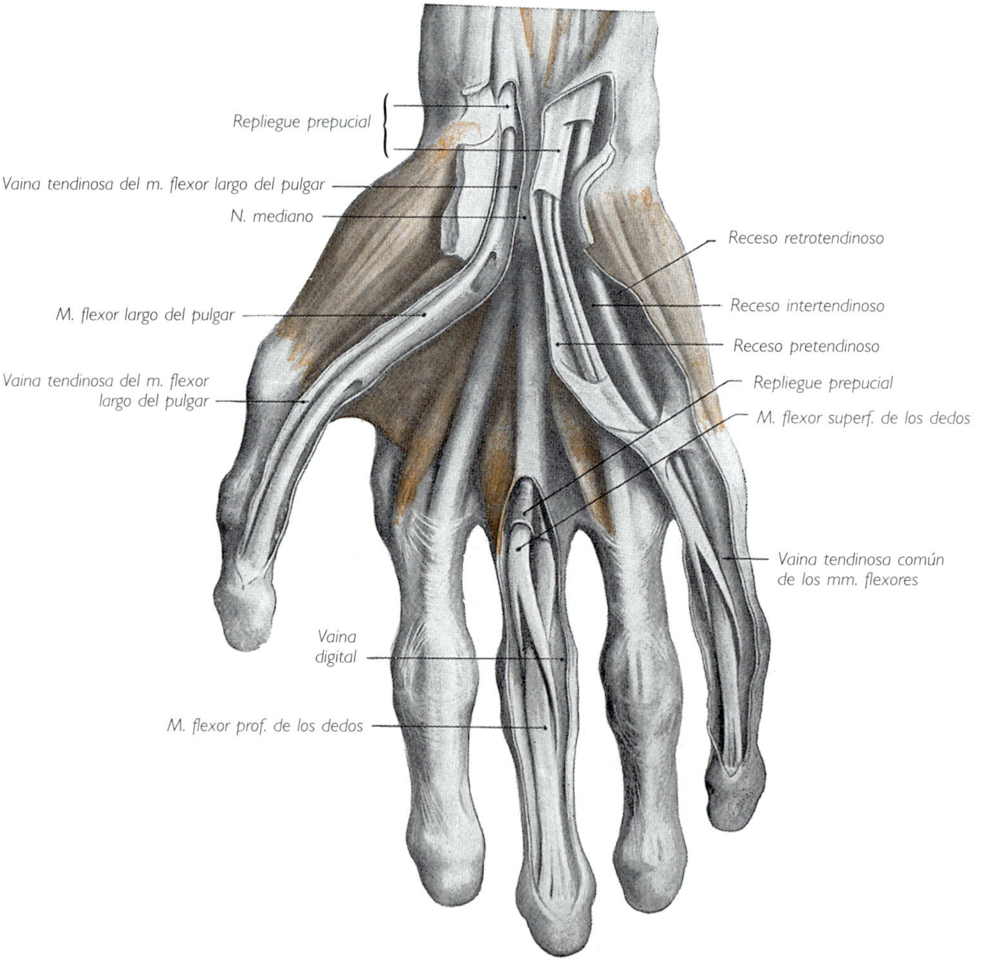

Fig. 110 ▪ Vainas sinoviales de los tendones de los músculos flexores y vainas fibrosas de los dedos de la mano.

medial o cubital del tendón. En sus dos extremos presenta un repliegue prepucial interrumpido a la altura del meso. Esta vaina termina superiormente a 3 o 4 cm superiormente al borde superior del retináculo de los músculos flexores. Inferiormente suele comunicar, como veremos más adelante, con la vaina sinovial digital del dedo pulgar.

La vaina tendinosa palmar lateral del carpo está cruzada anteriormente, más o menos a la altura del borde inferior del retináculo de los músculos flexores, por el ramo tenar del nervio mediano.

La *vaina tendinosa palmar medial del carpo* se halla anexa a los tendones de los músculos flexor superficial de los dedos y flexor profundo de los dedos. Un corte transversal muestra que esta vaina sinovial recubre las dos caras (anterior y posterior) y el borde medial de los dos planos tendinosos formados por los tendones del músculo flexor superficial de los dedos y los tendones del músculo flexor profundo de los dedos (fig. 111). Se forman así tres recesos: *pretendinoso, intertendinoso* y *retrotendinoso*. La continuidad entre la hoja parietal y la hoja visceral se verifica en el fondo de cada uno de estos recesos. ❑ A la altura del retináculo de los músculos flexores, el receso pretendinoso, que es el menos profundo de los tres, recubre los tendones adosados de los dedos meñique y anular, así como, si bien de una manera incompleta e inconstante, el

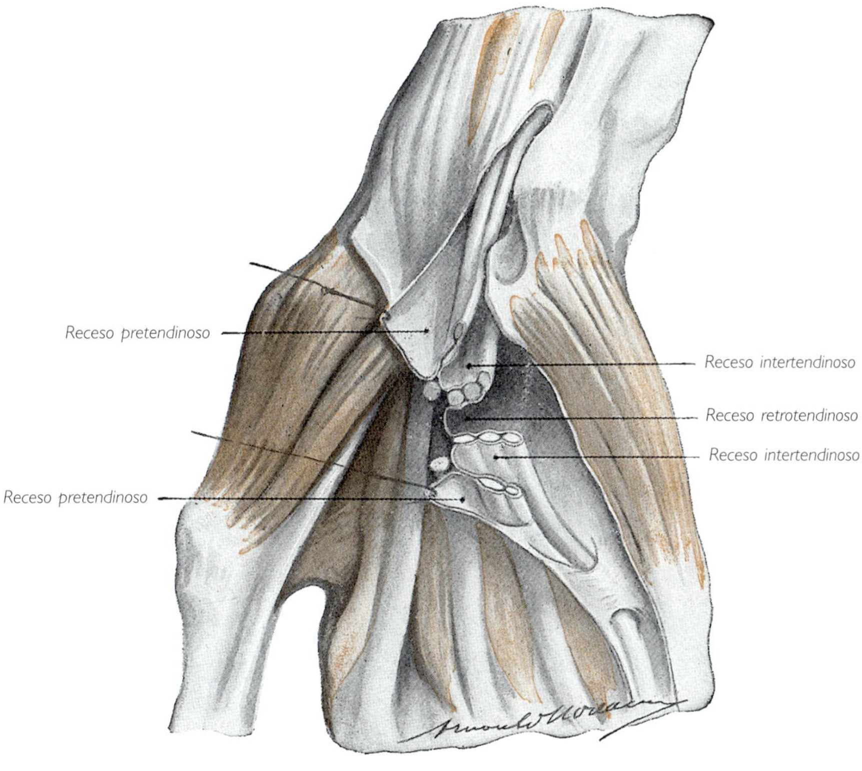

Fig. 111 ▪ Vaina sinovial carpiana medial.

tendón del dedo medio, que está situado medialmente al nervio mediano. ❑ El receso intertendinoso se sitúa a lo largo del borde lateral del tendón del músculo flexor profundo del dedo medio. Por último, ❑ el receso retrotendinoso se extiende hasta el borde medial del tendón del índice, o bien cubre también la cara profunda de dicho tendón, según exista o no una vaina tendinosa palmar media del carpo.

En los dos extremos de la vaina sinovial se observan repliegues prepuciales interrumpidos a lo largo del meso y que adoptan, por esta razón, la forma de semicornetes (fig. 110). El extremo superior de la vaina tendinosa palmar medial del carpo se extiende un poco superiormente al extremo superior de la vaina tendinosa palmar lateral del carpo. Inferiormente desciende hasta la parte media de la palma de la mano; por su extremo inferomedial suele comunicar con la vaina sinovial digital del dedo meñique.

A la altura del carpo y bajo el retináculo de los músculos flexores, el nervio mediano se encuentra entre la vaina tendinosa palmar lateral del carpo y el receso pretendinoso de la vaina tendinosa palmar medial del carpo.

La *vaina tendinosa palmar media del carpo* se halla en relación con la cara posterior del tendón del músculo flexor profundo de los dedos, destinado al dedo índice.

3. Vainas tendinosas digitocarpianas. La vaina tendinosa palmar lateral del carpo suele presentar continuidad inferiormente con la vaina sinovial digital del dedo pulgar y la vaina tendinosa palmar medial del carpo con la del dedo meñique. De esta unión resultan las *vainas tendinosas digitocarpianas medial* y *lateral* (fig. 110).

Las vainas sinoviales de los músculos flexores de los dedos se hallan originariamente aisladas unas de otras. Después, a medida que los movimientos de los tendones aumentan en amplitud y frecuencia, la vaina sinovial digital del tendón del músculo flexor largo del pulgar y la de los tendones flexores del dedo meñique se unen respectivamente a la vaina tendinosa palmar lateral del carpo y a la vaina tendinosa palmar medial del carpo por el proceso siguiente: los recesos que limitan el repliegue prepucial de cada una de las vainas opuestas se vuelven cada vez más profundos; los recesos comprendidos entre los repliegues prepuciales y el tendón se aproximan y después se adosan (fig. 112, A y B); por último, el delgado tabique que los separa desaparece y las dos cavidades se comunican inferiormente al repliegue prepucial (fig. 112, C). Generalmente este repliegue persiste bajo la forma de una vaina cilíndrica que se mantiene en posición gracias al meso de la vaina tendinosa palmar del carpo, pero a veces la comunicación se establece también entre las dos vainas sinoviales a través de los recesos periféricos comprendidos entre la hoja parietal y el repliegue prepucial (fig. 112, D). Éste, aislado entonces de la hoja parietal y dispuesto alrededor del tendón a la manera de un «manguito seroso» (Poirier), desaparece después bajo la influencia de los movimientos.

■ **VAINA TENDINOSA DEL MÚSCULO FLEXOR RADIAL DEL CARPO.** En el interior de la corredera osteofibrosa que fija el tendón del músculo flexor radial del carpo al conducto carpiano, este tendón se halla envuelto en una vaina sinovial independiente de la de los tendones de los músculos flexores de los dedos. La vaina tendinosa del

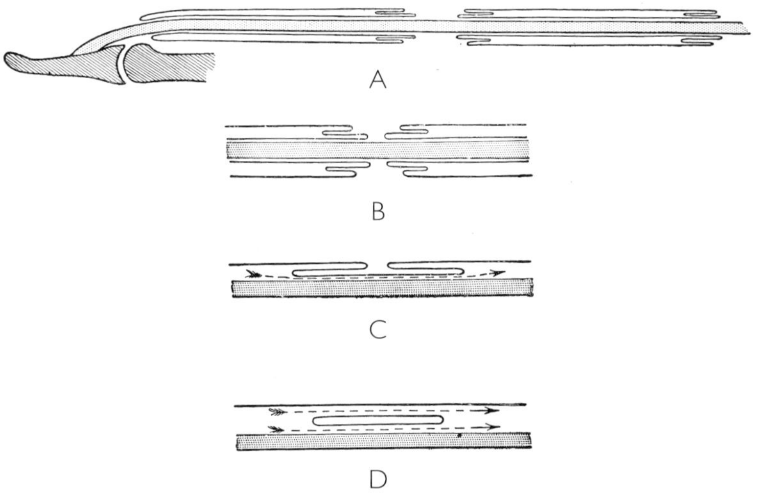

Fig. 112 ▪ A-D) Esquemas que muestran el proceso de formación de las vainas digitocarpianas.

músculo flexor radial del carpo se extiende desde la articulación radiocarpiana hasta la terminación del tendón.

B. Correderas osteofibrosas y vainas sinoviales de los tendones de los músculos extensores

CORREDERAS OSTEOFIBROSAS DE LOS TENDONES DE LOS MÚSCULOS EXTENSORES. Los surcos óseos que hemos descrito en el extremo inferior del radio se transforman en conductos osteofibrosos o correderas osteofibrosas mediante el retináculo de los músculos extensores.

El *retináculo de los músculos extensores* es una lámina fibrosa ligeramente oblicua inferior y medialmente (fig. 106). Se inserta lateralmente en el labio anterolateral de la corredera de los músculos abductor largo del pulgar y extensor corto del pulgar, y medialmente en los huesos piramidal y pisiforme, con excepción de las fibras superiores e inferiores del ligamento, que bordean el lado medial del carpo y terminan en el retináculo de los músculos flexores. De la cara profunda del retináculo de los músculos extensores se originan láminas verticales que se insertan en las crestas óseas que separan los surcos del extremo inferior del radio, transformándolos en correderas osteofibrosas (fig. 113).

Las correderas osteofibrosas dorsales son seis. De lateral a medial se encuentran sucesivamente: la corredera osteofibrosa de los músculos abductor largo del pulgar y extensor corto del pulgar, la corredera osteofibrosa de los músculos extensores radiales del carpo, la corredera osteofibrosa del músculo extensor largo del pulgar, la corredera osteofibrosa común para los tendones de los músculos extensor de los dedos y extensor del índice, la corredera osteofibrosa del músculo extensor del meñique y, por último, la corredera osteofibrosa del músculo extensor cubital del carpo. Las dos primeras están en relación con la cara lateral del extremo inferior del radio; las dos si-

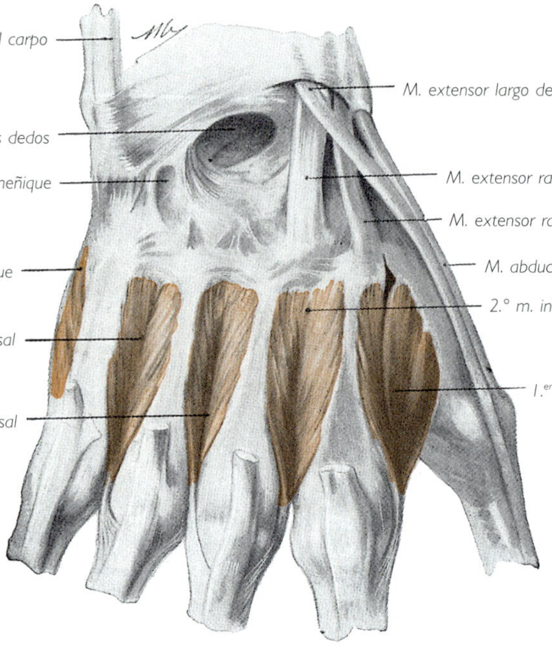

Fig. 113 ▪ Correderas osteofibrosas de los músculos extensores y músculos interóseos dorsales.

guientes, con la cara posterior de dicho hueso; la del músculo extensor del meñique se relaciona con la interlínea radiocubital y con la cabeza del cúbito; finalmente, la corredera osteofibrosa del extensor cubital del carpo se encuentra frente al surco del extremo inferior del cúbito.

VAINAS TENDINOSAS DE LOS MÚSCULOS EXTENSORES. En el interior de las correderas osteofibrosas, los tendones se hallan envueltos por una vaina tendinosa. Existen pues seis vainas tendinosas, que se relacionan con las seis correderas osteofibrosas descritas (figs. 114 y 115). Estas vainas tendinosas comienzan superiormente, un tanto superiores al retináculo de los músculos extensores; por su parte inferior se extienden mucho más inferiormente al retináculo de los músculos extensores.

La *vaina tendinosa de los músculos abductor largo del pulgar* y *extensor corto del pulgar* está incompletamente dividida en dos para cada uno de los tendones y desciende hasta las proximidades de la articulación mediocarpiana.

La *vaina tendinosa de los músculos extensores radiales del carpo* está parcialmente tabicada en su parte anterior; de ello resultan dos vainas sinoviales originariamente distintas, una para cada uno de los tendones. Se extiende hasta 0,5 cm de su inserción.

La *vaina tendinosa del músculo extensor largo del pulgar* comunica con la precedente en el punto en que el tendón cruza los tendones de los músculos extensores radiales del carpo (fig. 115). Desciende hasta el hueso trapecio.

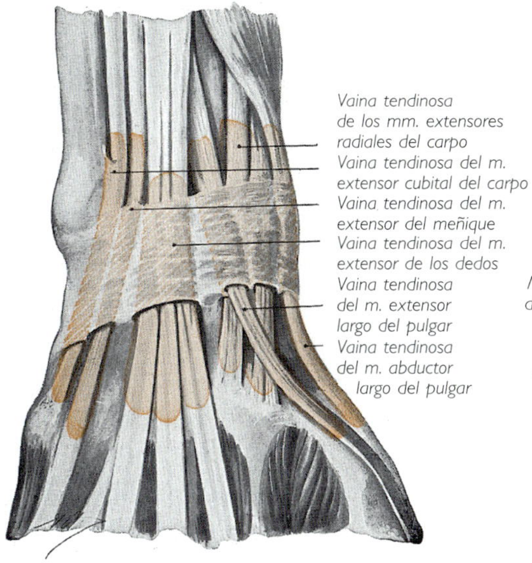

Fig. 114 ▪ Proyección de las vainas sinoviales de los tendones de los músculos extensores.

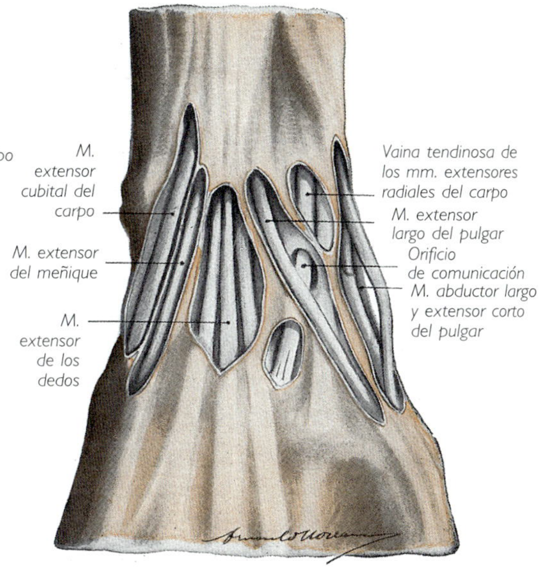

Fig. 115 ▪ Vainas sinoviales de los tendones extensores. Las vainas están abiertas para mostrar los tendones.

La *vaina tendinosa de los músculos extensor de los dedos y extensor del índice* es bastante ancha y termina inferiormente a la altura del extremo superior de los huesos metacarpianos mediante tres recesos poco profundos: uno para el tendón del dedo índice, otro para el tendón del dedo medio y un tercero, a veces bifurcado, para los tendones de los dedos anular y meñique.

La *vaina tendinosa del músculo extensor del meñique* es estrecha y larga, y desciende hasta la parte media del quinto hueso metacarpiano.

La *vaina tendinosa del músculo extensor cubital del carpo* acompaña al tendón hasta su inserción metacarpiana.

MÚSCULOS DE LA MANO

Los músculos de la mano se dividen en tres grupos: *a)* un grupo medio; *b)* un grupo lateral o grupo de los músculos de la eminencia tenar, anexo al dedo pulgar, y *c)* un grupo medial o grupo de la eminencia hipotenar, destinado al dedo meñique.

A. Grupo medio. Músculos interóseos

El grupo medio comprende los músculos lumbricales y los músculos interóseos. ❑ Los músculos lumbricales han sido descritos con el músculo flexor profundo de los dedos, al que se hallan anexos. ❑ Los músculos interóseos ocupan los espacios interóseos del metacarpo. Se distinguen dos tipos según su situación: músculos interóseos palmares y músculos interóseos dorsales.

1. Músculos interóseos dorsales

a) FORMA, SITUACIÓN Y TRAYECTO. Los músculos interóseos dorsales son músculos cortos en forma de prisma triangular. Son cuatro y ocupan los espacios interóseos del metacarpo. Se denominan primero, segundo, tercero y cuarto, procediendo de lateral a medial desde el dedo pulgar al dedo meñique. Se extienden desde los huesos metacarpianos hasta la falange proximal y el tendón extensor del dedo correspondiente (figs. 113, 116, 117 y 118).

b) INSERCIONES Y DESCRIPCIÓN. Cada uno de ellos se inserta en las caras lateral o medial de los dos huesos metacarpianos que limitan el espacio interóseo: ❑ *a)* en toda la cara lateral del hueso metacarpiano más próxima al eje de la mano (el eje de la mano pasa por el dedo medio), y ❑ *b)* únicamente en la mitad dorsal de la cara lateral del hueso metacarpiano que se halla más alejada del eje de la mano (figs. 116 y 118).

Cada músculo interóseo dorsal se continúa, ligeramente superior a la interlínea articular metacarpofalángica, por medio de un tendón que no tarda en dividirse en dos fascículos, uno superficial y otro profundo. ❑ El *fascículo profundo* es corto y delgado, y se inserta en el tubérculo lateral de la base de la falange proximal que sigue al hueso metacarpiano en que el músculo se inserta más ampliamente. ❑ El *fascículo superficial* se extiende formando una lámina fibrosa y triangular, que recibe la lengüeta tendinosa de terminación del músculo lumbrical correspondiente. Algunas fibras muy adherentes al

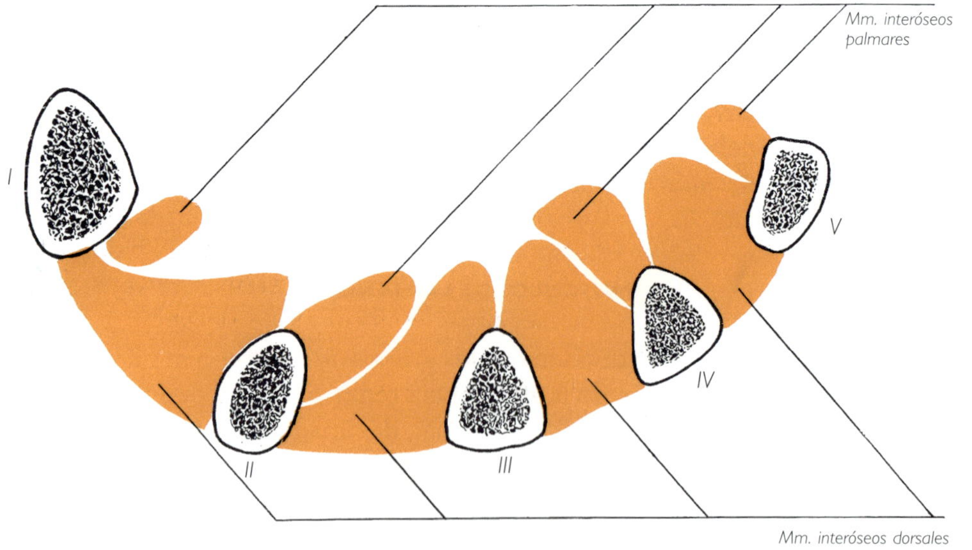

Fig. 116 ▪ Corte transversal de los músculos interóseos.

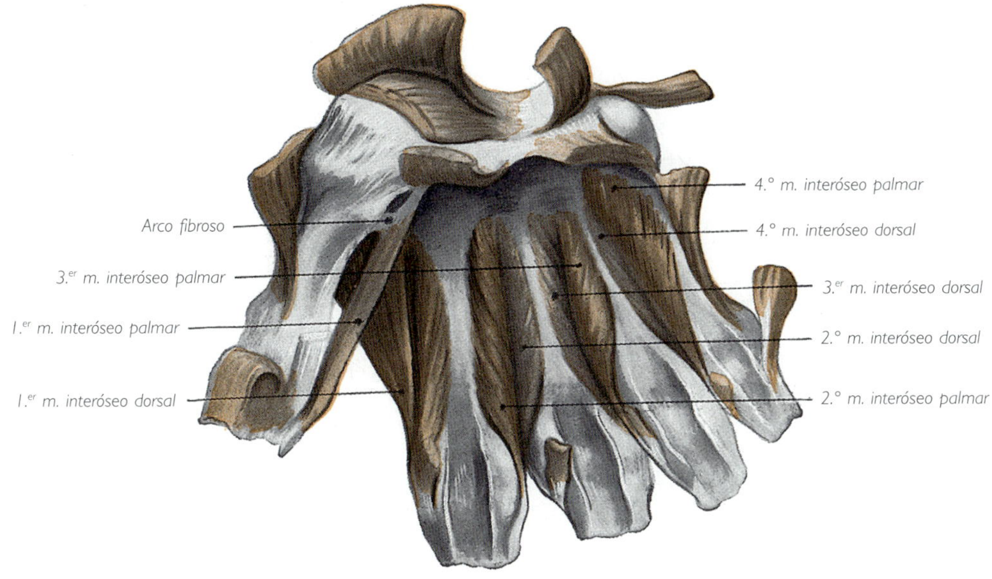

Fig. 117 ■ Músculos interóseos.

tendón pasan superficialmente a él a la altura de la base de la falange proximal y presentan continuidad con las que proceden del músculo interóseo dorsal o interóseo palmar del lado opuesto. Es el «dosel» de los músculos interóseos. Todo el resto de esta ancha lámina fibrosa termina uniéndose al borde lateral del tendón del músculo extensor de los dedos correspondiente, a lo largo de las falanges proximal y media (v. fig. 106); esta parte del fascículo superficial participa de las inserciones del tendón del músculo extensor de los dedos en las falanges media y distal (Montant y Baumann).

2. Músculos interóseos palmares

a) FORMA, SITUACIÓN Y TRAYECTO. Al igual que los precedentes, los músculos interóseos palmares son cortos y tienen forma de prisma triangular, pero son más pequeños que los músculos interóseos dorsales. Son cuatro y ocupan la parte palmar de los espacios interóseos del metacarpo (fig. 117). Adoptan el mismo trayecto que los músculos interóseos dorsales. El primer músculo interóseo palmar es inconstante y, cuando se halla presente, es muy rudimentario.

b) INSERCIONES Y DESCRIPCIÓN. Cada uno de ellos se inserta superiormente en la mitad anterior o palmar de la cara lateral o medial del hueso metacarpiano que se halla más alejado del eje de la mano (figs. 116 y 118).

El primer músculo interóseo palmar presenta una inserción más compleja, puesto que nace: ❑ *a)* únicamente de la parte superior del primer hueso metacarpiano; ❑ *b)* de la base del segundo hueso metacarpiano, y ❑ *c)* de un arco fibroso que se extiende desde la base del primer hueso metacarpiano hasta el hueso trapecio (fig. 117).

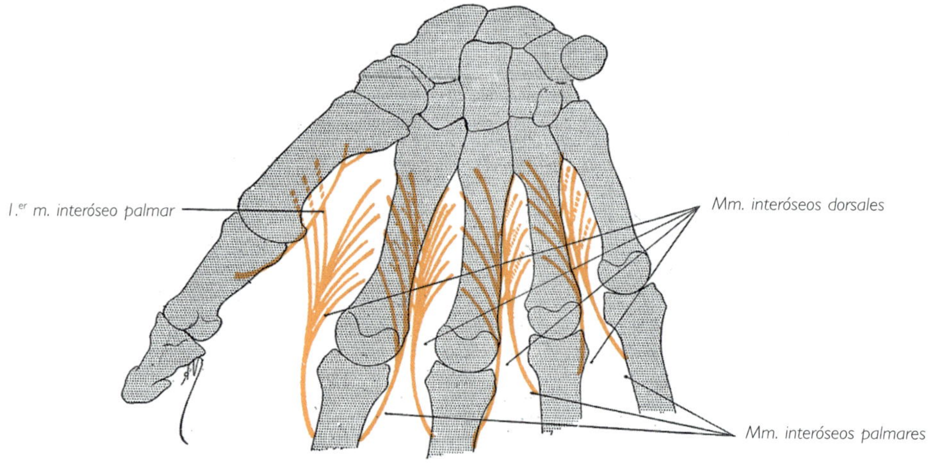

Fig. 118 ▪ Esquema de los músculos interóseos.

Los músculos interóseos palmares descienden hacia la articulación metacarpofalángica correspondiente anteriormente al músculo interóseo dorsal. Al igual que éste, terminan por medio de un corto tendón, que no tarda en dividirse en dos fascículos, uno profundo y otro superficial. El *fascículo profundo* es inconstante y se inserta en el tubérculo lateral de la base de la falange proximal que corresponde al hueso metacarpiano en el cual se inserta el músculo. El *fascículo superficial* constituye una lámina tendinosa semejante a la de los músculos interóseos dorsales y termina, al igual que ésta, en el tendón del músculo extensor del dedo correspondiente.

c) ACCIÓN. ❑ Los músculos interóseos dorsales y palmares flexionan la falange proximal y extienden las otras dos. ❑ Los músculos interóseos dorsales separan del eje de la mano los dedos en los que se insertan. ❑ Finalmente, los músculos interóseos palmares los aproximan a dicho eje.

B. Grupo muscular de la eminencia tenar

Este grupo está formado por cuatro músculos situados en la parte lateral de la mano y anexos al pulgar. Se hallan superpuestos, desde la profundidad hasta la superficie, en el siguiente orden: *a) aductor del pulgar; b) flexor corto del pulgar; c) oponente del pulgar,* y *d) abductor corto del pulgar.*

1. Músculo aductor del pulgar

a) FORMA, SITUACIÓN Y TRAYECTO. Es un músculo aplanado y triangular, situado anteriormente a los dos primeros espacios interóseos del metacarpo. Se extiende desde el macizo óseo carpiano y desde los huesos metacarpianos segundo y tercero hasta la falange proximal del dedo pulgar (fig. 119).

b) INSERCIONES Y DESCRIPCIÓN. El músculo aductor del pulgar presenta inserciones en el carpo y en el metacarpo. Nace: ❑ *a)* del hueso trapezoide, del hueso grande y a veces también del hueso trapecio; ❑ *b)* de los ligamentos que cubren la cara anterior del carpo; ❑ *c)* de la base del segundo hueso metacarpiano, inferiormente a la inserción del músculo flexor radial del carpo y de la parte cercana del borde anterior de dicho hueso; ❑ *d)* de la base y de toda la extensión del borde anterior del tercer hueso metacarpiano; ❑ *e)* de la cara anterior de la cápsula articular de las articulaciones metacarpofalángicas segunda, tercera y cuarta; esta inserción es inconstante y presenta numerosas variaciones, y ❑ *f)* de la fascia palmar profunda a la altura del tercer espacio interóseo del metacarpo.

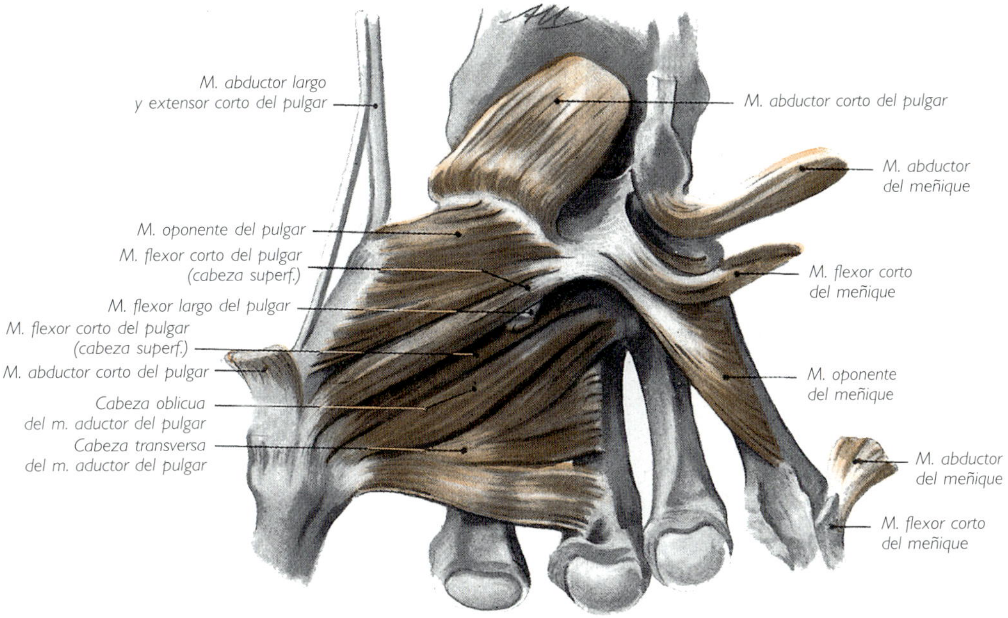

Fig. 119 ▪ Músculos de las eminencias tenar e hipotenar (planos profundos).

Las fibras convergen hacia la articulación metacarpofalángica del pulgar: las superiores oblicuamente y las inferiores transversalmente; cubren los dos primeros espacios interóseos del metacarpo y los músculos interóseos correspondientes. ❑ El músculo termina por medio de un corto tendón en el hueso sesamoideo medial y en la cara medial de la base de la falange proximal del dedo pulgar.

Un número variable de intersticios celulares más o menos marcados dividen el músculo en varios fascículos. Uno de estos intersticios, que siempre se halla presente y es el más extenso, da paso a la arteria radial y separa la parte del músculo aductor que nace del segundo hueso metacarpiano y del cuerpo del tercero, de los fascículos procedentes de la base de este hueso y del carpo (v. *Arteria radial,* pág. 178).

c) ACCIÓN. Es aductor del dedo pulgar.

2. Músculo flexor corto del pulgar

a) FORMA, SITUACIÓN Y TRAYECTO. El músculo flexor corto del pulgar es triangular y bicipital superiormente; está situado medialmente a la cara palmar del primer hueso metacarpiano y anteriormente a la parte lateral del músculo aductor del pulgar. Se extiende desde la segunda fila de huesos del carpo hasta la falange proximal del dedo pulgar (fig. 119).

b) INSERCIONES Y DESCRIPCIÓN. Este músculo se inserta superiormente por medio de dos cabezas, una superficial y otra profunda. ❑ La *cabeza superficial* nace del tubérculo del hueso trapecio y del borde inferior del retináculo de los músculos flexores. ❑ La *cabeza profunda* se origina en la cara anterior de los huesos trapezoide y grande.

El cuerpo muscular que resulta de la unión de las dos cabezas forma en su mitad superior un canal de concavidad medial, en el que se encuentra el tendón del músculo flexor largo del pulgar. El canal se adelgaza y acaba por desaparecer en la mitad inferior del músculo, que resulta así enteramente lateral al tendón de ese músculo. El músculo termina: ❑ *a)* en el hueso sesamoideo lateral, y ❑ *b)* en el tubérculo lateral de la base de la falange proximal del dedo pulgar.

c) ACCIÓN. Desplaza el dedo pulgar medial y anteriormente, por lo cual es sobre todo aductor.

3. Músculo oponente del pulgar

a) FORMA, SITUACIÓN Y TRAYECTO. Este músculo es aplanado y triangular; está situado lateralmente a la cabeza superficial del músculo flexor corto del pulgar y se extiende desde la segunda fila de huesos del carpo hasta el primer hueso metacarpiano (fig. 119).

b) INSERCIONES Y DESCRIPCIÓN. Se inserta superiormente: ❑ *a)* en la vertiente lateral del tubérculo del hueso trapecio, y ❑ *b)* en la parte lateral de la cara anterior del retináculo de los músculos flexores.

Desde ese punto, el músculo se dirige oblicuamente inferior y lateral, cubriendo el primer hueso metacarpiano, y termina en la parte lateral de su cara anterior, a lo largo de toda su extensión.

c) ACCIÓN. El músculo oponente del pulgar desplaza el primer hueso metacarpiano anterior y medialmente, oponiéndolo a los demás dedos.

4. Músculo abductor corto del pulgar

a) FORMA, SITUACIÓN Y TRAYECTO. Este músculo es aplanado, delgado y triangular; es el más superficial de los músculos de la eminencia tenar. Se extiende desde la primera fila de huesos del carpo hasta la falange proximal del dedo pulgar (figs. 95 y 119).

b) INSERCIONES Y DESCRIPCIÓN. Superiormente, el músculo abductor corto del pulgar se inserta en el tubérculo del hueso escafoides y en la parte superolateral de la cara anterior del retináculo de los músculos flexores, superiormente al músculo oponente del pulgar. A menudo recibe un fascículo tendinoso del músculo abductor largo del pulgar.

El músculo se dirige inferior y lateralmente, cubre los músculos oponente del pulgar y flexor corto del pulgar y termina en el tubérculo lateral de la base de la falange proximal del dedo pulgar mediante un corto tendón que envía una expansión al tendón del músculo extensor largo del pulgar.

c) ACCIÓN. El músculo abductor corto del pulgar desplaza el dedo pulgar y su metacarpiano lateral y anteriormente. Es, pues, *abductor del pulgar.*

C. Grupo muscular de la eminencia hipotenar

Los músculos de la eminencia hipotenar, anexos al dedo meñique, son cuatro. Están superpuestos, desde la profundidad hasta la superficie, en el orden siguiente: *a) oponente del meñique; b) flexor corto del meñique; c) abductor del meñique,* y *d) palmar corto.*

1. Músculo oponente del meñique

a) FORMA, SITUACIÓN Y TRAYECTO. Se trata de un músculo corto, aplanado y triangular, situado anteriormente al quinto hueso metacarpiano. Se extiende desde la segunda fila de huesos del carpo hasta el quinto hueso metacarpiano (fig. 120).

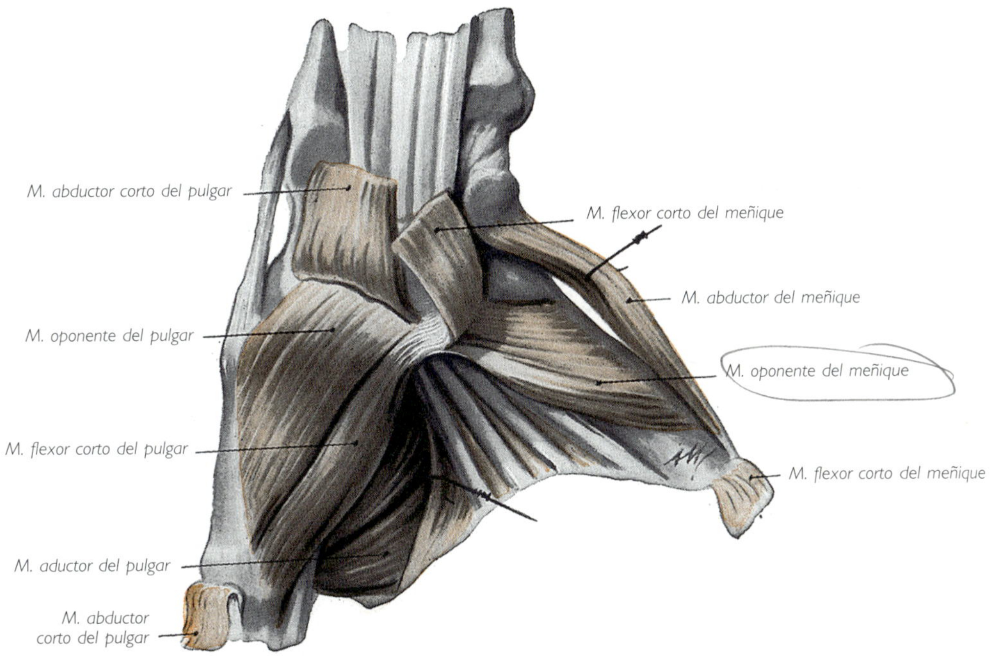

Fig. 120 ▪ Músculos de las eminencias tenar e hipotenar.

b) INSERCIONES Y DESCRIPCIÓN. Nace: ❑ *a)* de la cara medial del gancho del hueso ganchoso; ❑ *b)* de la parte inferior del retináculo de los músculos flexores, y ❑ *c)* cuando el músculo flexor corto del meñique se halla ausente, del *arco fibroso de los músculos de la eminencia hipotenar,* que se extiende entre el hueso pisiforme y el gancho del hueso ganchoso (Zeki-Zeren).

El músculo se dirige inferior y medialmente, pasa anterior al quinto hueso metacarpiano y se inserta en toda la extensión del borde medial de éste, así como en la parte cercana de su cara medial.

c) ACCIÓN. El músculo oponente del meñique desplaza el dedo meñique anterior y lateralmente, y lo *opone* al dedo pulgar.

2. Músculo flexor corto del meñique

a) FORMA, SITUACIÓN Y TRAYECTO. Se trata de un músculo fusiforme y delgado, situado anteriormente al músculo oponente del meñique. Se extiende desde la segunda fila de huesos del carpo hasta la falange proximal del dedo meñique (fig. 120). Suele hallarse ausente.
b) INSERCIONES Y DESCRIPCIÓN. Se inserta, superiormente al músculo oponente del meñique: ❑ *a)* en la cara medial del gancho del hueso ganchoso; ❑ *b)* en la parte anteromedial del retináculo de los músculos flexores, y ❑ *c)* en el arco fibroso de los músculos de la eminencia hipotenar extendido entre el hueso pisiforme y el gancho del hueso ganchoso (Zeki-Zeren).

El músculo desciende anteriormente al músculo oponente del meñique y termina: ❑ *a)* por medio de un tendón aplanado, en el lado medial de la base de la falange proximal del dedo meñique, en el ligamento palmar y en el hueso sesamoideo que, a veces, se encuentra en este ligamento, y ❑ *b)* por medio de una expansión laminar, en el tendón del músculo flexor de este dedo.
c) ACCIÓN. Es flexor del dedo meñique.

3. Músculo abductor del meñique

a) FORMA, SITUACIÓN Y TRAYECTO. El músculo abductor del meñique es alargado y aplanado; se halla situado en la parte medial y superficial de la eminencia hipotenar. Se extiende desde el hueso pisiforme hasta la falange proximal del dedo meñique (figs. 95 y 120).
b) INSERCIONES Y DESCRIPCIÓN. Nace del hueso pisiforme y de una expansión tendinosa del músculo flexor cubital del carpo.

El músculo desciende hacia el dedo meñique anterior al músculo oponente del meñique y medial al músculo flexor corto del meñique. Su inserción inferior se confunde con la de este último músculo.
c) ACCIÓN. Es flexor y abductor del dedo meñique.

4. Músculo palmar corto

a) FORMA, SITUACIÓN Y TRAYECTO. El músculo palmar corto es una lámina muscular aplanada, delgada y cuadrilátera, situada en el tejido celular subcutáneo. Se trata de un músculo cutáneo, separado de los otros músculos de la eminencia hipotenar por la aponeurosis palmar (fig. 123).
b) INSERCIONES Y DESCRIPCIÓN. Está formado por fascículos paralelos que se dirigen de lateral a medial y un poco de superior a inferior. Se extienden desde el borde medial de la aponeurosis palmar hasta la cara profunda de la dermis, siguiendo el borde medial de la eminencia hipotenar.
c) ACCIÓN. El músculo palmar corto pliega la piel de la eminencia hipotenar.

II. FASCIAS DEL MIEMBRO SUPERIOR

Las fascias de los músculos del miembro superior comprenden: *a)* una vaina de la fascia profunda que recubre superficialmente los músculos a lo largo de todo el miembro superior y que presenta continuidad en la raíz de todo el miembro con las fascias de los músculos del tórax y del cuello, y *b)* láminas fasciales que se originan en la cara profunda de la vaina fascial y penetran en profundidad. Estas láminas revisten la cara profunda de los músculos superficiales, envainan los músculos profundos y separan los diferentes grupos musculares entre sí. También limitan espacios celulares entre los músculos, en los que generalmente discurren los vasos y nervios.

FASCIAS DEL HOMBRO Y DE LA REGIÓN AXILAR

Describiremos sucesivamente las fascias musculares y las fascias de la fosa axilar.

A. **Fascias musculares**

1. Fascia pectoral. Se extiende sobre las dos caras de este músculo y rodea su borde inferior (fig. 121). Es muy delgada. La hoja anterior se halla unida al músculo por medio de numerosos tabiques laminares que envía entre los fascículos musculares.

2. Fascia clavipectoral (fig. 121). La fascia que envuelve el músculo subclavio se extiende de un labio al otro del surco del músculo subclavio, bordeando la cara inferior del músculo. Está reforzada anteriormente por el ligamento coracoclavicular medial.

De la parte inferior de esta fascia parte una lámina fascial que desciende hasta el borde superior del músculo pectoral menor, donde se desdobla en dos hojas que revisten las dos caras del músculo. En el borde inferior del músculo pectoral menor, las dos hojas se adosan de forma incompleta, quedando separadas por un intersticio celular y a veces por una gruesa capa adiposa. De ese modo descienden hasta la fosa axilar. La hoja anterior se adhiere inferiormente a la parte inferior de la hoja profunda de la fascia pectoral y se fija a la piel de la fosa axilar, posteriormente al músculo. La hoja posterior presenta continuidad con la hoja profunda de la fascia axilar, pero también da origen a expansiones fibrosas que se fijan a la cara profunda de la piel de la axila.

Se da el nombre de *fascia clavipectoral* a toda la lámina fascial que se extiende desde la clavícula y la apófisis coracoides hasta la fascia axilar y que recubre los músculos subclavio y pectoral menor. La membrana formada por las dos hojas fasciales que se extienden desde el músculo pectoral menor hasta la fascia axilar recibe el nombre de *ligamento suspensorio de la axila* (de Gerdy).

La fascia *clavipectoral* es triangular de base medial. Está atravesada por los vasos y nervios del músculo pectoral mayor (v. fig. 163).

El *ligamento suspensorio de la axila* también presenta forma triangular. El vértice del triángulo corresponde a la inserción del músculo pectoral menor, es decir, a la apófisis coracoides; el borde inferior está fijo a la piel de la axila por medio de fibras verticales u oblicuas que se insertan en la cara profunda de la dermis; su borde lateral se fusiona con la fascia de la cabeza corta del músculo bíceps braquial y del músculo coracobraquial; superiormente, las dos hojas del ligamento suspensorio de la axila presentan continuidad con las dos hojas de revestimiento del músculo pectoral menor (fig. 163).

LIGAMENTO CORACOCLAVICULAR MEDIAL. Es una lámina fibrosa que nace del borde medial de la apófisis coracoides anterior al ligamento trapezoideo (v. figs. 40 y 41) y pos-

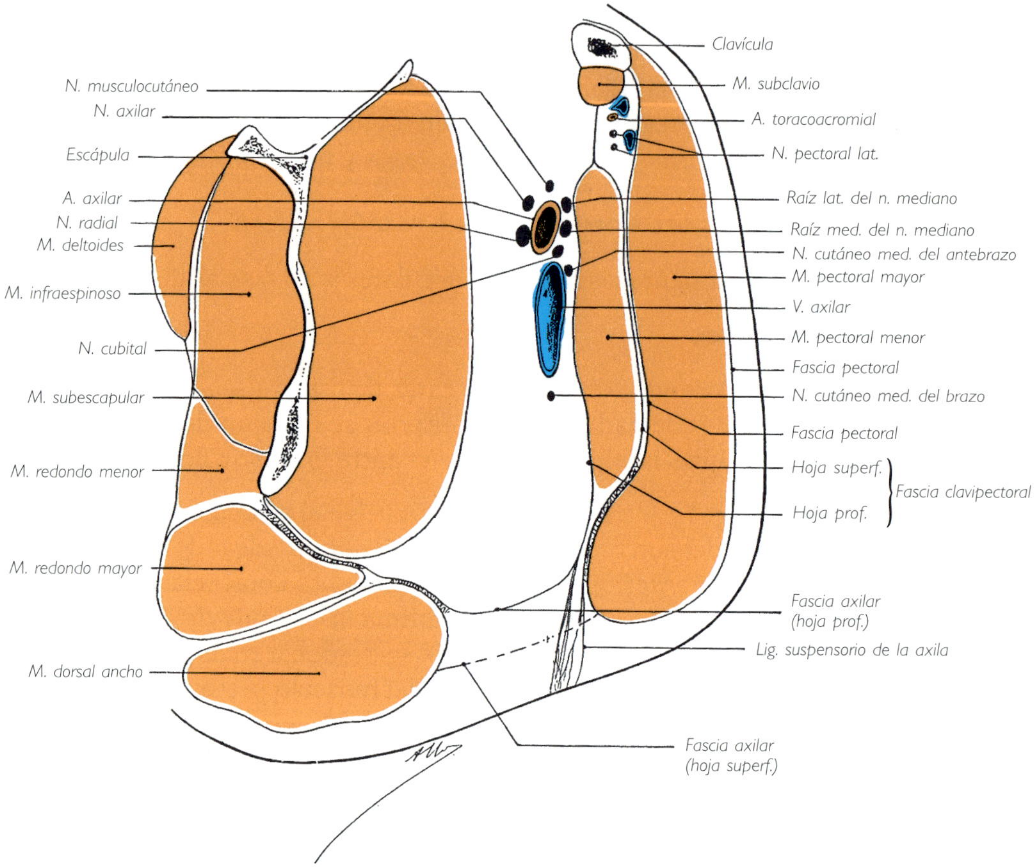

Fig. 121 ▪ Corte sagital de la región axilar.

terior a la inserción del músculo pectoral menor. Desde ese punto se dirige medial y un poco superior, y termina en la cara inferior de la clavícula, a lo largo del labio anterior del surco del músculo subclavio. Aparece como un fascículo grueso de la fascia clavipectoral. En ocasiones da origen a una expansión que se extiende hasta la inserción costal del músculo subclavio.

LIGAMENTO CORACOCLAVICULAR LATERAL. La lámina fibrosa en que a menudo termina lateralmente la fascia clavipectoral y que tabica el espacio angular comprendido entre los ligamentos trapezoideo y conoideo presenta, en una tercera parte de los casos, una especie de membrana resistente que se extiende inferiormente hasta la apófisis coracoides. Se inserta en esta apófisis inmediatamente lateral al ligamento coracoclavicular medial. Se forma así un ligamento coracoclavicular lateral que parece ser, al igual que el medial, un simple engrosamiento de la fascia clavipectoral.

3. Fascia deltoidea. El músculo deltoides está recubierto en sus dos caras por una delgada lámina fibrosa. La hoja superficial se halla muy adherida al músculo por medio de los numerosos tabiques que envía entre los fascículos musculares. La fascia deltoidea presenta continuidad inferiormente con la fascia del brazo y posteriormente con la del músculo infraespinoso; anteriormente cubre el triángulo deltopectoral y se reúne con la fascia pectoral.

4. Fascia del músculo supraespinoso. Es gruesa medialmente y delgada lateralmente, recubre el músculo supraespinoso y forma, con la fosa supraespinosa, una celda osteofascial que lo contiene. Se une lateralmente a la bolsa subdeltoidea y al ligamento coracoacromial.

5. Fascias de los músculos infraespinoso, redondo menor y redondo mayor. Al igual que la fascia que acabamos de describir, esta fascia es gruesa medialmente, donde está formada por fibras entrecruzadas en todos los sentidos, y adherente a los músculos que se insertan parcialmente en ella. Se adelgaza progresivamente en sentido lateral.

6. Fascia del músculo dorsal ancho. Esta fascia presenta continuidad con la del músculo redondo mayor. Anteriormente está reforzada por la parte posterior de la hoja profunda de la fascia axilar (v. esta fascia y fig. 121).

7. Fascia del músculo subescapular. Este músculo está recubierto por una lámina fibrosa delgada, que se extiende de un borde a otro de la fosa subescapular.

8. Fascia del músculo serrato anterior. Se trata de una lámina fibrocelular laxa, delgada y poco resistente, que recubre la cara lateral del músculo en toda su extensión.

B. **Fascias axilares**

Los músculos y las fascias del hombro y de la región axilar limitan la fosa axilar. Ésta presenta la forma de una pirámide cuadrangular truncada y consta de cuatro paredes: la pared anterior está formada por los músculos subclavio y pectorales junto con sus fascias; la pared posterior, por los músculos subescapular, redondo mayor y dorsal ancho; la pared medial, por el músculo serrato anterior; la pared lateral, por la porción superior (axilar) del músculo coracobraquial y la cabeza corta del músculo bíceps braquial, recubiertos por una prolongación de la fascia del brazo (figs. 163 y 164). La base de la fosa axilar, limitada por el borde inferior de sus cuatro paredes, está cerrada por dos láminas fasciales, una superficial y otra profunda (fig. 121) (Charpy y Soulié).

Algunos autores comparan la forma de la fosa axilar con una pirámide triangular truncada. Según ellos, no existe pared lateral, y el músculo coracobraquial y la cabeza corta del músculo bíceps braquial pertenecen a la pared anterior. En realidad, la pared lateral sólo se observa en las proximidades de la base de la fosa axilar.

LÁMINA SUPERFICIAL. Esta lámina fascial es discontinua y está formada por delgados tractos fasciales que se extienden desde el borde inferior del músculo pectoral mayor hasta el borde inferior de los músculos dorsal ancho y redondo mayor. Representa, en la base de la fosa axilar, la lámina superficial de la fascia profunda del miembro superior, que envuelve anteriormente el músculo pectoral mayor y posteriormente el músculo dorsal ancho.

LÁMINA PROFUNDA. Recubre toda la base de la fosa axilar y parece continuar posteriormente la hoja profunda del ligamento suspensorio de la axila.

La lámina profunda es una lámina cuadrilátera unida anteriormente a la hoja profunda del ligamento suspensorio de la axila; desde ese punto se dirige posteriormente, recubre la base de la fosa axilar, pasa anterior y superiormente a los músculos redondo mayor y dorsal ancho, y se inserta en el borde lateral de la escápula, en toda su extensión (fig. 121). Se adhiere, medialmente a este borde, a la cara anterior del tendón de la cabeza larga del músculo tríceps braquial. Al entrar en contacto con los músculos redondo mayor y dorsal ancho, se une a su revestimiento fascial, pero no se halla fusionada con éste, sino simplemente «suturada» (Charpy y Soulié).

Leblanc describe la parte posterior de la lámina profunda como una formación específica y la denomina *ligamento suspensorio posterior de la axila*.

El borde inferomedial de la lámina profunda cruza la fascia del músculo serrato anterior (fig. 122); no se adhiere a ella sino que se mantiene separada por tejido graso, vasos torácicos laterales y nódulos linfáticos.

Lateralmente, la lámina profunda se encuentra con el músculo coracobraquial, la cabeza corta del músculo bíceps braquial y el paquete vasculonervioso situado posterior y medialmente a estos músculos (fig. 122). Se une anteriormente a la fascia del músculo coracobraquial y de la cabeza corta del músculo bíceps braquial, pero posteriormente a éstos forma un arco fibroso, cóncavo lateralmente, que se extiende desde la vaina fascial del músculo coracobraquial hasta el extremo superior del borde lateral de la escápula, y que acoge en su concavidad el paquete vasculonervioso de la axila (fig. 122). Esta parte del borde lateral, curvado en arco y por lo común de un grosor mayor que el resto del bor-

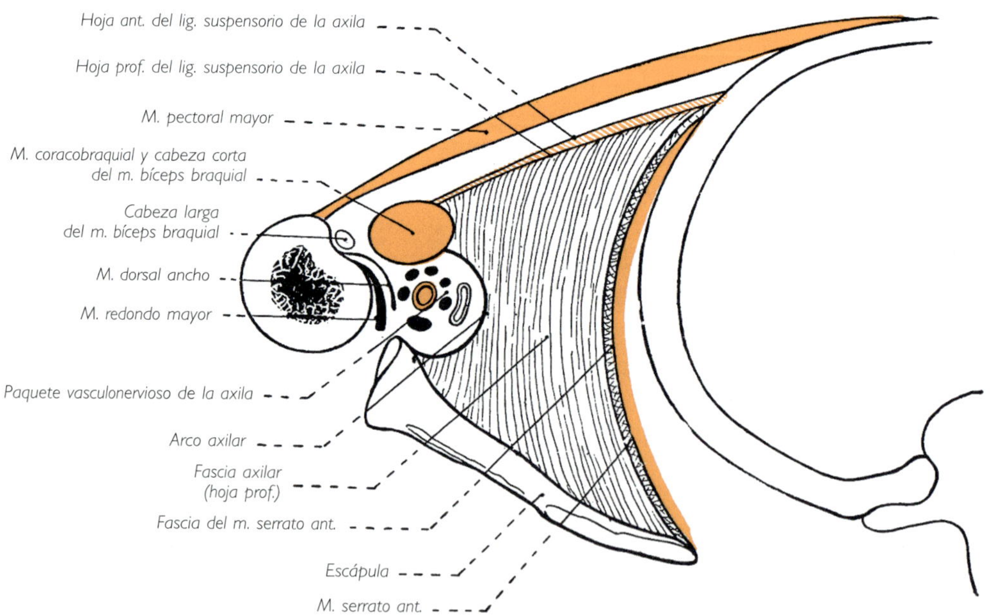

Fig. 122 ▪ Fascia axilar (visión superior). Arco axilar (esquema).

de, se denomina *arco axilar*. Este mismo borde lateral vuelve a engrosarse en las proximidades del borde lateral de la escápula. En el resto de su extensión es más delgado, presentando con frecuencia una depresión de dimensiones variables denominada *fosa oval*.

FASCIA DEL BRAZO

La fascia del brazo o fascia braquial envuelve el brazo en una vaina cilíndrica, que es más delgada superior que inferiormente y más gruesa posterior que anteriormente. Presenta continuidad superiormente con las fascias del hombro y axilar, e inferiormente con la fascia del antebrazo.

De su cara profunda nacen dos láminas fibrosas resistentes orientadas transversalmente. Son los *tabiques intermusculares medial* y *lateral del brazo* (fig. 173).

El *tabique intermuscular lateral del brazo* se inserta en el borde anterolateral del húmero, desde el extremo inferior de dicho borde hasta el extremo superior de la inserción del músculo deltoides en la rama anterior de la tuberosidad deltoidea.

Inferiormente al extremo inferior del surco del nervio radial, el tabique intermuscular lateral del brazo está formado en su mayor parte por una delgada capa de tejido celular laxo que separa la cabeza medial del músculo tríceps braquial del músculo braquiorradial y del músculo extensor radial largo del carpo; no ocurre así en las proximidades inmediatas del borde anterolateral del húmero, donde las fibras tendinosas de la cabeza medial del músculo tríceps braquial se unen estrechamente a las fibras de estos músculos, constituyendo en su conjunto un estrecho tabique tendinoso. Este tabique parece servir de inserción a las fibras tendinosas de los músculos que lo componen.

En el extremo inferior del surco del nervio radial, el tabique intermuscular lateral del brazo presenta un arco fibroso, inferiormente al cual discurren el nervio radial y la arteria braquial profunda, hasta alcanzar el surco bicipital lateral.

Superiormente al extremo inferior del surco del nervio radial, el tabique intermuscular lateral del brazo se desdobla, originando una prolongación posterior que separa el músculo deltoides de la cabeza lateral del músculo tríceps braquial y una prolongación anterior que asciende anteriormente a la tuberosidad deltoidea y que constituye una ancha y gruesa intersección fibrosa entre el músculo deltoides y el músculo braquial, que sirve de inserción a fibras de estos dos músculos.

El *tabique intermuscular medial del brazo* es más ancho, grueso y resistente que el lateral, sobre todo en su parte inferior. Se fija en el borde anteromedial del húmero, desde el epicóndilo medial hasta el extremo superomedial del surco del nervio radial, donde se halla interrumpido por el paso de los vasos braquiales profundos y del nervio radial. El tabique se extiende transversalmente desde el borde anteromedial del húmero hasta la fascia del brazo, anteriormente a la parte de la cabeza medial del músculo tríceps braquial que rebasa medialmente el húmero, y presenta continuidad superiormente con el revestimiento fibrocelular de la cara anterior de la cabeza larga del músculo tríceps braquial.

❑ Una banda fibrosa delgada, denominada por Struthers *ligamento braquial interno,* se extiende desde el extremo superior del tabique intermuscular medial del brazo hasta el tubérculo menor del húmero, pasando posterior al músculo coracobraquial y anterior a los tendones de los músculos dorsal ancho y redondo mayor. El ligamento o arco de Struthers es el vestigio de un músculo desaparecido: el «músculo coracobraquial largo».

Los dos tabiques intermusculares del brazo constituyen, junto con el húmero, un tabique osteofascial que divide el brazo en dos regiones o compartimientos, uno anterior y otro posterior. Estos dos compartimientos se comunican entre sí por medio de numerosos orificios que dan paso a vasos y nervios que discurren del compartimiento anterior al posterior y a la inversa. Los dos orificios más importantes son: ❑ uno situado en el tabique intermuscular medial del brazo, destinado al paso del nervio cubital y de la arteria colateral cubital superior, y ❑ otro situado sobre el tabique intermuscular lateral del brazo, enfrente del extremo inferior del surco del nervio radial, destinado al paso del nervio radial y de la arteria braquial profunda.

La fascia del brazo presenta también otros orificios para los vasos y nervios de esta región, que serán descritos en el capítulo correspondiente.

La fascia del brazo da origen a expansiones que revisten la cara profunda del músculo bíceps braquial y los músculos coracobraquial y braquial. Estas expansiones fasciales forman las paredes de un espacio prismático triangular limitado: *a)* anteriormente, por la hoja fascial profunda de los músculos coracobraquial y bíceps braquial; *b)* posteriormente, por el revestimiento fascial del músculo braquial y por el tabique intermuscular medial del brazo, y *c)* medialmente, por la propia fascia del brazo. Cruveilhier denomina este espacio *conducto braquial;* en él discurre el paquete vasculonervioso del brazo (figs. 172 y 173).

FASCIA DEL ANTEBRAZO

La fascia del antebrazo o fascia antebraquial es una vaina cilíndrica más gruesa posterior que anteriormente. Presenta continuidad superiormente con la fascia del brazo e inferiormente se confunde con las fibras superficiales de los retináculos del carpo. Esta vaina parece interrumpirse a la altura del borde posterior del cúbito, al cual se adhiere estrechamente.

La cara profunda de la fascia del antebrazo sirve de inserción, a la altura del codo, a los fascículos de los músculos epicondíleos laterales y mediales; se engruesa en esta zona, y sobre todo en la parte superomedial del antebrazo, donde está reforzada por la aponeurosis del músculo bíceps braquial.

De las partes laterales de su cara profunda parten numerosas expansiones fasciales que envuelven los diferentes músculos del antebrazo. La hoja profunda de la vaina del músculo flexor superficial de los dedos es particularmente notable por su espesor y resistencia en la mitad inferior del antebrazo, generalmente se la denomina *fascia profunda anterior del antebrazo* (figs. 182 y 183).

Esta fascia presenta continuidad en los dos tercios superiores del antebrazo con la hoja profunda de la fascia del músculo flexor cubital del carpo (fig. 182); se vuelve más gruesa en el cuarto inferior del antebrazo y se prolonga en dos sentidos: por una parte, medialmente al músculo flexor superficial de los dedos e inferiormente al músculo flexor cubital del carpo hasta el borde anterior del cúbito; por otra parte, lateralmente al músculo flexor superficial de los dedos y anteriormente al músculo flexor largo del pulgar hasta el borde anterior del radio (fig. 183).

Entre las numerosas expansiones de la fascia del antebrazo, algunas merecen mención especial. Las expansiones medial y lateral nacen de las partes laterales de la fascia del antebrazo y se fijan en el borde posterior del cúbito y en el borde posterior del radio respectivamente. Estas expansiones forman, junto con el radio, el cúbito y la membrana interósea del antebrazo, el tabique de separación entre las dos regiones antebraquiales, anterior y posterior (fig. 182).

La fascia del antebrazo está constituida principalmente por fibras circulares que se entrecruzan con fibras de dirección longitudinal.

FASCIAS DE LA MANO

Se distinguen dos tipos: fascias palmares y fascias dorsales.

A. Fascias palmares

Son dos: la *fascia palmar* y la *fascia interósea palmar*.

FASCIA PALMAR. La fascia palmar se compone de tres partes: una media o aponeurosis palmar y dos laterales que cubren las eminencias tenar e hipotenar (fig. 123).

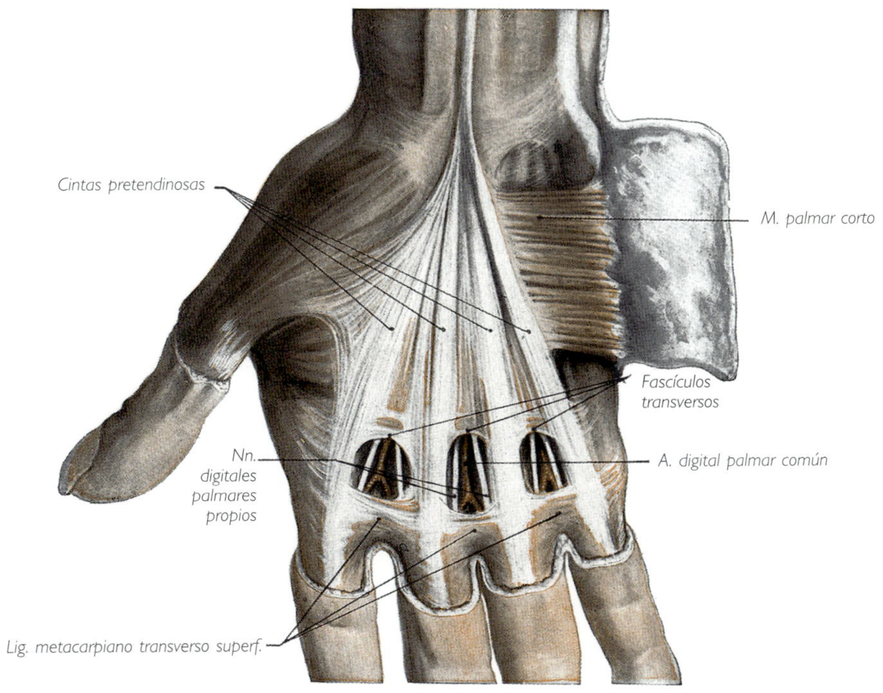

Fig. 123 ▪ Aponeurosis palmar y músculo palmar corto.

1. Aponeurosis palmar. Consiste en una lámina fibrosa resistente y triangular; su base corresponde a las raíces de los cuatro últimos dedos, y su vértice presenta continuidad con el tendón del músculo palmar largo.

La aponeurosis palmar está situada profundamente a los tegumentos, a los cuales se halla unida por medio de numerosas fibras; cubre el retináculo de los músculos flexores, los tendones de los músculos flexores, y los vasos y nervios de la palma de la mano; presenta continuidad a cada lado con las fascias de las eminencias tenar e hipotenar.

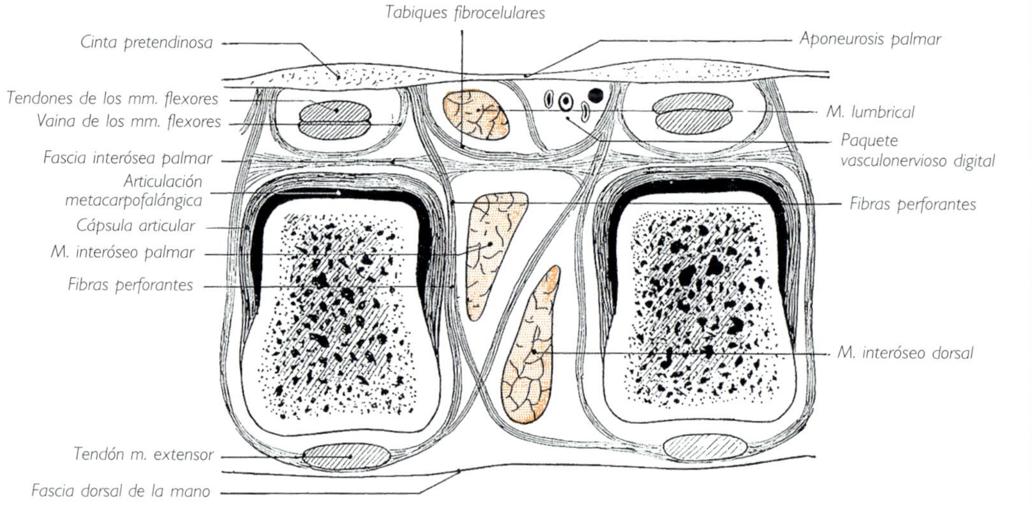

Fig. 124 ▪ Aponeurosis palmar y sus expansiones (Legueu).

La aponeurosis palmar está formada por fibras longitudinales y transversales (fig. 123).

a) FIBRAS LONGITUDINALES. Algunas son continuación del tendón del músculo palmar largo, mientras que otras proceden del retináculo de los músculos flexores. Irradian en sentido descendente hacia los cuatro últimos dedos. Anteriormente a los tendones de los músculos flexores, estas fibras se agrupan para formar las llamadas *cintillas pretendinosas,* que se hallan unidas por medio de *láminas intertendinosas,* mucho más delgadas. Las *fibras de las láminas intertendinosas* terminan todas, después de un trayecto de longitud variable, en los tegumentos de la palma de la mano.

Las *fibras de las cintillas* o *bandas pretendinosas* terminan de tres maneras diferentes: ❑ *a)* unas se insertan en la cara profunda de la piel; ❑ *b)* otras se dirigen hacia la fascia interósea palmar, constituyendo tabiques sagitales que limitan túneles fasciales (Legeu y Juvara); estos túneles están recorridos por los tendones de los músculos flexores, por los músculos lumbricales o por los vasos y nervios digitales palmares comunes (fig. 124), y ❑ *c)* otras fibras, denominadas *perforantes,* se separan de las cintillas pretendinosas a la altura de las articulaciones metacarpofalángicas, atraviesan el ligamento metacarpiano transverso profundo, rodean la articulación metacarpofalángica y se continúan, posteriormente al tendón del músculo extensor de los dedos, con las fibras del lado opuesto (fig. 124).

b) FIBRAS TRANSVERSALES. Están cubiertas por las fibras longitudinales, salvo en la parte inferior de la aponeurosis palmar, donde constituyen los fascículos transversos y el ligamento metacarpiano transverso superficial (fig. 123).

Los *fascículos transversos* aparecen en el intervalo de las cintillas pretendinosas, en la base de la aponeurosis palmar, en relación con las cabezas de los huesos metacarpianos. Se extienden desde la cara lateral del segundo hueso metacarpiano hasta la cara medial del quinto.

El *ligamento metacarpiano transverso superficial* (Poirier) está situado anteriormente a la base de las falanges proximales. El borde inferior de este ligamento, que es festoneado, levanta la piel de las comisuras interdigitales.

2. Fascias palmares laterales. Son delgadas pero resistentes, cubren los músculos de las eminencias tenar e hipotenar (figs. 123 y 125).

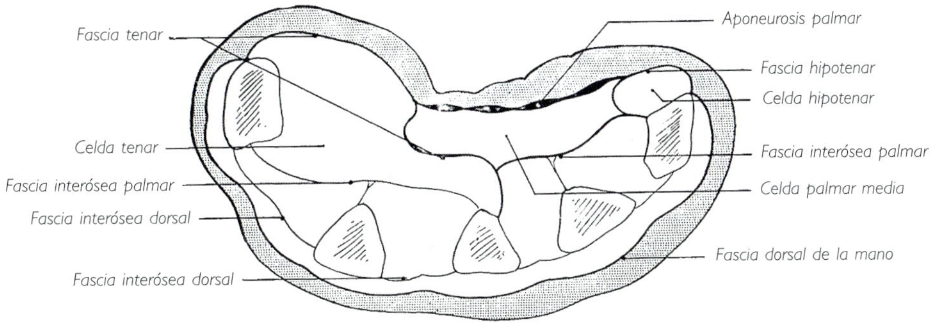

Fig. 125 ▪ Corte transversal de la mano que muestra la disposición de las fascias de la mano, así como las celdas palmares.

La *fascia tenar* se inserta lateralmente en el borde lateral del primer hueso metacarpiano; se hace profunda medialmente entre los músculos de la eminencia tenar y el paquete tendinoso de los músculos flexores, para ir a fijarse en el borde anterior del tercer hueso metacarpiano.

La *fascia hipotenar* se extiende desde el borde medial hasta el borde anterior del quinto hueso metacarpiano, cubriendo los músculos de la eminencia hipotenar, los cuales separa de los tendones de los músculos flexores (fig. 125).

▪ **FASCIA INTERÓSEA PALMAR.** La fascia interósea palmar subyace a los tendones de los músculos flexores y cubre la cara palmar de los músculos interóseos. Es delgada superiormente, pero se engruesa en su parte inferior y forma, anteriormente a la cabeza de los metacarpianos, el *ligamento metacarpiano transverso profundo*. Este ligamento se extiende anteriormente a las articulaciones metacarpofalángicas, desde el segundo al quinto hueso metacarpiano. Se adhiere estrechamente, en sentido anterior a cada una de estas articulaciones, al ligamento palmar.

B. **Fascias dorsales**

Existen dos fascias dorsales: la fascia dorsal de la mano y la fascia interósea dorsal (fig. 125).

La *fascia dorsal de la mano* es delgada y cubre los tendones de los músculos extensores. Se extiende transversalmente desde el borde lateral del primer hueso metacarpiano hasta el borde medial del quinto. Esta fascia presenta continuidad superiormente con el retináculo de los músculos extensores; inferiormente se confunde con los tendones de los músculos extensores.

La *fascia interósea dorsal* es más delgada que la anterior y cubre la cara dorsal de los músculos interóseos (fig. 125).

VASOS DEL MIEMBRO SUPERIOR

I. ARTERIAS DEL MIEMBRO SUPERIOR

ARTERIA AXILAR

TRAYECTO Y DIRECCIÓN. La arteria axilar está enteramente situada en la región axilar. Es la continuación de la arteria subclavia; en el punto en que ésta alcanza el borde lateral de la primera costilla y de la primera digitación del músculo serrato anterior, penetra en la fosa axilar y se convierte en arteria axilar. Comienza en el borde posterior de la clavícula y se extiende hasta el borde inferior del músculo pectoral mayor, donde se convierte en arteria braquial (fig. 126).

En su trayecto, y cuando el brazo está extendido a lo largo del cuerpo, la arteria axilar se dirige oblicuamente inferior, lateral y posterior, describiendo una curva de concavidad inferomedial. Es rectilínea cuando el brazo se extiende horizontalmente.

RELACIONES. La arteria penetra en la fosa axilar por su vértice, limitado anteriormente por la clavícula y el músculo subclavio, medialmente por la primera costilla y la primera digitación del músculo serrato anterior, sobre las cuales se apoya, y lateral y posteriormente por la apófisis coracoides y el borde superior de la escápula. Atraviesa la fosa axilar hasta su base, donde se convierte en arteria braquial. Presenta, por lo tanto, relaciones más o menos inmediatas con las cuatro paredes de la fosa axilar, si bien se halla más cercana a las paredes anterior y medial, sobre todo en la parte superior.

La arteria axilar se relaciona *anteriormente* con la fascia clavipectoral y los músculos que envuelve, es decir, los músculos subclavio y pectoral menor; en un plano más anterior, se halla el músculo pectoral mayor. ❑ *Posteriormente,* la arteria axilar cruza sucesivamente, de superior a inferior, los músculos subescapular, redondo mayor y dorsal ancho. ❑ *Lateralmente,* contacta con el músculo coracobraquial, cuyo borde medial se insinúa progresivamente de superior a inferior, entre la arteria y la pared anterior. ❑ *Medialmente* está en relación con las dos primeras digitaciones del músculo serrato anterior; más inferiormente se aleja de este músculo de forma gradual, aproximándose mucho a las fascias y a los tegumentos de la base de la fosa axilar.

La arteria axilar se halla acompañada en toda su extensión por la vena axilar y los ramos principales del plexo braquial. Sus relaciones se describirán separadamente, primero en relación con esos vasos y nervios y después en su conjunto, al describir la región axilar (fig. 153).

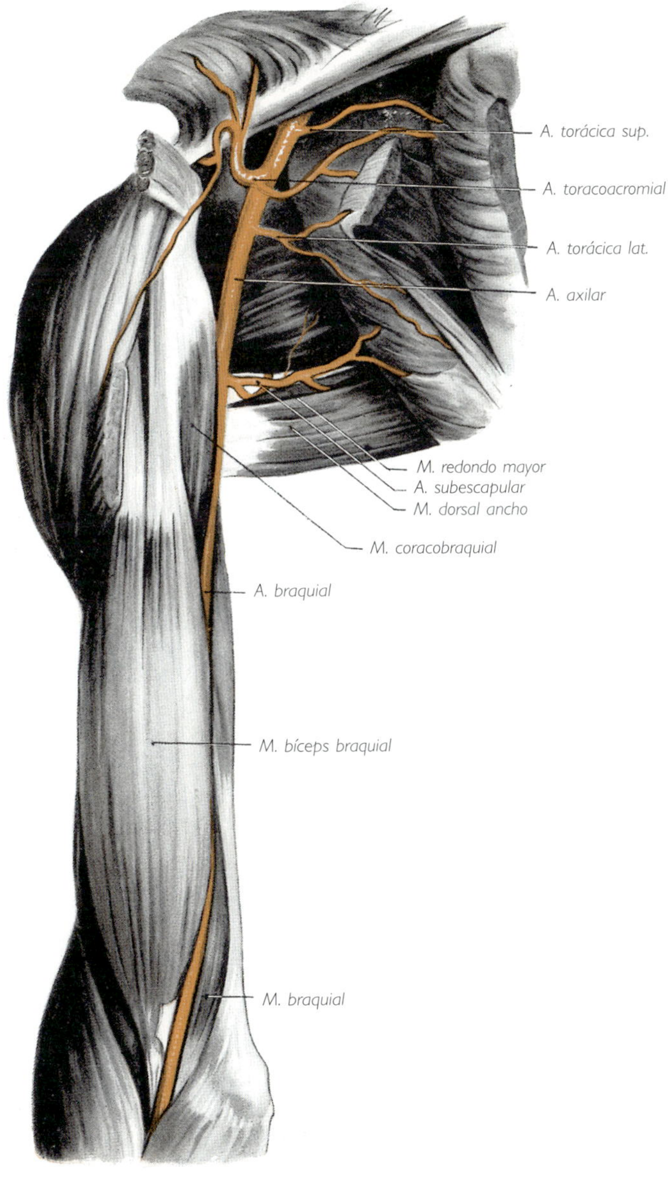

Fig. 126 ▪ Arterias axilar y braquial.

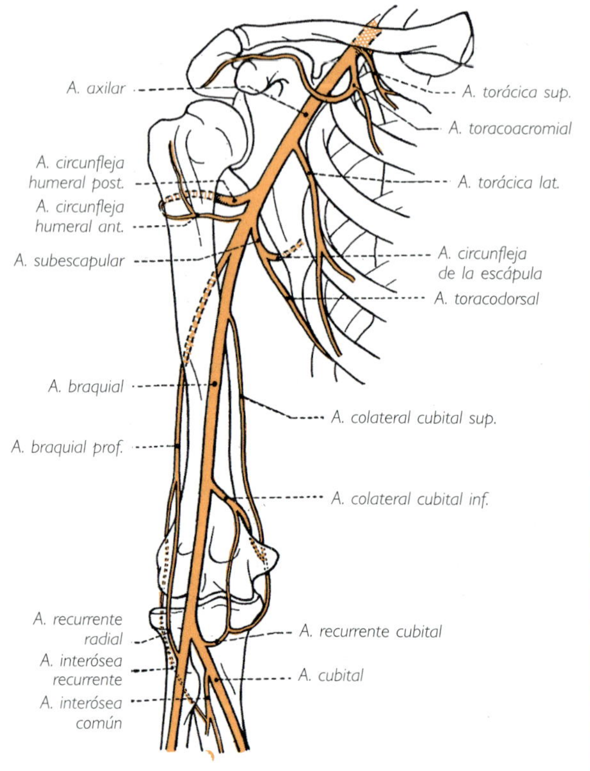

Fig. 127 ▪ Esquema de las arterias del hombro y del brazo.

▪ **RAMAS COLATERALES.** Da origen a seis ramas colaterales que son, consideradas de superior a inferior, las *arterias torácica superior, toracoacromial, torácica lateral, subescapular, circunfleja humeral posterior* y *circunfleja humeral anterior* (figs. 126, 127 y 129).

1. Arteria torácica superior. Esta rama nace de la cara anterior de la arteria axilar, cerca del borde inferior del músculo subclavio. Se dirige anteriormente, atraviesa la fascia clavipectoral y se distribuye en la parte superior de los músculos pectorales y de la región mamaria. Suele originarse de la arteria toracoacromial.

2. Arteria toracoacromial. La arteria toracoacromial o arteria acromiotorácica se origina en ángulo recto de la cara anterior de la arteria axilar, a la altura del borde superior del músculo pectoral menor. Se dirige anteriormente, perfora la fascia clavipectoral y se divide en dos ramas, una pectoral y otra acromial (fig. 129). ❑ La *rama pectoral* se dirige medialmente y se distribuye en los músculos pectorales y en la región mamaria. Se anastomosa con los ramos anteriores de la arteria torácica interna. ❑ La *rama acromial* se dirige lateralmente bajo el músculo deltoides, y proporciona ramas a este músculo y a las articulaciones acromioclavicular y del hombro. Uno de sus ramos desciende por el triángulo deltopectoral y se distribuye en los músculos que lo limitan, el deltoides y el pectoral mayor.

Las gruesas ramificaciones de la rama pectoral de la arteria toracoacromial y las de la arteria torácica superior discurren entre el músculo pectoral mayor y su fascia profunda antes de penetrar en el cuerpo muscular.

3. Arteria torácica lateral. La arteria torácica lateral nace de la cara medial de la arteria axilar, posteriormente al músculo pectoral menor. Desciende inferior, medial y anteriormente, entre el plano clavipectoroaxilar y la parte anterior del músculo serrato anterior. Proporciona ramas a los músculos pectorales, serrato anterior e intercostales (fig. 129). Se anastomosa con las arterias torácica superior e intercostales posteriores.

4. Arteria subescapular. La arteria subescapular se origina de la cara medial de la arteria axilar, en relación con el borde inferior del músculo subescapular. Se dirige inferior y medialmente y se divide en dos ramas, la arteria toracodorsal y la arteria circunfleja de la escápula (fig. 129).

La *arteria toracodorsal* desciende sobre el músculo serrato anterior, posterior a la arteria torácica lateral; se distribuye en los músculos intercostales, serrato anterior, dorsal ancho y la piel de la pared lateral del tórax.

La *arteria circunfleja de la escápula* penetra en el espacio triangular comprendido entre los músculos redondo menor, redondo mayor y cabeza larga del tríceps braquial. A la altura de este espacio se divide en tres ramas: ❑ una *rama anterior* para el músculo subescapular; ❑ una *rama posterior o medial* para los músculos de la fosa infraespinosa, que se anastomosa con ramificaciones de la arteria supraescapular, rama de la arteria subclavia (figs. 128 y 130)*; ❑ una *rama descendente,* que recorre el borde lateral de la escápula, proporciona ramas a los músculos vecinos y, a la altura del ángulo inferior del hueso, se anastomosa con la arteria dorsal de la escápula (figuras 128 y 130).

5. Arteria circunfleja humeral posterior. La arteria circunfleja humeral posterior se origina de la parte posterior de la arteria axilar, al mismo nivel que la arteria subescapular. Se dirige posterior y lateralmente y atraviesa el espacio cuadrangular limitado: inferiormente por los músculos redondo mayor y dorsal ancho, superiormente por el músculo subescapular anteriormente y por el músculo redondo menor posteriormente, medialmente por la cabeza larga del músculo tríceps braquial y lateralmente por el húmero (fig. 129). Alcanza así la cara profunda del músculo deltoides, donde termina (fig. 130). En su trayecto, la arteria circunfleja humeral posterior proporciona ramas a los músculos del espacio cuadrangular.

6. Arteria circunfleja humeral anterior. Nace de la arteria axilar, lateralmente al origen de la arteria circunfleja humeral posterior o de un tronco común con ésta. Rodea la cara anterior del cuello quirúrgico del húmero, pasando posterior a los músculos coracobraquial y bíceps braquial, a los que proporciona algunas ramas. Cruza también el ligamento braquial medial (arco de Struthers), pasando anterior o posteriormente a él. La arteria circunfleja humeral anterior alcanza así el surco intertubercular, donde se divide en dos ramas: una *rama ascendente* que asciende por el surco intertubercular y penetra en la articulación del hombro, y una *rama lateral* que continúa lateralmente el trayecto de la arteria, suministra ramas al músculo deltoides y se anastomosa con la arteria circunfleja humeral posterior (fig. 128).

* Las *arterias supraescapular* y *dorsal de la escápula,* ramas de la arteria subclavia, han sido descritas con las arterias del cuello. Recordaremos que: *a)* la *arteria supraescapular* penetra en la fosa supraespinosa pasando superior al ligamento transverso superior de la escápula, atraviesa la fosa supraespinosa, rodea el borde lateral de la espina de la escápula y penetra en la fosa infraespinosa, donde termina (fig. 147), y *b)* la *arteria dorsal de la escápula* aborda la región escapular a la altura del ángulo superior de la escápula, desciende a lo largo del borde medial de este hueso y se distribuye en los músculos vecinos.

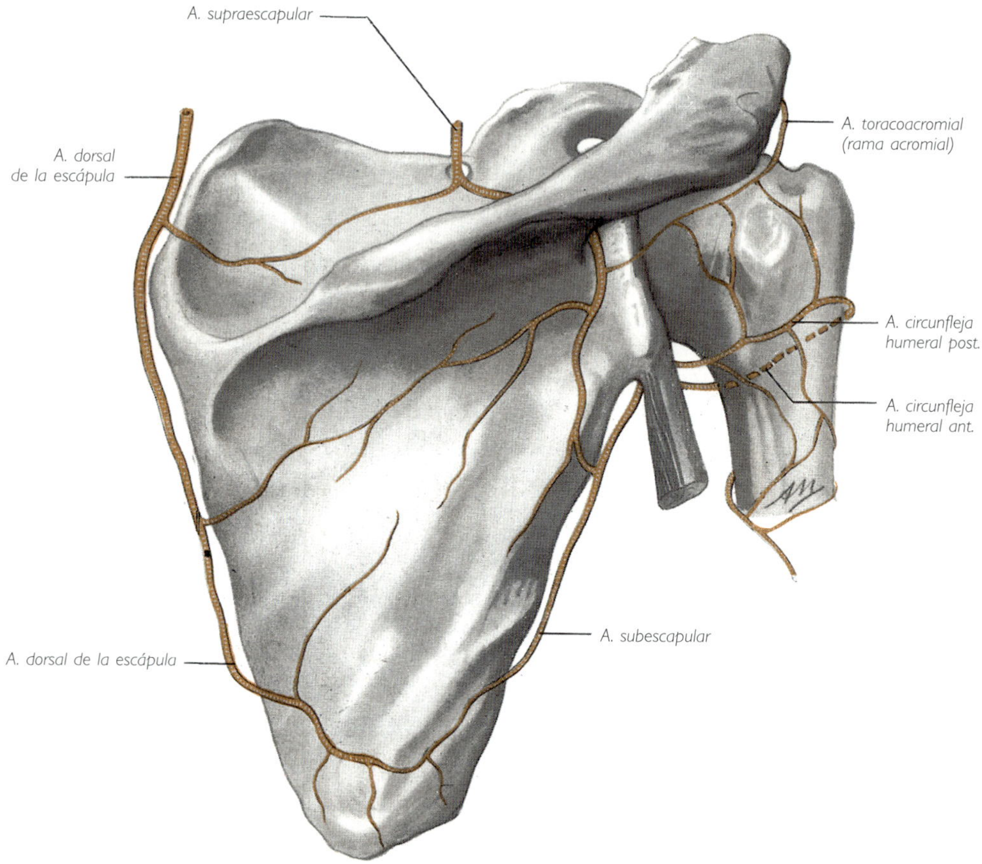

Fig. 128 ▪ Círculo arterial periescapular. (Según Massé, parcialmente.)

ANASTOMOSIS DE LAS RAMAS COLATERALES DE LA ARTERIA AXILAR. Los estudios radiográficos y la disección muestran que, después de la ligadura de la arteria axilar a cualquier nivel, numerosas anastomosis «aseguran la continuidad de las comunicaciones entre el cuello, el hombro, el tórax y el miembro superior» (Massé).

Estas anastomosis son «frecuentes y constantes en la superficie y en la profundidad de los músculos» (Salmon); algunas se introducen en el periostio de la escápula y del húmero.

Entre estas diversas anastomosis, unas conectan entre sí las distintas arterias escapulares y forman, alrededor de la escápula, un *círculo periescapular* (fig. 128). Otras unen, atravesando los músculos intercostales externos, las ramas torácicas de las arterias torácica superior y torácica lateral, la rama pectoral de la arteria toracoacromial y la arteria toracodorsal de la arteria subescapular a las ramificaciones terminales de las arterias torácica interna e intercostales posteriores. Hay otras, por último, que comunican las arterias circunflejas humerales con la rama acromial de la arteria toracoacromial superiormente y con la arteria braquial profunda inferiormente (fig. 128).

ARTERIA BRAQUIAL

TRAYECTO Y DIRECCIÓN. La arteria braquial está situada en la región anterior del brazo y del codo. Se extiende desde el borde inferior del músculo pectoral mayor, donde es continuación de la arteria axilar, hasta la parte media de la fosa del codo, donde se divide en dos ramas terminales, las arterias radial y cubital. Esta arteria es casi rectilínea y ligeramente oblicua inferior y lateralmente. Su trayecto está representado por una línea trazada desde el vértice de la axila hasta la parte media del pliegue del codo.

RELACIONES. ❑ En el *brazo,* la arteria braquial está en relación *anteriormente* con el borde medial del músculo coracobraquial superiormente y del músculo bíceps braquial inferiormente (fig. 126). *Posteriormente* se relaciona, en su parte superior y a lo largo de una pequeña extensión, con la cabeza medial del músculo tríceps braquial, del que la separa la fascia fibrocelular, que constituye la continuación superior del tabique intermuscular medial del brazo (fig. 129); más inferiormente, se relaciona con el músculo braquial. *Medialmente,* la arteria braquial está en relación directa con la fascia del brazo, que la separa de los tegumentos. *Lateralmente* se halla en contacto superiormente con el músculo coracobraquial y, más inferiormente, con el intersticio celular que separa el músculo bíceps braquial del músculo braquial (figs. 172 y 173).

La fascia del brazo y las expansiones que suministra a los músculos coracobraquial, bíceps braquial y braquial forman en el lado medial del brazo una vaina fascial denominada *conducto braquial* (Cruveilhier), en la cual discurren la arteria braquial, sus venas satélites, el nervio mediano y, en una parte de su trayecto, los nervios cubital y cutáneo medial del antebrazo (fig. 173). ❑ En la *fosa del codo,* la arteria braquial desciende por el surco bicipital medial, limitado por el tendón del músculo bíceps braquial lateralmente, el músculo pronador redondo medialmente y el músculo braquial posteriormente. En este surco la arteria está recubierta por la fascia, reforzada por la aponeurosis del músculo bíceps braquial.

La arteria braquial se divide en sus dos ramas terminales a la altura de la interlínea articular del codo, o un poco inferiormente a ésta.

En el curso de su trayecto, la arteria braquial está flanqueada por dos venas satélites, una medial y otra lateral. Presenta también relaciones más o menos inmediatas con la mayor parte de los ramos terminales del plexo braquial: nervios mediano, cubital, etc. Estas relaciones serán estudiadas por separado y al mismo tiempo que dichos vasos y nervios; serán descritas en su conjunto al tratar de las regiones braquial y de la fosa del codo (v. págs. 239 y 249).

RAMAS COLATERALES. La arteria braquial origina numerosas pequeñas colaterales musculares y cinco ramas principales: la *rama deltoidea* y *las arterias nutricia del húmero, braquial profunda, colateral cubital superior* y *colateral cubital inferior* (figs. 127 y 129).

1. Ramas musculares. Están destinadas a los músculos bíceps braquial, coracobraquial, braquial, deltoides y a la cabeza medial del músculo tríceps braquial.

ARTERIAS DEL MIEMBRO SUPERIOR

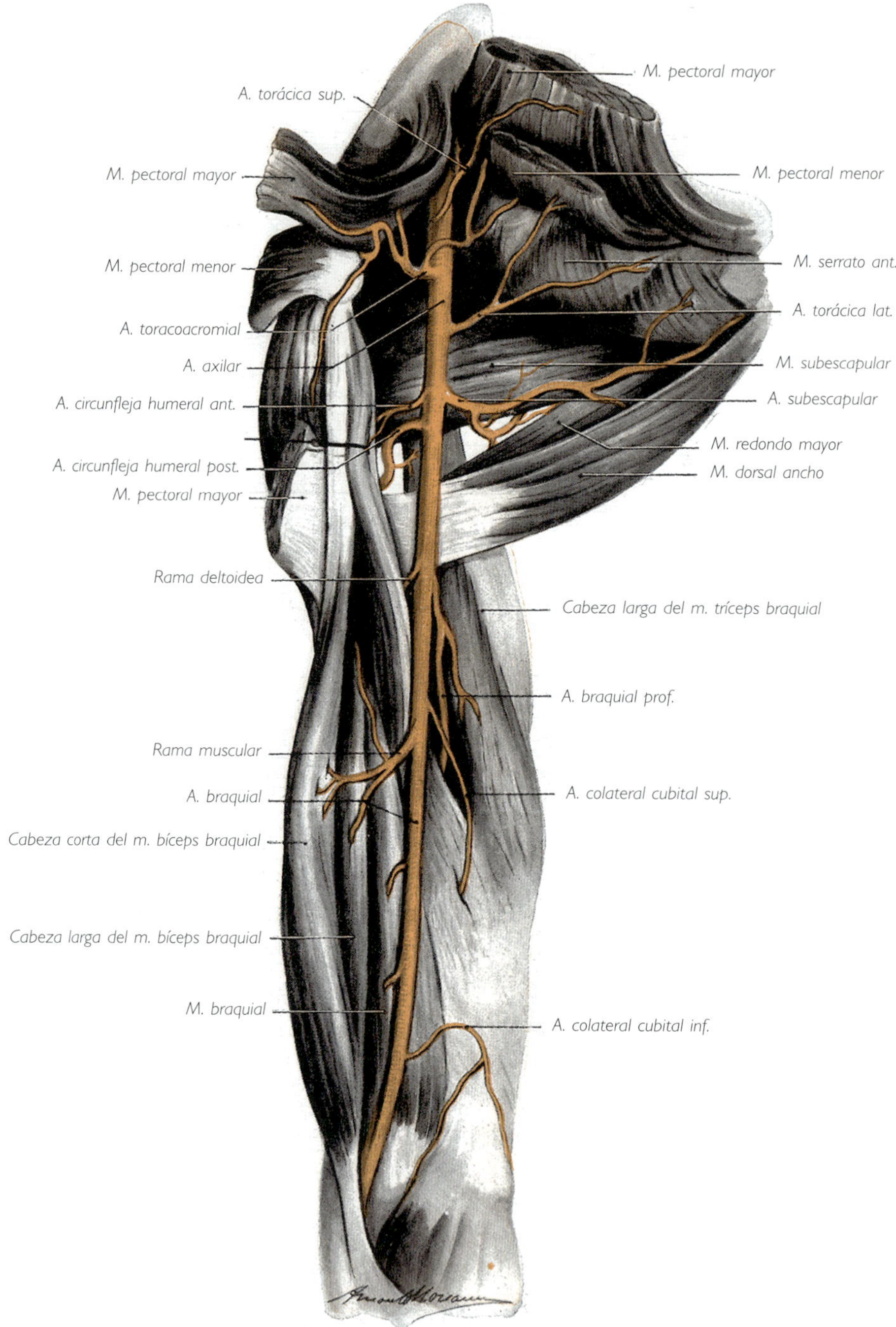

Fig. 129 ▪ Arterias axilar y braquial. Los músculos coracobraquial y bíceps braquial se han separado lateralmente para facilitar la visión.

2. Rama deltoidea. Es una rama muscular que se distingue de las precedentes en que es constante (Cruveilhier) y en que su origen, trayecto y territorio son menos variables que los de las demás ramas musculares. Nace de la parte superior de la arteria braquial, pasa profundamente a los músculos bíceps braquial y coracobraquial, y se distribuye en la parte inferior del músculo deltoides y en la porción vecina del músculo braquial.

3. Arteria nutricia del húmero. Nace en el tercio superior del brazo de la arteria braquial o de una de sus colaterales, a menudo de la arteria braquial profunda. Se introduce en el agujero nutricio del húmero, situado inferiormente a la inserción del músculo coracobraquial.

4. Arteria braquial profunda. La arteria braquial profunda o arteria profunda del brazo es la rama más importante de la arteria braquial. Nace cerca del extremo superior de la arteria braquial, se dirige oblicuamente inferior, lateral y posterior, y se introduce en el surco del nervio radial, excavado en la cara posterior del húmero, entre las inserciones de las cabezas medial y lateral del músculo tríceps braquial (fig. 130). El acceso a este surco, en la parte superior del brazo, es un intersticio osteomuscular denominado por algunos autores *hendidura humerotricipital*. La arteria recorre este surco, recubierta por las cabezas larga y lateral del músculo tríceps braquial. Da origen a numerosas colaterales destinadas al músculo tríceps braquial; una de ellas es la voluminosa *arteria de la cabeza medial* (Salmon), que cruza la cara anterior del nervio radial y se distribuye en la cabeza medial, descendiendo a lo largo de la parte superior del músculo, medialmente al nervio de la cabeza medial. La arteria braquial profunda llega así al borde anterolateral del húmero y se divide a una altura variable, superiormente al epicóndilo lateral, en dos ramas, anterior y posterior.

La *rama anterior* discurre en el surco bicipital lateral comprendido entre los músculos bíceps braquial y braquial medialmente, y braquiorradial y extensores radiales del carpo lateralmente. Esta rama se anastomosa, anteriormente a la articulación, con la arteria recurrente radial, rama de la arteria radial (fig. 136, pág. 159).

La *rama posterior* desciende posteriormente al tabique intermuscular lateral del brazo, en el espesor de la cabeza medial del músculo tríceps braquial, y se anastomosa posteriormente al epicóndilo lateral con la arteria interósea recurrente, rama de la arteria interósea posterior.

La arteria braquial profunda y sus ramas terminales proporcionan numerosas ramas innominadas a los músculos adyacentes y a la parte lateral de la articulación del codo.

El tronco de la arteria braquial profunda presenta, a lo largo de todo su trayecto, relaciones inmediatas con el nervio radial; estas relaciones se precisarán más adelante (v. *Nervio radial* y *Región braquial posterior*).

5. Arteria colateral cubital superior. La arteria colateral cubital superior se separa de la arteria braquial un poco inferiormente a la arteria braquial profunda. Se dirige inferior y un poco posteriormente, y atraviesa el tabique intermuscular medial del brazo junto con el nervio cubital, que la acompaña hasta la región posterior del brazo. La arteria colateral cubital superior desciende posterior al tabique intermuscular me-

ARTERIAS DEL MIEMBRO SUPERIOR

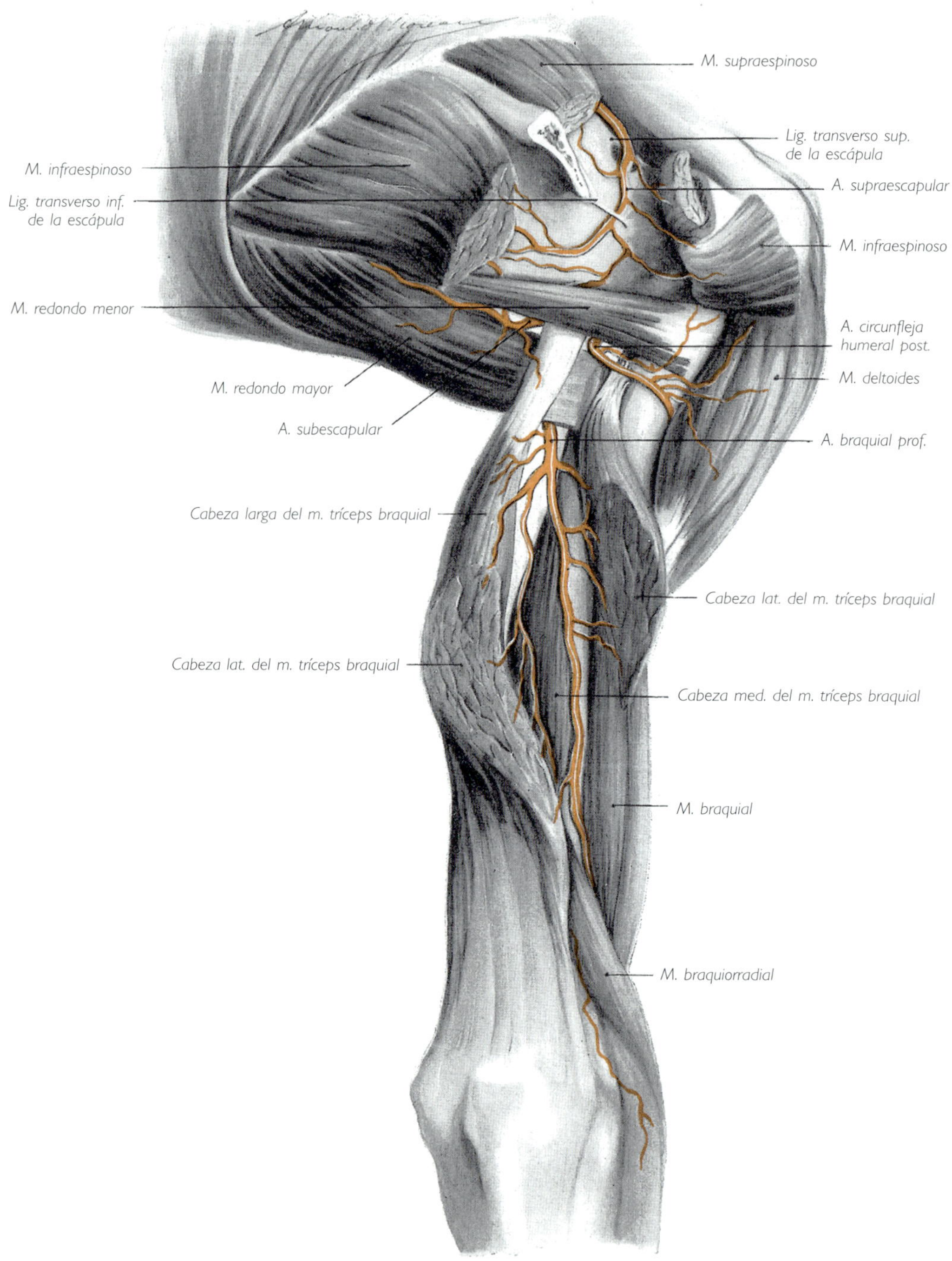

Fig. 130 ▪ Arterias de la cara posterior del hombro y del brazo.

dial del brazo hasta el epicóndilo medial, donde se anastomosa con la rama posterior de la arteria recurrente cubital, rama de la arteria cubital. Sus ramas se dirigen a los músculos braquial, tríceps braquial y a la parte medial de la articulación del codo.

Entre las ramas de esta arteria existe una, más importante que las demás, que se dirige anteriormente y termina en el músculo braquial; Cruveilhier la considera una rama de bifurcación de la arteria colateral cubital superior.

6. Arteria colateral cubital inferior. La arteria colateral cubital inferior nace de la arteria braquial aproximadamente a dos traveses de dedo superiormente al pliegue del codo (fig. 129). Se dirige inferior y medialmente, y se divide un poco superior al epicóndilo medial en dos ramas, anterior y posterior. ❑ La *rama anterior* discurre anterior al epicóndilo medial y se anastomosa con la rama anterior de la arteria recurrente cubital, rama de la arteria cubital. ❑ La *rama posterior* desciende posteriormente al epicóndilo medial y se anastomosa con la rama posterior de la arteria recurrente cubital.

Esta arteria proporciona, superiormente al epicóndilo medial, una ramificación que se dirige transversalmente en sentido posterior a la articulación del codo, pasa superiormente a la fosa olecraniana, y acaba anastomosándose con la rama posterior de la arteria braquial profunda (fig. 136).

ARTERIA RADIAL

■ **TRAYECTO Y DIRECCIÓN.** La arteria radial es la rama de bifurcación lateral de la arteria braquial. Se extiende sobre la cara anterior del antebrazo y después en la cara dorsal del carpo, desde la fosa del codo hasta la palma de la mano (figs. 131, 132 y 133).

La arteria radial desciende al principio oblicuamente inferior y lateral hasta el extremo inferior del radio; después rodea lateralmente la articulación del carpo y alcanza en la cara dorsal de éste el extremo superior del primer espacio interóseo del metacarpo; la arteria atraviesa este espacio de posterior a anterior y penetra en la parte profunda de la palma de la mano, donde se anastomosa con la rama palmar profunda de la arteria cubital, formando el arco palmar profundo.

■ **RELACIONES.** ❑ *En el antebrazo,* la arteria radial desciende siguiendo una línea que une el punto medio de la fosa del codo al canal del pulso. Se halla en relación, posteriormente y de superior a inferior, con el músculo braquial y el tendón del músculo bíceps braquial, los músculos supinador, pronador redondo, flexor superficial de los dedos, flexor largo del pulgar y pronador cuadrado (fig. 132); ❑ anteriormente está cubierta en su parte superior por el músculo braquiorradial (fig. 131); ❑ en la parte inferior del antebrazo, el músculo braquiorradial se convierte en tendinoso y se estrecha; la arteria entonces se desprende de la cara profunda del músculo, quedando inmediatamente profunda a la fascia. En la parte inferior del antebrazo, anterior a los músculos flexor largo del pulgar y pronador cuadrado, recorre el *canal del pulso* comprendido entre el tendón del músculo braquiorradial lateralmente y el del músculo flexor radial del carpo medialmente.

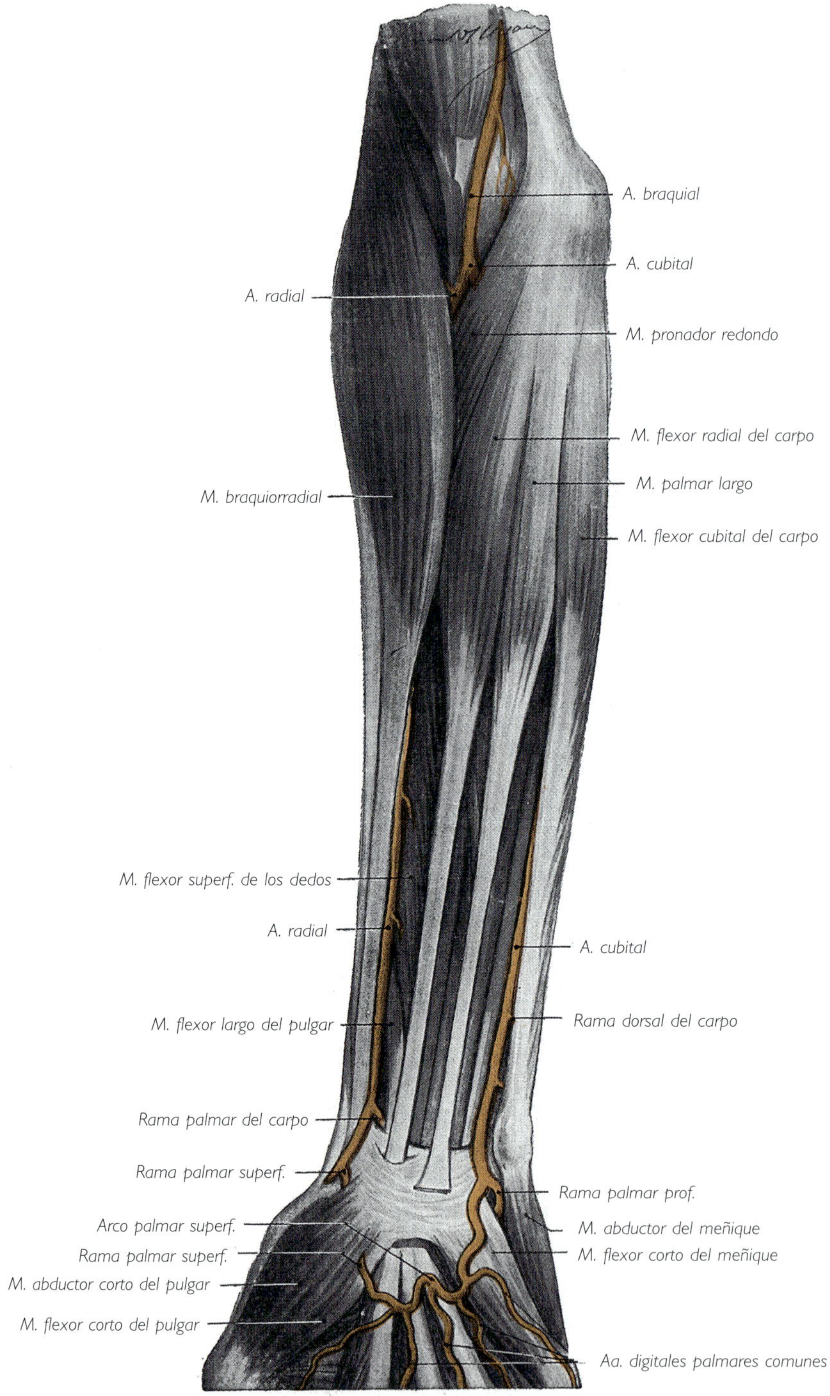

Fig. 131 ▪ Arterias del antebrazo (cara anterior).

La arteria radial va acompañada en su parte lateral, hasta la mitad o el tercio inferior del antebrazo, por el ramo superficial del nervio radial (v. pág. 216).

❑ *En el carpo,* la arteria radial bordea el ligamento colateral radial del carpo, pasando profundamente a los tendones de los músculos abductor largo y extensor corto del pulgar (figs. 135 y 137). La arteria penetra en la tabaquera anatómica, la cual atraviesa en su parte inferior, aplicada al hueso trapecio; cruza enseguida la cara profunda del músculo extensor largo del pulgar y penetra en el extremo superior del primer espacio interóseo del metacarpo para llegar a la palma de la mano. Sus relaciones en la palma de la mano serán descritas con el arco palmar profundo.

■ **RAMAS COLATERALES.** La arteria radial da origen a un gran número de pequeñas colaterales destinadas al radio, a los músculos cercanos y a los tegumentos de la región lateral del antebrazo. Sus ramas más importantes son: la *arteria recurrente radial,* la *rama palmar del carpo,* la *rama palmar superficial,* la *arteria principal del pulgar,* la *rama dorsal del carpo* y la *arteria metacarpiana dorsal del primer espacio interóseo del metacarpo* (figs. 132, 133 y 135).

1. Arteria recurrente radial (fig. 132). La arteria recurrente radial nace del extremo superior de la arteria radial y asciende oblicuamente en el surco bicipital lateral, comprendido entre los músculos braquiorradial y extensor radial largo del carpo lateralmente, y braquial y bíceps braquial medialmente; se anastomosa con la rama anterior de la arteria braquial profunda y proporciona ramas a los músculos vecinos.

2. Rama palmar del carpo. La rama palmar del carpo o rama carpiana palmar es delgada y nace de la arteria radial a la altura del borde inferior del músculo pronador cuadrado. Se dirige transversalmente en sentido medial y se anastomosa con una rama análoga de la arteria cubital.

3. Rama palmar superficial. ❑ La rama palmar superficial es de volumen muy variable; nace de la arteria radial en el punto en que ésta se inclina lateralmente para bordear la articulación radiocarpiana. Se dirige inferior y medialmente, y cruza el extremo superior de la eminencia tenar, anterior o posteriormente al músculo abductor corto del pulgar, o en el espesor de este músculo (figs. 131 y 132). Una vez alcanza la palma de la mano, se anastomosa con la arteria cubital para formar el arco palmar superficial. ❑ Esta arteria contribuye a la vascularización de los tegumentos y de los músculos de la eminencia tenar. Es inconstante.

4. Arteria principal del pulgar. Es una rama muy delgada que se origina de la arteria radial profunda inferiormente a los tendones reunidos de los músculos abductor largo del pulgar y extensor corto del pulgar. La arteria principal del pulgar desciende sobre la cara dorsal del primer hueso metacarpiano y de la falange proximal del dedo pulgar.

5. Rama dorsal del carpo (fig. 135). Tiene su origen en la tabaquera anatómica. Se dirige transversalmente en sentido medial y forma, uniéndose a una rama análoga de la arteria cubital, la *red dorsal del carpo.* De esta red nacen ramas ascendentes y ramas descendentes.

ARTERIAS DEL MIEMBRO SUPERIOR

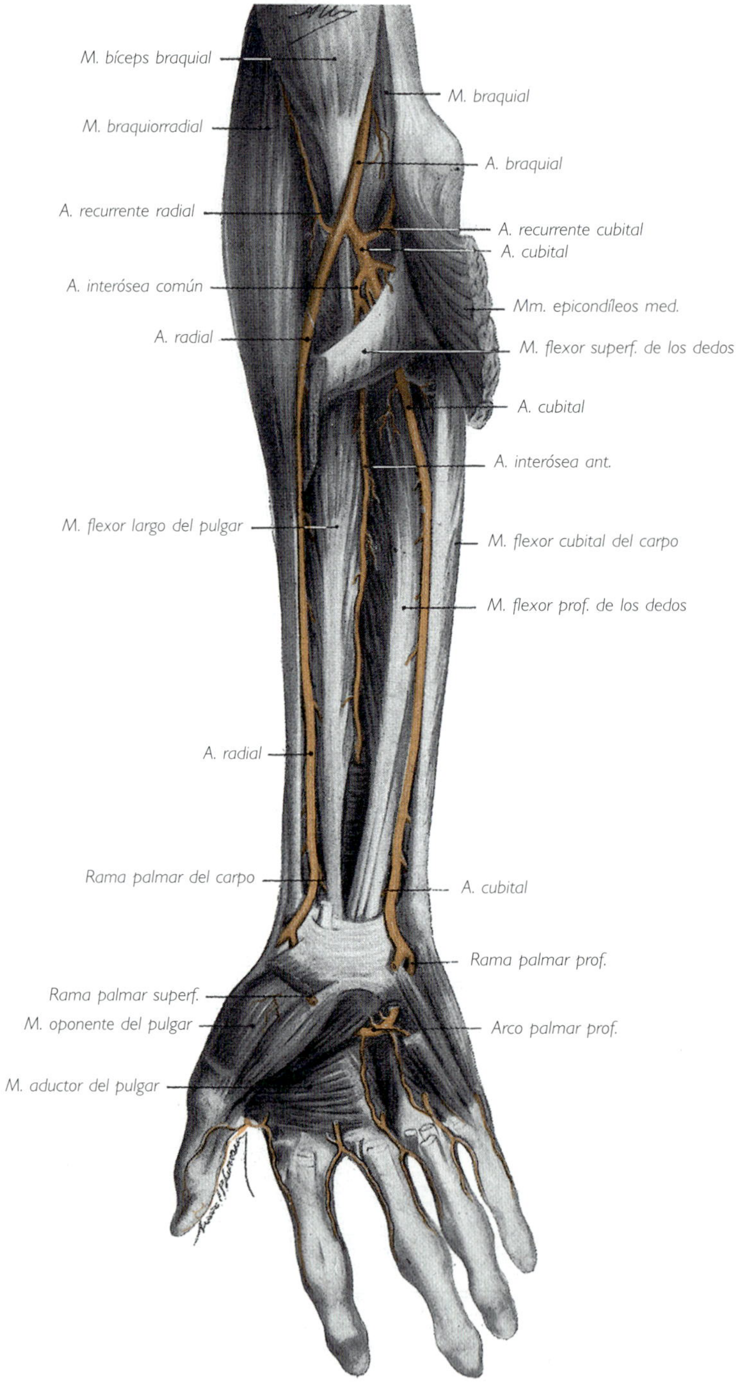

Fig. 132 ▪ Arterias del antebrazo. Los músculos epicondíleos mediales han sido seccionados y retirados.

Las *ramas ascendentes* son finas ramas destinadas a las articulaciones y los huesos. Algunas de ellas se anastomosan con las ramas terminales de la arteria interósea anterior, rama de la arteria cubital.

Las *ramas descendentes* son las arterias metacarpianas dorsales de los espacios segundo, tercero y cuarto, así como la arteria digital dorsal medial del dedo meñique. ❑ Cada arteria metacarpiana dorsal alcanza el extremo inferior del espacio interóseo del metacarpo, donde se divide en dos ramas colaterales muy delgadas, las arterias digitales dorsales. Éstas se dirigen hacia la cara dorsal de los dedos vecinos. Cada una de las arterias metacarpianas dorsales recibe, en el extremo superior del espacio interóseo del metacarpo, una rama perforante y anastomótica del arco palmar profundo.

6. Arteria metacarpiana dorsal del primer espacio interóseo del metacarpo. Nace directamente de la arteria radial cuando ésta se dispone a atravesar el primer músculo interóseo dorsal. Se divide en las arterias digital dorsal medial del pulgar y digital dorsal lateral del índice (figs. 135 y 193).

ARTERIA CUBITAL

■ **TRAYECTO Y DIRECCIÓN.** La arteria cubital es más voluminosa que la arteria radial y es la rama de bifurcación medial de la arteria braquial. Está situada en la parte medial de la región anterior del antebrazo y se extiende desde la fosa del codo hasta la palma de la mano, donde termina formando el arco palmar superficial (figs. 132 y 133).

A partir de su origen, la arteria cubital se dirige al principio oblicuamente en sentido inferior y medial hasta la unión del tercio superior con los dos tercios inferiores de la cara medial del antebrazo. Desciende luego verticalmente, siguiendo una línea que se extiende desde el vértice del epicóndilo medial hasta el borde lateral del hueso pisiforme y, a continuación, hasta el borde inferior del retináculo de los músculos flexores, donde se inclina lateralmente para continuar con el arco palmar superficial.

■ **RELACIONES.** ❑ *En el tercio superior del antebrazo,* la arteria cubital discurre sucesivamente profunda al músculo pronador redondo y al arco del músculo flexor superficial de los dedos. Posteriormente está en relación primero con el tendón del músculo braquial y después con el músculo flexor profundo de los dedos. Los músculos epicondíleos mediales cubren la arteria, especialmente los músculos pronador redondo y flexor superficial de los dedos. El nervio mediano cruza la arteria pasando anterior a ella muy cerca del arco del músculo flexor superficial de los dedos.

❑ *En los dos tercios inferiores del antebrazo,* la arteria cubital también se relaciona posteriormente con los músculos flexor profundo de los dedos y pronador cuadrado. Anteriormente, la arteria está recubierta por la hoja profunda de la fascia del antebrazo. La arteria que superiormente se ha separado del músculo flexor superficial de los dedos, se pone en relación con el músculo flexor cubital del carpo, que la cubre. En la parte inferior del antebrazo, el músculo flexor cubital del carpo se estrecha al transformarse en tendón y, ya en las proximidades del hueso pisiforme, el tendón deja al descubierto la arteria, que discurre lateral a él (fig. 131).

❑ *A la altura del carpo,* la arteria cubital pasa lateralmente al hueso pisiforme, sobre la cara anterior del retináculo de los músculos flexores. En esta porción está cubierta por una expansión del tendón del músculo flexor cubital del carpo y por las fibras más superiores del retináculo de los músculos extensores, que presentan continuación con las del retináculo de los músculos flexores (fig. 134). De ese modo, la arteria cubital queda comprendida en un conducto osteofibroso, distinto del conducto carpiano y formado por el hueso pisiforme medialmente, el retináculo de los músculos flexores posteriormente y una expansión del músculo flexor cubital del carpo y fibras del retináculo de los músculos extensores anteriormente.

La arteria cubital se ve acompañada medialmente, en el antebrazo y en el carpo, por el nervio cubital (v. *Nervio cubital*).

Las relaciones en la palma de la mano se describirán junto con los arcos palmares.

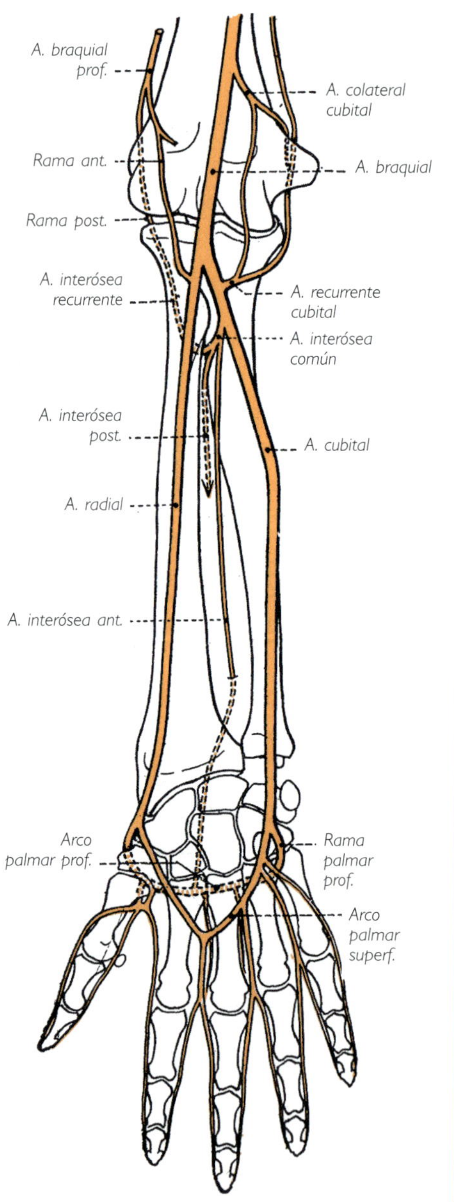

Fig. 133 ▪ Esquema de las arterias del antebrazo y de la mano.

■ **RAMAS COLATERALES.** De las ramas que nacen de la arteria cubital, algunas están destinadas a los músculos vecinos. Las ramas principales son: la *arteria recurrente cubital,* la *arteria interósea común,* la *rama dorsal del carpo,* la *rama palmar del carpo,* la *rama palmar profunda* y la *rama anastomótica con el arco palmar profundo* (figs. 132 y 133).

1. Arteria recurrente cubital. La arteria recurrente cubital se distribuye sobre todo en los músculos epicondíleos mediales. Nace de la arteria cubital cerca de su origen y se dirige medialmente; no tarda en dividirse en dos ramas, una anterior y otra posterior (figs. 132 y 136).

La *rama anterior* asciende por el surco bicipital medial, anteriormente al músculo braquial, entre el músculo pronador redondo medialmente y el músculo bíceps braquial lateralmente. Se anastomosa anteriormente al epicóndilo medial con la rama anterior de la arteria colateral cubital inferior, rama de la arteria braquial.

La *rama posterior* discurre oblicuamente superior y medial sobre la cara anterior del músculo flexor profundo de los dedos. Está cubierta por el músculo flexor cubital del carpo. Esta rama asciende hasta el surco del nervio cubital, donde termina anastomosándose con la arteria colateral cubital superior de la arteria braquial y con la rama posterior de la arteria colateral cubital inferior, también rama de la arteria braquial (fig. 136).

La rama posterior se encuentra en el surco del nervio cubital con el nervio cubital, al cual proporciona una arteriola que lo acompaña de superior a inferior.

2. Arteria interósea común. La arteria interósea común es corta y voluminosa; se origina de la cara posterior de la arteria cubital un poco inferiormente a la arteria recurrente cubital. Su dirección es oblicua inferior, lateral y posteriormente hasta las proximidades del extremo superior del espacio interóseo del antebrazo, pero antes de alcanzarlo se divide en dos ramas, las arterias interóseas anterior y posterior.

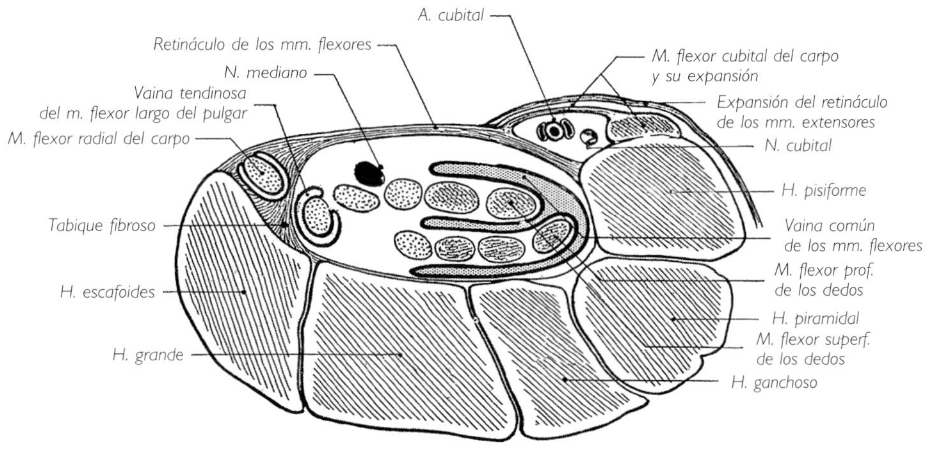

Fig. 134 ▪ Corte transversal de la muñeca. Vainas sinoviales.

La *arteria interósea anterior* desciende verticalmente en sentido anterior a la membrana interósea del antebrazo, en el intersticio que separa el músculo flexor profundo de los dedos del músculo flexor largo del pulgar (fig. 132). En la parte inferior del antebrazo, la arteria discurre posteriormente al músculo pronador cuadrado, atraviesa la membrana interósea del antebrazo y termina en la cara dorsal del carpo, anastomosándose con la arteria interósea posterior y con las ramas ascendentes del arco dorsal del carpo.

En su trayecto, la arteria interósea anterior da origen a numerosas ramas que se distribuyen en los músculos vecinos; otras atraviesan la membrana interósea del ante-

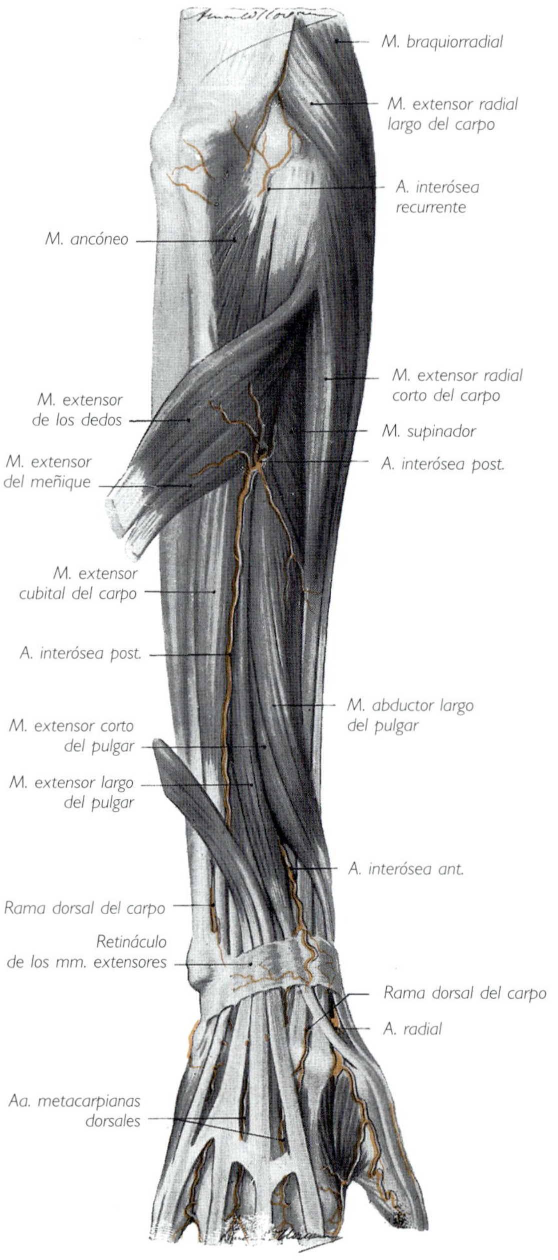

Fig. 135 ▪ Arterias del antebrazo y de la mano (cara posterior).

brazo, se dirigen a los músculos de la región posterior del antebrazo y se anastomosan con ramas de la arteria interósea posterior. Una rama muy delgada de la arteria interósea anterior, denominada *arteria mediana* o *arteria satélite del nervio mediano,* se dirige anteriormente, penetra junto con el nervio mediano en la vaina del músculo flexor superficial de los dedos y lo acompaña hasta el carpo, situándose medialmente al nervio (Salmon).

La *arteria interósea posterior* es menos voluminosa que la arteria interósea anterior. Atraviesa el espacio interóseo del antebrazo superiormente a la membrana interósea del antebrazo, discurre profundamente al músculo supinador y después cruza el borde inferior de dicho músculo para situarse entre los dos planos musculares de la región posterior del antebrazo (fig. 135). Por último desciende hasta la muñeca, donde se anastomosa con la arteria interósea anterior y las ramas ascendentes del arco dorsal del carpo.

La arteria interósea posterior da origen a muchas pequeñas ramas musculares y otra más gruesa, denominada *arteria interósea recurrente,* que se separa de ella después de cruzar el borde inferior del músculo supinador y se dirige superiormente, aplicada a la cara posterior de este músculo y cubierta por el músculo ancóneo, hasta la articulación del codo. Se anastomosa, posteriormente al epicóndilo lateral, con la rama posterior de la arteria braquial profunda (fig. 136).

3. Rama dorsal del carpo. Nace de la arteria cubital un poco superior a la cabeza del cúbito. Bordea este hueso medial, inferior y posteriormente, pasando por la cara profunda del músculo flexor cubital del carpo; de ese modo alcanza la cara dorsal del carpo, donde contribuye a formar la red dorsal del carpo, anastomosándose con la otra rama dorsal del carpo, rama de la arteria radial.

4. Rama palmar del carpo. La rama palmar del carpo es una rama muy delgada que nace de la arteria cubital a la altura del borde inferior del músculo pronador cuadrado y se anastomosa, inferiormente a este músculo, con una rama análoga de la arteria radial.

5. Rama palmar profunda. La rama palmar profunda nace de la arteria cubital a la altura del extremo inferior del hueso pisiforme (figs. 137 y 138). Se hace profunda en la eminencia hipotenar, entre los músculos abductor del meñique y flexor corto del meñique, cruzando la cara anterior del oponente del meñique. Se dirige lateralmente y forma, anastomosándose con la rama terminal de la arteria radial, el arco palmar profundo (fig. 132). En el curso de su trayecto, proporciona ramas a los músculos de la eminencia hipotenar.

6. Rama anastomótica con el arco palmar profundo. Se trata de una colateral frecuente, pero inconstante, que nace del arco palmar superficial, inferior al gancho del hueso ganchoso; profundiza en la palma de la mano pasando entre los músculos hipotenares situados medialmente y los tendones de los músculos flexores de los dedos lateralmente, para alcanzar el arco palmar profundo, anteriormente a los músculos interóseos, donde termina.

RED ARTICULAR DEL CODO. De la descripción de las ramas colaterales de las arterias braquial, radial y cubital, resulta que la articulación del codo está rodeada de una densa red arterial que presenta la disposición siguiente (fig. 136): las dos ramas terminales de la arteria braquial profunda se anastomosan en la parte lateral de la articulación con las arterias recurrente radial e interósea recurrente, formando el *círculo arterial periepicondíleo lateral*. En la parte medial de la articulación, la arteria colateral cubital superior y las dos ramas de la arteria colateral cubital inferior se anastomosan con las ramas de la arteria recurrente cubital, formando el *círculo arterial periepicondíleo medial*. Los dos círculos arteriales periepicondíleos están unidos por anastomosis transversales anteriores y posteriores; la más importante de ellas está formada por una rama transversal supraolecraniana de la rama posterior de la arteria colateral cubital inferior.

ARCOS PALMARES

Los arcos palmares están formados por las anastomosis que unen, en la palma de la mano, las arterias radial y cubital. Son dos, uno superficial y otro profundo.

ARTERIAS DEL MIEMBRO SUPERIOR

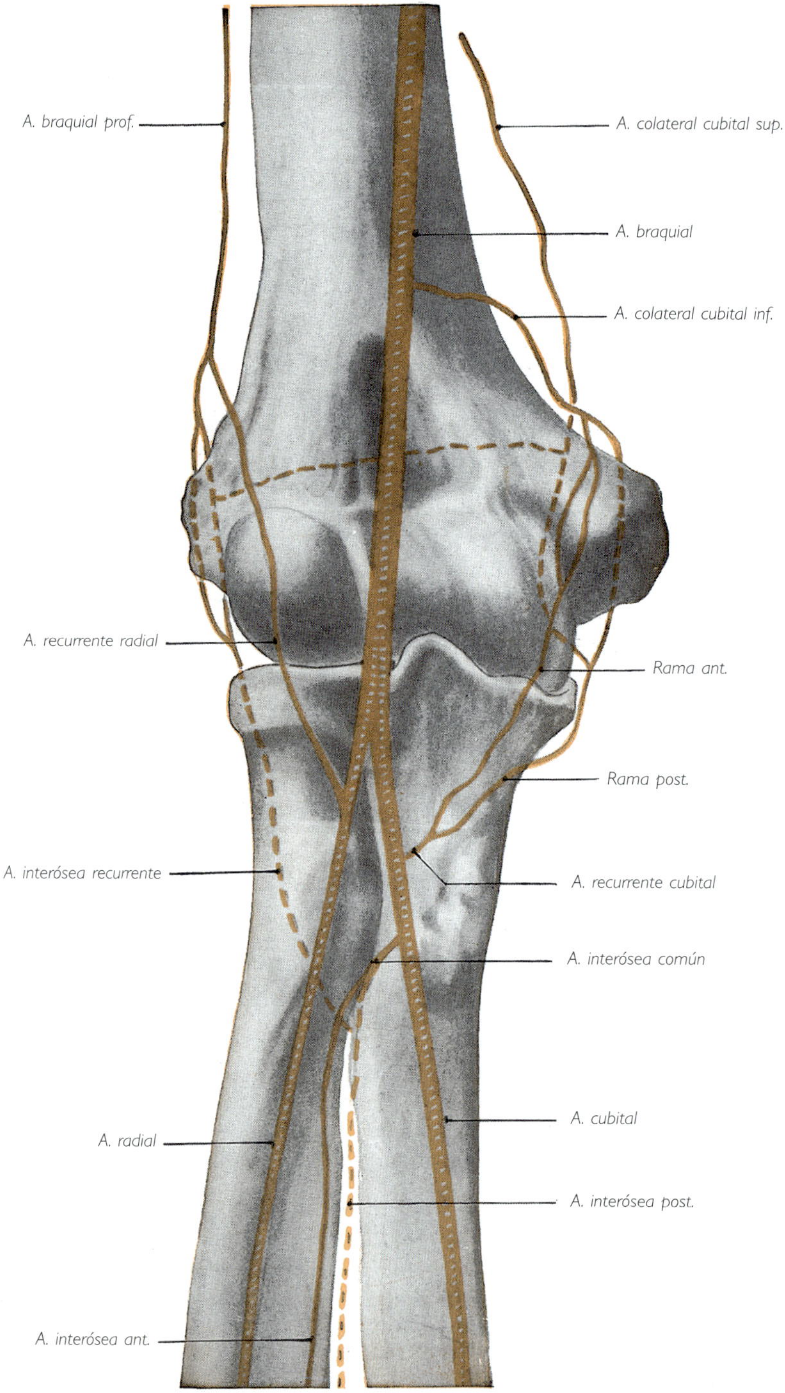

Fig. 136 ▪ Red articular del codo.

A. **Arco palmar superficial**

El arco palmar superficial está formado por la anastomosis de la arteria cubital con la rama palmar superficial, rama de la arteria radial (fig. 137).

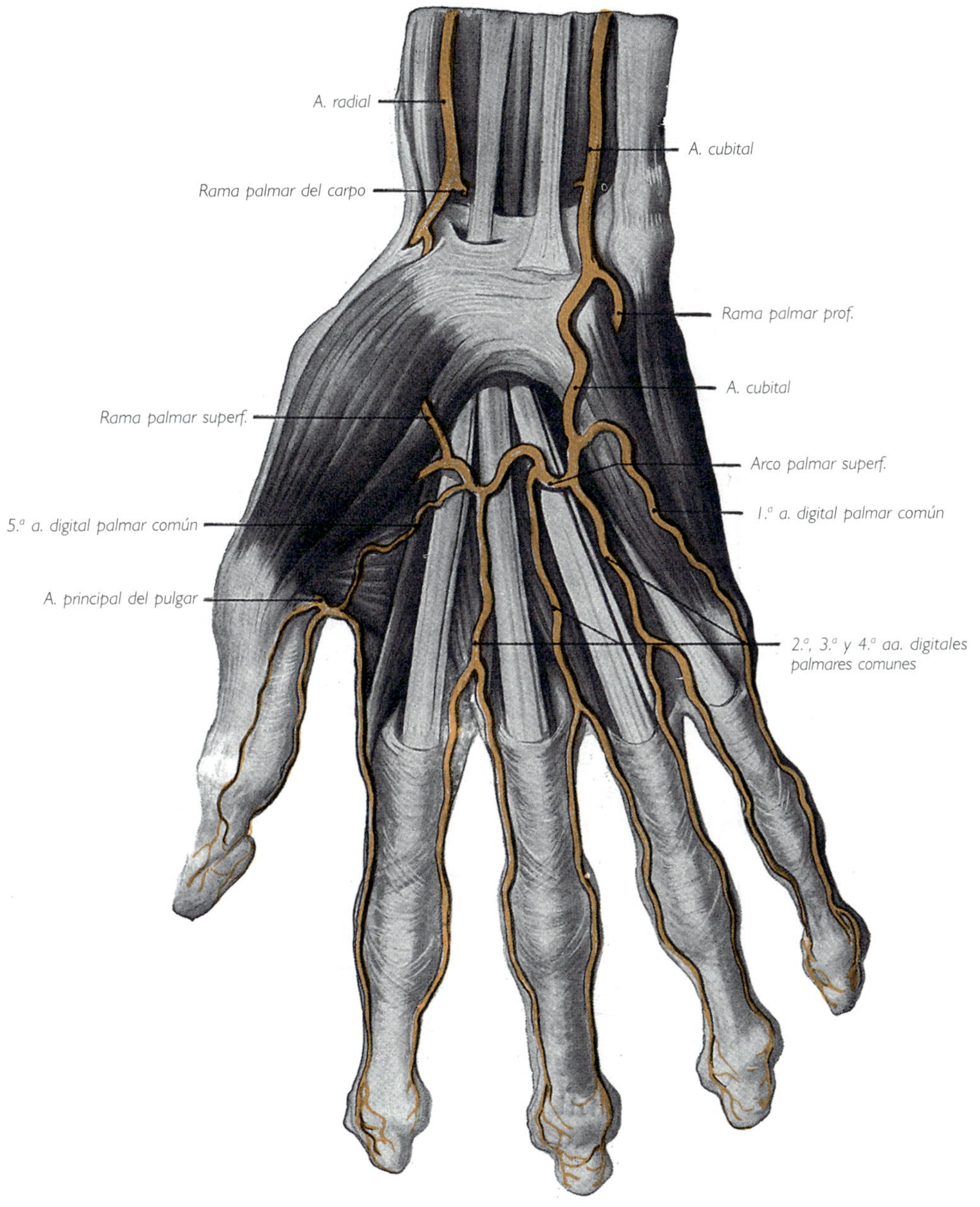

Fig. 137 ▪ Arco palmar superficial.

DESCRIPCIÓN. Hemos señalado que la arteria cubital está situada en el carpo lateralmente al hueso pisiforme, en un conducto osteofibroso distinto del conducto carpiano. La arteria discurre medialmente al gancho del hueso ganchoso o sobre el gancho mismo; después se incurva lateralmente a través de la palma de la mano, siguiendo la bisectriz del ángulo formado por el pliegue de oposición del pulgar con el pliegue de flexión o transversal superior (Dujarier). Lo más frecuente es que termine anastomosándose con la rama palmar superficial de la arteria radial, con la que completa este arco. El arco es anguloso o bien describe una curva de concavidad superior, más o menos regular. Cuando el arco es anguloso, la arteria cubital posee siempre un calibre mucho mayor que la rama palmar superficial, y parece continuarse con la cuarta arteria digital palmar común.

RELACIONES. El arco palmar superficial está situado inmediatamente profundo a la aponeurosis palmar, y cruza la cara anterior de los tendones de los músculos flexores de los dedos y los ramos terminales de los nervios mediano y cubital (v. *Región palmar*).

RAMAS COLATERALES. El arco palmar superficial da origen, por su convexidad, a cuatro colaterales denominadas *arterias digitales palmares comunes* (figs. 137 y 138). Están destinadas a los cuatro úlimos dedos. Se numeran de medial a lateral.

1. Primera arteria digital palmar común. Se dirige inferior y medialmente, cruza los músculos de la eminencia hipotenar y alcanza el borde medial del dedo meñique, donde se convierte en la arteria digital palmar medial de este dedo.

2. Arterias digitales palmares comunes segunda, tercera y cuarta. Descienden por los espacios intertendinosos de los tendones de los músculos flexores de los dedos. Un poco superiormente a las comisuras interdigitales, cada una de ellas se divide en dos ramas terminales, que se convierten en las *arterias digitales palmares propias* de los dedos correspondientes; la segunda arteria digital común origina la arteria digital palmar lateral del dedo meñique y la arteria digital palmar medial del dedo anular; ❑ la tercera arteria digital común da origen a la arteria digital palmar lateral del dedo anular y la arteria digital palmar medial del dedo medio; ❑ la cuarta arteria digital palmar común proporciona la arteria digital palmar lateral del dedo medio y la arteria digital palmar medial del dedo índice.

3. Quinta arteria digital palmar común. Existe con frecuencia; en general es poco voluminosa. Se anastomosa en el extremo superior del primer espacio interdigital con la arteria principal del pulgar de la arteria radial (fig. 137). La quinta arteria digital palmar común suple a dicha arteria cuando ésta se halla ausente.

B. Arco palmar profundo

El arco palmar profundo está formado por la anastomosis de la arteria radial con la rama palmar profunda de la arteria cubital (figs. 132, 133 y 138).

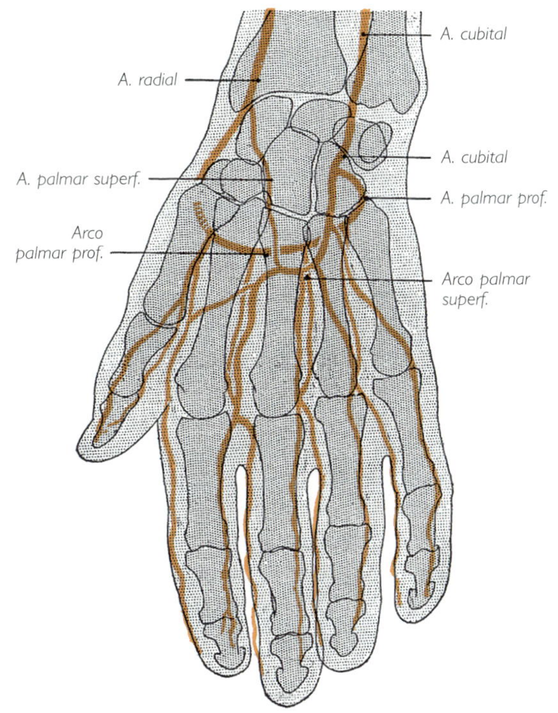

Fig. 138 ▪ Proyección sobre el esqueleto de las arterias de la mano (según radiografías).

DESCRIPCIÓN. Después de atravesar el primer músculo interóseo dorsal, la arteria radial discurre en un principio entre el primer músculo interóseo palmar, que se halla situado anteriormente a ella, y la parte lateral del músculo aductor del pulgar, que queda posteriormente. Se insinúa a continuación en el intersticio comprendido entre, por un lado, la parte del músculo aductor del pulgar que se inserta en los huesos metacarpianos segundo y tercero, que están situados posteriormente a la arteria y, por otro, el resto del músculo que la cubre. Finalmente, la arteria radial emerge del músculo aductor del pulgar pasando por el intersticio limitado posteriormente por el fascículo del músculo aductor del pulgar, que se origina en el tercer hueso metacarpiano, y anteriormente por la parte de este músculo proveniente de la base de este hueso y del carpo. Una vez emerge, la arteria radial se dirige transversalmente en sentido medial y forma, anastomosándose con la rama palmar profunda de la arteria cubital, el arco palmar profundo.

RELACIONES. El arco palmar profundo está situado anteriormente al extremo superior del cuerpo de los huesos metacarpianos y posteriormente a los tendones de los músculos flexores de los dedos y a la fascia interósea palmar. Suele hallarse cruzado muy oblicuamente por el ramo profundo del nervio cubital (v. *Región palmar*).

RAMAS COLATERALES. El arco palmar profundo origina ramas ascendentes o articulares, ramas posteriores o perforantes, y ramas descendentes o arterias metacarpianas palmares.

1. Ramas articulares. Son cortas y delgadas. Se distribuyen en los huesos del carpo y en sus articulaciones.

2. Ramas perforantes. Son tres. Cada una de ellas atraviesa de anterior a posterior el extremo superior de uno de los tres últimos espacios interóseos del metacarpo y desemboca en la arteria metacarpiana dorsal correspondiente.

3. Arterias metacarpianas palmares. El arco palmar profundo da origen a cuatro arterias metacarpianas palmares, una para cada espacio interóseo del metacarpo.

❏ La primera arteria metacarpiana palmar o *arteria principal del pulgar* desciende posteriormente al músculo aductor del pulgar y se ramifica en tres ramas, que son las arterias digitales palmares medial y lateral del pulgar y la arteria radial del índice (fig. 137). ❏ Las *arterias metacarpianas palmares de los espacios segundo, tercero* y *cuarto* descienden anteriormente a los músculos interóseos y se anastomosan con las arterias digitales comunes correspondientes un poco superiormente a su bifurcación en las digitales palmares propias (figs. 132 y 138).

ARTERIAS DIGITALES PALMARES PROPIAS

Las arterias digitales palmares del pulgar y la arteria radial del índice nacen del arco palmar superficial o, más a menudo, de la primera arteria metacarpiana palmar o arteria principal del pulgar, rama del arco palmar profundo. Todas las demás proceden de las arterias digitales palmares comunes, ramas del arco superficial.

Todas ellas discurren en el tejido subcutáneo, a cada lado de la vaina de los músculos flexores de los dedos, posteriormente al nervio digital palmar propio correspondiente, hasta la falange distal, donde terminan anastomosándose con las del lado opuesto. Las digitales palmares propias dan origen a numerosas ramas destinadas a las partes blandas de los dedos y a las falanges; algunas de estas ramas pasan a la cara dorsal de los dedos y suplen a las arterias digitales dorsales, que generalmente se agotan en las proximidades de las falanges proximales.

II. VENAS DEL MIEMBRO SUPERIOR

Las venas del miembro superior se dividen en superficiales y profundas, según sean superficiales o profundas a la fascia profunda. Estas dos categorías de venas comunican entre sí por medio de numerosas anastomosis desprovistas de válvulas.

A. **Venas profundas**

Las venas profundas acompañan a las arterias. Son dos por cada arteria y adoptan su mismo nombre. Por lo tanto, existen dos venas radiales, dos venas cubitales, etc. Sólo la arteria axilar se halla acompañada de un único tronco venoso: la *vena axilar*.

Las venas profundas están provistas de válvulas, al igual que sus colaterales. Éstas poseen siempre, en su desembocadura en el tronco colector, un par de válvulas denominadas *ostiales*.

Las dos venas que acompañan a una arteria están unidas en diversos puntos mediante cortas anastomosis transversales.

Las venas profundas son satélites de las arterias, y poseen idéntica dirección, trayecto y relaciones musculares y fasciales que las arterias correspondientes. Su descripción coincide con la de las arterias. Sin embargo, la vena axilar presenta algunas particularidades que conviene señalar.

VENA AXILAR. Con un calibre de casi 1 cm, esta voluminosa vena está formada por la reunión de las dos venas satélites de la arteria braquial, y acompaña en todo su trayecto a la arteria axilar (fig. 144).

En su parte inferior, la vena axilar está situada medialmente a la arteria; en su trayecto ascendente, se enrolla ligeramente sobre la arteria, de manera que en su parte superior se halla situada en el lado anteromedial de la arteria.

Sus colaterales corresponden a las de la arteria. No obstante, recibe también la vena cefálica, en la cual desembocan las venas toracoacromiales.

Suele observarse un vaso venoso colateral a la vena axilar, de longitud y calibre variables, situado habitualmente lateral a la vena y anterior a la arteria. Este conducto está en continuidad con la vena braquial y recibe las venas circunflejas humerales. Las relaciones que la vena axilar presenta con el plexo braquial y sus ramos serán descritas con cada uno de estos nervios y estudiadas en su conjunto con la región axilar.

B. Venas superficiales

1. Venas superficiales de la mano y los dedos. En los dedos de la mano, las venas superficiales están muy desarrolladas en la cara dorsal; por el contrario, en la cara palmar están constituidas por una red de pequeñas vénulas.
a) VENAS DORSALES (fig. 139). Las venas de la cara dorsal de los dedos comienzan en la *red venosa subungueal,* que drena en la vena periungueal, concéntrica a la raíz de la uña. De la vena periungueal parte una red dorsal que desemboca en un *arco digital* situado sobre la falange proximal. Los arcos venosos digitales se unen entre sí en los espacios que separan las cabezas de los metacarpianos, y de la unión de dos arcos digitales vecinos nace una vena *metacarpiana dorsal.* Las venas metacarpianas dorsales ascienden por la cara dorsal de la mano y se anastomosan formando la *red venosa dorsal de la mano.* En los extremos de esta red desembocan otras dos venas: una procede de la cara lateral del dedo pulgar y recibe el nombre de *vena cefálica del pulgar;* la otra procede del dedo meñique y se denomina *vena metacarpiana dorsal del meñique.*
b) VENAS PALMARES. La red venosa palmar drena en la red venosa dorsal de los dedos y de la mano.

2. Venas superficiales del antebrazo y de la fosa del codo (fig. 140). Las redes venosas de la mano dan origen a varios troncos principales, que se convierten en los troncos colectores de las venas del antebrazo. Son la vena cefálica del antebrazo, la vena basílica del antebrazo, la vena cefálica accesoria y la vena mediana del antebrazo.

La *vena cefálica del antebrazo* es continuación de la vena cefálica del pulgar y de la extremidad lateral de la red venosa dorsal (fig. 139); asciende por la cara lateral del antebrazo y se localiza en la fosa del codo en el surco bicipital lateral (fig. 140).

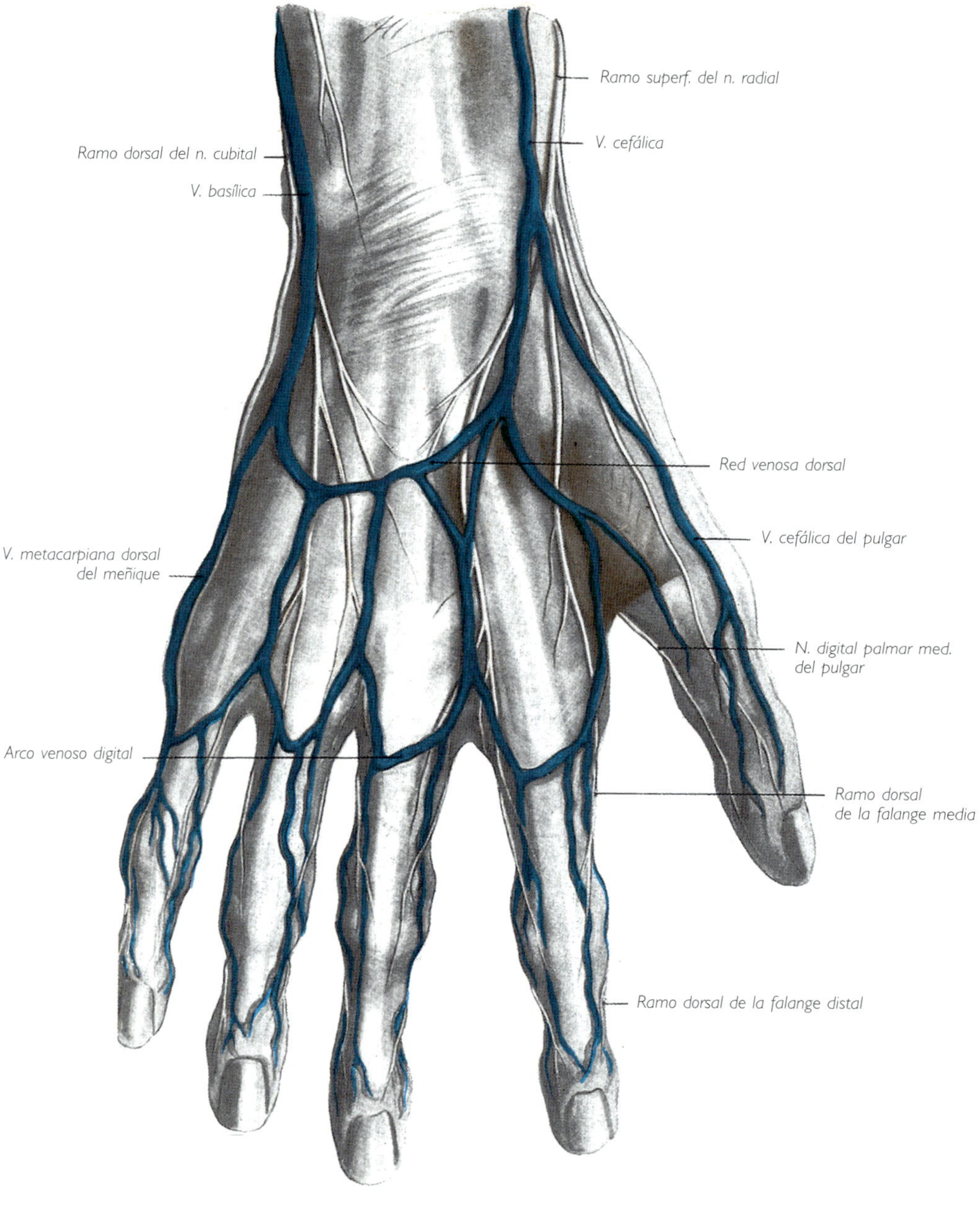

Fig. 139 ▪ Venas y nervios superficiales de la cara dorsal de la mano.

En la fosa del codo, la vena cefálica o una de sus ramas reciben de alguna de las venas profundas (generalmente una de las venas braquiales) una rama anastomótica, casi siempre avalvular, denominada *vena comunicante del codo*.

La *vena basílica del antebrazo* es continuación de la vena metacarpiana dorsal del meñique y del extremo medial de la red venosa dorsal. Discurre por el borde medial de la cara anterior del antebrazo y se reúne, un poco superior y lateralmente al epicóndilo medial, con la vena mediana basílica. De la unión de ambas venas nace la *vena basílica*.

La *vena cefálica accesoria* procede de la cara posterior del antebrazo, rodea su borde lateral hacia el límite inferior de la fosa del codo y se une, superior y medialmente al epicóndilo lateral, con la *vena cefálica*.

La *vena mediana del antebrazo* o *vena mediana antebraquial* asciende anteriormente por la parte media del antebrazo, si bien puede hallarse ausente. Al llegar al tercio superior del antebrazo, se divide en dos ramas: una lateral, la *vena mediana cefálica,* que se une a la vena cefálica y corre por el surco bicipital lateral, y otra medial, la *vena mediana basílica,* que desemboca en la vena basílica y discurre por el surco bicipital medial. Las venas cefálica del antebrazo, mediana cefálica, mediana basílica y basílica del antebrazo describen en el pliegue de codo la forma de una M, denominada *M venosa del pliegue del codo*.

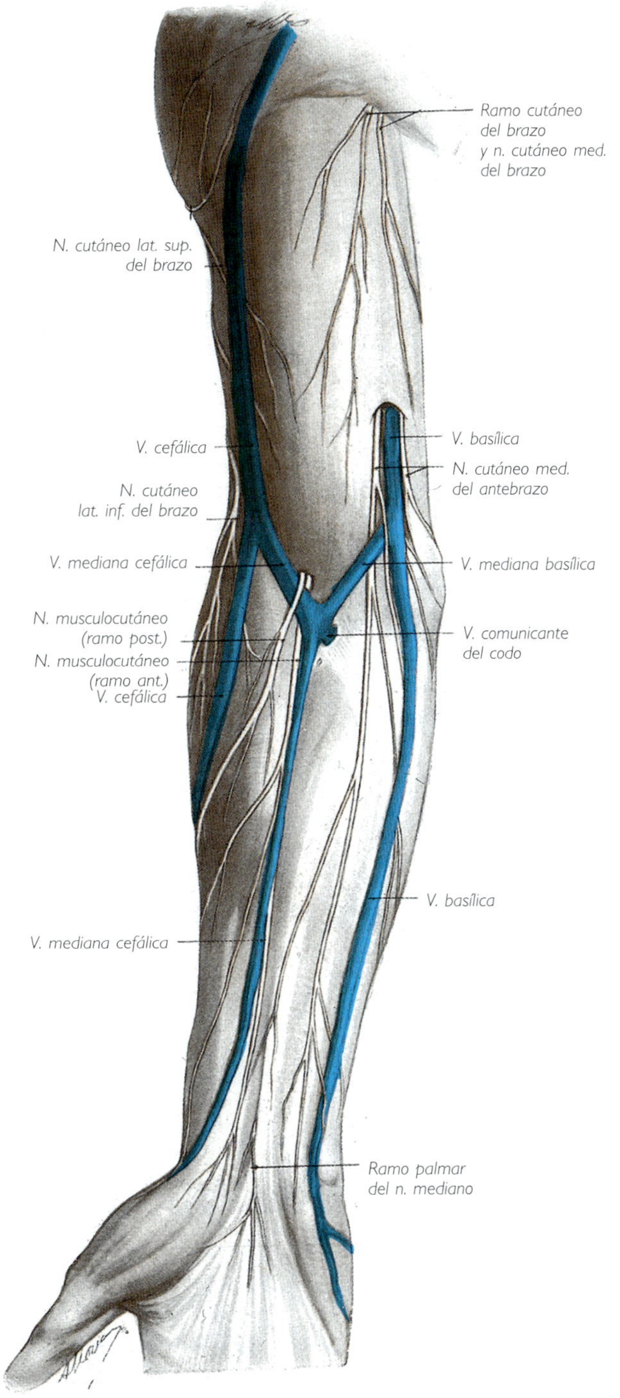

Fig. 140 ▪ Venas y nervios superficiales del brazo y del antebrazo (cara anterior).

3. Venas superficiales del brazo. La cara anterior del brazo está recorrida por las venas basílica y cefálica, cuya formación hemos descrito.

La *vena basílica* asciende a lo largo del borde medial del músculo bíceps braquial y atraviesa la fascia del brazo hacia la parte media o el tercio superior del brazo. Convertida en vena profunda, desemboca, después de un trayecto de algunos centímetros, en la vena braquial; a veces se extiende hasta la vena axilar.

La *vena cefálica* sigue, de inferior a superior, el borde lateral del músculo bíceps braquial; atraviesa la fascia en la parte inferior del triángulo deltopectoral y asciende a lo largo de este intersticio, profundamente a la fascia deltopectoral o en un desdoblamiento de ésta, hasta las proximidades de la clavícula; al llegar a ese punto se incurva inferiormente al hueso formando el *arco de la vena cefálica,* atraviesa la fascia clavipectoral y desemboca en la vena axilar. En la mayor parte de los casos, las venas toracoacromiales desembocan en la vena cefálica, cerca de su terminación.

III. VASOS Y NÓDULOS LINFÁTICOS DEL MIEMBRO SUPERIOR

Describiremos primeramente los nódulos linfáticos y a continuación los vasos linfáticos tributarios de éstos.

NÓDULOS LINFÁTICOS

Existen varios grupos de nódulos linfáticos en el miembro superior: *a)* un grupo de nódulos linfáticos principal situado en la raíz del miembro, en la región axilar, se denominan nódulos linfáticos axilares; *b)* nódulos linfáticos situados también en la raíz del miembro, en el trayecto de los vasos linfáticos que se extienden desde las paredes de la axila y del tórax hasta los nódulos linfáticos axilares; *c)* nódulos linfáticos escalonados a lo largo de los vasos linfáticos superficiales y profundos del miembro superior, y *d)* nódulos linfáticos supraescapulares.

a) NÓDULOS LINFÁTICOS AXILARES. Estos nódulos linfáticos, cuyo número varía de 12 a 30, están inmersos en el tejido celuloadiposo de la fosa axilar, y se distribuyen en cinco grupos principales (Poirier y Cunéo) (fig. 141):

Nódulos linfáticos humerales. Se trata de 4 o 5 nódulos linfáticos escalonados a lo largo de la parte medial del paquete vasculonervioso.

Nódulos linfáticos pectorales. Están agrupados en dos acúmulos de nódulos linfáticos situados sobre el trayecto de la arteria torácica lateral; el grupo *superomedial* se sitúa a nivel de los espacios intercostales segundo y tercero, mientras que el otro es *inferomedial* y se sitúa a nivel de los espacios intercostales cuarto y quinto.

Nódulos linfáticos subescapulares. Se trata de 6 o 7 nódulos linfáticos dispuestos a lo largo de la arteria subescapular, entre los músculos redondo mayor y subescapular.

Nódulos linfáticos centrales. Se trata de 4 o 5 nódulos linfáticos situados entre los grupos precedentes, en medio del tejido celuloadiposo que ocupa la porción central de la fosa axilar.

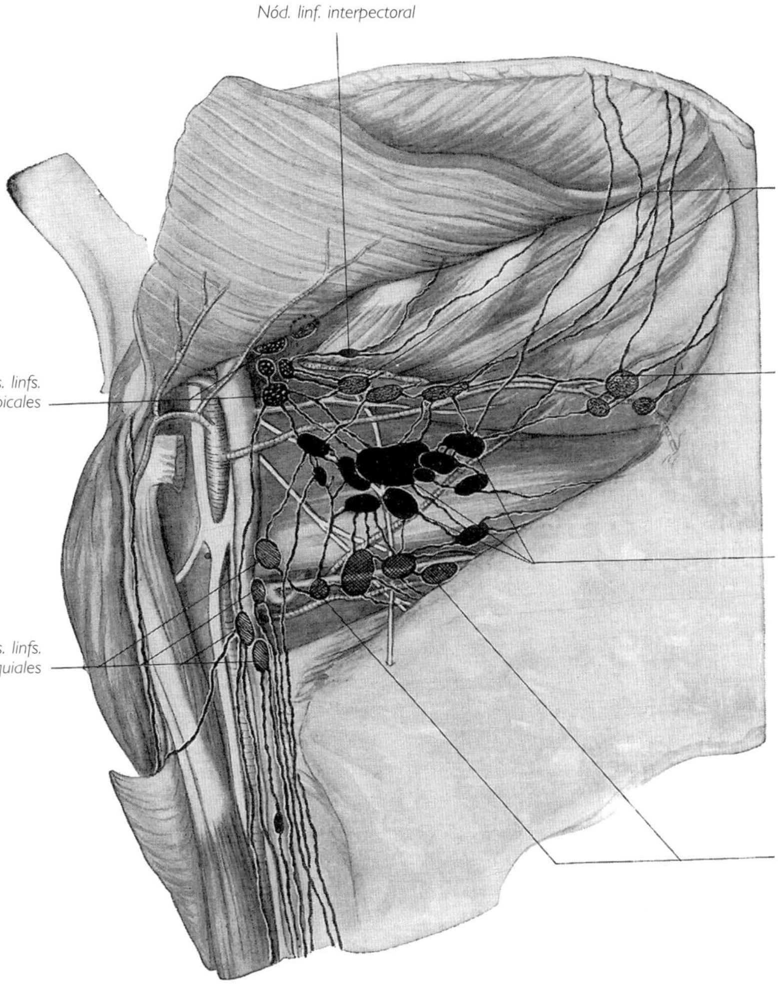

Fig. 141 ▪ Nódulos linfáticos de la axila (semiesquemático).

Nódulos linfáticos apicales. Se trata de 6 a 12 nódulos linfáticos situados medial y anteriormente a los vasos axilares, cerca del vértice de la axila.

Los nódulos linfáticos axilares reciben todos los vasos linfáticos del miembro superior y una parte de los que proceden de las partes blandas que cubren la caja torácica y, por consiguiente, de la región mamaria; también reciben los vasos linfáticos de la parte inferior de la nuca y los que se originan en los tegumentos y en los músculos de la parte supraumbilical de la pared abdominal. La mayor parte de los vasos eferentes de los nódulos linfáticos humerales, así como los de los nódulos linfáticos pectorales y subescapulares, drenan en los nódulos linfáticos centrales. Los eferentes de estos últimos nódulos linfáticos desembocan en los nódulos linfáticos apicales, por lo cual éstos reciben casi toda la linfa de los nódulos linfáticos axilares. Luego ellos mismos dan origen a uno o varios tron-

cos subclavios, que vierten su contenido en el confluente yugulosubclavio correspondiente, de forma directa o por medio de los nódulos linfáticos cervicales laterales profundos inferiores (para más detalles, v. tomo 1, *Troncos colectores de la base del cuello*).
b) NÓDULOS LINFÁTICOS INTERCALADOS EN EL TRAYECTO DE LOS VASOS LINFÁTICOS QUE SE EXTIENDEN DESDE LAS PAREDES DE LA AXILA, DEL TÓRAX Y DEL ABDOMEN HASTA LOS NÓDULOS LINFÁTICOS AXILARES. Son: ❑ *a)* los nódulos linfáticos deltopectorales; se trata de 1 o 2 nódulos linfáticos situados en el curso de un vaso linfático que asciende por el triángulo deltopectoral; ❑ *b)* los nódulos linfáticos paramamarios (Gerota), que están situados muy cerca de la glándula mamaria; ❑ *c)* los nódulos linfáticos observados por Cruikshank y Kirmisson sobre la propia glándula; ❑ *d)* un nódulo linfático descrito por Orts Llorca a la altura de la séptima costilla, en el borde inferior del músculo pectoral mayor, y ❑ *e)* los nódulos linfáticos interpectorales (Grossmann) (fig. 141).
c) NÓDULOS LINFÁTICOS INTERCALADOS A LO LARGO DE LOS VASOS LINFÁTICOS DEL MIEMBRO SUPERIOR. Se dividen en superficiales y profundos.

Los *nódulos linfáticos superficiales* corresponden a los *nódulos linfáticos supratrocleares,* que se sitúan superiormente al epicóndilo medial, a lo largo de la vena basílica, en el trayecto de los vasos linfáticos que proceden de la parte medial de la mano y del antebrazo.

Echeverri ha observado un *nódulo linfático superficial braquial* sobre la vena cefálica, hacia la mitad del brazo.

Se han observado también nódulos linfáticos posteriores superficiales en contacto con los músculos redondo mayor y redondo menor, y en la parte lateral de la región subclavicular.

Los *nódulos linfáticos profundos* interrumpen el trayecto de los vasos linfáticos profundos del miembro superior. Estos vasos acompañan a los grandes vasos del antebrazo y los nódulos linfáticos adoptan el nombre de los vasos vecinos. Así, se distinguen en el antebrazo *nódulos linfáticos del codo, nódulos linfáticos radiales, nódulos linfáticos interóseos anteriores* y *nódulos linfáticos interóseos posteriores*. En el brazo se denominan nódulos linfáticos braquiales.

Los nódulos linfáticos profundos son por lo general pequeños e inconstantes. Los más importantes son: el *nódulo linfático cubital superior,* situado en el origen de la arteria cubital, y los nódulos linfáticos braquiales.
d) NÓDULOS LINFÁTICOS SUPRAESCAPULARES (Vergé-Brian). Se encuentran en la fosa supraespinosa, en el trayecto de los vasos supraescapulares.

VASOS LINFÁTICOS

Se dividen en superficiales y profundos.
a) VASOS SUPERFICIALES. Los vasos colectores de las redes linfáticas de los dedos alcanzan por los surcos interdigitales la cara dorsal de la mano y del antebrazo.

Los colectores de la palma de la mano ascienden por la cara anterior del antebrazo, donde se les unen los colectores dorsales, que rodean los bordes laterales del antebrazo y se convierten en anteriores. Algunos de ellos ascienden posteriormente hasta la mitad del brazo, antes de incurvarse hacia la parte anteromedial de la región braquial anterior.

En definitiva, todos los troncos linfáticos superficiales alcanzan la cara anterior del brazo y ascienden luego hacia la axila, donde terminan en los nódulos linfáticos humerales o en los nódulos linfáticos centrales.

Un tronco colector lateral del brazo se introduce en el triángulo deltopectoral y desemboca en un nódulo linfático apical. Puede también pasar superiormente a la clavícula y desembocar en un nódulo linfático supraclavicular.

Los vasos linfáticos superficiales del hombro alcanzan los bordes anterior y posterior de la base de la axila, los rodean y terminan en los nódulos linfáticos vecinos de la base axilar.

b) VASOS PROFUNDOS. Son satélites de los grandes vasos sanguíneos.

En la mano siguen los arcos palmares; ascienden luego a lo largo de los vasos cubitales, radiales e interóseos hasta el brazo, donde acompañan a los vasos braquiales anteriormente y a los braquiales profundos posteriormente. En el hombro acompañan a las arterias circunflejas humerales, subescapular y supraescapular.

Los colectores del brazo desembocan en los nódulos linfáticos axilares, especialmente en los nódulos linfáticos humerales y centrales. Los que siguen con los vasos circunflejos humerales y subescapulares son tributarios de los nódulos linfáticos subescapulares.

Por último, los vasos linfáticos satélites de los vasos supraescapulares alcanzan los nódulos linfáticos supraescapulares y los que están situados profundamente a la porción cervical del trapecio.

NERVIOS DEL MIEMBRO SUPERIOR

El miembro superior está completamente inervado por ramos del plexo braquial.

I. PLEXO BRAQUIAL

El plexo braquial está formado por las comunicaciones de los ramos anteriores de los cuatro últimos nervios cervicales, es decir, el quinto, sexto, séptimo y octavo nervios cervicales y del primer nervio torácico*.

* Hemos señalado antes que los nervios espinales, que constituyen 31 pares, se dividen en nervios cervicales, torácicos, lumbares, sacros y coccígeo. Hay 8 pares cervicales, 12 torácicos, 5 lumbares, 5 sacros y 1 coccígeo.

Los nervios espinales emergen del conducto vertebral atravesando los agujeros intervertebrales. Lateralmente a dichos agujeros, cada nervio se divide en dos ramos, uno *anterior* y otro *posterior*.

El *ramo posterior* o *ramo dorsal* se distribuye en los tegumentos y en los músculos de la región dorsal del cuerpo. El *ramo anterior* o *ramo ventral* inerva los tegumentos y los músculos de las regiones anteriores del cuerpo y los miembros.

Los ramos anteriores de los nervios torácicos quedan independientes, formando los nervios intercostales. Los ramos anteriores de los nervios cervicales, lumbares, sacros y coccígeo se comunican entre sí para formar los *plexos espinales*, que se dividen en plexo cervical, braquial, lumbar, sacro y coccígeo.

CONSTITUCIÓN

El plexo braquial está formado de la manera siguiente (fig. 142).

El ramo anterior del quinto nervio cervical recibe primero una comunicación del cuarto y luego se une al sexto para formar un tronco voluminoso denominado *tronco superior*.

El séptimo nervio cervical queda independiente y forma el tronco medio. El octavo nervio cervical se une a un grueso ramo del primer nervio torácico y de esta unión resulta el *tronco inferior*.

Cada uno de estos troncos se divide en una división posterior y una división anterior.

Las tres divisiones posteriores de los troncos se unen y forman un voluminoso tronco denominado *fascículo posterior*, que se divide, en la fosa axilar, en dos ramos terminales: el nervio axilar y el nervio radial.

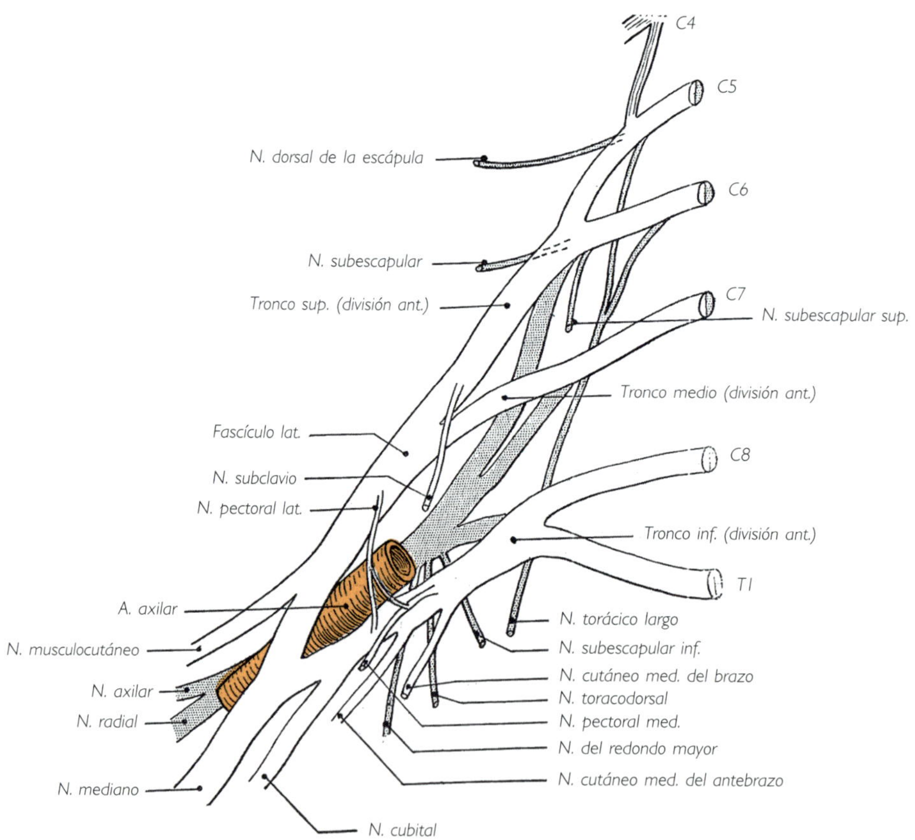

Fig. 142 ▪ Constitución del plexo braquial y origen de sus ramos. Las divisiones posteriores de los troncos, el fascículo posterior y sus ramos están marcados en color gris.

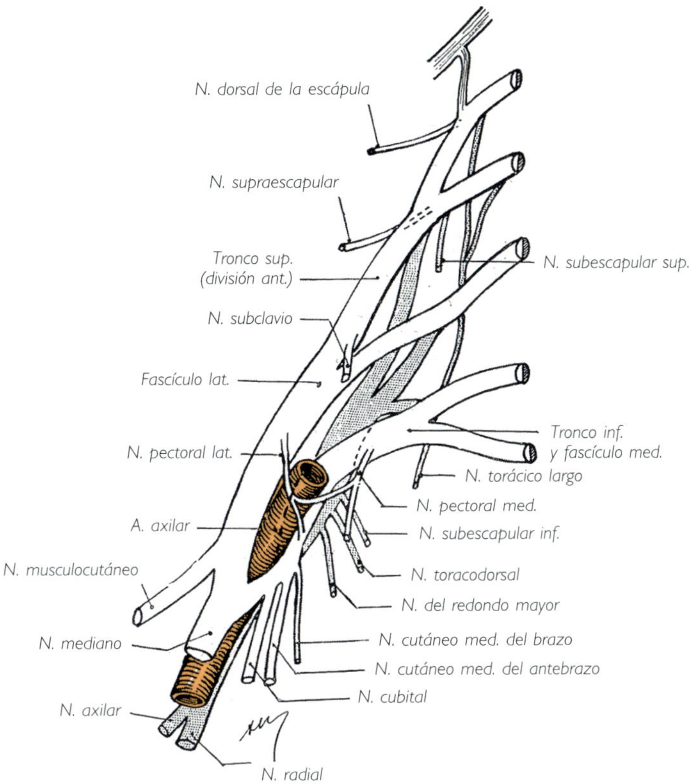

Fig. 143 ▪ Constitución del plexo braquial. En esta figura, los troncos y fascículos del plexo están representados según las relaciones habituales entre ellos mismos y con la arteria axilar.

La división anterior del tronco superior se une a la división anterior del tronco medio; de ello resulta el *fascículo lateral,* del que se origina el nervio musculocutáneo. Lo que resta del fascículo lateral constituye la raíz lateral del nervio mediano.

Por último, la división anterior del tronco inferior forma, por sí sola, el *fascículo medial,* el cual, después de originar los nervios cutáneo medial del antebrazo y cubital, se convierte en la raíz medial del nervio mediano, la cual se une a la raíz lateral anteriormente a la arteria axilar para formar el nervio mediano*.

Esta descripción es un esquema de la formación del plexo braquial, que puede presentar disposiciones diferentes.

* La denominación de *fascículos posterior, lateral y medial* hace referencia a la situación de éstos en relación con la arteria axilar en la totalidad o en parte de su trayecto; indica también los territorios de distribución de los ramos a que dan origen. Se verá, en efecto, que el fascículo posterior inerva las regiones posteriores del miembro superior, mientras que los fascículos lateral y medial se reparten la inervación de las regiones anteriores.

SITUACIÓN Y RELACIONES

El plexo braquial presenta la forma de un triángulo; la base corresponde a las cuatro últimas vértebras cervicales y a la primera vértebra torácica; el vértice se sitúa en la región axilar. En el curso de su trayecto, el plexo atraviesa primero la parte inferior y lateral del cuello, y a continuación penetra en la región axilar.

En el *cuello,* el plexo braquial está situado en la región cervical lateral, entre los músculos escalenos anterior y medio. La arteria subclavia discurre sobre la primera costilla, anteriormente a la parte inferior del plexo (para más detalles v. tomo 1, *Anatomía del cuello*).

En el *vértice de la axila,* el plexo está representado por los tres fascículos, que están situados posterior y lateralmente a la arteria (fig. 166).

En la *fosa axilar* las relaciones de los fascículos con la arteria axilar se modifican a medida que el plexo se aleja del vértice de la región (figs. 143 y 144). ❑ El fascículo lateral tiende a situarse lateralmente a la arteria; ❑ el fascículo medial cruza oblicuamente, de superior a inferior y de lateral a medial, la cara posterior del tronco arterial, discurre anteriormente al fascículo posterior y se sitúa medialmente a éste, entre la arteria y la vena; ❑ el fascículo posterior se localiza hasta su terminación posterior a la arteria axilar.

Los tres fascículos dan origen a sus ramos terminales en la fosa axilar a la altura de la articulación del hombro, posteriormente al músculo pectoral menor. Estos ramos presentan con los vasos diferentes relaciones que serán descritas con cada uno de ellos.

COMUNICACIONES

El plexo braquial se comunica: ❑ *a)* con el *plexo cervical* mediante un ramo nervioso que señalamos al referirnos al modo de formación del plexo y que une el ramo anterior del cuarto nervio cervical con el ramo anterior del quinto, y ❑ *b)* con el *ganglio cervicotorácico del tronco simpático* por medio del nervio vertebral y de los ramos comunicantes que unen directamente dicho ganglio a los ramos anteriores de los nervios cervicales sexto, séptimo y octavo y del primer nervio torácico.

II. DISTRIBUCIÓN DEL PLEXO BRAQUIAL

Los ramos del plexo braquial se dividen en *colaterales* y *terminales*.

RAMOS COLATERALES

Se hallan todos destinados a los músculos del hombro y de la región axilar. Distinguiremos *ramos anteriores* y *ramos posteriores*.

Los ramos anteriores nacen bien de los fascículos lateral y medial, bien, superiormente al origen de estos fascículos, de la cara anterior del plexo. ❑ De los ramos pos-

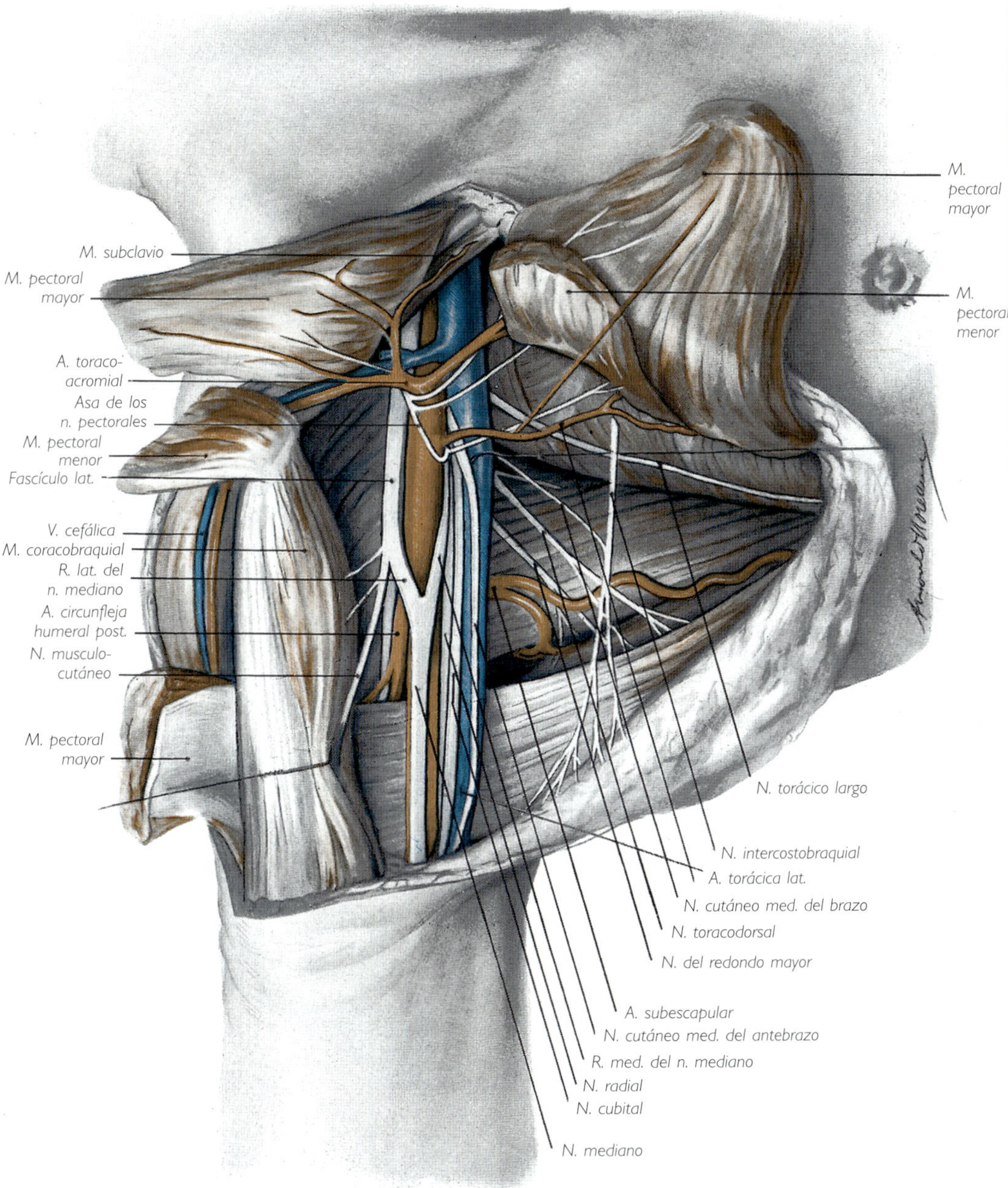

Fig. 144 ▪ Región axilar.

teriores, unos nacen del fascículo posterior y otros, superiormente a este fascículo, de la cara posterior del plexo (figs. 142 y 144).

A. Ramos colaterales anteriores

Se trata de tres nervios que se dirigen respectivamente a los tres músculos de la pared anterior de la axila: los músculos pectoral mayor, pectoral menor y subclavio.

1. Nervio pectoral lateral. El nervio pectoral lateral puede presentar dos variantes (fig. 146). ❏ En algunas ocasiones nace del fascículo lateral a la altura de la clavícula. Desciende inferior y medialmente y se divide en dos ramos: un ramo *muscular,* que cruza oblicuamente la cara anterior de la arteria axilar, atraviesa la fascia clavipectoral y aborda la cara profunda del músculo pectoral mayor, donde termina por medio de abundantes filetes nerviosos, y un ramo *comunicante,* que se une al nervio del músculo pectoral menor para formar el *asa de los nervios pectorales* (fig. 146, A). ❏ En otras ocasiones, que serían las más frecuentes según algunos autores, el nervio se divide y forma un nervio superior y un nervio inferior. El *nervio superior* procede del tronco superior o de su división anterior, cruza la cara anterior de la arteria axilar cerca del músculo subclavio y termina casi completamente en la porción clavicular del músculo pectoral mayor. Constituye, al menos en parte, el ramo muscular de este nervio cuando éste nace de un solo tronco. El *nervio inferior* nace de la división anterior del tronco medio, desciende lateralmente al precedente, pasa inferior a la arteria troncoacromial y se divide en dos ramos, uno muscular y otro comunicante (fig. 146, B).

2. Nervio pectoral medial. El nervio pectoral medial nace del fascículo medial, posteriormente a la clavícula. Se dirige inferior y un poco anterior, discurre primero posterior a la arteria axilar y después entre la arteria y la vena axilares, y se divide en dos ramos: uno *muscular* destinado al músculo pectoral menor y otro *comunicante* que se une anterior a la arteria al ramo comunicante del nervio pectoral lateral, formando así el *asa de los nervios pectorales* (figs. 144 y 146). La concavidad de esta asa se aplica a la cara anterior de la arteria axilar, inmediatamente inferior al origen de la arteria toracoacromial. De la convexidad del asa nacen dos clases de ramos: ❏ unos cruzan el borde superior del músculo pectoral menor y se distribuyen por el músculo pectoral mayor; ❏ otros alcanzan el músculo pectoral menor por su cara profunda y lo inervan; uno o varios de estos ramos atraviesan el músculo pectoral menor para ir a terminar en el músculo pectoral mayor.

3. Nervio subclavio. Es un ramo muy delgado que nace superiormente a la clavícula, unas veces del fascículo lateral y otras de la división anterior del tronso superior. El nervio subclavio desciende anterior al plexo, a lo largo del borde lateral del músculo escaleno anterior y lateralmente al nervio frénico, y se divide en dos ramos: uno se comunica con el nervio frénico; el otro discurre anterior o posterior a la vena subclavia y termina en la parte media del músculo subclavio.

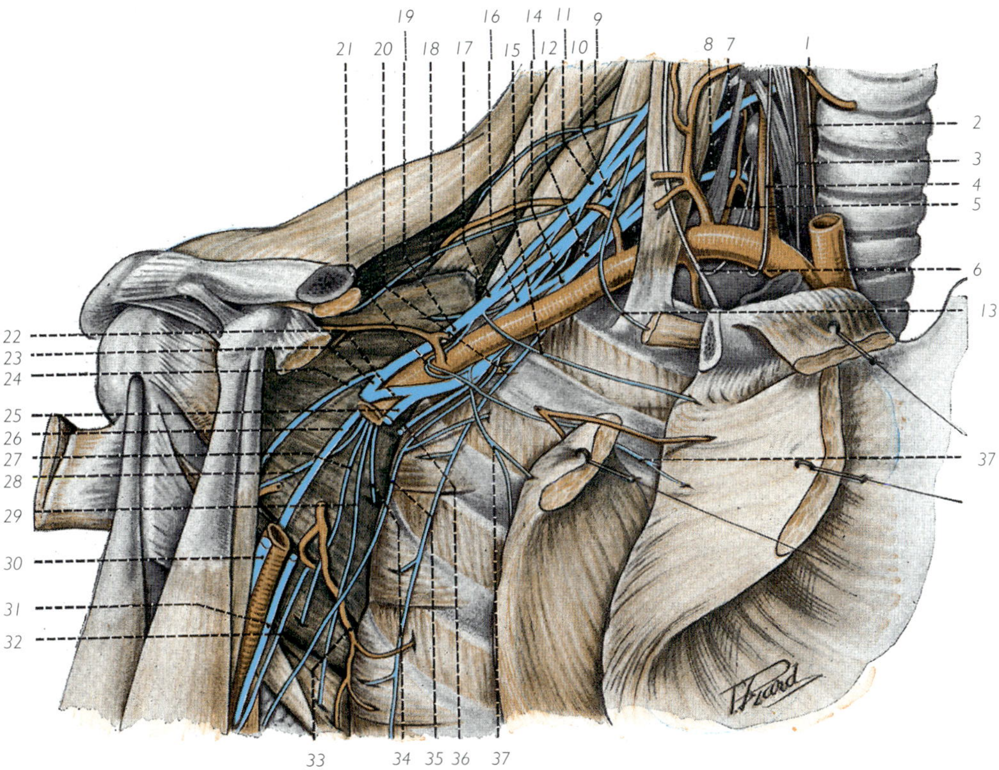

1. A. tiroidea int.
2. N. cardíaco cervical sup. del tronco simpático cervical der.
3. N. cardíaco cervical medio del tronco simpático cervical der.
4. Asa subclavia. Posteriormente a la a. vertebral se observa el ganglio cervicotorácico en la fosa suprarretropleural, que suministra los ramos comunicantes al octavo ramo cervical y al primero torácico.
5. Tronco costocervical.
6. El n. frénico cruza el origen de la a. torácica int. y proporciona un ramo comunicante al ganglio cervicotorácico.
7. N. C8.
8. N. T1.
9. El n. dorsal de la escápula nace del n. C5.
10. Tronco medio, formado por el n. C7.
11. Tronco sup., formado por la reunión del n. C5 y el n. C6.
12. Tronco int., constituido por la unión del n. C8 y el n. T1.
13. El n. subclavio nace del n. C6.
14. Fascículo med.
15. N. pectoral lat. sup.
16. Fascículo post.
17. Fascículo lat.
18. N. supraescapular.
19. Fascículo lat.
20. N. torácico largo.
21. Asa de los nn. pectorales.
22. Raíz med. del n. mediano.
23. Raíz lat. del n. mediano.
24. N. musculocutáneo.
25. N. cubital.
26. N. radial.a
27. N. del redondo mayor.
28. N. axilar.
29. N. toracodorsal.
30. N. mediano.
31. N. cubital.
32. N. cutáneo med. del antebrazo.
33. A. subescapular.
34. N. subescapular.
35. N. cutáneo med. del brazo, que recibe el ramo comunicante del n. intercostobraquial.
36. N. cutáneo med. del antebrazo.
37. N. pectoral med.

Fig. 145 ▪ Plexo braquial (visión anterior). La clavícula se ha resecado.

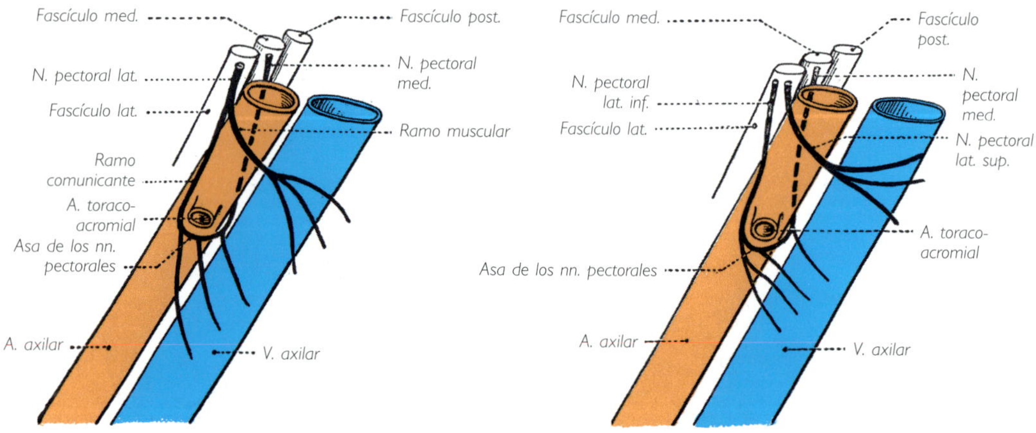

Fig. 146 ▪ Nervio pectoral lateral. A) El nervio pectoral lateral es único. B) El nervio pectoral lateral está dividido en un nervio superior y un nervio inferior.

B. **Ramos colaterales posteriores**

Están destinados a los músculos posteriores del hombro y a los músculos elevador de la escápula y romboides. Existen siete ramos: el nervio supraescapular, el nervio subescapular superior, el nervio subescapular inferior, el nervio toracodorsal, el nervio del músculo redondo mayor, el nervio torácico largo y el nervio dorsal de la escápula (figs. 142, 144 y 147).

1. Nervio supraescapular. Procede de la cara posterior del tronco superior (fig. 142). Sigue la cara posterior del vientre inferior del músculo omohioideo y penetra en la fosa supraespinosa pasando por la escotadura de la escápula, inferior al ligamento transverso superior de la escápula, que lo separa de la arteria supraescapular (fig. 147). El nervio atraviesa luego la fosa supraespinosa profundo al músculo supraespinoso, rodea el borde lateral de la espina de la escápula profundamente al ligamento transverso inferior de la escápula y termina en el músculo infraespinoso.

El nervio supraescapular inerva los músculos supraespinoso e infraespinoso y proporciona algunos pequeños ramos al ligamento coracoclavicular y a la articulación del hombro.

2. Nervio subescapular superior. Este ramo se destaca del fascículo posterior o de la división posterior del tronco superior. Desciende verticalmente posterior y lateral al fascículo posterior y, después de un breve trayecto, penetra en el músculo subescapular cerca de su borde superior. Se distribuye por los fascículos superiores de este músculo.

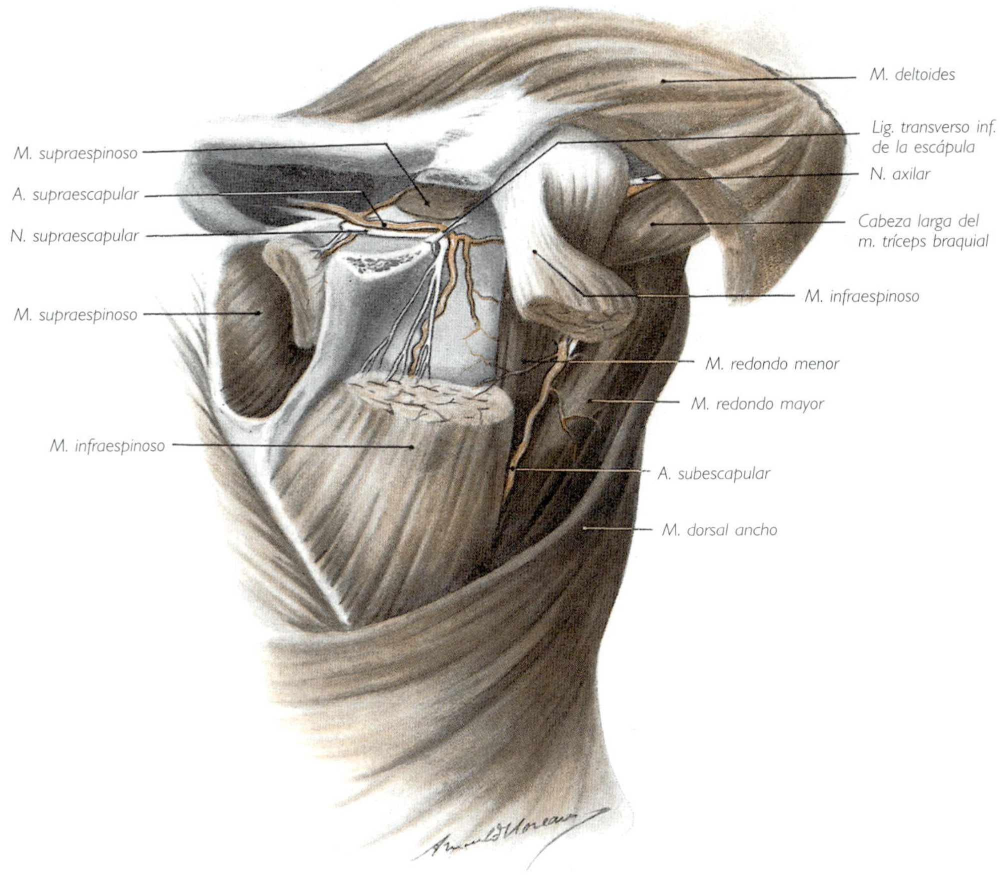

Fig. 147 ▪ Región escapular. Nervio supraescapular y arteria supraescapular.

3. Nervio subescapular inferior. Nace del fascículo posterior, desciende anterior al músculo subescapular y penetra en la parte media de dicho músculo, del cual inerva las porciones media e inferior (fig. 144).

4. Nervio toracodorsal. Procede también del fascículo posterior. Desciende anterior al músculo subescapular y a los vasos subescapulares, y penetra en el músculo dorsal ancho cerca del borde lateral de la escápula (fig. 144).

5. Nervio del músculo redondo mayor. Este nervio nace también del fascículo posterior. Se dirige verticalmente en sentido inferior, anterior al músculo subescapular y posterior a los vasos subescapulares (fig. 144). El nervio del músculo redondo mayor termina por medio de numerosos ramos que abordan el músculo por su cara anterior, cerca de su inserción escapular. A veces algunas de sus fibras alcanzan también los fascículos inferiores y laterales del músculo subescapular.

6. Nervio torácico largo. El nervio torácico largo (nervio respiratorio de Ch. Bell) nace por medio de dos raíces de la cara posterior de los ramos anteriores de los nervios cervicales quinto y sexto (fig. 142).

Las dos raíces se unen y el nervio así formado desciende al principio vertical, posterior al plexo braquial, y a continuación sobre la pared lateral del tórax, posterior a la arteria torácica lateral y a los ramos cutáneos laterales de los nervios intercostales, aplicándose al músculo serrato anterior hasta su extremo inferior. Proporciona un ramo a cada una de las digitaciones de este músculo.

7. Nervio dorsal de la escápula. Este nervio se destaca del cuarto o del quinto nervio cervical. Se dirige lateral y posteriormente, cruza o atraviesa el músculo escaleno medio y se distribuye por los músculos elevador de la escápula y romboides mayor (v. tomo 1, *Nervios de la cabeza y del cuello*).

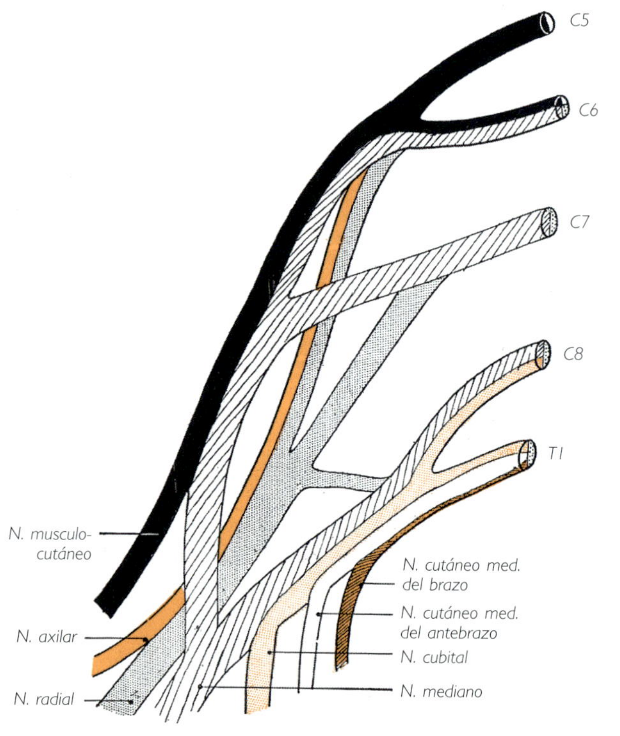

Fig. 148 ▪ Esquema destinado a mostrar los orígenes de las fibras de los ramos terminales del plexo braquial.

RAMOS TERMINALES

Los ramos terminales del plexo braquial son siete y pueden repartirse en dos grupos, anterior y posterior, según nazcan de los fascículos lateral y medial o del fascículo posterior.

❑ El grupo anterior comprende los nervios musculocutáneo, mediano, cutáneo medial del antebrazo, cutáneo medial del brazo y cubital; ❑ el grupo posterior está formado por los nervios, axilar y radial.

Los nervios cutáneo medial del antebrazo y cutáneo medial del brazo son exclusivamente sensitivos; todos los demás son mixtos, es decir, sensitivos y motores a la vez.

A. Nervio musculocutáneo

▪ **ORIGEN.** El nervio musculocutáneo nace del fascículo lateral, lateralmente a la arteria axilar. Las fibras que lo constituyen proceden de los nervios cervicales quinto y sexto (fig. 148).

■ **TRAYECTO Y RELACIONES.** El nervio musculocutáneo se dirige oblicuamente en sentido inferior y lateral hasta la fosa del codo, donde se divide en ramos terminales (fig. 149).

Este nervio está situado en su origen lateral y un poco anterior a la arteria axilar. A lo largo de su trayecto, cruza los vasos circunflejos humerales y, más posteriormente, la parte lateral del músculo subescapular, alcanzando el lado medial del músculo coracobraquial (fig. 144). El nervio atraviesa la parte media de este músculo, de superior a inferior y de medial a lateral, para situarse entre el músculo bíceps braquial anteriormente y el músculo braquial posteriormente (fig. 149). Discurre entre estos dos músculos hasta el surco bicipital lateral de la fosa del codo, donde se sitúa entre el tendón del músculo bíceps braquial medialmente y el músculo braquiorradial lateralmente. Anterior a este surco, a un nivel variable pero casi siempre a la altura del epicóndilo lateral y siempre medial a la vena cefálica, el nervio musculocutáneo atraviesa la fascia del brazo y emerge en el plano subcutáneo, en el lado medial de dicha vena. Se divide luego en sus dos ramos terminales (fig. 140).

■ **RAMOS COLATERALES.** Unos ramos son sensitivos y vasomotores, y se denominan *nervio diafisario del húmero* y *nervios vasculares;* otros son motores y están destinados a los tres músculos de la región anterior del brazo, esto es, a los músculos coracobraquial, bíceps braquial y braquial (fig. 149).

1. Nervio diafisario del húmero. Se considera generalmente que este nervio nace del nervio musculocutáneo un poco superior a su entrada en el músculo coracobraquial, acompaña a la arteria braquial y penetra en el húmero junto con la arteria nutricia de dicho hueso. Según Lazorthes, suele proceder del nervio mediano por medio de un ramo vascular que este nervio envía a la arteria braquial.

2. Nervios vasculares. Estos ramos son constantes (Hovelacque) y están destinados a la parte inferior de la arteria axilar y a la arteria braquial.

3. Nervio del músculo coracobraquial. El nervio musculocutáneo suele suministrar dos ramos al músculo coracobraquial: el *superior* nace del nervio musculocutáneo muy cerca de su origen, o bien del propio fascículo lateral, y penetra en la parte superior del músculo; el ramo *inferior* se origina del nervio musculocutáneo cuando éste atraviesa el músculo coracobraquial.

4. Nervio del músculo bíceps braquial. El nervio del músculo bíceps braquial se separa del nervio musculocutáneo después de su salida del músculo coracobraquial y se divide en dos ramos: uno para la cabeza corta y otro para la cabeza larga del músculo bíceps braquial; en ambos casos abordan al músculo por su cara profunda. Estos dos ramos suelen presentar un origen distinto.

5. Nervio del músculo braquial. Este nervio nace del nervio musculocutáneo, muy cerca e inferior al precedente, y se divide en cuatro o cinco ramos que penetran en la parte superior del músculo. Uno de esos ramos, que se denomina *ramo largo del braquial* (Testut), desciende por su cara anterior hasta la fosa del codo y se pierde en la parte inferior del músculo.

RAMOS TERMINALES. Después de haber atravesado la fascia del brazo, el nervio musculocutáneo, convertido en un nervio superficial, proporciona algunos filetes nerviosos a los tegumentos de la fosa del codo y después se divide, medialmente a la vena cefálica, en dos ramos terminales, uno anterior y otro posterior (fig. 140).

1. Ramo anterior. Este ramo pasa algunas veces en sentido anterior, pero más frecuentemente posterior, a la vena cefálica del antebrazo y desciende hasta el carpo, proporcionando numerosos filetes a la piel de la región anterolateral del antebrazo, hasta la cara lateral de la eminencia tenar.

En el carpo, el ramo anterior del nervio musculocutáneo proporciona un ramo *profundo* o *articular* (Cruveilhier) que atraviesa la fascia y termina en la cara lateral de la articulación radiocarpiana.

2. Ramo posterior. Cruza la vena cefálica del antebrazo; lo más frecuente es que discurra anteriormente a ella hasta alcanzar la cara lateral del antebrazo. Sus ramos terminan en los tegumentos de la región posterolateral del antebrazo.

COMUNICACIONES

a) CON EL NERVIO MEDIANO. En su trayecto a lo largo del brazo, el nervio musculocutáneo suele enviar al nervio mediano, o más rara vez recibe de dicho nervio, un voluminoso ramo comunicante.

b) CON EL NERVIO CUTÁNEO MEDIAL DEL ANTEBRAZO. Estas comunicaciones son múltiples y se producen en la cara anterior del antebrazo, entre los ramos del ramo terminal anterior del nervio musculocutáneo y los del nervio cutáneo medial del antebrazo.

c) CON EL NERVIO RADIAL. El nervio musculocutáneo se comunica en el codo con el nervio cutáneo posterior del antebrazo, y en el carpo con el ramo superficial de dicho nervio.

d) CON EL NERVIO CUBITAL. La comunicación se establece sobre la cara dorsal del carpo entre el ramo posterior del nervio musculocutáneo y el ramo dorsal del nervio cubital.

B. **Nervio mediano**

ORIGEN. El nervio mediano está formado por dos raíces, una lateral y otra medial. La *raíz lateral* nace, junto con el nervio musculocutáneo, del fascículo lateral; la *raíz medial* constituye el más inferior de los ramos terminales del fascículo medial. Las fibras del nervio mediano proceden de los nervios cervicales sexto y séptimo para la raíz lateral, y del octavo nervio cervical y el primer nervio torácico para la raíz medial (fig. 148).

TRAYECTO. El nervio mediano atraviesa la parte inferior de la fosa axilar, desciende sobre la cara medial del brazo y el surco bicipital medial de la fosa del codo, y alcanza el eje vertical medio del antebrazo (figs. 149 y 150). Desciende luego verticalmente a lo largo de la línea media del antebrazo, pasa profundo al retináculo de los músculos flexores y llega a la palma de la mano, donde se divide en sus ramos terminales.

RELACIONES

a) EN LA FOSA AXILAR. Las dos raíces del nervio mediano forman una V orientada superior y posteriormente (figs. 144 y 149). Entre las dos raíces discurre la arteria axilar.

En su origen, el nervio mediano está situado en la cara anterolateral de la arteria axilar y se halla en relación: lateralmente, con el nervio musculocutáneo y el músculo coracobraquial; medialmente, con los nervios cutáneo medial del antebrazo y cubital; anteriormente, con los músculos pectorales y sus fascias, y posteriormente, con el músculo subescapular, del cual está separado por la arteria axilar y el nervio radial.

b) EN EL BRAZO. El nervio mediano desciende por la vaina fascial del paquete vasculonervioso del brazo denominada *conducto braquial*. Esta vaina está formada por el revestimiento fascial del músculo coracobraquial y del músculo bíceps braquial anteriormente, por el del músculo braquial posteriormente y por la fascia del brazo medialmente (fig. 173). En esta vaina, el nervio mediano está aplicado junto a la arteria braquial; situado primero en la cara anterolateral de la arteria, la cruza luego describiendo una X muy alargada y se sitúa, en la parte inferior del brazo, medialmente a ella (fig. 149).

En el conducto braquial, el nervio mediano entra también en relación con los nervios cutáneo medial del antebrazo y cubital (v. pág. 239).

c) EN LA FOSA DEL CODO. El nervio mediano se sitúa medialmente a la arteria braquial (figs. 150 y 158). Está al principio recubierto por la aponeurosis del músculo bíceps braquial y se apoya en el músculo braquial. Pasa enseguida entre las dos cabezas del músculo pronador redondo, y después se hace profundo al arco formado por la unión de las cabezas humerocubital y radial del músculo flexor superficial de los dedos. A esta altura, el nervio cruza la arteria cubial pasando anterior a ella, y alcanza la línea media en la región anterior del antebrazo.

d) EN EL ANTEBRAZO. El nervio mediano desciende siguiendo el eje medio de la región anterior del antebrazo, circunstancia de la que deriva su nombre. En este trayecto se sitúa posterior al músculo flexor superficial de los dedos, en la vaina de dicho músculo y anterior al intersticio celular que separa el músculo flexor profundo de los dedos del músculo flexor largo del pulgar (fig. 150).

En la parte inferior del antebrazo, el nervio mediano se desprende gradualmente de la cara profunda del músculo flexor superficial de los dedos, que se ha vuelto tendinoso (fig. 151). Se sitúa lateral al tendón del dedo índice y posterior al tendón del dedo medio. Más inferiormente, mientras que el tendón del dedo índice se desvía lateralmente, el nervio mediano se sitúa anterior a él y lateral al tendón del dedo medio (Braine). El nervio mediano va acompañado en su trayecto antebraquial por la arteria satélite del nervio mediano, rama de la arteria interósea anterior (v. pág. 256).

e) EN EL CARPO. El nervio mediano se introduce en el conducto carpiano, donde se halla situado anterior al tendón del dedo índice del músculo flexor superficial de los dedos, a lo largo del borde lateral del tendón del dedo medio del músculo flexor superficial de los dedos, y entre las dos sinoviales digitocarpianas (v. fig. 134). Al salir de este conducto, el nervio mediano se divide en sus ramos terminales.

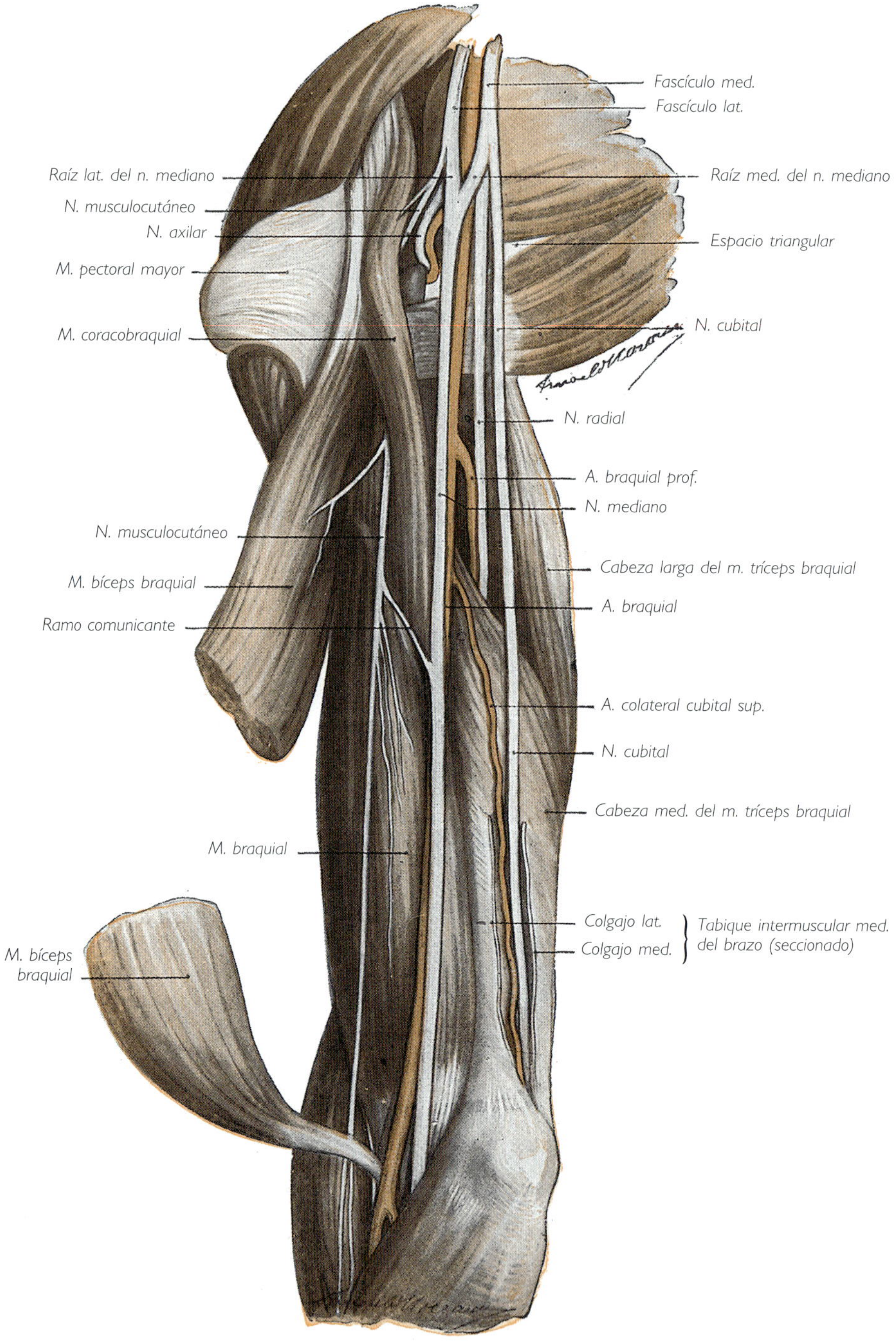

Fig. 149 ▪ Nervios y arterias del brazo (cara anterior).

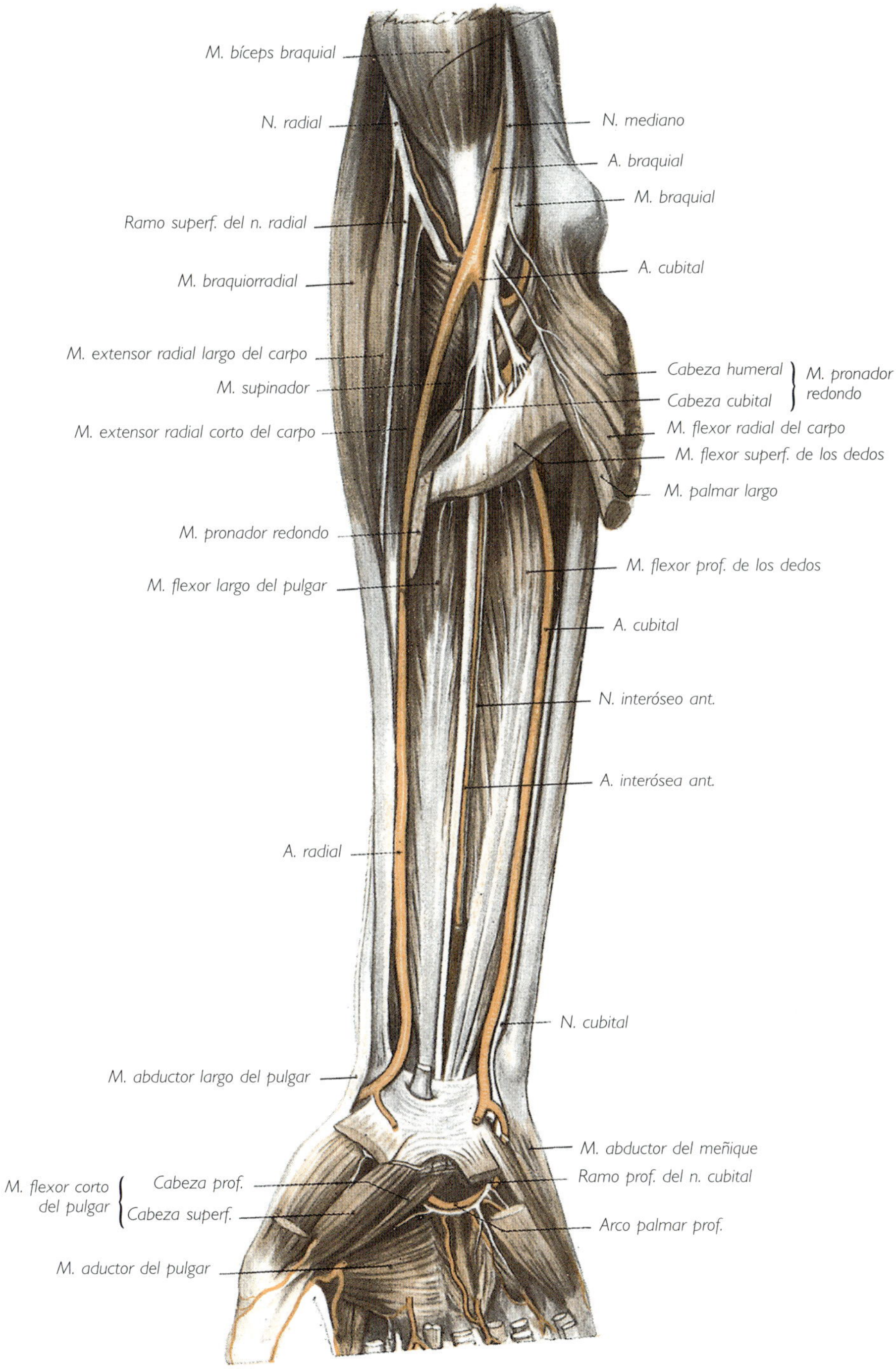

Fig. 150 ■ Vasos y nervios profundos del miembro superior en el codo, antebrazo y palma de la mano.

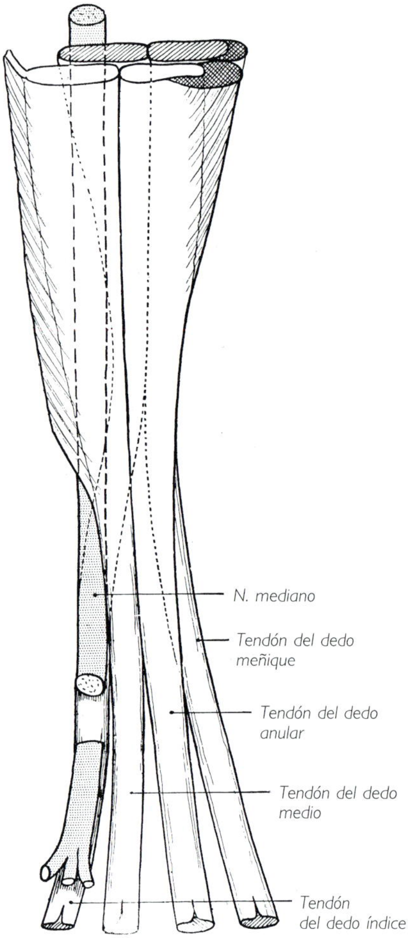

Fig. 151 ■ Relaciones del nervio mediano con el músculo flexor superficial de los dedos. Se ha resecado un segmento del nervio mediano para mostrar el tendón del índice, sobre el cual se apoya en el carpo (esquema según Braine).

RAMOS COLATERALES

En el brazo, el nervio mediano origina un ramo vascular para la arteria braquial (Lazorthes) (v. *Nervio diafisario del húmero,* pág. 197) y un ramo articular para la articulación del codo. Todos los demás ramos colaterales del nervio nacen en la fosa del codo o en el antebrazo y están destinados a los músculos anteriores del antebrazo, con excepción del músculo flexor cubital del carpo y de los dos fascículos mediales del músculo flexor profundo de los dedos (fig. 150). El nervio mediano proporciona también, en la parte inferior del antebrazo, un ramo cutáneo destinado a la palma de la mano, denominado *ramo palmar del nervio mediano.*

1. Ramo articular. El ramo articular se separa del nervio mediano en la parte media del brazo, acompaña a la arteria braquial hasta el codo y alcanza luego la parte anterior y medial de la cápsula articular, donde termina (Rüdinger).

2. Nervio superior del músculo pronador redondo. Este ramo nace del nervio mediano a la altura del epicóndilo medial, desciende por el surco bicipital medial y aborda la cabeza humeral del músculo pronador redondo por su cara profunda (fig. 158).

3. Nervios de los músculos epicondíleos mediales (fig. 150). Todos los músculos epicondíleos mediales, *con excepción del músculo flexor cubital del carpo,* reciben sus ramos nerviosos de uno o dos troncos que se originan del nervio mediano posteriormente al músculo pronador redondo, o bien entre las dos cabezas de dicho músculo. Estos ramos se dirigen a los músculos pronador redondo (nervio inferior del músculo pronador redondo), flexor radial del carpo, palmar largo y flexor superficial de los dedos. Este último músculo recibe también uno o dos ramos distintos destinados a su cabeza radial.

El nervio mediano da origen también al *nervio inferior del músculo flexor superficial de los dedos,* que nace cerca de la parte media del antebrazo y se dirige al vientre inferior de la parte profunda o digástrica del músculo flexor superficial de los dedos.

4. Nervios de los músculos flexor profundo y pronador cuadrado. Estos nervios se separan del nervio mediano a la altura del arco del músculo flexor superficial de los dedos. Se distinguen: *a)* un *ramo lateral* para el músculo flexor largo del pulgar; *b)* un *ramo medial* para los dos fascículos laterales del músculo flexor profundo de los dedos, y *c)* un ramo para el músculo pronador cuadrado (fig. 150).

Este último, también denominado *nervio interóseo anterior,* acompaña a la arteria interósea anterior a lo largo del intersticio que separa el músculo flexor largo del pulgar del músculo flexor profundo de los dedos. Proporciona ramos a estos músculos, discurre posterior al músculo pronador cuadrado, al cual inerva, y termina por medio de algunos filetes en la cara anterior de las articulaciones radiocarpiana y del carpo.

5. Ramo palmar del nervio mediano (fig. 140). Nace del nervio mediano 3 o 4 cm superiormente al carpo, atraviesa la fascia del antebrazo entre los tendones de los músculos flexor radial del carpo y palmar largo, pasa anterior al retináculo de los músculos flexores y se distribuye en la piel de la palma de la mano y de la eminencia tenar.

■ **RAMOS TERMINALES.** El nervio mediano se divide, inmediatamente inferior o posterior a la parte inferior del retináculo de los músculos flexores, en cinco ramos terminales que designaremos con los nombres de primero, segundo, etc., contando de lateral a medial (fig. 152). Estos cinco ramos pueden nacer por medio de dos troncos distintos: el lateral proporciona los tres primeros y el medial los dos últimos.

1. Primer ramo, ramo tenar o nervio digital palmar I. Es el más importante. Se dirige lateralmente hacia la eminencia tenar, en sentido transversal o siguiendo un trayecto ligeramente recurrente; pasa anterior al tendón del músculo flexor largo del pulgar y de su vaina. Se divide en tres ramos destinados a los músculos abductor corto del pulgar y oponente del pulgar y a la cabeza superficial del músculo flexor corto del pulgar. El primero aborda el músculo abductor corto del pulgar por su cara profunda. Los otros alcanzan sus músculos respectivos por su borde medial.

2. Segundo ramo o nervio digital palmar lateral del pulgar. Este ramo sigue el borde medial del músculo flexor corto del pulgar hasta la articulación metacarpofalángica, y después la cara lateral de la vaina fibrosa del músculo flexor largo del pulgar hasta el extremo del dedo.

3. Tercer ramo o nervio digital palmar común del primer espacio interóseo. Este ramo es muy corto y se divide enseguida en dos largos ramos: el *nervio digital palmar medial del pulgar,* que se extiende hasta el extremo de este dedo, a lo largo del borde medial de la vaina del tendón del músculo flexor largo del pulgar, y el *nervio digital palmar lateral del índice,* que alcanza la cara lateral del dedo índice discurriendo a lo largo del primer músculo lumbrical, al cual proporciona un ramo.

4. Cuarto ramo o nervio digital palmar común del segundo espacio interóseo. Este nervio desciende entre los tendones de los músculos flexores del dedo índice y del dedo medio. Proporciona un ramo al segundo músculo lumbrical y se divide a la altura de las articulaciones metacarpofalángicas en dos ramos: el *nervio digital palmar medial del índice* y el *nervio digital palmar lateral del dedo medio*. Esta división puede realizarse muy superiormente, desde el origen mismo de este ramo (fig. 152).

5. Quinto ramo o nervio digital palmar común del tercer espacio interóseo. El nervio digital palmar común del tercer espacio interóseo alcanza oblicuamente el intervalo comprendido entre los tendones de los músculos flexores de los dedos medio y anular; se comunica con el nervio cubital y se divide a la altura de las articulaciones metacarpofalángicas en dos ramos: el *nervio digital palmar medial del dedo medio* y el *nervio digital palmar lateral del anular*.

6. Nervios digitales palmares propios. Los nervios digitales palmares propios presentan una disposición casi idéntica en todos los dedos.

Cada uno de ellos penetra en el dedo pasando profundamente al ligamento metacarpiano transverso superficial. Discurren a lo largo de la vaina fibrosa de los músculos flexores, anteriores a la arteria digital palmar propia correspondiente y proporcionan, en el curso de su trayecto digital, numerosos pequeños filetes nerviosos cutáneos.

Cada nervio digital palmar del índice, del dedo medio y del anular da origen además a tres ramos principales (fig. 152): uno nace a la altura de la articulación metacarpofalángica; otro, denominado *ramo dorsal de la falange media,* se origina a la altura de la base de la falange proximal; ❏ el último, o *ramo dorsal de la falange distal,* nace a la altura de la base de la falange media. Cada uno de estos ramos se dirige oblicuamente inferior y posterior, y cruza la arteria digital palmar propia correspondiente; el primero se comunica con el ramo digital dorsal, el segundo se ramifica en la cara dorsal de la falange media y el tercero inerva la cara dorsal de la falange distal.

Cada nervio digital palmar propio termina en la falange distal, ramificándose en el pulpejo del dedo y en la dermis subungueal.

COMUNICACIONES

a) CON EL NERVIO MUSCULOCUTÁNEO. Esta comunicación une los dos nervios en el brazo.

b) CON EL NERVIO CUBITAL. El nervio mediano y el nervio cubital suelen estar comunicados en la parte superior del antebrazo por medio de un ramo nervioso que discurre entre los músculos flexor profundo de los dedos y flexor superficial de los dedos.

En la palma de la mano, los dos nervios están unidos: ❏ *a)* por una comunicación superficial que se extiende entre el nervio digital palmar común del tercer espacio interóseo y el nervio digital palmar común del cuarto espacio interóseo, y ❏ *b)* por una comunicación profunda entre los ramos que inervan las dos cabezas del músculo flexor corto del pulgar (Riche, Cannieu).

Por último, en los dedos, el nervio mediano y el nervio cubital están también unidos por delgados filetes nerviosos que comunican los nervios digitales palmares del

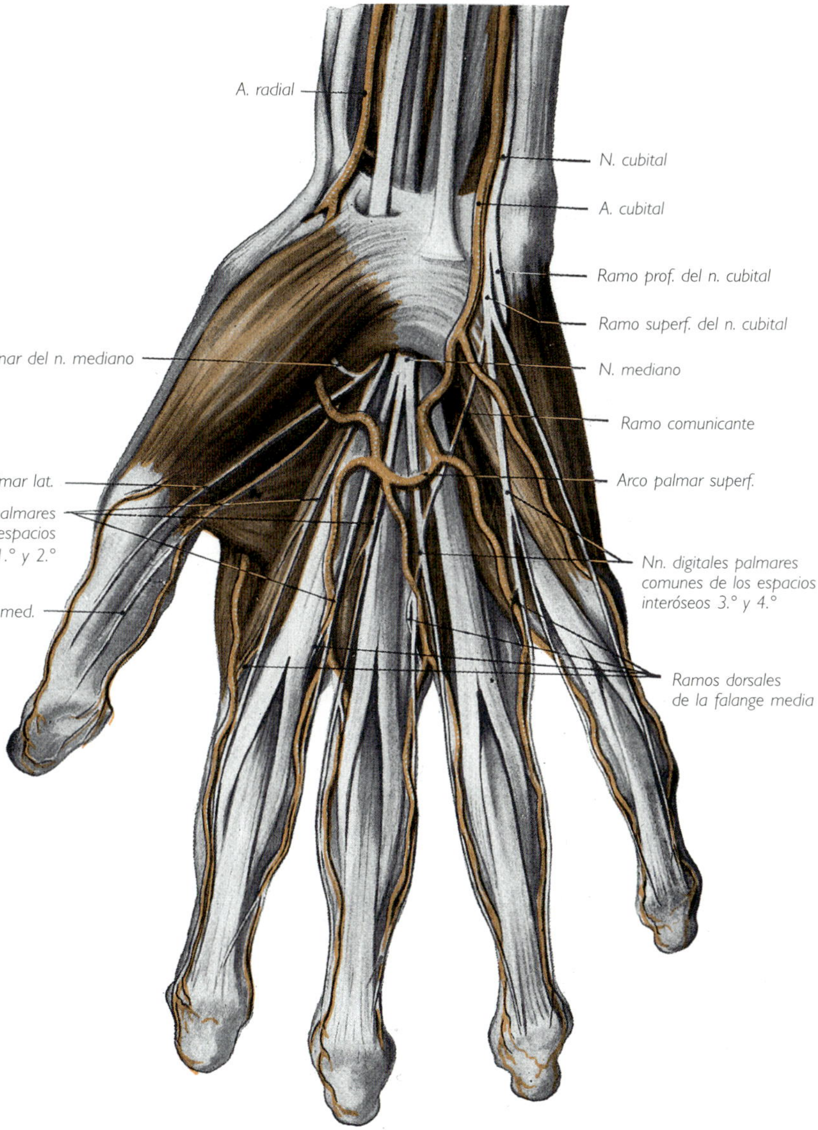

Fig. 152 ▪ Arterias y nervios de la mano (región palmar).

anular, que son ramos del nervio mediano, con los nervios digitales dorsales, que son ramos del nervio cubital.

c) CON EL NERVIO RADIAL. Las comunicaciones se establecen en la eminencia tenar entre el ramo palmar del nervio mediano y el ramo tenar del nervio radial. Además, en los dedos existen comunicaciones entre los nervios digitales palmares propios, que son ramos del nervio mediano y los nervios digitales dorsales, que proceden del nervio radial.

C. Nervio cubital

ORIGEN. El nervio cubital nace del fascículo medial, que termina constituyendo este nervio y la raíz medial del mediano. Sus fibras parten del octavo nervio cervical y del primer nervio torácico (fig. 148).

TRAYECTO. El nervio cubital desciende en el brazo un poco oblicuamente en sentido inferior y posterior, pasa posterior al epicóndilo medial, se dirige inferior y anteriormente, y discurre en el lado anteromedial del antebrazo hasta el borde lateral del hueso pisiforme (figs. 149 y 150). Inferiormente a este hueso, se divide en sus ramos terminales.

RELACIONES

a) EN LA FOSA AXILAR. El nervio cubital, que nace profundamente posterior al intersticio que separa la arteria de la vena axilar, se insinúa entre estos dos vasos (fig. 144). Está en relación anteriormente con estos dos vasos; después, con los músculos pectorales y sus fascias; lateralmente, con la arteria axilar y los nervios radial y mediano; medialmente, con la vena axilar y el nervio cutáneo medial del antebrazo, que se sitúa anterior a esta vena.

b) EN EL BRAZO. El nervio cubital desciende medialmente a la arteria braquial y a la vena braquial. El nervio mediano se sitúa anterior a la arteria. Hacia la parte media del brazo, el nervio se separa de la arteria, atraviesa el tabique intermuscular medial del brazo y discurre a continuación, acompañado por la arteria colateral cubital superior, posterior a este tabique y anterior a la cabeza medial del músculo tríceps braquial, hasta el epicóndilo medial (fig. 149).

c) EN EL CODO (fig. 154). El nervio cubital discurre por el surco del nervio cubital, posteriormente al epicóndilo medial, del cual está separado por tejido celular laxamente vacuolizado, que se transforma a veces en una bolsa sinovial. Después se introduce bajo el arco fibroso que reúne las cabezas humeral y cubital del músculo flexor cubital del carpo, e incurvándose un poco anteriormente, alcanza el lado medial de la región anterior del antebrazo.

d) EN EL ANTEBRAZO (fig. 150). El nervio cubital desciende casi verticalmente, se une a la arteria cubital en la unión del tercio superior con los dos tercios inferiores del antebrazo, y sigue el borde medial de esta arteria hasta su terminación. En su trayecto antebraquial, el nervio se apoya al principio sobre la parte medial y luego sobre la cara anterior del músculo flexor profundo de los dedos, excepto en el extremo inferior, donde se relaciona con el músculo pronador cuadrado. Está cubierto por el músculo flexor cubital del carpo, pero en la parte inferior del antebrazo, cuando el músculo se hace tendinoso y se estrecha, el nervio y la arteria cubitales se sitúan lateralmente al tendón, que acaba insertándose en el hueso pisiforme.

e) EN EL CARPO. El nervio, que está situado siempre medialmente a la arteria, pasa con ella por un conducto osteofibroso distinto del conducto carpiano y formado por el retináculo de los músculos flexores posteriormente, el hueso pisiforme medialmente y expansiones del músculo flexor cubital del carpo y del retináculo de los múscu-

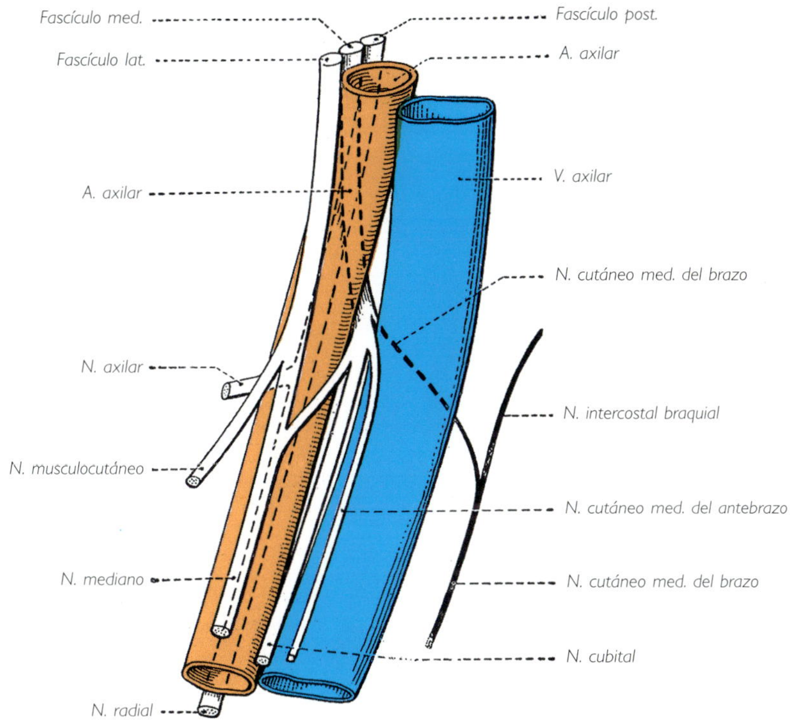

Fig. 153 ▪ Relaciones de los grandes vasos y nervios de la axila entre sí. El nervio cubital debe situarse en la parte inferior de la figura, posterior y no anterior a los vasos.

los extensores anteriormente (fig. 134). Al emerger de este conducto, es decir, a la altura del extremo inferior del hueso pisiforme, y a veces en el mismo conducto, el nervio cubital se divide en sus dos ramos terminales.

RAMOS COLATERALES. En el brazo, el nervio cubital no da origen a ningún ramo colateral.

En el codo y el antebrazo proporciona: ramos articulares, ramos musculares, el ramo de la arteria cubital y el ramo dorsal del nervio cubital.

1. Ramos articulares. Generalmente son dos. Nacen del nervio cubital en el surco del nervio cubital y se dirigen a la parte posterior de la articulación del codo (fig. 154).

2. Ramos musculares. Se separan del nervio cubital un poco inferiormente a los precedentes y están destinados al músculo flexor cubital del carpo y a los dos fascículos mediales del músculo flexor profundo de los dedos (fig. 154).

En ocasiones, otro ramo nace en la parte media del antebrazo y termina también en el músculo flexor cubital del carpo.

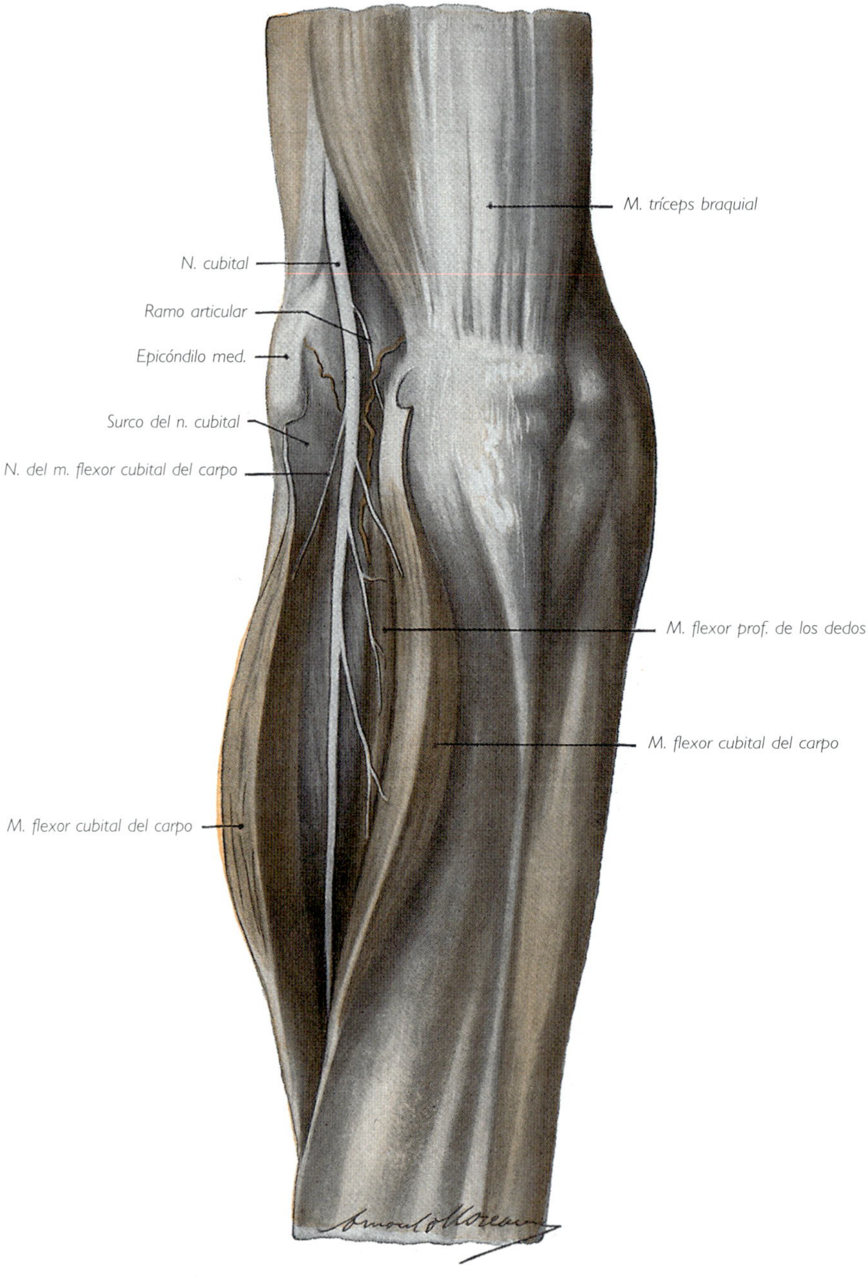

Fig. 154 ▪ Nervio cubital en el codo. El músculo flexor cubital del carpo se ha seccionado verticalmente y los dos colgajos se han separado uno de otro.

3. Ramo de la arteria cubital. Nace del nervio cubital hacia la parte media del antebrazo y se adosa a la arteria cubital, a la que acompaña hasta la palma de la mano. Proporciona un filete nervioso cutáneo, que atraviesa la fascia, se distribuye en los tegumentos de la parte inferior del antebrazo y se comunica con el nervio cutáneo medial del antebrazo (Cruveilhier).

4. Ramo dorsal del nervio cubital. Es un ramo sensitivo que inerva la mitad medial de la cara dorsal de la mano (fig. 155). Nace del nervio cubital en el tercio inferior del antebrazo, se dirige inferior y medialmente, y alcanza la cara dorsal del carpo, pasando profundamente al músculo flexor cubital del carpo; atraviesa la fascia del antebrazo superiormente a la cabeza del cúbito y medialmente al tendón del músculo extensor cubital del carpo. ❑ Poco después, se divide en tres ramos que se denominan *medial, medio y lateral.* ❑ El *ramo medial* forma el nervio digital dorsal medial del dedo meñique. ❑ El *ramo medio* desciende hasta el extremo inferior del cuarto espacio interóseo y se divide en dos ramos secundarios: uno es el *nervio digital dorsal lateral del meñique* y el otro se ramifica en el lado medial de la cara dorsal de la falange proximal del dedo anular. ❑ El *ramo lateral* se dirige hacia el extremo inferior del tercer espacio interóseo, donde se subdivide en dos ramos terminales que proporcionan sensibilidad a la parte lateral de la cara dorsal de la falange proximal del dedo anular y a la parte medial de la cara dorsal de la falange proximal del dedo medio.

■ **RAMOS TERMINALES.** El nervio cubital se divide, inferior y lateralmente al hueso pisiforme, en dos ramos terminales, uno superficial y otro profundo.

1. Ramo superficial. Este ramo desciende anteriormente a la eminencia hipotenar recubierto por la fascia hipotenar. Proporciona un pequeño ramo que atraviesa la fascia e inerva el músculo palmar corto.

A continuación, el ramo superficial se divide a su vez en otros dos ramos, uno medial y otro lateral (fig. 152).

El *ramo medial* alcanza el lado medial del dedo meñique y se convierte en el *nervio digital palmar medial del dedo meñique.*

El *ramo lateral* es el *nervio digital palmar común del cuarto espacio interóseo.* Desciende anterior al cuarto espacio interóseo y medial a la arteria digital palmar común correspondiente. Se comunica con el nervio digital palmar común del tercer espacio interóseo, ramo del nervio mediano, y se subdivide a la altura de la articulación metacarpofalángica en dos ramos: uno *medial,* denominado *nervio digital palmar lateral del dedo meñique,* y otro *lateral* denominado *nervio digital palmar medial del dedo anular.* Este último da origen a un ramo dorsal de la falange proximal, un ramo dorsal de la falange media y un ramo dorsal de la falange distal, que se comportan de la misma manera que los ramos análogos de los nervios digitales palmares propios proporcionados por el nervio mediano.

2. Ramo profundo. El ramo profundo acompaña a la rama palmar profunda de la arteria cubital y pasa con ella profundamente al arco de los músculos de la eminencia hipotenar (v. los músculos flexor corto del meñique y oponente del meñique). Cruza la cara anterior del músculo oponente del meñique y se dirige luego transversalmente en sentido lateral hasta el músculo aductor del pulgar, cruzando de superior a inferior y de medial a lateral el arco palmar profundo, y pasando posterior a la arteria, a los tendones de los músculos flexores de los dedos y a la fascia interósea palmar (fig. 150).

En el curso de su trayecto, el ramo profundo inerva los músculos aductor del meñique, flexor corto del meñique y oponente del meñique. Al pasar anteriormente a los músculos interóseos, proporciona a la altura de cada espacio interóseo un ramo ner-

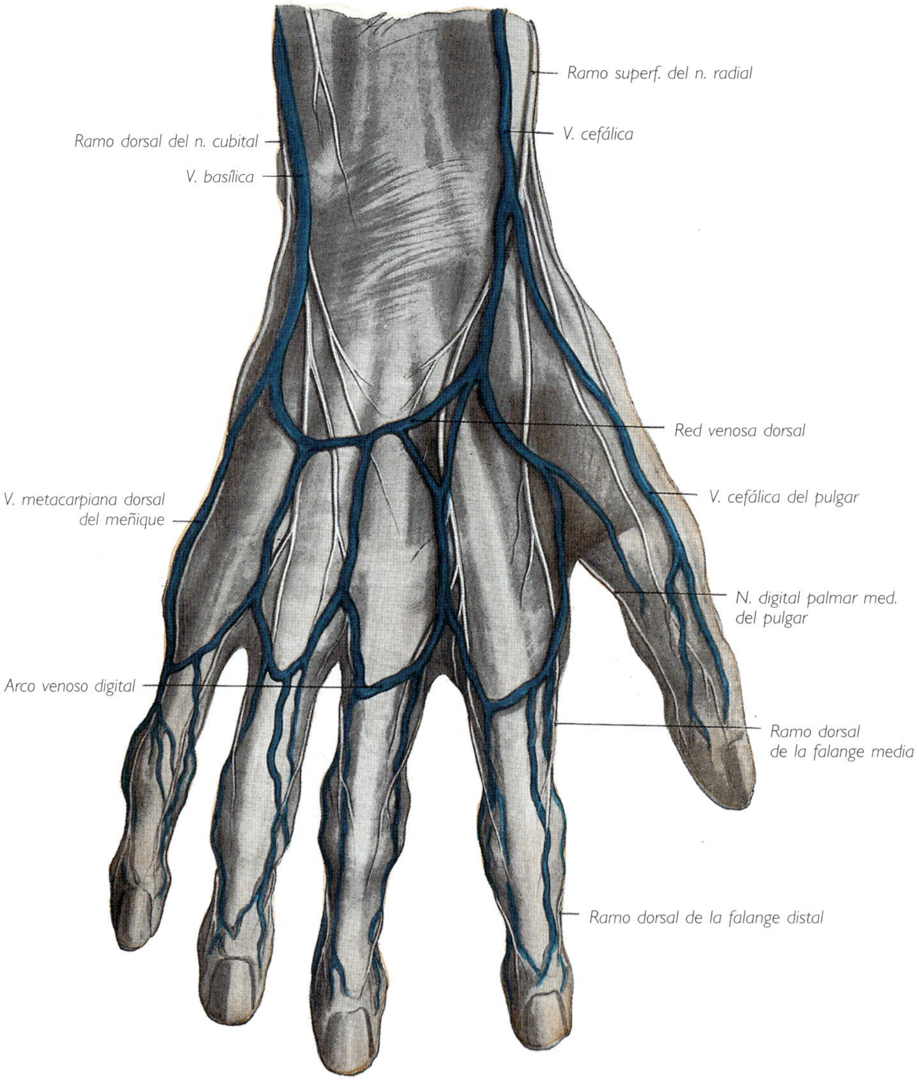

Fig. 155 ■ Venas y nervios superficiales de la cara dorsal de la mano.

vioso que inerva los músculos interóseos del espacio correspondiente. Los nervios interóseos de los espacios tercero y cuarto proporcionan sendos ramos para los músculos lumbricales tercero y cuarto.

El ramo profundo termina proporcionando tres ramos destinados al músculo aductor del pulgar, a los primeros músculos interóseos palmares y dorsales, y a la cabeza profunda del músculo flexor corto del pulgar.

COMUNICACIONES. El nervio cubital se comunica: *a)* con el *nervio mediano,* en la parte superior del antebrazo y en la palma de la mano; *b)* con el *nervio cutáneo medial del antebrazo* por medio de un filete cutáneo que procede del ramo de la arteria cubital, y *c)* con el *nervio radial,* por medio de ramos del ramo dorsal del nervio cubital que se unen, por una parte, a algunas ramificaciones del nervio cutáneo posterior del antebrazo del nervio radial y, por otra, a los filetes terminales del ramo medial del ramo superficial del nervio radial.

D. Nervio cutáneo medial del antebrazo

ORIGEN. El nervio cutáneo medial del antebrazo nace del fascículo medial del plexo braquial, un poco superiormente al origen del nervio cubital. Las fibras proceden del octavo nervio cervical y del primer nervio torácico.

TRAYECTO Y RELACIONES. El nervio cutáneo medial del antebrazo desciende medialmente a la arteria axilar y se dirige anteriormente de forma progresiva. Se sitúa anterior y después medial al nervio cubital, y anterior a la vena axilar (fig. 144). En el brazo, el nervio desciende anterior a la vena braquial o a la vena basílica cuando ésta asciende hacia la axila. Atraviesa la fascia del brazo por el mismo orificio que dicha vena, hacia la mitad del brazo (fig. 140). Se convierte así en superficial y no tarda en dividirse en dos ramos terminales.

RAMOS COLATERALES. En la base de la axila da origen al *ramo cutáneo medial del brazo,* que se ramifica en los tegumentos de la región medial del brazo.

RAMOS TERMINALES. El nervio cutáneo medial del antebrazo se divide un poco superiormente al epicóndilo medial en dos ramos terminales, uno anterior y otro posterior (fig. 140).

El *ramo anterior* desciende a lo largo y lateral a la vena basílica, y no tarda en dividirse en dos o tres ramos, que cruzan la vena mediana basílica del siguiente modo: uno anterior a ella y los otros dos posteriormente. Después descienden hasta el carpo, inervando los tegumentos de la región anteromedial del antebrazo.

El *ramo posterior* se dirige inferior y medialmente, pasando superior al epicóndilo medial, y se distribuye en la piel de la parte posteromedial del antebrazo.

COMUNICACIONES. Este nervio se comunica: *a)* con el nervio cutáneo lateral superior del brazo, ramo del nervio axilar, por medio de ramificaciones del ramo cutáneo medial del brazo, y *b)* con el nervio cutáneo medial del brazo, los ramos terminales del nervio musculocutáneo, el ramo palmar del nervio mediano, el ramo cutáneo del nervio cubital (que nace del ramo de la arteria cubital), el ramo cutáneo posterior del antebrazo (del nervio radial) y el ramo dorsal del nervio cubital por medio de ramos terminales.

E. Nervio cutáneo medial del brazo

ORIGEN. El nervio cutáneo medial del brazo se separa del fascículo medial un poco superiormente al nervio cutáneo medial del antebrazo; sus fibras proceden del primer nervio torácico (fig. 148).

TRAYECTO Y RELACIONES. El nervio cutáneo medial del brazo, situado en su origen posterior y medial a la arteria axilar, se dirige inferior y medialmente, cruza posterior o anterior a la vena axilar y desciende medialmente a ella (fig. 144). Su trayecto es muy corto, pues se comunica en la axila con el *nervio intercostobraquial* (ramo cutáneo lateral del segundo nervio intercostal). Engrosado con las fibras de este nervio, el nervio cutáneo medial del brazo desciende, atraviesa la fascia del brazo en la parte superior del brazo y desciende siguiendo un trayecto subcutáneo por la cara medial del brazo hasta el epicóndilo medial.

DISTRIBUCIÓN. El nervio cutáneo medial del brazo se ramifica en los tegumentos de la base de la axila y de la región medial del brazo, posteriormente a las ramificaciones del nervio cutáneo medial del antebrazo (fig. 140).

COMUNICACIONES. Se comunica con los ramos terminales del nervio cutáneo posterior del brazo del nervio radial, con el nervio intercostobraquial y con el nervio cutáneo medial del antebrazo.

F. Nervio axilar

ORIGEN. El nervio axilar es el ramo terminal lateral del fascículo posterior del plexo braquial. Las fibras que lo constituyen proceden de los nervios cervicales quinto y sexto (fig. 148). Es considerado por algunos autores como un ramo colateral del plexo braquial, pues presenta un trayecto bastante corto y termina en el hombro.

TRAYECTO Y RELACIONES. El nervio axilar está situado en su origen lateral al nervio radial, posterior a la arteria axilar y anterior al músculo subescapular (fig. 142). Se dirige inferior y lateralmente y se reúne con la arteria circunfleja humeral posterior en el borde inferior del músculo subescapular (fig. 144). Acompañado de esta arteria, que se sitúa inferiormente al nervio, el nervio axilar atraviesa el espacio cuadrangular en sentido inmediatamente inferior a la cápsula articular del hombro (de manera que puede lesionarse en la luxación anterior e inferior del hombro), bordea el cuello quirúrgico del húmero y alcanza así la cara profunda del músculo deltoides, donde termina (fig. 156).

RAMOS COLATERALES. Son uno o dos filetes nerviosos articulares, un ramo para el músculo subescapular, el nervio del músculo redondo menor y el nervio cutáneo lateral superior del brazo.

1. Ramos articulares. Se observan generalmente dos, que se dirigen a la parte anterior e inferior de la cápsula articular del hombro.

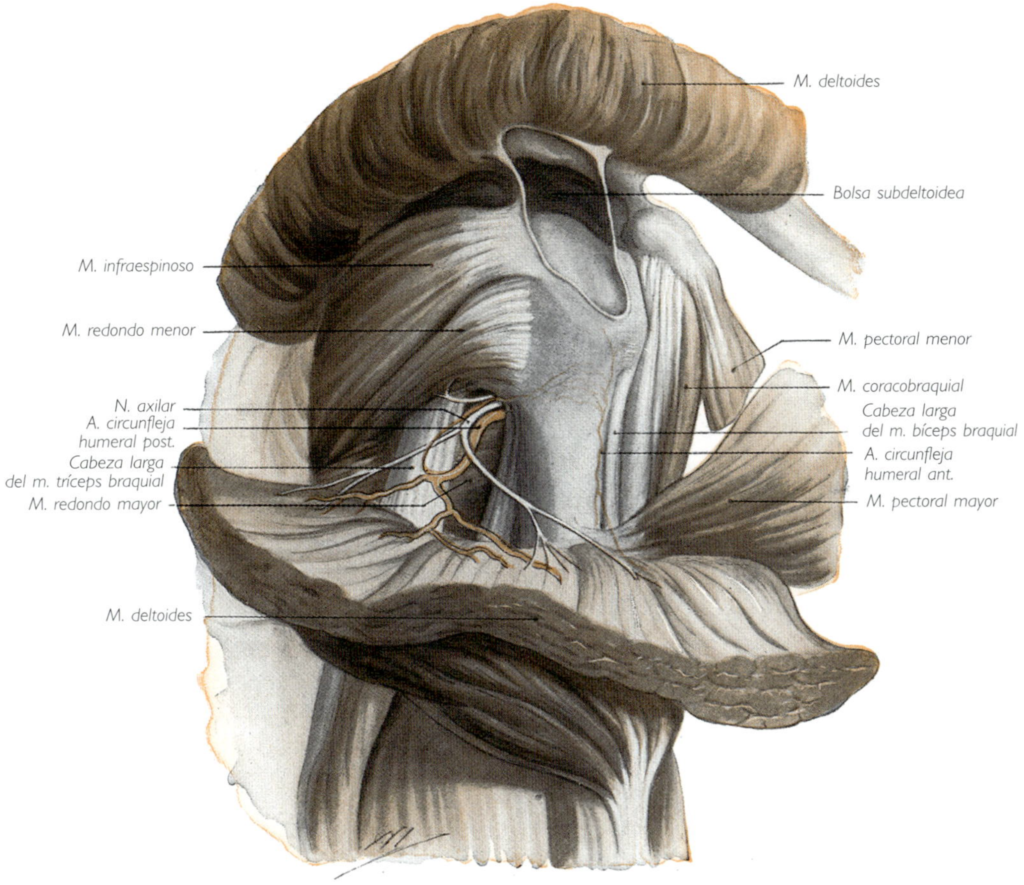

Fig. 156 ▪ Región deltoidea. Nervio axilar y arteria circunfleja humeral posterior.

2. Ramo del músculo subescapular. Nace a la altura del borde inferior de dicho músculo y termina en sus fascículos inferiores.

3. Nervio del músculo redondo menor. Se separa del nervio axilar casi a la misma altura que el precedente y se dirige en sentido lateral y posterior; rodea el borde inferior del músculo redondo menor y aborda el músculo por su cara posterior.

4. Nervio cutáneo lateral superior del brazo. El origen de este nervio se confunde a menudo con el del nervio del músculo redondo menor. El nervio cutáneo lateral superior del brazo se dirige posterior y medialmente, rodea el borde posterior del músculo deltoides hacia su parte media, atraviesa la fascia deltoidea y se distribuye en la piel de la parte posterolateral del hombro y del brazo.

▪ **RAMOS TERMINALES.** El nervio axilar se divide en dos ramos terminales principales, los cuales a su vez proporcionan numerosos ramos que penetran en el músculo deltoides por su cara profunda.

COMUNICACIONES. Se comunica con el nervio cutáneo medial del antebrazo y con el nervio cutáneo lateral inferior del brazo del nervio radial.

G. Nervio radial

ORIGEN. El nervio radial es continuación del fascículo posterior del plexo braquial, después del origen del nervio axilar. Sus fibras proceden de los nervios cervicales sexto, séptimo y octavo y del primer nervio torácico (fig. 148).

TRAYECTO. El nervio radial atraviesa verticalmente la parte inferior de la fosa axilar. Una vez alcanza el brazo, se dirige inferior, posterior y lateralmente, y bordea en el surco del nervio radial del húmero la cara posterior del hueso. Discurre luego en el fondo del surco bicipital lateral de la fosa del codo hasta las proximidades de la interlínea articular, donde se divide en sus ramos terminales (figs. 144, 157 y 158).

RELACIONES
a) EN LA FOSA AXILAR. El nervio radial está situado posterior a la arteria axilar y cruza de superior a inferior primero el músculo subescapular, y luego los músculos dorsal ancho y redondo mayor (fig. 144).
b) EN EL BRAZO. El nervio radial se dirige oblicuamente inferior, lateral y posterior; se introduce por la hendidura humerotricipital inferiormente al músculo redondo mayor y al músculo dorsal ancho, en un conducto osteomuscular comprendido entre el surco del nervio radial del húmero anteriormente, la cabeza larga y la cabeza lateral del músculo tríceps braquial posteriormente, las inserciones de la cabeza lateral del músculo tríceps braquial superiormente y las de la cabeza medial de este músculo inferiormente (fig. 157). En este conducto, el nervio radial se aplica directamente al surco del nervio radial y está acompañado por la arteria braquial profunda, que se sitúa superior y lateral al nervio.
c) EN EL CODO. El nervio emerge del surco del nervio radial y desciende en el fondo del surco bicipital lateral junto con la arteria recurrente radial. Este surco está limitado por los músculos bíceps braquial y braquial medialmente, y por los músculos braquiorradial y extensor radial largo del carpo lateralmente (fig. 158). A la altura de la cabeza del radio o un poco más superior, el nervio radial se divide en dos ramos terminales.

RAMOS COLATERALES. Nacen del nervio radial en el orden siguiente: *nervio cutáneo posterior del brazo, nervio de la cabeza larga del músculo tríceps braquial, nervio superior de la cabeza medial del músculo tríceps braquial, nervio de la cabeza medial del músculo tríceps braquial y del músculo ancóneo, nervio de la cabeza lateral del músculo tríceps braquial, nervio cutáneo posterior del antebrazo, ramo del músculo braquial, nervio del músculo braquiorradial y nervio del músculo extensor radial largo del carpo.*

1. Nervio cutáneo posterior del brazo. El nervio cutáneo posterior del brazo se separa del nervio radial en la axila, cerca de su base, atraviesa la fascia del brazo y se distribuye en la piel de la región posteromedial del brazo, posteriormente a las ramificaciones de los nervios cutáneo medial del brazo y cutáneo medial del antebrazo.

2. Nervio de la cabeza larga del músculo tríceps braquial. Nace, como el precedente, un poco superior a la base de la axila, desciende anterior y medial a la cabeza

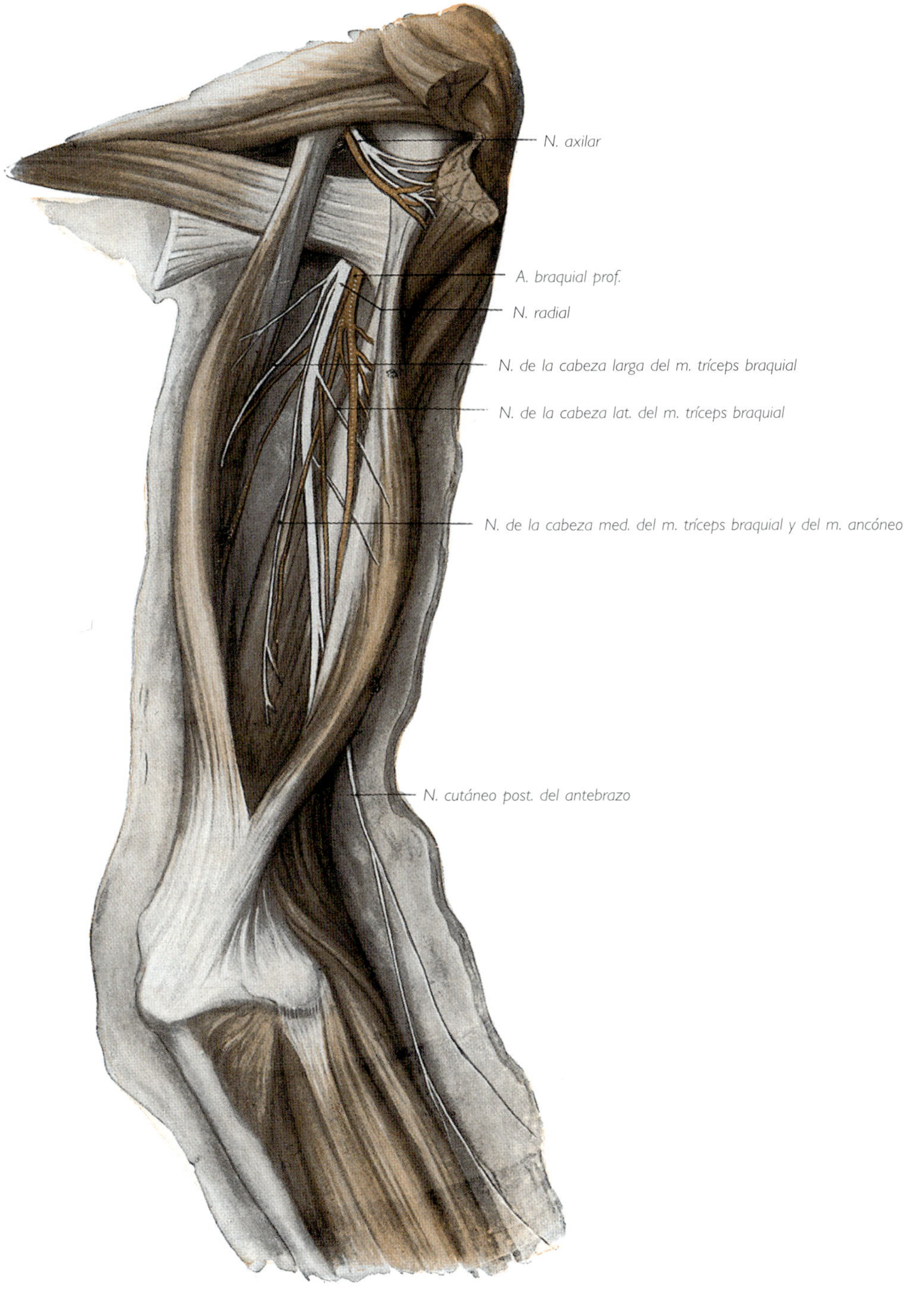

Fig. 157 ▪ Nervio radial y arteria braquial profunda en el brazo (región posterior).

larga del músculo tríceps braquial, y se divide en varios ramos que penetran en la parte media del músculo (fig. 157).

3. Nervio superior de la cabeza medial del músculo tríceps braquial. Considerado constante por muchos autores, nace también del nervio radial, un poco superior a la base de la axila. Está destinado a la parte medial de la cabeza medial del músculo tríceps braquial, que alcanza uniéndose en parte de su trayecto con el nervio cubital, o bien, según Hovelacque, con la arteria colateral cubital superior de la arteria braquial.

4. Nervio de la cabeza medial del músculo tríceps braquial y del músculo ancóneo. Este nervio tiene su origen en el extremo superior del surco del nervio radial; proporciona muchos ramos a la parte superior de la cabeza medial del músculo tríceps braquial y desciende por el espesor del músculo hasta el músculo ancóneo, el cual inerva (Gérard) (fig. 157).

5. Nervio de la cabeza lateral del músculo tríceps braquial. Nace también en la parte superior del surco del nervio radial y se divide en numerosos ramos que se pierden en la cabeza lateral del músculo tríceps braquial.

6. Nervio cutáneo posterior del antebrazo. Este nervio se separa del nervio radial en el extremo inferior del surco del nervio radial, atraviesa la fascia del brazo entre los músculos tríceps braquial y braquiorradial, y se distribuye en la piel de la parte media de la región posterior del antebrazo. Su territorio está comprendido entre el del nervio cutáneo medial del antebrazo, que es medial, y el del nervio musculocutáneo, que se sitúa lateralmente (fig. 159).

A su salida del surco del nervio radial, da origen al nervio cutáneo lateral inferior del brazo, que se distribuye por la cara lateral y posterior del brazo, inferiormente al músculo deltoides.

7. Nervio del músculo braquial. Este ramo es muy delgado e inconstante. Nace del nervio radial cuando éste penetra en el surco bicipital lateral y se distribuye en los fascículos más laterales del músculo braquial (Testut).

8. Nervio del músculo braquiorradial. Nace del nervio radial en la parte superior del surco bicipital lateral y aborda el músculo braquiorradial por su cara medial (fig. 158).

9. Nervio del músculo extensor radial largo del carpo. Nace un poco inferior al precedente y penetra poco después en el músculo extensor radial largo del carpo. De este nervio parten algunos *filetes articulares* destinados a la parte anterolateral de la articulación del codo. Estos ramos articulares pueden proceder directamente del nervio radial.

■ **RAMOS TERMINALES.** Los ramos terminales del nervio radial son dos: uno superficial sensitivo y otro profundo motor.

1. Ramo superficial. El ramo superficial desciende verticalmente profundo al músculo braquiorradial, que lo cubre, en la vaina fascial de este músculo. Se sitúa, en los dos tercios superiores del antebrazo, lateral a la arteria radial (fig. 150).

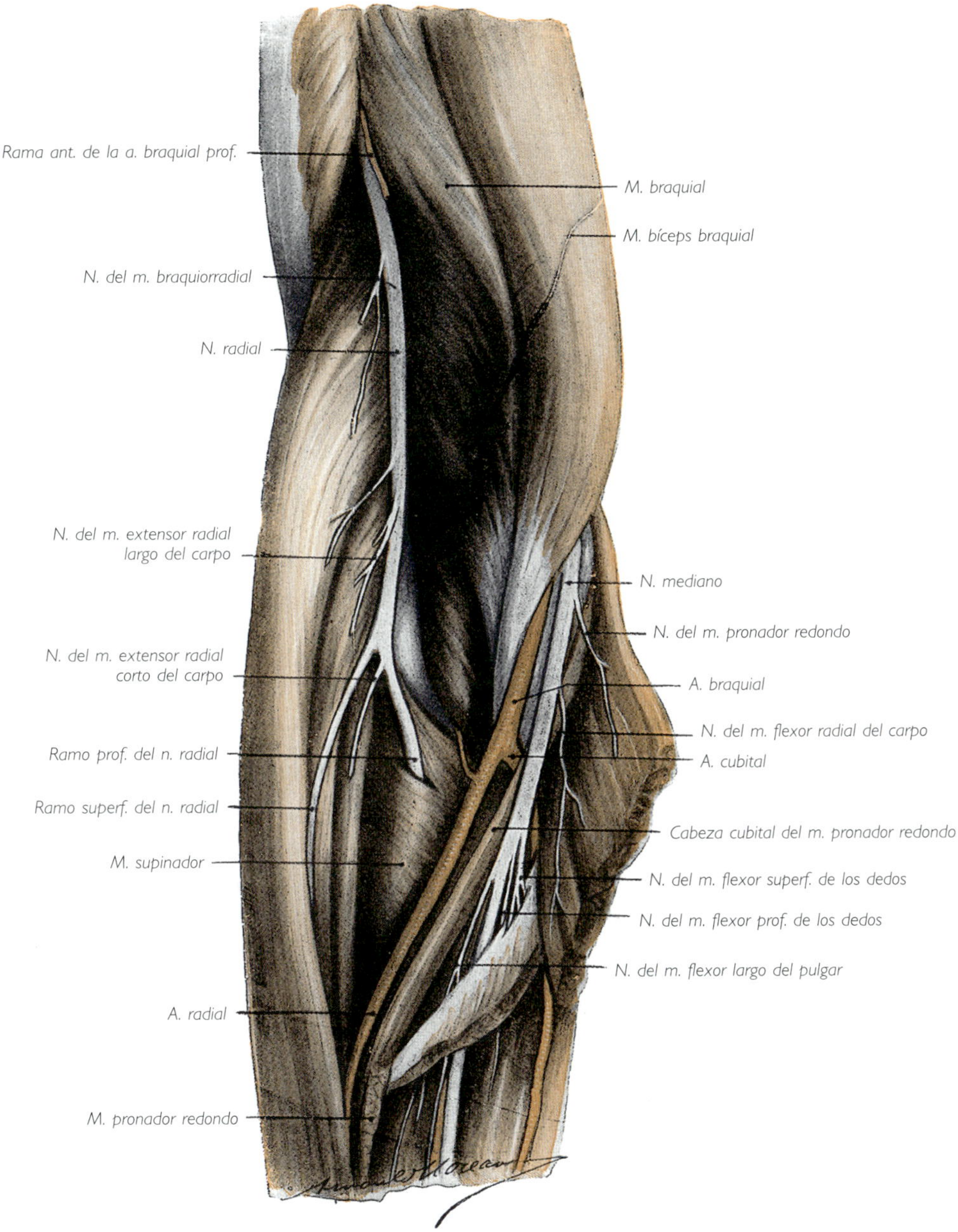

Fig. 158 ▪ Nervios mediano y radial en la fosa del codo.

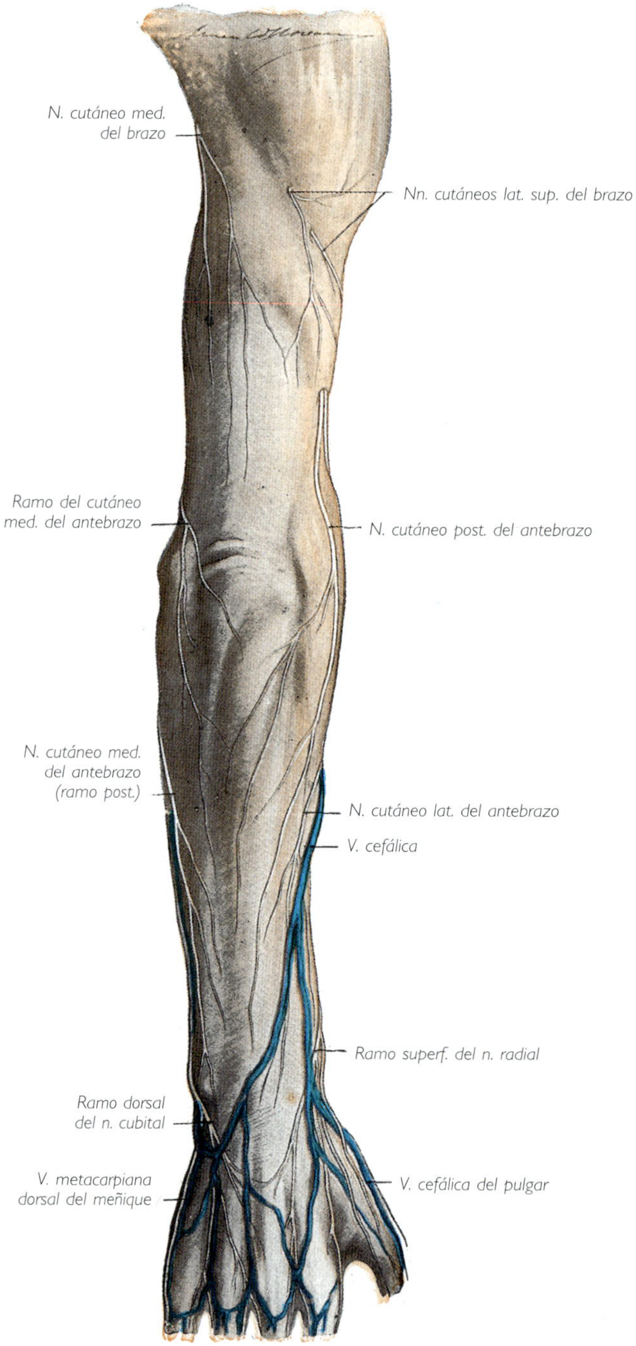

Fig. 159 ▪ Venas y nervios superficiales del miembro superior (cara posterior).

Cruza sucesivamente, posterior y de superior a inferior, los músculos supinador y pronador redondo y la cabeza radial del músculo flexor superficial de los dedos. Cuando alcanza el tercio inferior del antebrazo o un poco superior a este punto (Huard y Do-Xuan-Hop), el ramo superficial del nervio radial alcanza la región antebraquial posterior pasando profundamente al tendón del músculo braquiorradial; perfora enseguida la fascia del antebrazo posteriormente a este tendón (figura 159) y se divide un poco superior al extremo inferior del radio en tres ramos: lateral, medio y medial (fig. 155).

El *ramo lateral* desciende sobre el borde lateral de la mano, proporciona un *filete tenar* (Lejars) y se convierte en el *nervio digital dorsal lateral del dedo pulgar*.

El *ramo medio* se subdivide, superior y posterior al primer espacio interóseo, en dos ramos secundarios: uno es el nervio digital dorsal medial del dedo pulgar; el otro se ramifica en la parte lateral de la cara dorsal de la falange proximal del dedo índice.

El *ramo medial* se comunica con el ramo lateral del ramo dorsal del nervio cubital, y se divide también, posteriormente al segundo espacio interóseo, en dos ramos terminales que inervan la parte medial de la cara dorsal de la falange proximal del dedo índice y la parte lateral de la cara dorsal de la falange proximal del dedo medio.

2. Ramo profundo. El ramo profundo proporciona, cerca de su origen, un ramo al músculo extensor radial corto del carpo (fig. 158). ❑ El *nervio del músculo extensor radial corto del carpo* es (según ciertos autores, entre ellos Hovelacque) un ramo del tronco del nervio radial que queda adosado, en una parte de su trayecto, al ramo profundo del nervio radial. ❑ El ramo profundo se dirige inferior, posterior y lateralmente, penetra en el músculo supinador 2 cm inferior a la interlínea del codo (Farabeuf) y alcanza la región posterior del antebrazo atravesando este músculo, al que proporciona algunos ramos. El nervio discurre entre los dos fascículos de este músculo, un poco posterior a la estrecha superficie ósea que separa la inserción radial del fascículo superficial de la del fascículo profundo.

El ramo profundo emerge del músculo supinador cerca

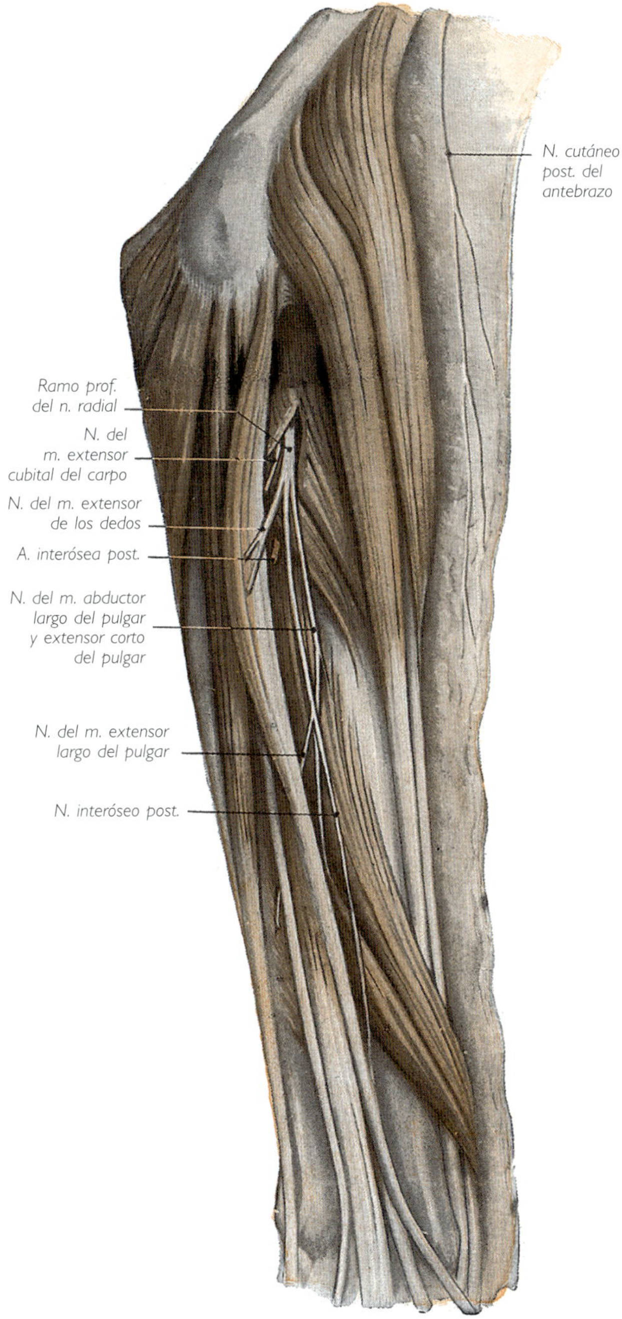

Fig. 160 ▪ Ramo profundo del nervio radial.

del borde inferior del músculo, por el intersticio que separa las dos capas que lo constituyen. Se sitúa luego entre los dos planos musculares de la región antebraquial posterior (fig. 160), donde origina: ❑ *a) ramos posteriores* para los músculos del plano superficial (extensor de los dedos, extensor del meñique y extensor cubital del carpo), y ❑ *b) ramos anteriores* para los cuatro músculos del plano profundo (abductor largo del pulgar, extensor corto del pulgar, extensor largo del pulgar y extensor del índice).

El ramo profundo, considerablemente reducido después de haber proporcionado todos sus ramos colaterales, desciende entre los dos planos musculares, posterior a los músculos abductor largo del pulgar y extensor corto del pulgar, para continuar luego posterior a la membrana interósea del antebrazo y anterior a los músculos extensor largo del pulgar y extensor del índice; penetra en la corredera osteofibrosa del músculo extensor de los dedos y se ramifica en la cara dorsal de las articulaciones radiocarpiana y del carpo; este nervio terminal es el *nervio interóseo posterior*.

■ **COMUNICACIONES.** El nervio radial se comunica: *a)* con el *nervio cutáneo medial del antebrazo* mediante los nervios cutáneos posteriores del brazo y del antebrazo; *b)* con el *nervio musculocutáneo* mediante el nervio cutáneo posterior del antebrazo y el ramo superficial; *c)* con el ramo palmar del *nervio mediano* mediante el filete tenar, y *d)* con el *nervio cubital* en la cara dorsal de la mano.

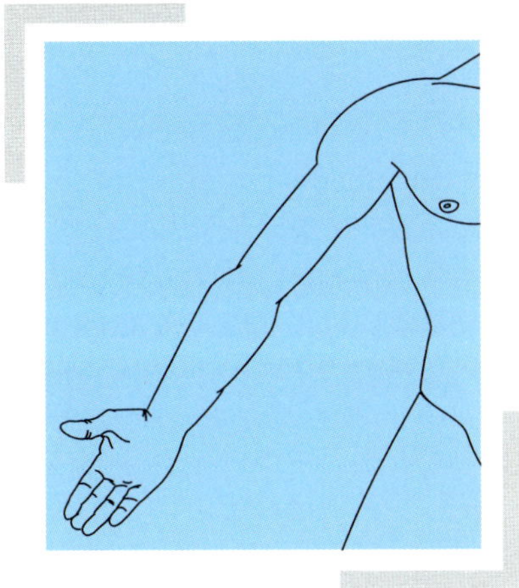

ANATOMÍA TOPOGRÁFICA DEL MIEMBRO SUPERIOR

El miembro superior se divide en seis segmentos: el hombro, el brazo, el codo, el antebrazo, el carpo y la mano.

I. HOMBRO

El hombro une el miembro superior al tórax. Está limitado: superiormente, por la clavícula y el borde superior de la escápula; inferiormente, por un plano tangente al borde inferior del músculo pectoral mayor; posteriormente, por el borde de la espina de la escápula y, anterior y medialmente, por la región mamaria.

El hombro comprende tres regiones: la *región axilar,* la *región escapular* y la *región deltoidea.*

Estas tres regiones están dispuestas alrededor de la articulación del hombro, que ya hemos descrito (v. pág. 46).

REGIÓN AXILAR

La región axilar está constituida por todas las partes blandas situadas entre la pared costal medialmente, el húmero y la articulación del hombro lateralmente, y la escápula posteriormente.

Presenta la forma de una pirámide cuadrangular truncada, por lo cual se describen: *a)* cuatro paredes (anterior, posterior, medial y lateral); *b)* una base; *c)* un vértice, y *d)* una cavidad, denominada *fosa axilar,* comprendida entre las paredes de la pirámide*.

* Algunos autores comparan la cavidad axilar con una pirámide triangular truncada (v. pág. 151). Es cierto, en efecto, que la pared lateral sólo se aprecia claramente en la pared inferior de la región.

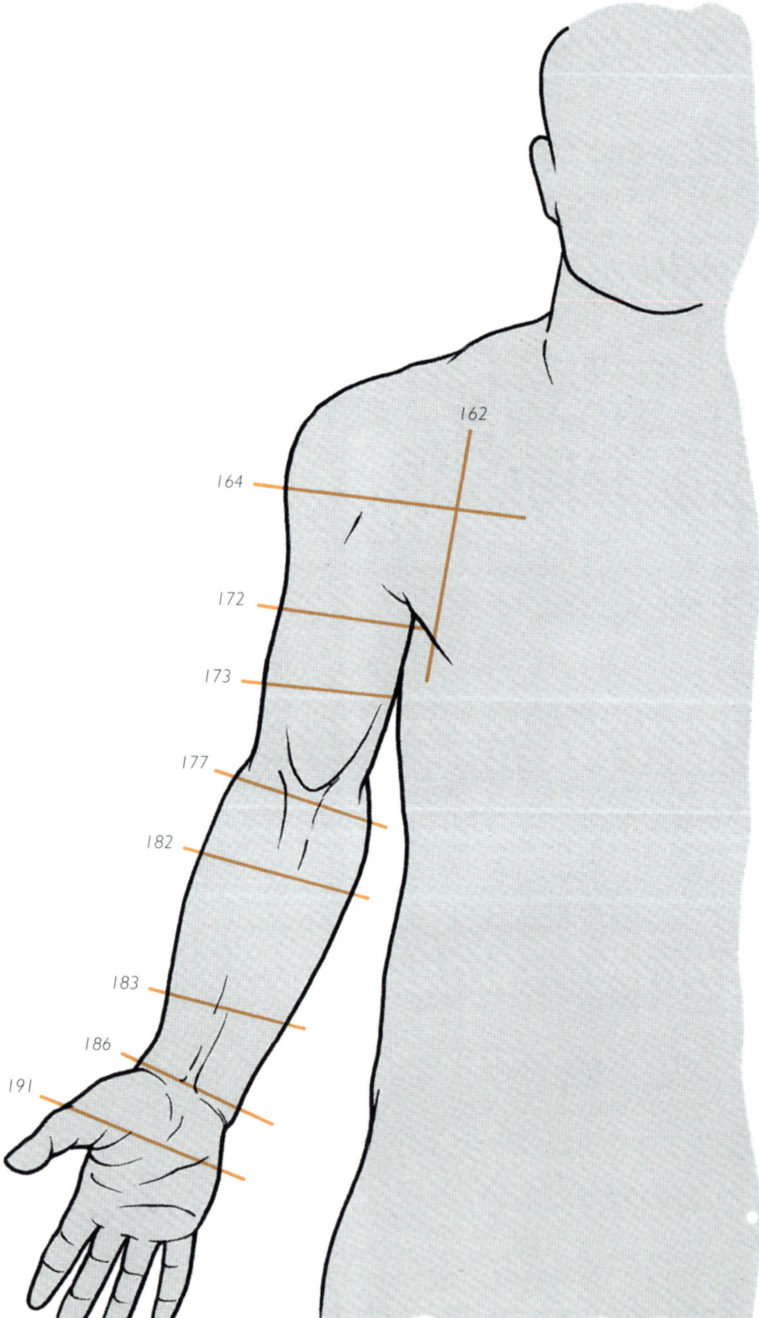

Fig. 161 ▪ Nivel de los cortes representados en las figuras correspondientes.

A. Pared anterior

LÍMITES. Está limitada superiormente por la clavícula, inferiormente por el borde inferior del músculo pectoral mayor, lateralmente por el triángulo deltopectoral y medialmente por una línea vertical que pasa por el límite lateral de la región mamaria.

Esta pared es denominada por algunos autores *región subclavicular.*

FORMA EXTERNA. La pared anterior de la región axilar presenta: *a)* en la parte superior, la elevación transversal de la clavícula, convexa medialmente y cóncava lateralmente; *b)* inferiormente a la clavícula, una depresión denominada *fosa infraclavicular,* y *c)* un surco alargado, ensanchado superiormente, que corresponde al intervalo comprendido entre los músculos deltoides y pectoral mayor. Mediante palpación se puede reconocer, en la parte superior del triángulo deltopectoral o un poco medialmente a éste, el vértice de la apófisis coracoides.

CONSTITUCIÓN

1. Planos superficiales o subcutáneos. Vasos y nervios subcutáneos. Bajo la *piel,* que es delgada, lisa y flexible, se encuentra un *panículo adiposo* que sólo se distingue claramente en la parte superior de la región, mientras que en el resto se encuentra en muy escasa cantidad.

La *fascia superficial,* que limita posteriormente el panículo adiposo, se desdobla en la parte superior de la región para envainar los fascículos de origen del músculo platisma.

La fascia superficial está separada de la fascia profunda por una capa de *tejido celular laxo subcutáneo,* que contiene: *a)* ramas vasculares muy delgadas, y *b)* algunos filetes nerviosos que proceden de los nervios intercostales y supraclaviculares del plexo cervical.

2. Fascia pectoral. La fascia profunda, aquí denominada *fascia pectoral,* cubre la cara anterior del músculo pectoral mayor. Se extiende desde la clavícula hasta el borde inferior del músculo, donde se divide en dos hojas: una es superficial y forma la lámina superficial de la fascia axilar; la otra es profunda y se dobla superiormente, convirtiéndose en la hoja profunda de la fascia pectoral (fig. 162).

3. Músculo pectoral mayor. Los fascículos de este músculo convergen hacia la cresta del tubérculo mayor del húmero. Su borde superolateral está separado del músculo deltoides por un intersticio denominado *triángulo deltopectoral,* en el que discurren la vena cefálica y una rama de la arteria toracoacromial. Se observan a veces, en la parte superior y ensanchada de este espacio, uno o dos nódulos linfáticos.

Hoja profunda de la fascia pectoral; vasos y nervios de este músculo. ❑ La cara profunda del músculo pectoral mayor está recubierta por una fascia resistente que constituye la hoja profunda de su revestimiento fascial. Esta lámina contiene en su espesor los gruesos ramos nerviosos que lo inervan (o bien los cubre, aplicándolos al músculo), así como las ramas de las arterias torácica superior y toracoacromial antes de que éstas penetren en los fascículos musculares.

4. Plano musculofascial profundo o clavipectoroaxilar. Posteriormente al músculo pectoral mayor y a la hoja profunda de su fascia, se encuentra un plano musculo-

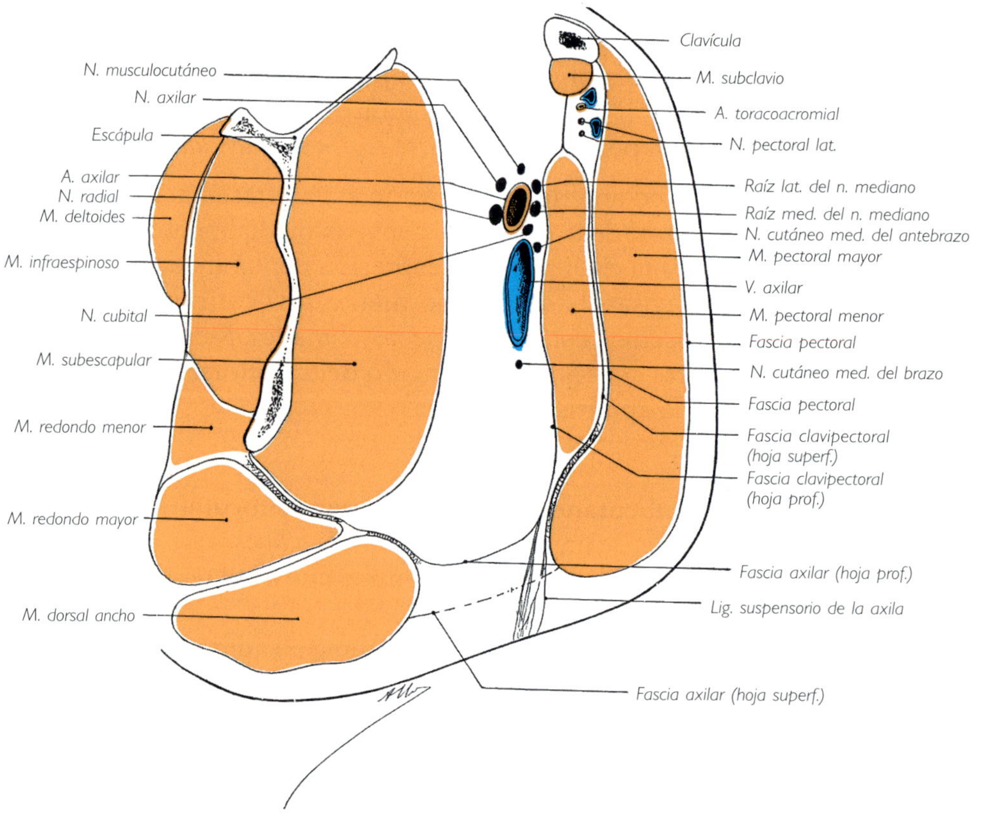

Fig. 162 ▪ Corte sagital de la región axilar.

fascial constituido por los músculos subclavio y pectoral menor y por la fascia clavipectoral (figs. 162 y 163).

El *músculo subclavio* está situado inferiormente a la clavícula. ❑ El *músculo pectoral menor* se extiende en abanico desde la apófisis coracoides hasta las costillas tercera, cuarta y quinta, y cruza oblicuamente la región de superior a inferior y de lateral a medial.

La *fascia clavipectoral* se inserta superiormente en los dos bordes del surco del subclavio, envainando dicho músculo; después se extiende hacia el músculo pectoral menor y cubre el triángulo clavipectoral. Se divide a continuación en dos hojas que cubren las dos caras del músculo pectoral menor. Más allá del músculo, las dos hojas se adosan una a la otra y descienden hacia la cara profunda de los tegumentos de la base de la axila; constituyen el *ligamento suspensorio de la axila.*

La porción de la fascia clavipectoral que se extiende desde el músculo subclavio hasta el músculo pectoral menor está atravesada por la vena cefálica, la arteria toracoacromial y el nervio pectoral lateral. El nervio y la arteria se dividen, a veces antes

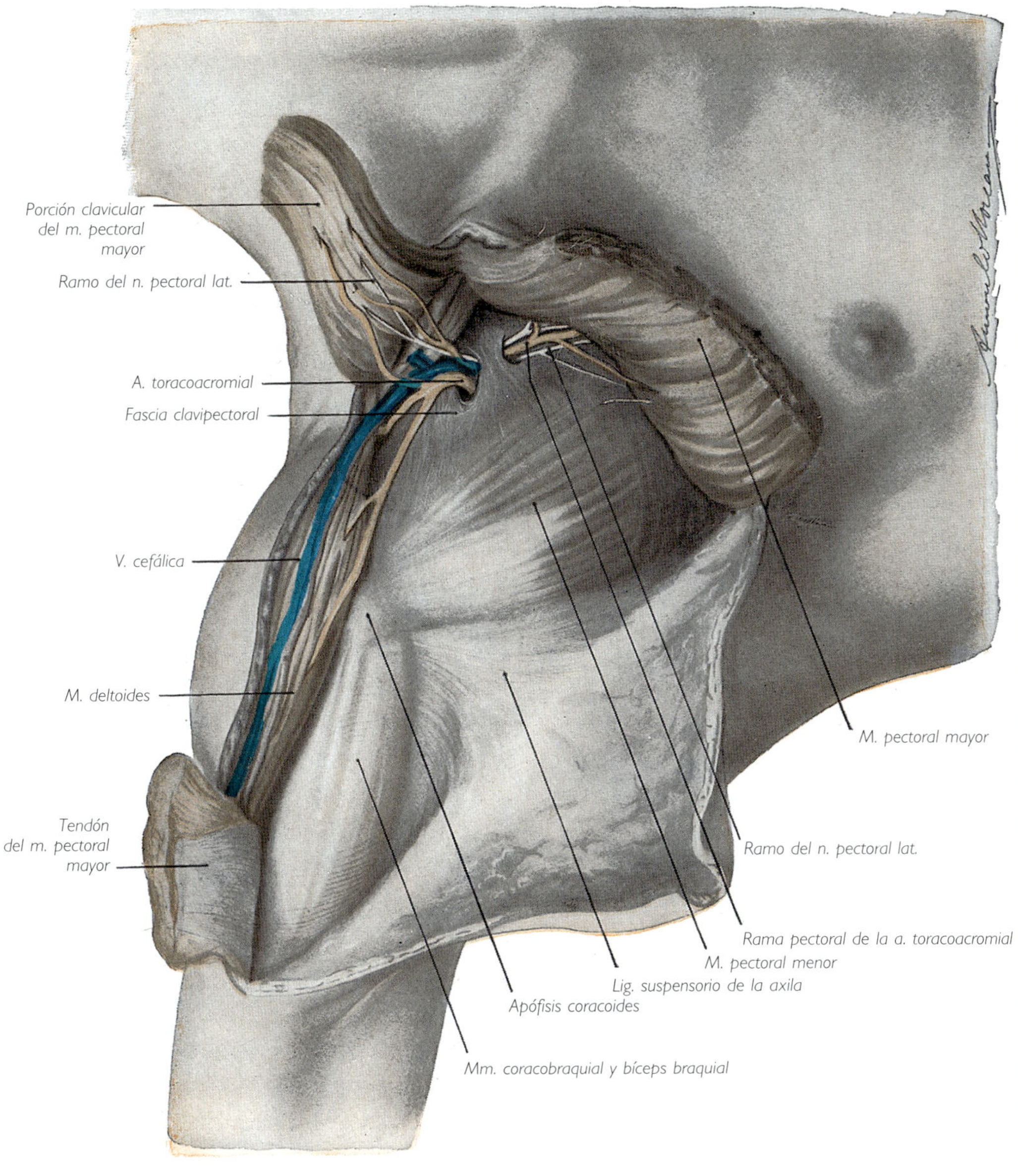

Fig. 163 ▪ Región axilar. Plano de la fascia clavipectoral.

y a veces después de haber atravesado la fascia, en numerosas ramas que penetran en el músculo pectoral mayor por su cara profunda.

El plano musculofascial o clavipectoroaxilar se halla separado del músculo pectoral mayor y de su fascia por una capa de tejido celuloadiposo, en la que discurren los vasos y nervios destinados al músculo pectoral mayor antes de atravesar primero la fascia e introducirse luego en el espesor del músculo. No obstante, en la parte inferior no existe capa celuloadiposa, y la parte inferior de la hoja anterior del ligamento suspensorio está unida o «suturada» a la fascia pectoral.

B. Pared posterior

La pared posterior de la región axilar está constituida por tres músculos (subescapular, redondo mayor y dorsal ancho) y por sus fascias (figs. 162, 164 y 165).

El *músculo subescapular* cubre la fosa subescapular, desde donde se dirige, estrechándose, hasta su inserción en el tubérculo menor del húmero.

Los *músculos redondo mayor* y *dorsal ancho* están situados inferiormente al músculo subescapular. El músculo redondo mayor se origina en la parte inferolateral de la fosa infraespinosa, y termina en la cresta del tubérculo menor. ❑ El músculo dorsal ancho rodea el borde inferior del músculo redondo mayor y se sitúa en la axila anteriormente a éste, hasta su inserción en el fondo del surco intertubercular. Antes de insertarse en el húmero, los tendones de estos dos músculos pasan inferiormente al ligamento braquial interno de Struthers.

El borde superior de los músculos redondo mayor y dorsal ancho se halla separado del músculo subescapular y del músculo redondo menor, situado posteriormente al músculo subescapular, por un espacio triangular de base lateral denominado *espacio escapulohumeral.*

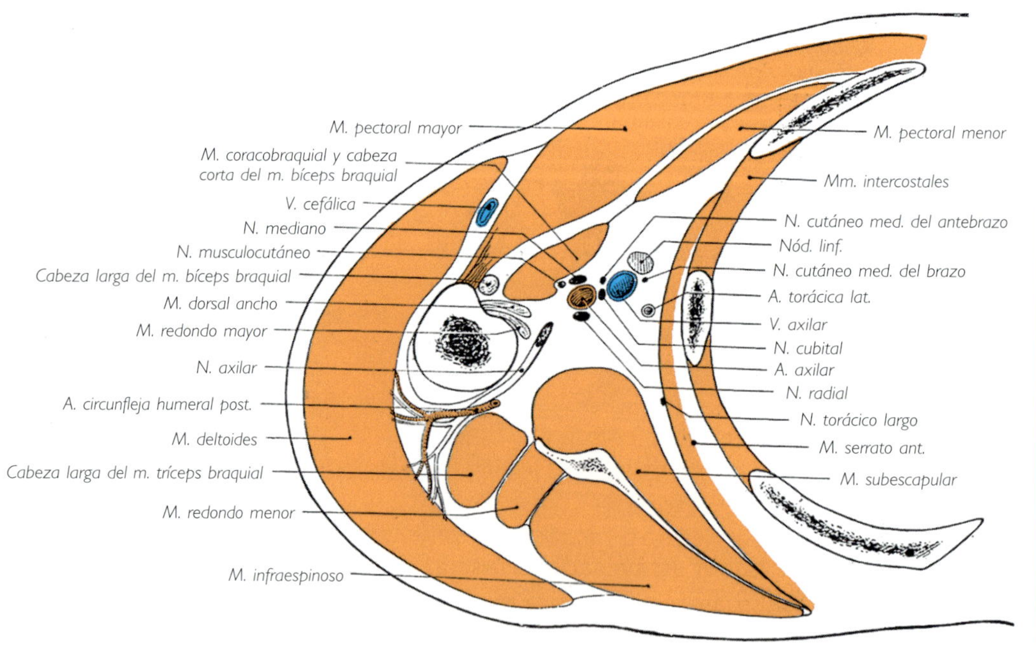

Fig. 164 ▪ Corte transversal de la región axilar (lado derecho, segmento superior del corte, semiesquemático).

El espacio escapulohumeral está dividido por la cabeza larga del músculo tríceps braquial, que lo atraviesa, en dos partes: la lateral es cuadrilátera y constituye el *espacio cuadrangular*, la medial es triangular y constituye el *espacio triangular*.

El *espacio cuadrangular* o *espacio humerotricipital* está limitado por los músculos subescapular y redondo menor superiormente, los músculos redondo mayor y dorsal ancho inferiormente, el húmero lateralmente y la cabeza larga del músculo tríceps braquial medialmente. Por este espacio discurren los vasos circunflejos humerales posteriores y el nervio axilar; el nervio está situado superiormente a los vasos y en sentido inmediatamente inferior a la articulación del hombro.

El *espacio triangular* o *espacio omotricipital* queda comprendido entre los músculos subescapular y redondo menor superiormente, los músculos redondo mayor y dorsal ancho inferiormente, y la cabeza larga del músculo tríceps braquial lateralmente. Está atravesado por la arteria circunfleja de la escápula.

Los músculos de la pared posterior están recubiertos por una hoja fascial que es delgada y frágil sobre el músculo subescapular pero densa y resistente sobre el músculo dorsal ancho, donde se halla reforzada por la parte posterior de la hoja profunda de la fascia axilar.

C. **Pared medial**

La pared medial de la región axilar está formada por la pared costal, que se halla cubierta por el músculo serrato anterior (figs. 164 y 165). Este músculo se extiende, rodeando la pared lateral del tórax, desde el borde medial de la escápula hasta las diez primeras costillas. La cara axilar de este músculo está recubierta por una fascia delgada, celular y poco resistente, por donde discurre de superior a inferior el nervio torácico largo. La arteria torácica lateral también suele descender anteriormente al nervio.

D. **Pared lateral**

La pared lateral es más estrecha que las descritas anteriormente (figs. 164 y 165). La forman los músculos bíceps braquial y coracobraquial.

La *cabeza larga del músculo bíceps braquial*, que se inserta superiormente en el reborde superior de la cavidad glenoidea y en el rodete glenoideo, atraviesa la articulación del hombro y penetra en el surco intertubercular.

La *cabeza corta del músculo bíceps braquial* y el *músculo coracobraquial* proceden del vértice de la apófisis coracoides. Estos músculos descienden en el ángulo diedro abierto medialmente formado por el músculo pectoral mayor anteriormente y los músculos dorsal ancho y redondo mayor posteriormente.

Están revestidos por una prolongación de la fascia del brazo, que presenta continuidad medialmente con la fascia clavipectoral.

E. **Vértice**

El vértice, truncado, de la región axilar está limitado anteriormente por la clavícula y el músculo subclavio, posterior y lateralmente por el borde superior de la escápula y la apófisis coracoides, y medialmente por la primera costilla y la primera digitación del músculo serrato anterior. El espacio así limitado da paso a los vasos y nervios de la axila.

F. Base

La base corresponde a la superficie cutánea que se extiende entre la parte medial y superior del brazo y la pared lateral del tórax. Su superficie es cóncava, de donde procede el nombre de *hueco de la axila* que recibe a veces. Se reconocen en ella cuatro planos:

1. La *piel* es flexible, fina y cubierta de pelos.
2. El *tejido celular subcutáneo* está formado por cúmulos adiposos separados entre sí por trabéculas fibrosas que se extienden desde la cara profunda de la dermis hasta los planos fasciales subyacentes.
3. La *hoja superficial de la fascia axilar* se halla reducida a pequeños tractos que se extienden desde el borde inferior del músculo pectoral mayor hasta el borde inferior del músculo dorsal ancho (fig. 162).
4. La *hoja profunda de la fascia axilar* (fig. 162) es continuación de la hoja profunda del ligamento suspensorio de la axila, la cual se dirige posteriormente, cubriendo la base de la axila, pasa anterior y después superiormente a la fascia del músculo dorsal ancho, a la que se adhiere, y se inserta en toda la extensión del borde lateral de la escápula. ❑ Su borde medial cruza la fascia del músculo serrato anterior, pero no se adhiere a ella. ❑ El borde lateral se une anteriormente a la fascia del músculo coracobraquial. Posteriormente a este músculo, el borde lateral queda libre y se extiende desde el músculo coracobraquial hasta el extremo superior del borde lateral de la escápula, describiendo un arco de concavidad lateral que abraza el paquete vasculonervioso: se trata del *arco axilar* (fig. 122).

G. Fosa axilar y su contenido

La cavidad en forma de pirámide cuadrangular cuyas paredes hemos descrito es la *fosa axilar.*

Está ocupada por una masa celuloadiposa atravesada por el paquete vasculonervioso de la axila; además contiene numerosos nódulos linfáticos.

1. Paquete vasculonervioso de la axila (fig. 165). El paquete vasculonervioso de la axila penetra en la fosa axilar por su vértice. Emerge de ella por un orificio situado en su base, posteriormente al músculo coracobraquial y lateralmente al arco axilar. Cuando el brazo está extendido a lo largo del cuerpo, el paquete vasculonervioso se orienta un poco oblicuamente en sentido inferior, lateral y posterior. Cuando el brazo está extendido en ángulo recto, el paquete vasculonervioso adopta una dirección rectilínea y horizontal.

Se halla en relación más o menos inmediata con los músculos y fascias que forman las paredes de la fosa axilar, pero debido a su dirección oblicua inferior, posterior y lateral, sus relaciones con las paredes anterior y medial son más estrechas en la parte superior que en la inferior; además, en el curso de su trayecto descendente, el paquete vasculonervioso se desliza poco a poco posterior y lateral al músculo coracobraquial, que queda por lo tanto situado entre la pared anterior de la axila y la parte lateral del paquete vasculonervioso (figs. 164 y 165).

Medialmente, el paquete vasculonervioso se apoya superiormente sobre las primeras digitaciones superiores del músculo serrato anterior. Se aleja enseguida de este músculo y, en la parte inferior de la axila, corresponde inmediatamente a la fascia y a la piel de la base de la axila. Esta relación es tanto más extensa cuanto más se separa el brazo de la pared lateral del tórax.

2. Elementos del paquete vasculonervioso de la axila. El paquete vasculonervioso de la axila está constituido por la arteria axilar, la vena axilar, el plexo braquial y sus ramos terminales.

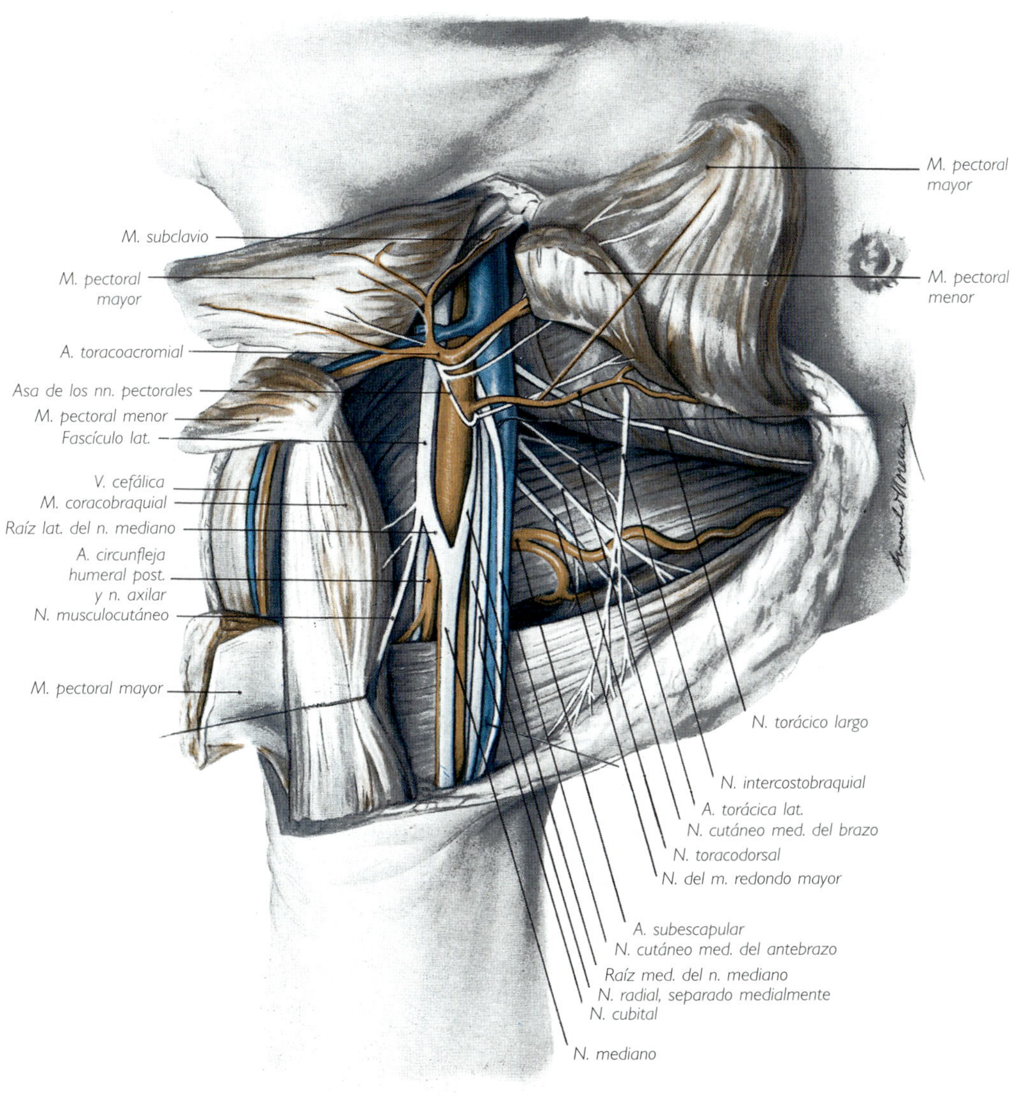

Fig. 165 ■ Región axilar. Paquete vasculonervioso.

a) ARTERIA AXILAR. Presenta el trayecto, la dirección y las relaciones del paquete vasculonervioso del que forma parte. Esta arteria proporciona seis ramas colaterales que se pueden dividir en anteriores, posterior, laterales y medial. ❑ Las ramas anteriores son las *arterias torácica superior* y *toracoacromial,* que se dirigen anteriormente; sus ramas torácicas atraviesan la fascia clavipectoral y se distribuyen en la pared anterior de la región axilar y en la porción colindante de la pared lateral del tórax (fig. 163). ❑ La rama posterior es la *arteria subescapular,* que desciende a lo largo del borde inferior del músculo subescapular; su rama circunfleja de la escápula emerge de la axila por el espacio triangular. ❑ Las ramas laterales son las *arterias circunflejas humerales anterior y posterior.* La arteria circunfleja humeral anterior rodea anteriormente el cuello quirúrgico del húmero, superiormente a los tendones de los músculos dorsal ancho y redondo mayor, y pasa anterior o posteriormente al ligamento braquial interno. La arteria circunfleja humeral posterior se introduce en el espacio cuadrangular. ❑ La rama medial es la *arteria torácica lateral,* que se ramifica sobre la pared lateral del tórax.
b) VENA AXILAR. La vena axilar es única y voluminosa, y acompaña a la arteria a lo largo de todo su trayecto. En la parte inferior de la región, el tronco venoso se sitúa medialmente a la arteria. En su trayecto ascendente se localiza de forma gradual anterior y medialmente al tronco arterial.

A lo largo de la vena y anteriormente a ella y a la arteria, no es extraño observar un conducto venoso colateral, es decir, una anastomosis longitudinal de calibre muy variable.

La vena axilar recibe las venas satélites de las ramas colaterales de su arteria. También recibe la vena cefálica, en la que suele desembocar la vena toracoacromial.
c) PLEXO BRAQUIAL. Cuando el plexo braquial penetra en la región axilar por su vértice, se halla constituido por sus tres fascículos, los cuales presentan entre sí y con los vasos axilares las siguientes relaciones (fig. 166): *a)* la vena está situada medialmente; *b)* la arteria está situada lateralmente a la vena y la desborda un poco anteriormente; *c)* los tres fascículos del plexo están situados lateralmente a la arteria, en estrecha relación unos con otros; el fascículo posterior ocupa el ángulo que forma la arteria con el borde lateral de la primera costilla; el fascículo medial se sitúa anteriormente y un poco lateralmente al fascículo posterior y sobre la cara lateral de la arteria, y el fascículo lateral, por último, está situado lateralmente al fascículo medial y en un plano más anterior. Posteriormente al fascículo lateral se observa el nervio torácico largo (E. Olivier).

Los tres fascículos se separan unos de otros a medida que descienden. ❑ El fascículo lateral se sitúa anterior y lateral a la arteria. ❑ El fascículo medial desciende oblicuamente entre la arteria y el fascículo posterior; después se sitúa entre la arteria y la vena. ❑ El fascículo posterior es siempre posterior a la arteria axilar.

A la altura de la articulación del hombro, los fascículos dan origen a los ramos terminales del plexo. Cada uno de ellos posee relaciones particulares con los vasos (figs. 164 y 165).

El *nervio musculocutáneo* está situado en su origen lateralmente a la arteria axilar. Se aleja enseguida de este vaso, se dirige inferior y lateralmente, y penetra en el músculo coracobraquial. ❑ El *nervio mediano* se forma, mediante la unión de sus raíces lateral y

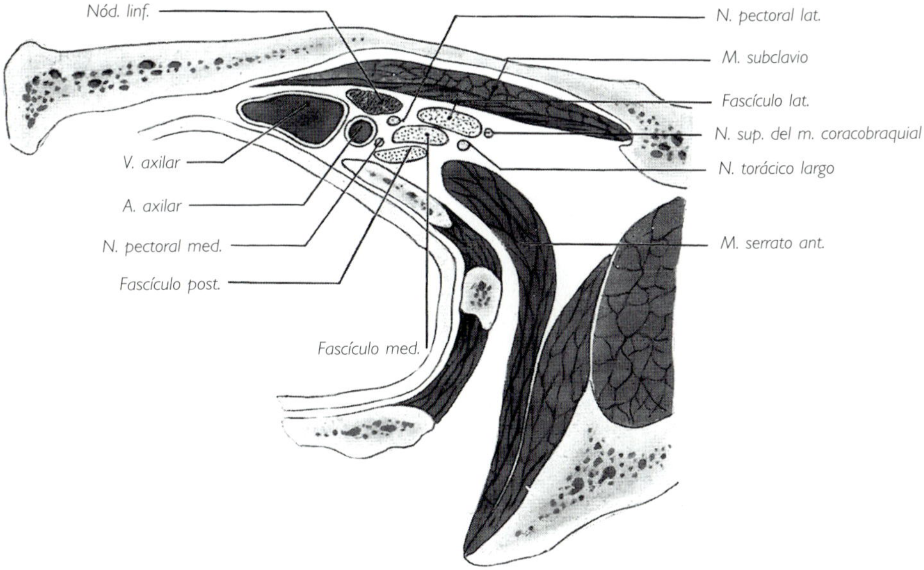

Fig. 166 ▪ Topografía de los vasos y nervios en el vértice de la axila (lado derecho, segmento inferior del corte). Se aprecia la sección de un ramo superior destinado al músculo coracobraquial, que en lugar de originarse del nervio musculocutáneo, como es lo habitual, nace del fascículo lateral del plexo braquial. (Según E. Olivier.)

medial, anteriormente a la arteria axilar, y discurre luego hasta la base de la axila, en el lado anterolateral de la arteria. ❑ El *nervio cubital* desciende medialmente a la arteria axilar, en el intersticio que la separa de la vena axilar. ❑ El *nervio cutáneo medial del antebrazo* presenta el mismo trayecto y relaciones que el nervio cubital, y se sitúa anterior y medial a éste, sobre la pared anterolateral de la vena. ❑ El *nervio cutáneo medial del brazo* está situado en su origen posterior y medial a la arteria, y cruza oblicuamente de superior a inferior y de lateral a medial la cara posterior de la vena axilar. Se comunica, cerca de la base de la axila, con el nervio intercostobraquial. ❑ El *nervio axilar* se dirige inferior, lateral y posteriormente, aplicado al músculo subescapular, y penetra en el espacio cuadrangular junto con la arteria circunfleja humeral posterior. Discurre superiormente a la arteria, aplicado a la parte inferior de la cápsula articular del hombro. ❑ El *nervio radial* desciende hacia el brazo posteriormente a la arteria axilar.

El plexo braquial proporciona en la axila algunos de sus ramos colaterales, que son:

1. Anteriormente, los *nervios pectorales lateral y medial.* El primero discurre en principio lateral y luego anteriormente a la arteria axilar; el segundo emerge medialmente a ésta. Los dos están unidos por una comunicación, denominada *asa de los nervios pectorales,* que cruza la cara anterior de la arteria axilar inferiormente a la arteria toracoacromial.

2. Posteriormente, los *nervios subescapulares,* el *nervio del músculo redondo mayor* y el *nervio toracodorsal.* Todos ellos están situados posteriormente al paquete vasculonervioso. El nervio toracodorsal suele discurrir anteriormente a los vasos subescapulares, mientras que el nervio del músculo redondo mayor lo hace posteriormente.

3. Medialmente, el *nervio torácico largo,* que se halla aplicado a la cara lateral de dicho músculo.

La fosa axilar está también atravesada de superior a inferior y de medial a lateral por los nervios intercostobraquiales o los ramos cutáneos laterales de los primeros nervios intercostales.

d) NÓDULOS LINFÁTICOS DE LA FOSA AXILAR. De los cinco grupos de nódulos linfáticos que se encuentran en la axila, tres se hallan escalonados a lo largo de la cara medial del paquete vasculonervioso; los otros dos se sitúan en el trayecto de las arterias torácica lateral y subescapular. Los nódulos linfáticos braquiales que siguen a los vasos axilares reciben los vasos linfáticos del brazo, del antebrazo y de la mano. En los nódulos linfáticos subescapulares desembocan los vasos linfáticos del hombro. Por último, los nódulos linfáticos pectorales reciben los vasos linfáticos de la pared anterolateral del tórax.

Los vasos eferentes de estos nódulos linfáticos drenan en los nódulos linfáticos centrales y apicales, situados más superiormente a lo largo de los vasos, y muy en especial de la vena axilar. Los nódulos linfáticos centrales ocupan el centro de la región. Los nódulos linfáticos apicales se localizan en el vértice de la axila.

REGIÓN ESCAPULAR

La región escapular comprende todas las partes blandas situadas posteriormente a la escápula y a la región axilar.

■ **LÍMITES.** Sus límites corresponden a los tres bordes de la escápula. Superiormente, la escápula se eleva hasta el primer espacio intercostal; su ángulo inferior alcanza la octava costilla y su borde medial queda a 6 cm aproximadamente de la línea de las apófisis espinosas.

■ **FORMA EXTERNA.** Es posible reconocer: *a)* en la zona de unión del cuarto superior con los tres cuartos inferiores de la región, una elevación oblicua superior y lateralmente formada por la espina de la escápula; *b)* superior e inferiormente a la espina de la escápula, unas superficies generalmente deprimidas, pero redondeadas y salientes en los sujetos marcadamente musculosos, que corresponden a las fosas supraespinosa e infraespinosa, y *c)* en la parte superolateral de la fosa infraespinosa, una superficie triangular y convexa en relación con los fascículos posteriores del músculo deltoides.

■ CONSTITUCIÓN

1. Planos superficiales. Toda la región se halla cubierta por tres planos superficiales: ❑ *a)* primero la *piel,* que es gruesa, lisa y móvil; ❑ *b)* a continuación un *panículo adiposo* de espesor variable, limitado profundamente por la *fascia superficial,* y ❑ *c)* por último, una capa de *tejido celular subcutáneo* que contiene ramas arteriales y venosas procedentes de los vasos escapulares, vasos linfáticos tributarios de los nódulos linfáticos supraescapulares o supraespinosos y de los nódulos linfáticos axilares, y ramos nerviosos proporcionados por el nervio cutáneo lateral superior del brazo en la parte lateral y por los nervios torácicos en la medial.

Bajo la piel que cubre la espina de la escápula pueden formarse algunas bolsas sinoviales.

Las capas subyacentes son diferentes en la fosa supraespinosa y en la infraespinosa.

2. Fosa supraespinosa. Profundamente al tejido celular subcutáneo se encuentran los siguientes elementos anatómicos:

1. La *fascia* del músculo trapecio, que está adherida al músculo trapecio, al cual recubre.
2. El *músculo trapecio* o, más exactamente, los fascículos de este músculo que se insertan en la espina de la escápula.
3. La *fascia supraespinosa,* que se extiende de un borde al otro de la fosa supraespinosa; es gruesa y resistente medialmente y delgada lateralmente; está separada del músculo trapecio por una capa de tejido celuloadiposo de espesor variable que contiene los nódulos linfáticos cervicales situados bajo el músculo trapecio (v. tomo 1).
4. El *músculo supraespinoso,* que se extiende desde la fosa supraespinosa hasta el tubérculo mayor del húmero, pasando inferiormente a la bóveda acromiocoracoidea.
5. Los *vasos* y *nervio supraescapulares.* La arteria supraescapular penetra en la fosa supraespinosa pasando superiormente al ligamento transverso superior de la escápula; el nervio discurre inferiormente al ligamento. Arteria y nervio discurren sobre el plano óseo, cruzan la cara profunda del músculo supraespinoso, al cual proporcionan algunos ramos, y penetran en la fosa infraespinosa pasando profundamente al ligamento transverso inferior de la escápula (fig. 147). A lo largo de su trayecto en la fosa supraespinosa se encuentran los nódulos linfáticos supraescapulares o supraespinosos.

3. Fosa infraespinosa (fig. 167). En la fosa infraespinosa se encuentran, además de la piel y el tejido adiposo subcutáneo, tres planos superpuestos:

a) FASCIA INFRAESPINOSA Y DELTOIDEA. Cubre los músculos de la región. Es delgada sobre los músculos deltoides y dorsal ancho, pero gruesa, resistente y nacarada sobre la parte medial del músculo infraespinoso, que rebasa medialmente al músculo deltoides.

b) MÚSCULO DELTOIDES. Solamente los fascículos posteriores del músculo deltoides, que se insertan en la espina de la escápula, forman parte de la región, de la cual ocupan la zona superolateral.

c) PLANO MUSCULAR PROFUNDO. VASOS Y NERVIOS PROFUNDOS. Bajo la fascia y el músculo deltoides, se encuentran en la región cuatro músculos: infraespinoso, redondo menor, redondo mayor y dorsal ancho. Estos músculos están cubiertos superior y lateralmente por el músculo deltoides (fig. 167). La fascia infraespinosa se prolonga mediante un revestimiento celular en la cara posterior de estos músculos, que los separa del músculo deltoides y los acompaña hasta su inserción humeral.

Los *músculos infraespinoso, redondo menor y redondo mayor* pertenecen a la región solamente por sus inserciones escapulares. La inserción del músculo infraespinoso, con mucho la más extensa, se sitúa medialmente a las de los músculos redondo mayor y redondo menor en la fosa infraespinosa de la escápula; se halla separada de éstas por una cresta ósea paralela al borde lateral del hueso.

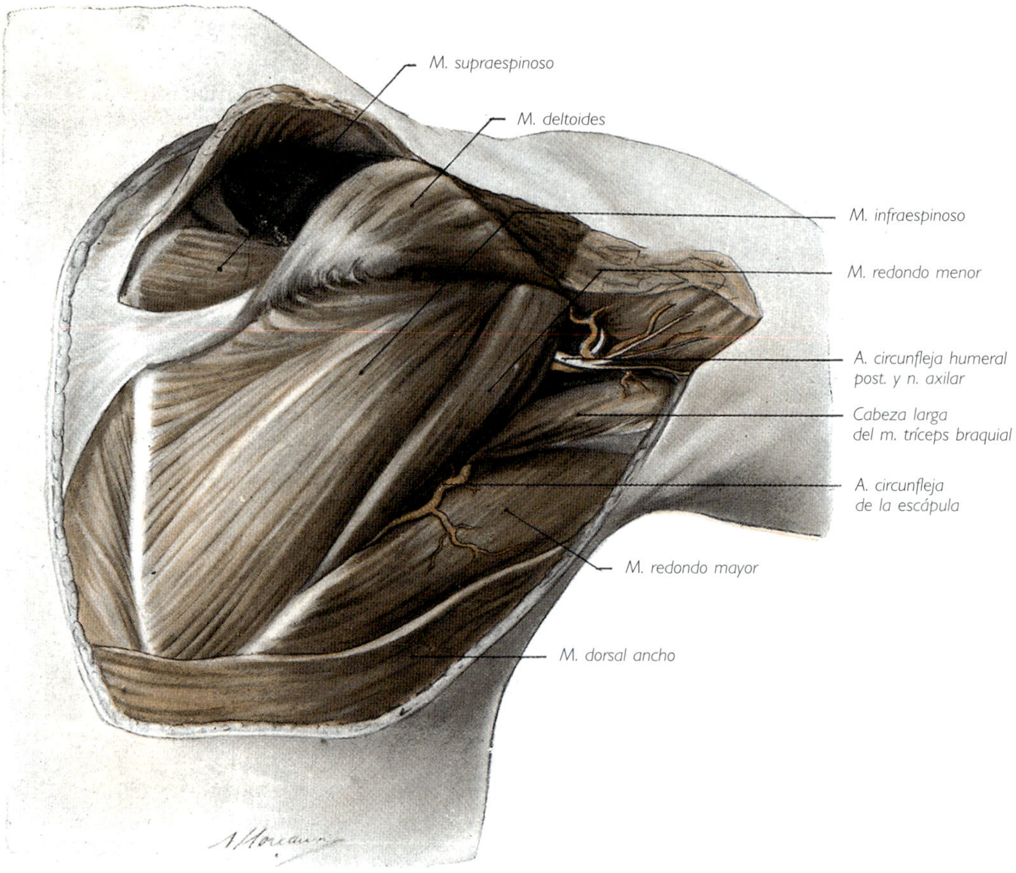

Fig. 167 ▪ Región escapular. Planos subfasciales. Los músculos deltoides y trapecio se han seccionado y separado parcialmente.

Las inserciones de los músculos redondo mayor y redondo menor se efectúan a lo largo del borde lateral de la escápula, lateralmente al músculo infraespinoso. El músculo redondo menor se sitúa superiormente al músculo redondo mayor.

El *músculo dorsal ancho* apenas penetra en la región; sus fascículos más superiores cruzan horizontalmente el ángulo inferior de la escápula y el extremo inferior del músculo redondo mayor antes de rodear el borde inferior de dicho músculo.

Estos cuatro músculos se dirigen lateralmente hacia el extremo superior del húmero. Más allá del borde lateral de la escápula forman parte de la pared posterior de la axila. A esta altura, los músculos redondo mayor y redondo menor se separan uno de otro y limitan con el húmero el triángulo escapulohumeral, al que la cabeza larga del tríceps braquial, que procede del tubérculo infraglenoideo, divide en dos espacios secundarios: el espacio cuadrangular lateralmente y el espacio triangular medialmente. Este espacio triangular presenta un vértice cercano al borde lateral de la escápula y da paso a la arteria circunfleja de la escápula.

Las *arterias* de la región son ramas de la arteria subescapular, a su vez rama de la arteria axilar. Otras proceden de la arteria supraescapular y de la arteria dorsal de la escápula, ramas de la arteria subclavia.

La *arteria circunfleja de la escápula* emerge del espacio triangular y termina en los músculos de la fosa infraespinosa (fig. 147).

La *arteria supraescapular* penetra en la fosa infraespinosa después de haber rodeado el borde lateral de la espina de la escápula; termina en los músculos de la región.

La *arteria dorsal de la escápula* aborda la región escapular por el ángulo superior de la escápula; a continuación sigue a lo largo del borde medial de este hueso anterior al músculo romboides mayor y suministra ramas a los músculos adyacentes.

Las tres arterias escapulares están unidas, posteriormente a la escápula, por numerosas anastomosis, que son por lo general suficientes para restablecer la circulación en el miembro superior cuando la arteria axilar es ligada antes del origen de la arteria subescapular.

El *nervio supraescapular* acompaña en la región a la arteria del mismo nombre; inerva los músculos supraespinoso e infraespinoso.

REGIÓN DELTOIDEA

La región deltoidea ocupa la parte lateral y convexa del hombro (muñón del hombro). Está situada lateralmente a las regiones axilar y escapular, y corresponde al músculo deltoides.

LÍMITES. Está limitada superiormente por la clavícula y el acromion, inferiormente por la inserción humeral del músculo deltoides, anteriormente por el triángulo deltopectoral y posteriormente por una línea vertical que pasa primero por la interlínea articular del hombro y después sigue el borde posterior del músculo deltoides.

FORMA EXTERNA. La región forma un saliente regularmente convexo que está determinado por la cabeza humeral. Se reconocen, en el límite superior de la región, los relieves formados por el acromion y la extremidad acromial de la clavícula.

CONSTITUCIÓN

1. Planos superficiales. Vasos y nervios subcutáneos. La *piel* es suave y generalmente lisa, y está reforzada por un *panículo adiposo* de espesor variable según los sujetos, la *fascia superficial* y el *tejido celular subcutáneo.*

El tejido celular subcutáneo contiene: *a)* ramificaciones vasculares sin importancia, y *b)* ramos nerviosos procedentes de los nervios supraclaviculares laterales del plexo cervical superiormente y del nervio cutáneo lateral superior del brazo, ramo del axilar, inferiormente.

2. Fascia deltoidea. La fascia deltoidea es delgada y está unida al músculo deltoides por numerosos tabiques laminares que se insinúan entre los fascículos musculares.

3. Músculo deltoides. Los fascículos de este músculo convergen desde la clavícula, el acromion y la espina de la escápula hacia la tuberosidad deltoidea del húmero.

4. Tejido celular subdeltoideo. Profundamente al músculo deltoides se halla una capa de tejido celulofibroso cuya consistencia y espesor varían en distintos puntos. La capa superficial de esta capa está en contacto con la cara profunda del músculo deltoides y se condensa en una lámina fibrocelular que forma el revestimiento fascial profundo del músculo. Esta hoja presenta continuidad superiormente con el ligamento coracoacromial.

En la parte superior de la región y en la capa profunda del tejido subdeltoideo se desarrolla la *bolsa subdeltoidea* o *bolsa subacromial.* Esta bolsa sinovial está situada inferiormente a la bóveda acromiocoracoidea y a la parte superior del músculo deltoides, y superiormente al tubérculo mayor y a los tendones de los músculos periarticulares.

En esta capa de tejido subdeltoideo se ramifican también los vasos y nervios circunflejos humerales antes de penetrar en el músculo deltoides (fig. 168).

La *arteria circunfleja humeral anterior* rodea anteriormente el cuello quirúrgico del húmero y cruza transversalmente el surco intertubercular, donde se divide en dos ramas:

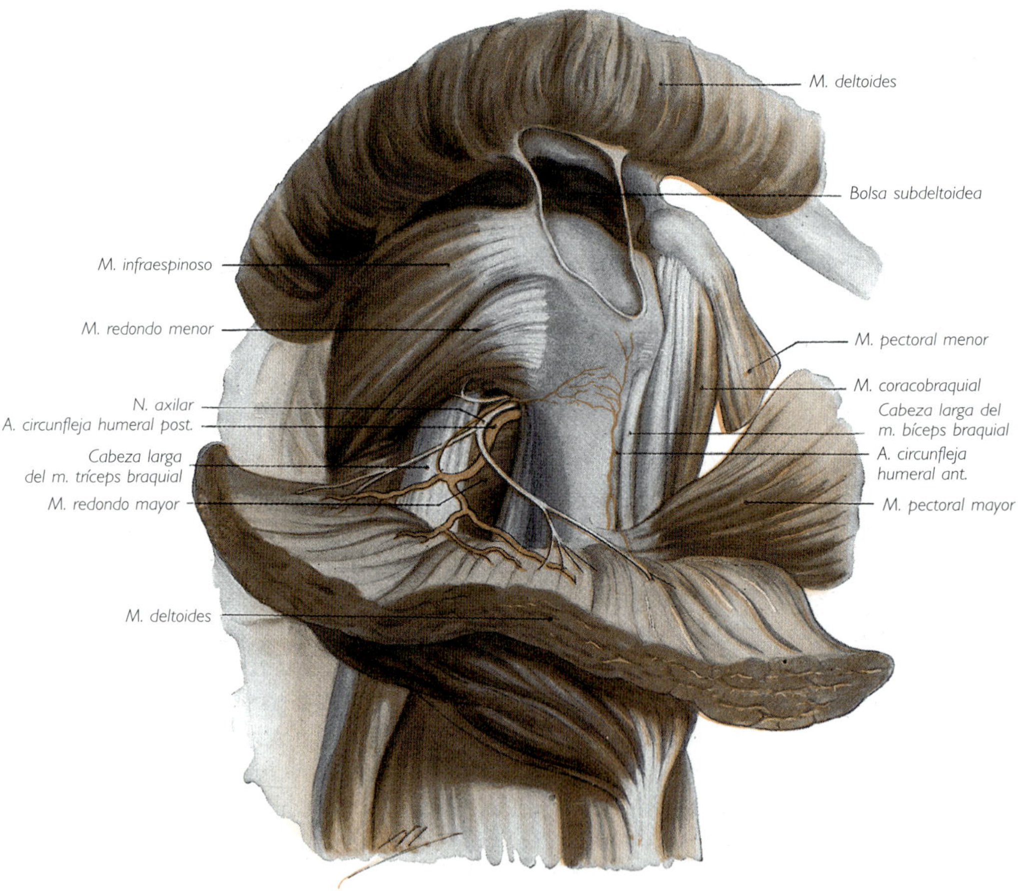

Fig. 168 ▪ Región deltoidea. Nervio axilar y arterias circunflejas humerales.

una que asciende por el surco hasta la articulación del hombro y otra que se pierde en el músculo deltoides.

La *arteria circunfleja humeral posterior* emerge del espacio cuadrangular y penetra en el tejido celular subdeltoideo, y después entre la fascia deltoidea y el músculo; se divide en numerosas ramas que abordan el músculo deltoides por su cara profunda.

El *nervio axilar* acompaña a la arteria circunfleja humeral posterior. Suministra el nervio del músculo redondo menor y el nervio cutáneo lateral superior del brazo, que nacen a la altura del espacio cuadrangular. Sus ramos terminan en el músculo deltoides.

La *arteria toracoacromial* proporciona una rama acromial que discurre profundamente al músculo deltoides en las proximidades de sus inserciones superiores.

5. Músculos y tendones periarticulares. El tejido celular subdeltoideo y la bolsa subdeltoidea cubren superiormente los tendones y músculos periarticulares del hombro: el músculo supraespinoso superiormente, el músculo subescapular anteriormente, y los músculos infraespinoso y redondo menor posteriormente. Este último músculo limita, junto con la cabeza larga del músculo tríceps braquial, el músculo redondo mayor y el húmero, el espacio cuadrangular, que se halla enteramente cubierto por el músculo deltoides (fig. 167). De esta manera, los vasos circunflejos humerales posteriores y el nervio axilar se encuentran situados, desde que atraviesan el espacio cuadrangular, en la cara profunda del músculo deltoides y en la capa celular subdeltoidea.

II. BRAZO

El brazo es la parte del miembro superior comprendida entre el hombro y el codo. Está limitado en su parte superior por una línea circular horizontal que pasa inferiormente a los tendones de los músculos pectoral mayor y dorsal ancho, y en su parte inferior por una línea circular horizontal que pasa a dos traveses de dedo superiormente a la fosa del codo.

El húmero y los dos tabiques intermusculares lateral y medial del brazo, que se extienden transversalmente desde los bordes laterales del húmero hasta la cara profunda de la fascia del brazo, dividen el brazo en dos regiones, anterior y posterior.

REGIÓN ANTERIOR DEL BRAZO O REGIÓN BRAQUIAL ANTERIOR

Esta región comprende todas las partes blandas situadas anteriormente al húmero y a los tabiques intermusculares.

LÍMITES. Sus límites superior e inferior son los del propio brazo; sus límites laterales corresponden a las dos líneas verticales guiadas por los epicóndilos lateral y medial.

FORMA EXTERNA. Presenta en toda su extensión un saliente vertical y fusiforme determinado por el músculo bíceps braquial. Este saliente se halla bordeado lateralmente por dos surcos verticales, denominados *surco bicipital lateral* y *surco bicipital medial.*

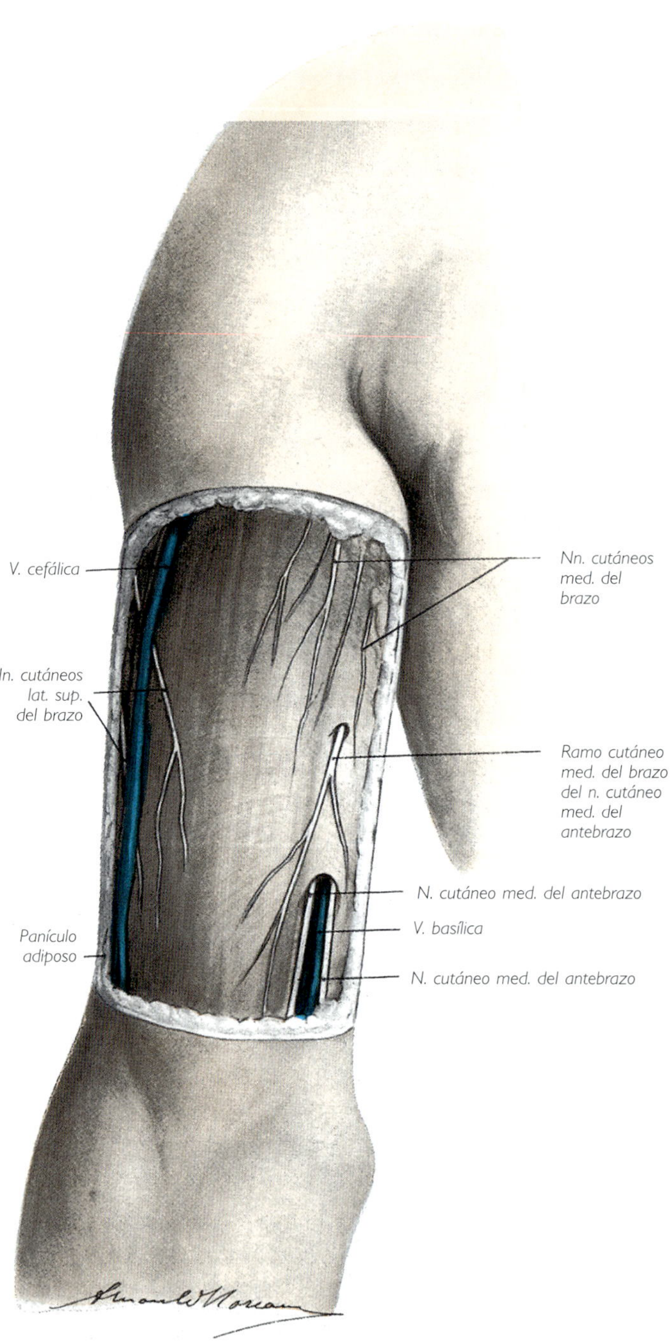

Fig. 169 ▪ Región anterior del brazo. Planos superficiales.

■ CONSTITUCIÓN

1. Planos superficiales. Vasos y nervios subcutáneos. La *piel* es blanda, delgada y sin pelos; es más gruesa lateral que medialmente.

Profundamente a la piel se encuentra el *panículo adiposo,* que está limitado profundamente por la *fascia superficial;* a continuación se observa una lámina de tejido celular laxo que queda comprendida entre la fascia superficial y la fascia del brazo.

En el *tejido celular subcutáneo* discurren: *a)* las venas cefálica y basílica; la primera sigue, de inferior a superior, el surco bicipital lateral; la segunda asciende por el surco bicipital medial hasta la mitad del brazo, donde atraviesa la fascia del brazo; *b)* los vasos linfáticos que se dirigen hacia los nódulos linfáticos axilares; *c)* el nervio cutáneo medial del antebrazo, que atraviesa la fascia del brazo por el mismo orificio que la vena basílica, y se divide, a una altura variable, en un ramo anterior y otro posterior, y *d)* los ramos nerviosos procedentes del nervio cutáneo lateral superior del brazo del nervio axilar y del nervio cutáneo lateral inferior del brazo del nervio radial en la parte lateral, y de los nervios cutáneo medial del brazo y cutáneo medial del antebrazo en la parte medial (fig. 169).

2. Fascia del brazo o fascia braquial. Es delgada y poco resistente. Está atravesada en su porción medial por la vena basílica y el nervio cutáneo medial del antebrazo (fig. 169). De su cara profunda se destacan los tabiques intermusculares medial y lateral del brazo, y las expansiones destinadas al revestimiento fascial de los músculos subyacentes (fig. 173).

3. Planos subfasciales. Profundamente a la fascia del brazo, las partes blandas comprenden músculos, vasos y nervios (figs. 171, 172 y 173).

a) MÚSCULOS. Están dispuestos en dos planos.

El primer plano muscular está formado por el músculo bíceps braquial, que desciende hacia el codo. La parte inferior del músculo deltoides se insinúa ligeramente en la parte superolateral de la región (fig. 165).

El segundo plano comprende dos músculos: el *músculo coracobraquial* y el *músculo braquial.* ❑ El músculo coracobraquial se extiende desde la apófisis coracoides hasta la parte media de la cara medial del húmero, y ocupa la parte superior y medial de la región. ❑ El músculo braquial ocupa casi toda la anchura de la mitad inferior de la región y desciende hacia el codo anteriormente al húmero y a los tabiques intermusculares, en los que se inserta.

Los músculos coracobraquial y braquial están separados, anterior y medialmente al músculo bíceps braquial y a la parte anteromedial de la fascia del brazo, por un espacio celular que contiene el paquete vasculonervioso del brazo. ❑ Además, la cara anterior del músculo braquial está cruzada por el nervio musculocutáneo, que discurre entre dicho músculo y el músculo bíceps braquial. Por último, el músculo braquial limita con el músculo braquiorradial, en la parte inferior y lateral de la región, la parte superior del surco bicipital lateral, donde se introducen el nervio radial y la arteria braquial profunda.

b) ARTERIA BRAQUIAL Y PAQUETE VASCULONERVIOSO DEL BRAZO. La arteria braquial es continuación de la arteria axilar; desciende hacia la parte media de la fosa del codo siguiendo un trayecto rectilíneo, ligeramente oblicuo inferior y lateral. Dicho trayecto corresponde a una línea que se extiende desde el vértice de la axila hasta la parte media del pliegue del codo.

La arteria braquial está situada posterior al borde medial del músculo coracobraquial superiormente (figs. 172 y 173). Está acompañada por dos venas satélites, una lateral y otra medial.

A su entrada en la región braquial anterior, la arteria braquial se halla rodeada por los ramos terminales del plexo braquial: el nervio mediano es anterior y lateral a la arteria; los nervios cubital y cutáneo medial del antebrazo se sitúan medialmente y el nervio radial posteriormente. El nervio musculocutáneo se aleja de la arteria para dirigirse inferior y lateralmente y atravesar el músculo coracobraquial, al cual inerva.

En el curso de su trayecto en el brazo, las relaciones de estos troncos nerviosos con la arteria se modifican de superior a inferior (fig. 171). ❑ El *nervio cubital* se dirige inferior y posteriormente, se separa de la arteria braquial, atraviesa el tabique intermuscular medial del brazo hacia la parte media del brazo medialmente al músculo braquial

REGIÓN ANTERIOR DEL BRAZO O REGIÓN BRAQUIAL ANTERIOR

1. *N. mediano*
2. *M. coracobraquial*
3. *N. musculocutáneo*
4. *M. dorsal ancho*
5. *M. redondo mayor*
6. *M. deltoides*
7. *A. circunfleja humeral post.*
8. *N. axilar*
9. *Cabeza larga del m. tríceps braquial*
10. *M. redondo menor*
11. *V. cefálica*
12. *M. braquial*
13. *M. deltoides*
14. *A. braquial prof.*
15. *Cabeza lat. del m. tríceps braquial*
16. *N. radial*
17. *V. cefálica*
18. *M. braquial*
19. *A. braquial prof.*
20. *M. braquiorradial*
21. *N. radial*
22. *M. tríceps braquial*
23. *V. mediana cefálica*
24. *N. radial*
25. *M. braquiorradial*
26. *M. extensor radial largo del carpo*
27. *M. bíceps braquial (tendón)*
28. *M. ancóneo*
29. *M. tríceps braquial (tendón)*
30. *A. axilar*
31. *M. pectoral menor*
32. *N. cutáneo med. del antebrazo*
33. *Nód. linf.*
34. *N. cutáneo med. del brazo*
35. *V. axilar*
36. *A. torácica lat.*
37. *N. cubital*
38. *M. subescapular*
39. *M. serrato ant.*
40. *M. infraespinoso*
41. *N. musculocutáneo*
42. *M. coracobraquial*
43. *M. bíceps braquial*
44. *N. mediano*
45. *V. basílica*
46. *N. cubital*
47. *A. braquial*
48. *Cabeza med. del m. tríceps braquial*
49. *Cabeza larga del m. tríceps braquial*
50. *M. bíceps braquial*
51. *N. musculocutáneo*
52. *A. braquial*
53. *N. mediano*
54. *V. basílica*
55. *N. cubital*
56. *A. colateral cubital sup.*
57. *N. mediano*
58. *A. braquial*
59. *M. braquial*
60. *M. pronador redondo*
61. *N. cubital*
62. *A. colateral cubital inf.*

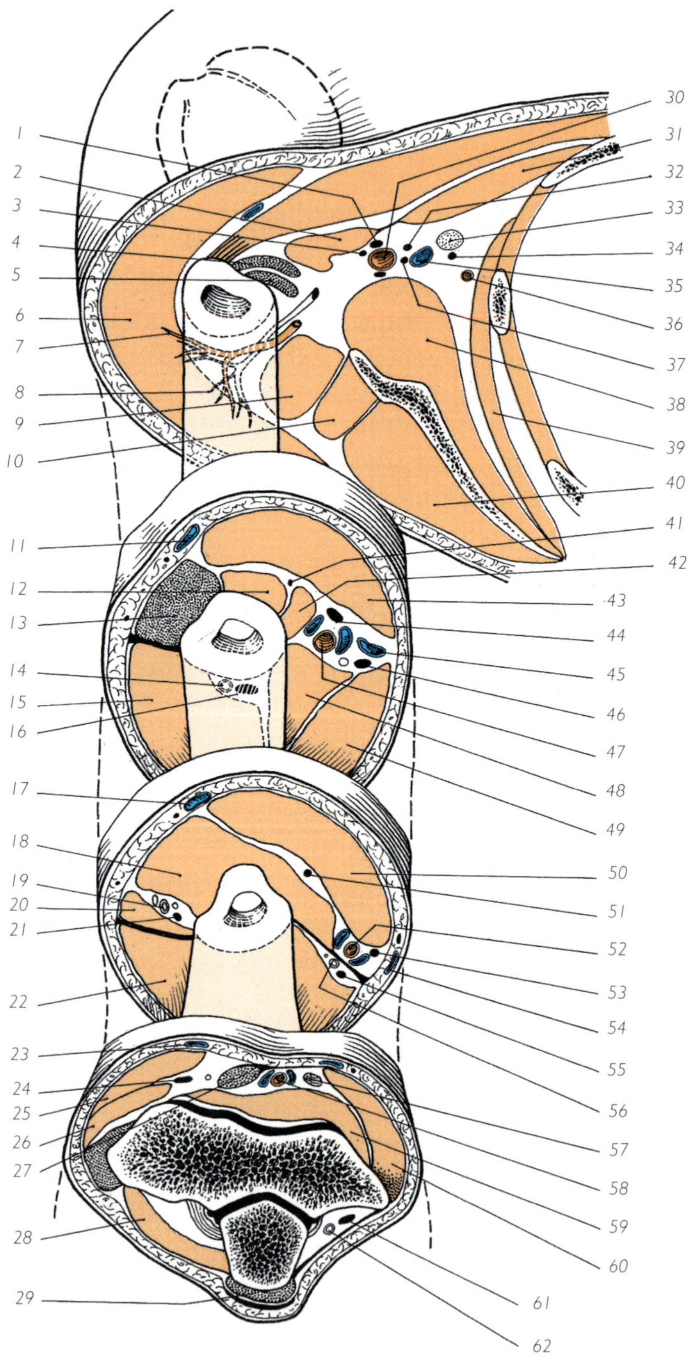

Fig. 170 ▪ Cortes transversales escalonados del miembro superior (hombro, brazo y codo).

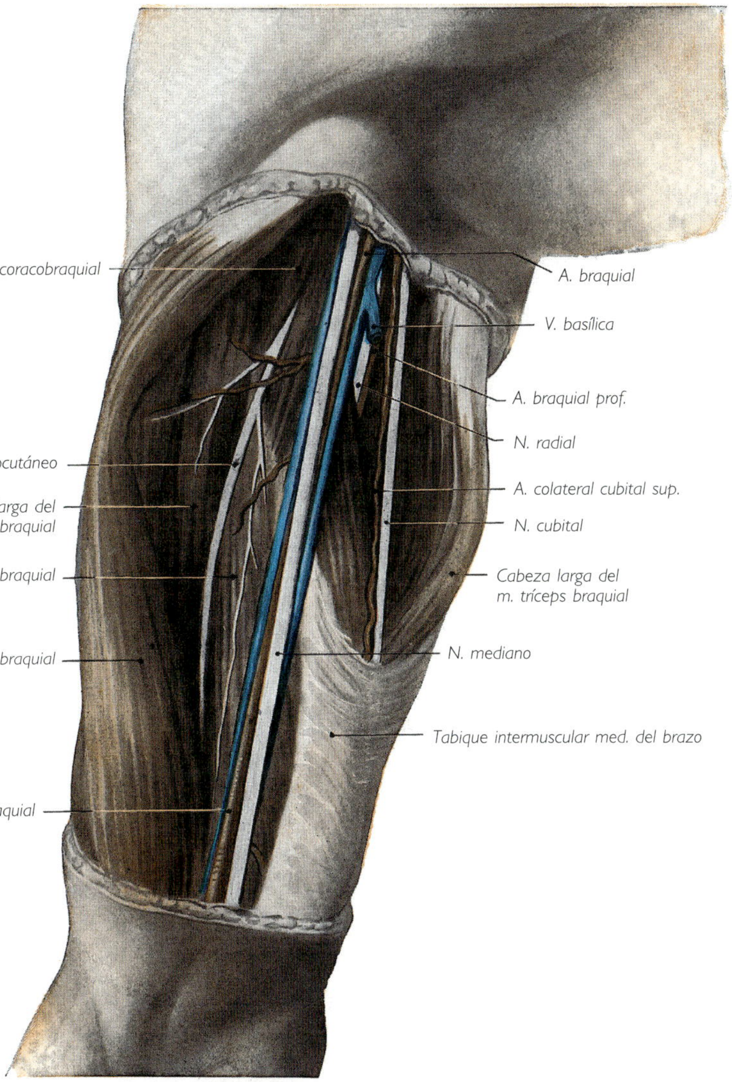

Fig. 171 ▪ Región anterior del brazo. Planos subfasciales.

y penetra en la región braquial posterior. Se halla acompañado por la arteria colateral cubital superior. ❑ El *nervio radial,* junto con la arteria braquial profunda, desciende inferior y lateralmente, anterior a la cabeza larga del músculo tríceps braquial, y pasa a la región braquial posteriormente a la altura de la hendidura humerotricipital, que corresponde al extremo superior del surco del nervio radial del húmero. ❑ El *nervio cutáneo medial del antebrazo,* que desciende anteriormente a la vena braquial medial, discurre anterior al nervio cubital, atraviesa la fascia del brazo por el orificio que también da paso a la vena basílica y se hace superficial. ❑ El *nervio musculocutáneo,* después de

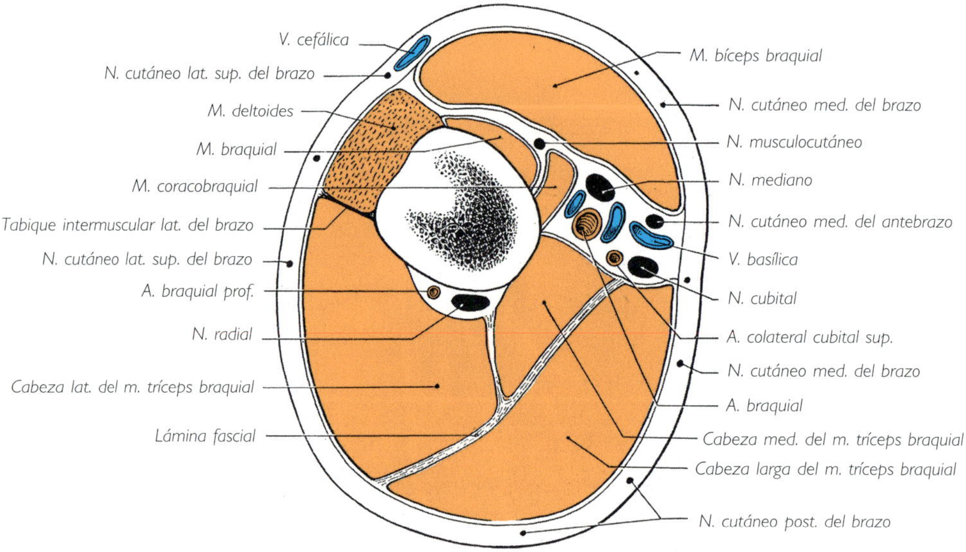

Fig. 172 ▪ Corte transversal de la parte media del brazo derecho (segmento superior).

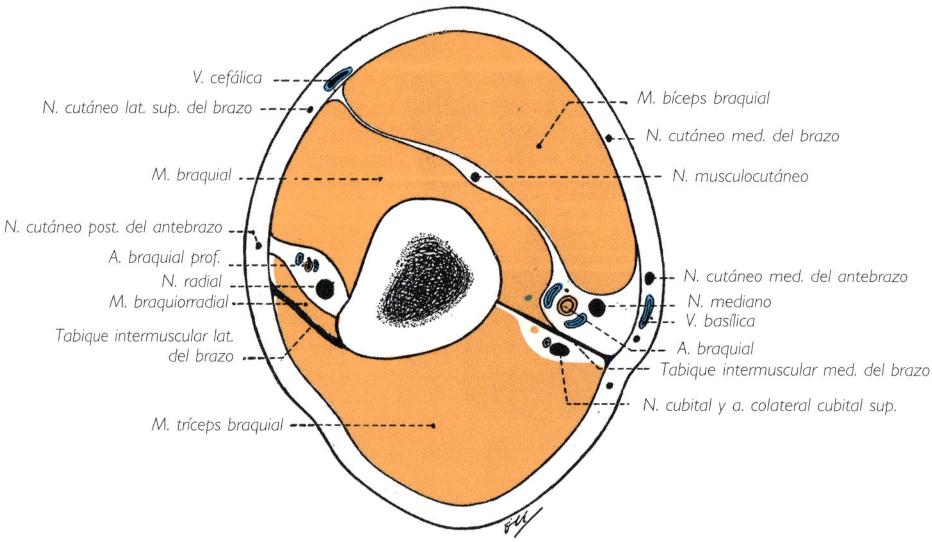

Fig. 173 ▪ Corte transversal del brazo derecho que pasa por la unión de sus tercios medio e inferior (segmento superior del corte).

atravesar el músculo coracobraquial, desciende oblicuamente en sentido inferior y lateral en el tejido celular que separa el músculo bíceps braquial del músculo braquial y proporciona ramos a estos dos músculos. ❑ Sólo el *nervio mediano* sigue acompañando a la arteria braquial hasta el codo. A lo largo de su trayecto, el nervio mediano cruza la cara anterior de la arteria muy oblicuamente de superior a inferior y de lateral a medial.

La arteria braquial, sus venas satélites y el nervio mediano forman el paquete vasculonervioso del brazo. Este paquete está contenido, en toda la altura de la región, en el *conducto braquial,* que es una vaina fibrosa formada por el revestimiento fascial del músculo coracobraquial y del músculo bíceps braquial anteriormente, por la fascia del músculo braquial y el tabique intermuscular medial del brazo posteriormente, y por la fascia del brazo medialmente (figs. 172 y 173).

REGIÓN POSTERIOR DEL BRAZO O REGIÓN BRAQUIAL POSTERIOR

La región braquial posterior está situada posteriormente al tabique osteofascial formado por el húmero y los tabiques intermusculares del brazo.

LÍMITES. Sus límites son los mismos que los de la región braquial anterior.

FORMA EXTERNA. Es irregularmente semicilíndrica, más redondeada en la parte superior que en la inferior.

CONSTITUCIÓN

1. Planos superficiales. Vasos y nervios subcutáneos. La *piel* es más gruesa que en la región anterior del brazo. Está reforzada por un *panículo adiposo,* la *fascia superficial* y una lámina de *tejido celular subcutáneo,* que es laxa y presenta las mismas características que en la región anterior del brazo.

El tejido celular subcutáneo contiene: *a)* vasos superficiales sin importancia, y *b)* los nervios cutáneos posteriores del brazo y del antebrazo del nervio radial, así como algunos ramos del nervio cutáneo lateral superior del nervio axilar.

2. Fascia del brazo o fascia braquial. La fascia del brazo es gruesa y resistente excepto en su parte inferior, sobre el tendón del músculo tríceps braquial, donde se adelgaza.

3. Planos subfasciales. Profundamente a la fascia se encuentran el músculo tríceps braquial y dos paquetes vasculonerviosos, uno superior y otro inferior.

a) MÚSCULO TRÍCEPS BRAQUIAL. Está formado por tres porciones: la cabeza larga, la cabeza lateral y la cabeza medial (fig. 174). La *cabeza larga* proviene del tubérculo infraglenoideo de la escápula; la *cabeza lateral* se inserta en el húmero superiormente al surco del nervio radial; la *cabeza medial* se inserta también en la cara posterior del húmero, inferiormente al surco del nervio radial y en los tabiques intermusculares del brazo. Las tres cabezas del músculo tríceps braquial se reúnen y terminan en un ancho tendón que se fija al olécranon.

La cara posterior del húmero presenta el surco del nervio radial, que es oblicuo inferior y lateralmente, por el que discurre el paquete vasculonervioso superior, constituido por el nervio radial y la arteria braquial profunda. La cabeza larga y la cabeza lateral del músculo tríceps braquial pasan posteriores a este surco y a los vasos y nervios que contiene.

b) PAQUETE VASCULONERVIOSO SUPERIOR. Está formado por el nervio radial y la arteria braquial profunda. Estos dos órganos recorren el surco del nervio radial y después pe-

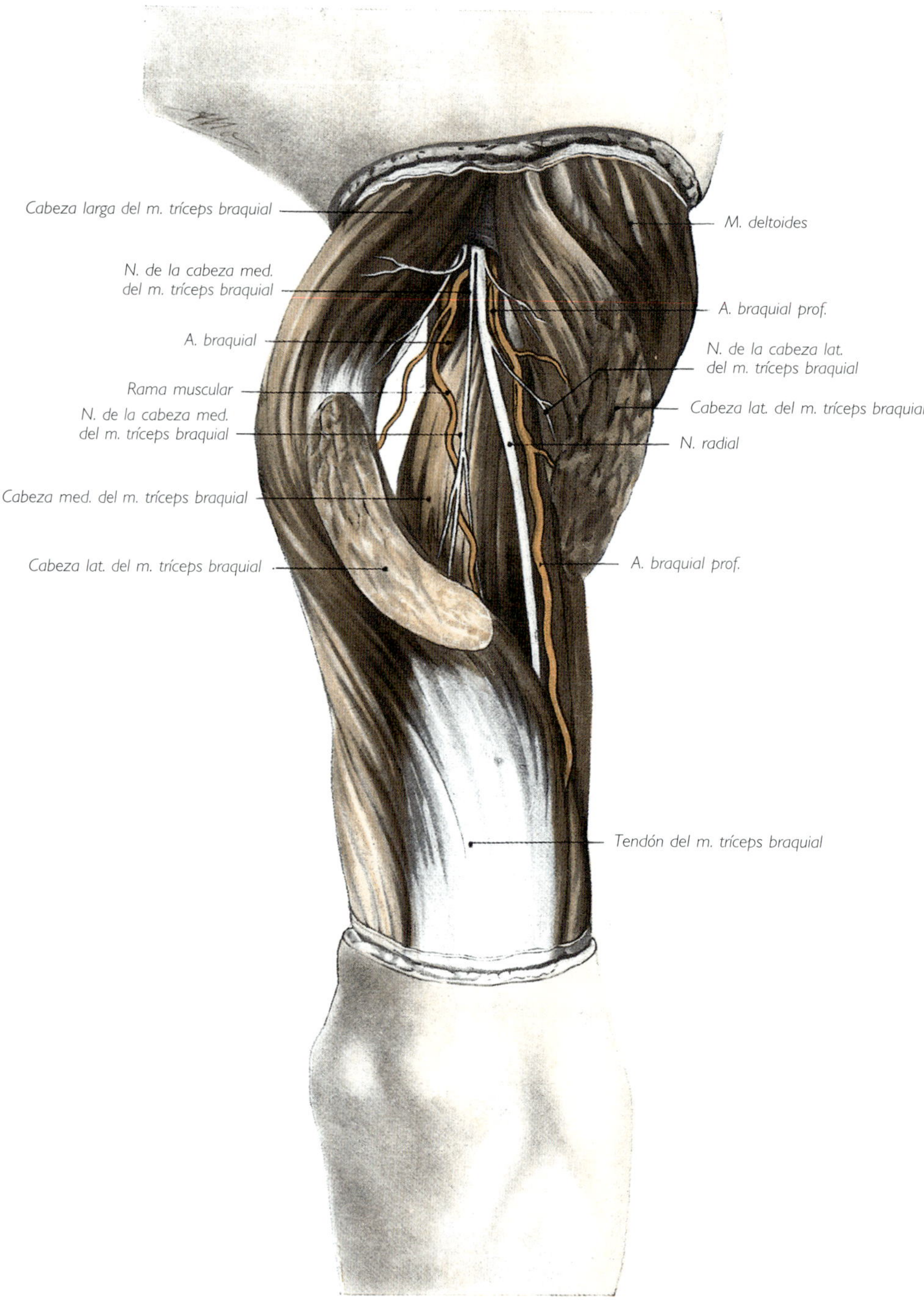

Fig. 174 ▪ Región posterior del brazo. Planos subfasciales.

netran en el surco bicipital lateral de la fosa del codo. La arteria braquial profunda sigue a lo largo de todo este trayecto el lado superolateral del nervio radial (fig. 174). Tanto el nervio como la arteria proporcionan ramos a los músculos de la región. El nervio proporciona además el nervio cutáneo posterior del antebrazo, que está destinado a los tegumentos de la región posterior del antebrazo.
c) PAQUETE VASCULONERVIOSO INFERIOR. Este paquete vasculonervioso está formado por el nervio cubital y la arteria colateral cubital superior, una vez han atravesado el tabique intermuscular medial del brazo hacia la parte media del brazo. Descienden a continuación posteriores al tabique y anteriores a la cabeza medial del músculo tríceps braquial hasta el surco del nervio cubital (fig. 173).

III. CODO

El codo es la parte del miembro superior que corresponde a la articulación del codo. Está limitado por dos líneas circulares que pasan respectivamente a dos traveses de dedo superior e inferiormente al pliegue de flexión del antebrazo sobre el brazo.

Topográficamente, en el codo se distinguen dos regiones: la región anterior del codo o región de la fosa del codo y la región posterior del codo o región olecraniana. La primera está situada anteriormente y la segunda posteriormente a la articulación. La articulación del codo ha sido ya estudiada en el capítulo correspondiente (v. pág. 59).

REGIÓN ANTERIOR DEL CODO

Esta región está constituida por las partes blandas situadas anteriormente al esqueleto y a la articulación del codo.

LÍMITES. Está limitada lateralmente por dos líneas verticales que pasan por las partes más salientes de los epicóndilos lateral y medial.

FORMA EXTERNA. La región anterior del codo presenta tres salientes triangulares: ❏ *a)* uno medio o bicipitobraquial, cuyo vértice está orientado inferiormente y corresponde al tendón del músculo bíceps braquial; ❏ *b)* otro medial o epicondíleo medial, de vértice superior, que está formado por los músculos epicondíleos mediales, y ❏ *c)* el tercero es lateral y lo forman los músculos braquiorradial, supinador y extensores radiales del carpo.

Las eminencias lateral y medial están separadas de la eminencia media por los *surcos bicipital lateral* y *bicipital medial*. Estos dos surcos se reúnen en la parte media de la fosa del codo y forman una V abierta superiormente, que abraza la elevación media.

CONSTITUCIÓN

1. Planos superficiales. Vasos y nervios subcutáneos (fig. 175). Bajo la *piel,* que es fina, móvil y sin pelos, se encuentra un *panículo adiposo,* que resulta más espeso en los surcos bicipitales que en el resto de la región.

La *fascia superficial* se destaca claramente y separa el panículo adiposo de la capa subyacente de *tejido celular subcutáneo laxo.*

En esta capa celular discurren vasos y nervios. Las venas describen en conjunto la forma de una M y están dispuestas como sigue. La vena mediana del antebrazo se divide en dos ramas: las venas mediana cefálica y mediana basílica. La primera sigue el surco bicipital lateral y se une a la vena cefálica; la segunda sigue el surco bicipital medial y se une a la vena basílica.

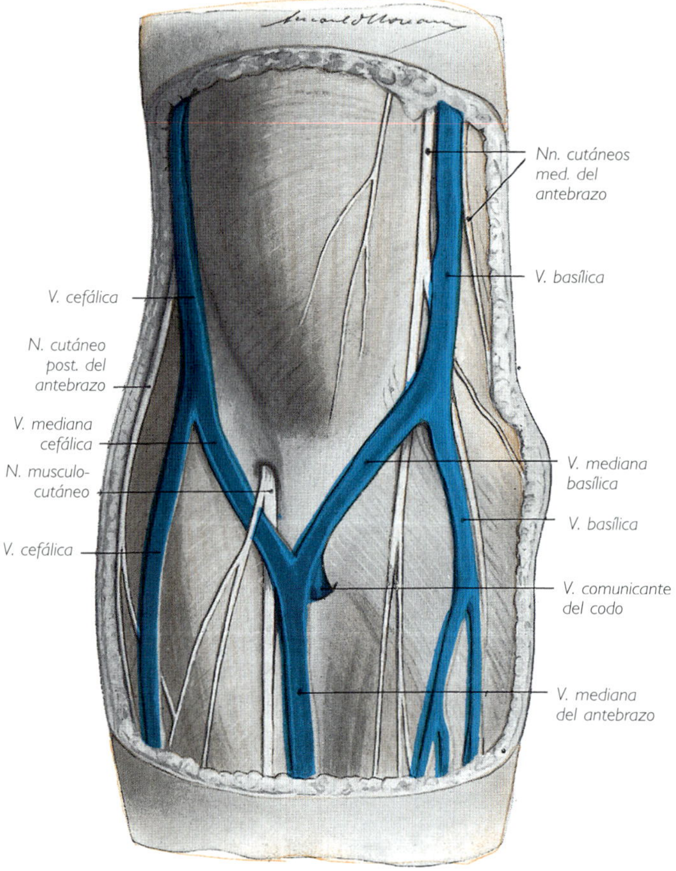

Fig. 175 ▪ Región anterior del codo. Planos superficiales.

Es frecuente encontrar a lo largo de la vena basílica uno o dos *nódulos linfáticos supratrocleares.*

El *nervio musculocutáneo* atraviesa la fascia profunda sobre el borde medial de la vena mediana cefálica, aproximadamente a la altura del epicóndilo lateral, y da origen a dos ramos terminales que cruzan la vena, uno anterior y el otro posteriormente. En general, el ramo posterior discurre anterior a la vena.

El *ramo anterior del nervio cutáneo medial del antebrazo* cruza la vena mediana basílica. Uno de sus ramos principales discurre anterior al vaso, y los demás posteriormente. A veces todos los ramos se sitúan posteriormente (fig. 175). El *ramo posterior del nervio cutáneo medial del antebrazo* cruza la vena basílica a una distancia variable del punto de unión de ésta con la vena mediana basílica, pasando posterior a ella.

2. Fascia profunda. La fascia profunda es delgada sobre la eminencia bicipital y más gruesa en las eminencias lateral y medial. A la altura de la elevación medial está reforzada por la aponeurosis del músculo bíceps braquial.

3. Planos subfasciales. Profundamente a la fascia se encuentran numerosos músculos, vasos y nervios (figs. 176 y 177).

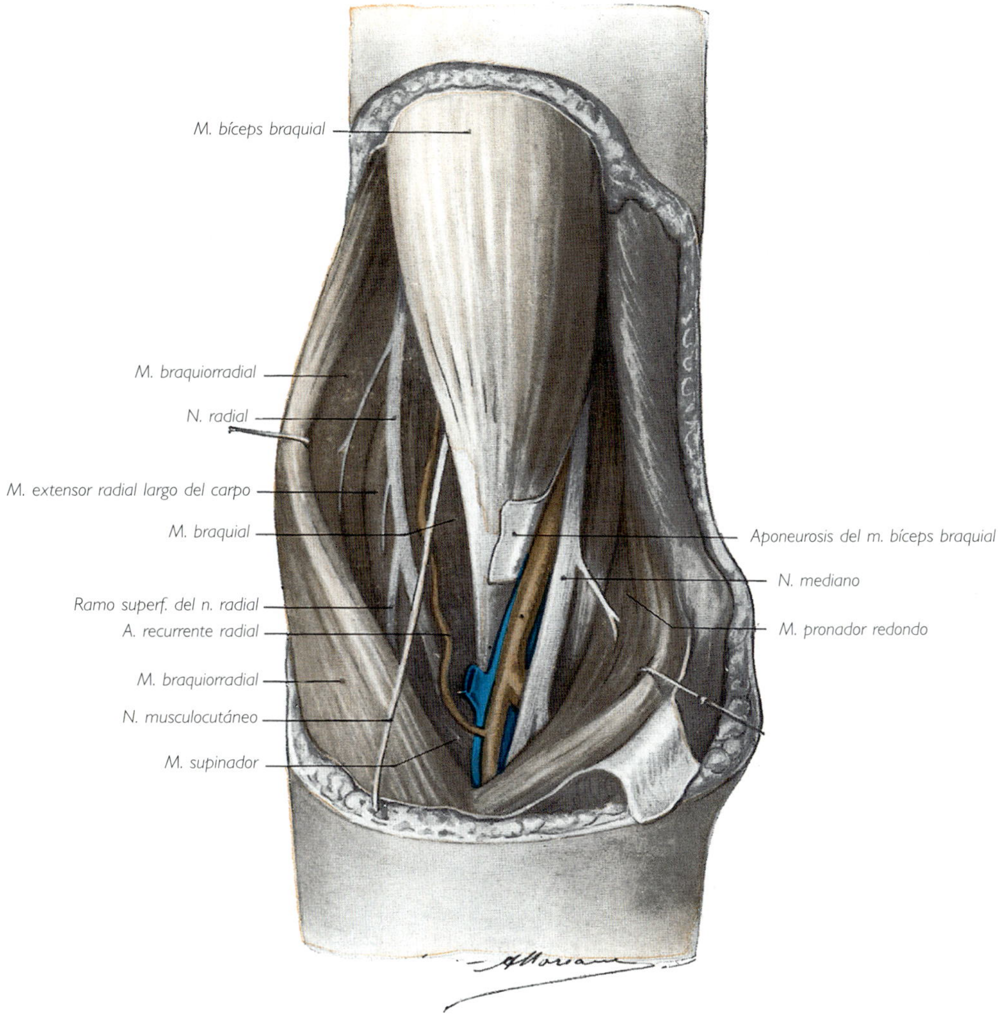

Fig. 176 ▪ Región anterior del codo. Planos subfasciales.

a) MÚSCULOS. Se dividen en tres grupos, que corresponden a las tres eminencias de la región: grupo medio, grupo medial y grupo lateral.

GRUPO MEDIO O BICIPITOBRAQUIAL. Está formado por dos músculos superpuestos: el músculo bíceps braquial y el músculo braquial.

El *músculo bíceps braquial* se continúa por medio de un largo tendón que termina en la parte posterior de la tuberosidad del radio. Está separado de la parte anterior de la tuberosidad por una bolsa sinovial. Del borde medial del tendón nace la aponeurosis del músculo bíceps braquial, que se confunde inferior y medialmente con la fascia profunda de la eminencia epicondílea medial.

El *músculo braquial* está situado profundamente al músculo bíceps braquial, pero lo rebasa a cada lado; estas partes laterales forman el fondo de los surcos bicipitales lateral y medial.

GRUPO MEDIAL O EPICONDÍLEO MEDIAL. Comprende seis músculos dispuestos en tres planos.

El *plano superficial* está formado por cuatro músculos que se insertan en el epicóndilo medial. De lateral a medial, son los músculos pronador redondo, flexor radial del carpo, palmar largo y flexor cubital del carpo. El músculo pronador redondo se inserta también, por medio de una cabeza distinta de la humeral, en la apófisis coronoides del cúbito.

El *plano medio* está constituido por la cabeza humerocubital del músculo flexor superficial de los dedos.

El *plano profundo* lo constituyen los fascículos más superiores del músculo flexor profundo de los dedos, que están insertados sobre la cara anterior del cúbito.

GRUPO LATERAL O EPICONDÍLEO LATERAL. Comprende cuatro músculos superpuestos de anterior a posterior en el orden siguiente: braquiorradial, extensor radial largo del carpo, extensor radial corto del carpo y supinador. Los músculos braquiorradial y extensor radial largo del carpo se insertan en el borde anterolateral del húmero; el músculo extensor radial corto del carpo se inserta en el epicóndilo lateral; los fascículos del músculo supinador enrollados sobre el radio proceden del epicóndilo lateral y de la superficie triangular del cúbito subyacente a la escotadura radial de este último hueso.

El grupo muscular medio está separado de los grupos lateral y medial por dos intersticios o surcos que convergen en sentido descendente. Son los *surcos bicipitales me-*

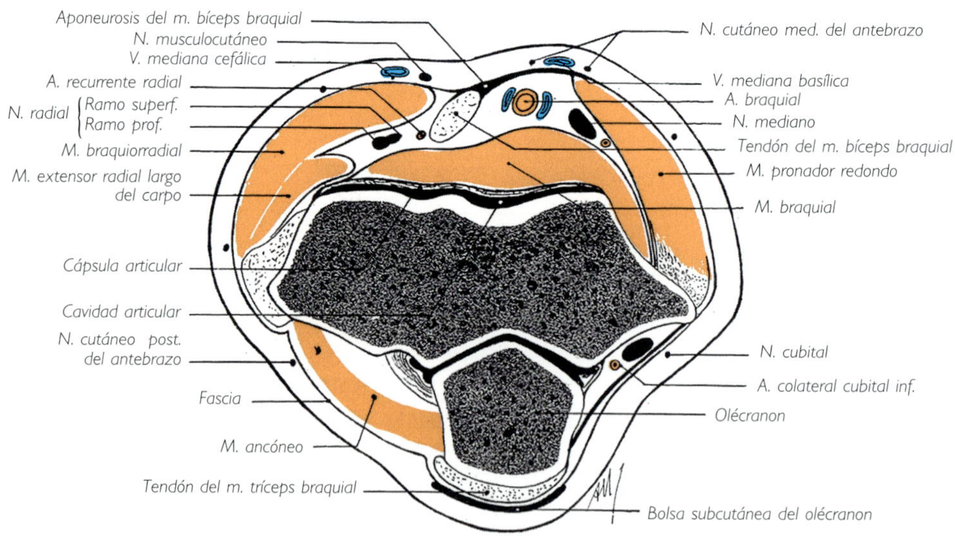

Fig. 177 ▪ Corte transversal del codo (lado derecho, segmento superior del corte).

dial y lateral, los cuales se corresponden con los de la superficie y contienen los vasos y nervios profundos de la fosa del codo.

El surco bicipital medial está recubierto por la fascia profunda, reforzada por la aponeurosis del músculo bíceps braquial.

El surco bicipital lateral está recubierto por la fascia profunda y cruzado, profundamente a dicha fascia, por una gruesa expansión del músculo braquial.

b) VASOS Y NERVIOS DEL SURCO BICIPITAL MEDIAL. En este surco se encuentran, la arteria braquial, la rama anterior de la arteria recurrente cubital y el nervio mediano (fig. 176).

La *arteria braquial* discurre entre los músculos pronador redondo y bíceps braquial. Está recubierta por la fascia engrosada por la aponeurosis del músculo bíceps braquial, y se apoya sobre el músculo braquial. La arteria se divide en sus dos ramas terminales (arterias radial y cubital) unos 2 cm inferiormente al pliegue de flexión del codo, a la altura de la interlínea articular o un poco inferiormente a ésta.

La *arteria radial* desciende hacia el antebrazo entre el músculo braquiorradial, que está situado anteriormente, y el músculo supinador, que se halla posteriormente. Cerca de su origen, la arteria radial da origen a la arteria recurrente radial.

La *arteria cubital,* que está al principio cubierta por el músculo pronador redondo, discurre primero anterior al músculo braquial y después al músculo flexor profundo de los dedos. Penetra luego profundamente al arco del músculo flexor superficial de los dedos y alcanza la región antebraquial anterior del antebrazo. En la fosa del codo, la arteria cubital origina las arterias recurrente cubital e interósea común. ❑ La *arteria recurrente cubital* da origen a las ramas anterior y posterior; la primera asciende hacia el epicóndilo medial en el fondo del surco bicipital medial; la posterior se dirige hacia la región posterior del codo, bordeando la articulación profundamente a los músculos epicondíleos mediales. ❑ La *arteria interósea común* se divide poco después de su origen en las arterias interóseas posterior y anterior. La arteria interósea posterior se dirige a la región posterior del antebrazo, pasando superiormente a través de la membrana interósea del antebrazo; la arteria interósea anterior alcanza verticalmente la región anterior del antebrazo.

Todas estas arterias tienen dos venas satélites. De una de ellas nace la *vena comunicante del codo,* que asciende oblicuamente superior y anterior, atraviesa la fascia y desemboca en el extremo terminal de la vena mediana del antebrazo.

El *nervio mediano* desciende por el surco bicipital medial, medialmente a la arteria braquial, pasa entre las cabezas humeral y cubital del músculo pronador redondo, cruza luego anterior a la arteria cubital y se introduce profundamente al arco del músculo flexor superficial de los dedos. En la parte inferior de la fosa del codo, a la altura del músculo pronador redondo y posterior a éste, el nervio mediano da origen a sus ramos colaterales, destinados a todos los músculos del grupo anterior del antebrazo excepto al músculo flexor cubital del carpo y a los fascículos mediales del músculo flexor profundo de los dedos.

c) VASOS Y NERVIOS DEL SURCO BICIPITAL LATERAL (figs. 176 y 177). Este surco está recorrido por los nervios musculocutáneo y radial. Este último se halla acompañado por las arterias braquial profunda y recurrente radial.

El *nervio musculocutáneo* llega a la fosa del codo procedente de la cara profunda del músculo bíceps braquial y aborda el surco bicipital lateral. Atraviesa a continuación la fascia del brazo a la altura del epicóndilo lateral, y se convierte en superficial.

El *nervio radial* abandona la región posterior del brazo y penetra en el surco bicipital lateral. Discurre en el fondo de este surco e inerva a su paso los músculos braquiorradial y extensor radial largo del carpo. Generalmente, a la altura de la cabeza del radio se divide en dos ramos terminales, uno superficial y otro profundo. El ramo superficial desciende y se une a la arteria radial; el ramo profundo inerva el músculo extensor radial corto del carpo y penetra entre los dos fascículos del músculo supinador.

El nervio radial se halla acompañado por la rama anterior de la arteria braquial profunda y por la arteria recurrente radial, rama de la arteria radial. Estas dos arterias se encuentran y se anastomosan anteriormente al epicóndilo lateral.

REGIÓN POSTERIOR DEL CODO

Esta región está situada posteriormente a la articulación del codo.

LÍMITES. Son los mismos que los de la región anterior del codo.

FORMA EXTERNA. Se observa en su parte media el saliente del olécranon. Cuando el antebrazo está en extensión, dicho saliente presenta superiormente una depresión transversal y se halla separado a un lado y otro de los epicóndilos lateral y medial por un surco, que es más ancho y menos profundo por el lado epicondíleo lateral. Con el antebrazo en extensión, el olécranon, el epicóndilo medial y el epicóndilo lateral se sitúan en una misma línea transversal. Durante la flexión, el olécranon desciende y se sitúa inferiormente a la línea interepicondílea.

CONSTITUCIÓN

1. Planos superficiales. Vasos y nervios subcutáneos. La *piel* es gruesa y rugosa sobre el olécranon.

En esta región no existe un panículo adiposo perceptible, sino que la piel se halla reforzada por una capa de *tejido celular subcutáneo* de tipo laminar, que contiene escasos cúmulos adiposos en las depresiones situadas a cada lado del olécranon. En esta capa se encuentran pequeños vasos poco importantes y ramos nerviosos pertenecientes a los nervios musculocutáneo y cutáneo posterior del antebrazo del nervio radial en la parte lateral y a los nervios cutáneo medial del antebrazo y cutáneo medial del brazo medialmente.

Muy a menudo se desarrolla en el tejido celular subcutáneo, posteriormente al olécranon, la *bolsa subcutánea del olécranon* (fig. 178).

2. Fascia profunda. La fascia profunda es delgada y transparente sobre el olécranon, allí donde recubre el músculo tríceps braquial y su tendón. Es más gruesa sobre los músculos situados a cada lado del olécranon. Está unida al periostio en las eminencias óseas de la región.

3. Plano subfascial. Comprende músculos, vasos y nervios.

a) MÚSCULOS. Se dividen en tres grupos: uno medio y dos colaterales (fig. 178).

El *grupo medio* está formado por la parte inferior del músculo tríceps braquial, que se inserta en el olécranon.

El *grupo lateral* comprende dos planos musculares. ❑ El plano superficial comprende los músculos epicondíleos laterales superficiales que son, de medial a lateral, los músculos ancóneo, extensor cubital del carpo, extensor del meñique y extensor de los dedos. De estos cuatro músculos, sólo el músculo ancóneo, que se extiende desde el epicóndilo lateral hasta la cara lateral del extremo superior del cúbito, pertenece completamente a la región. ❑ El plano profundo lo forma la parte posterior y superior del músculo supinador.

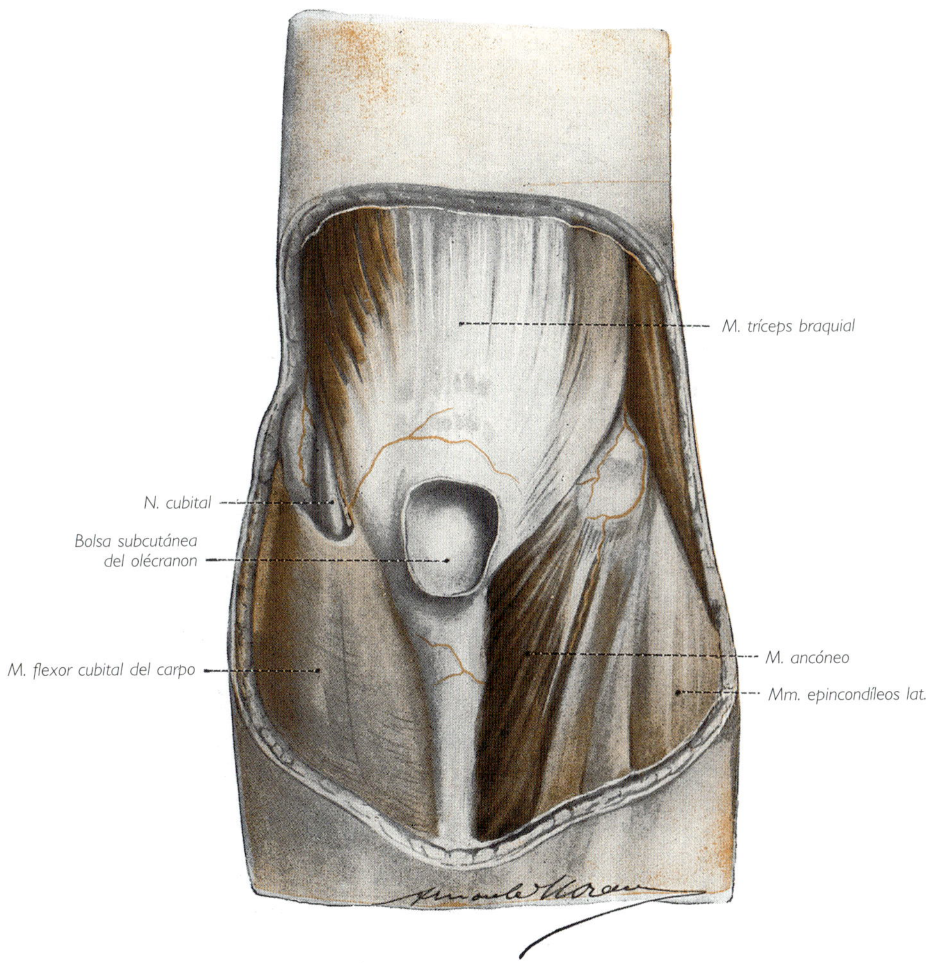

Fig. 178 ▪ Región posterior del codo.

El *grupo medial* está constituido por la porción superior del músculo flexor cubital del carpo, que cubre el extremo superior del músculo flexor profundo de los dedos. Las cabezas humeral y cubital del músculo flexor cubital del carpo están unidas por un arco fibroso que forma, junto con el surco del nervio cubital, un orificio por donde discurre este nervio.

b) VASOS. La región posterior del codo se halla recorrida por la parte posterior de la red articular del codo, que está aplicada profundamente a los músculos sobre el esqueleto y la articulación.

c) NERVIOS. Se encuentran en la región el nervio del músculo ancóneo y el nervio cubital.

El *nervio cubital* está aplicado en la parte superior sobre la cara posterior del tabique intermuscular medial del brazo. A este nivel, la cabeza medial del músculo tríceps braquial lo recubre. Desciende luego por el surco del nervio cubital, recubierto por la porción de fascia que se extiende desde la cabeza medial del músculo tríceps braquial hasta el músculo flexor cubital del carpo, y se introduce profundamente a este músculo para continuar su trayecto hacia la región anterior del antebrazo.

El *nervio del músculo ancóneo,* que es un ramo del nervio de la cabeza medial del músculo tríceps braquial, cruza verticalmente el intersticio que separa el músculo tríceps braquial del borde superior del músculo ancóneo.

IV. ANTEBRAZO

El antebrazo suele hallarse limitado, desde el punto de vista topográfico, por dos líneas circulares: una superior, situada a dos traveses de dedo inferiormente al pliegue del codo, y otra inferior, dispuesta inmediatamente superior a la cabeza del cúbito. De esta manera se excluye del antebrazo propiamente dicho su extremo inferior, que generalmente se incluye en otra región distinta: la *región del carpo.*

El antebrazo se divide en dos regiones, anterior y posterior, separadas entre sí por el esqueleto, la membrana interósea del antebrazo y dos expansiones fasciales que se dirigen desde la fascia del antebrazo hacia los bordes posteriores del cúbito y del radio (fig. 182).

REGIÓN ANTERIOR DEL ANTEBRAZO O REGIÓN ANTEBRAQUIAL ANTERIOR

Esta región comprende no sólo las partes blandas situadas anteriormente al esqueleto del antebrazo, sino también las que se encuentran en las caras lateral y medial del antebrazo, hasta el borde posterior del radio lateralmente y del cúbito medialmente.

A. **Límites**

Corresponden al borde posterior del cúbito y al borde posterior del radio.

B. **Forma externa**

Es posible apreciar: *a)* en la parte superior de la región, la continuación de las eminencias laterales de la fosa del codo, formadas por los músculos epicondíleos mediales medialmente, y los músculos braquiorradial, supinador y extensores radiales del carpo lateralmente; estas eminencias descienden por el antebrazo, adelgazándose progresivamente, y *b)* en la parte inferior y lateral de la región, una depresión alargada verticalmente, denominada *canal del pulso,* que está comprendida entre los tendones de los músculos braquiorradial y flexor radial del carpo.

C. Constitución

PLANOS SUPERFICIALES. VASOS Y NERVIOS SUBCUTÁNEOS. Bajo la *piel,* que es fina y móvil, se encuentra un *panículo adiposo,* delgado en el hombre y más grueso en la mujer y en el niño. Esta capa adiposa se halla separada por la *fascia superficial* de la capa subyacente, formada por tejido laxo subcutáneo.

El *tejido celular subcutáneo* contiene en su espesor: *a)* las venas cefálica, basílica y mediana del antebrazo (que después formarán, anastomosándose en el pliegue del codo, la «M venosa»), y *b)* los ramos terminales del nervio cutáneo medial del antebrazo medialmente y del nervio musculocutáneo en la parte lateral (fig. 179).

FASCIA DEL ANTEBRAZO O FASCIA ANTEBRAQUIAL. Es gruesa superiormente y delgada en el tercio inferior de la región.

La fascia del antebrazo da origen a dos expansiones laterales que se dirigen

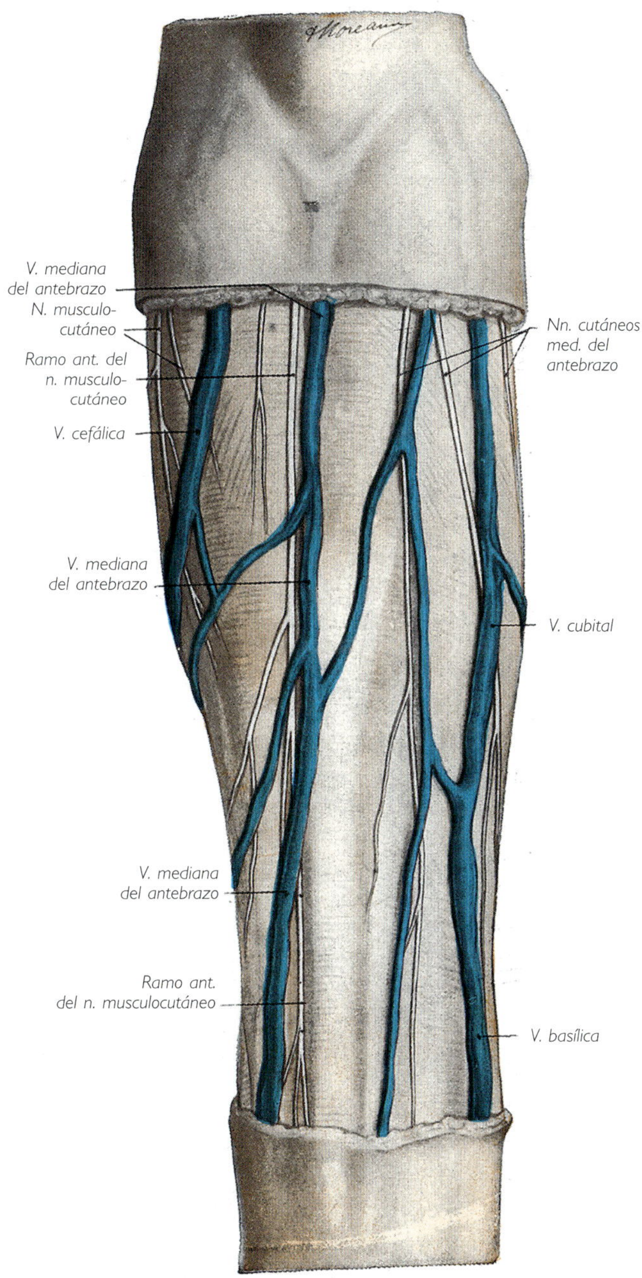

Fig. 179 ▪ Región anterior del antebrazo. Plano superficial.

al borde posterior del cúbito y del radio y contribuyen, junto con el esqueleto del antebrazo, a separar las regiones anterior y posterior del antebrazo. Además, origina las vainas de los músculos subyacentes (fig. 182).

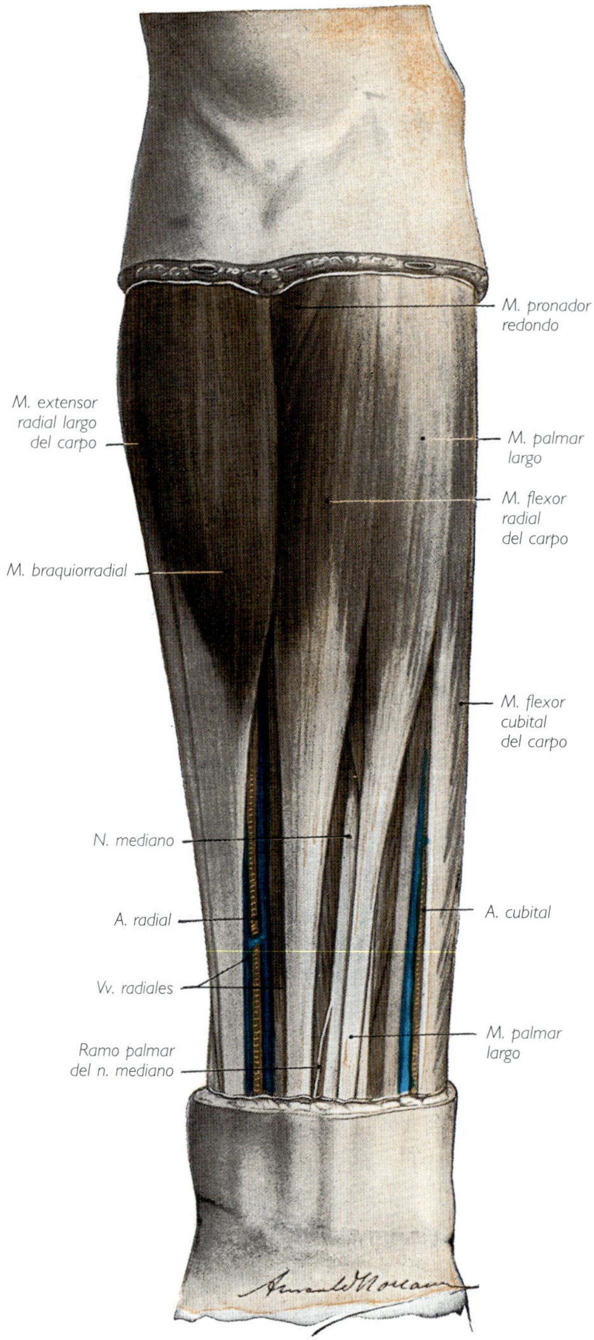

Fig. 180 ▪ Región anterior del antebrazo. Plano muscular superficial.

■ **PLANOS SUBFASCIALES.** Están constituidos por numerosos planos musculares, entre los que discurren los vasos y los nervios.

1. Músculos. La región anterior del antebrazo comprende los músculos de los grupos anterior y lateral del antebrazo. Cada uno de estos grupos está formado por cuatro planos musculares.

El *primer plano* (fig. 180) es superficial y está constituido, de lateral a medial, por: *a)* el músculo braquiorradial, que sigue el borde lateral del antebrazo; *b)* el músculo pronador redondo, que es oblicuo inferior y lateralmente; este músculo termina en la parte media de la cara lateral del radio; su extremo inferior se sitúa profundo al músculo braquiorradial; *c)* el músculo flexor radial del carpo; *d)* el músculo palmar largo, y *e)* el músculo flexor cubital del carpo.

El *segundo plano* está formado por el músculo extensor radial largo del carpo lateralmente y el músculo flexor superficial de los dedos medialmente. El músculo flexor superficial de los dedos está cubierto de forma incompleta por los músculos del primer plano. En efecto, en los dos tercios inferiores de la región, estos músculos dejan entre sí intervalos cuya anchura aumenta de superior a inferior (fig. 180). En el espacio que separa el músculo braquiorradial del músculo flexor radial del carpo, se halla la arteria radial; en los otros espacios se puede ver el músculo flexor superficial de los dedos. La masa muscular de este músculo se intercala en la parte superior del espacio comprendido entre el músculo palmar largo y el músculo flexor cubital del carpo; más inferiormente, son los tendones del músculo flexor superficial de los dedos los que se observan en los intervalos musculares.

La vaina fascial del músculo flexor superficial de los dedos forma, en la cara profunda del músculo, una lámina que es delgada superiormente y más gruesa en la parte inferior. Esta lámina pasa posterior al nervio mediano, que queda de esta manera incluido en la vaina del músculo (fig. 182). En cambio, los vasos y nervios cubitales se encuentran situados posteriormente a esta lámina, en el espacio celular comprendido entre el músculo flexor superficial de los dedos y el músculo flexor profundo de los dedos, que pertenece al plano muscular siguiente.

El *tercer plano* comprende, de lateral a medial, el músculo extensor radial corto del carpo, adosado a la cara profunda de los músculos extensor radial largo del carpo, flexor largo del pulgar y flexor profundo de los dedos (fig. 181). Estos dos últimos músculos presentan las siguientes inserciones: el primero, en la cara anterior del radio; el segundo, en las caras anterior y medial del cúbito y en la membrana interósea del antebrazo.

El *cuarto plano* está representado por la parte inferior del músculo supinador superiormente, e inferiormente por la parte superior del músculo pronador cuadrado, que se extiende transversalmente desde el cúbito hasta el radio, en el cuarto inferior del antebrazo.

Con excepción de los músculos supinador y pronador cuadrado, todos los demás músculos que hemos mencionado son musculares superiormente y tendinosos y, en consecuencia, estrechos inferiormente, por lo cual los vasos y nervios profundos, recubiertos superiormente por las masas musculares, aparecen en la parte inferior de la región en los intervalos comprendidos entre los tendones (fig. 180).

2. Vasos y nervios. Es difícil dar una idea de conjunto de las relaciones que presentan los vasos y nervios profundos de la región. Cada grupo vasculonervioso presenta una situación particular y diferente en la parte superior y en la inferior.

Distinguiremos cuatro paquetes vasculonerviosos principales: un paquete vasculonervioso radial, formado por la arteria radial y el ramo superficial del nervio radial; un paquete vasculonervioso cubital, constituido por los vasos y nervio cubitales; un paquete vasculonervioso medio, constituido por el nervio mediano y su arteria satélite, y un paquete vasculonervioso interóseo, que comprende la arteria y el nervio interóseos anteriores.

a) PAQUETE VASCULONERVIOSO RADIAL. La arteria radial se extiende, en el antebrazo, siguiendo una línea que se dirige desde la parte media de la fosa del codo hasta el canal del pulso. Posteriormente, se apoya de forma sucesiva, de superior a inferior, sobre los músculos supinador y pronador redondo, la cabeza radial del músculo flexor superficial de los dedos, y los músculos flexor largo del pulgar y pronador cuadrado (figura 181). Está cubierta en la mitad superior del antebrazo por el músculo braquiorradial y por las dos hojas de la fascia que recubren las caras superficial y profunda de este músculo (figs. 180 y 182). La arteria se separa de forma gradual de la cara profunda del músculo braquiorradial, a medida que el músculo se va haciendo más estrecho, y acaba por volverse subfascial en el canal del pulso, entre el tendón del músculo braquiorradial y el del músculo flexor radial del carpo (figs. 180 y 183). En este canal, la arteria se apoya sobre los músculos flexor largo del pulgar y pronador cuadrado.

El ramo superficial del nervio radial desciende al principio por un desdoblamiento del revestimiento profundo del músculo braquiorradial, lateralmente a la arteria radial, hasta la parte media o el tercio inferior del antebrazo. A continuación abandona la arteria y cruza la cara profunda del músculo braquiorradial para alcanzar la región posterior del antebrazo.

b) PAQUETE VASCULONERVIOSO CUBITAL (fig. 181). La arteria cubital es al principio oblicua inferior y medialmente, hasta la unión de los tercios superior y medio del antebrazo. En este segmento oblicuo, la arteria se halla situada muy profundamente, pasa por el arco del músculo flexor superficial de los dedos y cruza el nervio mediano a esta altura, o un poco superiormente al arco, pasando en sentido posterior al nervio. Después la arteria discurre, durante el resto de su segmento oblicuo, entre los músculos flexor superficial de los dedos y flexor profundo de los dedos (fig. 182).

La arteria cubital desciende luego verticalmente; su dirección está marcada por una línea que se extiende desde el vértice del epicóndilo medial hasta el borde lateral del hueso pisiforme. En este segmento vertical, la arteria cubital va acompañada medialmente por el nervio cubital, y se apoya sobre el músculo flexor profundo de los dedos. Se relaciona, anteriormente y de superior a inferior, con el músculo flexor superficial de los dedos y su fascia; más inferiormente, con el intersticio que separa este músculo del músculo flexor cubital del carpo y después con el mismo músculo flexor cubital del carpo. En la parte inferior de la región, el músculo flexor cubital del carpo cubre el nervio, pero deja parcialmente descubierta la arteria; no obstante, la arteria queda separada de los tegumentos por dos láminas fasciales: la superficial es la fascia del antebrazo, y la profunda es la fascia profunda del músculo flexor superficial de los dedos, que en el tercio inferior del antebrazo se engruesa y se prolonga pasando medialmente a la vaina del músculo flexor cubital del carpo hasta el borde anterior del cúbito (fig. 183).

c) NERVIO MEDIANO. Este nervio pasa anterior a la arteria cubital y posterior al arco del músculo flexor superficial de los dedos. Desciende verticalmente posterior a este músculo, contra el cual está aplicado por la hoja profunda de su vaina fascial (fig. 182). A lo largo de todo este trayecto, el nervio mediano se sitúa frente al intersticio que separa el músculo flexor profundo de los dedos del músculo flexor largo del pulgar o a lo largo de este intersticio sobre el músculo flexor profundo de los dedos.

En el curso de su trayecto descendente, el nervio mediano se aproxima progresivamente al borde lateral del músculo flexor superficial de los dedos, si bien en el tercio inferior del antebrazo se sitúa lateralmente al plano tendinoso profundo de este músculo. Cerca del carpo, el tendón del dedo índice del músculo flexor superficial de los dedos se inclina lateralmente y el nervio mediano se sitúa anterior a él (Braine) en el intersticio que separa el músculo flexor radial del carpo del músculo palmar largo (figs. 151 y 183).

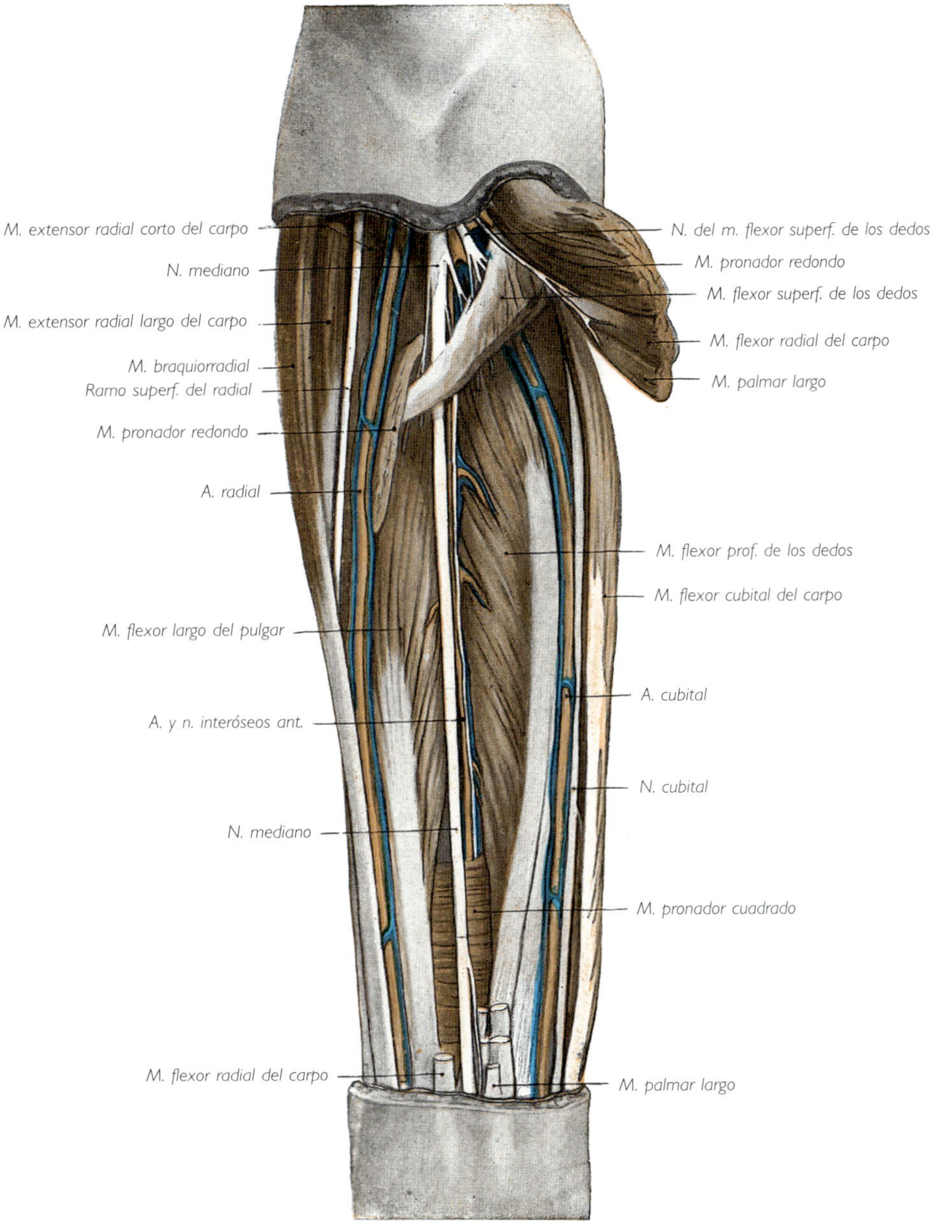

Fig. 181 ▪ Región anterior del antebrazo. Planos profundos.

El nervio mediano da origen a la mayor parte de sus ramos colaterales en la fosa del codo. También proporciona el nervio interóseo anterior, que acompaña a la arteria interósea anterior.

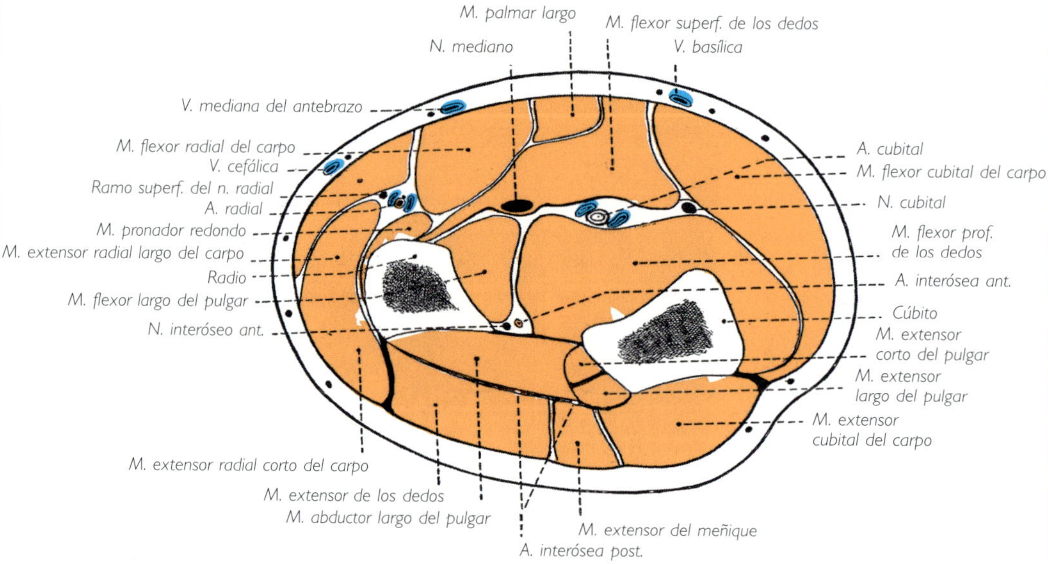

Fig. 182 ▪ Corte transversal del antebrazo que pasa por la unión de los tercios superior y medio (lado derecho, segmento superior del corte).

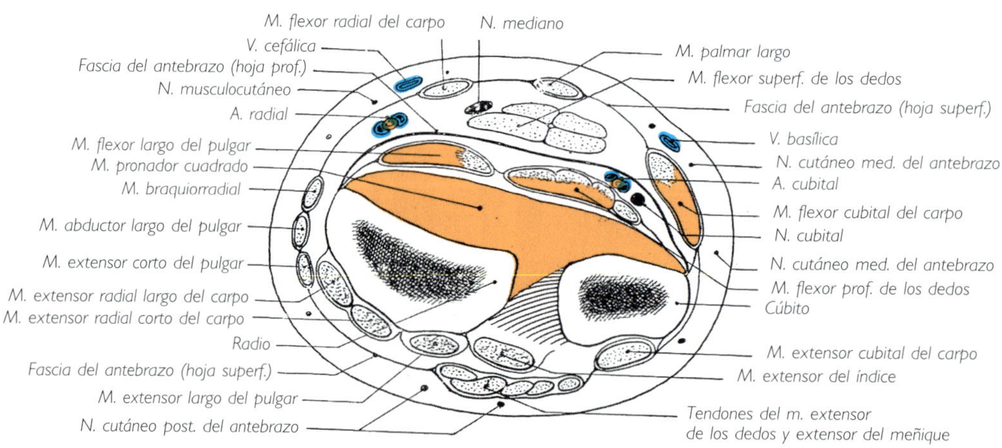

Fig. 183 ▪ Corte transversal del antebrazo en el tercio inferior (lado derecho, segmento superior del corte).

d) Paquete vasculonervioso interóseo. La arteria interósea anterior, rama de la arteria interósea común, y el nervio interóseo anterior, ramo del nervio mediano, descienden anteriormente a la membrana interósea del antebrazo, en el intersticio que separa el músculo flexor largo del pulgar del músculo flexor profundo de los dedos (fig. 181). La arteria interósea anterior desciende generalmente medial al nervio, y da origen a la arteria satélite del nervio mediano. El nervio interóseo anterior inerva el músculo pronador cuadrado.

REGIÓN POSTERIOR DEL ANTEBRAZO O REGIÓN ANTEBRAQUIAL POSTERIOR

La región posterior del antebrazo está situada posteriormente a los huesos del antebrazo y a la membrana interósea del antebrazo.

A. **Límites**

Sus límites son los mismos que los de la región anterior del antebrazo.

B. **Forma externa**

La superficie externa de la región describe una convexidad que se suaviza en el tercio inferior. Se observa, además, en la parte inferior y lateral, una eminencia oblicua inferior y lateralmente formada por los músculos abductor largo del pulgar y extensor corto del pulgar.

C. **Constitución**

PLANOS SUPERFICIALES. VASOS Y NERVIOS SUBCUTÁNEOS. La *piel* es flexible, pero más gruesa que en la región anterior; está revestida por un *panículo adiposo,* una *fascia superficial* y una capa de *tejido celular laxo subcutáneo,* que presentan las mismas características que en la región anterior.

El tejido celular subcutáneo presenta una red venosa superficial y ramos nerviosos que pertenecen al nervio cutáneo medial del antebrazo medialmente, al nervio musculocutáneo lateralmente y al nervio cutáneo posterior del antebrazo del nervio radial en la parte media.

FASCIA DEL ANTEBRAZO O FASCIA ANTEBRAQUIAL. Es gruesa, sobre todo en su parte superior, y proporciona vainas fasciales a los músculos subyacentes.

PLANOS SUBFASCIALES. Existen dos planos musculares situados profundamente a la fascia del antebrazo y separados por una delgada lámina celular por la que discurren vasos y nervios (fig. 184).

El *plano muscular superficial* está formado, de lateral a medial, por los músculos extensor de los dedos, extensor del meñique y extensor cubital del carpo. El músculo extensor de los dedos está en relación lateralmente con los músculos extensores radiales del carpo. El músculo extensor cubital del carpo sigue el borde posterior del cúbito (fig. 182).

El *plano muscular profundo* comprende cinco músculos, escalonados de superior a inferior y de lateral a medial en el orden siguiente (fig. 184): músculos supinador (parte posteroinferior del músculo), abductor largo del pulgar, extensor corto del pulgar, extensor largo del pulgar y extensor del índice. Los cuatro últimos músculos se dirigen

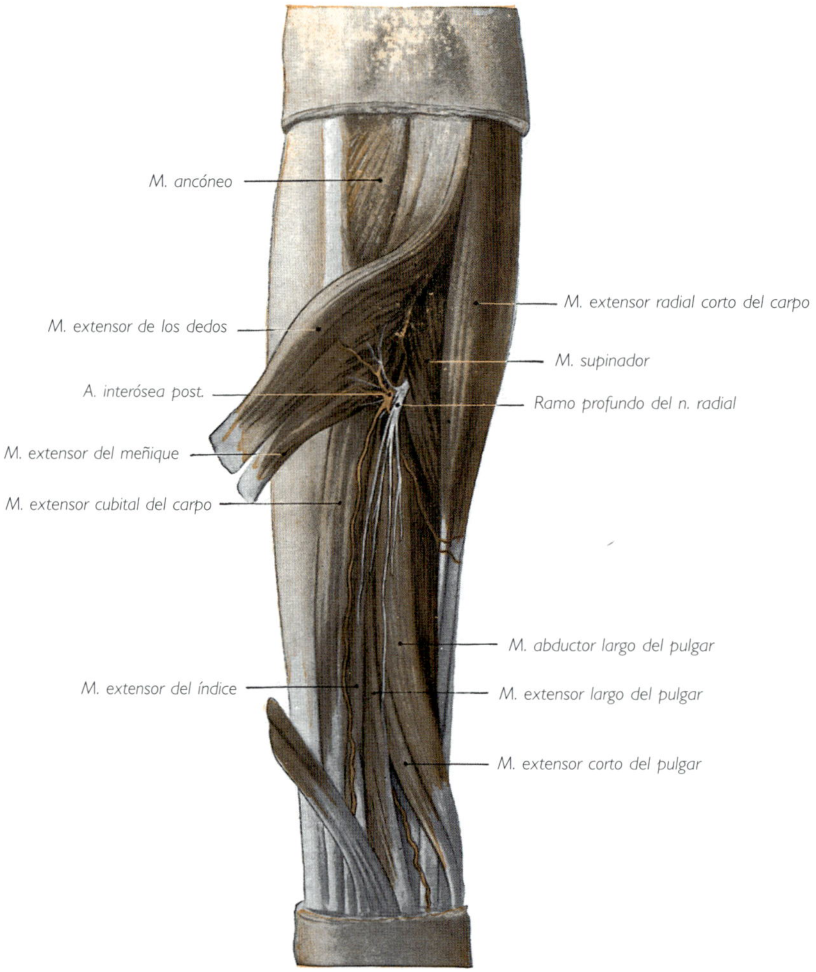

Fig. 184 ▪ Región posterior del antebrazo. Planos profundos.

hacia el carpo siguiendo una dirección oblicua inferior y lateralmente. Los músculos abductor largo del pulgar y extensor corto del pulgar se insertan a la vez en el cúbito, el radio y la membrana interósea del antebrazo (la inserción cubital del músculo extensor corto del pulgar es inconstante); estos músculos alcanzan la cara lateral del antebrazo cruzando oblicuamente la cara superficial de los músculos extensores radiales del carpo. Los músculos extensor largo del pulgar y extensor del índice se insertan solamente en el cúbito y en la membrana interósea del antebrazo.

Entre los dos planos musculares discurren y se ramifican los vasos y nervios subfasciales, es decir, la arteria interósea posterior y el ramo profundo del nervio radial.

La *arteria interósea posterior,* que es una rama de la arteria interósea común, penetra en la región posterior del antebrazo pasando superiormente a la membrana interósea del antebrazo; da origen a la arteria interósea recurrente y emerge entre los dos planos musculares de la región a la altura del intersticio que separa el músculo supinador del músculo abductor largo del pulgar. Desciende luego entre las dos capas musculares hasta el carpo.

El *ramo profundo del nervio radial* atraviesa el músculo supinador para dirigirse a la región posterior del antebrazo. Alcanza el plano celular que separa las dos capas musculares e inerva todos los músculos que forman ambos planos. Después, muy adelgazado, recibe el nombre de *nervio interóseo posterior* y desciende hasta las articulaciones del carpo.

V. REGIÓN DEL CARPO O REGIÓN CARPIANA

La región del carpo (región de la muñeca) corresponde a la articulación radiocarpiana y las partes blandas que la rodean. Su límite superior está representado por una línea circular que pasa por la cabeza del cúbito; su límite inferior es una línea circular que pasa inmediatamente inferior al tubérculo del hueso escafoides y al extremo inferior del hueso pisiforme. La región del carpo comprende la región anterior del carpo, la región posterior del carpo y la articulación radiocarpiana. Esta articulación ya ha sido descrita anteriormente (v. pág. 75).

REGIÓN ANTERIOR DEL CARPO

La región anterior del carpo está compuesta por las partes blandas situadas anteriormente a la articulación radiocarpiana.

A. **Límites**

Está limitada lateralmente por el borde lateral del radio y el saliente de los tendones de los músculos abductor largo del pulgar y extensor corto del pulgar, y medialmente por el borde medial del músculo flexor cubital del carpo.

B. **Forma externa**

Hacia la parte media de la región se observan tres pliegues transversales. El más marcado de los tres es el inferior, que se denomina *pliegue de la muñeca.* El vértice de la interlínea mediocarpiana, es decir, el extremo superior del hueso grande, corresponde a la intersección del pliegue de la muñeca con una línea trazada según el eje longitudinal del dedo medio (Rouvière y Gagnière). ❑ Superiormente al pliegue de la muñeca se aprecian las eminencias de los tendones de los músculos flexor cubital del carpo, palmar largo, flexor radial del carpo y braquiorradial. Los dos últimos limitan la parte inferior del canal de pulso.

Inferiormente al pliegue de la muñeca se observa una eminencia, denominada *talón de la mano,* formada por el extremo superior de las eminencias tenar e hipotenar.

C. Constitución

PLANOS SUPERFICIALES. VASOS Y NERVIOS SUBCUTÁNEOS. La *piel* es fina y flexible superiormente al pliegue de la muñeca y gruesa en el talón de la mano.

No existe en la región del carpo un panículo adiposo diferenciado del tejido celular laxo subcutáneo. Sólo en la parte superior de la región se puede distinguir, al igual que en el antebrazo, un delgado panículo adiposo y una capa de tejido celular laxo subcutáneo.

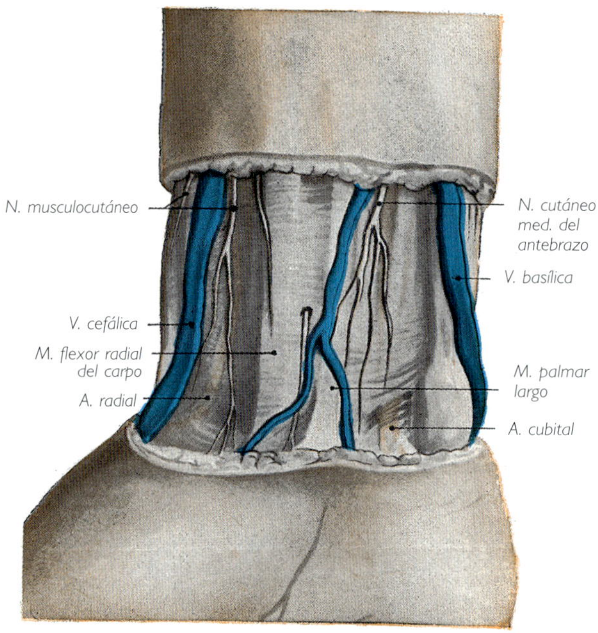

Fig. 185 ▪ Región anterior del carpo. Plano superficial.

En el tejido subcutáneo se encuentran las venas cefálica y basílica, las últimas ramificaciones de los nervios musculocutáneo y cutáneo medial del antebrazo, y el ramo palmar del nervio mediano (fig. 185).

FASCIA PROFUNDA. Es delgada superiormente y, en su parte inferior, se confunde con los elementos superficiales del retináculo de los músculos flexores y de la hoja fibrosa que limita anteriormente el conducto destinado al paso de los vasos y nervios cubitales.

El *retináculo de los músculos flexores* o *retináculo flexor* es una lámina fibrosa gruesa y transversal que se inserta lateralmente en los tubérculos de los huesos escafoides y trapecio, y medialmente en el hueso pisiforme y en el gancho del hueso ganchoso. Transforma el canal del carpo en un conducto carpiano o túnel carpiano. Los vasos y nervios cubitales pasan anteriormente a él, cubiertos por las expansiones que el tendón del músculo flexor cubital del carpo y el retináculo de los músculos extensores envían al retináculo de los músculos flexores (fig. 134).

PLANOS SUBFASCIALES

1. Músculos y tendones. Al igual que en el antebrazo, los músculos o sus tendones se hallan dispuestos en cuatro planos, de los cuales los tres primeros son tendinosos y el cuarto es muscular.

El *primer plano* comprende los tendones de los músculos braquiorradial, flexor radial del carpo, palmar largo y flexor cubital del carpo (fig. 187). El tendón del músculo braquiorradial termina en la apófisis estiloides del radio; el del músculo flexor radial del carpo se introduce en el conducto carpiano; el tendón del músculo palmar largo presenta continuidad, anteriormente al retináculo de los músculos flexores, con la aponeurosis palmar; finalmente, el tendón del músculo flexor cubital del carpo se inserta en el hueso pisiforme.

El *segundo plano* está formado por los tendones del músculo flexor superficial de los dedos.

El *tercer plano* está constituido por los tendones de los músculos flexor profundo de los dedos y flexor largo del pulgar.

El *cuarto plano* comprende un solo músculo; se trata del músculo pronador cuadrado, que sólo existe en la parte más superior de la región.

Los tendones de los músculos flexores se introducen en el conducto carpiano. Los tendones del músculo flexor superficial de los dedos se hallan dispuestos en dos capas: los tendones del dedo medio y el dedo anular se sitúan anteriormente a los del dedo índice y el dedo meñique, los cuales se desvían lateralmente al eje de la mano y desbordan a los tendones del dedo medio y del dedo anular. No obstante, el tendón del dedo meñique no tarda en situarse en el mismo plano que el del dedo anular (fig. 186).

Los tendones de los músculos flexores presentan conexiones con las vainas sinoviales peritendinosas digitocarpianas. La vaina digitocarpiana lateral se halla en relación con el tendón del músculo flexor largo del pulgar. La vaina digitocarpiana medial, con sus tres fondos de saco, corresponde a los tendones de los músculos flexor superficial de los dedos y flexor profundo de los dedos.

El nervio mediano se sitúa anteriormente al tendón del dedo índice del músculo flexor superficial de los dedos, entre las dos vainas digitocarpianas.

Profundamente a los tendones del músculo flexor superficial de los dedos se encuentran los tendones de los músculos flexor profundo de los dedos y flexor largo del pulgar, yuxtapuestos en un mismo plano. El tendón del músculo flexor radial del carpo está envuelto en una vaina sinovial; se halla separado de los tendones de los músculos flexor superficial de los dedos y flexor profundo de los dedos, dentro del conducto carpiano, por medio de un tabique fibroso (fig. 186).

2. Vasos y nervios subfasciales. Se encuentran casi los mismos elementos vasculares y nerviosos que en la parte inferior del antebrazo. Tan sólo el paquete vasculonervioso interóseo anterior se disocia; la arteria interósea anterior atraviesa de anterior a posterior la parte inferior de la membrana interósea del antebrazo para alcanzar la región posterior del carpo, y el nervio interóseo anterior acaba sobre la cara anterior de las articulaciones del carpo.

a) ARTERIA RADIAL. La arteria radial está situada primeramente en el canal del pulso, anteriormente al músculo pronador cuadrado (fig. 187); se desvía luego inferior, lateral y posteriormente, da origen a la rama palmar superficial y rodea el borde lateral de la articulación radiocarpiana para alcanzar la región posterior del carpo.

b) PAQUETE VASCULONERVIOSO CUBITAL. La arteria cubital y el nervio cubital se separan de la cara profunda del tendón del músculo flexor cubital del carpo, rodean el borde lateral de este tendón y pasan luego lateralmente al hueso pisiforme y anteriormente al retináculo de los músculos flexores (el nervio siempre se sitúa medial a la arteria). Anteriormente a este retináculo, la arteria y el nervio se hallan incluidos en una vaina osteofibrosa especial, formada posteriormente por el retináculo de los músculos flexores, medialmente por el hueso pisiforme y anteriormente por las expansiones que el retináculo de los músculos extensores y el tendón del músculo flexor cubital del carpo envían al retináculo de los músculos flexores (figs. 134 y 186).

c) NERVIO MEDIANO. El nervio mediano desciende primero por el intersticio existente entre los tendones del músculo flexor radial del carpo y el músculo palmar largo (fig. 180); a continuación discurre profundamente al retináculo de los músculos flexores.

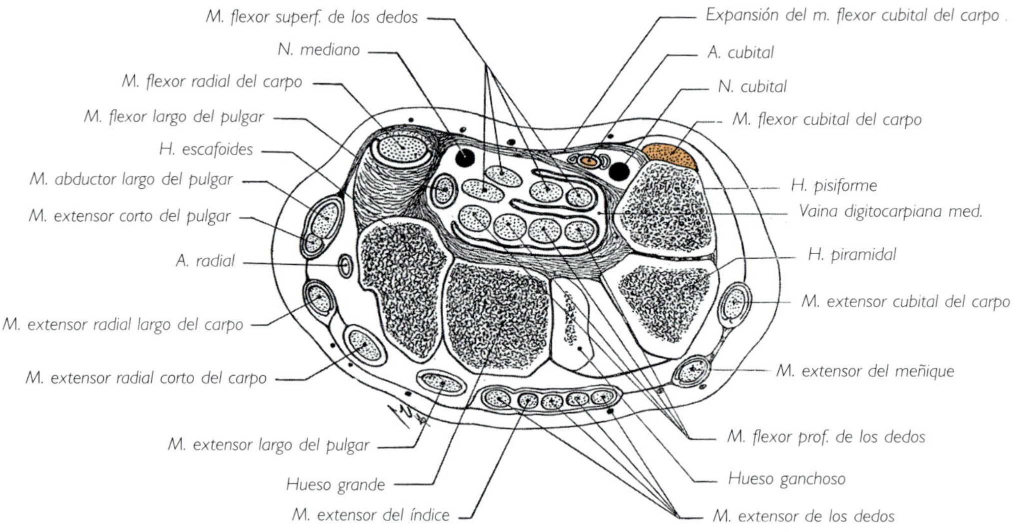

Fig. 186 ▪ Corte transversal de la región del carpo.

Al igual que en la parte inferior del antebrazo, el nervio mediano se sitúa anteriormente al tendón del dedo índice del músculo flexor superficial de los dedos y lateralmente al tendón del dedo medio.

REGIÓN POSTERIOR DEL CARPO

La región posterior del carpo está situada posteriormente a la articulación radiocarpiana.

A. Límites

Presenta los mismos límites que la región anterior del carpo.

B. **Forma externa**

Se observan las eminencias producidas medialmente por la cabeza del cúbito y lateralmente por el extremo inferior del radio.

Inferiormente al radio, en la parte lateral de la región, se encuentra una depresión triangular, denominada *tabaquera anatómica,* que está limitada lateralmente por el saliente de los tendones de los músculos abductor largo del pulgar y extensor corto del pulgar, y medialmente por el tendón del músculo extensor largo del pulgar.

C. **Constitución**

PLANOS SUPERFICIALES. VASOS Y NERVIOS SUBCUTÁNEOS. Bajo la *piel,* que es móvil pero más gruesa que en la región anterior, existe una sola capa de tejido subcutáneo, en la que no se distinguen panículo adiposo ni *fascia superficial.*

El tejido subcutáneo contiene, junto con numerosas venas superficiales, las ramificaciones terminales del nervio cutáneo medial del antebrazo medialmente, del nervio musculocutáneo lateralmente y del nervio cutáneo posterior del antebrazo del nervio radial en la parte media. En esta región también se observan el ramo superficial del nervio radial lateralmente y el ramo dorsal del nervio cubital medialmente. El prime-

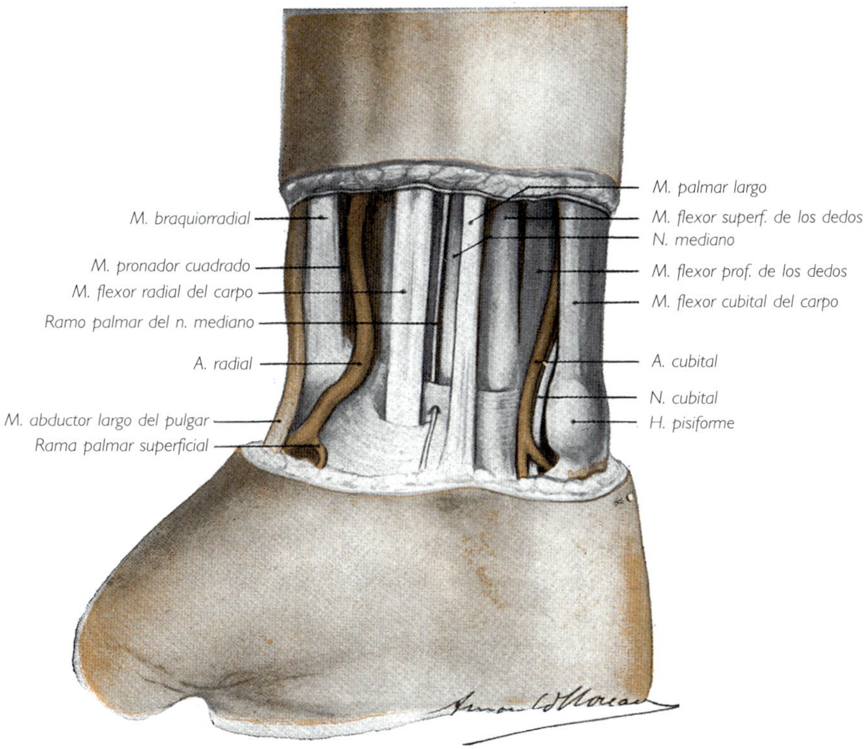

Fig. 187 ▪ Región anterior del carpo. Planos profundos.

ro de estos ramos nerviosos atraviesa la fascia del antebrazo algunos centímetros superiormente a la interlínea radiocarpiana; el segundo emerge en el plano subcutáneo inmediatamente superior a la cabeza del cúbito. A continuación, los dos descienden hacia la cara dorsal de la mano (fig. 188).

FASCIA PROFUNDA. En la parte superior de la región presenta las mismas características que la fascia del antebrazo. Inferiormente se engruesa y forma el *retináculo de los músculos extensores* o *retináculo extensor.* Éste es una lámina fibrosa fijada lateralmente en el labio anterior del surco del músculo abductor largo del pulgar y medialmente en los huesos piramidal y pisiforme.

PLANOS SUBFASCIALES (fig. 188). Bajo la fascia profunda se encuentran tendones y un solo vaso importante: la arteria radial.

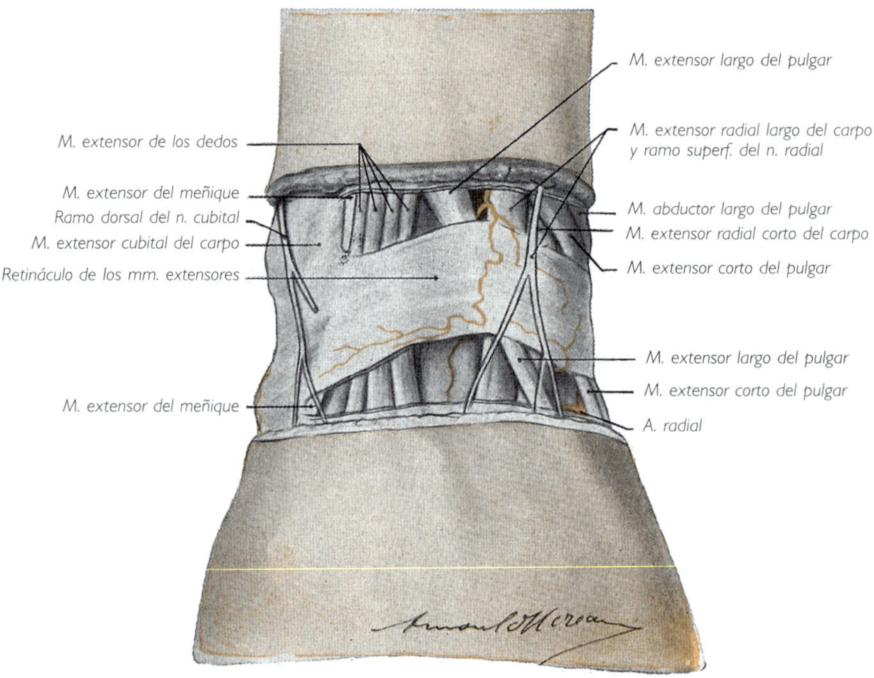

Fig. 188 ▪ Región posterior del carpo. La fascia profunda se ha resecado superior e inferiormente al retináculo de los músculos extensores.

Los *tendones* son los de los músculos de la región posterior del antebrazo. Discurren profundamente al retináculo de los músculos extensores, por los surcos de las caras posterior y lateral del extremo inferior del radio. Estos surcos se transforman en conductos o correderas osteofibrosas por medio de estrechos tabiques que nacen de la cara profunda del retináculo de los músculos extensores hacia los bordes de los surcos óseos. En cada uno de estos surcos, los tendones se hallan envueltos por vainas sinoviales que desbordan más o menos superior e inferiormente el retináculo de los músculos extensores. De todas ellas, la que corresponde al tendón del músculo extensor largo del pulgar sobrepasa considerablemente el borde superior del retináculo.

Los tendones, sus vainas sinoviales y sus correderas osteofibrosas están dispuestos, de lateral a medial, en el orden siguiente: corredera de los tendones de los músculos abductor largo del pulgar y extensor corto del pulgar, corredera de los músculos extensor radial largo del carpo y extensor radial corto del carpo, corredera del músculo extensor largo del pulgar, corredera de los músculos extensor de los dedos y extensor del índice, corredera del músculo extensor del meñique, situada posteriormente a la interlínea radiocubital y a la cabeza del cúbito y corredera del músculo extensor cubital del carpo, esta última en relación con el surco posterior del extremo inferior del cúbito.

La *arteria radial* penetra en la región rodeando la cara lateral de la articulación radiocarpiana, después atraviesa oblicuamente el fondo de la tabaquera anatómica, donde se apoya sobre el hueso trapecio, cruza la cara profunda del tendón del músculo extensor largo del pulgar y alcanza el extremo superior del primer espacio interóseo del metacarpo. En la tabaquera anatómica, la arteria radial da origen a la arteria dorsal del pulgar y a la rama dorsal del carpo; esta última forma, anastomosándose con una rama análoga de la arteria cubital, la red dorsal del carpo.

VI. MANO

La mano se halla a continuación del carpo y termina en el extremo inferior de los dedos. Se divide en dos regiones: la región palmar de la mano y la región dorsal de la mano. Los huesos y las articulaciones de la mano ya se han descrito anteriormente.

REGIÓN PALMAR DE LA MANO O PALMA DE LA MANO

La región palmar de la mano comprende todas las partes blandas situadas anteriormente a los huesos y articulaciones de la mano, y los espacios interóseos del metacarpo.

A. **Límites**

Los límites laterales de las regiones palmar y dorsal de la mano corresponden a los bordes lateral y medial de la mano.

B. **Forma externa**

La parte de la región palmar de la mano situada superiormente a los dedos se denomina *palma de la mano.* Presenta una depresión en su parte media, denominada *hueco* o *porción central* de la palma de la mano; en su parte lateral se observa una eminencia convexa, denominada *eminencia tenar,* y medialmente otra eminencia menos marcada que la anterior, la *eminencia hipotenar.* En la región palmar de la mano se observan tres pliegues principales que forman una M mayúscula. El pliegue superior se produce por el movimiento de oposición del pulgar. Los otros dos son debidos a los movimientos de flexión de los otros cuatro dedos.

La cara palmar de los dedos está cruzada por surcos transversales determinados por la flexión de los dedos y sus falanges. En cada uno de los cuatro últimos dedos se observan tres surcos: ❑ el surco superior o digitopalmar está situado aproximadamente a 12 o 15 mm inferiormente a la articulación metacarpofalángica correspondiente (Farabeuf); ❑ el surco medio corresponde aproximadamente a la interlínea de la articulación, entre la falange proximal y la falange media; ❑ el surco inferior está situado aproximadamente a 5 mm superiormente a la articulación de la falange media con la falange distal.

C. Constitución

PIEL Y TEJIDO SUBCUTÁNEO. VASOS Y NERVIOS SUBCUTÁNEOS. La piel es gruesa, sin pelo y muy adherente, excepto sobre la eminencia hipotenar, donde es delgada y móvil.

Ello se debe a que tan sólo la eminencia hipotenar posee una capa de tejido celular laxo subyacente a la piel, mientras que en el resto de la región la piel se halla unida al plano fascial por medio de numerosas láminas fibrosas que circunscriben cúmulos adiposos.

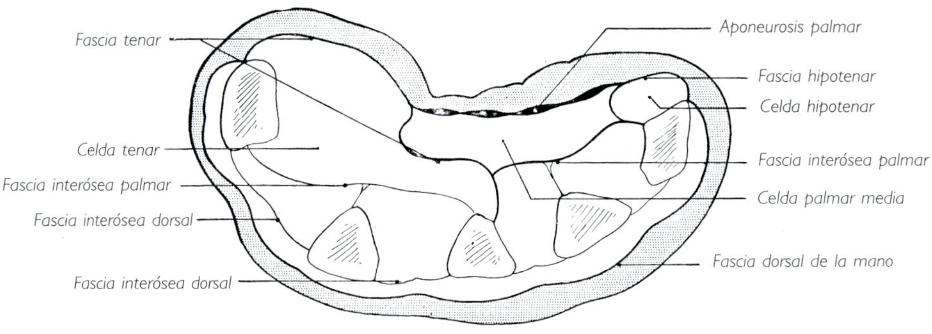

Fig. 189 ▪ Corte transversal de la mano que muestra la disposición de las fascias y las celdas palmares.

En el tejido subcutáneo se encuentran venas superficiales de pequeño calibre y numerosos ramos nerviosos, los cuales son: el ramo palmar del nervio mediano, destinado a la concavidad de la palma y la parte adyacente de la eminencia tenar; el ramo tenar del nervio radial y los filetes nerviosos terminales del nervio musculocutáneo, destinados a la parte superolateral de esta eminencia; algunos pequeños ramos del nervio cubital destinados a la eminencia hipotenar, y los nervios digitales palmares propios. Estos últimos se hallan acompañados por las arterias digitales palmares propias, que se sitúan anteriormente a ellos.

FASCIA PALMAR DE LA MANO. En la fascia palmar de la mano se distinguen tres partes: una parte media en relación con la concavidad de la palma de la mano y dos partes colaterales que recubren las eminencias tenar e hipotenar (v. fig. 123).

La *aponeurosis palmar* es una lámina fibrosa gruesa y triangular, situada anteriormente a los tendones de los músculos flexor superficial de los dedos y flexor profundo de los dedos.

Se halla unida a la fascia interósea palmar por medio de expansiones que tabican el espacio comprendido entre las dos fascias, anteriormente a las articulaciones metacarpofalángicas, formando siete túneles fibrosos: cuatro para los tendones de los músculos flexores de los dedos y tres para los músculos lumbricales y los vasos y nervios digitales (v. fig. 124).

Las *fascias palmares colaterales* recubren las eminencias tenar e hipotenar. La lateral se extiende desde el borde lateral del primer hueso metacarpiano hasta el borde anterior del tercero. La medial rodea la eminencia hipotenar y se extiende desde el borde medial hasta el borde anterior del quinto hueso metacarpiano. Estas fascias están unidas al borde lateral correspondiente de la aponeurosis palmar (fig. 189).

En los dedos, las fascias son sustituidas por una vaina fibrosa que cubre los tendones de los músculos flexores de los dedos y forma con la cara anterior de las falanges conductos osteofibrosos que contienen estos tendones.

La aponeurosis palmar y las fascias tenar e hipotenar limitan con la fascia interósea palmar tres celdas o compartimientos: la celda palmar media, la celda tenar o palmar lateral y la celda hipotenar o palmar medial (fig. 189).

Profundamente a las tres celdas palmares, se encuentra otra celda profunda, interósea y recubierta por la fascia interósea palmar, en la que se encuentran los músculos interóseos, así como vasos y nervios. Describiremos primeramente las celdas palmares.

1. Celda palmar media. Presenta, desde la superficie a la profundidad (fig. 191): *a)* un plano vasculonervioso, formado por el arco palmar superficial y los nervios digitales palmares comunes de los nervios mediano y cubital; *b)* un plano musculotendinoso, constituido por los tendones de los músculos flexor superficial de los dedos y flexor profundo de los dedos y por los músculos lumbricales, y *c)* la fascia interósea palmar.

a) PRIMER PLANO VASCULONERVIOSO (fig. 190). El *arco palmar superficial* se forma mediante la anastomosis de la arteria cubital con la rama palmar superficial de la arteria radial. Está situado en sentido inmediatamente profundo a la aponeurosis palmar. Sigue primero lateralmente al ramo superficial del nervio cubital y cruza luego anteriormente a los tendones de los músculos flexores de los dedos, a la comunicación del nervio mediano con el nervio cubital y a los ramos terminales del nervio mediano. Su parte más inferior corresponde al espacio comprendido entre los pliegues superior y medio de la palma de la mano, y se encuentra en una línea tangente al borde inferior del dedo pulgar cuando éste se encuentra en abducción completa.

El arco palmar superficial da origen en su convexidad a las cuatro arterias digitales palmares comunes, que a su vez forman las arterias digitales palmares propias de los tres últimos dedos y la arteria digital palmar medial del índice.

De los *cinco ramos terminales del nervio mediano* que nacen de la división de este nervio a su salida del conducto carpiano, el más lateral, que está orientado transversalmente y se denomina *ramo tenar,* penetra luego en la celda tenar pasando anteriormente al tendón del músculo flexor largo del pulgar y de su vaina sinovial. Se distribuye por los músculos abductor corto del pulgar, oponente del pulgar y la cabeza superficial del músculo flexor corto del pulgar. Los otros cuatro ramos pasan posteriormente al arco palmar superficial y originan los siete primeros nervios digitales palmares propios.

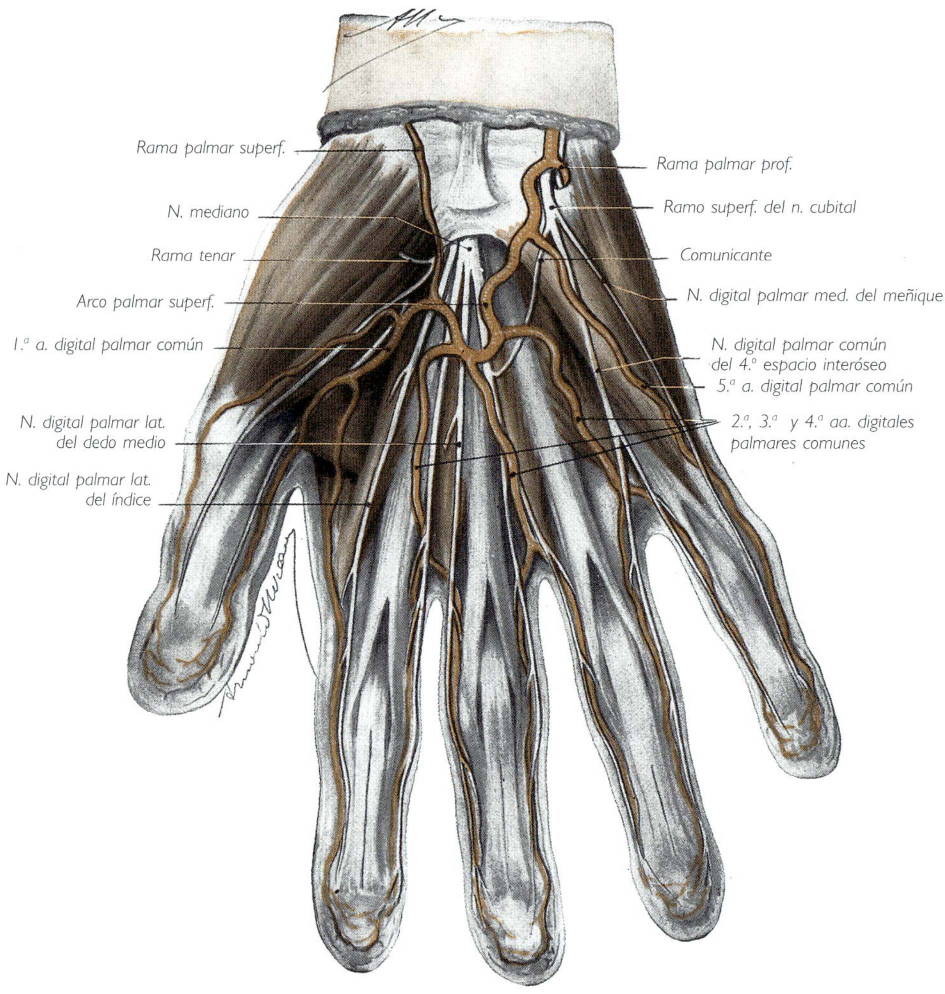

Fig. 190 ▪ Región palmar de la mano. Plano vasculonervioso pretendinoso.

El nervio digital palmar común del cuarto espacio interóseo del metacarpo, que procede del ramo superficial del nervio cubital, penetra en la celda palmar media después de haber cruzado verticalmente la eminencia hipotenar. Se sitúa en el mismo plano que los ramos del nervio mediano.

b) PLANOS TENDINOSOS. Los *tendones del músculo flexor superficial de los dedos* están situados anteriormente a los tendones del músculo flexor profundo de los dedos y a los músculos lumbricales. Cada tendón del músculo flexor superficial de los dedos, denominado *tendón perforado,* se divide en dos fascículos a la altura de la cara anterior de la falange proximal, formando un anillo por el que pasa el tendón correspondiente del músculo flexor profundo de los dedos, es decir, el tendón perforante; éste termina en la base de la falange distal.

Los *músculos lumbricales* son cuatro y se hallan anexos a los tendones del músculo flexor profundo de los dedos; se insertan en los bordes de dichos tendones. Cada músculo lumbrical bordea la cara lateral de la articulación metacarpofalángica del dedo al que está destinado, y termina en el tendón del músculo extensor de los dedos correspondiente.

c) VAINAS SINOVIALES DE LOS TENDONES DE LOS MÚSCULOS FLEXORES DE LOS DEDOS. Los tendones de los músculos flexores de los dedos están envueltos por vainas sinoviales en una gran parte de su extensión. Generalmente son cinco y presentan con los tendones las siguientes relaciones (v. fig. 110).

Las *vainas sinoviales digitales del dedo anular, del dedo medio y del dedo índice* envuelven los tendones flexores de estos dedos, desde la articulación de la falange media con la falange distal hasta 1 cm aproximadamente superior a la articulación metacarpofalángica correspondiente.

La *vaina digitocarpiana medial* o *vaina común de los músculos flexores* se extiende desde la articulación interfalángica distal del meñique hasta 4 o 5 cm superior al retináculo de los músculos flexores. Se ensancha en la palma de la mano y en el conducto carpiano, donde da origen a prolongaciones anterior y posteriormente a los tendones y entre los dos planos tendinosos. La prolongación pretendinosa o receso pretendinoso es la menos extensa y la menos profunda de las tres.

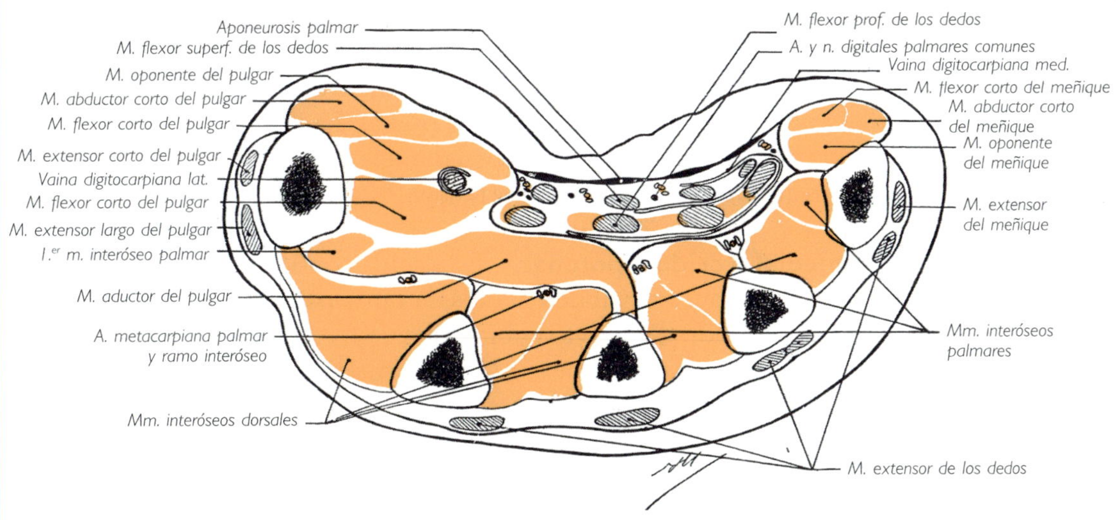

Fig. 191 ▪ Corte transversal de la mano derecha (segmento superior del corte).

La *vaina digitocarpiana lateral* o *vaina del tendón del músculo flexor largo del pulgar* pertenece a la celda tenar.

d) FASCIA INTERÓSEA PALMAR. La fascia interósea palmar separa la celda palmar media de los elementos de la celda interósea. Volveremos a considerar esta fascia al describir esta última celda.

2. Celda palmar lateral o celda tenar. Presenta cuatro planos principales, que exponemos a continuación de superficial a profundo (fig. 191).
a) PRIMER PLANO. Está formado por el músculo abductor corto del pulgar, que se extiende desde el hueso escafoides y el retináculo de los músculos flexores hasta la cara lateral de la base de la falange proximal.

La rama palmar superficial de la arteria radial cruza la cara superficial o profunda del músculo, o bien lo atraviesa de superior a inferior.
b) SEGUNDO PLANO. Comprende, de lateral a medial, el músculo oponente del pulgar y la cabeza superficial del músculo flexor corto del pulgar. ❑ El músculo oponente del pulgar se extiende desde el hueso trapecio y el retináculo de los músculos flexores hasta el borde lateral del primer hueso metacarpiano. ❑ La cabeza superficial del músculo flexor corto del pulgar se extiende desde el hueso trapecio y el retináculo de los músculos flexores hasta el hueso sesamoideo lateral y la falange proximal. ❑ En el intersticio que separa estos dos músculos del músculo abductor del pulgar, penetra el ramo tenar del nervio mediano, que inerva estos tres músculos.
c) TERCER PLANO. Está formado por la cabeza profunda del músculo flexor corto del pulgar, que se origina en el hueso trapezoide y el hueso grande y termina, con la cabeza superficial, en el sesamoideo lateral y la falange proximal del dedo pulgar. Las dos cabezas del músculo flexor corto del pulgar limitan un canal cóncavo medialmente, en el que se desliza el tendón del músculo flexor largo del pulgar, envuelto en su vaina sinovial.
d) CUARTO PLANO. Está constituido por el músculo aductor del pulgar. Este músculo se halla en gran parte cubierto por el músculo flexor corto del pulgar, y se extiende desde el canal del carpo y los huesos metacarpianos segundo y tercero hasta el hueso sesamoideo medial y la falange proximal del dedo pulgar. La arteria radial lo atraviesa entre el fascículo originado en el segundo hueso metacarpiano y el cuerpo del tercero por una parte, y el resto del músculo por la otra (fig. 192).

3. Celda palmar medial o celda hipotenar. Esta celda contiene los tres músculos de la eminencia hipotenar dispuestos en dos planos, la rama palmar profunda de la arteria cubital y el ramo profundo del nervio cubital (figs. 191 y 192).
a) PRIMER PLANO MUSCULAR. Comprende, de lateral a medial, el músculo abductor del dedo meñique, que se extiende desde el hueso pisiforme y el retináculo de los músculos flexores hasta el lado medial del extremo superior de la falange proximal del dedo meñique, y el músculo flexor corto del meñique, que nace del gancho del hueso ganchoso y termina, como el anterior, en la falange proximal del dedo meñique.
b) SEGUNDO PLANO MUSCULAR. Está constituido por el músculo oponente del meñique. Este músculo, que está cubierto por los dos primeros, se extiende desde el hueso ganchoso y el retináculo de los músculos flexores hasta el borde medial del quinto metacarpiano.
c) RAMA PALMAR PROFUNDA DE LA ARTERIA CUBITAL. La rama palmar profunda de la arteria cubital, que se separa de la arteria cubital inferior y lateralmente al hueso pisiforme, y el *ramo profundo del nervio cubital,* que nace de la división del nervio cubital, atraviesan la eminencia hipotenar pasando profundamente al arco de los músculos de la eminencia hipotenar (v. pág. 147) y después transversalmente sobre el músculo oponen-

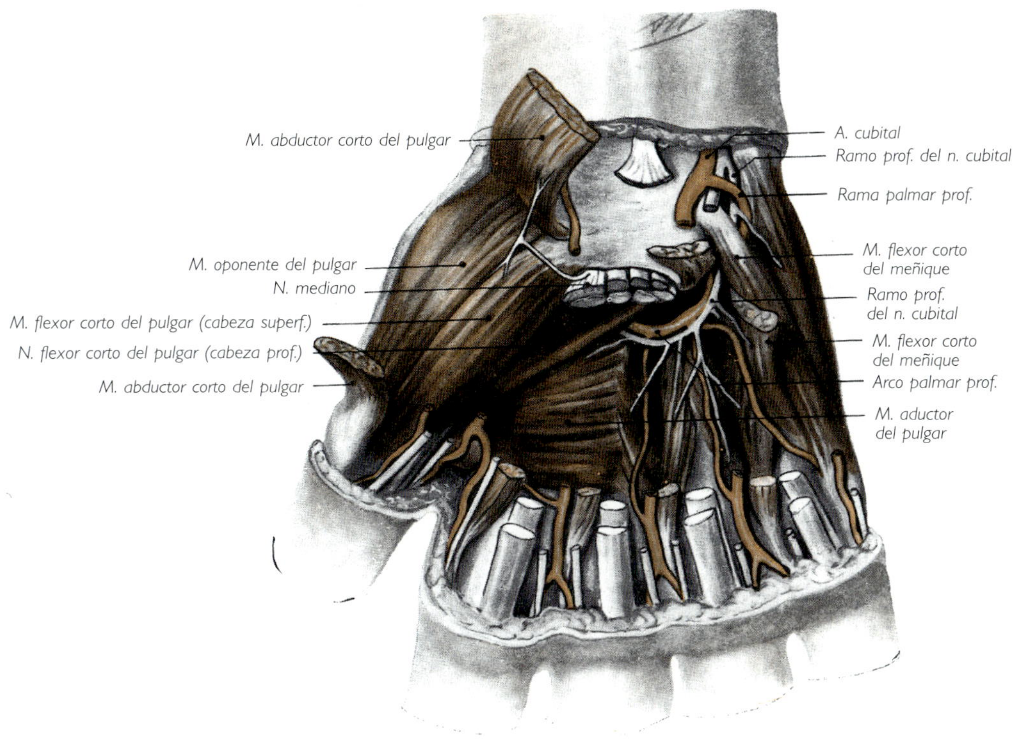

Fig. 192 ▪ Región palmar de la mano. Celda interósea. El músculo flexor corto del meñique se ha seccionado parcialmente y se han separado sus dos colgajos.

te del meñique. Penetran luego profundamente a la fascia interósea palmar y forman parte del contenido de la celda interósea. La arteria y el nervio proporcionan ramos a los músculos hipotenares.

4. Celda interósea. Comprende, de anterior a posterior, tres planos: fascial, vasculonervioso y muscular (figs. 191 y 192).

a) PLANO FASCIAL. Está constituido por la fascia interósea palmar. Esta fascia sólo se distingue claramente en los espacios interóseos tercero y cuarto, donde separa la celda interósea de la celda palmar media. Más lateralmente, los músculos interóseos de los espacios interóseos primero y segundo se hallan separados de la celda tenar (es decir, del músculo aductor del pulgar) por un intersticio celular muy delgado.

b) PLANO VASCULONERVIOSO. Está formado por el arco palmar profundo y por las ramificaciones del ramo profundo del nervio cubital. ❑ Estos vasos y nervios discurren por una delgada capa de tejido celuloadiposo subyacente a la fascia.

El *arco palmar profundo* resulta de la anastomosis de la arteria radial con la rama palmar profunda de la arteria cubital. La arteria radial atraviesa de posterior a anterior el primer músculo interóseo dorsal y el músculo aductor del pulgar, para emerger en la celda palmar media.

El arco palmar profundo recibe también una rama anastomótica que le proporciona el arco palmar superficial y que rodea medialmente los tendones de los flexores de los dedos.

El arco palmar profundo está situado posteriormente a la fascia interósea palmar, anteriormente a los músculos interóseos y a la altura del extremo superior de los cuerpos de los huesos metacarpianos. Da origen en su convexidad a las arterias metacarpianas palmares. La primera arteria metacarpiana palmar da origen a las arterias principal del pulgar y radial del índice; las otras descienden anteriormente a los músculos interóseos y se anastomosan con las arterias digitales palmares comunes correspondientes.

El *ramo profundo del nervio cubital* acompaña a la rama palmar profunda de la arteria cubital y después al arco palmar profundo. Cruza anterior (fig. 192) o posteriormente a dicho arco (más a menudo lo segundo), en sentido oblicuo de superior a inferior y de medial a lateral.

Este nervio proporciona ramos a los músculos interóseos, a los dos músculos lumbricales mediales, al músculo aductor del pulgar y a la cabeza profunda del músculo flexor corto del pulgar.

c) PLANO MUSCULAR. Está formado por los músculos interóseos. ❑ Los músculos interóseos palmares, que están situados anteriormente a los músculos interóseos dorsales, desbordan ampliamente el plano óseo formado por los huesos metacarpianos. Se insertan a lo largo de la mitad anterior de la cara lateral o medial del hueso metacarpiano, que se orienta hacia el eje de la mano. ❑ Los músculos interóseos dorsales ocupan todo el resto del espacio interóseo metacarpiamo.

5. Espacios celulares de la región palmar. Las láminas fasciales, los músculos, los vasos y los nervios de la palma de la mano y de los dedos están separados unos de otros por tejido celular muy abundante en ciertos puntos, en los que forma los *espacios celulares de la palma de la mano.* Investigaciones recientes han demostrado el gran interés que presentan estos espacios en el estudio de la patogenia y de la topografía de los abscesos de la mano (Kanavel, Iselin, Dubau, Iselin y Evrard).

Existen cuatro espacios celulares subfasciales principales: ❑ el *espacio celular hipotenar;* ❑ el *espacio celular tenar,* comprendido entre los músculos aductor del pulgar y el flexor corto del pulgar; ❑ finalmente, en la celda palmar media, el *espacio celular palmar medio pretendinoso,* que contiene los vasos y nervios del plano vasculonervioso pretendinoso, y un *espacio celular palmar medio retrotendinoso* comprendido entre los tendones de los músculos flexores de los dedos y la fascia interósea palmar.

Los espacios celulares palmares medios se hallan en relación con el extremo superior de las vainas digitales y con la vaina sinovial común de los músculos flexores. El espacio celular tenar está atravesado por la vaina sinovial del tendón del músculo flexor largo del pulgar. Además, los espacios celulares tenar y palmar medio retrotendinoso comunican con las capas celulares subcutánea y subfascial de la región dorsal de la mano, a la altura de las comisuras interdigitales. Ello explica la tumefacción de la región dorsal de la mano en las infecciones palmares.

El espacio celular palmar medio está comunicado con los espacios celulares de los cuatro últimos dedos por medio de delgadas prolongaciones celulares denominadas *hu-*

sos celulares lumbricales, que envuelven los músculos lumbricales cuando éstos atraviesan los túneles fasciales descritos por Legueu y Juvara. Estos husos celulares lumbricales son la principal vía de propagación de las infecciones entre los dedos de la mano.

REGIÓN DORSAL DE LA MANO

La región dorsal de la mano está constituida por las partes blandas situadas posteriormente al esqueleto de la mano.

A. **Límites**

Sus límites son los mismos que los de la región palmar.

B. **Forma externa**

La piel se halla elevada por eminencias longitudinales producidas por los huesos metacarpianos y los tendones de los músculos extensores de los dedos, así como por numerosas venas superficiales.

Los dedos presentan numerosos pliegues cutáneos a la altura de las articulaciones.

C. **Constitución**

PLANOS SUPERFICIALES. VASOS Y NERVIOS SUBCUTÁNEOS. Profundamente a la *piel,* que es fina y muy móvil, no se observa panículo adiposo.

La capa subcutánea está formada por un tejido laminar laxo, en el que se encuentran numerosos vasos y nervios superficiales (v. fig. 155).

Contiene, en efecto, una densa red venosa, en la cual se distinguen las venas cefálica del pulgar y la metacarpiana dorsal del dedo meñique; estas venas son el origen de la vena cefálica y la vena basílica respectivamente.

Los nervios, que son muy numerosos, proceden del ramo dorsal del nervio cubital y del ramo superficial del nervio radial. Estos dos ramos nerviosos se reparten la inervación de los tegumentos de la cara dorsal de la mano. Sólo las dos últimas falanges del dedo índice, del dedo medio y del dedo anular están inervadas por ramos que proceden de los nervios digitales palmares propios correspondientes.

FASCIA DORSAL DE LA MANO. La fascia dorsal de la mano es delgada pero resistente; presenta continuidad superiormente con el retináculo de los músculos extensores. Inferiormente se confunde con los tendones de los músculos extensores de los dedos. Lateral y medialmente se fija a los metacarpianos extremos.

PLANO TENDINOSO (fig. 193). Este plano está formado por los tendones de los músculos de la región posterior del antebrazo. Se encuentran, de lateral a medial: ❑ *a)* el *músculo abductor largo del pulgar,* que está fijado a la base del primer hueso metacarpiano; ❑ *b)* el *músculo extensor corto del pulgar,* que se inserta en la base de la falange proximal; ❑ *c)* el *músculo extensor largo del pulgar,* que se extiende hasta la falange distal; ❑ *d)* el *músculo extensor del índice,* que se une en la cara dorsal de la mano con el tendón del músculo extensor de los dedos destinado a este dedo; ❑ *e)* los cuatro *tendones del músculo extensor de los dedos,* que divergen hacia los cuatro últimos dedos y se hallan unidos entre sí por conexiones intertendinosas transversales u oblicuas; ❑ *f)* el *músculo extensor del meñique,* que se

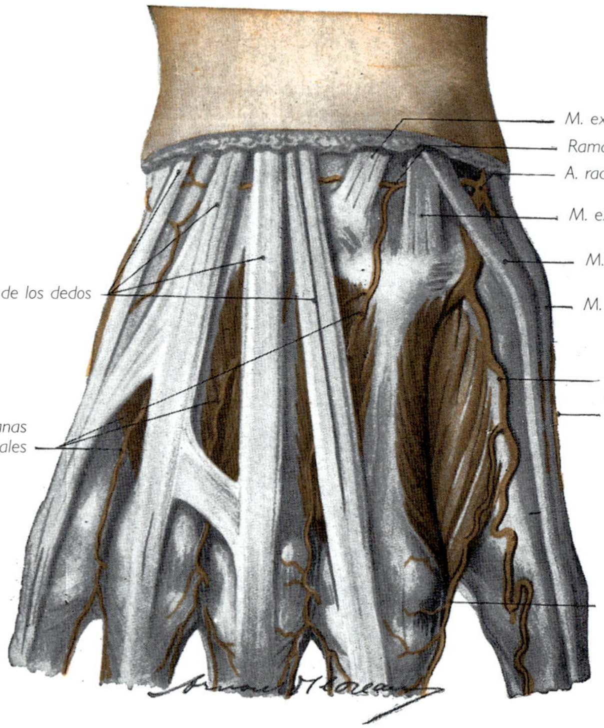

Fig. 193 ▪ Región dorsal de la mano.

une al tendón correspondiente del músculo extensor de los dedos, y ❑ *g)* el *músculo extensor cubital del carpo,* que se inserta en la base del quinto hueso metacarpiano. Entre los tendones de los músculos extensor corto del pulgar y extensor largo del pulgar se observan los tendones de los músculos extensor radial largo del carpo y extensor radial corto del carpo, insertados en la base de los huesos metacarpianos segundo y tercero. Profundamente a los tendones se encuentran los principales vasos de la región.

La arteria radial emerge de la tabaquera anatómica pasando profundamente al tendón del músculo extensor largo del pulgar; poco después se introduce en el primer espacio interóseo para alcanzar la parte profunda de la palma de la mano. En este corto trayecto da origen a las arterias dorsal del pulgar, dorsal del carpo y metacarpiana dorsal del primer espacio interóseo. La arteria dorsal del carpo se anastomosa con la rama análoga de la arteria cubital para formar la red dorsal del carpo, que proporciona las arterias metacarpianas dorsales de los tres últimos espacios interóseos.

Profundamente a los tendones, en la mayor parte del dorso de la mano, existe una capa de tejido celular laxo que constituye un verdadero «aparato de deslizamiento de los tendones de los músculos extensores» (Latarjet y Martin).

▪ **FASCIA INTERÓSEA DORSAL.** Es una lámina fibrocelular muy delgada que recubre la cara dorsal de los músculos interóseos dorsales.

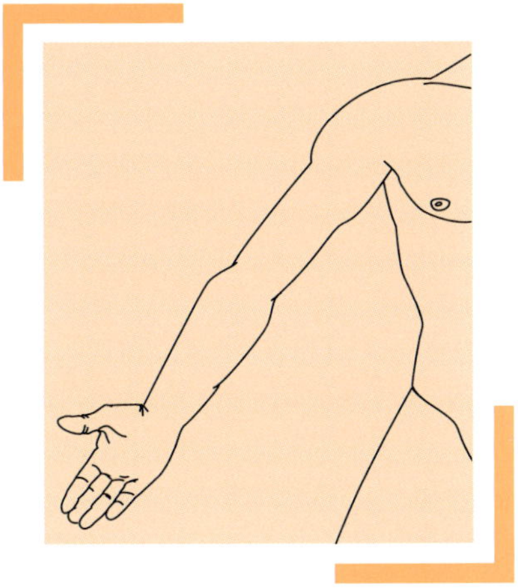

ANATOMÍA FUNCIONAL DEL MIEMBRO SUPERIOR

MECÁNICA ARTICULAR

I. GENERALIDADES

En el ser humano, el miembro superior constituye un miembro «suspendido», a diferencia del miembro inferior, que es un miembro «de carga» o conducción. Está exento habitualmente de toda función de apoyo y locomoción, e interviene en la marcha sólo de forma accesoria mediante el balanceo y en el acto de trepar mediante la tracción. El miembro superior del ser humano, erecto y bípedo, posee una gran movilidad que le permite explorar fácilmente el espacio que le rodea, tomar los elementos necesarios para su nutrición y llevarlos a la boca.

De hecho, la prensión es la función esencial del miembro superior. Esta función se ve facilitada por la movilidad de su cintura de unión sobre el tórax y por la disposición y estructura de los segmentos que lo componen. Su extremo distal, es decir, la mano, es el órgano de la prensión propiamente dicho; sus segmentos proximales están, en cierta manera, al servicio de la mano, la cual conducen en la dirección deseada.

La anatomía funcional del miembro superior ayuda a comprender la importancia de las estructuras anatómicas que permiten la función de prensión, y completa el estudio descriptivo de estas estructuras y su organización, según las regiones de que forman parte y que ellas mismas constituyen. El conocimiento previo de la anatomía descriptiva y de la anatomía topográfica del miembro facilita la comprensión de los mecanismos funcionales. El lector podrá consultar fácilmente las partes de esta obra que describen de manera detallada cada uno de los órganos del miembro que se estudia. No deben causar sorpresa las pequeñas diferencias que puedan encontrarse en la exposición de cada una de sus partes: éstas son inevitables y de importancia secundaria. La anatomía funcional es una anatomía de síntesis, una anatomía del ser vivo, que se caracteriza precisamente por su movilidad, lo cual se escapa a las consideraciones de la anatomía descriptiva o topográfica. No obstante, tendremos que explicar algunos datos generales sobre el valor relativo de toda exposición de anatomía funcional.

El estudio de los movimientos de un miembro o de uno de sus segmentos presenta a menudo problemas difíciles de resolver y sujetos a interpretaciones diversas. El esqueleto presenta ciertas particularidades morfológicas que explican su valor funcional. Las articulaciones que unen los huesos permiten determinar, por su orientación y su forma, los ejes mecánicos de los movimientos que en ellas se producen, pero todo movimiento, al efectuarse, modifica su posición y sitúa las superficies articulares en condiciones de ejecución activamente diferentes, que sólo pueden comprenderse esquemáticamente desde un punto de vista mecánico. Los músculos son agentes activos de los movimientos; ejercen una acción principal, pero también acciones secundarias, complementarias y útiles. Estas acciones dependen de su «línea de acción», es decir, de la línea sobre la que se hallan situadas las inserciones. Los músculos pueden ser mono o poliarticulares, según movilicen uno o varios segmentos de los miembros; pueden ser agonistas cuando asocian su acción, o antagonistas cuando modifican o contrarrestan su efecto. Al contraerse, ejercen cierta fuerza que puede ser medida según la sección del cuerpo muscular (Fick, 1917; Steindler, 1935) o según el trabajo realizado en una articulación determinada, en kilogramos-metro (kgm) (Von Lanz y Wachsmuth, 1959, de los que hemos tomado la mayor parte de nuestras cifras) o en kilogramos-fuerza (kgf) (Fahrer y Pineau, 1976). Son fácilmente comprensibles las dificultades que se plantean para obtener la mejor aproximación al valor motriz de un músculo, independientemente de los avances actuales de la electromiografía. Estas aproximaciones sólo tienen un valor relativo, pero constituyen una base de conocimientos.

II. MOVIMIENTOS DE LA CINTURA DEL MIEMBRO SUPERIOR

La anatomía descriptiva expone en detalle las características del esqueleto de la cintura del miembro superior, cintura pectoral o cintura escapular, de la clavícula y la escápula, de sus articulaciones y de sus músculos, pero no explica lo más importante y esencial, es decir, que la unión de la cintura del miembro superior con el esqueleto del tronco es la pequeña articulación esternoclavicular, que consiste únicamente en un medio de fijación de la cintura escapular al esternón, pero que no constituye el centro de los movimientos de toda la cintura del miembro superior.

La verdadera unión de la cintura escapular y, por lo tanto, del miembro superior con el tronco se realiza por medio de músculos. Esta forma de unión se denomina sisarcosis (del griego *syn-*, «unión» y *sarcos*, «carne, músculo»). Algunos músculos y sus fascias constituyen verdaderas superficies de deslizamiento de la escápula sobre la caja torácica; otros intervienen a modo de ligamentos, limitando sus desplazamientos. Así se forma una verdadera unión funcional, la unión escapulotorácica (sisarcosis escapulotorácica), que describiremos antes de estudiar sus movimientos.

A. Unión escapulotorácica

Las superficies de la unión escapulotorácica están constituidas lateral y posteriormente por la fosa subescapular de la escápula, ocupada por el músculo subescapular, y medial y anteriormente por la parrilla costal y los espacios intercostales situados entre las costillas segunda y octava, sobre los cuales la escápula se desliza en sus movimientos (figs. 88 y 196).

La parrilla costal está cubierta por los músculos serratos posteriores superior e inferior, y entre las costillas cuarta y novena por una lámina fascial intermedia (figs. 68 y 69, tomo 2). Sobre esta lámina brillante y lisa se desplaza normalmente la escápula. No obstante, entre la escápula y la fascia se encuentra el músculo serrato anterior (fig. 89), que interviene como un menisco muscular entre la convexidad torácica y la concavidad escapular. El músculo serrato anterior divide el espacio escapulotorácico en dos partes (fig. 196).

El primer espacio, denominado *escapuloserrático,* está situado entre los músculos subescapular y serrato anterior. Está cerrado posteriormente por la inserción del músculo serrato anterior a lo largo del borde medial de la escápula. Por el contrario, el espacio se abre ampliamente en la parte anterior hacia la fosa axilar.

El segundo espacio de deslizamiento, denominado *serratotorácico,* está situado entre el músculo serrato anterior y la parrilla costal. Este espacio está cerrado posteriormente por los músculos romboides mayor y romboides menor, que también se insertan en el borde medial de la escápula posteriormente a las inserciones escapulares del músculo serrato anterior, mientras que las inserciones de este último en las costillas cierran el espacio serratotorácico anteriormente.

Entre el músculo serrato anterior y la pared torácica, una gran bolsa celular constituye el espacio articular de la unión serratotorácica propiamente dicha. Está limitada anteriormente por el músculo serrato anterior y posteriormente por los músculos romboides (Gilis).

B. Medios de fijación de la escápula

La escápula está fijada superiormente por el músculo trapecio, que constituye un verdadero ligamento suspensorio, y por el músculo elevador de la escápula. Posteriormente, los músculos romboides mayor, romboides menor y trapecio (fig. 90) se oponen a sus desplazamientos en sentido anterior, mientras que el músculo serrato anterior limita los movimientos en sentido posterior.

Por último, el músculo dorsal ancho, que cubre el ángulo inferior de la escápula y los músculos romboides mayor y romboides menor, aplican la escápula contra la pared del tórax (fig. 91).

C. Movimientos de la unión escapulotorácica

Esta unión funcional posibilita los movimientos de la escápula sobre el tórax; la clavícula simplemente fija la cintura escapular al esternón (Miramond de la Roquette, Gilis). Para comprender los deslizamientos de la escápula, hace falta precisar primeramente la situación de la cintura en posición indiferente (es decir, de reposo) con el brazo colgando a lo largo del cuerpo. Vistas superiormente, la clavícula y la escápula forman un ángulo abierto medialmente que abraza la parte superior del tórax (fig. 194).

La clavícula se sitúa superior y anterior a la primera costilla, y se dirige desde su extremidad esternal hasta su extremidad acromial siguiendo una dirección casi horizontal, ligeramente ascendente. Forma con el plano frontal que pasa por su extremidad esternal un ángulo de 30° y con el plano sagital un ángulo de 5°.

La escápula está situada sobre la cara posterior de la caja torácica, se extiende en altura desde la segunda hasta la octava costilla, y alcanza por su borde medial el ángulo de las costillas. Entre las dos escápulas se encuentra la región interescapular, que se ensancha ligeramente de superior a inferior como consecuencia de la ligera oblicuidad lateral del borde medial de la escápula.

El eje mayor de la escápula forma con el plano frontal del cuerpo un ángulo variable que depende de la forma y dimensiones de la escápula y, en consecuencia, de su adaptación a la forma del toráx, al que se une. Este ángulo puede variar entre 40 y 60°. Depende también de la articulación acromioclavicular: cuando el eje horizontal de la escápula forma con el de la clavícula un ángulo de 90°, el eje mayor de la escápula adopta con el plano frontal del cuerpo un ángulo de 60° (Vallois) (fig. 194).

Cuando los hombros se sitúan en posiciones extremas anterior o posteriormente, el desplazamiento de la cintura escapular alcanza una amplitud de 60° (fig. 195, A y B).

Los movimientos del conjunto escapuloclavicular se traducen en el cierre o la apertura de sus ángulos de unión: cuanto más larga sea la clavícula con relación al tórax, más

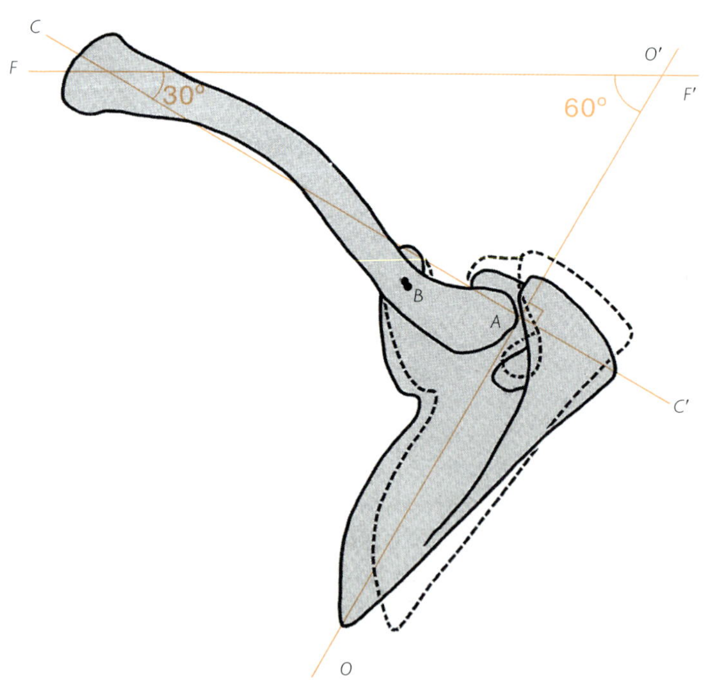

Fig. 194 ▪ Orientación normal de la clavícula y de la escápula (Vallois). La clavícula forma con el plano frontal del cuerpo FF' un ángulo de 30° y el eje mayor de la escápula un ángulo de 60°. El ángulo escapuloclavicular OAC mide aproximadamente 60°.

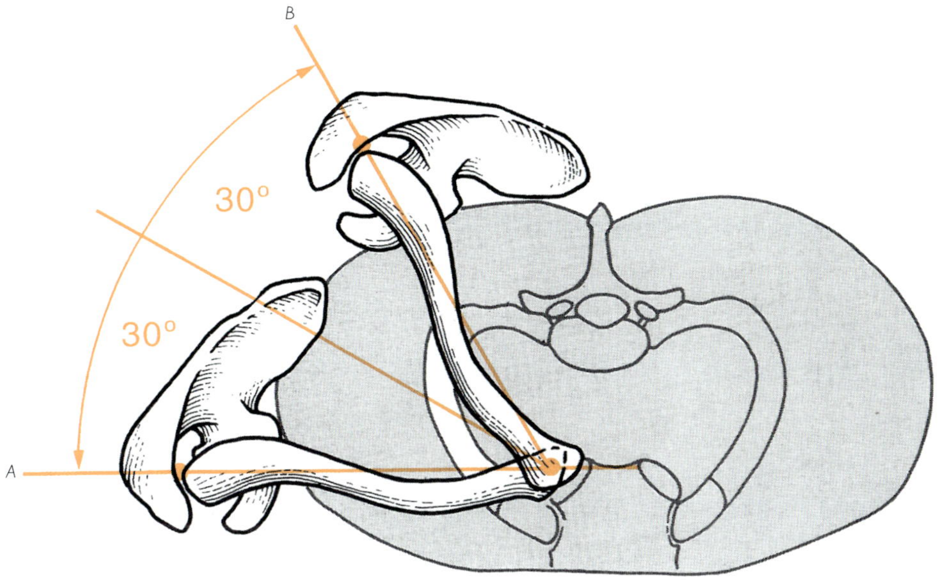

Fig. 195 ▪ Desplazamiento de la clavícula y la escápula en posiciones extremas. Proyección anterior (A) y proyección posterior (B).

se cierra el ángulo escapuloclavicular; cuanto más corta sea la clavícula, más abierto será este ángulo. La longitud de la clavícula determina en parte la morfología del hombro: a clavícula larga, hombro caído; a clavícula corta, hombro elevado y cuello corto.

D. **Movimientos propios de la escápula**

1. Basculación (fig. 196). La escápula bascula alrededor de un eje que pasa por su centro, situado a la altura del tubérculo deltoideo de la espina de la escápula. Estos movimientos, denominados «de campana», desplazan en sentido opuesto el ángulo inferior de la escápula y la cavidad glenoidea, responsable del desplazamiento del húmero.

La proyección de la cavidad glenoidea anterior y superiormente es el resultado de la acción conjunta de los fascículos inferiores de los músculos serrato anterior y trapecio (fascículos inferiores y superiores). El ángulo inferior de la escápula se dirige en sentido inverso al de la cavidad glenoidea, es decir, inferior y sobre todo lateralmente.

La proyección inferior de la cavidad glenoidea es el resultado de la acción conjunta de los músculos romboides mayor, romboides menor y pectoral menor, que abate con fuerza la apófisis coracoides. El ángulo inferior de la escápula se desplaza posterior y superiormente de forma inversa al anterior, con una amplitud de 60°.

2. Descenso. La escápula se desliza sobre la pared torácica hasta la altura de la décima costilla mediante la acción conjunta de los siguientes músculos: posteriormente, los fascículos inferiores del músculo trapecio y los músculos serrato anterior y dorsal ancho; anteriormente, los músculos subclavio, pectoral mayor y pectoral menor (figs. 85 y 86).

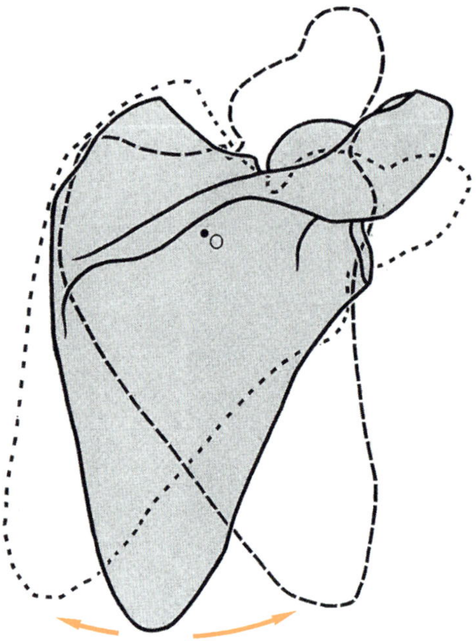

Fig. 196 ▪ Movimientos de basculación de la escápula (según Gilis, en Poirier y Vallois). La escápula bascula alrededor de un eje O que pasa en sentido inmediatamente inferior al tubérculo deltoideo y a la espina de la escápula.

3. Elevación. El músculo «suspensorio» de la escápula es, sobre todo, el trapecio (Duchenne y Boulogne), cuyo fascículo superior eleva en su conjunto la cintura escapular, alzando a la vez la clavícula y el acromion (fig. 86).

En esta acción se asocian entre sí el músculo esternocleidomastoideo mediante su fascículo clavicular, el músculo elevador de la escápula, que desplaza superior y medialmente el ángulo superior de la escápula, al igual que los músculos romboides mayor y romboides menor (fig. 69, tomo 2).

4. Proyección anterior y lateral. Todos los músculos con inserción torácica anterior contribuyen a este desplazamiento: la porción esternocostal del músculo pectoral mayor y los músculos serrato anterior y pectoral menor (fig. 88).

5. Proyección posterior y medial. Se debe a la acción conjunta del músculo trapecio (fascículos superior, medio e inferior), de los músculos romboides y del músculo dorsal ancho, este último indirectamente por medio del húmero, en el que se inserta (fig. 91).

III. MOVIMIENTOS DEL BRAZO

GENERALIDADES

Los movimientos del brazo están siempre asociados a los de la cintura escapular, la cual, desplazándose sobre el tórax, aumenta la fuerza y la amplitud de sus movimientos. Esta asociación es favorable, pero para comprenderla es necesario precisar las relaciones de la escápula con el húmero, así como los planos en que se orientan sus extremos distales pues, en definitiva, el desplazamiento del extremo distal del húmero es el que reviste mayor interés.

DIRECCIÓN DEL BRAZO Y DE LA ESCÁPULA

Cuando el brazo cuelga a lo largo del cuerpo en posición vertical, en su posición de reposo, el borde lateral de la escápula forma con la dirección del húmero un ángulo aproximado de 35°, abierto inferior y posteriormente. Cuando el brazo se eleva y se sitúa en posición horizontal, efectúa un movimiento de elevación de 90° que implica también a la escápula. Ésta bascula de tal manera que su borde lateral sobrepasa en 7° la línea vertical, y describe con respecto a su posición de partida un ángulo de 37° (30° de basculación hasta la vertical + 7°) (fig. 197). La cavidad glenoidea se orienta entonces superior y anteriormente. Si el brazo sigue su movimiento de elevación hasta formar con la vertical inicial un ángulo de 150°, el movimiento de basculación anterior y lateral de la escápula también continúa y alcanza los 60° en relación con la posición que el borde lateral ocupaba al iniciarse el movimiento (fig. 197), la cavidad glenoidea se orienta entonces en sentido completamente superior.

DIRECCIÓN DE LA ESCÁPULA Y DEL BRAZO EN RELACIÓN CON EL PLANO FRONTAL

La escápula y la cabeza del húmero están situadas en un plano oblicuo, en relación con el plano frontal, de aproximadamente 30°. El extremo inferior del húmero se encuentra en un plano que forma un ángulo de sólo 10° con el plano frontal. Esta diferencia de orientación de 20° entre los extremos superior e inferior del húmero tiene por consecuencia que los movimientos del hombro y del codo no se ejecuten en la misma dirección (fig. 198). Dado que, para la efectividad del movimiento que el sujeto realiza con su miembro torácico, siempre es más importante la posición del codo que la del hombro, muchas veces, salvo casos particulares, la posición y postura del hombro se pasan por alto.

Por lo tanto, la descripción del movimiento en un plano del espacio es más difícil que si la orientación de las articulaciones del brazo, el hombro y el codo fuera idéntica. Esta diferencia de orientación origina un aumento en la amplitud de los movimientos del brazo y los hace más precisos y adaptados al acto que se desea ejecutar, que en definitiva será realizado por la mano. Así, la flexión del antebrazo sobre el brazo, que se produce a la altura del codo, se acompaña de un movimiento de flexión-abducción a la altura del hombro. Este movimiento, que separa el brazo del tronco, facilita la flexión de la mano y la efectividad de su acción.

La articulación del hombro es esferoidea. Permite ejecutar movimientos en los tres planos del espacio: sagital (flexión y extensión), transversal (abducción y aducción) y frontal (rotación medial y rotación lateral).

MOVIMIENTOS DEL BRAZO

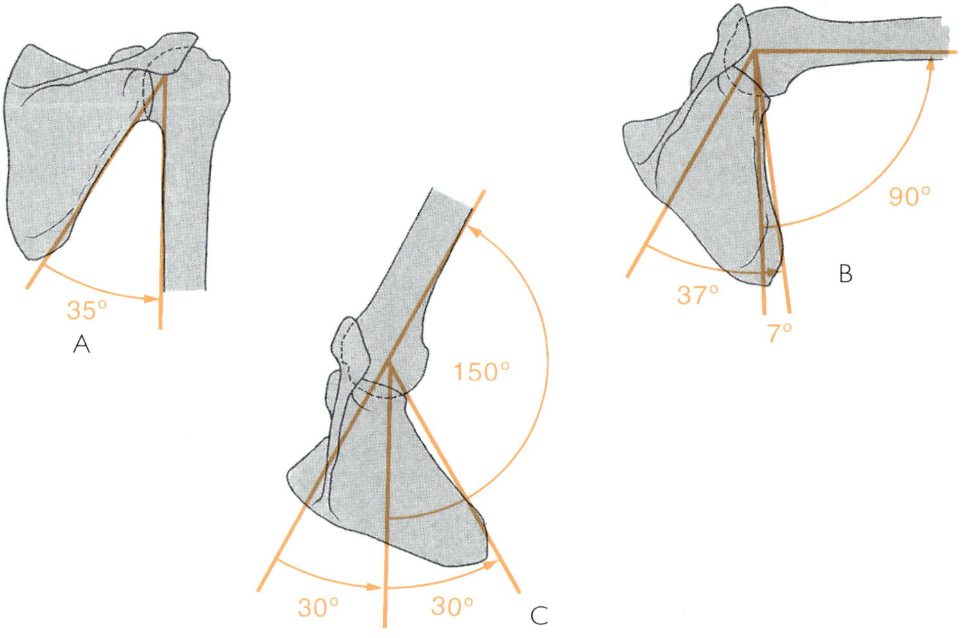

Fig. 197 ▪ A) Cuando el brazo cuelga a lo largo del cuerpo en posición de reposo, el húmero forma con el borde lateral de la escápula un ángulo de 35°. B) Cuando el brazo se eleva hasta la posición horizontal, arrastra en su movimiento a la escápula, formándose entre su borde lateral y la vertical un ángulo de 7°; el borde lateral se ha desplazado 37° aproximadamente. C) Cuando el brazo se eleva casi hasta la posición vertical a 150°, el borde lateral de la escápula queda a 60° de su posición de partida y a 30° de la vertical.

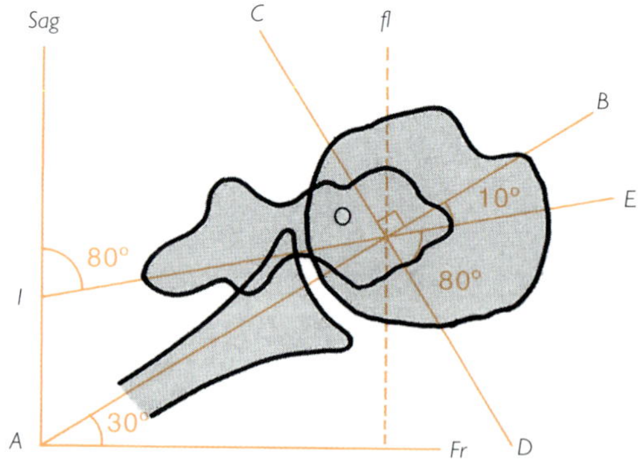

Fig. 198 ▪ Posición normal y ejes de rotación de la articulación del hombro. La línea A-Sag indica el plano sagital del cuerpo; la línea A-Fr el plano frontal; la línea A-B el plano de la escápula, y la línea I-E el plano del extremo inferior del húmero (Vallois).

A. Flexión o proyección anterior (fig. 199)

El movimiento de flexión del brazo se inicia en la articulación del hombro y continúa, como ya se ha señalado, en la unión escapulotorácica, y aún puede completarse hasta conducir el brazo a la posición vertical en las articulaciones vertebrales. Se realiza en tres fases sucesivas.

En la primera fase, el movimiento se efectúa ligeramente en sentido medial y anterior; su amplitud es moderada y se sitúa entre 30 y 40°; el tubérculo mayor del húmero bascula posteriormente y el ligamento coracohumeral se tensa (p. ej., al apuntar a un objeto situado a 75 cm o 1 m superiormente al suelo).

En una segunda fase, este movimiento es frenado por la tensión del ligamento coracohumeral, que bloquea la escápula; ésta se libera gracias a un movimiento de abducción que, desplazando el húmero anterior y lateralmente, distiende el ligamento. La amplitud del movimiento alcanza los 70°. La escápula, hasta entonces poco móvil, puede ahora bascular anteriormente y acompañar la elevación del brazo hasta 130°.

En una tercera fase, la escápula y el brazo no pueden bascular más. Si se desea elevar el brazo hasta la vertical, la columna vertebral debe participar del movimiento, situándose en hiperextensión.

MÚSCULOS FLEXORES DEL BRAZO. Los músculos que proyectan el brazo de posterior a anterior, actuando como flexores del brazo, son los siguientes:

- Músculo deltoides (fascículos acromial y clavicular). Su trabajo equivale a 12 kg;
- Músculo supraespinoso. Su trabajo es de 3 kg;
- Músculo pectoral mayor (porciones esternocostal y clavicular). Su potencia es de 4 kg;
- Músculo coracobraquial. Tiene una potencia de 3,5 kg;
- Músculo bíceps braquial. Tiene una fuerza de 3,8 kg.

A estos músculos principales se puede añadir la acción, menos importante, de los músculos infraespinoso, redondo menor y subescapular. Cuando la flexión del brazo supera los 90°, intervienen el músculo trapecio y los músculos extensores de la columna vertebral, que la mantienen en hiperextensión.

B. Extensión o proyección posterior (fig. 200)

Este movimiento de escasa amplitud (25 a 30°) asocia siempre el brazo y la escápula; esta última bascula posterior y medialmente, contenida por la tensión de los ligamentos acromioclavicular y glenohumerales. Si se eleva primero el brazo posteriormente, el movimiento puede alcanzar los 107°, por ejemplo cuando se desea poner la mano sobre el dorso. La realización de este movimiento es facilitada por el desplazamiento de la columna vertebral, que acentúa su curvatura lumbar y desplaza su segmento torácico al encuentro de la mano.

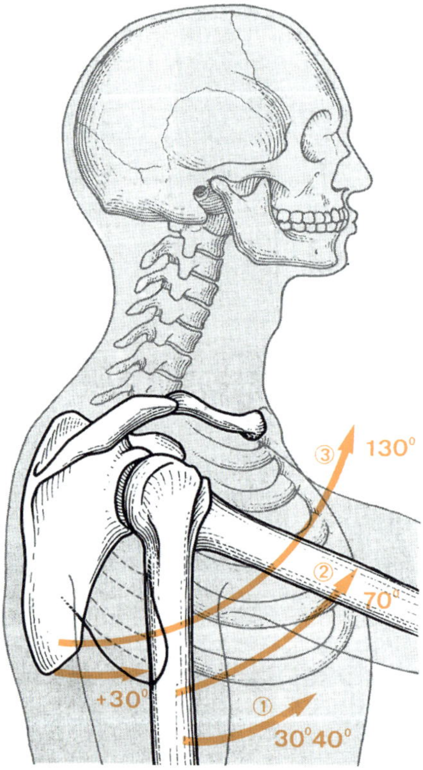

Fig. 199 ▪ Movimientos de flexión del brazo. Este movimiento no supera los 70° en la articulación del hombro. Más allá, arrastra a la escápula hasta los 130°. El húmero y la escápula son impulsados anteriormente por los fascículos acromioclaviculares del músculo deltoides; los músculos supraespinoso, subescapular, pectoral mayor, bíceps braquial y coracobraquial participan también en el movimiento.

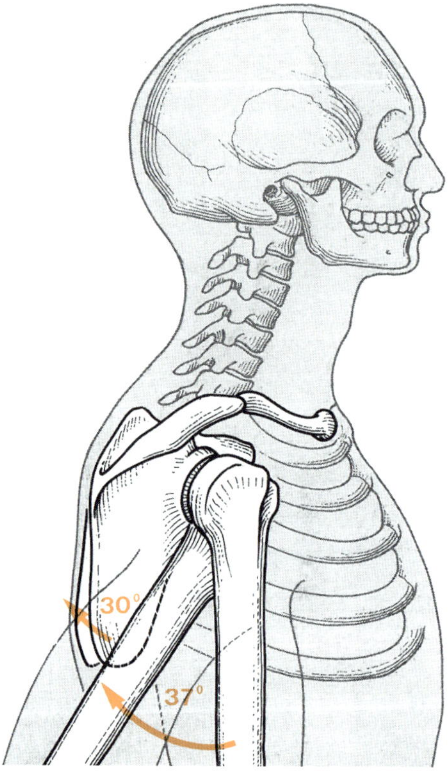

Fig. 200 ▪ Movimiento de hiperextensión del brazo. En condiciones habituales no supera los 30°.

MÚSCULOS EXTENSORES DEL BRAZO. Los músculos que posibilitan la extensión del brazo son:

- Los fascículos posteriores del músculo deltoides, cuya potencia es de aproximadamente 4 kg.
- La cabeza larga del músculo tríceps braquial (6,8 kg).
- El músculo dorsal ancho (4 kg).
- El músculo redondo mayor (5,4 kg).

Los músculos subescapular y redondo menor pueden ayudar a la realización del movimiento, pero de manera secundaria.

C. **Abducción o elevación lateral** (fig. 201)

La abducción del brazo se realiza en la articulación del hombro y en la unión escapulotorácica, pero sobre todo en la primera. Puede alcanzar 95°.

1. En la articulación del hombro se produce primero un movimiento asociado de abducción-flexión: la cabeza del húmero pivota sobre la cavidad glenoidea y el tubérculo mayor se desliza bajo la bóveda acromial.

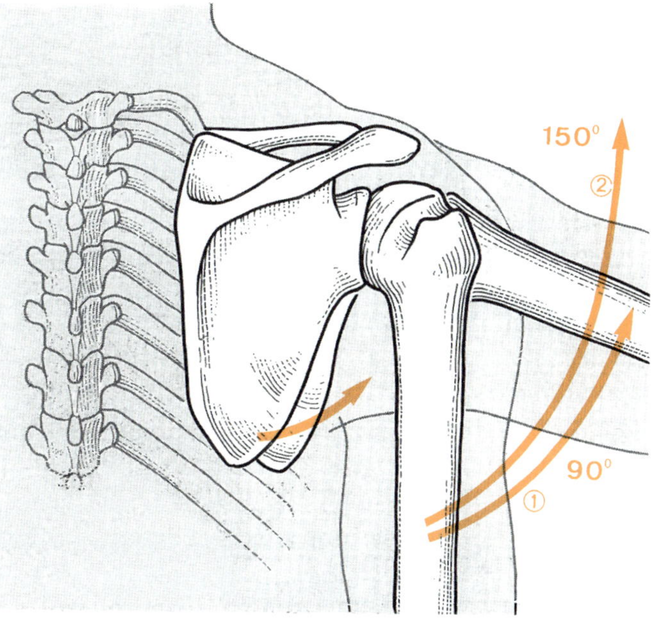

Fig. 201 ▪ Movimiento de abducción del brazo. Sujeto visto por su cara dorsal, con el brazo en abducción de 90° aproximadamente (1). La flecha pequeña indica el movimiento de basculación del ángulo inferior de la escápula, que se acompaña de una elevación de la cavidad glenoidea.

Si realizamos un movimiento de abducción pura, no asociado a la flexión, la tensión de los ligamentos glenohumerales y del ligamento coracohumeral limita la amplitud del movimiento a 60-70°. Tenemos conciencia de la tensión de los ligamentos cuando el brazo se halla en situación posterior.

2. Por encima de los 60-70°, el movimiento de abducción continúa, al igual que para los demás movimientos del brazo, en la unión escapulotorácica:

- La cintura escapular es proyectada posteriormente, y la clavícula se desliza ligeramente sobre la primera costilla.
- La escápula, desplazada posteriormente, bascula lateralmente. Su ángulo inferior se dirige hacia la fosa axilar. La cavidad glenoidea se orienta superiormente.

La abducción puede alcanzar 150°, pero ello sólo es posible gracias a una rotación medial del húmero, por ejemplo, cuando se pone la mano en la nuca. En este caso, la amplitud del movimiento alcanza los 150°, e incluso 180° en ciertos sujetos. La rotación del húmero relaja los ligamentos glenohumerales.

MÚSCULOS ABDUCTORES DEL BRAZO. El músculo deltoides es el principal abductor, pero todos los músculos de la cintura escapular que intervienen en la extensión del brazo y en el movimiento de basculación de la escápula participan en el movimiento.

- El músculo deltoides constituye, como hemos señalado, el abductor por excelencia. Su trabajo es de 13 kg aproximadamente.
- El músculo supraespinoso, cuyo trabajo equivale a 3 kg, es elevador y abductor al mismo tiempo, y ha sido denominado músculo «iniciador» *(starter)* del brazo. Con frecuencia sufre desgarros en las personas de edad avanzada, produciéndose entonces una relativa invalidez (p. ej., para descubrirse al saludar).
- El músculo infraespinoso tiene un valor secundario. Su potencia es de 2,8 kg, y resulta muy útil en caso de degeneración del músculo anterior.

D. **Aducción** (fig. 202)

La aducción pura no existe en la posición normal del brazo extendido a lo largo del cuerpo, o en cualquier caso es muy limitada, alcanzando de 1 a 8° según los individuos. Sin embargo, este movimiento es importante cuando se desea apretar los codos contra el cuerpo o llevar un objeto bajo el brazo. La cabeza del húmero se desliza lateralmente bajo la bóveda acromial; el ligamento coracohumeral se tensa y, en caso necesario, limita el movimiento, como ocurre a resultas del encuentro habitual del brazo con el cuerpo.

La proyección de la cintura escapular anterior o posteriormente desplaza el húmero a un plano anterior o posterior, lo cual le permite rodear en parte el tronco, evitando el encuentro normal del brazo con el tronco y aumentando así artificialmente la amplitud del movimiento, que se convierte en aducción-flexión o aducción-extensión.

MÚSCULOS ADUCTORES DEL BRAZO. Los músculos aductores del brazo forman un conjunto muy efectivo, no solamente cuando se trata de mantener un objeto pesado o voluminoso contra el tronco, sino también al realizar otros movimientos en que es necesario apretar con fuerza el brazo contra el tronco, como por ejemplo durante la acción de trepar. Los músculos aductores pueden realizar un trabajo que alcanza fácilmente los 50 kg.

Concurren en esta acción el músculo pectoral mayor, cuyo trabajo puede alcanzar los 12 kg, el músculo dorsal ancho (5 kg), la cabeza larga del músculo tríceps braquial (8 kg) y el músculo redondo mayor (7 kg).

A estos potentes músculos se pueden añadir de forma complementaria el fascículo clavicular del músculo deltoides y el músculo subescapular; sus acciones, asociadas a las de los precedentes, permiten alcanzar los 50 kg necesarios para realizar el trabajo.

Los músculos aductores del brazo situados anteriormente desplazan el brazo en sentido anterior, actuando sobre el extremo superior del húmero. Los músculos situados posteriormente ejecutan la proyección del hombro en sentido posterior, como ya se ha indicado.

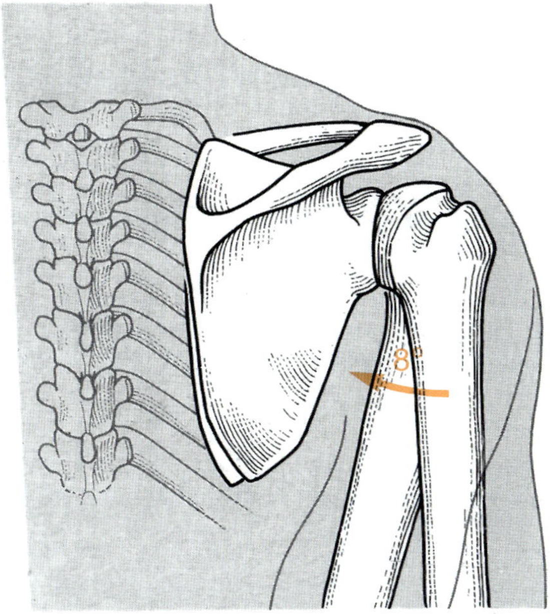

Fig. 202 ▪ Movimiento de aducción del brazo. Sujeto visto por su cara dorsal. El movimiento está limitado por el contacto del brazo con la cara lateral del cuerpo; la amplitud es de 1 a 8°.

Conviene subrayar la considerable importancia de los músculos aductores del brazo en una acción que podría parecer limitada al encuentro del miembro superior con el tronco, pero que exige la elevación de todo el cuerpo en la acción de trepar o escalar.

E. **Rotación** (figs. 203 y 204)

Se produce alrededor del eje vertical del húmero.

La rotación es el verdadero movimiento de conjunto del miembro torácico que conduce a una acción voluntaria de la mano, la cual necesita una adaptación precisa para la prensión de un objeto: la rotación de la mano es el resultado de movimientos denominados «de supinación y de pronación», es decir, movimientos que desplazan la palma de la mano lateral o medialmente. La rotación medial, que se extiende a todo el miembro superior, es la *pronación;* la rotación lateral es la *supinación.*

1. La rotación lateral del brazo puede alcanzar 95°. El movimiento es entonces detenido por la tensión de los ligamentos anteriores de la articulación del hombro y de los músculos anteriores: músculos pectoral mayor, redondo mayor y, secundariamente, subescapular. El aparato motor de la rotación lateral del brazo lo forma el músculo infraespinoso (gran músculo supinador del miembro superior de Duchenne de Boulogne). El trabajo de este músculo es de 4,5 kg. A su acción se añade muy secundariamente la de los músculos redondo menor y deltoides.

2. La rotación medial del brazo alcanza normalmente una amplitud de 50 a 55°en la articulación del hombro; se complementa con la pronación de la mano y pue-

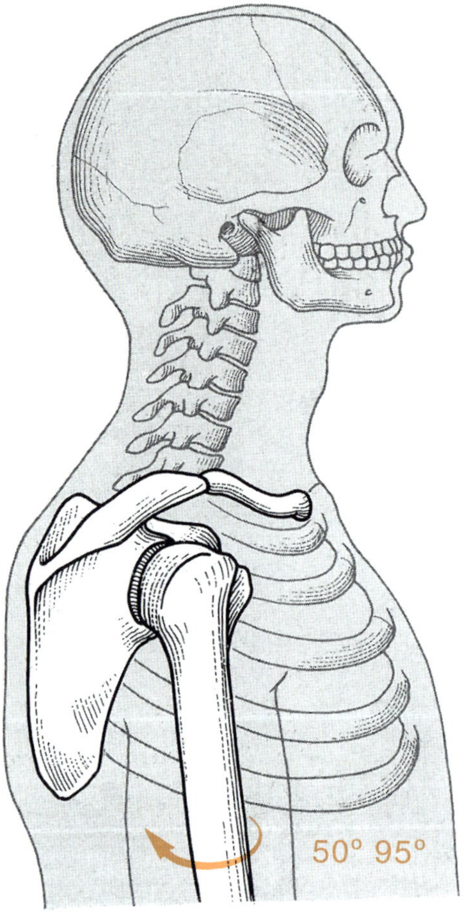

Fig. 203 ▪ Movimiento de rotación lateral del brazo. Según los sujetos, la elasticidad de los ligamentos puede disminuir o aumentar la importancia del movimiento activo, cuya amplitud oscila entre 50 y 95°.

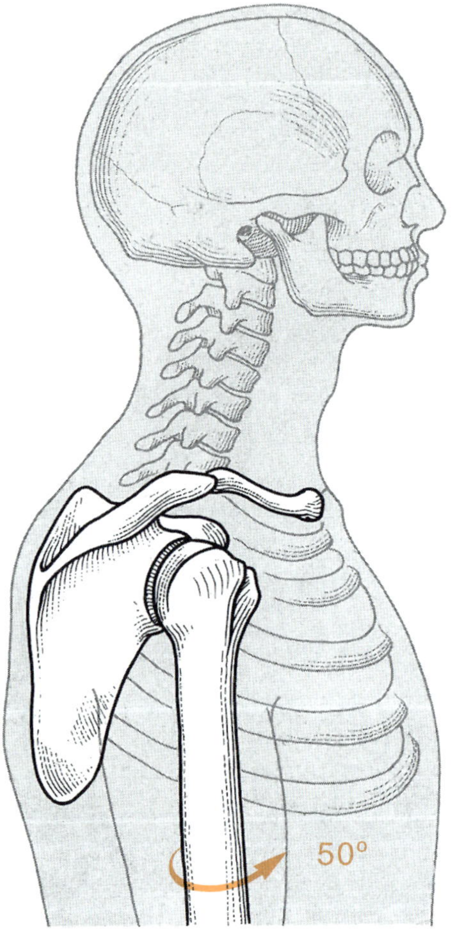

Fig. 204 ▪ Movimiento de rotación medial del brazo. Su amplitud es más limitada y generalmente no supera los 50°.

de entonces llegar a 96°. El movimiento está limitado por la tensión de la cápsula y de los músculos supraespinoso, infraespinoso y redondo menor (fig. 204).

Los músculos rotadores mediales del brazo son el músculo subescapular con una potencia de 7 kg, el músculo pectoral mayor (2,1 kg), la cabeza larga del músculo bíceps braquial (1,3 kg) y el músculo redondo mayor (1,1 kg).

IV. MOVIMIENTOS DEL ANTEBRAZO

GENERALIDADES

En la articulación del codo se realizan dos clases de movimientos: la flexión-extensión, que se efectúa esencialmente en la articulación humerocubital y accesoriamente en la articulación humerorradial, y los movimientos de pronación y supinación, es decir, de la rotación de la mano, en los que la articulación humerorradial interviene de un modo fundamental.

En este capítulo estudiaremos sólo los movimientos de flexión-extensión. La pronosupinación se estudiará en el capítulo siguiente.

La articulación humerocubital se clasifica dentro del grupo de los gínglimos o trócleas, pues el extremo inferior del húmero presenta en general la forma de una polea. Si el eje transversal de la tróclea humeral fuera estrictamente horizontal y los ejes longitudinales del húmero y del cúbito estuviesen en la misma línea vertical, la flexión-extensión del codo sería un movimiento simple, que se desarrollaría alrededor de un eje transversal a modo de bisagra, pero ello no es así.

El *eje transversal de la tróclea del húmero* no es perfectamente horizontal como el de una bobina, y las dos vertientes de la polea no son iguales anterior y posteriormente: la vertiente medial está más desarrollada anteriormente que la vertiente lateral, y ésta se halla relativamente más desarrollada posteriormente que la vertiente medial (fig. 205). Esta disposición no se aprecia siempre en las visiones anteriores y posteriores de las figuras clásicas.

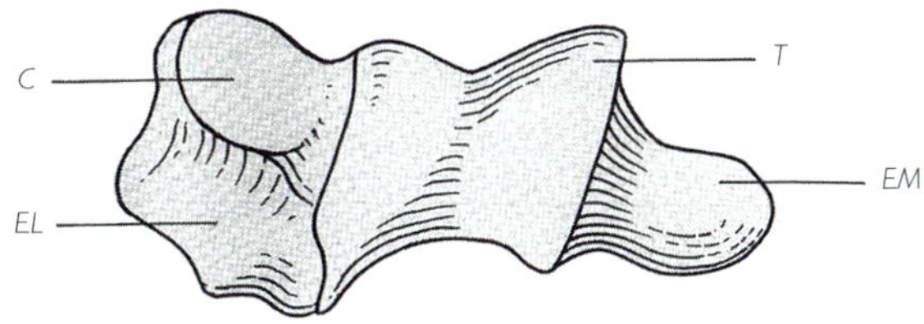

Fig. 205 ▪ *Extremo inferior del húmero derecho.* Figura destinada a mostrar la forma de la polea del codo vista inferiormente (Poirier, Vallois), semejante a un canal «acodado». C, capítulo; T, tróclea; EM, epicóndilo medial; EL, epicóndilo lateral.

El eje de la tróclea parece oblicuo, por lo que se ha comparado a un paso de rosca, lo cual también es muy discutible. H. Vallois considera la forma de la tróclea del húmero como un canal acodado y girado sobre su eje, lo cual es más conforme a la realidad y conlleva consecuencias importantes: la escotadura troclear del cúbito, en el curso de los movimientos de flexión-extensión, apoya más especialmente una de sus vertientes sobre uno de los labios de este canal acodado. Ello provoca un pequeño movimiento de lateralidad de 2° aproximadamente, semejante al que se produce en la marcha de un sujeto que padece cojera, cuya cabeza oscila de un lado a otro al andar.

En nuestro caso, es el extremo distal del cúbito el que se mueve ligeramente en sentido medial o lateral. El interés de estos movimientos se analizará al estudiar la pronosupinación.

Los *ejes longitudinales del brazo y del antebrazo* no se hallan situados en la misma línea recta; el extremo inferior del húmero se sitúa anteriormente al eje de la diáfisis, el cual además está orientado en sentido ligeramente medial, mientras que el eje del radio y del cúbito se dirigen oblicuamente en sentido inferior y lateral. El resultado de estas direcciones opuestas es que el brazo y el antebrazo forman un ángulo obtuso abierto lateralmente. Este ángulo es menor en el hombre (7-10° [codo recto]), que en la mujer (15-20° [codo valgo]).

Si el eje transversal del codo es la bisectriz de este ángulo, la mano se apoya sobre el hombro en la flexión del antebrazo. En el caso contrario, la mano se apoya lateral o medialmente al hombro, según los sujetos. El apoyo sobre una u otra de las dos vertientes de la tróclea del húmero permite corregir los defectos de la flexión (figs. 66 y 206).

En resumen, si la flexión y la extensión del codo dependen de la orientación del eje transversal del codo y de los ejes longitudinales del brazo y el antebrazo, la falta de congruencia de las superficies articulares de la tróclea del húmero provoca movimientos accesorios que impiden la rigidez en la flexión-extensión de la articulación.

FLEXIÓN Y EXTENSIÓN DEL ANTEBRAZO

A. **Flexión** (fig. 206)

La flexión del antebrazo sobre el brazo no suele ser completa. Cuando la flexión ha terminado, queda un ángulo muerto de 35 a 40° entre la cara anterior del brazo y la del antebrazo. Esta limitación en la flexión se debe a diversos factores: la tensión de los ligamentos posteriores y colaterales (fascículos posteriores); la tensión del músculo antagonista, es decir, del tríceps braquial, que es el músculo de la extensión; el encuentro del vértice de la apófisis coronoides con el fondo de la fosa coronoidea y, más simplemente, el contacto de las masas musculares y de las partes blandas del brazo y del antebrazo, tanto más marcada cuanto más musculoso sea el sujeto.

MÚSCULOS FLEXORES DEL ANTEBRAZO. Los más potentes son los músculos bíceps braquial y braquial. El músculo bíceps braquial puede desarrollar un trabajo de 4,8 kg y el músculo braquial de 3,8 kg.

El músculo bíceps braquial es un músculo poliarticular, pues cruza las articulaciones del hombro y del codo. Posee por esta razón funciones diversas: no solamente flexiona el antebrazo sobre el brazo, sino que combina este movimiento con la flexión del brazo sobre el hombro y sitúa la mano en posición de supinación. Estos tres movimientos asociados se utilizan cuando la mano lleva los alimentos a la boca, lo que constituye la función esencial y más frecuente del músculo.

El músculo braquial flexiona también el antebrazo sobre el brazo, pero actúa sobre todo en los movimientos fuertes y rápidos.

Fig. 206 ▪ Movimiento de flexión del antebrazo sobre el brazo. Este movimiento no alcanza los 145°. Entre las caras anteriores del antebrazo y del brazo queda un ángulo muerto de 35° aproximadamente.

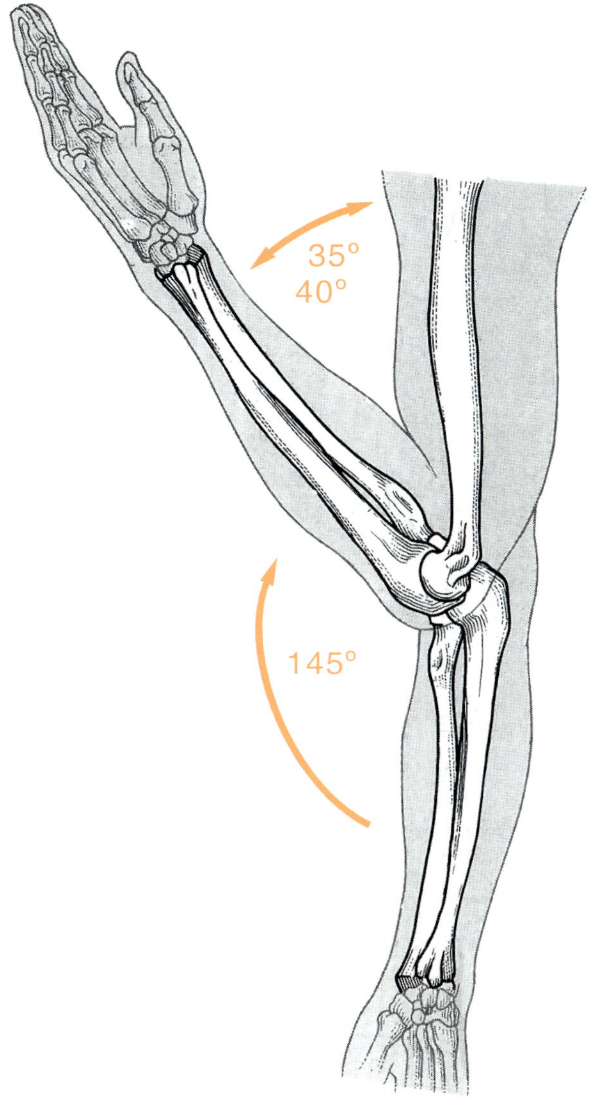

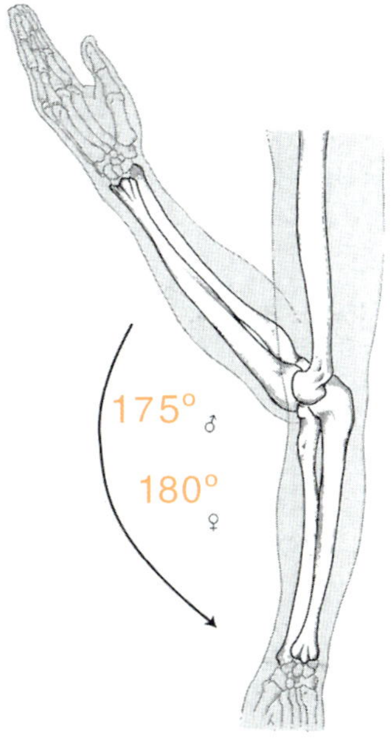

Fig. 207 ▪ Movimiento de extensión del antebrazo sobre el brazo. La extensión no es completa en el hombre; desde la posición de partida en flexión completa hasta la extensión completa, el movimiento no supera los 145°.

A estos dos músculos principales conviene añadir el músculo braquiorradial. Éste es el músculo de la acción de trepar, dadas las distintas posibilidades de movimiento que ejecuta sucesivamente para esta acción concreta. En efecto, es supinador o pronador según la posición de la mano cuando busca un apoyo, como una cuerda o la rama de un árbol. Es relativamente potente, ya que su fuerza es de 1,9 kg. Menos importantes, pero también flexores del antebrazo, son el músculo pronador redondo (1,2 kg), el músculo flexor radial del carpo (0,5 kg), el músculo extensor radial largo del carpo (1,2 kg) y el músculo extensor radial corto del carpo (0,3 kg).

La acción de todos estos músculos permite a la flexión del antebrazo adoptar un carácter más preciso, menos mecánico y más adaptado a la acción. Gracias a su acción coordinadora, la flexión del antebrazo posee la categoría de un «movimiento de adaptación».

B. **Extensión del antebrazo** (fig. 207)

En el sujeto erguido, el brazo se encuentra en extensión natural, colgando a lo largo del tronco. Sin embargo, esta posición no suele ser completa y no pasa de 175° en el hombre adulto y 180° en la mujer, aunque puede alcanzar 185° en el niño (hiperextensión del codo) (fig. 207). El movimiento voluntario se halla limitado por el choque del vértice del olécranon en la fosa olecraniana del húmero.

MÚSCULOS EXTENSORES DEL ANTEBRAZO. Se utilizan sobre todo en la posición de apoyo ventral del cuerpo sobre el suelo. Los músculos extensores que permiten la acción de alzar el cuerpo colocado en esta posición son las cabezas del músculo tríceps braquial, cuya fuerza es considerable. El trabajo del músculo tríceps braquial es de 2,4 kg para su cabeza larga y 6,1 kg para las cabezas lateral y medial, o sea, un total de 8,5 kg. El músculo ancóneo añade 0,8 kg a esta acción. Las diferentes cabezas del músculo tríceps braquial poseen una función propia: la cabeza medial asegura concretamente la solidez de la extensión, oponiéndose a la flexión del brazo producida por el peso del cuerpo en posición ventral sobre el suelo y con apoyo en los brazos; la cabeza lateral asegura el equilibrio del sistema, y la cabeza larga fija la cabeza del húmero en la cavidad glenoidea, integrando como una única estructura el conjunto del miembro con la cintura del miembro superior y el tronco.

MEMBRANA INTERÓSEA DEL ANTEBRAZO. Durante la extensión, el radio se encuentra paralelo al cúbito, pero asciende ligeramente con relación a éste en el curso de la flexión. Este desplazamiento reviste importancia cuando el cuerpo se apoya sobre las palmas de ambas manos sobre el suelo con el radio en extensión; en cambio, la mano queda libre en el curso de la flexión del antebrazo, ya que el radio asciende ligeramente hacia el codo. Durante este movimiento, la membrana interósea del antebrazo une el radio y el cúbito (Poirier) y permite además la transmisión de las presiones ejercidas desde la mano hasta el codo y, por medio de éste, hasta el hombro (figs. 68 y 69, tomo 2).

V. MOVIMIENTOS DE LA MANO

INTRODUCCIÓN

La mano es el órgano de la prensión. Su importancia funcional necesita de un conjunto motor que se extiende desde los segmentos suprayacentes del miembro hasta los subyacentes, esto es, los dedos, con el fin de obtener una prensión sólida y precisa a la vez.

La mano, como órgano principal de prensión, tiene la posibilidad de ejecutar movimientos globales, extensos y fuertes que se efectúan en los tres planos del espacio.

Describiremos sucesivamente, por una parte, los movimientos de flexión, extensión y abducción radial y cubital, y por otra los movimientos de rotación.

Remitimos al lector que desee disponer de datos más precisos (que superarían los límites de esta obra) al tratado *Cirugía de la mano* publicado bajo la dirección de R. Tubiana. Sus diferentes colaboradores y él mismo aportan puntos de vista personales y con frecuencia apasionantes acerca de la anatomía de la mano y de los dedos.

MOVIMIENTOS DE FLEXIÓN Y EXTENSIÓN Y DE ABDUCCIÓN RADIAL Y CUBITAL DE LA MANO

Estos movimientos se realizan en el carpo, concretamente en las articulaciones radiocarpianas, mediocarpianas y carpometacarpianas. Numerosas piezas del esqueleto (ocho en el carpo, cinco en el metacarpo) se movilizan, activa o pasivamente, en el curso de los movimientos de flexión-extensión y de abducción radial o cubital de la mano. Con objeto de simplificar, se considera que los diferentes elementos del carpo se desplazan en bloque en las articulaciones radiocarpiana, mediocarpiana y carpometacarpiana, según ejes comunes (figs. 34, 35, 92 y 105).

Cada pieza del esqueleto carpiano participa en los movimientos como una parte del conjunto, excepto en casos particulares en que existen sistemas esqueléticos especializados: el dedo pulgar posee su propia columna ósea, que lo une al radio por medio de los huesos trapecio y escafoides, y puede realizar movimientos más activos que los demás dedos de la mano.

Antes de estudiar el conjunto de los movimientos de la mano y su mecanismo, recordaremos que su flexión (es decir, la flexión palmar) es un movimiento que aproxima la palma a la cara anterior del antebrazo, con una amplitud de 80°. La extensión endereza la mano, alejándola de la cara anterior del antebrazo. Más limitada que la flexión, su amplitud no supera los 30°.

La mano puede inclinarse lateral o medialmente con relación a un eje longitudinal que es continuación del eje longitudinal del antebrazo, a través del hueso grande, hasta el tercer hueso metacarpiano y el dedo medio.

La inclinación hacia el lado radial se denomina *abducción radial* de la mano; la inclinación hacia el lado cubital se denomina *abducción cubital* de la mano (aducción de la mano).

Los movimientos de conjunto de la mano se efectúan según dos ejes principales. Por lo tanto, podemos considerar que los huesos del carpo se hallan unidos por articulaciones elipsoideas o condíleas.

A. **Cóndilos carpianos** (fig. 208)

Los huesos del carpo están estrechamente unidos por ligamentos interóseos y participan en la ejecución de los movimientos generales de la mano. Sus dos filas deben considerarse funcionalmente como cóndilos o elipsoides: la primera fila (radiocarpiana), debido a su convexidad, forma inferiormente al radio un verdadero cóndilo o elipsoide transversal; la segunda fila (mediocarpiana) presenta una forma análoga, sobre todo cuando se examina el macizo carpiano por su cara palmar, que muestra la

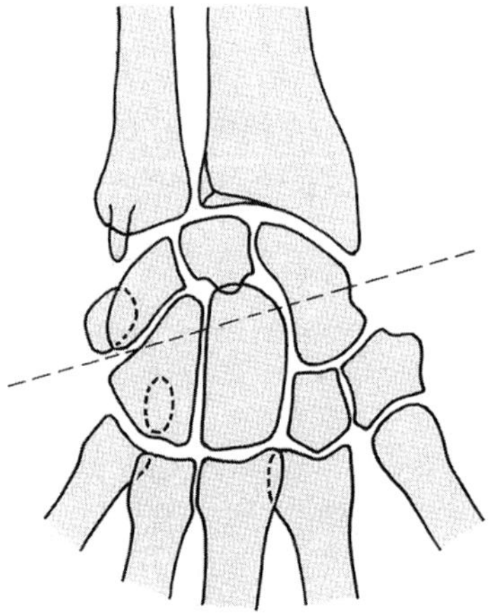

Fig. 208 ▪ Cóndilos carpianos. El cóndilo o elipsoide de la primera fila del carpo se halla situado inferiormente al radio y al disco articular; el cóndilo o elipsoide de la segunda fila del carpo, inferiormente a la primera fila. (Según Fick.)

eminencia de la cabeza del hueso grande inferiormente a la concavidad del hueso semilunar.

En su condición de articulaciones elipsoideas o condíleas, las dos filas de los huesos del carpo efectúan movimientos de flexión y extensión siguiendo un eje transversal, y de abducción radial y cubital siguiendo un eje sagital perpendicular al anterior. Fick ha demostrado que, en la abducción, se produce además un movimiento de rotación alrededor de la cabeza del hueso grande. Debido a su situación central, la integridad de este hueso es fundamental para todos los movimientos de la mano. Su lesión produce la fijación de la mano en una posición denominada «mano de la justicia».

B. **Movimientos de flexión y extensión de la mano** (figs. 209 y 210)

La flexión alcanza 50° en la articulación radiocarpiana y 30° en la mediocarpiana. La extensión llega a 30° en la articulación radiocarpiana y a 50° en la mediocarpiana. Se puede entonces considerar que, si bien las dos articulaciones participan en la ejecución de la flexión-extensión, la articulación radiocarpiana es preferentemente la articulación de la flexión y la articulación mediocarpiana la de la extensión.

Los movimientos, sean de flexión o de extensión, se hallan limitados por la tensión de los ligamentos palmares y dorsales del carpo, a lo cual se añade la tensión de los tendones de los músculos flexores o extensores de la mano y de los dedos, que se oponen a su alargamiento en la extensión o en la flexión.

MÚSCULOS FLEXORES Y EXTENSORES DE LA MANO. Los *músculos flexores de la mano* son los tres músculos flexores de los dedos: el flexor superficial de los dedos (4,8 kg), el flexor profundo de los dedos (4,5 kg) y el flexor largo del pulgar (1,2 kg). A estos músculos principales hay que añadir medialmente el músculo flexor cubital del carpo (2 kg), que se inserta directamente en el hueso pisiforme e indirectamente en el hueso ganchoso y en el quinto hueso metacarpiano mediante los ligamentos pisigancho-

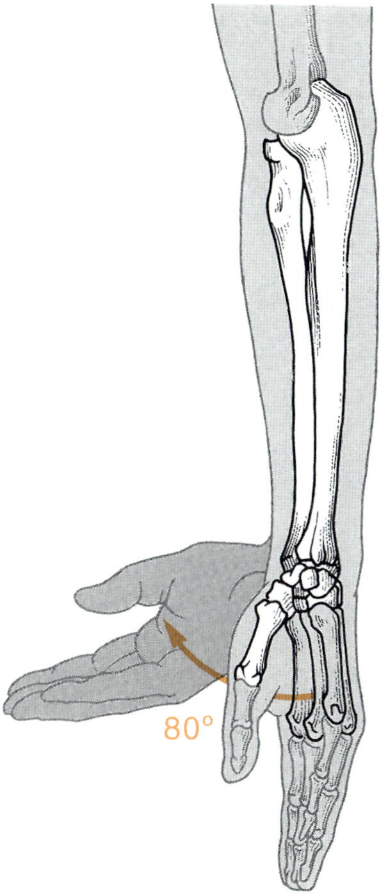

Fig. 209 ▪ Flexión de la mano. Este movimiento alcanza, según los sujetos, una amplitud que varía de 80 a 90°. La flexión es principalmente un movimiento de la articulación radiocarpiana.

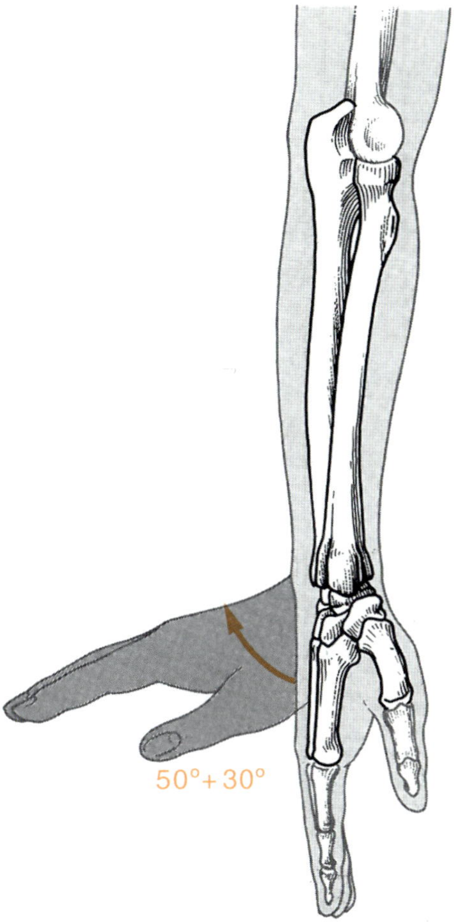

Fig. 210 ▪ Extensión de la mano. El movimiento de extensión, a partir de la flexión, es principalmente un movimiento de la articulación mediocarpiana, donde alcanza 50°.

so y pisimetacarpiano, así como el músculo flexor radial del carpo, que se fija en la base de los huesos metacarpianos segundo y tercero. Su fuerza es de 0,8 kg. Por último hay que considerar accesoriamente la acción del músculo abductor largo del pulgar. Todos estos músculos suman en conjunto una considerable fuerza de 13 kg.

La flexión de la mano es un movimiento importante y potente en la prensión de un objeto.

Los *músculos extensores de la mano* o flexores dorsales están representados por los músculos: extensor de los dedos (1,7 kg), extensor del índice (0,5 kg) y, con menor importancia, el músculo extensor largo del pulgar; en cambio, es más potente la acción del músculo extensor cubital del carpo (1,1 kg), el músculo extensor radial largo del carpo (0,1 kg) y el músculo extensor radial corto del carpo (0,9 kg); en conjunto los tres desarrollan una fuerza superior a 2 kg. Por lo tanto, la fuerza total de los músculos extensores es inferior a 5 kg, menos de la mitad de la potencia de los músculos flexores, que supera los 13 kg.

C. **Movimientos de abducción radial y cubital de la mano** (fig. 211, A y B)

En la *abducción cubital pura,* las dos filas del carpo giran alrededor del eje anteroposterior que pasa por la cabeza del hueso grande. La amplitud del movimiento de abducción cubital es de 40° en total.

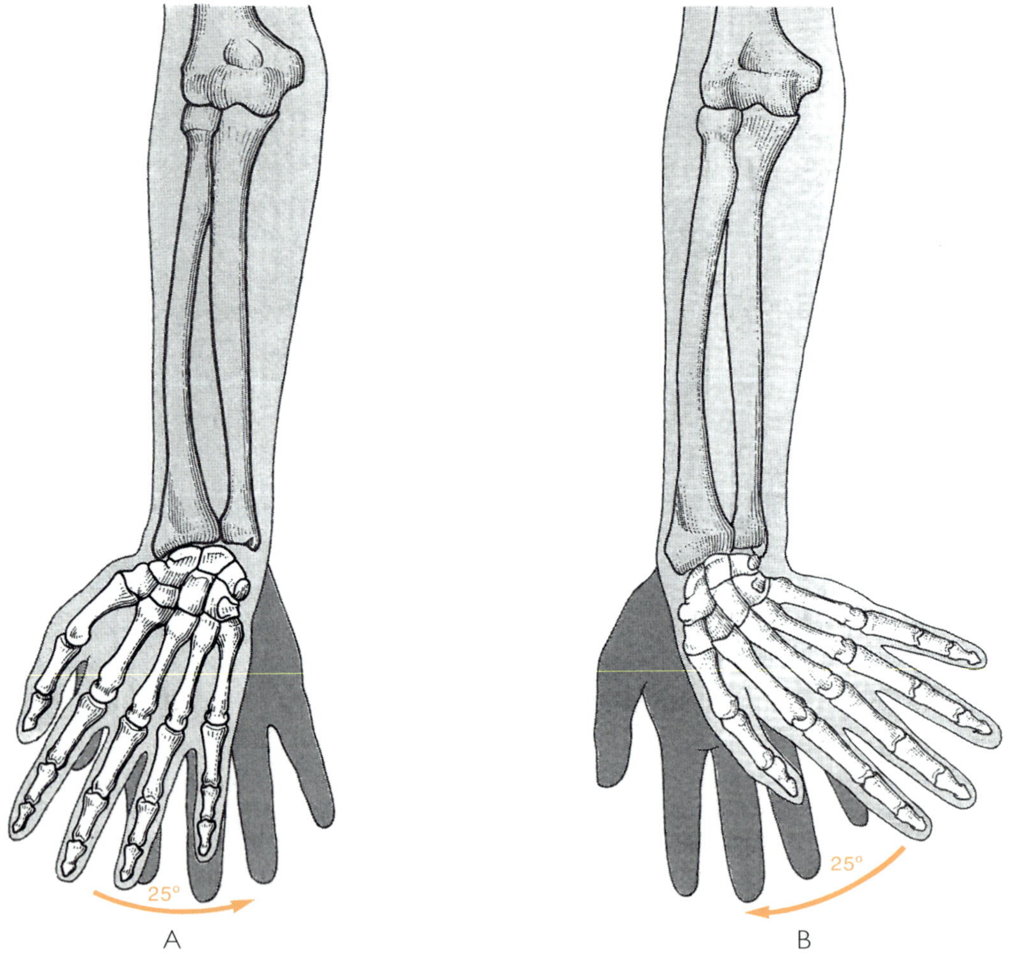

Fig. 211 ▪ Abducción radial y cubital de la mano. A) Abducción cubital (aproximadamente 25°): a partir de la abducción radial la mano se dirige medialmente, de manera que el dedo medio viene a ocupar el lugar del dedo meñique. B) Abducción radial (aproximadamente 25°): a partir de la abducción cubital la mano se dirige lateralmente, de manera que los dedos pulgar e índice, que en abducción cubital ocupaban la posición de los dedos anular y meñique, en abducción radial se sitúan lateralmente al dedo medio.

La primera fila del carpo se desliza en su conjunto de medial a lateral, de modo que el hueso semilunar pasa inferiormente a la cara inferior del radio. La amplitud del movimiento es de 15°. La segunda fila del carpo se desliza medialmente inferior a la primera fila, alcanzando su desplazamiento una amplitud de 25°.

Estos movimientos se hallan acompañados de una flexión dorsal de 40° que se efectúa en la primera fila de los huesos del carpo, pero este movimiento no es apreciable porque se ve compensado por otro de flexión palmar de la segunda fila, de manera que la mano permanece en la misma posición intermedia entre la flexión y la extensión en relación con el antebrazo. Se ha mencionado con anterioridad que también se verifica un movimiento de rotación igualmente importante alrededor de un eje que pasa por el hueso grande y el tercer hueso metacarpiano. La primera fila del carpo se sitúa en ligera supinación (5°), mientras que la segunda permanece en pronación. Dado que estos dos movimientos, pronación y supinación, se producen en sentido inverso en el curso de la abducción, la mano en su conjunto no altera su posición con relación al eje longitudinal.

En resumen, la abducción cubital (aducción) de la mano comprende no sólo la abducción cubital de las dos filas del carpo, sino también la flexión y una ligera supinación de la primera fila.

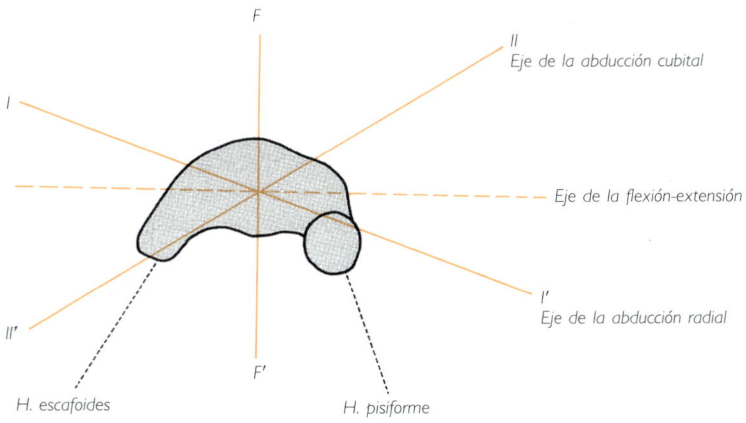

Fig. 212 ▪ Corte del carpo siguiendo un eje oblicuo inferior, anterior y medial. I-I': eje de la articulación radiocarpiana. II-II': eje de la articulación mediocarpiana. Estos dos ejes corresponden a los movimientos de abducción radial y cubital e interseccionan a la altura de la cabeza del hueso grande (F-F'). La línea punteada indica el eje de los movimientos de flexión y extensión.

La *abducción radial* es un movimiento de menor amplitud. Comprende una abducción de la primera fila carpiana de 5°. El hueso semilunar se desplaza y se sitúa inferiormente al cúbito. La abducción es mayor en la segunda fila, donde alcanza 10°. Este movimiento de abducción radial se combina, al igual que en la abducción cubital, con un movimiento que sigue el eje transversal, es decir, que se acompaña de una flexión de la primera fila y de una extensión de la segunda fila del carpo. En cuanto al movimiento de rotación según el eje longitudinal del carpo, provoca la pronación de la primera fila y la supinación de la segunda fila, de acuerdo con el mecanismo indicado para la abducción cubital.

En conclusión, se observa que, en el curso de los movimientos de abducción, los movimientos asociados de flexión-extensión y rotación-supinación se anulan y que, en definitiva, sucede como si en las articulaciones del carpo existieran dos ejes que se cruzaran a la altura de la cabeza del hueso grande (fig. 212): un eje radiocarpiano oblicuo inferior, anterior y medial por una parte, y un eje mediocarpiano oblicuo anterior, inferior y lateral por otra. Los movimientos de abducción se hallan limitados por la tensión de los ligamentos colaterales y por fascículos oblicuos de los ligamentos palmares y dorsales.

MÚSCULOS ABDUCTORES RADIALES Y CUBITALES DEL CARPO. Los *músculos abductores radiales y cubitales* tienen poca fuerza, lo cual explica la reducida amplitud de los movimientos que ejecutan.

La abducción radial pura resulta sobre todo de la acción del músculo extensor cubital del carpo (1 kg); mucho más accesoriamente intervienen los músculos flexor radial del carpo, extensor radial largo del carpo, extensor radial corto del carpo y extensor del índice. La potencia de todos ellos no supera los 2 kg.

La abducción cubital tampoco necesita un trabajo mayor. Se debe a los músculos flexor cubital del carpo y extensor cubital del carpo, que suman una fuerza de 1,8 kg.

Señalemos además que la acción de los músculos flexor cubital del carpo y extensor cubital del carpo permite los «golpes de hacha» con el borde cubital de la mano, movimiento un tanto trivial pero que debe ser mencionado.

Por último, debe destacarse el valor general de los dos movimientos de abducción de la mano: la abducción radial aumenta sobre todo la extensión del dominio de la mano en pronación, es decir, la mano en su función prensil; la abducción cubital posee la misma importancia funcional, pero en menor grado.

D. Movimientos de rotación o pronosupinación de la mano

La rotación o pronosupinación de la mano está determinada por la rotación simultánea de las articulaciones radiocubitales proximal y distal. Intervienen los dos huesos del antebrazo, cuyo acoplamiento proporciona a la rotación de la mano fuerza y precisión a la vez. Un solo hueso, el radio, asegura la precisión del movimiento girando alrededor del cúbito, mientras que éste permanece como «guía» o eje del desplazamiento del antebrazo y de la mano. En la supinación completa, la palma de la mano se orienta anteriormente, y en la pronación posteriormente.

El eje del movimiento de rotación une el extremo superior del radio al extremo inferior del cúbito. Constituye el segmento antebraquial del eje longitudinal del miembro superior, cuya parte proximal es el eje de rotación del húmero. Gracias a él, el extremo distal del miembro superior (dedos y pinzas digitales) puede realizar los movimientos que mejor se adapten a una buena ejecución en las diversas posiciones que puede adoptar el miembro en su conjunto o en cada uno de sus segmentos: flexión, extensión, abducción y aducción. La precisión en la ejecución del movimiento voluntario se ve facilitada por la inmovilización del segmento proximal del miembro más cercano al segmento terminal. Cuando el movimiento de rotación precisa de una fuerza mayor, es necesaria la colaboración del segmento suprayacente, el brazo, que añade su propia rotación a la del antebrazo. El movimiento puede extenderse hasta la unión escapulotorácica, cuyo desplazamiento realiza un esbozo de circunducción alrededor del tórax; incluso es posible que el movimiento se propague hasta el eje vertebral y la totalidad del cuerpo. Cualquier rotación de importancia puede afectar a todo aquello que en el organismo puede girar alrededor de un eje longitudinal, desde la cabeza a los pies, como por ejemplo en el acto de lanzar un cuerpo pesado. Limitándonos al desplazamiento de los huesos del antebrazo, que es el punto que ahora nos interesa, la rotación se efectúa alrededor del eje que une la cabeza del radio superiormente con la cabeza del cúbito inferiormente.

La posición indiferente, con el brazo colgando, la mano extendida y el pulgar orientado anteriormente, constituye una posición intermedia entre la pronación y la supinación. El eje de rotación del antebrazo continúa superiormente en el capítulo del húmero y en el centro de la cabeza del húmero, e inferiormente a través del carpo (hueso semilunar, hueso grande, tercer hueso metacarpiano) hasta el dedo medio. Este eje longitudinal cruza en el antebrazo el espacio interóseo. En la *supinación,* los dos huesos del antebrazo se sitúan paralelamente. Esta posición permite describir en el antebrazo una cara anterior que presenta continuidad con la palma de la mano, como cuando se realiza un gesto de ofrecimiento. En la *pronación,* el radio cruza la cara anterior del cúbito, que permanece casi inmóvil; la palma de la mano se gira inferiormente, adoptando la posición de asir un objeto (figs. 213 y 214).

En el movimiento de rotación que estamos considerando, la cabeza del radio gira en el anillo osteofibroso de la articulación radiocubital proximal, mientras que su extremo distal lo hace alrededor de la cabeza del cúbito, de manera que la cara posterior del radio y su extremo inferior se sitúan anteriormente al cúbito. El paso de la supinación a la pronación produce el cruce de los dos huesos; el paso de la pronación a la supinación deshace dicho movimiento. De la supinación extrema a la pronación extrema, el movimiento posee una amplitud de 120°. El movimiento de pronación se ve facilitado por la curvatura pronadora del radio y el cúbito, y está limitado por la superposición de los dos huesos y de sus músculos, que entran en contacto a consecuencia de la pronación. Es fácil de comprender la necesidad de restablecer estas curvaturas en el tratamiento de las fracturas del antebrazo; la consolidación defectuosa de los huesos fracturados reduce la amplitud de sus movimientos.

La membrana interósea del antebrazo, como ha demostrado Poirier, integra sólo radio y cúbito cada vez que el miembro superior debe soportar un esfuerzo, pero no desempeña una función particular en la pronosupinación, como ya se ha señalado.

El movimiento de pronosupinación, entendido como una simple rotación, tal como lo hemos descrito, resulta relativamente sencillo, ya que existe un eje único de rotación. Pero es fácil constatar que la rotación de los huesos del antebrazo puede prolongarse más allá del macizo carpiano hasta cualquier dedo, del meñique al pulgar. Ahora bien, estos cambios de dirección del eje de rotación longitudinal exigen la participación del cúbito. Ciertamente, el cúbito no puede girar sobre su eje, que es fijo, pero puede mo-

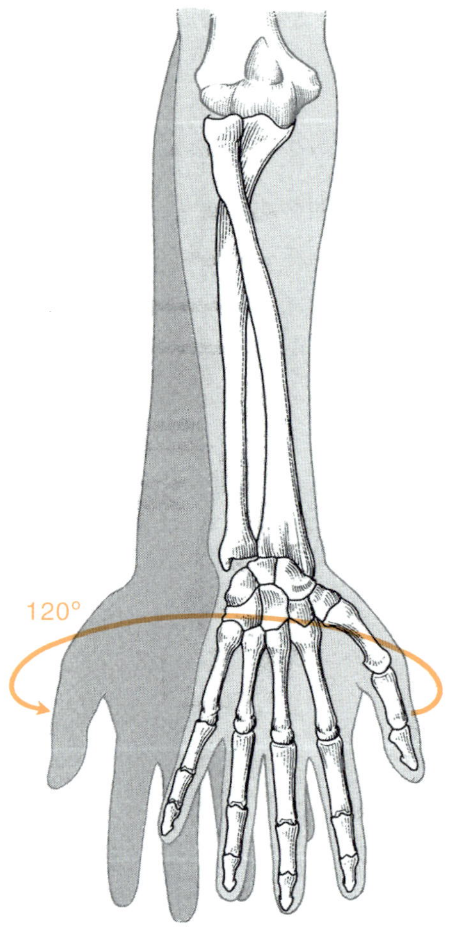

Fig. 213 ▪ Movimiento de supinación. La mano se halla inicialmente en pronación, con el dorso de la mano situado anteriormente. La supinación descruza el radio y lo desplaza lateralmente. El movimiento alcanza 120°.

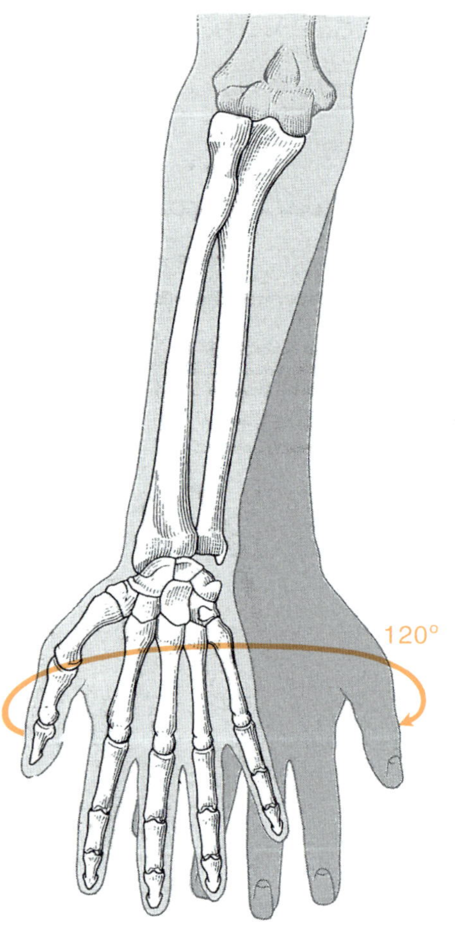

Fig. 214 ▪ Movimiento de pronación. La mano se halla inicialmente en supinación. Los dos huesos del antebrazo están paralelos. La pronación cruza el radio anteriormente al cúbito en el curso del movimiento, que alcanza los 120°.

verse ligeramente y no constituye de hecho un tutor inmóvil: en la flexión-extensión del antebrazo sobre el brazo se ve obligado a ejecutar pequeños movimientos de lateralidad (claudicación del cúbito) apoyándose en las vertientes de la tróclea del húmero, que presentan, como hemos visto, una altura diferente en su parte anterior y posterior (figs. 215 y 216; v. también los movimientos de flexión-extensión del antebrazo).

Al pasar de la supinación a una posición intermedia respecto de la pronación, el extremo distal o cabeza del cúbito se desplaza lateral y posteriormente; cuando pasa de dicha posición intermedia a la pronación completa, la cabeza del cúbito se sitúa lateral y anteriormente. A lo largo de este movimiento, el extremo inferior del radio queda situado medialmente al cúbito. En resumen, mientras que el radio pasa de lateral a medial, cruzando la cara anterior del cúbito, éste efectúa un movimiento de circunducción que desplaza su cabeza primero en abducción-extensión y después en abducción-flexión.

El desplazamiento del cúbito es mínimo cuando el eje de rotación pasa por el dedo meñique, y máximo cuando pasa por el dedo pulgar, como puede constatarse apoyando el extremo de cada dedo sobre un plano vertical, como un muro, o haciendo girar la mano con el antebrazo en reposo sobre un plano horizontal, como una mesa. Si la mano se apoya sobre su borde cubital, el eje del movimiento pasa entonces por el dedo meñique; si se apoya en su borde radial (bajo la mesa), el eje pasa entonces por el dedo pulgar. En ambos casos se observa la circunducción del cúbito, que es más acentuada cuando el eje pasa por el dedo más lateral, es decir, el dedo pulgar.

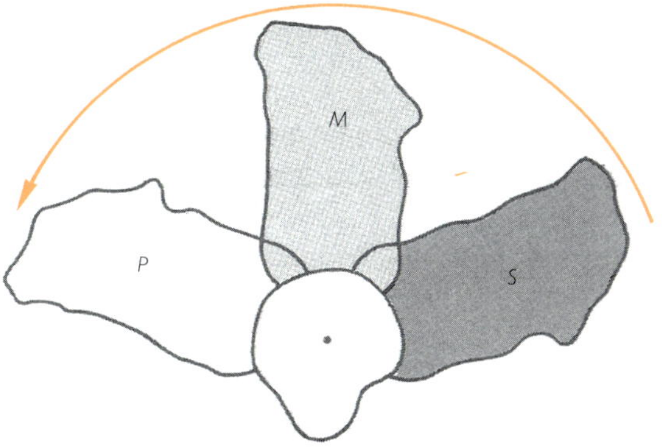

Fig. 215 ▪ Desplazamiento del extremo inferior del radio alrededor de la cabeza del cúbito inmóvil, con la mano apoyada sobre el borde cubital. En M el radio se halla en posición intermedia, en S en supinación y en P en pronación. La flecha indica el movimiento del extremo inferior del radio desde la supinación hasta la pronación (según Vallois-Grégoire).

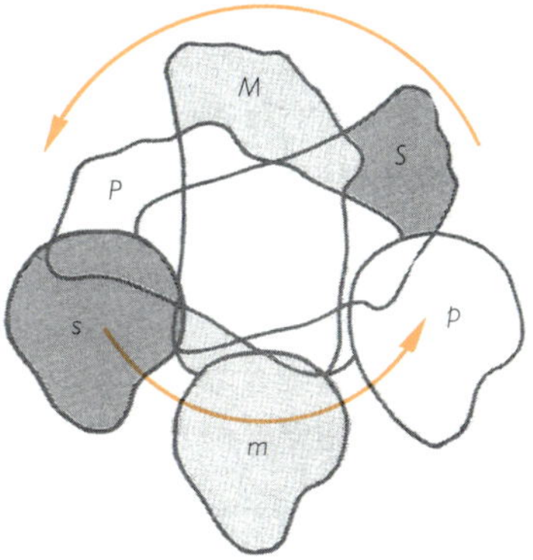

Fig. 216 ▪ Figura que muestra el desplazamiento simultáneo de los extremos inferiores del radio y del cúbito en el curso de la pronación y la supinación. El desplazamiento se produce por «claudicación» del cúbito en el interior de la articulación del codo (según Vallois-Grégoire).

El movimiento de pronosupinación se halla limitado por la tensión de los músculos antagonistas de cada una de las rotaciones, las fibras radiocubitales del ligamento cuadrado en la supinación y en la pronación, y los fascículos anteriores y posteriores del disco articular de la articulación radiocubital distal. Como se ha señalado anteriormente, la membrana interósea del antebrazo no limita la pronación ni la supinación.

MÚSCULOS SUPINADORES Y PRONADORES DE LA MANO. De los *músculos supinadores,* el más importante es el bíceps braquial, cuyo trabajo equivale a 1,1 kg. Hemos considerado su función en la flexión del antebrazo (p. ej., al llevarse el alimento a la boca). El músculo supinador, que actúa directamente sobre el extremo superior del radio, completa la acción del músculo bíceps braquial, desenrollando el cuello del radio. Su trabajo es de 0,3 kg. Los músculos abductor largo del pulgar, extensor largo del pulgar, extensor corto del pulgar y extensor del índice actúan también sobre la pinza pulgar-digital. Son supinadores accesorios, activos cuando la mano se halla en pronación; su fuerza y trabajo son muy secundarios y no superan en conjunto los 0,6 kg.

Los *músculos pronadores* son más fuertes que los músculos supinadores. Mientras que éstos son músculos «de ofrecimiento», los músculos pronadores son los que aseguran la prensión y su solidez. Su acción siempre se ve completada por el conjunto de los músculos flexores de los dedos. El músculo más activo es el pronador redondo, que realiza un trabajo de 0,7 kg; en el paso de la supinación a la pronación es ayudado por los demás músculos de la prensión: flexor radial del carpo (0,2 kg), braquiorradial (0,2 kg) y pronador cuadrado (0,2 kg).

El conjunto del trabajo ejecutado por los músculos pronadores equivale a 1,6 kg, cifra ligeramente superior a la de los músculos supinadores.

Sin embargo, si se añade el trabajo realizado por los demás músculos rotadores del miembro superior, sumando a la pronación la rotación medial del brazo, su fuerza alcanza 15 kg en total, mientras que la supinación y la rotación lateral del brazo no pasan en conjunto de 8 kg. El acto de prensión, esto es, de asir un objeto, está mejor asegurado que el de apertura, es decir, de soltar el objeto. Ésta es una de las conclusiones que se desprenden del estudio de la anatomía funcional del miembro superior en sus movimientos de pronación y supinación.

Por último, añadiremos la importante función que desempeñan los ligamentos radiocarpianos en la ejecución de los movimientos de la mano. El ligamento radiocarpiano palmar es denominado *ligamento supinador:* cuando el radio pasa de la pronación a la supinación, arrastra consigo todo el macizo radiocarpiano lateralmente (fig. 76).

El ligamento radiocarpiano dorsal constituye, por una razón análoga, el *ligamento pronador,* que desplaza el macizo carpiano y la mano medialmente cuando el radio gira en esa dirección para situarse anterior y medialmente al cúbito (fig. 77).

VI. MOVIMIENTOS DE LOS DEDOS

De momento hemos considerado la mano por lo que hace a los movimientos de conjunto producidos en las articulaciones del carpo. Pero la mano también puede realizar, gracias a sus articulaciones carpometacarpianas, movimientos intrínsecos que modifican su forma, preparando los movimientos de los dedos para su función propia, ya sea individual o colectiva. De este modo, continuando funcionalmente el conducto carpiano, las eminencias tenar e hipotenar limitan entre sí una depresión denominada «copa de Diógenes», que permite llevar a los labios un líquido. Esta depresión es resultado no sólo del relieve de las masas musculares tenar e hipotenar, sino también del juego de las articulaciones carpometacarpianas, que realizan ligeros movimientos de flexión-extensión y de abducción-aducción.

Cuando los huesos metacarpianos extremos, el cuarto y el quinto en particular, se dirigen anterior y lateralmente hacia el eje del tercer hueso metacarpiano, éste se sitúa posteriormente a ellos. La palma de la mano queda así excavada en relación con los bordes colaterales. Debe subrayarse el movimiento del quinto hueso metacarpiano: el músculo oponente del meñique lo conduce frente al dedo pulgar y contribuye a elevar el borde cubital de la mano. La acción de los músculos interóseos palmares es menos significativa en la formación de la copa de Diógenes.

MOVIMIENTOS DE LOS DEDOS TRIFALÁNGICOS

Antes de considerar los movimientos del dedo pulgar, que deben ser objeto de un estudio especial, pueden estudiarse simultáneamente los de los cuatro últimos dedos. Éstos forman un conjunto ordenado a partir de las articulaciones metacarpofalángicas y con relación al eje central de la mano, representado por el dedo medio.

A. Articulaciones metacarpofalángicas de los dedos

Las articulaciones metacarpofalángicas son esferoideas; por consiguiente, sus movimientos se efectúan según tres ejes: flexión-extensión, abducción-aducción y rotación.

1. Flexión-extensión (fig. 217). Este movimiento se efectúa alrededor de un eje transversal. La falange proximal del dedo se encuentra inicialmente en extensión, en la prolongación del hueso metacarpiano correspondiente. Cuando se produce una extensión provocada y pasiva, la falange se sitúa en un plano posterior al que ocupaba originariamente.

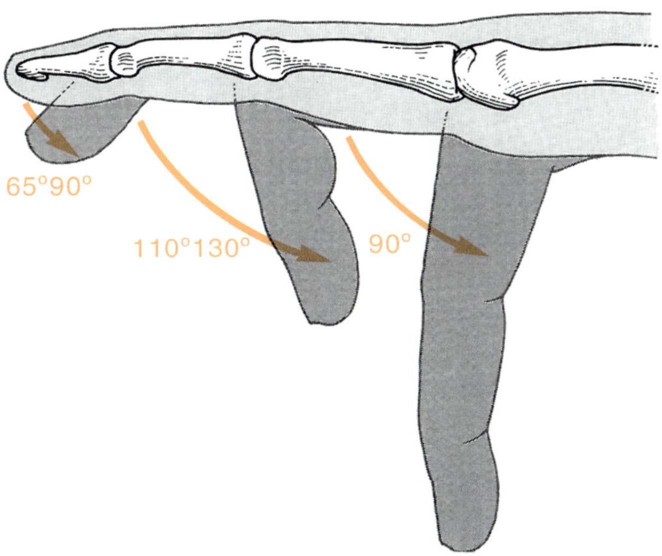

Fig. 217 ▪ Movimientos de flexión-extensión de los dedos sobre el hueso metacarpiano correspondiente. Los ángulos de flexión sobre el hueso metacarpiano y de las falanges unas sobre otras se indican en la figura.

Este movimiento alcanza normalmente una amplitud de 30°, pero puede llegar a 90° como consecuencia de un apoyo forzado sobre los dedos en el sentido de la hiperextensión.

En la flexión palmar de la falange proximal, ésta se desliza bajo la cara palmar de la cabeza del hueso metacarpiano. Este movimiento alcanza normalmente 90°. Se observa a veces el fenómeno denominado «dedo en resorte», si las superficies articulares se hallan deformadas: se detiene la flexión y luego se produce una brusca continuación del movimiento al pasar la falange sobre la cresta que separa la parte glenoidea de la parte falángica.

La extensión total del movimiento de flexión-extensión de la primera falange es de 30° + 90°, es decir, 120°. Las particularidades individuales hacen que esos valores sean muy relativos. De todos modos, los dedos medio y anular parecen ser los menos móviles en la mayor parte de los sujetos.

2. Abducción-aducción de los dedos (figs. 218 y 219). El eje de la mano y de los dedos pasa por el tercer hueso metacarpiano y por el dedo medio. La abducción de los dedos los aleja de esta línea, mientras que la aducción los aproxima. La amplitud del movimiento es mayor cuando los dedos se hallan en extensión. El movimiento de abducción alcanza 60° para el dedo índice y 45° para los dedos anular y meñique.

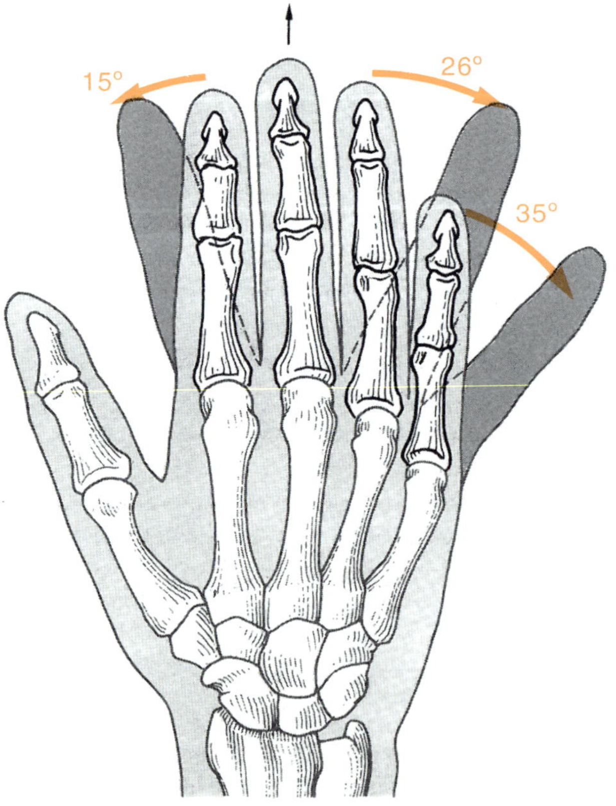

Fig. 218 ▪ Movimiento de abducción de los dedos trifalángicos. Los dedos se separan del eje de la mano.

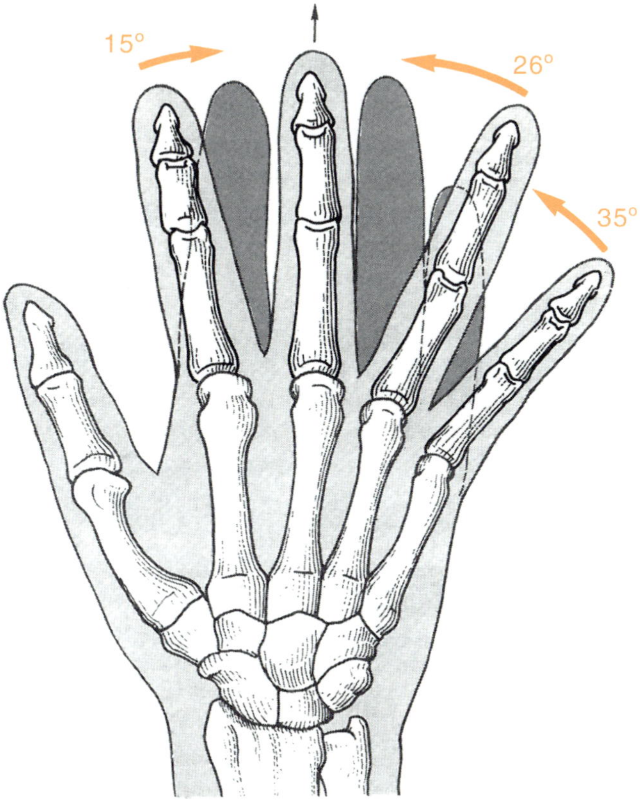

Fig. 219 ■ Movimiento de aducción de los dedos. Los dedos se aproximan al eje de la mano. Adviértase el notable desplazamiento del dedo índice en sentido medial, que aún puede cabalgar sobre la cara dorsal del dedo medio.

Cuando los dedos se hallan en hiperextensión, disminuye la amplitud del movimiento. Cuando los dedos están flexionados, la abducción y la aducción no son posibles.

3. Rotación. La rotación activa se considera imposible debido a la ausencia de músculos que la permitan; no obstante, se pueden hacer girar los dedos pasivamente de 50 a 80° alrededor de su eje. Actualmente se admite que es posible un cierto grado de rotación activa, que permite la adaptación precisa de los dedos a la forma del objeto que se desea tomar entre ellos.

■ **MÚSCULOS MOTORES DE LA FALANGE PROXIMAL.** La flexión de la falange proximal no es consecuencia directa de la acción de los músculos flexor profundo de los dedos y flexor superficial de los dedos, que no se insertan en ella, sino que se debe a los músculos interóseos palmares e interóseos dorsales y a los músculos lumbricales. Los músculos interóseos palmares son también aductores, ya que aproximan las falanges proximales al eje de la mano, es decir, al dedo medio. Los músculos interóseos dorsales las separan y son, por lo tanto, músculos abductores. Los músculos lumbricales, anexos a los tendones del músculo flexor profundo de los dedos, añaden su acción a la de los músculos interóseos. Veremos más adelante el modo en que los trabajos de Landsmeer, Tubiana y Valentin modifican estos datos tradicionales.

B. Movimientos de las falanges media y distal

Las articulaciones interfalángicas son articulaciones de un solo eje y, por lo tanto, pueden realizar un único tipo de movimiento voluntario: la flexión-extensión. De hecho, el verdadero movimiento funcional activo es la flexión; la extensión es simplemente el retorno a la posición de partida, situándose las falanges media y distal en la prolongación del eje de la falange proximal, normalmente extendida.

La flexión de la falange proximal sobre la palma de la mano alcanza los 90°. La flexión de la falange media sobre la proximal puede alcanzar casi los 110 a 130°. Por último, la flexión de la falange distal sobre la media presenta una amplitud de 65 a 90° (fig. 217).

MÚSCULOS MOTORES DE LOS DEDOS. La flexión de los dedos hace que, además de los músculos interóseos y lumbricales, que movilizan la falange proximal, intervenga un aparato propio para cada uno de ellos. Este aparato asocia los movimientos de las falanges cada vez que es necesario.

La falange media se flexiona por la acción del músculo flexor superficial de los dedos e, indirectamente, por la del músculo flexor profundo de los dedos.

El movimiento de extensión posee un aparato más complejo: la falange media se extiende por la acción de los músculos extensor de los dedos, extensor del índice y extensor del meñique, junto con la de los músculos interóseos por medio del dosel de los músculos interóseos. Los músculos lumbricales son flexores de la falange proximal y extensores de las otras dos. Los músculos abductor corto del meñique y flexor corto del meñique participan en la extensión de la falange media. La falange distal tiene el mismo aparato extensor que la falange media.

C. Papel funcional de los músculos interóseos

Los estudios sobre la anatomía de los músculos interóseos, en particular los de Landsmeer, demuestran que las aletas tendinosas del músculo interóseo palmar y la parte palmar del músculo interóseo dorsal aseguran una prensión particularmente fuerte para poder asir y sujetar con solidez un objeto de cierto volumen gracias a una acción conjunta de flexión-abducción, que debe separar los dedos para dar eficacia a la acción de asir.

Parece ser que los músculos interóseos flexionan adecuadamente la falange proximal, pero mientras que los músculos interóseos dorsales las separan, los músculos interóseos palmares las aproximan; su acción asociada implica una ligera rotación de las falanges proximales, que tiene mucha importancia en la prensión.

Se admite también, de acuerdo con Landsmeer, que los músculos interóseos constituyen el elemento que mantiene en equilibrio la cadena articular digital, gracias a la fuerza diagonal que ejercen entre el sistema flexor y el sistema extensor.

Los músculos lumbricales también efectuarían una acción diferente de la que suele atribuírseles: extenderían las articulaciones interfalángicas con independencia de la posición de la articulación metacarpofalángica, y no desempeñarían ninguna función en la flexión de esta articulación (Starck). Por el contrario, actuarían en los movimientos de aducción y de rotación radial de la falange proximal del dedo índice.

D. Valor funcional de los dedos trifalángicos

El dedo índice es, junto con el dedo pulgar, un dedo de especial importancia funcional debido a su capacidad de abducción (60°) y de aducción (60°), su musculatura propia y sus relaciones con el dedo pulgar. Sus movimientos de lateralidad constituyen, asociados a los del dedo pulgar, los elementos más importantes en la ejecución de los movimientos de prensión fina y precisa.

El dedo medio presenta también una importancia funcional considerable: como eje del conjunto mano-dedos, ejerce una gran fuerza en las prensiones y contribuye a la precisión de ciertos gestos (apoyo en la toma de objetos alargados y en la escritura).

El dedo anular ejerce menos fuerza que los demás dedos; es sobre todo auxiliar del dedo meñique.

El dedo meñique es de utilidad en el curso de diversas actividades manuales: aumenta la capacidad de expansión de la mano, tanto en la abducción como en la prensión de objetos o utensilios: según Tubiana, «es el que fija el objeto o el mango del instrumento contra la eminencia hipotenar». Su valor funcional deriva de la asociación que presenta con su propio hueso metacarpiano, susceptible de desplazarse anteriormente de 20 a 25°, y también del hecho de que posee una musculatura propia, lo cual es indicativo de su independencia.

MOVIMIENTOS DEL DEDO PULGAR

La importancia del pulgar no necesita ser subrayada: es el agente de la pinza pulgar-dedos. Sin él, los movimientos de los dedos constituirían sólo prensiones globales en vez de movimientos precisos. El dedo pulgar posee además un esqueleto especial: se trata de la columna del dedo pulgar, que reviste un valor funcional debido a la movilidad de su hueso metacarpiano y a su musculatura intrínseca, más adaptada a sus funciones que su musculatura extrínseca.

La columna del dedo pulgar sigue el radio lateral de la mano (fig. 220) desde su apoyo y su unión con el radio. Este conjunto óseo comprende los huesos escafoides, trapecio, el primer hueso metacarpiano y las dos falanges. En este conjunto funcional hay que destacar la importancia de la articulación carpometacarpiana del pulgar (trapeciometacarpiana), que confiere al dedo pulgar su orientación en el espacio y su posibilidad de rotación automática (Mac Conail, Kapandji). Las demás articulaciones metacarpofalángicas e interfalángicas producen la flexión y extensión del dedo pulgar, asociadas a la supinación o a la pronación, en la ejecución de todos los movimientos en que este dedo participa de forma importante.

El análisis completo de estos movimientos supera el objetivo que nos hemos fijado. Nos limitaremos a recordar que el dedo pulgar puede efectuar cuatro movimientos principales (figs. 221 a 225):

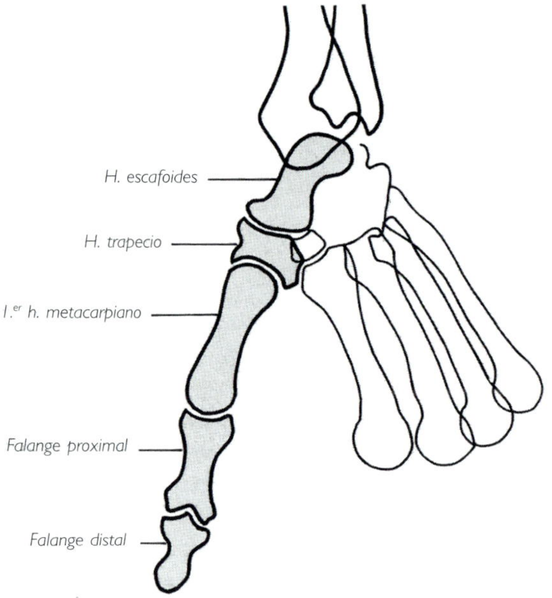

Fig. 220 ▪ Columna ósea del dedo pulgar (en gris). Los huesos escafoides y trapecio, el primer hueso metacarpiano y las dos falanges del pulgar presentan continuidad inferiormente a la cara inferior del radio.

❑ La abducción-extensión separa el dedo pulgar del eje de la mano; su amplitud es de 35 a 40°. Este movimiento simplemente «abre» la mano (fig. 222).

❑ La aducción aproxima el dedo pulgar al eje de la mano; su amplitud es de 35 a 40° (fig. 221).

❑ La oposición, combinada con la flexión del dedo pulgar, lo conduce frente al dedo meñique. Se trata de un movimiento de prensión o cierre de la mano, y presenta una amplitud mayor que los movimientos anteriores, alcanzando 45 e incluso 60° (figs. 223 y 224).

❑ La reposición devuelve el dedo pulgar a su posición inicial de partida; su amplitud es necesariamente igual a la del movimiento precedente (fig. 225).

▪ **MÚSCULOS DEL DEDO PULGAR.** Debido a la diversidad de sus movimientos y a su constitución particular, el dedo pulgar se halla dotado de una musculatura corta, que constituye la masa de los músculos tenares, y de músculos largos, cuya potencia y trabajo han sido estudiados por Fahrer y Pineau.

El movimiento de abducción lo realizan el músculo abductor corto del pulgar, cuya fuerza y trabajo son de 13 y 0,52 kg respectivamente, y el músculo abductor largo del pulgar, cuyo trabajo va de 0,1 a 0,4 kg. El músculo flexor corto del pulgar contribuye al movimiento de abducción; su fuerza es de 11 kg y su trabajo de 0,49 kg.

El movimiento de aducción es resultado de la acción conjunta de cinco músculos: el músculo aductor del pulgar (fuerza 37 kg, trabajo 1,5 kg), el primer músculo interóseo dorsal, el músculo extensor largo del pulgar (0,1 kg), el músculo flexor corto del pulgar (fuerza 11 kg, trabajo 0,49 kg) y el músculo oponente del pulgar (fuerza 19 kg, trabajo 0,4 kg).

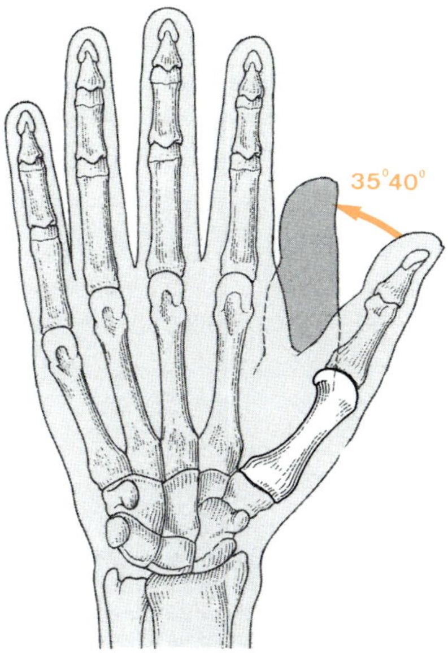

Fig. 221 ▪ Movimiento de aducción del dedo pulgar. El dedo pulgar se dirige al encuentro de la cara lateral del dedo índice.

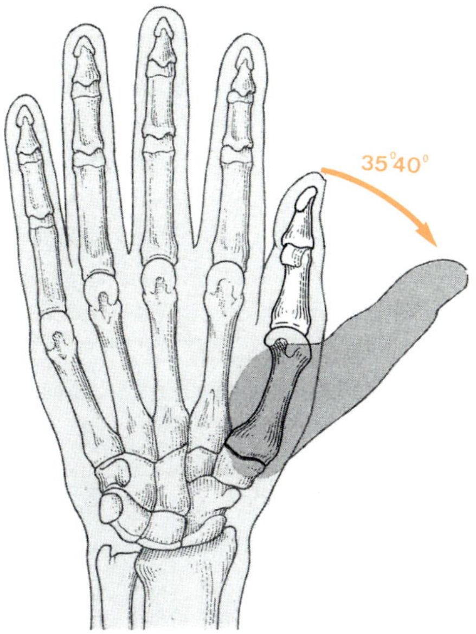

Fig. 222 ▪ Movimiento de abducción del dedo pulgar. El dedo pulgar se separa del dedo índice y de los otros dedos, ensanchando la paleta de la mano.

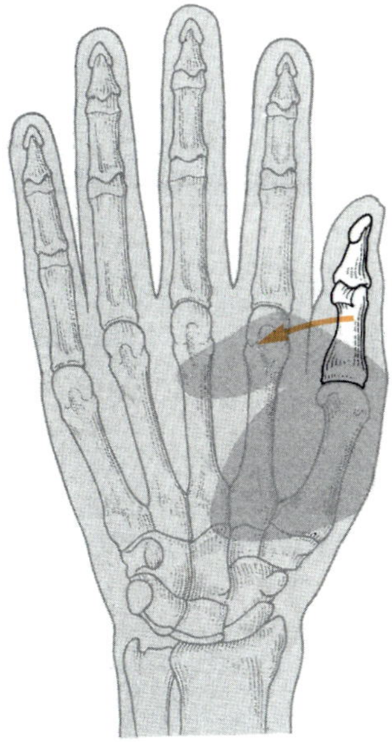

Fig. 223 ▪ Flexión del dedo pulgar.

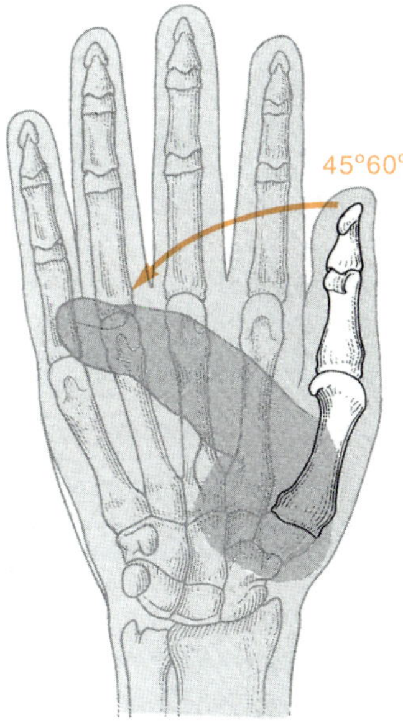

Fig. 224 ▪ Movimiento de oposición del dedo pulgar. El dedo pulgar es proyectado frente al dedo meñique.

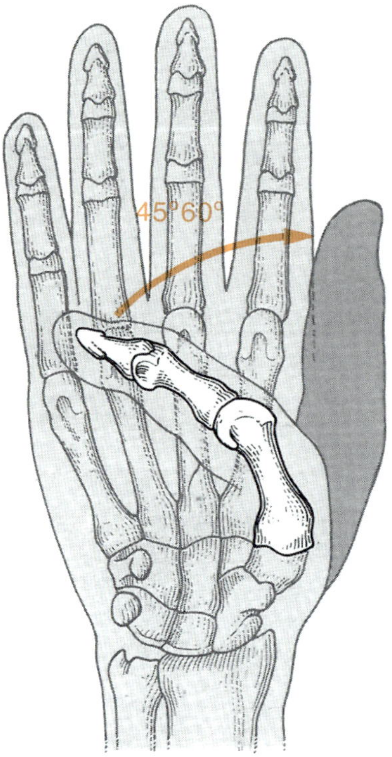

Fig. 225 ▪ Reposición del dedo pulgar. El dedo pulgar regresa a la posición de aducción-extensión.

El movimiento de oposición resulta de la acción de los músculos oponente del pulgar (fuerza 19 kg, trabajo 0,4 kg), aductor del pulgar (fuerza 37 kg, trabajo 0,4 kg), flexor corto del pulgar y flexor largo del pulgar (fuerza 11 kg, trabajo 0,4 kg).

El movimiento de reposición es debido a los músculos: extensor largo del pulgar (trabajo 0,1 kg), extensor corto del pulgar (trabajo 0,1 kg) y abductor largo del pulgar (trabajo 0,1 kg).

El relieve de la eminencia tenar refleja considerablemente la importancia de las funciones del dedo pulgar: cada uno de sus músculos añade su propia función a la de los demás en caso necesario, de manera que la combinación de sus acciones individuales permite alcanzar la precisión y firmeza de movimientos propia de la mano humana y que es una de las características de nuestra especie.

TERRITORIOS DE INERVACIÓN FUNCIONAL DEL MIEMBRO SUPERIOR

El miembro superior está inervado por los ramos colaterales y terminales del plexo braquial.

I. RAMOS COLATERALES

Todos los ramos colaterales del plexo braquial son motores y están destinados a los músculos de la cintura escapular.

Los músculos anteriores del hombro y de la región axilar están inervados por ramos colaterales del *fascículo medial* (músculo pectoral menor) y del *fascículo lateral* o de sus raíces (músculos subclavio y pectoral mayor) (fig. 226).

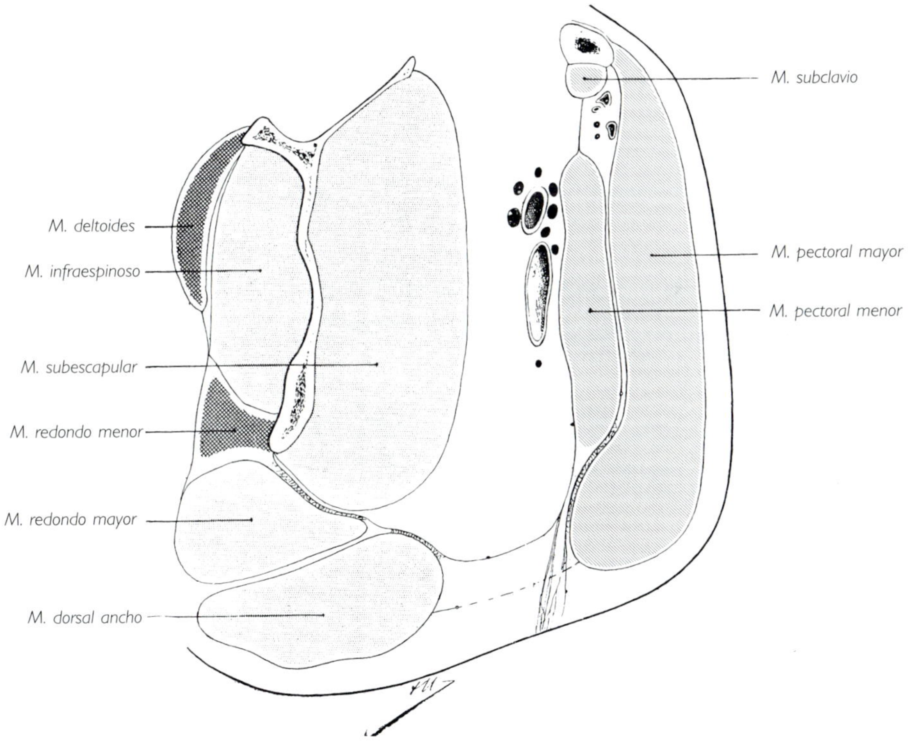

Fig. 226 ▪ Corte sagital de la fosa axilar, destinado a mostrar la inervación de los músculos del hombro. Los músculos anteriores inervados por colaterales de los fascículos medial y lateral del plexo braquial están indicados por trazos paralelos oblicuos. Los músculos posteriores, que están inervados por colaterales del fascículo posterior, están representados en gris claro. Los músculos deltoides y redondo menor, que están inervados por el nervio axilar, están marcados en gris oscuro.

Todos los músculos posteriores del hombro y de la región axilar están inervados por ramos posteriores del plexo braquial. Los músculos supraespinoso, infraespinoso, subescapular, redondo mayor y dorsal ancho están inervados por ramos colaterales de la parte posterior del plexo o del fascículo posterior. Los músculos deltoides y redondo menor, que pertenecen al mismo grupo de músculos posteriores del hombro, reciben su inervación del nervio axilar. Por último, los músculos serrato anterior, romboides mayor, romboides menor y elevador de la escápula están también inervados por ramos posteriores del plexo braquial, que nacen del plexo antes de que las divisiones que originan el fascículo posterior se separen de las divisiones de origen de los fascículos lateral y medial.

II. RAMOS TERMINALES

Los nervios cutáneo medial del antebrazo y cutáneo medial del brazo son exclusivamente sensitivos; todos los demás ramos terminales, incluyendo los nervios musculocutáneo, mediano, cubital, axilar y radial, son nervios mixtos, es decir, sensitivos y motores a la vez (figs. 227 a 230).

1. Nervio musculocutáneo. El nervio musculocutáneo inerva: ❑ *a)* los tres músculos de la región anterior del brazo, y ❑ *b)* los tegumentos de la región lateral del antebrazo.

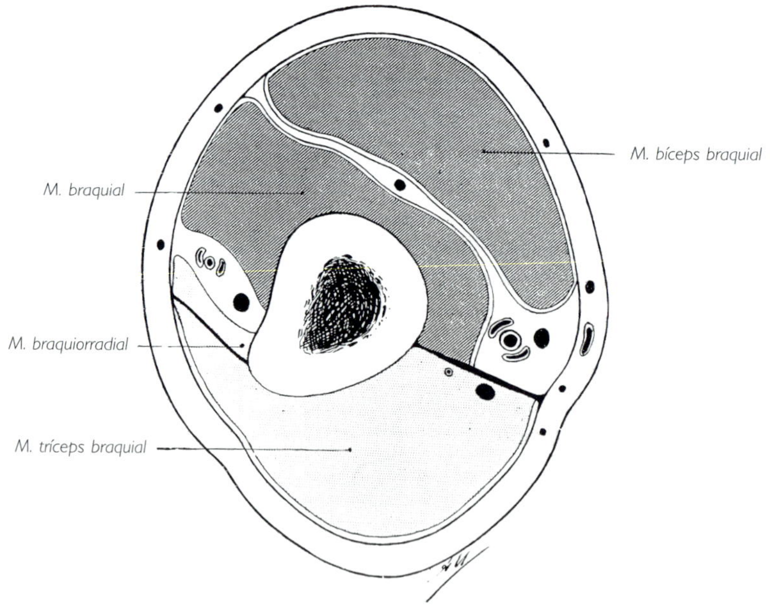

Fig. 227 ▪ Corte transversal del brazo en el tercio medio. Figura destinada a mostrar la inervación de los músculos del brazo (lado derecho, segmento superior del corte). El territorio del nervio musculocutáneo aparece en gris oscuro; el territorio del nervio radial, en gris claro.

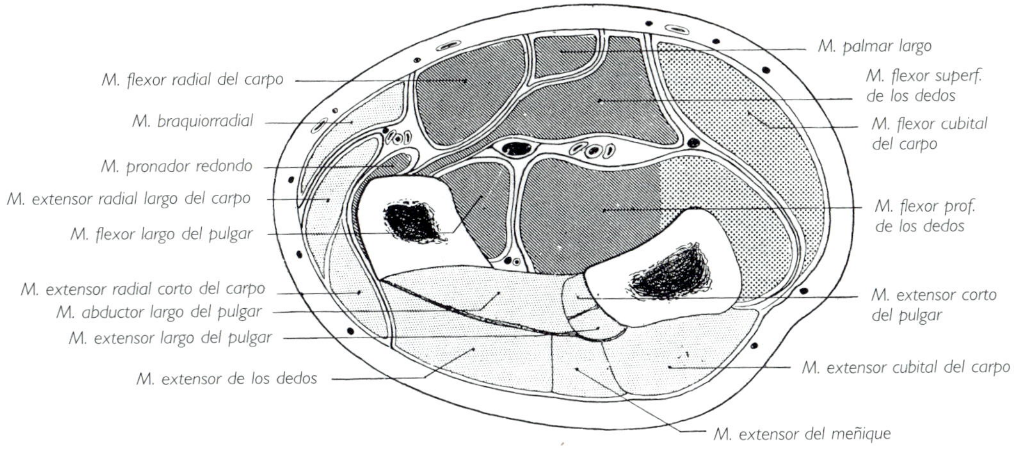

Fig. 228 ▪ Corte transversal del antebrazo en el tercio medio. Figura destinada a mostrar la inervación de los músculos del antebrazo. El territorio del nervio mediano se representa mediante trazos paralelos; el territorio del nervio cubital, aparece en gris oscuro; el territorio del nervio radial, en gris claro.

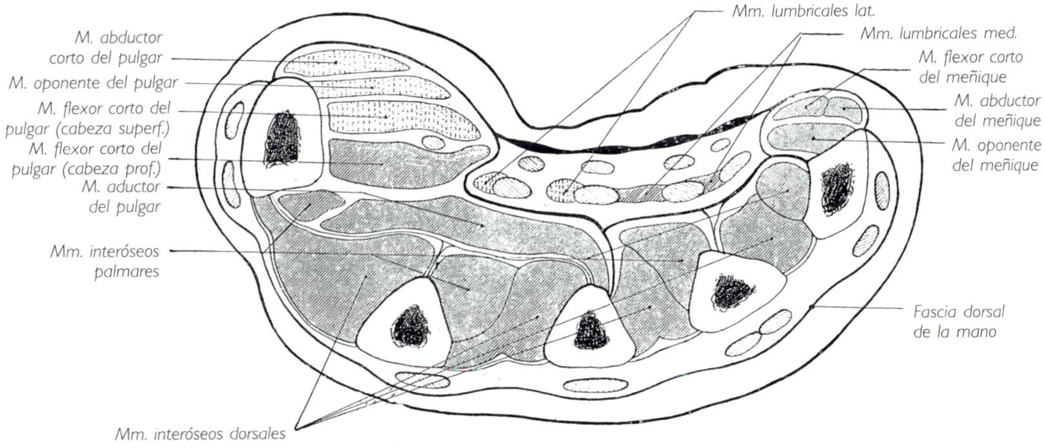

Fig. 229 ▪ Corte transversal de la mano. Figura destinada a mostrar la inervación de los músculos de la mano (mano derecha, segmento superior del corte). El territorio del nervio mediano se representa mediante trazos paralelos; el del ramo profundo del nervio cubital, en punteado.

2. Nervio mediano. El nervio mediano aporta ramos motores y ramos sensitivos. *a)* RAMOS MOTORES. Son para: *a)* todos los músculos de la región anterior del antebrazo, con excepción del músculo flexor cubital del carpo y los dos fascículos mediales del músculo flexor profundo de los dedos; *b)* los músculos de la eminencia tenar, con excepción del músculo aductor del pulgar y la cabeza profunda del músculo flexor corto del pulgar, y *c)* los dos primeros músculos lumbricales.

b) RAMOS SENSITIVOS. Están destinados a: *a)* la piel de la región palmar situada lateralmente a una línea que pasa por el eje longitudinal del dedo anular, y *b)* la cara dorsal de las dos últimas falanges del dedo índice y del dedo medio, así como a la mitad lateral de la cara dorsal de las dos últimas falanges del dedo anular.

3. Nervio cubital. El nervio cubital proporciona ramos motores y ramos sensitivos. *a)* RAMOS MOTORES. Están destinados a: *a)* músculo flexor cubital del carpo y los dos fascículos mediales del músculo flexor profundo de los dedos, y *b)* los músculos de la eminencia hipotenar, interóseos, aductor del pulgar, cabeza profunda del músculo flexor corto del pulgar y los dos últimos músculos lumbricales.
b) RAMOS SENSITIVOS. Inervan: *a)* la piel de toda la parte de la región palmar situada medialmente a una línea que pasa por el eje longitudinal del dedo anular, y *b)* la mitad medial de la cara dorsal de la mano, con excepción de la mitad medial de la cara dor-

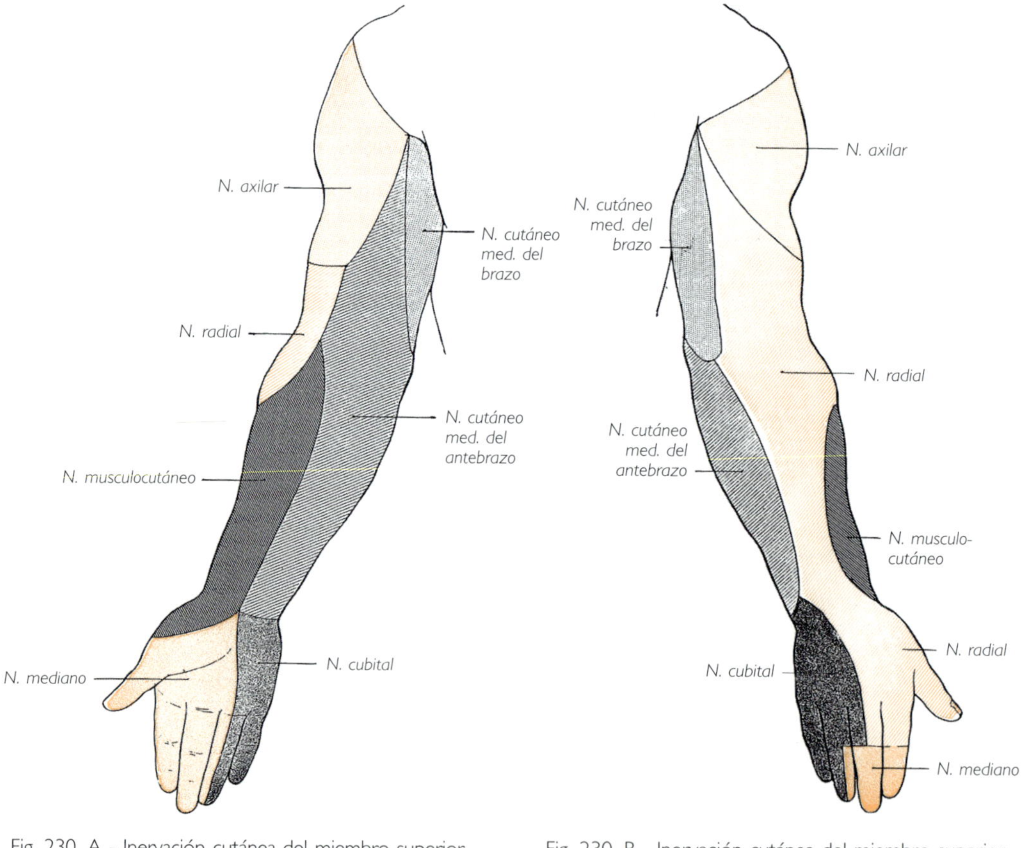

Fig. 230, A ▪ Inervación cutánea del miembro superior. Territorio fascicular, cara anterior.

Fig. 230, B ▪ Inervación cutánea del miembro superior. Territorio fascicular, cara posterior.

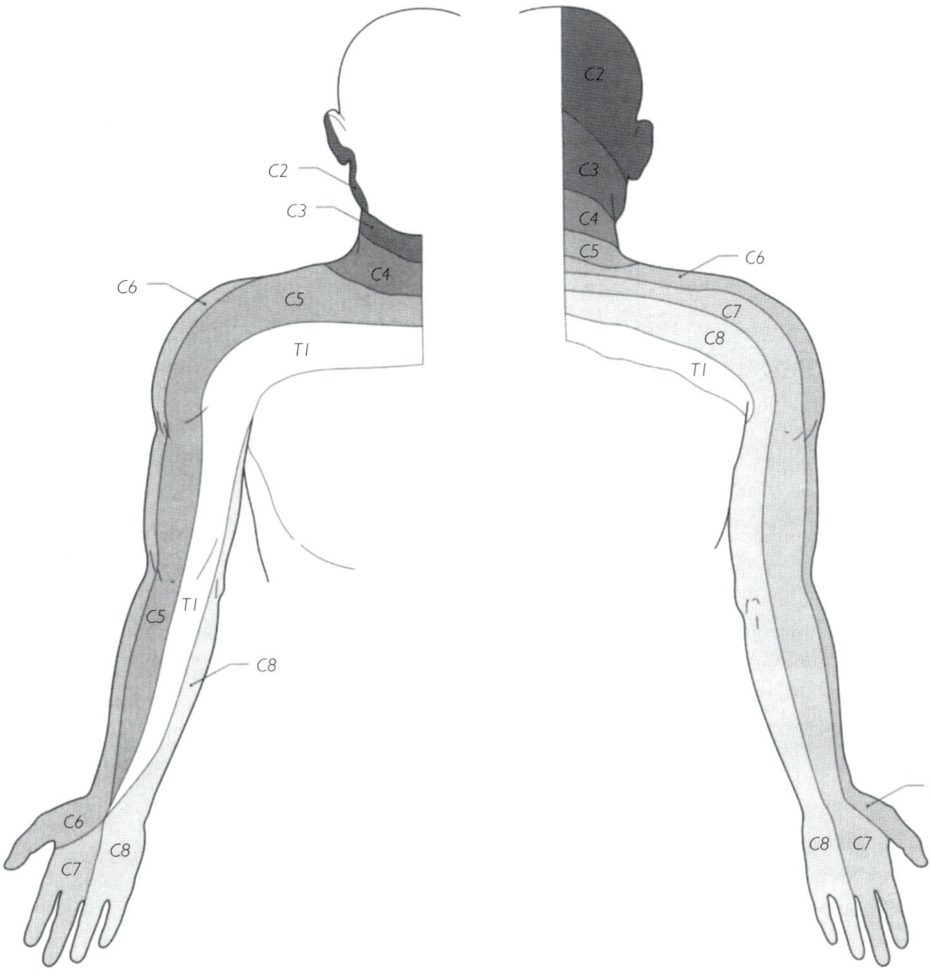

Fig. 230, C ▪ Inervación cutánea del miembro superior. Territorio radicular, cara anterior.

Fig. 230, D ▪ Inervación cutánea del miembro superior. Territorio radicular, cara posterior.

sal de las dos últimas falanges del dedo medio y la mitad lateral de la cara dorsal del dedo anular, que están inervadas por el nervio mediano.

4. Nervio cutáneo medial del antebrazo. El nervio cutáneo medial del antebrazo recoge la sensibilidad de la piel de la parte medial del brazo y antebrazo.

5. Nervio cutáneo medial del brazo. El nervio cutáneo medial del brazo se distribuye en la piel de la base de la axila y la cara medial del brazo, posteriormente al territorio del nervio cutáneo medial del antebrazo.

6. Nervio axilar. El nervio axilar proporciona: *a) ramos motores* para los músculos subescapular, deltoides y redondo menor, y *b) ramos sensitivos* destinados a la articulación del hombro, la piel del muñón del hombro y la cara lateral del brazo.

7. Nervio radial. El nervio radial proporciona también ramos motores y ramos sensitivos.
a) RAMOS MOTORES. Son para los músculos de la región posterior del brazo y todos los músculos de las regiones lateral y posterior del antebrazo.
b) RAMOS SENSITIVOS. Están destinados a la piel de la cara posterior del brazo, de la parte media de la cara posterior del antebrazo y de la mitad lateral de la cara dorsal de la mano, *con excepción* de la cara dorsal de las dos últimas falanges del dedo índice y de la mitad lateral de la cara dorsal de las dos últimas falanges del dedo anular, que están inervadas por el nervio mediano.

III. TERRITORIOS PERIFÉRICOS DE LOS SEGMENTOS DE LA MÉDULA ESPINAL

1. Territorios sensitivos. El quinto segmento cervical recoge la sensibilidad de los tegumentos del muñón del hombro y de la parte lateral del brazo y antebrazo. Los segmentos cervicales sexto y séptimo tienen por territorio cutáneo la parte media de las caras anterior y posterior del brazo y del antebrazo, así como toda la parte de la mano situada lateralmente a una línea que pasa por el eje longitudinal del dedo anular. El octavo segmento cervical y el primer segmento torácico inervan la piel de la parte medial del brazo, del antebrazo y de la mano (Thorburn).

2. Territorios motores. Cada músculo recibe fibras nerviosas como mínimo de dos segmentos de la médula espinal.

El cuarto segmento cervical contribuye a la inervación de los músculos deltoides, supraespinoso, infraespinoso, redondo menor, bíceps braquial, coracobraquial y braquiorradial.

Los segmentos cervicales quinto y sexto inervan los músculos del hombro y de la región anterior del brazo, y los músculos supinador, braquiorradial y pronadores. El sexto segmento cervical confiere movilidad también a los músculos serrato anterior, tríceps braquial, pectoral mayor y dorsal ancho.

Los segmentos cervicales séptimo y octavo tienen por territorio la porción esternocostal del músculo pectoral mayor y los músculos dorsal ancho, tríceps braquial, extensores de la mano y de los dedos, y flexores de la mano.

El octavo segmento cervical también proporciona fibras a los músculos flexores de la mano e inerva los músculos flexores de los dedos.

El primer segmento torácico proporciona motricidad a los músculos de la mano y contribuye a la inervación de los músculos flexores y extensores de los dedos.

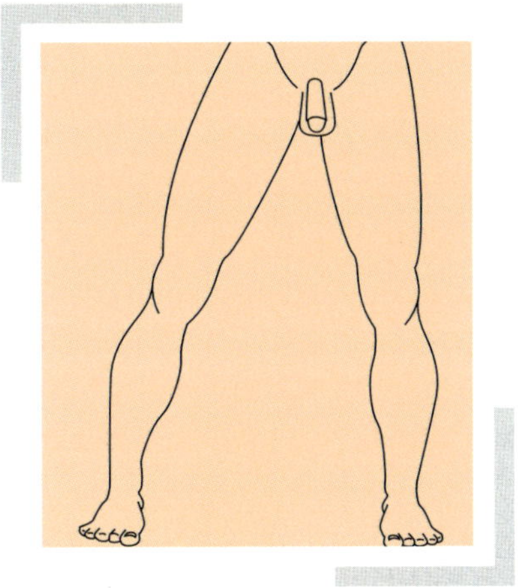

ANATOMÍA DESCRIPTIVA DEL MIEMBRO INFERIOR

ESQUELETO DEL MIEMBRO INFERIOR

El miembro inferior está formado, del mismo modo que el miembro superior, por cuatro segmentos: *a)* cintura del miembro inferior o cintura pélvica, *b)* muslo, *c)* pierna, y *d)* pie.

I. ESQUELETO DE LA CINTURA DEL MIEMBRO INFERIOR O CINTURA PÉLVICA

La cintura del miembro inferior, cintura pélvica o cintura pelviana une el miembro inferior al tronco. Comprende los *dos huesos coxales* y el *hueso sacro.* Los huesos coxales circunscriben junto con el hueso sacro y el cóccix una cintura ósea, la pelvis.

HUESO COXAL

El hueso coxal es un hueso plano y ancho, cuyas partes se hallan torsionadas sobre su eje de tal manera que adoptan un aspecto de aspas de molino de viento o de hélice. Se pueden diferenciar en él tres segmentos: *a)* un segmento medio grueso y estrecho excavado en su parte lateral por una cavidad articular, denominada *acetábulo; b)* un segmento superior, aplanado y muy ancho, denominado *ilion,* y *c)* un segmento inferior que forma los bordes o marco de un amplio orificio denominado *agujero obturado;* la mitad anterior de este marco óseo se halla formada por el *pubis* y la posterior por el *isquion.*

El ilion, el pubis y el isquion proceden, como veremos más adelante, de tres centros de osificación distintos que se extienden hasta el centro del acetábulo.

Describiremos en el hueso coxal dos caras, cuatro bordes y cuatro ángulos.

ESQUELETO DE LA CINTURA DEL MIEMBRO INFERIOR O CINTURA PÉLVICA

■ **CARAS.** De las dos caras, una es lateral y la otra medial.

1. Cara lateral. Puede dividirse en tres partes que son, de superior a inferior, la cara glútea, el acetábulo y el agujero obturado con su marco óseo (figs. 231 y 232).

a) CARA GLÚTEA. La cara glútea es una superficie triangular ondulada, convexa anterior y posteriormente, y cóncava en su parte media. Está recorrida por dos líneas curvas rugosas: las *líneas glúteas.* Existe una anterior y otra posterior. ❑ La *línea glútea anterior* es cóncava inferior y anteriormente, parte de las proximidades del ángulo anterosuperior del hueso y termina en el borde posterior, hacia la parte media del borde superior de la escotadura ciática mayor. ❑ La *línea glútea posterior,* ligeramente cóncava en sentido anterior, es casi vertical y se origina del borde superior del hueso en la unión de su cuarto posterior con sus tres cuartos anteriores; termina en el borde superior de la escotadura ciática mayor, ligeramente posterior a la precedente.

Entre ambas líneas, en su origen en el borde superior de la escotadura ciática mayor, se encuentra un surco vascular producido por una rama de la arteria glútea superior.

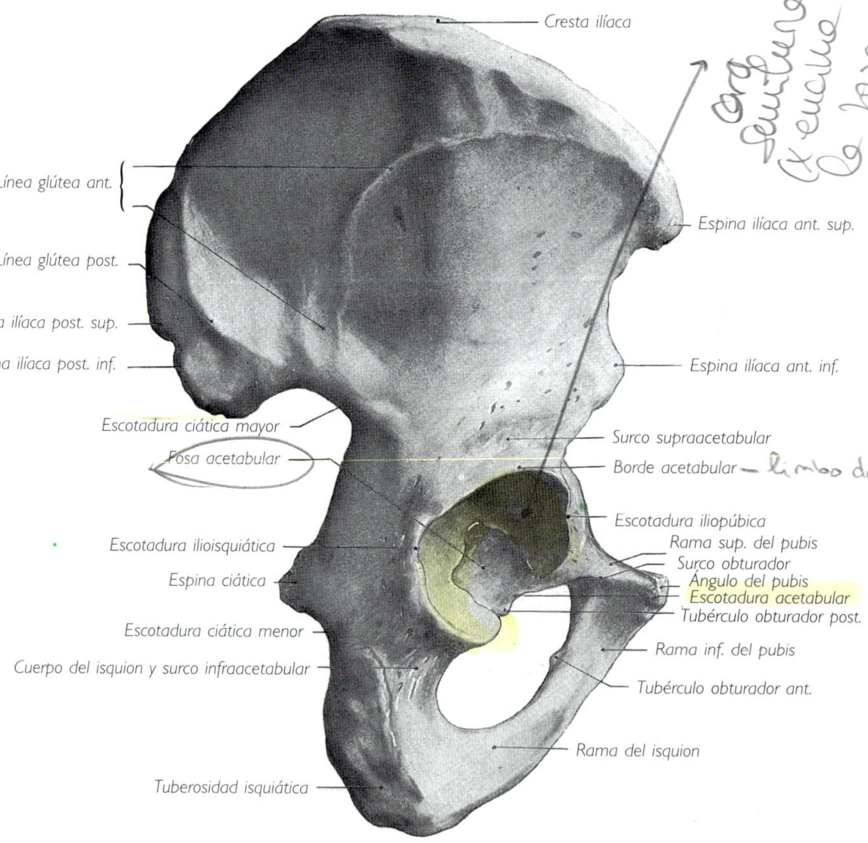

Fig. 231 ▪ Hueso coxal (visión lateral).

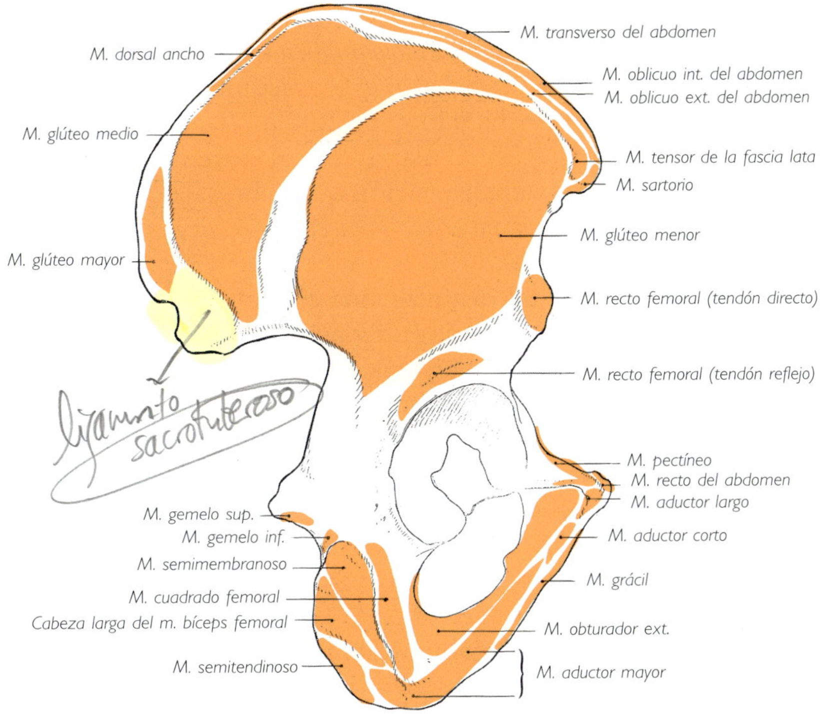

Fig. 232 ▪ Hueso coxal (visión lateral). Inserciones musculares.

Las dos líneas curvas dividen la cara glútea en tres segmentos. ❑ El segmento posterior presenta dos zonas: una posterosuperior rugosa en la que se insertan los fascículos más superiores del músculo glúteo mayor, y otra anteroinferior y lisa en cuya parte posterior se insertan algunos fascículos del ligamento sacrotuberoso, mientras que su parte anterior queda libre de toda inserción. ❑ El segmento medio sirve de inserción al músculo glúteo medio; ❑ el segmento anteroinferior al músculo glúteo menor (fig. 232). En las proximidades de la línea glútea anterior, bien a su nivel bien un poco anterior o posteriormente, se encuentra uno de los agujeros nutricios principales del hueso.

La parte inferior de la cara glútea está excavada, inmediatamente superior al borde acetabular, por un *surco supraacetabular* rugoso, perforado por agujeros vasculares, ancho, poco profundo y concéntrico con el borde acetabular. Este surco se relaciona con la cabeza refleja del músculo recto femoral, que se inserta en el extremo posterior rugoso del surco.

El labio superior del surco supraacetabular, limita inferiormente el músculo glúteo menor. Este labio es denominado, según Gegenbaur, *línea glútea inferior.*

b) ACETÁBULO. El acetábulo se orienta anterior, lateral e inferiormente. Está limitado por un borde saliente, el *limbo del acetábulo* o *borde acetabular.* El borde acetabular presenta tres escotaduras, que corresponden a los puntos de unión de las tres piezas que constituyen el hueso: ilion, pubis e isquion.

La *escotadura iliopúbica* y la *escotadura ilioisquiática* son simples depresiones, a menudo poco visibles. La *escotadura acetabular,* que es isquiopúbica y está situada inferiormente, es, por el contrario, ancha y muy profunda.

En la parte anterior del borde acetabular, frente al extremo anterior de la superficie articular, se aprecia una pequeña elevación que sobresale de la escotadura acetabular. Esta elevación, denominada *tubérculo preacetabular,* sirve de inserción a fascículos de la cintilla subpúbica (Vallois).

El acetábulo presenta dos partes distintas: una central de forma cuadrilátera, deprimida, rugosa y no articular, denominada *fosa acetabular,* que presenta continuidad inferiormente con la escotadura acetabular; otra periférica, lisa y articular, que tiene forma de media luna; esta última se denomina *cara semilunar* y sus extremos o cuernos limitan anterior y posteriormente la escotadura acetabular. El extremo anterior de la cara semilunar protruye ligeramente sobre el plano de la escotadura acetabular. El extremo posterior es menos marcado y sólo queda separado de la escotadura acetabular por un pequeño reborde óseo deprimido en forma de canal.

c) AGUJERO OBTURADO. El agujero obturado es un amplio orificio, oval en el hombre e irregularmente triangular en la mujer, situado inferiormente al acetábulo. Está circunscrito por la parte inferior del acetábulo superiormente, por el pubis anteriormente y por el isquion posteriormente.

El *pubis* comprende tres partes: ❑ *a)* un segmento alargado y horizontal, situado superior al agujero obturado y que se destaca del acetábulo anteriormente a la escotadura acetabular; se denomina *rama superior del pubis;* ❑ *b)* una lámina gruesa, cuadrilátera y aplanada de anterior a posterior, situada anterior al agujero obturado; la designaremos con el nombre de *cuerpo del pubis,* y ❑ *c)* un segmento alargado, situado inferior y posterior al cuerpo del pubis, que es la *rama inferior del pubis.*

En la cara lateral de estas tres porciones del pubis se insertan los músculos aductores, grácil y obturador externo (fig. 232).

El *isquion* está formado por dos columnas óseas, que son el cuerpo del isquion y la rama del isquion. ❑ El *cuerpo del isquion* es vertical. Se separa de la región acetabular posterior a la escotadura acetabular; su extremo superior forma con la parte correspondiente del borde acetabular una depresión anteroposterior denominada *surco infraacetabular.* ❑ La *rama del isquion* se dirige anterior, medial y superiormente, uniéndose a la rama inferior del pubis.

El cuerpo y la rama del isquion se unen formando un ángulo casi recto. En su punto de unión, el isquion presenta un grueso ensanchamiento que sobresale posteriormente, la *tuberosidad isquiática.* En la cara lateral del cuerpo y la rama del isquion y de la tuberosidad isquiática se insertan los músculos aductor mayor, cuadrado femoral y obturador externo.

La cara posterior de la tuberosidad isquiática pertenece al borde posterior del hueso.

El *agujero obturado* está encuadrado por el pubis y el isquion, y está limitado por un borde agudo que se halla interrumpido, inferiormente a la rama superior del pubis, por un surco oblicuo medial y anteriormente, el *surco obturador.* De los dos labios del surco, el anterior presenta continuidad posteriormente con el borde superior del agujero obturado y se prolonga anteriormente sobre la rama superior del pubis hasta el tubérculo púbico; el labio posterior es continuación del borde anterior del agujero obturado y se pierde medialmente en la cara medial del hueso.

En resumen, el borde del agujero obturado presenta la forma de un anillo abierto anteriormente, cuyos extremos se separan para formar los dos labios del surco obturador.

En el contorno del agujero obturado se marcan dos eminencias producidas por la inserción de la membrana obturatriz y de los músculos obturadores (figs. 231, 233 y 235): una, denominada *tubérculo obturador posterior* (Vallois), es posterior y se sitúa cerca de la escotadura acetabular; la otra, denominada *tubérculo obturador anterior,* protruye en la rama inferior del pubis.

2. Cara medial. Esta cara está dividida en dos partes por una cresta curva y oblicua inferior y anteriormente, denominada *línea arqueada* (figs. 233 y 234). La línea arqueada es roma en su parte media y saliente en sus dos extremos, principalmente en el extremo anterior, donde forma una cresta aguda denominada *pecten del pubis* o *cresta pectínea* (fig. 235).

Superior a la línea arqueada se observa una superficie ancha, lisa, cóncava y triangular, denominada *fosa ilíaca.* Esta fosa se orienta medial, anterior y superiormente. Presenta en su parte posteroinferior uno de los agujeros nutricios principales del hueso. En su superficie, que es más o menos lisa, se inserta el músculo ilíaco, aproximadamente en sus dos tercios superiores.

Posteriormente a la fosa ilíaca se encuentra una superficie irregular que consta de dos partes: una inferior y articular, que presenta forma de media luna y es denominada, a causa de su forma, *cara auricular* del hueso coxal (corresponde a una superficie semejante del hueso sacro); la otra es superior, rugosa e irregular, está situada superior y posterior a la cara auricular y se denomina *tuberosidad ilíaca* (en sus rugosidades se insertan los ligamentos de la articulación sacroilíaca).

El contorno de la *cara auricular* es cóncavo superior y posteriormente, pero irregularmente convexo en su parte anteroinferior, de tal modo que su borde describe un ángulo saliente anterior, cuyo vértice redondeado corresponde al extremo posterior de la línea arqueada. La cara auricular está ocupada en casi toda su extensión por una eminencia curva en forma de media luna y circunscrita por un surco periférico especialmente ancho y profundo frente a la parte más saliente del borde anterior convexo de la cara auricular. La *tuberosidad ilíaca* presenta, en su parte media, una eminencia ancha y redondeada denominada *pirámide del ilion* (Farabeuf). Se observa a menudo, a lo largo del borde inferior de la cara auricular, un canal estrecho y poco profundo denominado *surco preauricular* (Zaaiger), el cual está determinado por las inserciones del ligamento sacroilíaco anterior.

Inferiormente a la línea arqueada, se observa: ❑ *a)* anteriormente, el agujero obturado; ❑ *b)* en la parte anterosuperior de este orificio, la entrada del surco obturador, que limita superior y medialmente el labio posterior del surco obturador; en esta re-

ESQUELETO DE LA CINTURA DEL MIEMBRO INFERIOR O CINTURA PÉLVICA

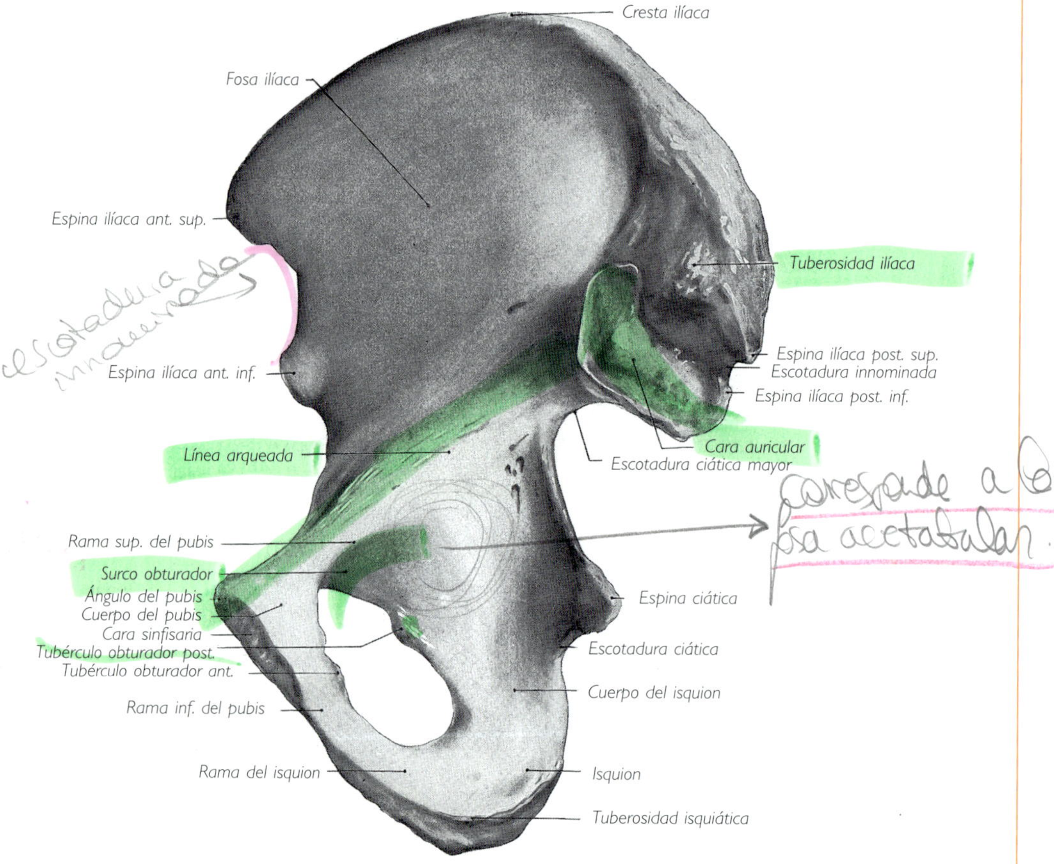

Fig. 233 ▪ Hueso coxal (visión medial).

gión suele observarse una cresta rugosa que asciende oblicuamente superior y posterior a partir del tubérculo obturador posterior; se trata de la *cresta tubercular* (Vallois), en la que se inserta la parte más superior de la membrana obturatriz (fig. 234), y ❑ *c)* posterior y superior al agujero obturado, una superficie cuadrilátera y lisa que corresponde a la fosa acetabular y que presta inserción al músculo obturador interno; la parte media de esta superficie cuadrilátera y saliente forma parte del estrecho medio de la cavidad pélvica.

▪ **BORDES.** Se observan cuatro bordes: superior, anterior, inferior y posterior (figuras 231 a 234).

1. Borde superior. El borde superior, denominado *cresta ilíaca,* es sinuoso y se halla contorneado en forma de *S* cursiva. En efecto, presenta una doble curvatura: la anterior es cóncava medialmente y la posterior cóncava lateralmente. Describe también una curva convexa superiormente, cuyo punto culminante se encuentra cerca de su parte media.

Este borde es grueso, pero su espesor no es uniforme; resulta mayor en los extremos, sobre todo a la altura del vértice de la curvatura anterior. El extremo anterior se denomina *espina ilíaca anterior superior;* el extremo posterior es la *espina ilíaca posterior superior.*

La cresta ilíaca es redondeada y roma; en su parte anterior se insertan los músculos oblicuo externo, oblicuo interno y transverso del abdomen, así como algunas fibras del músculo tensor de la fascia lata; ❑ posteriormente se insertan los músculos dorsal ancho, cuadrado lumbar y erector de la columna.

2. Borde anterior. Este borde describe una curva cóncava medial y superiormente (fig. 235). Presenta de superior a inferior: ❑ *a)* la *espina ilíaca anterior superior,* por la cual se une al borde superior; en la cara lateral de esta eminencia se insertan el músculo sartorio y la mayor parte del músculo tensor de la fascia lata; ❑ *b)* una escotadura denominada *escotadura innominada;* ❑ *c)* una eminencia *(espina ilíaca anterior inferior),* en cuya cara lateral, que es rugosa, se inserta la cabeza directa del músculo recto femoral; ❑ *d)* una segunda escotadura en relación con el músculo iliopsoas; ❑ *e)* una tuberosi-

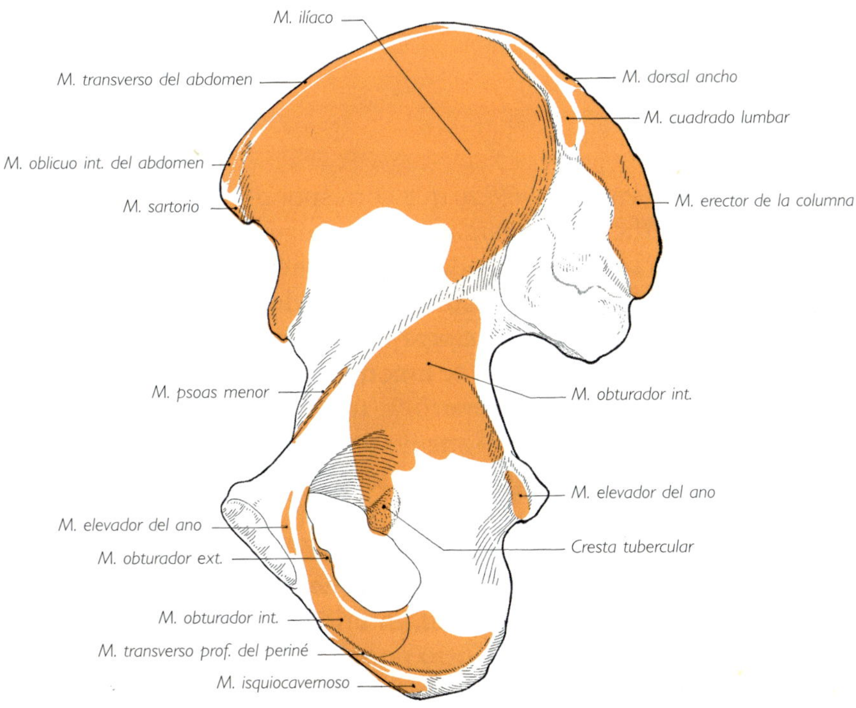

Fig. 234 ▪ Hueso coxal (visión medial). Inserciones musculares.

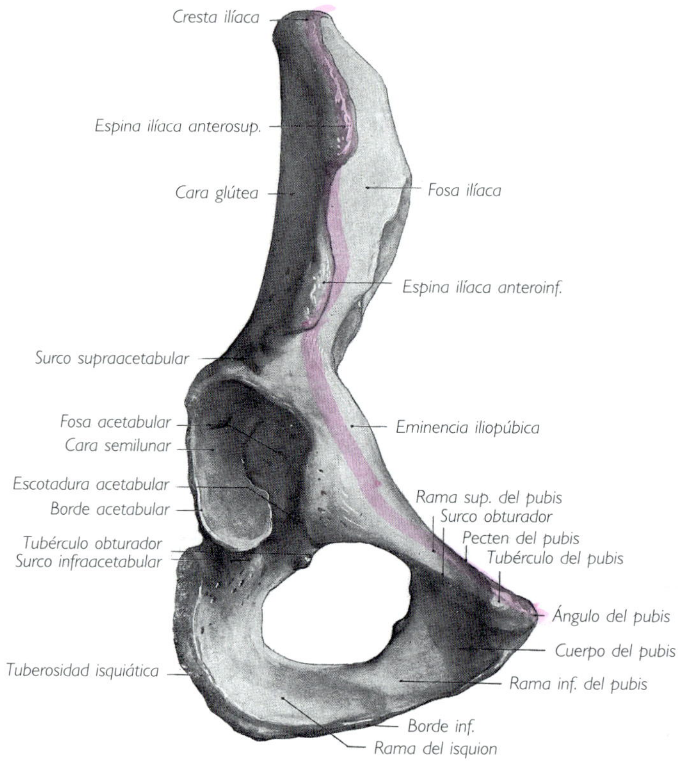

Fig. 235 ▪ Borde anterior del hueso coxal.

dad roma, denominada *eminencia iliopúbica,* que corresponde al punto de unión del pubis y el ilion; ❑ *f)* una superficie lisa, alargada y triangular de vértice medial, denominada *superficie pectínea;* ésta se halla limitada posteriormente por el pecten del pubis y anteriormente por la prolongación del labio anterior del surco obturador; ❑ *g)* una protrusión, denominada *tubérculo púbico* o *espina púbica,* situada en el extremo medial de la superficie pectínea, es decir, en el punto de unión del pecten del pubis con el labio anterior del surco obturador, y ❑ *h)* una superficie rugosa, estrecha y corta, que se extiende desde el tubérculo púbico hasta el ángulo del pubis y se denomina *cresta púbica* o *cresta del pubis,* en la cual se insertan los músculos piramidal y recto del abdomen.

3. Borde inferior. El borde inferior presenta continuidad con el borde anterior, formando un ángulo recto denominado *ángulo del pubis*. Se dirige primero inferior y posteriormente, y después se inclina lateral, inferior y posteriormente. Se pueden distinguir dos segmentos, uno anterior y otro posterior.

El *segmento anterior* o articular es paramedial y está ocupado por una superficie elíptica, oblicua en sentido posterior e inferiormente irregular, cubierta de salientes y depresiones por lo general perpendiculares a su eje mayor. Esta superficie, que constituye la cara sinfisaria del pubis, se articula con la cara correspondiente del hueso opuesto para formar la sínfisis del pubis (fig. 233).

El *segmento posterior,* más oblicuo en la mujer que en el hombre, es rugoso y presenta un labio lateral en que se insertan los músculos grácil y aductor mayor, un labio medial que sirve de fijación a los músculos transversos del periné y un intersticio en que se fijan el cuerpo cavernoso y el músculo isquiocavernoso.

4. Borde posterior. El borde posterior se extiende desde la espina ilíaca posterior superior hasta la tuberosidad isquiática (figs. 231 y 233). Presenta de superior a inferior: ❑ *a)* la *espina ilíaca posterior superior,* que ocupa el ángulo de unión del borde posterior con el borde superior del hueso; ❑ *b)* una pequeña escotadura innominada intercalada entre los extremos posteriores de la tuberosidad ilíaca y la cara auricular; ❑ *c)* una tuberosidad, denominada *espina ilíaca posterior inferior,* que corresponde al extremo posterior de la cara auricular; ❑ *d)* una escotadura ancha y profunda, denominada *escotadura isquiática mayor* o *escotadura ciática mayor;* ❑ *e)* una eminencia aplanada y triangular, denominada *espina isquiática* o *espina ciática,* en la que se inserta el ligamento sacroespinoso; ❑ *f)* una escotadura más estrecha y menos profunda que la precedente, denominada *escotadura isquiática menor* o *escotadura ciática menor,* y ❑ *g)* la *tuberosidad isquiática,* mediante la cual el borde posterior se une al borde inferior. La tuberosidad isquiática es alta y ancha (fig. 231), de forma oval con el extremo superior ancho. El extremo inferior es estrecho y presenta continuidad con el borde inferior del hueso. En ella se insertan el ligamento sacrotuberoso y los músculos posteriores del muslo: bíceps femoral, semimembranoso y semitendinoso.

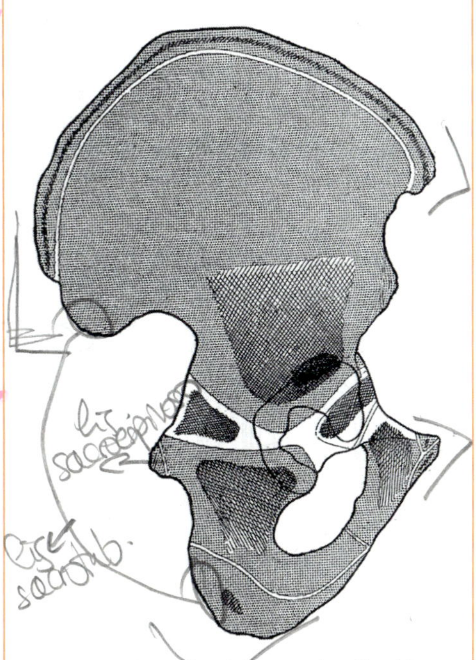

Fig. 236 ▪ Hueso coxal, centros de osificación (esquema).

■ **ÁNGULOS.** Hemos señalado los ángulos al describir los bordes. ❑ El *ángulo anterosuperior* está constituido por la espina ilíaca anterior superior, ❑ el *ángulo anteroinferior* por el ángulo del pubis, ❑ el *ángulo posteroinferior* por la tuberosidad isquiática y ❑ el *ángulo posterosuperior* por la espina ilíaca posterior superior.

■ **ARQUITECTURA.** El hueso coxal es un hueso plano, formado por dos láminas de tejido óseo compacto que recubren una capa de tejido óseo esponjoso de espesor variable. Las trabéculas principales del tejido óseo esponjoso presentan una dirección que corresponde a las presiones transmitidas al hueso coxal y al fémur por la columna vertebral. Las presiones transmitidas al hueso coxal por la columna vertebral pasan primero a través de trabéculas gruesas y estrechamente unidas entre sí que parten de forma tangencial de la cara auricular y terminan, hacia el vértice de la escotadura isquiática mayor, en un espesamiento de tejido óseo compacto, el *espolón isquiático.* De ese punto se separan dos sistemas de trabéculas, uno en relación con la posición erguida y otro con la posición sedente. En el primer sistema, las trabéculas se pierden normalmente en la parte posterosuperior del acetábulo. En el segundo sistema, descienden casi en vertical hasta la tuberosidad isquiática (Latarjet; Rouvière y Delmas). J. Delmas ha demostrado que estas trabéculas están dispuestas según las leyes de la estratigrafía.

■ **OSIFICACIÓN.** El hueso coxal se desarrolla a partir de tres centros de osificación primarios y varios centros secundarios (fig. 236). Los tres centros primarios aparecen de forma sucesiva del segundo al quinto mes y constituyen el ilion, el isquion y el pubis respectivamente. Estos tres centros invaden el acetábulo, donde se hallan originariamente separados unos de otros por unos tabiques cartilaginosos dispuestos en forma de estrella de tres puntas.

Se forman centros de osificación secundarios para la cresta ilíaca, la espina ilíaca anterior inferior, la espina ciática, la tuberosidad isquiática, el ángulo del pubis, el tubérculo púbico y el acetábulo.

Estos últimos son denominados *centros del acetábulo* (Perna). Se dividen en centros acetabulares anterior, posterior y superior. Aparecen entre el octavo y el décimo año. ❑ El *centro acetabular anterior* se desarrolla a partir de la rama anterior de la estrella cartilaginosa acetabular citada con anterioridad. Forma principalmente el *hueso acetabular,* al que se pueden unir algunos centros secundarios. ❑ El *centro acetabular posterior* es resultado de la reunión de varios centros de osificación que se desarrollan a partir de la rama posterior de la estrella cartilaginosa acetabular. ❑ Por último, el *centro acetabular superior* se forma en la parte superior del borde acetabular cartilaginoso.

Los centros acetabulares se unen al resto del hueso a partir de los 16 años.

Los demás centros secundarios aparecen de los 14 a los 15 años y se sueldan con los centros primarios entre los 15 y 20 años. Sin embargo, el centro secundario de la cresta ilíaca se une al ilion entre los 20 y 25 años.

El centro de osificación del tubérculo púbico, que constituye el *hueso marsupial,* se suelda al del ángulo antes de su unión con el pubis.

PELVIS ÓSEA EN CONJUNTO → TOMO 2: pág 41.

II. ESQUELETO DEL MUSLO

FÉMUR

El fémur es un hueso largo que forma por sí solo el esqueleto del muslo. Se articula superiormente con el hueso coxal e inferiormente con la tibia. En posición vertical, el fémur se orienta oblicuamente de superior a inferior y de lateral a medial. Esta oblicuidad es más acentuada en la mujer que en el hombre, lo cual se debe a que en la mujer la pelvis es más ancha y los acetábulos se hallan más separados. ❑ El fémur presenta también una curvatura de concavidad posterior y una torsión sobre su eje longitudinal de tales características que el eje mayor transversal del extremo superior, ligeramente oblicuo en sentido medial y anterior, forma con el del extremo inferior, que es casi transversal, un ángulo agudo abierto medialmente.

Describiremos en el fémur un cuerpo y dos extremos.

A. Cuerpo

El cuerpo es prismático triangular. Tiene tres caras y tres bordes.

■ **CARAS.** Hay tres: anterior, posterolateral y posteromedial.

1. Cara anterior. La cara anterior es convexa y lisa, y en ella se insertan los músculos vasto intermedio y articular de la rodilla (figs. 237 y 238).

2. Cara posterolateral. Esta cara es ancha, excavada en canal en su parte media y convexa y afilada en sus extremos. En ella se inserta el músculo vasto intermedio (figs. 239 y 240).

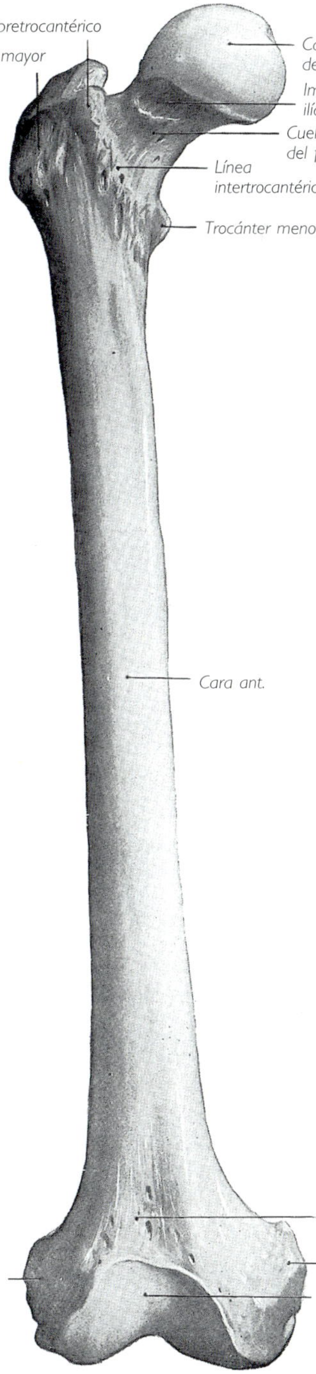

Fig. 237 ▪ Fémur (visión anterior).

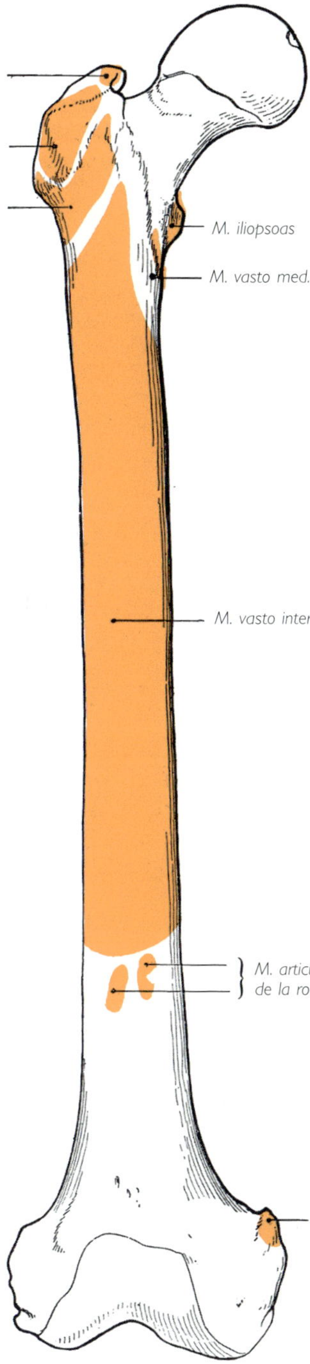

Fig. 238 ▪ Fémur (visión anterior). Inserciones musculares.

ESQUELETO DEL MUSLO

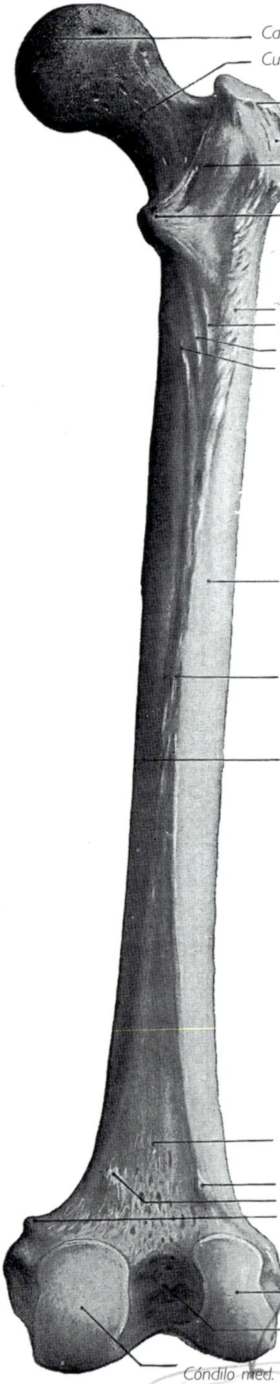

Fig. 239 ▪ Fémur (visión posterior).

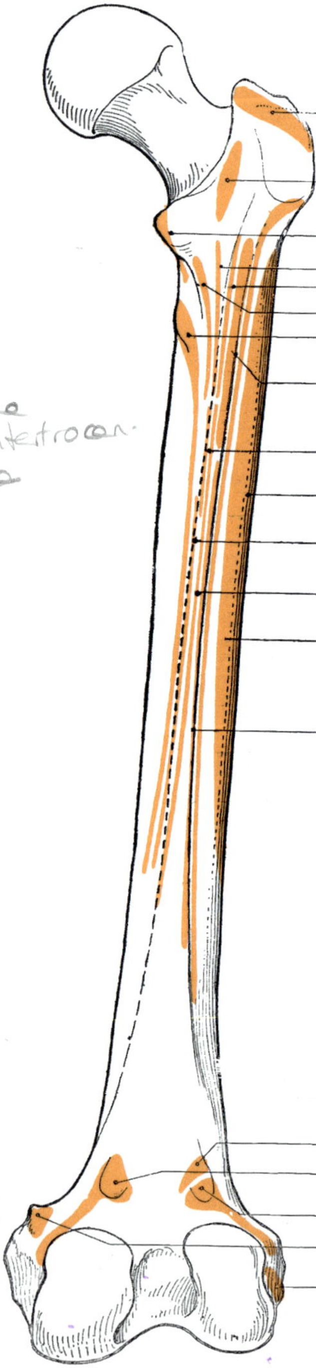

Fig. 240 ▪ Fémur (visión posterior). Inserciones musculares.

3. Cara posteromedial. Al igual que la anterior, se estrecha en sus extremos. Se halla desprovista de toda inserción muscular.

■ **BORDES.** Las caras están separadas por tres bordes: lateral, medial y posterior.

1. Bordes lateral y medial. Ambos son redondeados y se confunden con las caras que separan.

2. Borde posterior. Este borde es saliente, grueso y rugoso; se designa con el nombre de *línea áspera.* En la línea áspera se reconoce un labio lateral en el que se fija el músculo vasto lateral, un labio medial en el que se inserta el músculo vasto medial, y un intersticio en el que se fijan los músculos aductores y la cabeza corta del músculo bíceps femoral (figs. 239 y 240).

Superiormente, la línea áspera se divide en tres ramas: lateral, medial y media. Las ramas lateral y medial son continuación de los labios lateral y medial de la línea áspera (Hovelacque) y la rama media comienza en el intervalo que separa esos dos labios (figuras 239 y 241). ❑ La rama lateral o *tuberosidad glútea* se dirige hacia el trocánter mayor; en ella se fijan el músculo glúteo mayor y el fascículo superior del músculo aductor mayor; hacia la parte media de esta cresta se observa, aproximadamente en una tercera parte de los casos, un abultamiento más o menos voluminoso, homólogo al tercer trocánter de ciertos mamíferos. ❑ La rama media o *línea pectínea* está destinada a la inserción del músculo pectíneo y se dirige hacia el trocánter menor. ❑ La rama medial o *cresta del músculo vasto medial* rodea la cara posteromedial del fémur, pasando inferiormente al trocánter menor, y se continúa en la cara anterior del hueso con el nombre de *línea intertrocantérica.*

No es raro encontrar una cuarta cresta de división de la línea áspera que se extiende lateralmente a la línea pectínea (figs. 239 y 241) y en la que se inserta el músculo aductor corto, por lo cual puede denominarse *cresta del aductor corto.*

Inferiormente, la línea áspera se divide en dos ramas, una lateral y otra medial, que se denominan *líneas supracondíleas lateral y medial.* Son continuación de los labios lateral y medial de la línea áspera (Hovelacque) y se dirigen hacia los cóndilos lateral y medial del extremo inferior del fémur. Limitan entre sí un espacio triangular de base inferior, la *cara poplítea* (fig. 239).

El agujero nutricio principal del hueso se encuentra sobre la línea áspera, en concreto hacia su parte media o más superiormente; también puede hallarse en un punto de la cara posteromedial del hueso, siempre cercano a la línea áspera.

B. Extremo superior

El extremo superior comprende: *a)* una eminencia articular denominada *cabeza del fémur; b)* dos eminencias rugosas, el *trocánter mayor* y el *trocánter menor,* y *c)* un segmento cilíndrico denominado *cuello del fémur,* que une la cabeza del fémur a los trocánteres y al cuerpo del fémur (figs. 237, 239 y 241).

a) CABEZA DEL FÉMUR. La cabeza del fémur es una eminencia lisa y esférica que representa aproximadamente dos tercios de una esfera de 20 a 25 mm de radio. Se orienta superior y medial y un poco anteriormente. Está circunscrita por una línea sinuosa compuesta por varias curvas, que son generalmente dos, una superior y otra inferior. Ambas líneas orientan su concavidad lateralmente y se unen anterior y posteriormente, formando un ángulo agudo abierto en sentido medial. El resultado es que la superficie articular se extiende más lejos sobre el cuello anterior y posteriormente que superior e inferiormente.

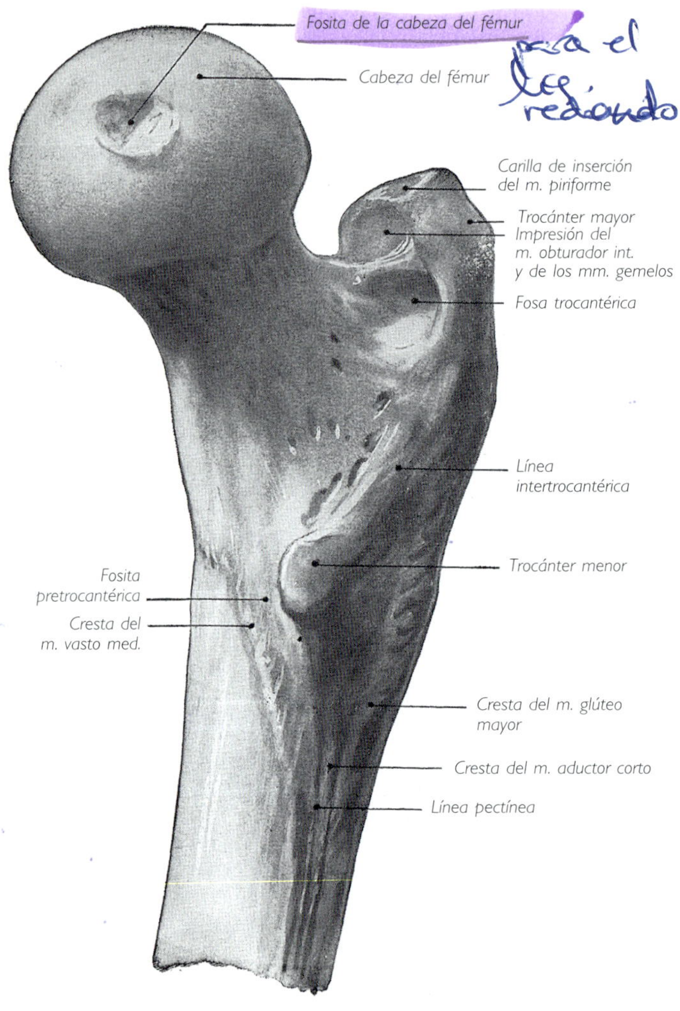

Fig. 241 ▪ Extremo superior del fémur (visión posterior).

La cabeza del fémur presenta, un poco inferior y posteriormente a su centro, una depresión denominada *fosita de la cabeza fémur* (fig. 241). Esta fosita es rugosa y anteriormente está perforada por varios agujeros vasculares, y da inserción al ligamento de la cabeza del fémur. Es lisa en su parte posterior, que se halla sólo en contacto con este ligamento.

b) TROCÁNTER MAYOR. Se trata de una eminencia cuadrangular, aplanada de lateral a medial y situada en la prolongación del cuerpo del hueso. ❑ La *cara lateral* del trocánter mayor es convexa y se halla recorrida de superior a inferior y de posterior a anterior por un relieve saliente y rugoso, en forma de coma de extremo superior grueso, denominado *cresta* o *impresión de inserción del músculo glúteo medio*. ❑ La *cara medial* se halla unida en casi toda su extensión al cuello del fémur; está libre tan sólo superior y posteriormente, donde se halla excavada por una depresión profunda denominada *fosa trocantérea* o *fosa trocantérica* (fig. 241), en cuyo fondo se fija el músculo obturador externo. Inmediatamente superior y anterior a ella se halla la impresión de inserción de los músculos obturador interno y gemelos. ❑ El *borde inferior* está señalado sobre la cara lateral por una cresta casi horizontal y poco prominente denominada *cresta del músculo vasto lateral*. ❑ El *borde superior* presenta hacia su parte media la superficie de inserción, elíptica y ligeramente deprimida, del músculo piriforme. ❑ El *borde anterior,* denominado también *cara anterior,* es ancho y rugoso; en él se inserta el músculo glúteo menor. En su ángulo superomedial se observa un pequeño saliente redondeado denominado *tubérculo pretrocantérico* (fig. 237). ❑ El *borde posterior* es saliente, ancho y redondeado, y presenta continuidad con la cresta intertrocantérica.

c) TROCÁNTER MENOR. Se trata de una apófisis cónica situada en la unión del cuello con la cara posteromedial del cuerpo.

En él se inserta el músculo iliopsoas (figs. 237 a 241).

Línea y cresta intertrocantéricas. ❑ El trocánter mayor y el trocánter menor están unidos anterior y posteriormente por dos relieves rugosos: la línea intertrocantérica y la cresta intertrocantérica (figs. 237 a 241). ❑ La *línea intertrocantérea* o *línea intertrocantérica* se extiende desde el tubérculo pretrocantérico hasta el trocánter menor, del cual queda separada por una depresión poco profunda denominada *fosita pretrocantérica inferior,* que se continúa más inferiormente con la línea de trifurcación medial de la línea áspera. Algunos autores describen, en el extremo inferior de la línea intertrocantérica, un tubérculo pretrocantérico inferior, determinado por la inserción del fascículo inferior del ligamento iliofemoral. Normalmente, no existe un tubérculo pretrocantérico inferior definido con claridad. Sin embargo, no es raro observar que las rugosidades de la línea intertrocantérica se vuelven más prominentes a la altura de la fijación del fascículo inferior del ligamento iliofemoral.

La *cresta intertrocantérea* o *cresta intertrocantérica* es más saliente y ancha que la línea intertrocantérica; es continuación del borde posterior del trocánter mayor y se une inferiormente al trocánter menor.

En su parte lateral desciende verticalmente una superficie rugosa y estrecha, que inferiormente se sitúa lateral a la cresta intertrocantérica: es la impresión de inserción del músculo cuadrado femoral.

d) CUELLO DEL FÉMUR. El cuello del fémur se extiende desde la cabeza del fémur a los trocánteres y a la línea y cresta intertrocantéricas. Está orientado oblicuamente de superior a inferior y de medial a lateral; su eje mayor forma con el del cuerpo del fémur un ángulo de aproximadamente 130°. El cuello del fémur presenta la forma de un cilindro aplanado de anterior a posterior, estrecho medialmente y ensanchado lateralmente. Se pueden así observar dos caras (una anterior y otra posterior), dos bordes y dos extremos.

La *cara anterior* (fig. 237) es casi plana; se orienta en sentido anterior y muy ligeramente inferior. Esta cara presenta muy a menudo, en su parte superomedial, concretamente en la unión de las dos líneas curvas que limitan la superficie articular, una superficie irregular que protruye sobre la cara anterior del cuello y se halla bordeada muy a menudo por una cresta lateral. Esta superficie, descrita originariamente por Bertaux y denominada por Poirier *impresión ilíaca,* parece ser el resultado de la presión ejercida en ese punto, en posición sedente, por el rodete acetabular de la articulación (Poirier).

La *cara posterior* del cuello es convexa de superior a inferior y cóncava transversalmente; presenta una orientación posterior y ligeramente superior, a la inversa de la cara anterior.

El *borde superior* es ligeramente cóncavo y se extiende casi en horizontal desde la cabeza hasta el trocánter mayor.

El *borde inferior,* también cóncavo transversalmente, es más largo que el precedente y se dirige oblicuamente de superior a inferior y de medial a lateral.

El *extremo medial* corresponde al perímetro de la cabeza del fémur.

El *extremo lateral* se une a los trocánteres y a la línea y cresta intertrocantéricas.

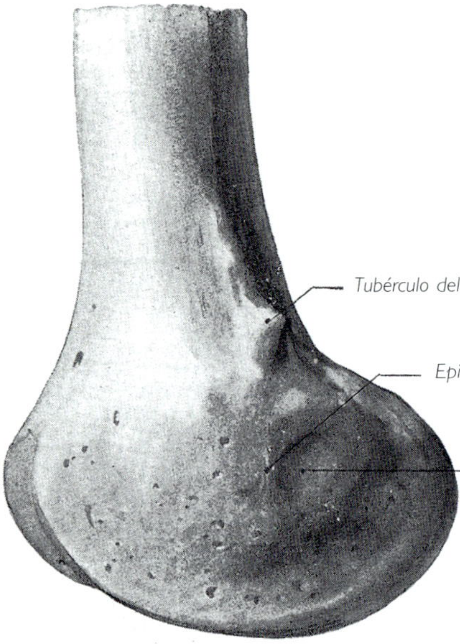

Fig. 242 ▪ Extremo inferior del fémur (visión medial).

C. Extremo inferior

El extremo inferior es voluminoso y se extiende más transversalmente que en sentido anteroposterior. Se divide en dos eminencias articulares laterales denominadas *cóndilos,* separadas entre sí posteriormente por una depresión profunda denominada *fosa intercondílea.*

▪ **CÓNDILOS FEMORALES.** Los cóndilos son dos, uno medial y otro lateral. El medial está notablemente proyectado en sentido medial al eje del fémur; además, es más estrecho que el lateral.

Los cóndilos presentan una cara inferior, una cara posterior y dos caras colaterales.

1. Caras inferior y posterior. Están ocupadas por una superficie articular que corresponde a la rótula y a la tibia. En esta superficie articular se distinguen dos partes: anteriormente la cara rotuliana y posteriormente los cóndilos propiamente dichos (figs. 237 y 239).

La *cara rotuliana o tróclea femoral* está separada de los cóndilos propiamente dichos por dos depresiones denominadas *ranuras condilotrocleares,* que se extienden oblicuamente de anterior a posterior desde el borde lateral de cada cóndilo hasta el extremo anterior de la fosa intercondílea. La ranura medial es ligeramente más anterior que la lateral (fig. 289).

La *cara rotuliana* se compone de dos vertientes laterales convexas, unidas por una garganta anteroposterior y roma. La vertiente lateral es más extensa, ancha y saliente anteriormente que la vertiente medial.

Los *cóndilos propiamente dichos* son la continuación posterior de las vertientes de la cara rotuliana, y están separados entre sí por una depresión ancha y profunda denominada *fosa intercondílea,* que reemplaza la garganta de la tróclea de la cara rotuliana. Se incurvan posterior y superiormente y ocupan la totalidad de la cara posterior. Los cóndilos describen una curva espiral cuyo radio de curvatura disminuye de anterior a posterior. La superficie del cóndilo medial es 2 cm más larga que la del cóndilo lateral.

La *fosa intercondílea* es irregular y rugosa; se halla perforada por agujeros vasculares y presenta, sobre sus caras lateral y medial, las impresiones de inserción de los ligamentos cruzados de la rodilla.

En la cara anterior del extremo inferior se observa, superior a la cara rotuliana, una superficie ligeramente deprimida de forma triangular: la *fosa supratroclear*. La fosa supratroclear corresponde, durante la extensión, a la parte superior de la rótula.

El extremo inferior del fémur presenta también en su cara posterior, en sentido ligeramente superior a cada cóndilo, unas rugosidades más o menos prominentes denominadas *tubérculos supracondíleos medial y lateral* (fig. 243). En estos tubérculos se insertan ciertos fascículos de las cabezas del músculo gastrocnemio. Presentan un desarrollo muy variable y pueden hallarse ausentes.

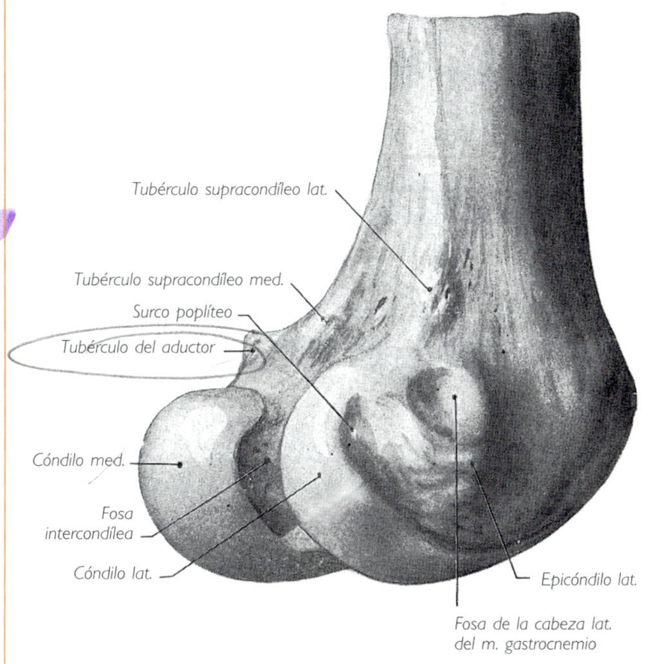

Fig. 243 ▪ Extremo inferior del fémur (caras lateral y posterior).

2. Caras colaterales. Estas dos caras presentan una apariencia diferente en cada cóndilo.

En el *cóndilo medial* (figura 242) se observa: *a)* hacia su parte media, una eminencia que finaliza en una arista vertical, el *epicóndilo medial; b)* en la vertiente posterior del epicóndilo medial, una depresión que constituye la impresión de inserción del ligamento colateral tibial de la articulación de la rodilla; *c)* superior y posteriormente a esta impresión, en el extremo inferior de la línea supracondílea medial de la línea áspera, una eminencia muy prominente, el *tubérculo del aductor*, y *d)* inferior y posteriormente a este tubérculo, una depresión rugosa destinada a la inserción de la cabeza medial del músculo gastrocnemio.

En el *cóndilo lateral* (fig. 243) se observa: *a)* hacia su parte media, el *epicóndilo lateral*, que es menos saliente que el epicóndilo medial; *b)* inferior y posteriormente al epicóndilo lateral, una depresión que se extiende a lo largo del borde inferior de la cara lateral, en la cual se fija el tendón del músculo poplíteo, y *c)* superior y posteriormente al epicóndilo lateral, una depresión en la que se inserta la cabeza lateral del músculo gastrocnemio. Entre esas dos fosas se encuentra una eminencia horizontal, la parte anterior de la cual está marcada por la impresión de inserción del ligamento colateral peroneo.

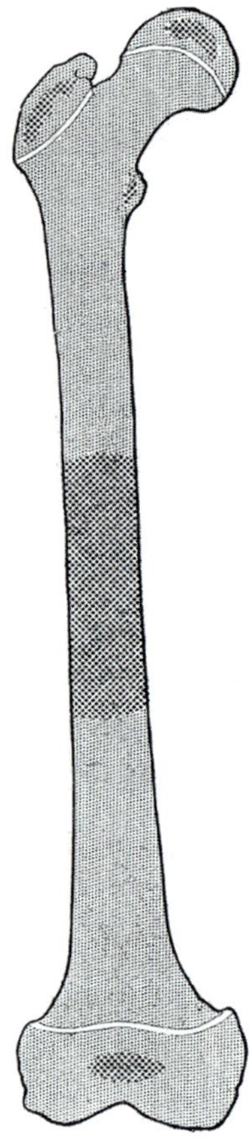

Fig. 244 ▪ Centros de osificación del fémur.

Surcos supracondíleos y rampas capsulares (Chevrier). ❑ Se observa en cada cóndilo, a lo largo de su límite inferior, un surco laterosupracondíleo curvo, cuya profundidad disminuye de posterior a anterior. Este surco se halla limitado superiormente por una cresta, denominada *rampa capsular,* en la cual se inserta la cápsula articular.

El surco y la rampa se hallan menos definidos en el cóndilo medial que en el lateral.

■ **ARQUITECTURA.** Como todos los huesos largos, el cuerpo del fémur está formado por una vaina gruesa de tejido óseo compacto que envuelve la cavidad medular. Suele terminar inferiormente a la altura de la bifurcación de la línea áspera, y superiormente a nivel del trocánter menor. Los extremos del fémur se componen de tejido óseo esponjoso envuelto por una lámina de tejido óseo compacto. La vaina compacta presenta, en la parte inferior del cuello del fémur, un engrosamiento denominado originariamente por Rodet *lámina ósea subtrocanteriana.*

Las trabéculas de tejido óseo esponjoso están dispuestas de manera que ofrecen la mayor resistencia posible a las presiones experimentadas por los extremos óseos. Así pues, en el extremo superior se observa un sistema de trabéculas implantadas oblicuamente sobre la pared compacta del cuello, que se entrecruzan en ojiva en la unión del cuello con la cabeza, prosiguen su trayecto y terminan en la superficie articular siguiendo la dirección de los radios de la superficie esférica. Culman y H. Meyer han demostrado que esta estructura obedece a las leyes de la estratigrafía.

■ **OSIFICACIÓN** (fig. 244). El fémur se desarrolla a partir de cinco centros de osificación: uno primario y cuatro secundarios. ❑ El centro primario forma el cuerpo del fémur y aparece al inicio del segundo mes de vida fetal.

Los cuatro centros secundarios están destinados a la cabeza del fémur, al trocánter mayor, al trocánter menor y al extremo inferior del fémur. Este último centro comienza a formarse algunos días antes del nacimiento y mide, en el feto a término, de 4 a 8 mm de longitud. Este dato se ha utilizado en medicina legal y forense para determinar la edad de cadáveres de recién nacidos. ❑ El centro de osificación de la cabeza del fémur aparece de los 6 meses a los 2 años, el del trocánter mayor de los 3 a los 6 años y el del trocánter menor de los 7 a los 11 años (Puyhaubert).

Los centros epifisarios superiores se unen a la diáfisis de los 16 a los 18 años; los del extremo inferior se sueldan al cuerpo del hueso de los 18 a los 24 años.

RÓTULA

La rótula, situada en la parte anterior de la rodilla, es un hueso sesamoideo desarrollado en el tendón del músculo cuádriceps femoral.

Es triangular de base superior y aplanada de anterior a posterior. Se describen en ella dos caras (una anterior y otra posterior), una base superior, un vértice inferior y dos bordes (uno lateral y otro medial).

1. Cara anterior. Es convexa y se halla perforada por numerosos agujeros vasculares; presenta surcos verticales ocasionados por el paso de los fascículos más anteriores del tendón del músculo cuádriceps femoral (fig. 245).

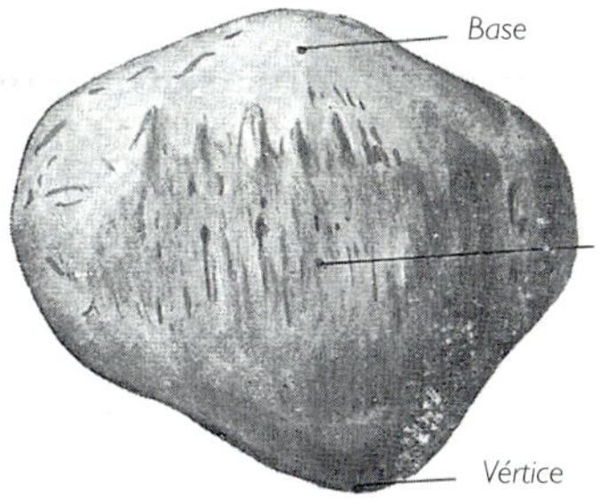

Fig. 245 ▪ Rótula (visión anterior).

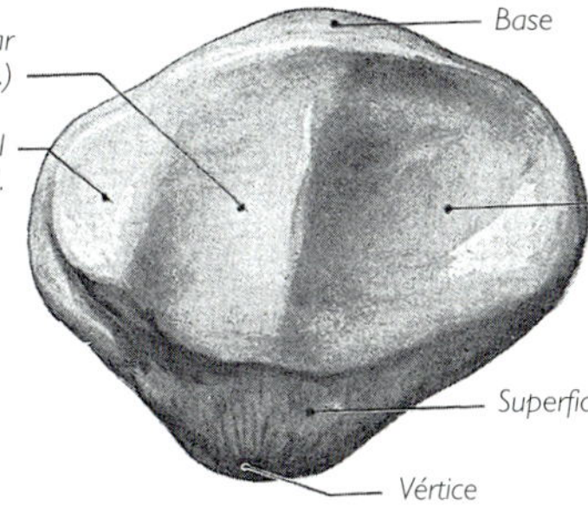

Fig. 246 ▪ Rótula (visión posterior).

2. Cara posterior. Esta cara comprende dos partes, una superior articular y otra inferior (fig. 246).

La parte superior o *cara articular* ocupa los tres cuartos superiores de la cara posterior de la rótula. Corresponde a la cara rotuliana femoral. Se observa en ella una cresta roma y casi vertical, que está relacionada con la garganta de la cara rotuliana del fémur, y dos carillas laterales cóncavas. ❑ La *carilla lateral* es más ancha y excavada que la medial, y se adapta a la vertiente lateral de la cara rotuliana del fémur. ❑ La *carilla medial* es muy ligeramente cóncava y está en relación con la vertiente medial de la cara rotuliana del fémur; presenta, a lo largo de su borde libre, una impresión separada del resto de la carilla medial por una línea saliente y oblicua en sentido inferior y medial. Esta impresión se debe a que, en la flexión forzada de la pierna, se trata de la única parte de la carilla medial que se apoya y se desliza sobre el cóndilo medial, mientras que el resto de esta carilla se sitúa frente a la fosa intercondílea del fémur.

La *parte inferior* de la cara posterior de la rótula es rugosa y se halla perforada por agujeros. Está en relación con el pliegue sinovial infrarrotuliano. Una línea ligeramente prominente, curva y de concavidad superior, la separa de la cara articular.

3. Base. La base es triangular de vértice posterior y se halla inclinada anteriormente. Aproximadamente en su mitad anterior se fija el tendón del músculo cuádriceps femoral y, posteriormente, cerca de la cara articular, la cápsula de la articulación. Entre las dos inserciones, tendinosa y capsular, la superficie ósea es lisa.

4. Vértice. El vértice está orientado inferiormente y en él se inserta el ligamento rotuliano.

5. Bordes lateral y medial. Son muy convexos. En cada uno de ellos se fijan el músculo vasto lateral o medial y el retináculo rotuliano correspondientes.

III. ESQUELETO DE LA PIERNA

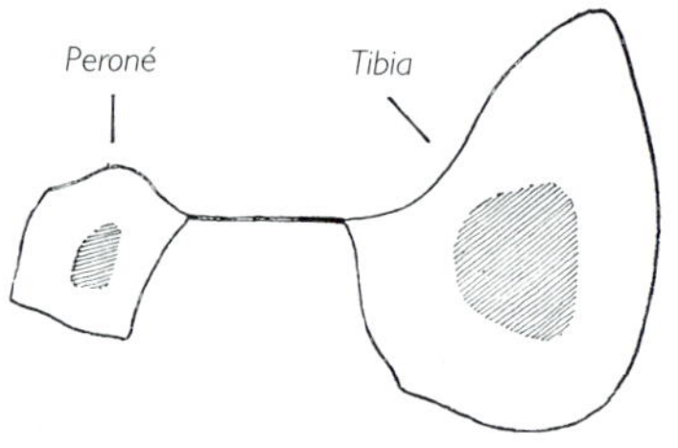

Fig. 247 ▪ Corte transversal de los huesos de la pierna.

El esqueleto de la pierna está constituido por dos huesos largos: uno medial y voluminoso, que es la *tibia,* y otro lateral, que es el *peroné.* La tibia y el peroné están articulados entre sí por sus extremos y se hallan separados uno del otro, en todo el resto de su extensión, por un espacio alargado denominado *espacio interóseo de la pierna* (fig. 247).

TIBIA

La tibia es un hueso largo y voluminoso, situado en la parte medial de la pierna. Se articula superiormente con el fémur e inferiormente con el astrágalo.

Se orienta verticalmente y forma con el fémur un ángulo obtuso abierto lateralmente. La tibia no es rectilínea, sino que está contorneada en forma de S cursiva muy alargada, y presenta una ligera concavidad lateral en su parte superior y medial en su parte inferior (fig. 248).

Describiremos en la tibia un cuerpo, un extremo superior y un extremo inferior.

A. Cuerpo

Es más ancho en sus dos extremos que en su parte media. La región más estrecha corresponde a la unión del tercio inferior con los dos tercios superiores del hueso. Es de forma prismática triangular, y se describen en él tres caras y tres bordes.

CARAS. Son tres: medial, lateral y posterior.

1. Cara medial. La cara medial es lisa y plana; se halla en relación con los tegumentos excepto en su parte superior, donde se insertan los músculos sartorio, grácil y semitendinoso (figs. 248 y 249). Estas inserciones se llevan a cabo en una zona rugosa próxima al borde anterior del hueso. Otra zona rugosa situada a cierta distancia posterior a la precedente, a lo largo del borde medial del hueso, corresponde a la inserción inferior del ligamento colateral tibial de la rodilla.

2. Cara lateral. La cara lateral presenta, en su mitad superior, una depresión longitudinal en la que se inserta el músculo tibial anterior (figs. 248 y 249).

La parte inferior de esta cara es convexa; se halla desviada anteriormente y se convierte en anterior.

3. Cara posterior. La cara posterior está cruzada en su parte superior por una cresta rugosa y oblicua inferior y medialmente, denominada *línea del sóleo,* sobre la cual se inserta el músculo sóleo (figs. 250 y 251). En la línea del sóleo también se insertan el músculo poplíteo a lo largo de su labio superior, y los músculos tibial posterior y flexor largo de los dedos a lo largo de su labio inferior.

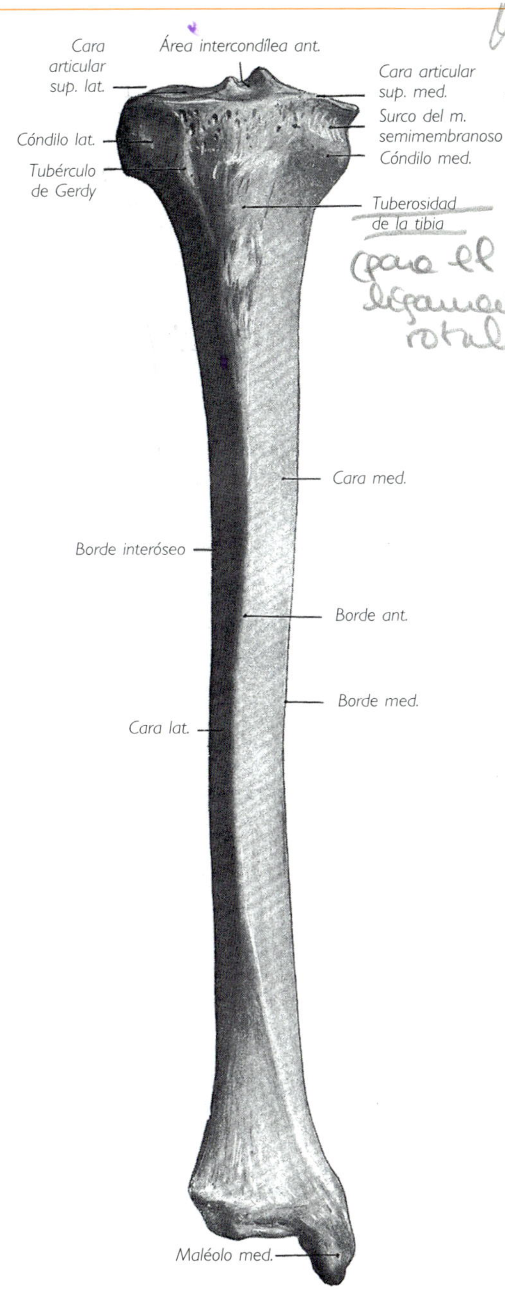

Fig. 248 ▪ Tibia (visión anterior).

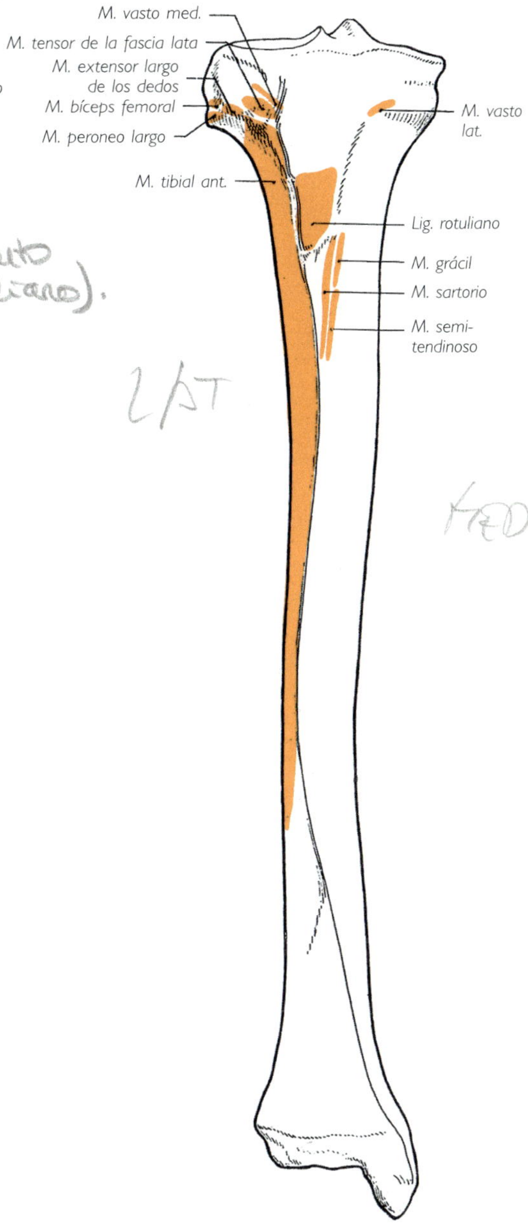

Fig. 249 ▪ Tibia (visión anterior). Inserciones musculares.

Esta línea divide la cara posterior de la tibia en dos segmentos. ❑ En el segmento superior, de forma triangular, se fija el músculo poplíteo; ❑ el segmento inferior se halla dividido por una cresta vertical en dos superficies largas y lisas. En la superficie me-

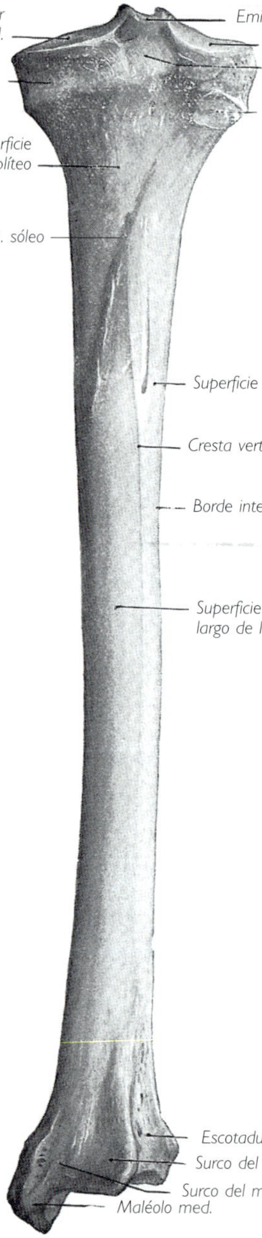

Fig. 250 ▪ Tibia (visión posterior).

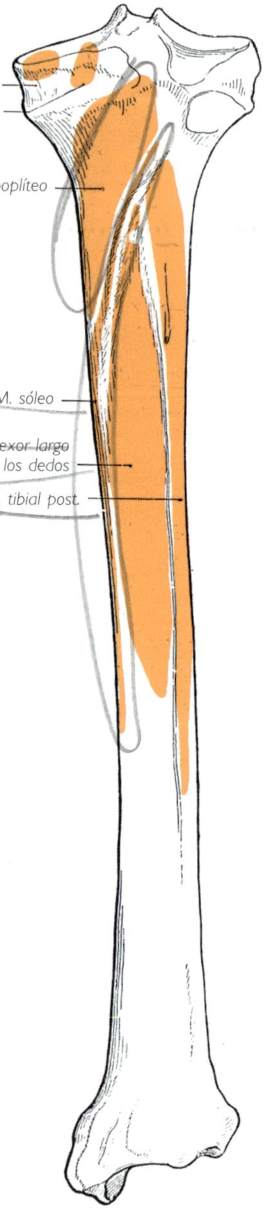

Fig. 251 ▪ Tibia (visión posterior). Inserciones musculares.

dial se inserta el músculo flexor largo de los dedos; en la lateral, el músculo tibial posterior. El agujero nutricio principal del hueso suele situarse un poco superior a la línea del sóleo.

BORDES. Las tres caras están separadas por tres bordes: anterior, interóseo y medial.

1. Borde anterior. Contorneado en forma de *S* cursiva, es cortante en los tres cuartos superiores del hueso, lo cual le ha valido el nombre de *cresta de la tibia.* Se pierde superiormente en la tuberosidad de la tibia. Inferiormente se vuelve romo y se desvía en sentido medial.

2. Borde interóseo. El borde interóseo es lateral y constituye una arista aguda en que se inserta la membrana interósea de la pierna. Se bifurca cerca del extremo inferior del hueso (fig. 250).

3. Borde medial. Es romo en su parte superior y prominente en su parte inferior.

B. Extremo superior

El extremo superior es voluminoso, alargado transversalmente y un poco desviado posteriormente. Está formado por dos cóndilos (uno lateral y otro medial) que sostienen las caras articulares superiores de la tibia.

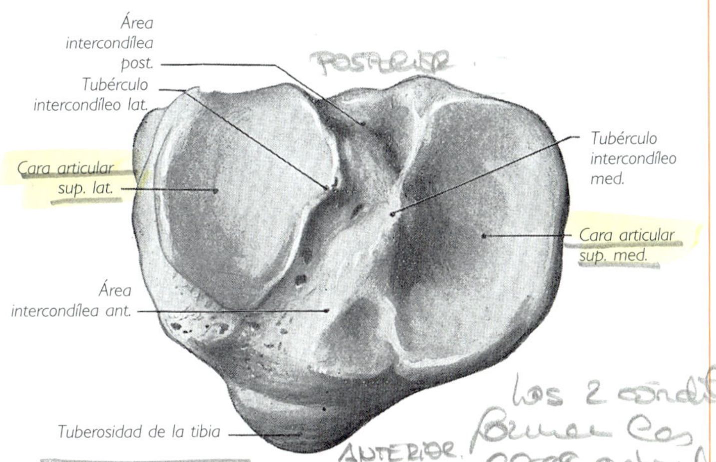

Fig. 252 ▪ Cara articular superior de la tibia.

Las dos caras articulares (cóndilos o cavidades glenoideas) están separadas posteriormente por una depresión y anteriormente por una superficie triangular cuyo vértice inferior termina en una gruesa eminencia denominada *tuberosidad de la tibia* (fig. 248). La tuberosidad de la tibia es muy saliente e irregular inferiormente; en ella se inserta el ligamento rotuliano.

CARAS LATERALES. ❑ Las caras laterales del extremo superior forman el *borde infraarticular.* Son curvas, miden 2 cm de altura y presentan una configuración diferente una de otra.

El *cóndilo medial* presenta: *a)* posteriormente, la impresión de inserción del tendón directo del músculo semimembranoso, y *b)* medialmente, un surco transversal donde se desliza el tendón reflejo de este músculo.

El *cóndilo lateral* presenta: ❑ *a)* lateral y posteriormente, una cara articular plana, redondeada y orientada inferior, posterior y lateralmente; es la *cara articular para el peroné,* destinada a articularse con la cabeza del peroné; ❑ *b)* lateral y anteriormente, una eminencia denominada *tubérculo de Gerdy,* y *c)* una cresta oblicua inferior y anteriormente que se extiende desde el tubérculo de Gerdy hasta el borde lateral de la tuberosidad de la tibia. En el tubérculo de Gerdy y en esta cresta se insertan los músculos tibial anterior y tensor de la fascia lata (fig. 249).

CARA ARTICULAR SUPERIOR. ❑ La cara superior de los cóndilos de la tibia constituye una especie de plataforma horizontal denominada cara articular superior, en la que se distinguen tres partes: dos articulares laterales, denominadas *caras articulares superiores,* y una media, denominada *área intercondílea* (fig. 252).

Las *caras articulares superiores* son dos, una lateral y otra medial. Se articulan con los cóndilos del fémur. La *cara articular superior medial* es más cóncava, más larga y menos ancha que la lateral. Esta última es ligeramente cóncava en sentido transversal, y casi plana y a veces incluso ligeramente convexa de anterior a posterior. Está limitada por un borde menos definido que el de la cara articular superior medial, sobre todo anteriormente (Radoïévitch). ❑ En sus partes contiguas, las caras articulares superiores se elevan y forman las caras laterales de una *eminencia intercondílea,* que ocupa la parte media del área intercondílea.

El *área intercondílea* se halla dividida en tres partes: una media, que es saliente, y las *áreas intercondílea anterior* e *intercondílea posterior.*

La parte media constituye una superficie saliente con dos tubérculos, que se hallan más próximos al borde posterior de la cara articular superior que a su borde anterior, y en la cual los dos *tubérculos intercondíleos* se hallan separados entre sí por una depresión anteroposterior poco profunda.

Cada uno de estos tubérculos constituye el muro de sostén de la parte interna o central, elevada superiormente, de la cara articular correspondiente.

Las *áreas intercondílea anterior* e *intercondílea posterior* están situadas anterior y posteriormente a la eminencia intercondílea. Son dos superficies rugosas y triangulares en las que se insertan los ligamentos cruzados y los meniscos de la articulación de la rodilla. El área intercondílea posterior es más estrecha, más excavada y mucho más inclinada inferiormente que la anterior.

En el espacio interglenoideo se insertan los meniscos de la articulación de la rodilla y los ligamentos cruzados.

C. Extremo inferior

Es menos voluminoso que el superior pero, al igual que éste, se extiende más en sentido transversal que anteroposterior.

Presenta una forma irregularmente cúbica. Se describen cinco caras:

1. Cara anterior. La cara anterior es convexa y lisa; es continuación de la cara lateral del cuerpo del hueso (fig. 248). ❑ En esta cara se aprecia, un poco superior al borde anterior de la cara articular inferior, un relieve casi transversal. La cápsula de la articulación del tobillo se inserta en el límite inferior de este relieve (Hovelacque).

2. Cara posterior. Es ligeramente convexa. Presenta una depresión poco profunda destinada al paso del tendón del músculo flexor largo del dedo gordo (fig. 250).

3. Cara lateral. Está excavada en forma de canal, constituyendo la *escotadura peroneal,* que está limitada por las dos ramas de bifurcación del borde interóseo de la tibia. Esta escotadura es rugosa superiormente y lisa en su parte inferior, donde se aplica contra el extremo inferior del peroné (fig. 253).

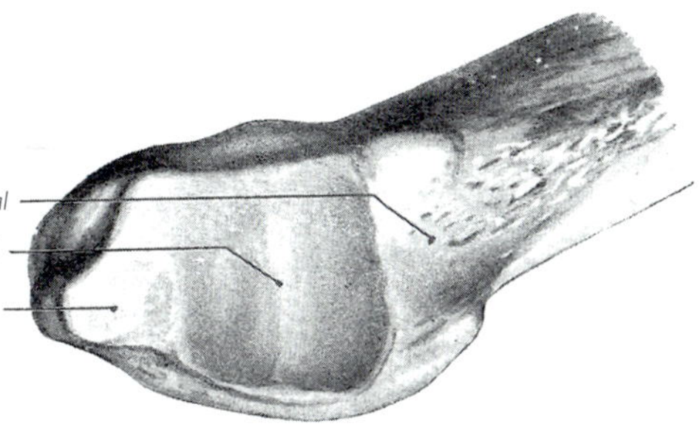

Fig. 253 ▪ Extremo inferior de la tibia (caras inferior y lateral).

4. Cara medial. Esta cara se prolonga inferiormente por medio de una apófisis voluminosa y aplanada transversalmente, el *maléolo medial.* ❑ La cara medial del maléolo es convexa y está en contacto con la piel. ❑ La cara lateral presenta una superficie articular, triangular de base anterior, en relación con el astrágalo. ❑ El borde anterior es grueso y rugoso, y en él se inserta la capa superficial del ligamento medial de la articulación del tobillo. ❑ El borde posterior es muy ancho y presenta un surco oblicuo inferior y medialmente, a veces doble, en relación con los tendones de los músculos tibial posterior y flexor largo de los dedos (fig. 250). ❑ El vértice se halla dividido por una escotadura en dos tubérculos, de los cuales el anterior es más saliente que el posterior; en ellos se insertan fascículos de las capas superficial y profunda del ligamento medial de la articulación del tobillo.

5. Cara inferior. Se trata de una superficie articular cuadrilátera, cóncava de anterior a posterior y más ancha lateral que medialmente (fig. 253). Está dividida en dos partes por una cresta roma anteroposterior que corresponde a la garganta de la tróclea astragalina. Presenta continuidad medialmente con la del maléolo medial.

■ **ARQUITECTURA.** La cavidad medular se sitúa en la parte media de la diáfisis. Las trabéculas de tejido óseo esponjoso diafisario adoptan, en la unión de los tercios medio e inferior, una dirección espiral que refuerza la estática de la tibia y explica la dirección de la línea de fractura en la fractura de Gosselin (Coulouma). Los extremos están constituidos por una masa de tejido óseo esponjoso recubierta por una delgada lámina de tejido óseo compacto. En el extremo superior, las trabéculas principales son lateralmente perpendiculares a las superficies articulares, mientras que en el centro se entrecruzan en arcadas cuyas aberturas se orientan inferiormente.

■ **OSIFICACIÓN.** La tibia se forma a partir de cuatro centros de osificación (fig. 254): *a)* un centro primario para el cuerpo del hueso, que aparece al inicio del segundo mes de vida fetal, y *b)* tres centros secundarios,

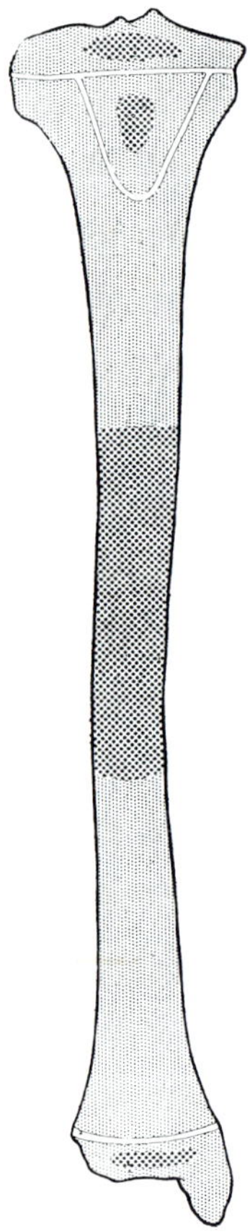

Fig. 254 ■ Centros de osificación de la tibia.

uno para la cara articular superior, otro para la tuberosidad de la tibia y el tercero para el extremo inferior. El centro secundario de la cara articular superior aparece en el nacimiento; el del extremo inferior, durante el segundo año, y el de la tuberosidad de la tibia se desarrolla a los 13 años. ❑ Los centros de osificación de la epífisis superior se unen al resto del hueso de los 18 a los 24 años; el centro inferior, de los 16 a los 18 años.

PERONÉ

El peroné o fíbula es un hueso largo y delgado, situado en la parte lateral de la pierna; se articula superiormente con la tibia e inferiormente con la tibia y el astrágalo. Ofrece para su estudio un cuerpo y dos extremos, uno superior y otro inferior.

A. Cuerpo

El cuerpo del peroné es prismático triangular; se describirán, por tanto, tres caras y tres bordes.

CARAS. Hay tres: lateral, medial y posterior.

1. Cara lateral. La cara lateral es convexa superiormente y se halla deprimida a modo de canal longitudinal en su parte media. En ella se insertan los músculos peroneo largo y peroneo corto (figs. 247, 255 y 256). Esta cara está dividida en su extremo inferior por una cresta oblicua inferior y posteriormente en dos segmentos: el anterior es triangular y subcutáneo; el posterior se desvía posteriormente y sobre él se deslizan los tendones de los músculos peroneos.

2. Cara medial. Está dividida en dos segmentos muy alargados por una cresta longitudinal, denominado *borde interóseo,* en la cual se fija la membrana interósea de la pierna (figs. 247, 257, 258 y 412). Anteriormente al borde interóseo, en la cara medial, se insertan los músculos extensor largo de los dedos y tercer peroneo; posteriormente a este borde, la cara medial se halla deprimida en canal en sus dos tercios superiores, donde se inserta el músculo tibial posterior.

3. Cara posterior. Superiormente, esta cara es estrecha, convexa y rugosa; en ella se inserta el músculo sóleo (figs. 259 y 260). En el resto de su extensión es más ancha y está cubierta por las inserciones del músculo flexor largo del dedo gordo. En el cuarto inferior del hueso, la cara posterior se vuelve medial y se sitúa en el mismo plano que

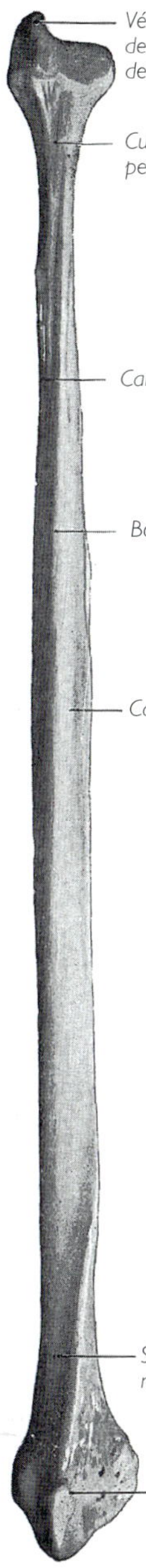

Fig. 255 ▪ Peroné (visión lateral).

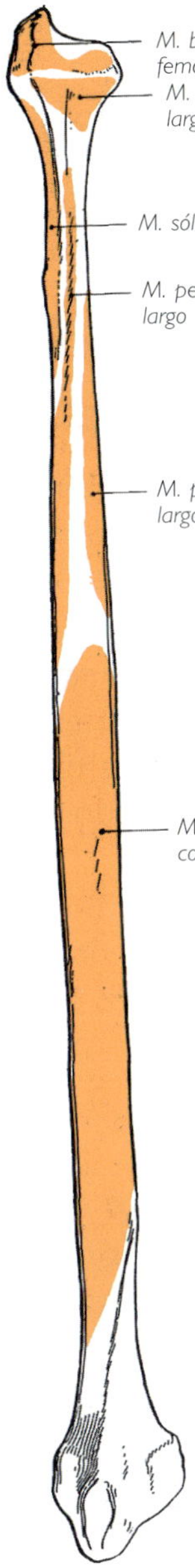

Fig. 256 ▪ Peroné (visión lateral). Inserciones musculares.

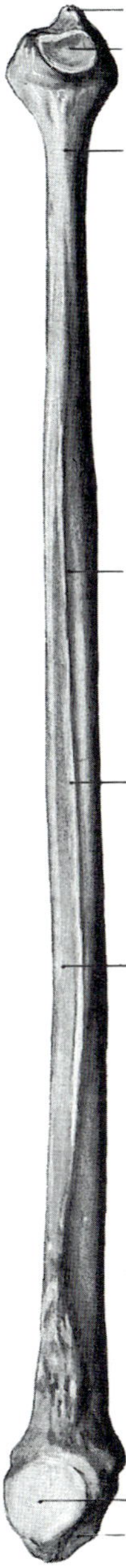

Fig. 257 ▪ Peroné (visión medial).

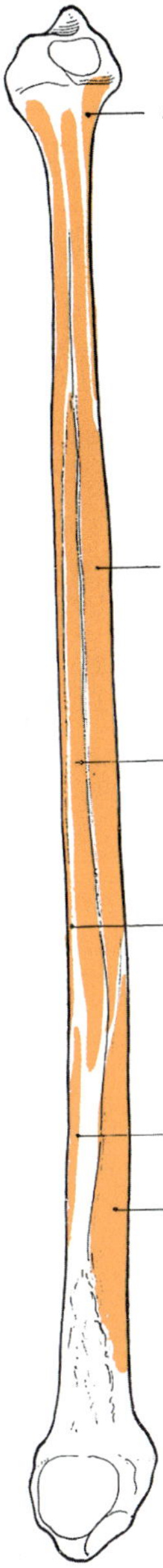

Fig. 258 ▪ Peroné (visión medial). Inserciones musculares.

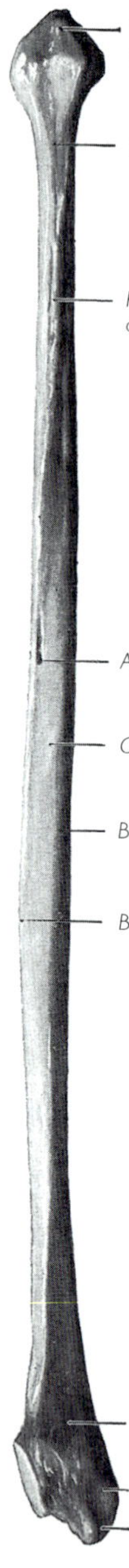

Fig. 259 ▪ Peroné (visión posterior).

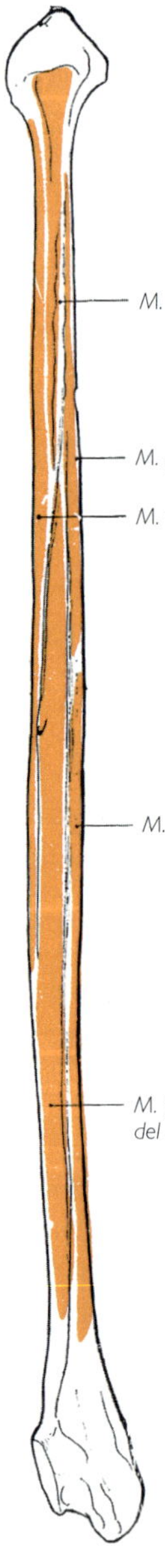

Fig. 260 ▪ Peroné (visión posterior). Inserciones musculares.

la cara medial. ❑ El agujero nutricio principal suele localizarse hacia la parte media de la cara posterior.

■ **BORDES.** Las tres caras están separadas por un borde anterior, un borde interóseo y un borde posterior.

1. Borde anterior. Es delgado y cortante, sobre todo en su parte media, y presenta continuidad inferiormente con el borde anterior del maléolo lateral.

2. Borde interóseo. Este borde se halla muy marcado en su parte media y se adelgaza hacia los extremos del hueso, sobre todo en el extremo inferior.

3. Borde posterior. Es romo superiormente y prominente en sus dos tercios inferiores (fig. 259).

B. Extremo superior

También denominado *cabeza del peroné,* se trata de una dilatación cónica de base superior, cuyo vértice truncado presenta continuidad con el cuerpo del hueso por medio de una parte estrecha denominada *cuello del peroné.*

La *cara superior* o *base* presenta en su parte medial una superficie articular plana que se orienta superior, medial y un poco anteriormente. Esta superficie se articula con la cara articular para el peroné del extremo superior de la tibia. ❑ Lateral y superior a la superficie articular, se eleva una eminencia rugosa, denominada *vértice de la cabeza del peroné,* sobre la cual se fija la parte posterior del tendón del músculo bíceps femoral y el ligamento colateral peroneo. Del vértice de la cabeza del peroné parte un contrafuerte anterior, en el cual se insertan el músculo bíceps femoral y el ligamento colateral peroneo.

Anterior, posterior y lateralmente, el extremo superior del peroné está cubierto por rugosidades determinadas por las inserciones de los músculos peroneo largo y sóleo.

C. Extremo inferior

Recibe el nombre *maléolo lateral.*

El *maléolo lateral* es alargado de superior a inferior y aplanado transversalmente. Es más largo y voluminoso que el maléolo medial y desciende más que éste. ❑ La *cara lateral* del maléolo lateral comprende, al igual que la parte inferior de la cara lateral del peroné, dos segmentos separados por la misma cresta oblicua (fig. 255). El segmento anterior es convexo y liso; se orienta lateralmente y es subcutáneo. El segmento posterior, también denominado *cara posterior del maléolo lateral,* se dirige posteriormente; se halla deprimido formando un surco en el que se deslizan los tendones de los músculos peroneos. ❑ La *cara medial* (fig. 257) presenta una cara articular maleolar, triangular de base superior y convexa, que se articula con el astrágalo. Superiormente a esta cara articular se encuentra una superficie rugosa sobre la que se implanta el ligamento tibioperoneo interóseo. Inferior y posteriormente a la cara articular, se observa una depresión en la que se fija el ligamento astragaloperoneo posterior. ❑ Los *bordes anterior* y *posterior* del maléolo lateral son rugosos. En el borde anterior se insertan superiormente el ligamento tibioperoneo anterior e inferiormente los ligamentos astragaloperoneo anterior y calcaneoperoneo. En el borde posterior se inserta el ligamento tibioperoneo posterior. ❑ El *vértice* es romo y presenta, al igual que el del maléolo medial, una escotadura situada en sentido inmediatamente anterior al punto más saliente del vértice del maléolo y en la que se implanta parcialmente el ligamento calcaneoperoneo de la articulación del tobillo.

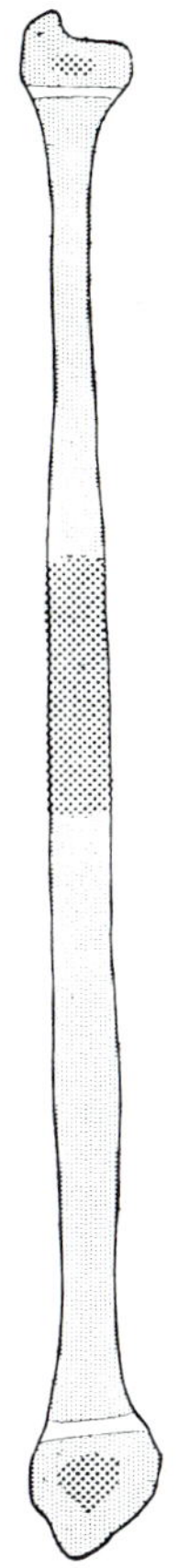

Fig. 261 ▪ Centros de osificación del peroné.

ARQUITECTURA. El peroné está formado en su parte media por una vaina de tejido óseo compacto que envuelve una cavidad medular muy estrecha. Los extremos son esponjosos y se hallan envueltos por tejido óseo compacto.

OSIFICACIÓN. El peroné procede de un centro de osificación primario para el cuerpo y de un centro de osificación secundario para cada extremo. ❑ El centro de osificación primario se forma del 30.° al 40.° día de vida fetal (fig. 261). ❑ El centro secundario inferior se desarrolla de los 15 meses a los 2 años y medio; el centro secundario superior, de los 3 a los 6 años (Puyhaubert). El primero se suelda a la diáfisis de los 18 a los 19 años; el segundo de los 19 a los 20 años (Sappey).

IV. ESQUELETO DEL PIE

El pie se compone, al igual que la mano, de tres grupos de huesos, que forman el tarso, el metatarso y las falanges (figs. 262 y 263).

TARSO

El tarso es un macizo óseo que ocupa la mitad posterior del pie. Está formado por siete huesos cortos dispuestos en dos filas, una anterior y otra posterior. La fila posterior está constituida por dos huesos, el *astrágalo* o *talus* y el *calcáneo.* La fila anterior consta de cinco: el *hueso cuboides,* el *hueso navicular* y los tres *huesos cuneiformes.* El as-

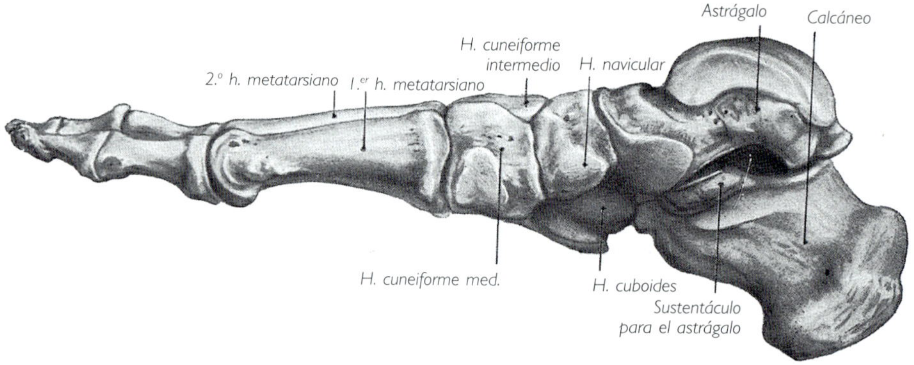

Fig. 262 ▪ Esqueleto del pie (visión medial).

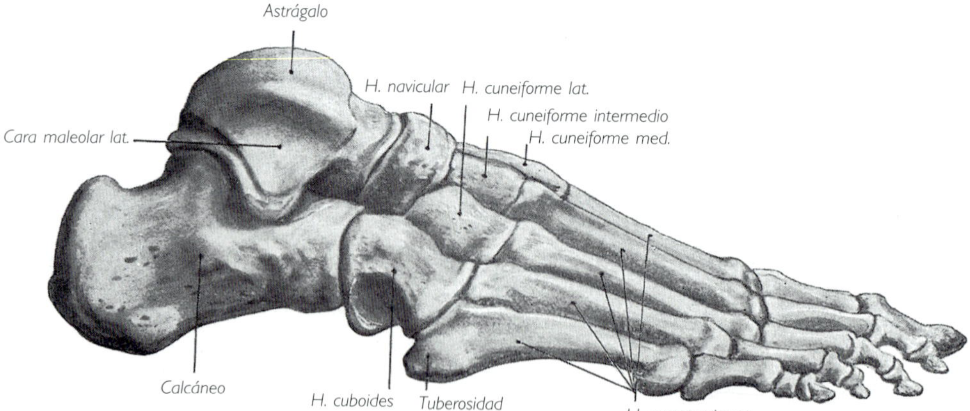

Fig. 263 ▪ Esqueleto del pie (visión lateral).

trágalo y el calcáneo se hallan superpuestos. Los cinco huesos de la segunda fila, por el contrario, están yuxtapuestos. En consecuencia, el tarso es más estrecho posterior que anteriormente, aun cuando los huesos de la fila posterior sean más voluminosos que los otros.

Los siete huesos del tarso se articulan de manera que forman una bóveda cóncava inferiormente, sobre la que reposa todo el peso del cuerpo.

A. Astrágalo o talus

El astrágalo o talus es un hueso corto, aplanado de superior a inferior y alargado de anterior a posterior. Forma el vértice de la bóveda tarsiana y se articula superiormente con los huesos de la pierna, inferiormente con el calcáneo y anteriormente con el hueso navicular.

En el astrágalo se distinguen tres segmentos: ❑ *a)* un segmento posterior voluminoso, denominado *cuerpo del astrágalo,* que comprende cerca de los tres cuartos posteriores del hueso; ❑ *b)* un segmento anterior redondeado, denominado *cabeza del astrágalo,* y ❑ *c)* un segmento intermedio corto y estrecho, denominado *cuello del astrágalo.*

El astrágalo presenta seis caras, que se exponen a continuación.

1. Cara superior. La cara superior se halla ocupada, en toda la extensión del cuerpo del hueso, por una superficie articular en forma de polea, convexa de anterior a posterior y cóncava transversalmente, denominada *tróclea del astrágalo* o *tróclea astragalina* (fig. 264). La tróclea astragalina se articula con la tibia. Es más ancha anterior que posteriormente. Su vertiente medial es un poco más estrecha que la lateral. Está limitada lateralmente por dos bordes semicirculares: el borde medial es romo; el lateral, más elevado que el medial, es agudo en su parte media y cortado en bisel hacia sus extremos, sobre todo posteriormente, donde el borde lateral de la polea está constituido por una carilla triangular muy alargada de base posterior (fig. 264).

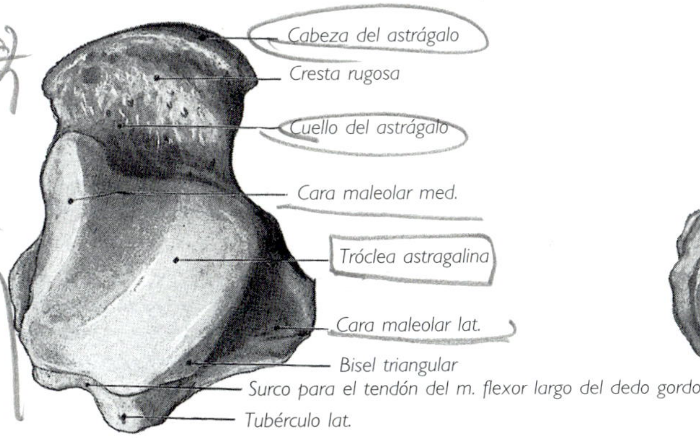

Fig. 264 ▪ Astrágalo (cara superior).

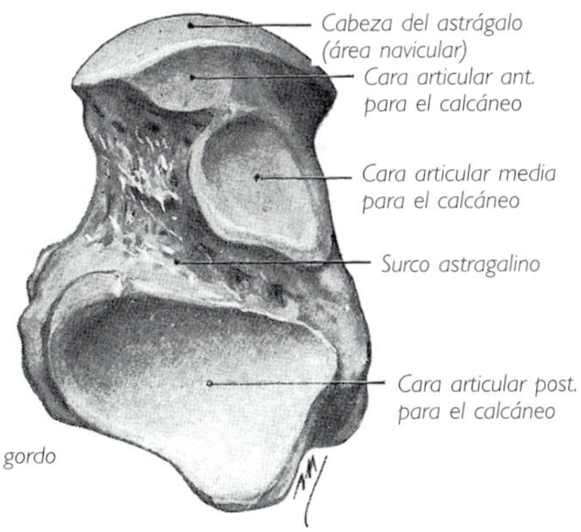

Fig. 265 ▪ Astrágalo (cara inferior).

Anteriormente a la tróclea astragalina, la cara superior del astrágalo se estrecha y corresponde al cuello. Está inclinada medialmente y deprimida en forma de surco transversal, que recibe el reborde anterior de la tibia en los movimientos de flexión de la pierna sobre el pie. Presenta una cresta rugosa transversal para la fijación de la cápsula articular del tobillo y del ligamento astragalonavicular.

2. Cara inferior. La cara inferior se articula con el calcáneo mediante dos superficies articulares, una anterior y otra posterior, separadas entre sí por un surco (fig. 265). ❑ Este surco, denominado *surco astragalino,* es oblicuo anterior y lateralmente y se ensancha de posterior a anterior. Su superficie, así como la del surco correspondiente del calcáneo, está cubierta de rugosidades determinadas por la inserción del ligamento astragalocalcáneo interóseo. ❑ Las dos superficies articulares orientan su eje mayor en el mismo sentido que el surco que las separa. ❑ La *superficie anterior* es convexa y suele hallarse dividida en dos *caras articulares (anterior y media) para el calcáneo.* Forma parte de la superficie articular de la cabeza del astrágalo (v. *Cara anterior*). ❑ La superficie posterior o *cara articular posterior para el calcáneo* presenta la forma de un segmento de cilindro hueco cuya concavidad sigue el eje mayor de la cara articular. En más o menos un tercio de los casos, se prolonga anteriormente sobre la parte anterolateral del cuerpo del hueso, que en los movimientos de flexión o rotación del pie se apoya en la apófisis mayor del calcáneo (Morestin) (fig. 265).

3. Cara lateral. Esta cara se articula con el maléolo lateral mediante una cara articular lisa, triangular de base superior y cóncava de superior a inferior, denominada *cara maleolar lateral* (cara peronea) (fig. 266). La base de esta cara se confunde con el borde lateral de la tróclea astragalina; ❑ el vértice inferior, proyectado lateralmente, se apoya en una eminencia de la cara lateral conocida por el nombre de *apófisis lateral del astrágalo.* ❑ Anteriormente a la cara maleolar lateral, la cara lateral del astrágalo está constituida por la cara lateral rugosa del cuello, que se halla deprimido en relación con la cara maleolar lateral.

4. Cara medial. La cara medial presenta en su parte superior una cara articular en forma de coma con el extremo grueso en la parte anterior y cuyo borde convexo se con-

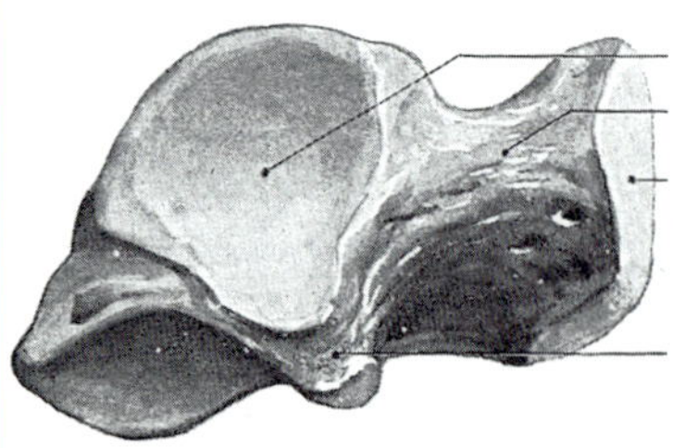

Fig. 266 ▪ Astrágalo (cara lateral).

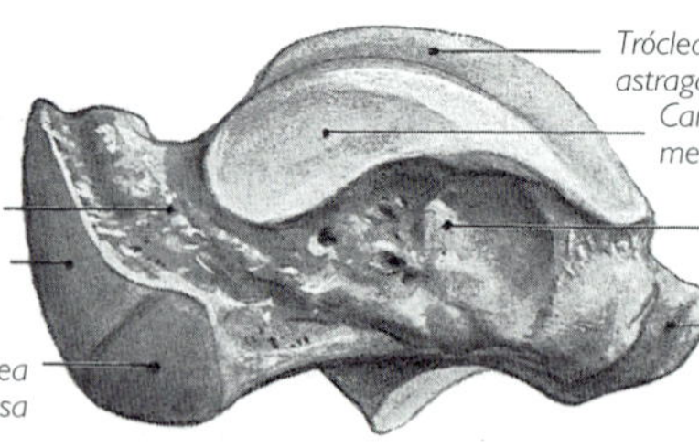

Fig. 267 ▪ Astrágalo (cara medial).

funde con el borde medial de la tróclea astragalina (fig. 267): es la *cara maleolar medial* (cara tibial), que se articula con el maléolo medial. ❑ Inferiormente a esta cara se observa una superficie rugosa y excavada, sobre la cual se fija el fascículo profundo del ligamento medial de la articulación del tobillo. Anteriormente a la cara maleolar medial, la cara medial del astrágalo se continúa en la cara medial rugosa del cuello del astrágalo.

5. Cara anterior. Esta cara, denominada *cabeza del astrágalo,* es una eminencia convexa, articular y alargada transversalmente. Se continúa inferior y posteriormente con la cara articular anterior para el calcáneo de la cara inferior del hueso. Considerada en su conjunto, la superficie articular de la cabeza consta de tres campos o segmentos cuyos límites son, en general, visibles en el hueso seco: un segmento anterosuperior que se articula con el hueso navicular; un segmento medio situado posteriormente al precedente, en relación con el ligamento calcaneonavicular plantar; por último, un segmento posteroinferior constituido por la cara articular anterior para el calcáneo de la cara inferior del astrágalo (figs. 265 y 267).

6. Cara posterior. Está situada posteriormente a la tróclea astragalina, que se halla muy inclinada en sentido posterior. La cara posterior es muy estrecha y comparable a un borde. Se aprecia, en su parte medial, un surco oblicuo inferior y medial, en relación con el tendón del músculo flexor largo del dedo gordo. Este surco está bordeado por dos tubérculos, uno medial y otro lateral, el segundo de los cuales se halla más desarrollado (fig. 264). En el tubérculo lateral se inserta el ligamento astragaloperoneo posterior.

Existe a veces un huesecillo supernumerario soldado al tubérculo lateral o articulado con él: se trata del *hueso trígono.* El hueso trígono suele observarse en ciertos vertebrados inferiores.

B. Calcáneo → talón

El *calcáneo* es el más voluminoso de los huesos del tarso. Está situado inferiormente al astrágalo, en la parte posterior e inferior del pie. Forma la eminencia del talón. El calcáneo es alargado de anterior a posterior y aplanado transversalmente. Se reconocen en él seis caras.

1. Cara superior. La cara superior consta de dos segmentos, uno anterior y otro posterior (fig. 268):

a) El *segmento anterior* se halla cubierto por el astrágalo y presenta dos superficies articulares alargadas de eje mayor oblicuo anterior y medialmente: ❑ la anterior o anteromedial es cóncava y suelle hallarse dividida en dos caras denominadas *caras articulares anterior y media para el astrágalo;* ❑ la otra es posterior y constituye un segmento de cilindro cuya convexidad se orienta en el sentido del eje mayor de la *cara articular posterior para el astrágalo.* Estas dos superficies están en relación con las superficies articulares de la cara inferior del astrágalo y se hallan separadas entre sí, al igual que aquéllas, por un surco oblicuo anterior y lateral, el *surco del calcáneo.* El surco calcáneo se ensancha de posterior a anterior. Constituye, conjuntamente con el surco astragalino, el seno del tarso.

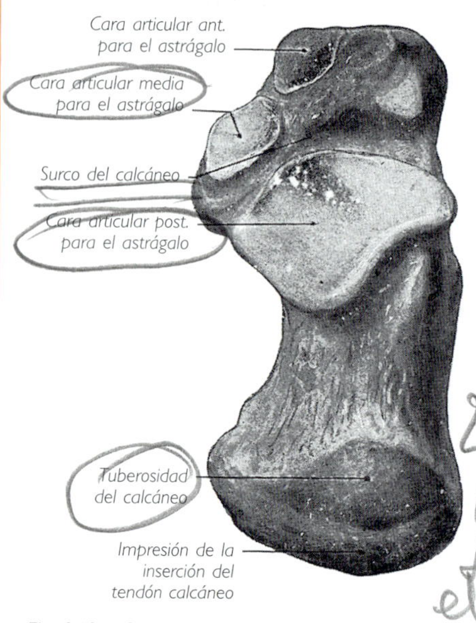

Fig. 268 ▪ Calcáneo (caras superior y posterior).

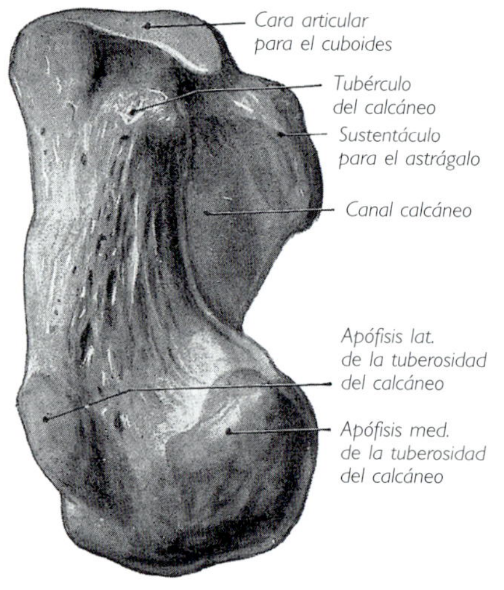

Fig. 269 ▪ Calcáneo (cara inferior).

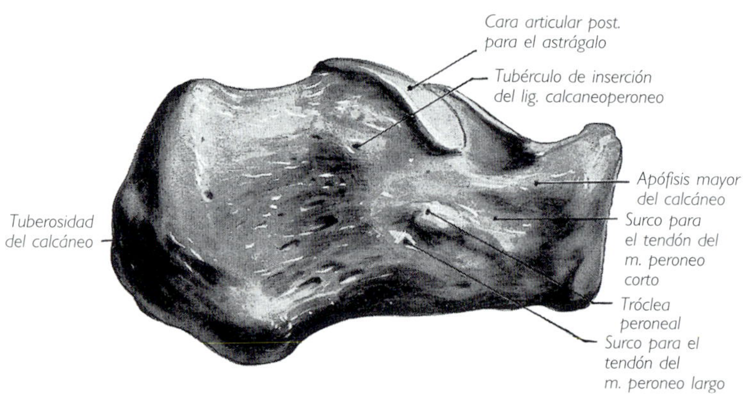

Fig. 270 ▪ Calcáneo (cara lateral).

b) El *segmento posterior* se extiende posteriormente al astrágalo. Es desigual, perforado por agujeros, convexo transversalmente y cóncavo de anterior a posterior.

2. Cara inferior. Es estrecha, convexa de lateral a medial y cóncava de anterior a posterior (fig. 269). En esta cara se observan tres tuberosidades: una anterior y dos posteriores. ❑ De las dos posteriores, en la medial y más voluminosa: denominada *apófisis medial de la tuberosidad del calcáneo,* se insertan los músculos flexor corto de los dedos y abductor del dedo gordo; en la lateral, denominada *apófisis lateral de la tuberosidad del calcáneo,* se inserta el músculo abductor del dedo pequeño. ❑ La tuberosidad anterior o *tubérculo del calcáneo* es redondeada y sirve de inserción a algunos ligamentos. ❑ Entre las apófisis posteriores y el tubérculo del calcáneo, la cara inferior del calcáneo se halla perforada por numerosos agujeros vasculares y recorrida por estrías longitudinales relacionadas con los haces del ligamento calcaneocuboideo plantar.

3. Cara lateral. Es ligeramente plana y rugosa (fig. 270); presenta en su mitad anterior un tubérculo, la *tróclea peroneal,* que separa el surco para el tendón del músculo peroneo largo, que está situado inferiormente a la tróclea peroneal, del surco para el tendón del músculo peroneo corto, que se halla superiormente. Un poco posterior y superior a este relieve y aproximadamente 1 cm inferior a la cara articular posterior para el astrágalo, se halla a menudo una eminencia rugosa, en la que se inserta el ligamento peroneocalcáneo de la articulación del tobillo.

4. Cara medial. La cara medial está ocupada por un ancho canal que se extiende oblicuamente en sentido inferior y anterior: el *canal calcáneo* (fig. 271). Este canal se halla limitado posterior e inferiormente por la apófisis medial de la tuberosidad del calcáneo de la cara inferior, y anterior y superiormente por una eminencia voluminosa denominada *sustentáculo del astrágalo* o *sustentaculum tali.*

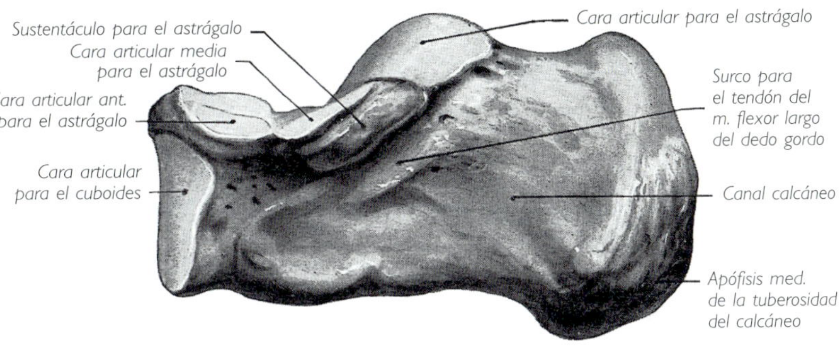

Fig. 271 ▪ Calcáneo (cara medial).

Esta apófisis sostiene la cara articular media para el astrágalo de la cara superior del calcáneo. Está cruzada por dos surcos: uno ocupa su cara inferior y corresponde al surco del tendón del músculo flexor largo del dedo gordo; el otro sigue el vértice de la apófisis y se halla en relación con el tendón del músculo flexor largo de los dedos.

5. Cara posterior. Es estrecha y lisa superiormente y rugosa y ancha en su mitad inferior, donde se fija el tendón calcáneo (figs. 268 y 271).

6. Cara anterior. Esta cara se encuentra en el extremo de la *apófisis mayor del calcáneo.* Se da este nombre a la parte anterior, un poco estrecha, de este hueso. La cara anterior del calcáneo constituye una superficie articular en relación con el hueso cuboides. Es convexa transversalmente, mientras que en sentido vertical es cóncava en su parte superior y convexa en su parte inferior (fig. 272).

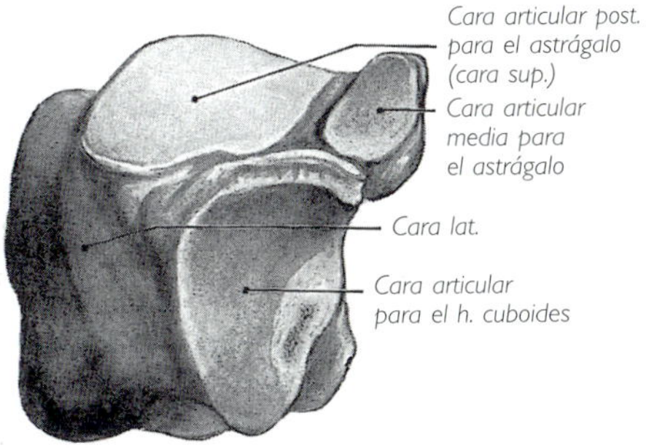

Fig. 272 ▪ Calcáneo (cara anterior).

C. Hueso cuboides

El hueso cuboides está situado anteriormente al calcáneo, en la parte lateral del pie. Presenta la forma de un prisma triangular o de una cuña cuya arista roma, redondeada y situada en el borde lateral del pie, es resultado de la convergencia de las caras plantar y dorsal del hueso (figs. 275 y 276). Describiremos en el hueso cuboides cuatro caras, una base y un borde lateral o arista (figs. 273 y 274; v. también para las caras dorsal y plantar figs. 275 y 276).

1. Cara dorsal. Es rugosa y se halla inclinada inferior y lateralmente.

2. Cara plantar. La cara plantar está atravesada por una cresta roma y ancha orientada oblicuamente en sentido anterior y medial. Anteriormente a esta cresta, denominada *tuberosidad del hueso cuboides,* se aprecia un surco en relación con el tendón del músculo peroneo largo. Este tendón se refleja, en efecto, sobre la vertiente anterior de la tuberosidad, cuya mitad lateral se halla ocupada por una impresión ovalada en relación con el hueso sesamoideo del músculo peroneo largo. Posteriormente a la tuberosidad del hueso cuboides, la cara plantar se halla deprimida, es áspera y sirve de inserción al ligamento calcaneocuboideo plantar.

3. Cara posterior. La cara posterior se articula con el calcáneo. La superficie articular es cóncava transversalmente; en sentido vertical, es convexa superiormente y cóncava inferiormente. Se prolonga medial, inferior y posteriormente por medio de una eminencia denominada *apófisis calcánea.*

4. Cara anterior. Es también articular y presenta dos caras articulares separadas por una cresta roma, oblicua inferior y medialmente. Estas dos caras se articulan con las correspondientes de los huesos metatarsianos cuarto y quinto.

5. Cara medial. La cara medial o base se articula con el hueso cuneiforme lateral mediante una cara plana, triangular u oval, situada en su parte media. Posteriormente a esta superficie articular suele observarse una segunda cara más pequeña, alargada de superior a inferior, que se articula con el hueso navicular. En el resto de su extensión, esta superficie está cubierta de rugosidades destinadas a inserciones ligamentosas.

6. Borde lateral. El borde lateral, a menudo denominado *cara lateral,* forma parte del borde lateral del pie. Se halla escotado por el extremo lateral del surco para el tendón del músculo peroneo largo.

D. Hueso navicular — escafoides

El hueso navicular (escafoides del tarso) es un hueso corto cuya forma se ha comparado a la de una pequeña barca. Está situado en el lado medial del pie, anteriormente al astrágalo, medialmente al hueso cuboides y posteriormente a los huesos cuneiformes. Es aplanado de anterior a posterior y alargado de medial a lateral. Presenta dos caras, dos bordes y dos extremos (figs. 273 a 276).

1. Cara posterior. Es cóncava, lisa y elíptica; se articula con la cabeza del astrágalo.

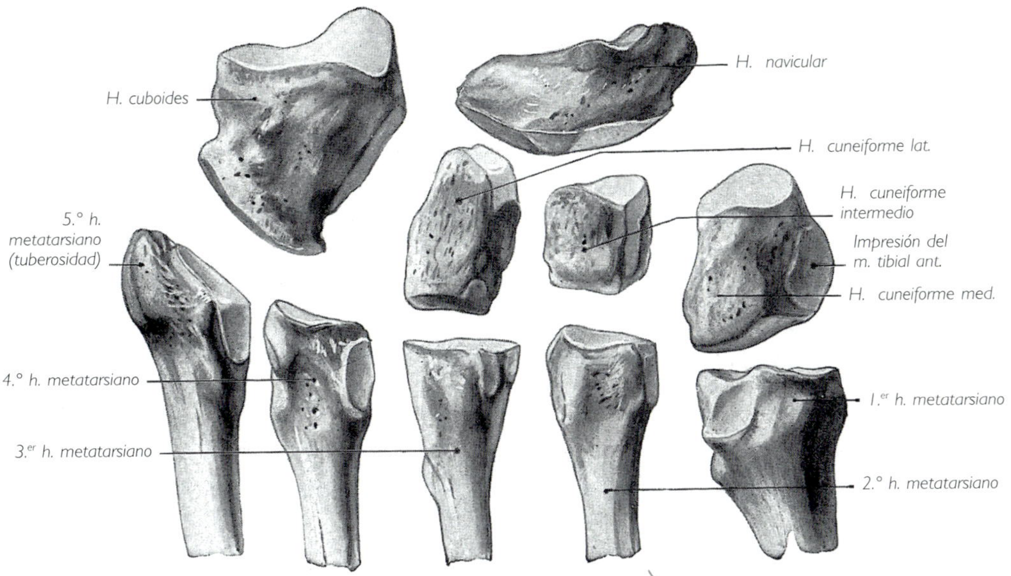

Fig. 273 ▪ Huesos del tarso anterior (cara dorsal).

2. Cara anterior. Esta cara es convexa y articular; está dividida por dos crestas romas en tres caras casi triangulares en relación con los tres huesos cuneiformes. La cara medial es convexa; las otras dos son casi planas.

3. Bordes. Los dos bordes, denominados también *caras,* son dos: uno *superior* y otro *inferior.* Ambos son rugosos y anchos, y sirven de inserción a ligamentos.

4. Extremos. Son dos, uno medial y otro lateral. ❑ El *extremo medial* está constituido por una eminencia redondeada y saliente medial e inferiormente, denominada *tuberosidad del hueso navicular,* en la cual se inserta el tendón del músculo tibial posterior. ❑ El *extremo lateral* es convexo y rugoso, y presenta muy a menudo, en el límite con la cara anterior, una pequeña superficie articular que se corresponde con el hueso cuboides.

E. Huesos cuneiformes

Los huesos cuneiformes (cuñas) son tres. Están situados anteriormente al hueso navicular y se articulan entre sí. Se denominan *medial, intermedio* y *lateral* en razón de su posición.

Presentan la forma de una cuña, con base plantar en el hueso cuneiforme medial y base dorsal en los otros dos. En cada uno de ellos se pueden considerar cuatro caras, una base y una arista.

a) HUESO CUNEIFORME MEDIAL. Está situado en el borde medial del pie, entre los huesos navicular y primer metatarsiano. ❑ La *cara posterior* del hueso cuneiforme medial es triangular y cóncava, y se articula con la cara medial de la cara anterior del hueso navicular. ❑ La *cara anterior,* que también es articular, ligeramente convexa y en forma de me-

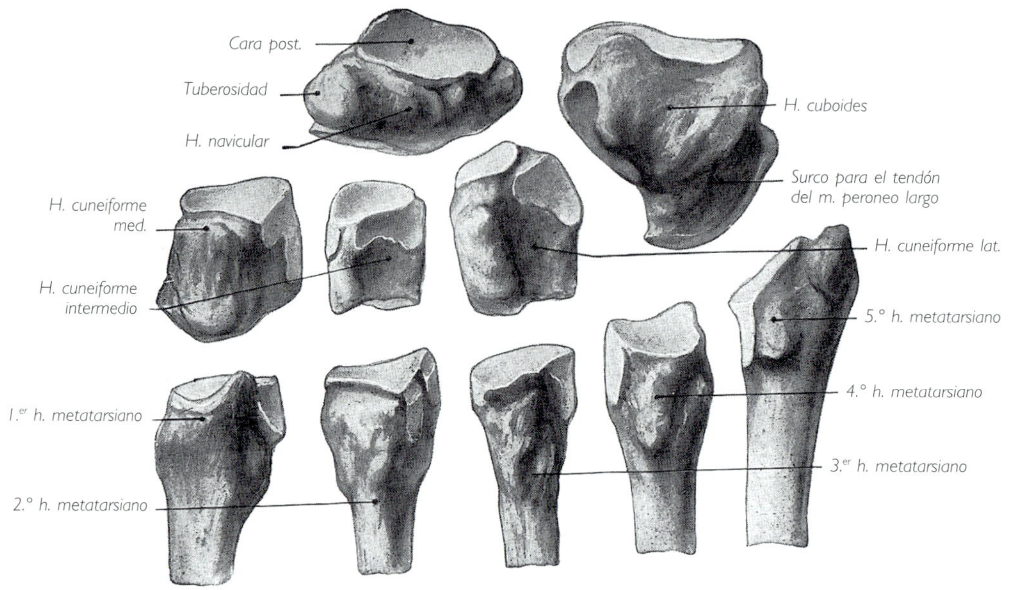

Fig. 274 ▪ Huesos del tarso anterior (cara plantar).

dia luna cóncava lateralmente, se articula con el primer hueso metatarsiano. ❑ La *cara medial* es rugosa y presenta, en su parte anterior e inferior, la eminencia redondeada en que se inserta el músculo tibial anterior. Superior y posteriormente a esta eminencia, se extiende una depresión que corresponde al tendón de este músculo. ❑ La *cara lateral* se articula: *a)* con el hueso cuneiforme intermedio mediante una superficie en forma de escuadra cuyas ramas vertical y horizontal se extienden a lo largo de los bordes posterior y superior de esta cara, y *b)* con el segundo hueso metatarsiano mediante una pequeña superficie articular situada anteriormente a la rama horizontal de la superficie en escuadra. El resto de la cara lateral está cubierto de rugosidades destinadas a inserciones ligamentosas. ❑ La *cara inferior* o *base* es rugosa y convexa, y presenta posteriormente una eminencia en que se inserta uno de los tendones del músculo tibial posterior. ❑ El *borde superior* o *arista* es ancho y romo anteriormente, y delgado y afilado posteriormente.

b) HUESO CUNEIFORME INTERMEDIO. El hueso cuneiforme intermedio está situado entre los huesos cuneiforme medial y cuneiforme lateral, que lo rebasan anteriormente. ❑ La *cara posterior* del hueso cuneiforme intermedio es triangular y ligeramente cóncava, y se articula con la cara media de la cara anterior del hueso navicular. ❑ La *cara anterior* es triangular y ligeramente convexa, y se articula con el segundo hueso metatarsiano. ❑ Las *caras laterales* presentan posteriormente una superficie articular, en forma de escuadra en la cara medial y alargada verticalmente en la cara lateral. Mediante estas caras, el hueso cuneiforme intermedio se articula con el hueso cuneiforme medial medialmente y con el hueso cuneiforme lateral lateralmente. ❑ La *cara superior* o *base* es cuadrilátera y rugosa. El *borde plantar* o *arista* es agudo y rugoso.

c) HUESO CUNEIFORME LATERAL. Está situado lateralmente al hueso cuneiforme intermedio y medialmente al hueso cuboides. ❑ Su *cara posterior* es ligeramente cóncava y triangular, y se articula con la cara lateral de la cara anterior del hueso navicular. ❑ Su *cara anterior,* que también es articular, es plana y triangular, y corresponde al tercer hueso metatarsiano. ❑ Su *cara medial* presenta dos caras articulares planas y alargadas verticalmente: una posterior para el hueso cuneiforme intermedio y otra anterior para el segundo hueso metatarsiano. ❑ Su *cara lateral* presenta posteriormente una cara articular plana para el hueso cuboides, y sobre su límite anterior una estrecha banda articular para el cuarto hueso metatarsiano. ❑ Su *cara superior* o *base* es rugosa. ❑ Su *borde plantar* o *arista* es ancho, saliente y rugoso.

■ **ARQUITECTURA.** Todos los huesos del tarso están constituidos por una masa de tejido esponjoso envuelta por tejido óseo compacto. Las trabéculas principales de tejido óseo esponjoso parten de la tróclea astragalina y se dirigen en tres direcciones diferentes, formando tres pilares entre los cuales se reparten las presiones transmitidas por el miembro inferior. Estos pilares son: un *pilar posterior* que se dirige del astrágalo hacia el talón; un *pilar anteromedial* que se extiende, a través del cuello y la cabeza del astrágalo, al hueso navicular y a los tres primeros huesos metatarsianos; finalmente, un *pilar anterolateral,* cuyas trabéculas pasan por la apófisis mayor del calcáneo y el hueso cuboides.

■ **OSIFICACIÓN.** Cada hueso del tarso procede de un solo centro de osificación, a excepción del calcáneo, que se desarrolla a partir de dos centros: uno primario y otro secundario. Este último origina la cara posterior y las dos apófisis de la tuberosidad del calcáneo (fig. 279). ❑ El centro primario del calcáneo aparece al sexto mes de vida fetal; su centro secundario se forma de los 6 a los 9 años y se fusiona a los 16 años. El centro de osificación del astrágalo aparece un poco antes del nacimiento. El centro de osificación del hueso cuboides se forma después, concretamente, del nacimiento del primer al sexto mes. El del hueso cuneiforme lateral se forma al año; el del hueso cuneiforme medial hacia los 2 años, y el del hueso cuneiforme intermedio a los 3 años. Por último, el centro de osificación del hueso navicular aparece de los 3 a los 5 años.

METATARSO

El metatarso está formado por cinco huesos largos denominados *huesos metatarsianos* (figs. 275 y 276). Se articulan posteriormente con los huesos de la segunda fila del tarso y anteriormente con las falanges proximales de los dedos. Se denominan *primero, segundo, tercero, cuarto y quinto huesos metatarsianos,* considerándolos de medial a lateral.

Los huesos metatarsianos presentan características generales comunes que los diferencian de otros huesos, así como características particulares que permiten diferenciarlos entre sí.

A. Características comunes a todos los huesos metatarsianos

Son huesos largos y presentan los siguientes elementos: un cuerpo, un extremo posterior o base, y un extremo anterior o cabeza.

1. El *cuerpo de los huesos metatarsianos* es prismático triangular y consta de las siguientes partes: una cara dorsal estrecha, más ancha posterior que anteriormente; dos *caras colaterales* que limitan, junto con las de los huesos metatarsianos vecinos, los espacios interóseos del metatarso (intermetatarsianos); dos *bordes colaterales* dorsales, uno medial y otro lateral; un *borde inferior* o *plantar,* curvo de concavidad inferior. En los huesos metatarsianos se insertan los músculos interóseos (figs. 277 y 278).

2. El extremo posterior o *base del hueso metatarsiano* presenta la forma de una cuña de base superior y arista plantar. Se reconocen una cara posterior articular de forma

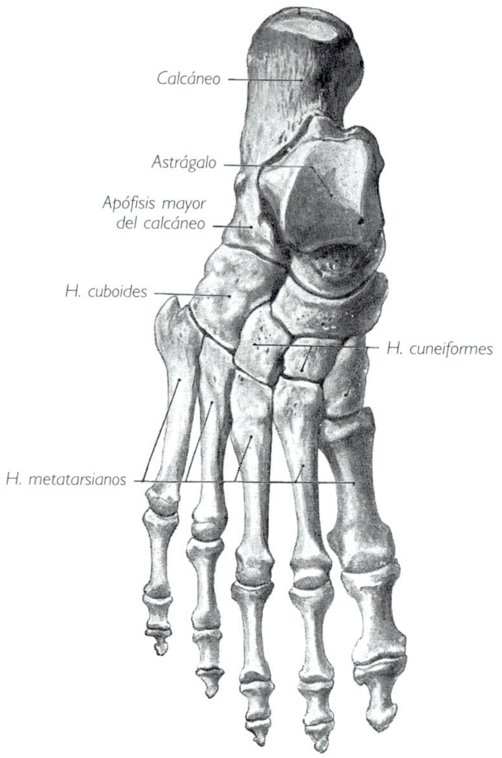

Fig. 275 ▪ Esqueleto del pie (cara dorsal).

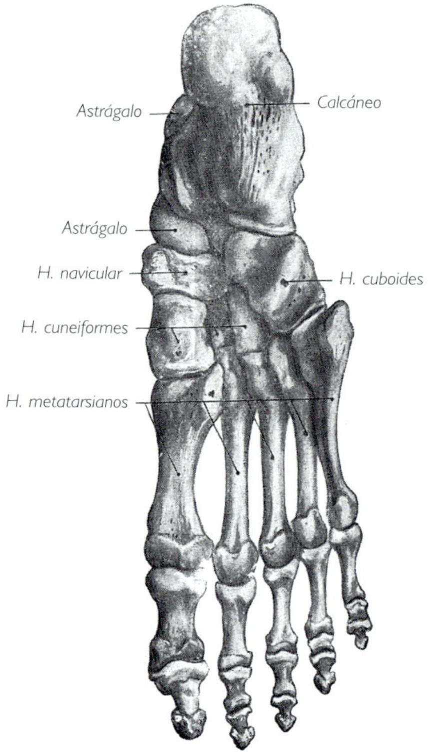

Fig. 276 ▪ Esqueleto del pie (cara plantar).

triangular, en relación con los huesos del tarso, y dos caras colaterales articuladas con los huesos metatarsianos vecinos mediante unas carillas que ocupan su parte posterosuperior.

3. El extremo anterior o *cabeza del hueso metatarsiano* está aplanado transversalmente. Termina por medio de una superficie articular convexa, mucho más extensa en el lado plantar que en el lado dorsal. La superficie articular está bordeada, superior y colateralmente, por un surco rugoso muy evidente. A cada lado se encuentra, posteriormente al surco, un tubérculo en el que se inserta el ligamento colateral de la articulación.

B. **Características particulares de los huesos metatarsianos**

a) PRIMER HUESO METATARSIANO. Es voluminoso, y más corto y grueso que los demás. Su base presenta una superficie articular semilunar, cóncava y de eje mayor vertical, así como dos eminencias, una medial y otra lateral. La eminencia medial, denominada *tubérculo medial,* se sitúa en el extremo posterior del borde medial del hueso y en ella se inserta un fascículo del músculo tibial anterior. La eminencia lateral, denominada *tuberosidad del primer hueso metatarsiano,* es más saliente que la medial y prominente inferior, lateral y ligeramente posterior; en ella se inserta el músculo peroneo largo (fig. 278). ❑ La *cabeza* del primer hueso metatarsiano es voluminosa y aplanada de superior a inferior. Presenta, en su

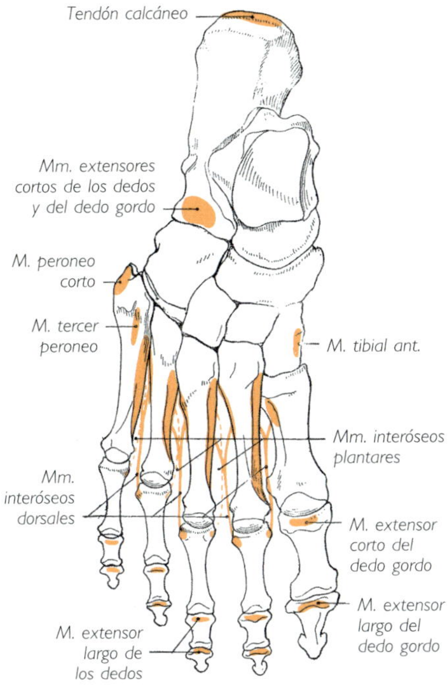

Fig. 277 ▪ Esqueleto del pie (cara dorsal). Inserciones musculares.

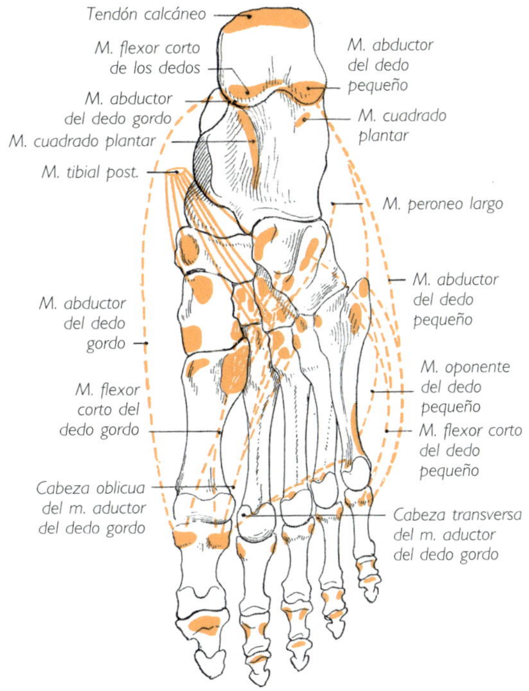

Fig. 278 ▪ Esqueleto del pie (cara plantar). Inserciones musculares.

cara inferior, dos depresiones anteroposteriores en relación con los huesos sesamoideos.

b) SEGUNDO HUESO METATARSIANO. Es el más largo de todos. ❑ La cara posterior de su base se articula por medio de una cara cóncava y triangular con el hueso cuneiforme intermedio. ❑ En la cara colateral medial de su base se observan dos caras articulares: una posterior para el hueso cuneiforme medial y otra anterior e inconstante para el primer hueso metatarsiano. ❑ La cara colateral lateral de la base presenta una pequeña cara articular posterior en relación con el hueso cuneiforme lateral, así como dos caras anteriores separadas entre sí por una depresión anteroposterior; estas últimas se articulan con el tercer hueso metatarsiano.

c) TERCER HUESO METATARSIANO. La base de este hueso metatarsiano se articula, mediante una cara posterior plana y triangular, con el hueso cuneiforme lateral, por medio de dos caras superpuestas con el segundo hueso metatarsiano y mediante una sola cara ovalada con el cuarto hueso metatarsiano.

d) CUARTO HUESO METATARSIANO. La base del cuarto hueso metatarsiano presenta: *a)* una cara articular posterior, plana y cuadrangular, para el hueso cuboides; *b)* una cara lateral triangular para el quinto hueso metatarsiano, y *c)* dos caras mediales, una anterior para el tercer hueso metatarsiano y otra posterior e inconstante para el hueso cuneiforme lateral.

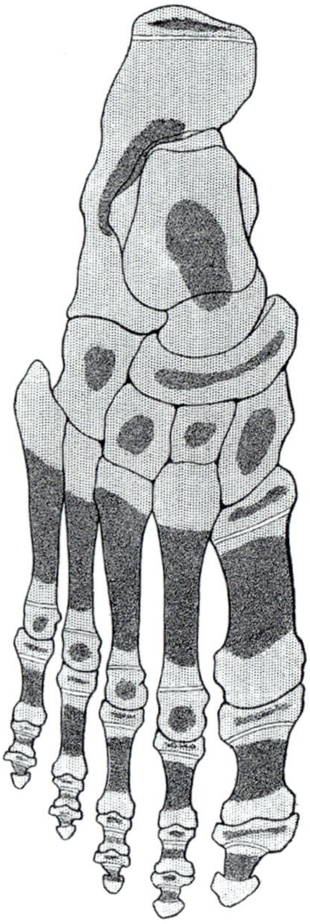

Fig. 279 ▪ Centros de osificación de los huesos del pie (esquema).

e) QUINTO HUESO METATARSIANO. Su base se articula con el hueso cuboides mediante una cara plana, triangular y aplanada de superior a inferior; se prolonga lateral, posterior e inferiormente mediante una fuerte apófisis denominada *tuberosidad del quinto hueso metatarsiano,* sobre la cual se inserta el tendón del músculo peroneo corto (fig. 277).

▪ **ARQUITECTURA.** El cuerpo está formado por una capa de tejido óseo compacto que envuelve una cavidad medular de extensión variable. Los extremos están constituidos por tejido óseo esponjoso y envueltos por tejido óseo compacto.

▪ **OSIFICACIÓN.** Es semejante a la de los huesos metacarpianos (fig. 279). Los cuatro últimos huesos metatarsianos presentan un centro de osificación primario para el cuerpo y la base, y un centro secundario para la cabeza. El primer hueso metatarsiano procede de dos centros de osificación: uno primario para el cuerpo y la cabeza y otro secundario para la base.

FALANGES

Las falanges de los dedos del pie son semejantes a las de los dedos de la mano por lo que hace a su disposición, forma y desarrollo. Sin embargo, son diferentes por sus dimensiones, más reducidas, a excepción de las falanges del dedo gordo del pie, que son muy voluminosas. Referimos al lector, para su estudio descriptivo, al apartado sobre las falanges de los dedos de la mano (v. pág. 39).

HUESOS SESAMOIDEOS DEL PIE

Estos huesos se encuentran siempre en la cara plantar. Dos son constantes; están situados en la cara plantar de la primera articulación metatarsofalángica, en relación con las depresiones que hemos señalado en la cara plantar de la cabeza del primer hueso metatarsiano. Estos dos huesos sesamoideos son ovalados y alargados de anterior a posterior. El medial es más voluminoso que el lateral.

Los huesos sesamoideos del dedo gordo, en particular el medial, se hallan a veces divididos en dos o tres fragmentos. Esta disposición es resultado, según M. Gasser, de que la superficie en la que se desplaza el hueso sesamoideo no siempre es regular: «Osificado en múltiples fragmentos articulados entre sí, el hueso sesamoideo realiza sus deslizamientos como una oruga cuyos segmentos se amoldan al terreno.»

Se observa también, si bien raramente, un hueso sesamoideo a la altura de la articulación interfalángica del dedo gordo, otro en la articulación metatarsofalángica del segundo dedo del pie y, por último, uno o dos huesos sesamoideos en la articulación metatarsofalángica del dedo pequeño.

ARTICULACIONES DEL MIEMBRO INFERIOR

Los huesos del miembro inferior están unidos entre sí por la articulación de la cadera, la articulación de la rodilla, las articulaciones tibioperoneas, la articulación talocrural o del tobillo y las articulaciones del pie.

Además, las partes blandas de la cadera se hallan en relación directa con los ligamentos sacrotuberoso y sacroespinoso y con la membrana obturatriz. Estos ligamentos y esta membrana pertenecen a la pelvis. Resumiremos aquí su descripción con el fin de que el lector disponga en este volumen de toda la información anatómica indispensable para comprender la anatomía del miembro inferior.

I. ARTICULACIONES DE LA CINTURA PÉLVICA

LIGAMENTOS SACROTUBEROSO Y SACROESPINOSO

En cada lado se distinguen un ligamento sacrotuberoso y un ligamento sacroespinoso (fig. 280).

El *ligamento sacrotuberoso* se inserta superiormente: *a)* en las espinas ilíacas posteriores, en las proximidades de éstas y en la cara glútea del ilion, y *b)* inferiormente a la articulación sacroilíaca, en el borde lateral del sacro y en la mitad superior del cóccix.

El ligamento se dirige inferior y lateralmente y se fija al borde medial de la tuberosidad isquiática, así como al labio medial de la rama del isquion, mediante un *proceso falciforme* cuyo borde superior es cóncavo y presenta continuidad con la fascia del músculo obturador interno. El ligamento es muy ancho en su inserción superior, se adelgaza de su-

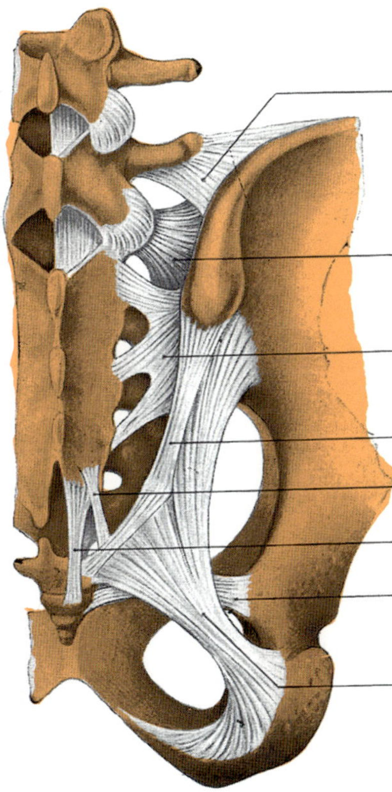

Fig. 280 ▪ Articulación sacroilíaca y ligamentos sacroespinoso y sacrotuberoso. Plano ligamentoso superficial del ligamento sacroilíaco posterior. (Según Hakin y Canela.)

perior a inferior y se ensancha nuevamente en las proximidades de sus inserciones isquiáticas.

El *ligamento sacroespinoso* está situado anteriormente al precedente. De forma triangular, se fija por su base al borde lateral de las dos últimas vértebras sacras y de las tres primeras vértebras coccígeas. Desde ese punto, sus fibras convergen lateral y un poco anteriormente, y cruzan el ligamento sacrotuberoso, al cual se hallan estrechamente unidas, hasta tal punto que el ligamento sacroespinoso parece insertarse en el ligamento sacrotuberoso; ❑ las fibras se insertan en el vértice de la espina ciática.

Los ligamentos sacroespinoso y sacrotuberoso limitan con el borde posterior del hueso coxal dos orificios: ❑ uno superior, denominado *agujero ciático mayor,* que es muy grande, corresponde a la escotadura ciática mayor y permite el paso al músculo piriforme y a los dos paquetes vasculonerviosos de la región glútea; ❑ el otro es inferior y más pequeño, se denomina *agujero ciático menor,* se halla en relación con la escotadura ciática menor y es atravesado por el músculo obturador interno y por los vasos pudendos internos y el nervio pudendo.

MEMBRANA OBTURATRIZ

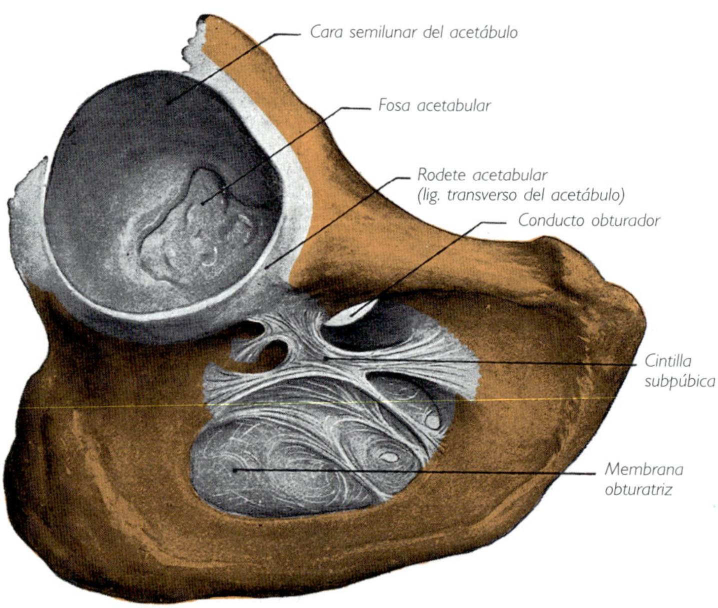

Fig. 281 ▪ Membrana obturatriz (cara lateral).

La *membrana obturatriz* se extiende a lo largo de casi toda la extensión del agujero obturado. Se inserta alrededor de este orificio, salvo frente al surco obturador, donde termina en un borde libre.

Esta membrana se inserta anterior, posterior y superiormente en el reborde óseo que limita el agujero obturado, mientras que inferiormente se inserta medialmente a dicho borde, en la cara medial de la rama isquiopubiana (fig. 281). Además, su inserción se prolonga superior y posteriormente, en sentido superior al tubérculo obturador posterior, en la cresta tubercular descrita por Vallois.

La membrana obturatriz está reforzada superior y anteriormente por una lámina fibrosa diferenciada, la *cintilla subpúbica* (Testut). Ésta se fija posteriormente al tubérculo preacetabular y al ligamento transverso del acetábulo; termina anteriormente en el tubérculo obturador anterior y, cerca de éste, en el borde del agujero obturado y la cara anterior del pubis. Diferenciada de la membrana obturatriz posteriormente, la cintilla subpúbica se une a esta membrana anterior e inferiormente. Su borde superior y el segmento correspondiente de la membrana obturatriz limitan inferiormente el conducto obturador, cuya pared superior es el surco obturador del hueso coxal.

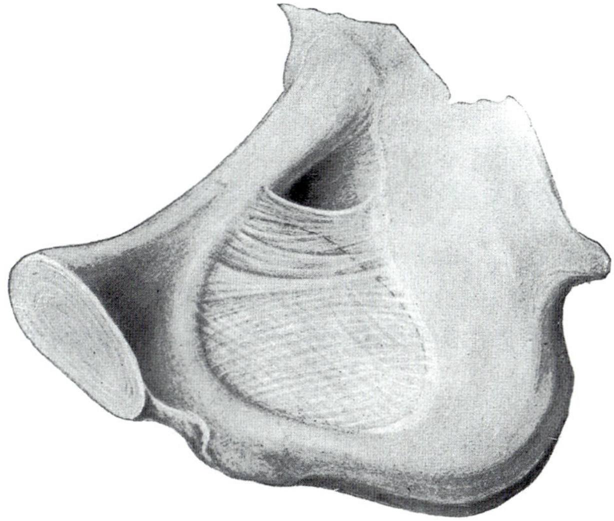

Fig. 282 ▪ Membrana obturatriz (cara medial).

ARTICULACIÓN COXOFEMORAL O ARTICULACIÓN DE LA CADERA

La articulación coxofemoral o articulación de la cadera es una articulación esferoidea que une el fémur al hueso coxal.

A. Superficies articulares

Son, por una parte, la cabeza del fémur, y por otra el acetábulo del hueso coxal, agrandado por un fibrocartílago denominado *rodete acetabular.*

Las superficies articulares han sido descritas previamente con los huesos del miembro inferior. Recordaremos los detalles descriptivos principales y tan sólo insistiremos, del mismo modo que en las demás articulaciones, en las nuevas características presentadas por los revestimientos cartilaginosos.

1. Cabeza del fémur. La cabeza del fémur es una eminencia redondeada que representa cerca de los dos tercios de una esfera de 20 a 25 mm de radio. Se orienta medial, superior y un poco anteriormente. Un poco inferior y posteriormente a su centro, se observa la *fosita de la cabeza del fémur,* destinada a la inserción del ligamento de la cabeza del fémur (fig. 283).

La cabeza del fémur se halla revestida por una capa de cartílago, más gruesa en la parte superior que en la mitad inferior y más en el centro que en la periferia. El cartílago no se extiende por la fosita de la cabeza del fémur.

El límite periférico del revestimiento cartilaginoso corresponde a las dos líneas curvas, superior e inferior, que bordean hacia el cuello la cabeza del fémur, de tal modo

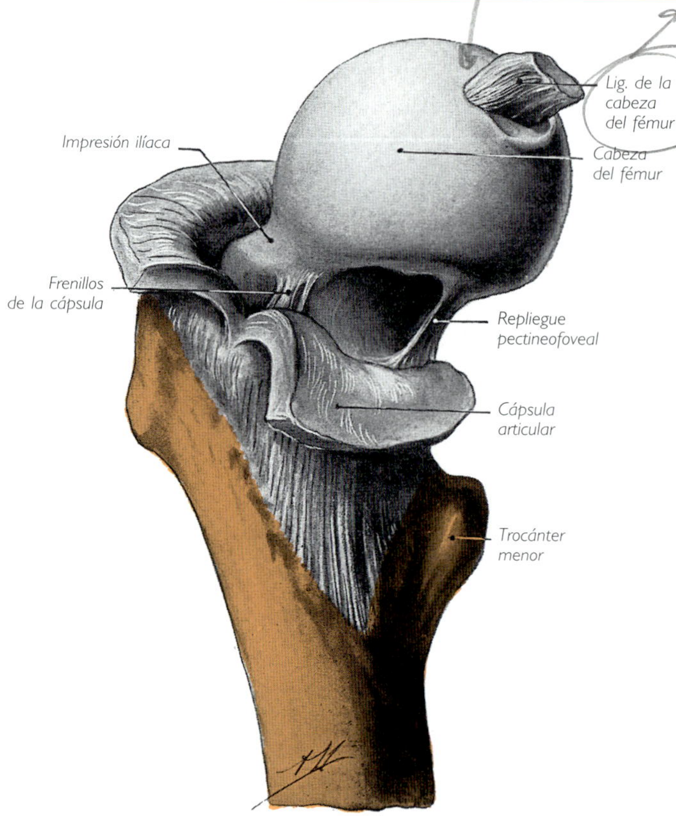

Fig. 283 ▪ Extremo superior del fémur. Inserciones de la cápsula articular.

que la superficie articular es más extensa anterior y posteriormente que superior e inferiormente. Sin embargo, el cartílago puede extenderse todavía más allá de ese límite, sobre la impresión ilíaca.

2. Acetábulo. El acetábulo es casi hemisférico y presenta dos partes distintas: una articular en forma de media luna, cuyos extremos o cuernos limitan anterior y posteriormente la escotadura acetabular; la otra es no articular, se denomina *fosa acetabular* y está enmarcada por la cara semilunar articular, presentando continuidad inferiormente con la escotadura acetabular (fig. 284).

El revestimiento cartilaginoso recubre sólo la parte articular del acetábulo. Del mismo modo que en la cabeza del fémur, el cartílago es más grueso superior que inferiormente pero, contrariamente al de dicha cabeza, su espesor es mayor en la periferia que en el centro.

La fosa acetabular está recubierta por un periostio delgado y fácilmente desprendible. Está rellenada por una masa adiposa rojiza, denominada *cojinete adiposo del acetábulo,* así como por el ligamento de la cabeza del fémur.

3. Rodete acetabular. El rodete acetabular es un fibrocartílago situado en el perímetro del acetábulo. Presenta la forma de un prisma triangular en forma de anillo (figs. 284 y 285). Se reconocen en él: *a)* una cara adherente o base, por la cual se inserta en el borde acetabular; *b)* una cara interna, cóncava, lisa y articular, en continuidad con la superficie articular del acetábulo, cuya curvatura complementa, y *c)* una cara externa y convexa, en la cual se inserta la cápsula articular.

El rodete acetabular llena las escotaduras iliopúbica e ilioisquiática, pero pasa como un puente, superior a la escotadura acetabular, transformándola en un orificio denominado *agujero isquiopubiano.* Se denomina *ligamento transverso del acetábulo* a la parte del rodete acetabular que se extiende de un extremo a otro de la escotadura acetabular. El ligamento transverso está reforzado por unos fascículos que se extienden, directa u oblicua y entrecruzadamente, de un extremo a otro de la escotadura acetabular.

La altura del rodete acetabular es mayor superior y posteriormente que inferior y anteriormente; varía de 6 a 10 mm.

El acetábulo, agrandado por la altura del rodete acetabular, abarca poco más de una hemiesfera. La cabeza del fémur quedaría retenida mecánicamente dentro de esta cavidad, si el rodete no se dejara distender fácilmente debido a su flexibilidad y elasticidad.

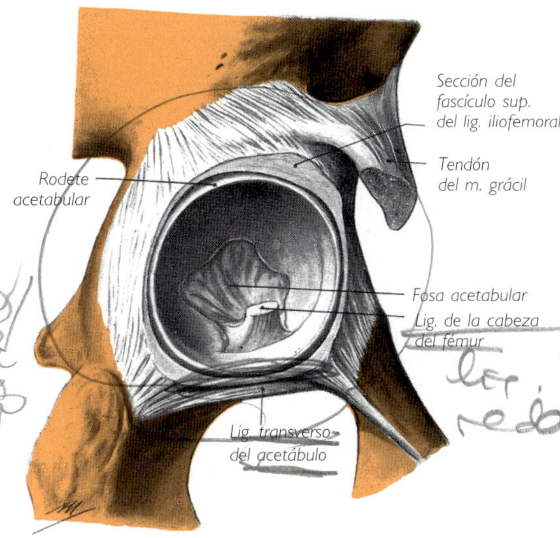

Fig. 284 ▪ Acetábulo (visión lateral). Inserciones coxales de la cápsula articular y rodete acetabular.

Por consiguiente, la acción del rodete acetabular estriba en aumentar la profundidad y extensión del acetábulo al mismo tiempo que uniformiza el borde irregular de esta cavidad.

B. Medios de unión

Las superficies articulares se mantienen en contacto: *a)* por medio de una cápsula articular; *b)* por ligamentos que refuerzan dicha cápsula, y *c)* mediante un ligamento independiente de la cápsula articular, denominado *ligamento de la cabeza del fémur.*

CÁPSULA ARTICULAR. La *inserción ilíaca* del manguito capsular se efectúa en el perímetro óseo del borde acetabular, en la parte contigua de la cara externa del rodete acetabular; la inserción capsular no invade toda la cara externa del rodete acetabular, del cual queda una banda más o menos estrecha a lo largo de su borde libre, que se halla en relación con la cavidad articular (figs. 284 y 285). A la altura de la escotadura acetabular, la cápsula articular se inserta en la cara lateral del ligamento transverso del acetábulo.

La *inserción femoral* se realiza alrededor del cuello del fémur: ❑ *a)* anteriormente, en la línea intertrocantérica; ❑ *b)* posteriormente, en la cara posterior del cuello, siguiendo una línea que pasa por la unión del tercio lateral con los dos tercios mediales de esta cara; la cápsula se halla débilmente unida a la cara posterior del cuello, y ❑ *c)* superior e inferiormente, sobre los bordes superior e inferior del cuello, siguiendo las líneas oblicuas que unen los extremos de las líneas de inserción anterior y posterior; in-

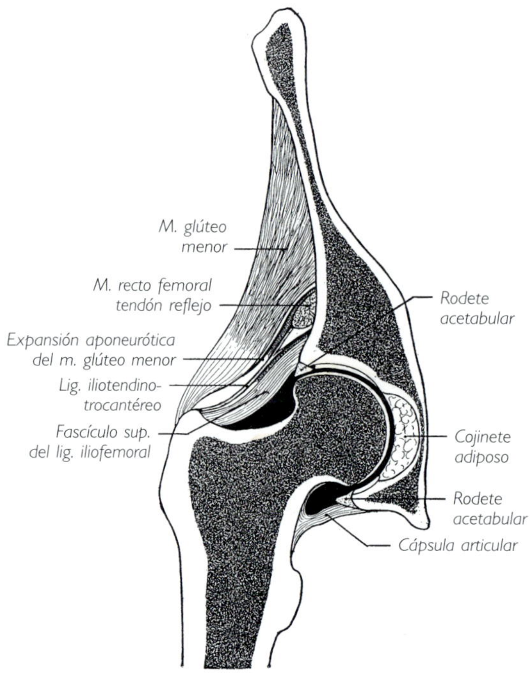

Fig. 285 ▪ Corte frontal de la articulación de la cadera.

feriormente, la línea de unión de la cápsula articular pasa aproximadamente a 1,5 cm anterior y superiormente al trocánter menor.

No todas las fibras de la cápsula articular se insertan en el fémur a lo largo de la línea de inserción que hemos descrito; los fascículos más profundos se reflejan sobre el cuello y ascienden hasta el perímetro de la superficie articular. Estos fascículos recurrentes forman, junto con la membrana sinovial a la que levantan, unos pliegues denominados *frenillos de la cápsula* (fig. 283).

Entre los frenillos de la cápsula hay uno más prominente que los demás, situado frente a la parte posteroinferior del cuello, en un plano frontal que pasa por la fosita de la cabeza del fémur y por la depresión pretrocantérica inferior. Ha sido denominado por Amantini *repliegue pectineofoveal* (fig. 283). Más adelante se explicará su importancia.

La cápsula está formada por dos tipos de fibras: *a)* fibras longitudinales que se extienden desde el hueso coxal hasta el fémur y que se distinguen principalmente en la cara anterior de la cápsula, y *b)* fibras circulares y anulares que abundan sobre todo en la parte posteroinferior y en el plano profundo de la cápsula articular. Las fibras circulares son de dos tipos: unas se extienden de un punto a otro del borde o rodete acetabular; las otras no parecen presentar ninguna inserción ósea. Éstas son especialmente abundantes hacia la parte media de la cápsula, donde forman un verdadero haz grueso y anular denominado *zona orbicular* de la cápsula. La zona orbicular es más estrecha que la periferia de la cabeza del fémur y se enrolla externamente a ella, alrededor del cuello del fémur. Además, se une por medio de gruesos fascículos a los ligamentos longitudinales y, por medio de éstos, al hueso coxal. Se comprenderá la importancia de estos datos al estudiar la mecánica de la articulación.

▪ **LIGAMENTOS.** La cápsula articular se halla engrosada anterior, medial y posteriormente por tres bandas ligamentosas o fascículos de refuerzo, conocidos como ligamentos *iliofemoral, pubofemoral e isquiofemoral.*

1. Ligamento iliofemoral. El ligamento iliofemoral (de Bertin) presenta la forma de un abanico que cubre la cara anterior de la cápsula articular. Se inserta superiormente, por su vértice, en el hueso coxal, inferior a la espina ilíaca anterior inferior; desde ese punto se extiende ensanchándose hasta la línea intertrocantérica y se fija en toda la extensión de esta línea (fig. 286).

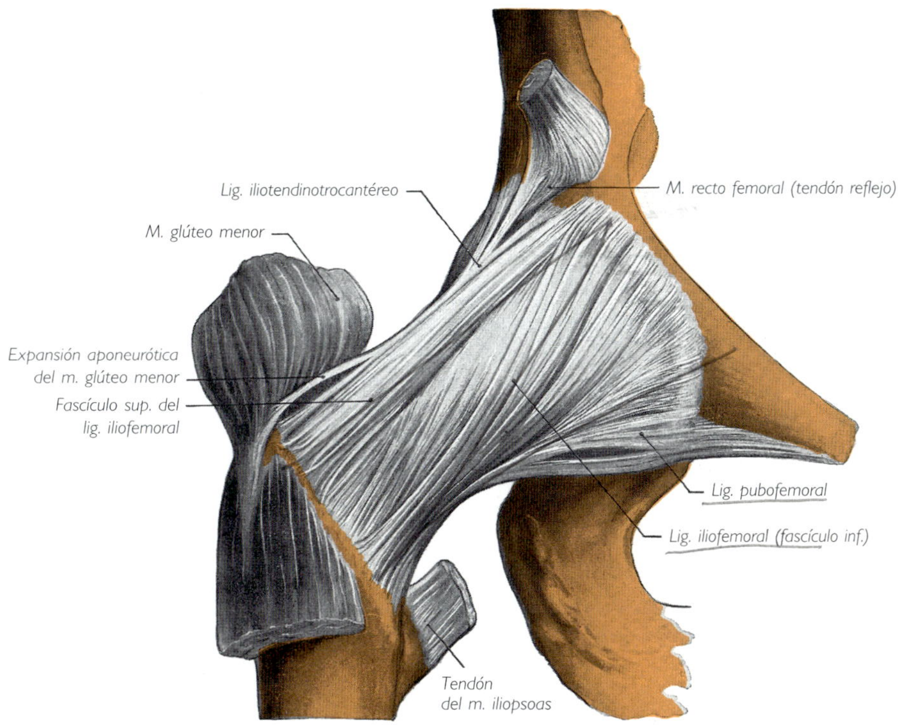

Fig. 286 ▪ Articulación de la cadera (visión anterior). Ligamento iliofemoral.

Este abanico fibroso es de espesor desigual. Es delgado en su parte media y grueso a lo largo de sus bordes superior e inferior, donde se diferencian dos fascículos: uno superior o ligamento iliopretrocantérico superior y otro inferior o ligamento iliopretrocantérico inferior.

a) FASCÍCULO SUPERIOR. Es el ligamento más fuerte de la articulación. A su altura, el espesor de la cápsula mide de 8 a 10 mm por término medio. La inserción coxal de este fascículo se realiza inferiormente a la espina ilíaca anteroinferior, y mide de 1 a 2 cm de anchura. Lateralmente, el fascículo se inserta en el extremo superior de la línea intertrocantérica, y sobre todo en el tubérculo pretrocantéreo.

El fascículo superior está reforzado y parcialmente cubierto por dos láminas fibrosas superpuestas que son el *ligamento iliotendinotrocantéreo* y la *expansión aponeurótica del músculo glúteo menor;* ambas láminas fibrosas se fusionan entre sí y con el fascículo superior en la mayor parte de su extensión.

El *ligamento iliotendinotrocantéreo* se presenta bajo diversas formas. Lo más frecuente es que nazca: *a)* del borde lateral del tendón de la cabeza refleja del músculo recto femoral, por medio de una lámina superficial, y *b)* del borde acetabular por medio de una lámina profunda que se confunde con el fascículo superior (fig. 286). Las dos láminas se fusionan a una distancia variable de su inserción ilíaca. El ligamento iliotendinotrocantéreo, así constituido, se fija lateralmente en el vértice del tubérculo pretrocantéreo y en el trocánter mayor, superiormente a este tubérculo. No es raro observar que los fascículos más superficiales del ligamento pasan por encima del tubérculo pretrocantéreo y presentan continuidad con los fascículos tendinosos más superiores del músculo vasto lateral. Este ligamento es, en efecto, el vestigio de un fascículo de origen ilíaco de este músculo.

La *expansión aponeurótica del músculo glúteo menor* es un engrosamiento de la fascia profunda del músculo glúteo menor, estrechamente unido al ligamento iliotendinotrocantéreo a lo largo de una extensión variable lateralmente a sus inserciones ilíacas (figs. 285 y 286).

b) FASCÍCULO INFERIOR. Este fascículo se inserta superiormente en la espina ilíaca anterior inferior, inferior al tendón de la cabeza directa del músculo recto femoral. Esta inserción se confunde en parte con la del fascículo superior. Después, el fascículo inferior desciende casi verticalmente. Su inserción inferior se efectúa en el extremo inferior de la línea intertrocantérica y, por medio de algunos fascículos, en la parte anterior de la depresión que separa esta línea del trocánter menor.

El fascículo inferior es en parte, por lo que hace a sus fibras superficiales, el vestigio fibroso del músculo ilíaco menor o ilíaco externo, del que persiste normalmente en el hombre un fascículo que se extiende desde la espina ilíaca anterior inferior al trocánter menor.

2. Ligamento pubofemoral. El ligamento pubofemoral se inserta superiormente en la parte anterior de la eminencia iliopúbica y en el labio anterior del surco obturador. Desde ese punto, las fibras se dirigen inferior, lateral y un poco posteriormente, y se fijan en la parte anterior de la depresión pretrocantérica inferior (fig. 286). El ligamento pubofemoral y los dos fascículos superior e inferior del ligamento iliofemoral configuran las tres ramas de una N mayúscula (Welcker).

El ligamento pubofemoral se sitúa en el mismo plano que los fascículos profundos del músculo pectíneo, con el que se confunde medialmente. Este ligamento procede, en efecto, de la transformación fibrosa de ciertos fascículos del músculo pectíneo.

Entre el ligamento pubofemoral y el fascículo inferior del ligamento iliofemoral, la cápsula articular se adelgaza y se relaciona con el tendón del músculo iliopsoas, del que se halla separada por una bolsa sinovial; a veces la propia cápsula presenta en esta región un orificio por el que la bolsa iliopectínea se abre en la cavidad articular.

3. Ligamento isquiofemoral. El ligamento isquiofemoral está situado en la cara posterior de la articulación (fig. 287). Se origina en el surco infraacetabular y en la parte contigua del borde y del rodete acetabulares. Sus fascículos se dirigen superior y lateralmente, cruzan oblicuamente la cara posterior del cuello y se insertan en la parte anterior de la cara medial del trocánter mayor, anteriormente a la fosa trocantérica.

En muy raras ocasiones, algunos fascículos se separan del ligamento y se insertan en la parte posterior de la cara superior del cuello, frente a la fosa trocantérica.

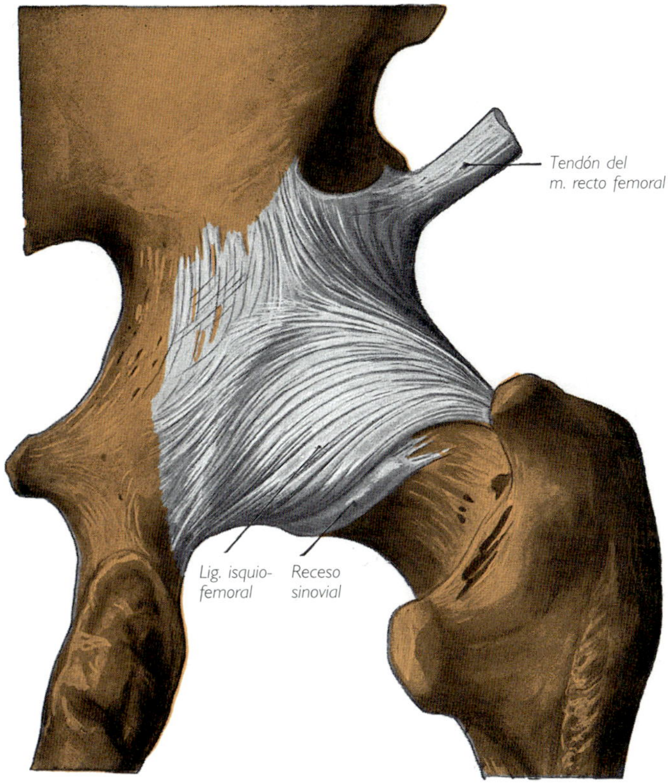

Fig. 287 ▪ Articulación de la cadera (visión posterior). Ligamento isquiofemoral.

4. Ligamento de la cabeza del fémur. Se designa con el nombre de *ligamento de la cabeza del fémur* a una lámina fibrosa de aproximadamente 3 cm de longitud, que se extiende a través de la cavidad articular, desde la cabeza del fémur hasta la escotadura acetabular del hueso coxal (fig. 288).

Se inserta en el fémur en la mitad anterosuperior de la fosita de la cabeza del fémur. El ligamento se dirige desde ese punto inferiormente, enrollándose sobre la cabeza del fémur. Se ensancha en las proximidades de la escotadura acetabular, donde termina por medio de tres fascículos principales: anterior, medio y posterior.

El *fascículo anterior* o *púbico* se inserta en el extremo anterior de la escotadura acetabular, inmediatamente posterior al cuerno anterior de la cara semilunar.

El *fascículo posterior* o *isquiático* es más ancho, largo y resistente que el anterior, rodea el extremo posterior, ancho, alto y cóncavo de la escotadura acetabular, pasando inferior al ligamento transverso del acetábulo, al cual está estrechamente unido; se fija al hueso coxal lateral a la escotadura acetabular.

El *fascículo medio* constituye una lámina fibrosa intermedia a los fascículos precedentes. Se une al borde interno o inferior del ligamento transverso del acetábulo en toda su longitud.

Por último, algunas fibras muy tenues se separan del ligamento en el curso de su recorrido y se insertan en la fosa acetabular, atravesando el cojinete adiposo que la ocupa.

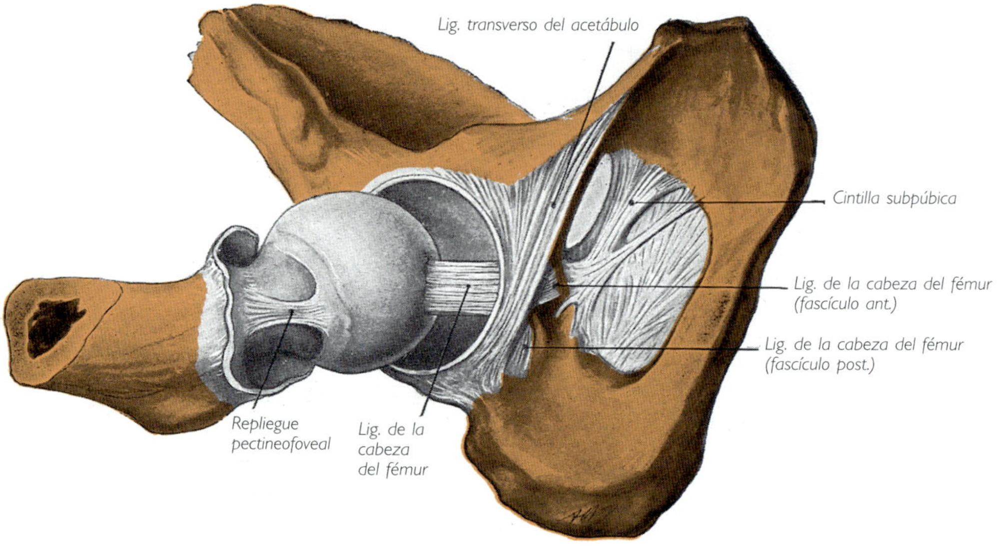

Fig. 288 ▪ Articulación de la cadera. Se ha resecado la cápsula articular y se han separado las superficies articulares. Ligamento de la cabeza del fémur y repliegue pectineofoveal.

En el espesor del ligamento de la cabeza del fémur se encuentran una o dos arteriolas destinadas a la cabeza del fémur; también se hallan algunas vénulas.

El espesor y la resistencia del ligamento de la cabeza del fémur son muy variables: a veces es muy fuerte y otras se halla reducido a algunos haces que envuelve un repliegue de la membrana sinovial.

El ligamento de la cabeza del fémur es el resultado de la transformación fibrosa de los haces más superiores del músculo pectíneo. En ciertos animales, el ligamento se halla unido al músculo del que procede. En el hombre se halla aislado en la cavidad articular. Inferiormente a él, los fascículos más cercanos al músculo originan por transformación fibrosa el repliegue pectineofoveal y el ligamento pubofemoral; este último presenta continuidad, en el hombre, con el músculo que le da origen.

▪ **MEMBRANA SINOVIAL.** La membrana sinovial reviste la cara profunda de la cápsula articular y se refleja a lo largo de las inserciones coxales y femorales de ésta para extenderse hasta el límite de las superficies articulares. La porción reflejada de la membrana sinovial reviste: ❑ *del lado del coxal,* la cara externa del rodete acetabular desde la inserción capsular hasta su borde libre; ❑ *del lado del fémur,* toda la parte *intraarticular del cuello* comprendida entre la línea de inserción de la cápsula y el revestimiento cartilaginoso de la cabeza del fémur.

La membrana sinovial, reflejada sobre el cuello del fémur, es levantada por los fascículos recurrentes de la cápsula y forma con ellos los repliegues ya señalados, denominados *frenillos de la cápsula* (fig. 283). Estos repliegues son muy variables en número e importancia. Uno de ellos, más desarrollado que los demás, es el repliegue pectineofoveal, que ya hemos descrito. Los *frenillos de la cápsula* se hallan ausentes en la cara posterior del cuello.

A lo largo de la inserción de la cápsula articular, en la cara posterior del cuello, el manguito capsular es delgado y se halla débilmente adherido al cuello del fémur. Así, la insuflación o inyección de la cavidad sinovial determina a esta altura la formación de un receso sinovial en forma de rodete semicircular (fig. 287).

■ **MEMBRANA SINOVIAL DEL LIGAMENTO DE LA CABEZA DEL FÉMUR.** El ligamento de la cabeza del fémur y el cojinete adiposo de la articulación están rodeados por una vaina sinovial independiente de la membrana sinovial articular propiamente dicha. Superiormente se extiende hasta el borde de la fosita de la cabeza del fémur y recubre la parte posteroinferior de ésta, libre de inserciones ligamentosas. Inferiormente se ensancha y se extiende sobre el cojinete adiposo en forma de repliegues que elevan unos tractos fibrosos procedentes del ligamento de la cabeza del fémur. Del lado del hueso coxal, la membrana sinovial del ligamento de la cabeza del fémur termina en el borde de la fosa acetabular a lo largo de la concavidad de la cara semilunar y en el borde interno del ligamento transverso del acetábulo.

■ **BOLSAS SINOVIALES PERIARTICULARES.** Alrededor de la articulación de la cadera se encuentra un gran número de bolsas sinoviales situadas profundamente a los músculos periarticulares. Son las siguientes: ❑ la bolsa iliopectínea anteriormente; ❑ las bolsas trocantéricas de los músculos glúteo menor, glúteo medio y glúteo mayor lateralmente; ❑ la bolsa subtendinosa del músculo obturador interno posteriormente, y ❑ la bolsa del tendón de la cabeza refleja del músculo recto femoral superiormente. Estas distintas bolsas sinoviales se describirán con los músculos a los cuales están anexas. Recordaremos tan sólo que la bolsa iliopectínea, situada profundamente al músculo iliopsoas en la superficie anterior de la articulación, comunica a veces con la cavidad articular a través de un orificio que presenta la cápsula en el espacio comprendido entre el ligamento pubofemoral y el fascículo inferior del ligamento iliofemoral.

■ **MECÁNICA Y MOVIMIENTOS DE LA ARTICULACIÓN DE LA CADERA.** Las superficies articulares se mantienen en contacto gracias a la cápsula articular, los ligamentos, los músculos periarticulares y también por la presión atmosférica. El experimento de los hermanos Weber demuestra la función de la presión atmosférica: si en un sujeto cuyos miembros inferiores están colgados se seccionan la cápsula, los ligamentos y los músculos periarticulares de la articulación de la cadera, la cabeza del fémur queda en contacto con la superficie articular acetabular; si se practica a través del hueso coxal una abertura que comunique el acetábulo con el exterior, el miembro inferior cae enseguida; finalmente, si después de haber colocado la cabeza del fémur en el acetábulo, se cierra dicha abertura con la yema de un dedo, la cabeza permanece en la cavidad pero, si se levanta el dedo, sale de la cavidad.

Entre los elementos del aparato ligamentoso, la zona orbicular contribuye de manera particular, en ciertos movimientos de la articulación, a mantener unidas las superficies articulares. Así, en la extensión, la cabeza del fémur tiende a liberarse del acetábulo anteriormente y su base se acerca a la zona orbicular; además, rechaza anteriormente el fascículo inferior del ligamento iliofemoral, el cual arrastra la zona orbicular, que se dirige anteriormente y se aplica estrechamente alrededor de la base de la cabeza del fémur.

La cabeza del fémur y el acetábulo del hueso coxal pueden moverse alrededor de infinidad de ejes y producir los más variados movimientos. Todos estos movimientos se reducen a cuatro tipos principales: *a)* flexión y extensión, *b)* abducción y aducción, *c)* circunducción y *d)* rotación.

1. *Flexión y extensión.* ❑ El movimiento de flexión acerca la cara anterior del muslo a la pared anterior del abdomen; la extensión es el movimiento opuesto. Estos movimientos se efectúan alrededor de un eje transversal que pasa por el centro de la cabeza y el borde superior del trocánter mayor. La amplitud del movimiento de flexión es de 120° y la del movimiento de extensión de 10°. El movimiento de flexión se halla limitado por

la tensión de los músculos posteriores del muslo cuando la pierna está en extensión y por la tensión de los fascículos posteriores de la cápsula articular cuando la rodilla está en flexión. El movimiento de extensión es detenido por la tensión de los ligamentos iliofemoral y pubofemoral.

2. *Aducción y abducción.* ❑ El movimiento de aducción acerca el muslo a la línea media; el movimiento de abducción lo aleja. El eje de estos movimientos pasa por el centro de la cabeza del fémur. Su extensión entre las dos posiciones extremas es de aproximadamente 90°. El movimiento de aducción es detenido por el contacto entre los dos muslos si el sujeto está de pie en posición normal, o, si no, por la tensión del fascículo superior del ligamento iliofemoral. El movimiento de abducción se ve limitado por la tensión del ligamento pubofemoral y del fascículo inferior del ligamento iliofemoral. En la abducción forzada, el cuello del fémur puede llegar a chocar con el borde acetabular.

3. *Circunducción.* ❑ Este movimiento resulta de la sucesión de los movimientos precedentes.

4. *Rotación.* ❑ Los movimientos de rotación medial y lateral se efectúan alrededor de un eje vertical que pasa por el centro de la cabeza del fémur. La amplitud máxima de estos movimientos es de aproximadamente 50°. La rotación medial se ve detenida por la tensión del fascículo inferior del ligamento iliofemoral; la rotación lateral, por la tensión del fascículo superior del mismo ligamento.

El ligamento de la cabeza del fémur contribuye a limitar los movimientos combinados de flexión, aducción y rotación lateral.

II. ARTICULACIÓN DE LA RODILLA

La articulación de la rodilla es un gínglimo o tróclea que une el fémur a la tibia y a la rótula.

SUPERFICIES ARTICULARES

a) EXTREMO INFERIOR DEL FÉMUR. La superficie articular del extremo inferior del fémur presenta: anteriormente la cara rotuliana y posteriormente las superficies condíleas, separadas de las vertientes de la polea de la cara rotuliana por las ranuras condilotrocleares (fig. 289). Recordaremos los siguientes datos: ❑ *a)* la vertiente lateral de la cara rotuliana es más ancha, extensa y saliente anteriormente que la vertiente medial; *b)* de los dos cóndilos, el medial está marcadamente proyectado en sentido medial y es más estrecho y largo que el lateral, y *c)* las superficies condíleas describen una curva espiral cuyo radio disminuye de anterior a posterior.

La superficie articular del fémur está revestida por una capa de cartílago, delgado en los bordes y más grueso en la garganta de la tróclea femoral y en la parte media de los cóndilos, donde alcanza 3 mm de espesor. Las ranuras condilotrocleares son más evidentes en el hueso revestido por cartílago que en el hueso seco. La ranura condilotroclear medial suele hallarse más acentuada que la lateral.

b) EXTREMO SUPERIOR DE LA TIBIA. El extremo superior de la tibia opone las caras articulares superiores de la tibia a las superficies condíleas del fémur (fig. 290). La cara articular superior medial es más cóncava y larga y menos ancha que la lateral. Cada cara articular superior asciende sobre la eminencia intercondílea de la tibia hasta el vértice del tubérculo intercondíleo. Las caras articulares superiores se hallan entre las superficies articulares, donde el cartílago de revestimiento alcanza su mayor espesor. Éste mide de 3 a 4 mm en el centro de estas cavidades y menos en la periferia.

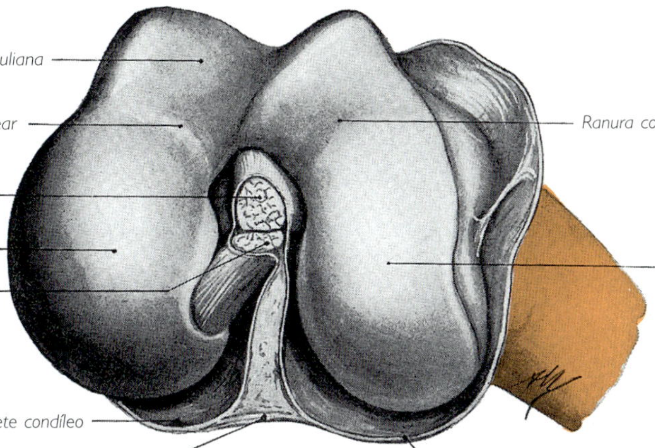

Fig. 289 ▪ Extremo inferior del fémur. La cápsula articular y los ligamentos cruzados se han seccionado cerca de sus inserciones femorales.

El resultado de la presencia de un revestimiento cartilaginoso tan grueso en el centro es una apreciable modificación de la forma de las superficies articulares: la concavidad de la cara articular superior medial disminuye; la cara articular superior lateral conserva todavía una ligera concavidad transversal, pero se vuelve claramente convexa de anterior a posterior.

c) MENISCOS ARTICULARES. Así dispuestas, las caras articulares superiores no se adaptan a los cóndilos femorales. La concordancia se logra mediante la interposición, entre la tibia y el fémur, de los meniscos articulares (fig. 290).

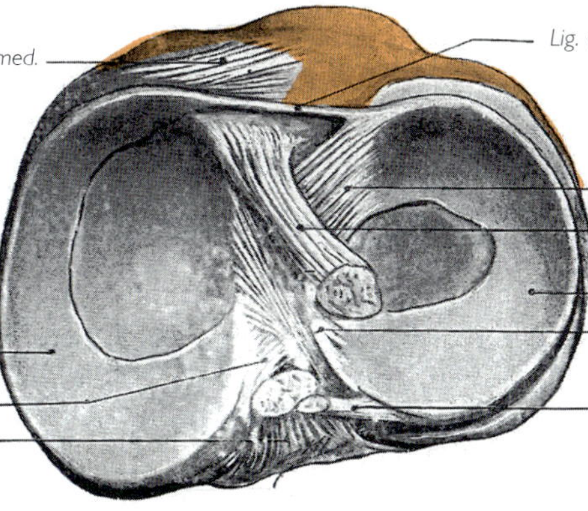

Fig. 290 ▪ Caras articulares superiores de la tibia, meniscos e inserciones tibiales de los ligamentos cruzados.

Los meniscos articulares se dividen, al igual que las caras articulares superiores, en lateral y medial. Cada uno de ellos constituye una lámina prismática triangular curvada en forma de media luna.

Presentan: ❑ una *cara superior,* cóncava en relación con los cóndilos femorales; ❑ una *cara inferior* adherida a la periferia de la cara articular superior correspondiente; ❑ una *cara externa* o *periférica* (base del prisma), convexa y muy gruesa, adherida a la cápsula articular; ❑ un *borde interno* o *central,* cóncavo y afilado, cuya concavidad se orienta hacia el centro de la cara articular superior; ❑ por último, *dos extremos o cuernos,* de los que nacen unos haces fibrosos o ligamentos que unen el menisco articular a las superficies rugosas situadas anterior y posteriormente a la eminencia intercondílea de la tibia.

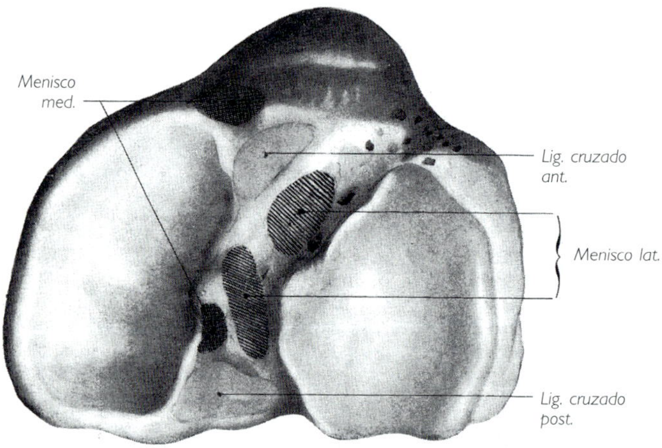

Fig. 291 ▪ Superficies de inserción en la cara superior de la tibia de los meniscos y de los ligamentos cruzados.

Los dos meniscos difieren entre sí por su forma y sus inserciones tibiales.

El *menisco lateral* presenta la forma de una C muy cerrada o de una O casi completa. El cuerno anterior se fija al área intercondílea anterior inmediatamente anterior al tubérculo intercondíleo lateral de la tibia e inmediatamente lateral y posterior al ligamento cruzado anterior; el cuerno posterior se inserta posteriormente a la eminencia intercondílea en la parte posterior de la depresión que separa los tubérculos intercondíleos (fig. 291).

Del extremo posterior del menisco lateral nace un potente fascículo, denominado *ligamento meniscofemoral,* que acompaña al ligamento cruzado posterior, pasando a menudo posterior a él, a veces anteriormente, o bien, desdoblándose, anterior y posteriormente a la vez (Radoïévitch). Se inserta con este ligamento en la fosa intercondílea, en el cóndilo medial (v. este ligamento, pág. 382).

El *menisco medial* presenta la forma de una C muy abierta. Se inserta por su cuerno anterior en el ángulo anteromedial del área intercondílea anterior, anteriormente al ligamento cruzado anterior; por su cuerno posterior se fija en el área intercondílea posterior, inmediatamente posterior a la superficie de inserción del menisco lateral y anterior al ligamento cruzado posterior (figs. 290 y 291).

Los dos meniscos se unen casi siempre anteriormente mediante una banda fibrosa de dirección transversal denominada *ligamento transverso de la rodilla* (fig. 290).

d) RÓTULA. La rótula se halla en contacto con la cara rotuliana del fémur por medio de una superficie articular que ocupa los tres cuartos superiores de su cara posterior. Esta superficie articular, recubierta por una gruesa capa de cartílago, presenta una cresta vertical roma en relación con la garganta de la polea de la cara rotuliana, y dos caras colaterales cóncavas que se oponen a las vertientes de dicha polea. La cara medial es más estrecha y menos excavada que la lateral; a lo largo de su borde libre se encuentra una impresión, que representa la zona de la cara medial que entra en contacto con el cóndilo medial durante la flexión máxima de la pierna.

MEDIOS DE UNIÓN

Consisten en: *a)* una cápsula articular y *b)* ligamentos.

A. **Cápsula articular**

La cápsula articular es una vaina fibrosa que se extiende desde el extremo inferior del fémur hasta el extremo superior de la tibia. Presenta anteriormente una solución de continuidad que corresponde a la cara articular de la rótula.

La *inserción femoral* de la cápsula rodea la superficie articular, a una distancia del revestimiento cartilaginoso que varía según los segmentos considerados. Anteriormente, la cápsula se inserta en el hueco supratroclear. Desde la mitad del hueco supratroclear, donde la inserción capsular se halla a 1 o 1,5 cm del cartílago articular, la línea de inserción se inclina a cada lado inferior y lateralmente al eje del miembro y pasa muy cerca de los ángulos anteriores de la polea de la cara rotuliana. Se dirige luego posteriormente sobre la cara lateral de cada cóndilo, alejándose de forma gradual del revestimiento cartilaginoso, de tal manera que, en la parte media de la cara colateral del cóndilo, la línea de inserción de la cápsula se encuentra a 1,5 cm de la superficie articular. Esta línea sigue a lo largo de la rampa capsular que bordea superiormente el surco laterosupracondíleo. Más posteriormente, la inserción de la cápsula se aproxima de nuevo al cartílago articular, pasando a escasos milímetros sobre los cóndilos; después se incurva anteriormente en la fosa intercondílea y circunscribe, hasta el extremo anterior de dicha fosa, las inserciones de los ligamentos cruzados, con los que se confunde.

La *inserción tibial* se realiza anteriormente, en el borde anterior de la superficie rugosa del área intercondílea anterior. Pasa después a cada lado, a 4 o 5 mm aproximadamente inferior al cartílago de la cara articular superior. Sin embargo, la inserción capsular desciende, frente a la articulación tibioperonea, hasta la proximidad inmediata de ésta. Posteriormente, sigue primero a cada lado del revestimiento cartilaginoso de las caras articulares superiores y después, confundiéndose con los ligamentos cruzados, describe en el espacio intercondíleo un asa de contorno sinuoso que circunscribe las inserciones tibiales de estos ligamentos.

La *inserción rotuliana* bordea el cartílago de la cara articular.

La cápsula articular es delgada y laxa en casi toda su extensión, salvo en la cara posterior de los cóndilos, que están cubiertos por resistentes casquetes fibrosos denominados *casquetes condíleos.* Cada casquete condíleo se halla estrechamente unido a la cabeza correspondiente del músculo gastrocnemio, que presenta en ellos algunas inserciones. A menudo la propia cápsula desaparece a esta altura y el tendón de la cabeza del músculo gastrocnemio se halla en relación directa con la membrana sinovial de la articulación.

A los lados, la cápsula articular está unida a la cara externa o periférica de los meniscos articulares.

Enfrente del tendón del músculo poplíteo, la cápsula se halla ausente y la membrana sinovial comunica con la bolsa sinovial anexa al tendón.

B. **Ligamentos**

Los ligamentos que refuerzan la cápsula articular se dividen en anteriores, colateral tibial, colateral peroneo y posteriores. Describiremos, para cada ligamento, diferentes formaciones fibrosas o tendinosas yuxtaarticulares que complementan los medios de unión de la articulación.

LIGAMENTOS ANTERIORES. Anteriormente, la cápsula se halla reforzada por diversos elementos fibrosos dispuestos desde la profundidad a la periferia en tres planos, que son los siguientes: *a)* un plano profundo *capsular,* que comprende ligamentos que pueden considerarse un engrosamiento de la cápsula; *b)* un plano medio *tendinoso,* formado por los tendones o por las expansiones tendinosas de los músculos vecinos, y *c)* un plano superficial *fascial,* constituido por la parte correspondiente de la fascia profunda.

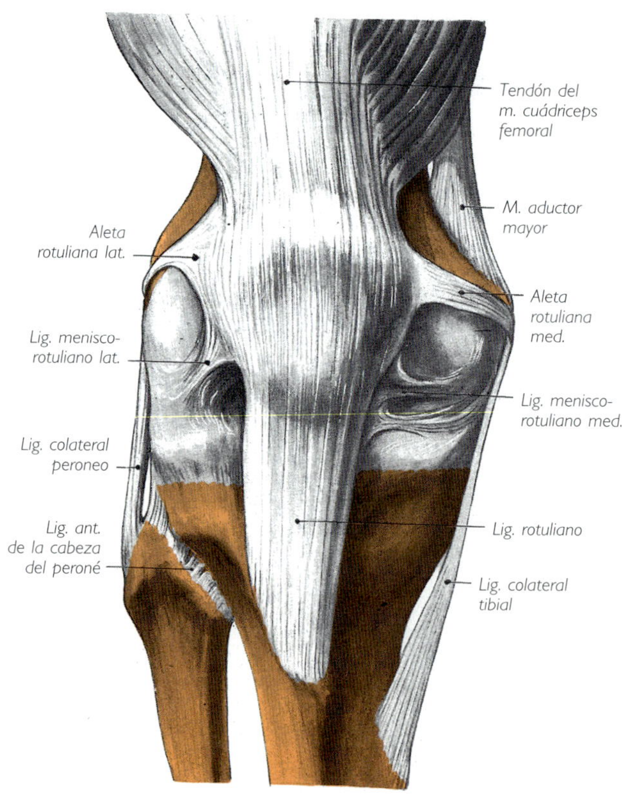

Fig. 292 ▪ Articulación de la rodilla (cara anterior).

1. Plano capsular. El plano capsular comprende las aletas rotulianas y los ligamentos meniscorrotulianos (figs. 292, 294 y 295).

a) ALETAS ROTULIANAS. Las aletas rotulianas son dos láminas fibrosas, delgadas y triangulares, cuya base se sitúa en los bordes laterales de la rótula y cuyo vértice se encuentra sobre los cóndilos femorales. Existen dos: una medial y otra lateral.

La *aleta rotuliana medial* nace de la parte superior del borde medial de la rótula y termina en el epicóndilo medial, posteriormente a la superficie de inserción del ligamento colateral tibial (fig. 294).

La *aleta rotuliana lateral* es muy delgada y se inserta anteriormente en el borde lateral de la rótula; posteriormente se inserta, por medio de un extremo afilado, tanto en el epicóndilo lateral como en el casquete condíleo lateral; a menudo se extiende hasta el tendón de la cabeza lateral del músculo gastrocnemio y se confunde con él (fig. 295).

Las aletas rotulianas se confunden en la proximidad de la rótula con la cápsula articular subyacente; deben considerarse fascículos de refuerzo de dicha cápsula (Vallois).

b) LIGAMENTOS MENISCORROTULIANOS. Se da este nombre a unos haces fibrosos descritos por Pauzat, que se extienden oblicuamente desde la parte inferior de los bordes laterales de la rótula hasta el borde externo o convexo del menisco articular correspondiente. El ligamento meniscorrotuliano lateral suele estar más desarrollado que el medial (fig. 292).

2. Plano tendinoso. El plano capsular está recubierto por un plano tendinoso que se le adhiere estrechamente y que se extiende por toda la cara anterior de la rodilla. Está constituido: *a)* por el ligamento rotuliano; *b)* por las expansiones tendinosas del músculo cuádriceps femoral, los retináculos rotulianos, que nacen de los músculos vasto lateral y vasto medial y terminan en la rótula y en los cóndilos de la tibia, y *c)* por la expansión prerrotuliana del músculo tensor de la fascia lata.

a) LIGAMENTO ROTULIANO. El ligamento rotuliano es una lámina tendinosa aplanada de anterior a posterior, ancha y muy gruesa, que constituye la parte subrotuliana del tendón de inserción del músculo cuádriceps femoral en la tibia. Se inserta superiormente en el vértice de la rótula y en la región contigua de la cara anterior de este hueso; sin embargo, sus fibras superficiales no tienen ninguna fijación rotuliana y presentan continuidad con las fibras tendinosas del músculo cuádriceps femoral (fig. 292).

El ligamento rotuliano se dirige oblicuamente en sentido inferior y un poco lateral, estrechándose ligeramente de superior a inferior. Se inserta en la parte inferior de la tuberosidad de la tibia, que es irregular y prominente.

Unas fibras tendinosas arciformes, procedentes de la aponeurosis del músculo tensor de la fascia lata, cruzan transversalmente su cara anterior y le imprimen una curvatura de concavidad anterior.

La cara posterior del ligamento rotuliano corresponde superiormente al cuerpo adiposo infrarrotuliano. Una bolsa sinovial infrarrotuliana profunda separa inferiormente el ligamento de la parte superior de la tuberosidad de la tibia (figs. 296 y 301).

b) RETINÁCULOS ROTULIANOS. Del tendón de inserción de los músculos vasto lateral y vasto medial del músculo cuádriceps femoral parten: ❑ *a)* fibras verticales que se dirigen al borde lateral de la rótula y del ligamento rotuliano y a la tibia, y ❑ *b)* fibras oblicuas que cruzan la línea media y terminan en el cóndilo tibial del lado opuesto (fig. 293) (v. para más detalles *Músculo cuádriceps,* pág. 426).

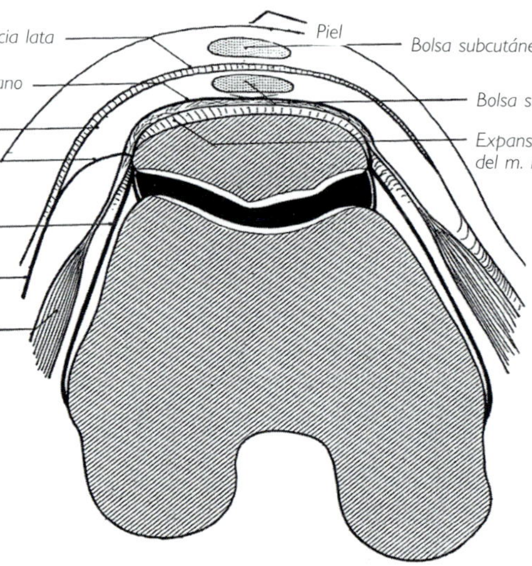

Fig. 293 ▪ Corte transversal de la articulación de la rodilla (lado derecho, segmento superior del corte) (semiesquemático).

c) APONEUROSIS DEL MÚSCULO TENSOR DE LA FASCIA LATA. Esta aponeurosis, que está situada anteriormente al retináculo rotuliano lateral, se inserta en gran parte sobre el borde lateral de la rótula y en el cóndilo lateral de la tibia, recubriendo toda la zona yuxtarrotuliana lateral; numerosas fibras pasan anteriormente a la rótula y al ligamento rotuliano, reforzando la zona yuxtarrotuliana medial (fig. 293).

Los retináculos rotulianos y la aponeurosis del músculo tensor de la fascia lata están estrechamente unidos; el plano tendinoso que forman se adhiere también a las aletas rotulianas, principalmente a la aleta rotuliana lateral, de la cual es a veces difícil de separar.

3. Plano fascial. La fascia profunda recubre toda la cara anterior de la articulación. Presenta continuidad superiormente con la fascia lata e inferiormente con la fascia de la pierna. La cara profunda de la fascia está muy estrechamente unida, a cada lado de la rótula, al plano tendinoso subyacente, y en particular a la aponeurosis del músculo tensor de la fascia lata (fig. 293). Por esta razón suele incluirse entre los medios de unión de la articulación de la rodilla.

Entre estos diferentes planos tendinosos y fasciales existen bolsas sinoviales que se describirán junto con la región rotuliana.

LIGAMENTO COLATERAL TIBIAL. El ligamento colateral tibial consta de dos partes (fig. 294): una principal, situada entre el fémur y la tibia, que presenta la forma de una banda ancha, nacarada y muy resistente; la otra es accesoria, está situada posteriormente a la anterior y se halla formada por fascículos que se extienden desde el fémur y la tibia hasta el menisco medial.

La *parte principal* del ligamento colateral tibial se inserta superiormente en la cresta vertical que constituye el vértice del epicóndilo medial, y en una depresión que se encuentra en sentido inmediatamente posterior a dicha cresta. Esta inserción está situada un poco inferior al tubérculo del aductor y a la inserción de la cabeza medial del músculo gastrocnemio; está cubierta en parte por el extremo posterior de la aleta ro-

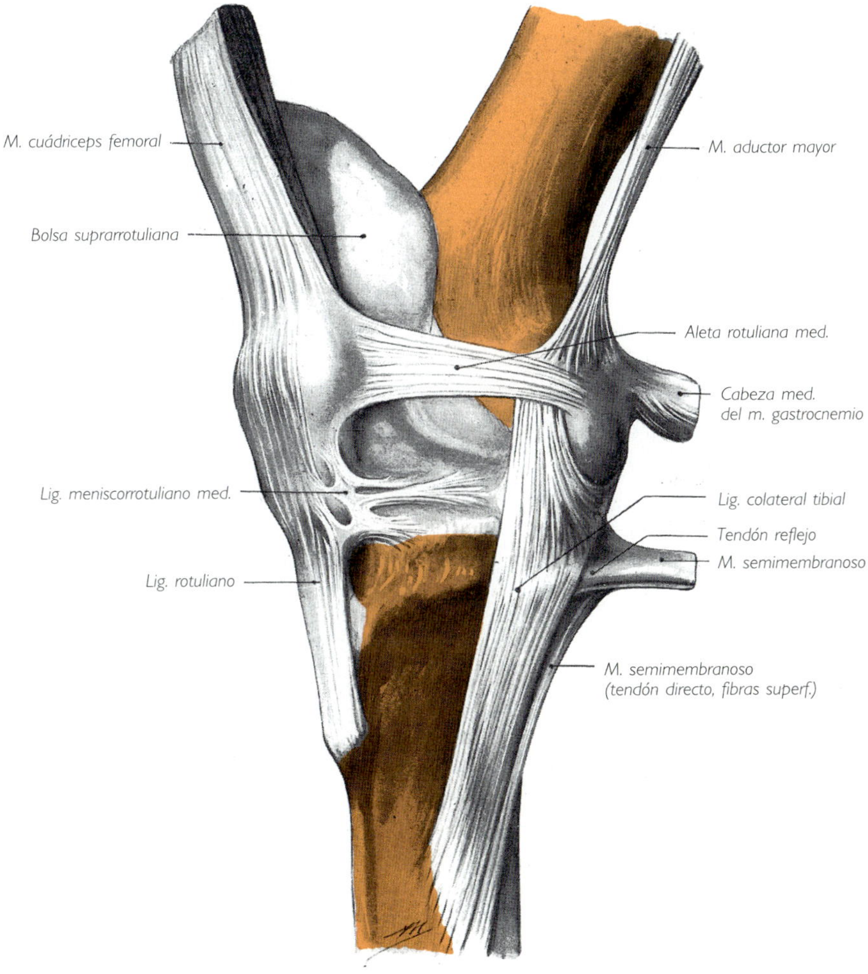

Fig. 294 ▪ Articulación de la rodilla (cara medial).

tuliana medial. El ligamento se dirige inferior y ligeramente anterior, ensanchándose; se adhiere al menisco correspondiente y después se fija mediante algunas fibras profundas al cóndilo medial de la tibia, a lo largo de la línea de inserción capsular. Ahora bien, la mayoría de las fibras ligamentosas descienden más inferiormente, recubren el tendón reflejo del músculo semimembranoso y se insertan en la parte superior del borde medial de la tibia, al igual que en la zona contigua y rugosa de la cara medial de este hueso. Las fibras posteriores del ligamento se pierden inferiormente, junto con las fibras superficiales del tendón directo del músculo semimembranoso, en la fascia del músculo poplíteo.

La *parte accesoria* del ligamento, que es más delgada que la parte principal y se halla en continuidad con ella, se encuentra situada posteriormente a ésta. Se halla formada por fibras oblicuas que irradian desde las inserciones femorales y tibiales de la parte principal hasta la cara periférica del menisco medial, donde terminan.

A veces se desarrolla una primera bolsa sinovial entre el ligamento y el cóndilo del fémur, y una segunda entre el ligamento y el cóndilo medial de la tibia. Éstas se deben a los movimientos de flexión y extensión de la pierna.

LIGAMENTO COLATERAL PERONEO. El ligamento colateral peroneo presenta la forma de un cordón redondo y grueso, que se extiende desde el epicóndilo lateral del fémur hasta la cabeza del peroné (fig. 295). Se inserta superiormente en el epicóndilo lateral del fémur, superior al surco del músculo poplíteo e inferior a la fosita de inserción de la cabeza lateral del músculo gastrocnemio, es decir, en una impresión que presenta la eminencia ósea que separa anteriormente ambas estructuras. Desciende un poco oblicuamente en sentido inferior y posterior y se inserta en la parte anterolateral de la cabeza del peroné, anteriormente al vértice de la cabeza del peroné. El ligamento colateral peroneo es independiente en toda su extensión de la cápsula articular subyacente. Su extremo inferior está recubierto por el tendón del músculo bíceps femoral, del que está separado por una bolsa sinovial.

LIGAMENTOS POSTERIORES. Los ligamentos posteriores incluyen: *a)* los *ligamentos cruzados* situados en la fosa intercondílea, y *b)* un *plano fibroso posterior,* situado posteriormente a la fosa intercondílea, entre los dos cóndilos del fémur y el borde posterior de la cara articular superior de la tibia.

a) LIGAMENTOS CRUZADOS. Se trata de dos cordones fibrosos, cortos y muy gruesos, que se extienden desde el espacio intercondíleo de la tibia hasta la fosa intercondílea del fémur. Los ligamentos cruzados son los verdaderos ligamentos posteriores de la articulación, pues refuerzan, engrosándola, la parte posterior o intercondílea de la cápsula articular. Son dos, uno anterior y otro posterior (fig. 296).

El *ligamento cruzado anterior* se inserta inferiormente en el área intercondílea anterior de la tibia, en el espacio comprendido entre el tubérculo intercondíleo medial posteriormente, la inserción anterior del menisco lateral posterior y lateralmente y la inserción anterior del menisco medial anteriormente (figs. 290 y 291). Desde ahí, el ligamento se dirige superior, posterior y lateralmente, y se fija en una zona de inserción

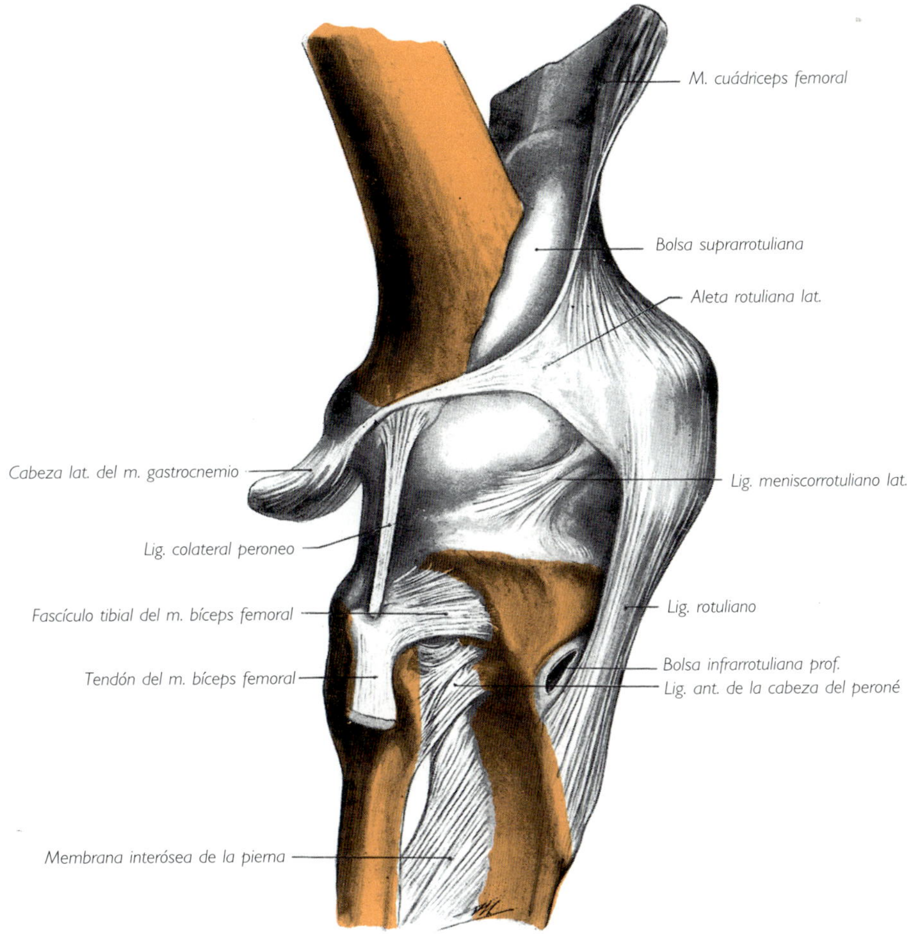

Fig. 295 ▪ Articulación de la rodilla (cara lateral).

vertical sobre la mitad posterior de la cara intercondílea del cóndilo lateral del fémur (fig. 297).

El *ligamento cruzado posterior* nace del área intercondílea posterior de la tibia, posterior a las inserciones de los meniscos lateral y medial (figs. 280 y 290). Sus inserciones se prolongan inferior y posteriormente en la parte superior de la depresión vertical, que es continuación del área intercondílea posterior. Desde ese punto, el ligamento se dirige superior, anterior y medialmente, y termina, siguiendo una línea de inserción horizontal, en la parte anterior de la cara intercondílea del cóndilo medial del fémur y en el fondo de la fosa intercondílea (fig. 298).

Los ligamentos cruzados se entrecruzan a la vez en sentido anteroposterior y transversal (fig. 296). El ligamento cruzado anterior es anterior inferiormente y lateral superiormente. El ligamento posterior es posterior inferiormente y medial superior-

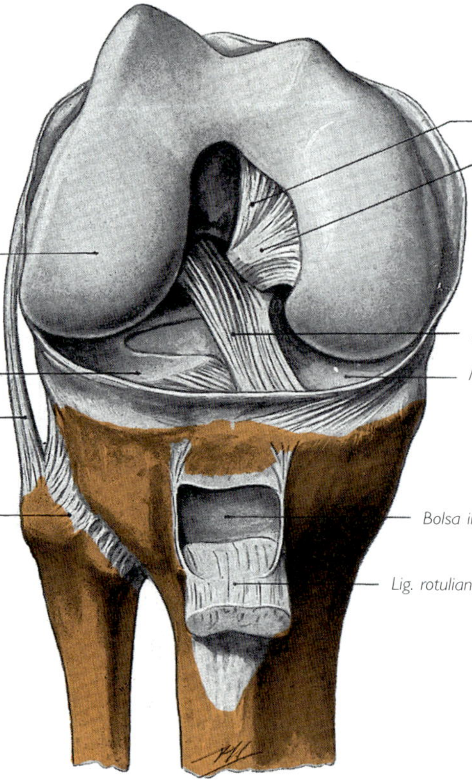

Fig. 296 ▪ Articulación de la rodilla. La parte anterior de la cápsula articular, los ligamentos anteriores y la rótula han sido extraídos. El fémur se halla flexionado en ángulo recto. Se aprecian los ligamentos cruzados.

mente. ❑ Muy a menudo se desarrolla una bolsa sinovial entre los dos ligamentos cruzados, que comunica a veces con la cavidad articular.

A lo largo del ligamento cruzado posterior, el *ligamento meniscofemoral* asciende hacia el cóndilo medial; este ligamento se separa del cuerno posterior del menisco lateral y se dirige oblicuamente en sentido superior y medial hacia el cóndilo medial (fig. 298). En ocasiones, este ligamento se extiende a lo largo de la cara lateral y después de la cara posterior del ligamento cruzado posterior, y se fija posteriormente a este ligamento en la parte posterior de la cara intercondílea del cóndilo medial; otras veces pasa sobre la cara anterior del ligamento cruzado posterior y termina anteriormente a este ligamento, en la cara intercondílea del cóndilo medial (fig. 298). Esta última disposición es menos frecuente. También puede desdoblarse y ascender en parte posterior y en parte anteriormente al ligamento cruzado posterior (Radoïévitch).

b) PLANO FIBROSO POSTERIOR. Comprende los elementos fibrosos que la mayor parte de los autores clásicos denominan impropiamente *ligamento posterior.*

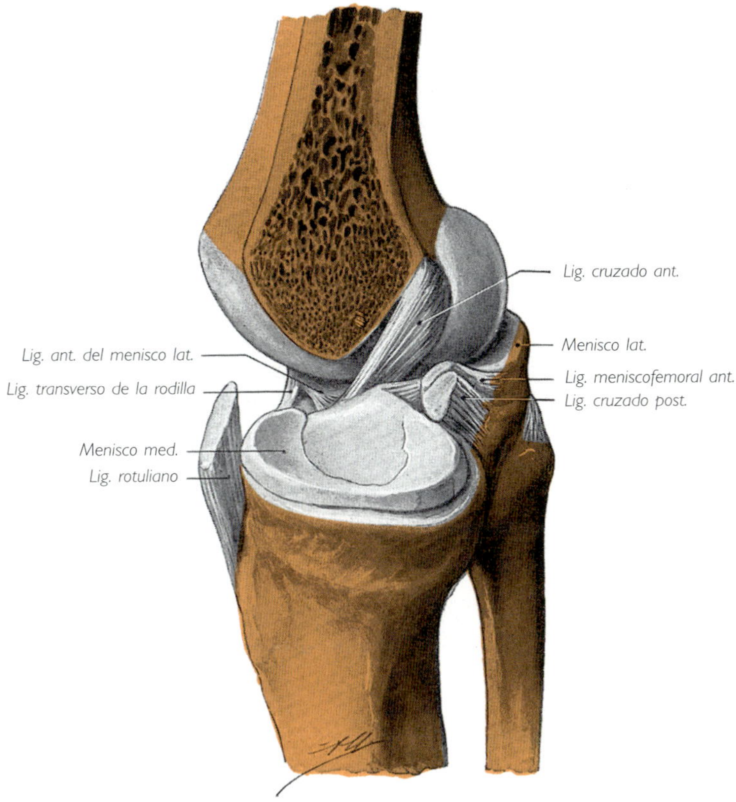

Fig. 297 ▪ Ligamento cruzado anterior. Se ha resecado el cóndilo medial.

El plano fibroso posterior constituye una capa fibrosa situada posteriormente a la fosa intercondílea y a los ligamentos cruzados, de los que a veces está separado por una bolsa sinovial. Se fija superiormente en la parte inferior de la cara poplítea, e inferiormente en el borde posterior de la cara articular superior de la tibia. Presenta continuidad a los lados con los casquetes condíleos y los tendones de la cabeza lateral del músculo gastrocnemio y de los músculos poplíteo y semimembranoso (fig. 299). Este plano está compuesto por numerosos fascículos de forma y dirección muy diferentes. Su dirección se halla en general determinada por las tracciones que ejercen sobre ellos los músculos gastrocnemio y semimembranoso, a los que se hallan unidos (Vallois). De todos estos fascículos, los más importantes son los ligamentos poplíteo oblicuo y poplíteo arqueado.

El *ligamento poplíteo oblicuo* constituye una ancha expansión fibrosa que se fija al tendón del músculo semimembranoso un poco superiormente a la tibia; a continuación se dirige oblicuamente en sentido superior y lateral, se abre en abanico y se pierde en el casquete condíleo lateral.

El *ligamento poplíteo arqueado* nace en el vértice de la cabeza del peroné, posteriormente a ésta, a consecuencia del origen del ligamento colateral peroneo; desde ese punto se dirige superiormente y se divide, después de un trayecto de aproximadamente 1 cm, en dos fascículos, uno lateral y otro medial. ❑ El *fascículo lateral* (ligamento lateral externo corto) (Vallois) continúa el trayecto vertical del fascículo de origen posteriormente al ligamento colateral peroneo, y se pierde en el casquete condíleo del mismo lado. ❑ El *fascículo medial* se despliega ampliamente en abanico; sus fibras superiores se dirigen superior y medialmente y se pierden en el plano fibroso, pasando profundamente al ligamento poplíteo oblicuo, mientras que las fibras inferiores se inclinan inferior y medialmente y van a insertarse en la tibia. Estas últimas fibras delimitan, con el fascículo de origen del ligamento, un arco bajo el cual se introduce el músculo poplíteo: se trata del *arco del músculo poplíteo* (fig. 299).

C. **Membrana sinovial**

La membrana sinovial recubre la cara profunda de la cápsula articular y se refleja en el hueso, desde la línea de inserción de la cápsula hasta el revestimiento cartilaginoso. Forma, en el contorno de las superficies articulares femorales y tibiales, un receso o fondo de saco cuya profundidad se mide según la distancia que separa la inserción de la cápsula de la superficie articular. En la rótula, la membra-

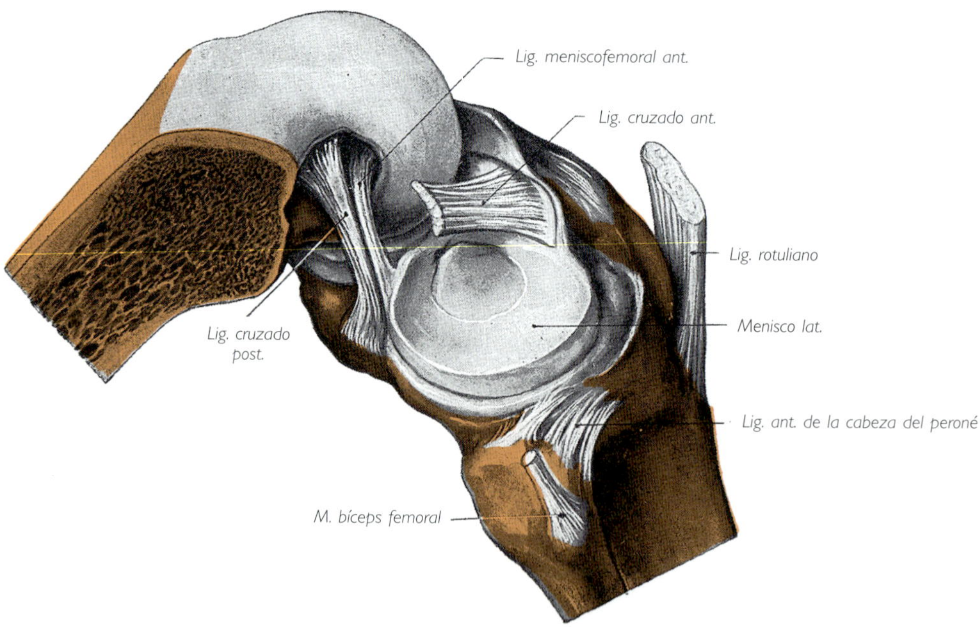

Fig. 298 ▪ Ligamento cruzado posterior. Se ha resecado el cóndilo lateral.

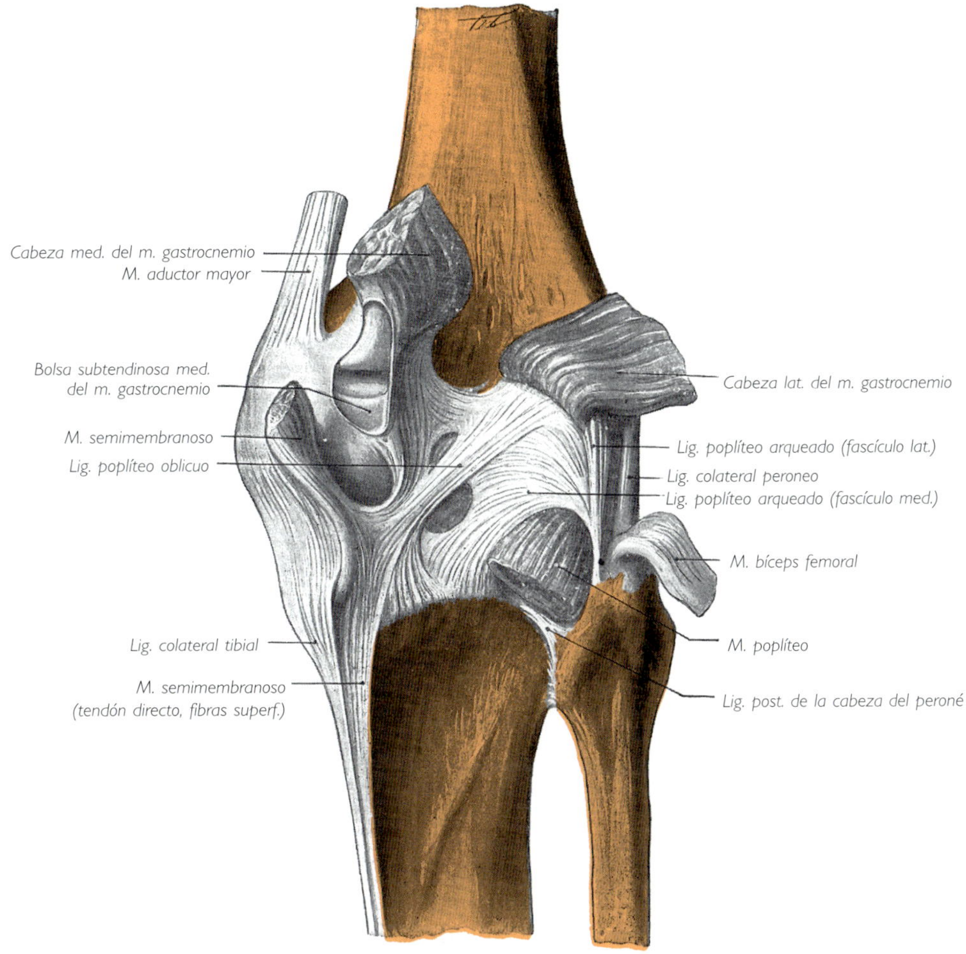

Fig. 299 ▪ Articulación de la rodilla (plano fibroso posterior).

na sinovial termina directamente en la cápsula, en el borde del revestimiento cartilaginoso.

El receso perifemoral se halla muy reducido posteriormente. Anteriormente, en sentido superior a la parte media de la cara rotuliana del fémur, se relaciona con la cara profunda del músculo cuádriceps femoral, denominándose *receso subcuadricipital.* Este receso se extiende hasta la inserción capsular y mide cerca de 1,5 cm de profundidad; por lo general sólo se comunica, a través de un orificio más o menos ancho, con la bolsa suprarrotuliana situada superiormente (fig. 301). Esta bolsa sinovial es independiente en el feto; después se establece, entre la bolsa y el receso subcuadricipital, una comunicación que se ensancha a medida que el sujeto crece. En el adulto, la bolsa sinovial sólo es independiente en el 10 % de los casos aproximadamente.

En el lado tibial, la membrana sinovial sólo forma un repliegue en la cara medial del hueso, que mide de 4 a 5 mm de altura. Sin embargo, frente al peroné, la membrana sinovial envía profundamente al tendón del músculo poplíteo un divertículo, denominado *receso subpoplíteo,* que puede comunicar con la cavidad de la articulación tibioperonea. En realidad, esta prolongación de la membrana sinovial es resultado de la comunicación de una bolsa sinovial, situada profundamente al tendón del músculo poplíteo, con la cavidad articular. Esta comunicación se realiza superior e inferiormente al menisco.

Puesto que la membrana sinovial reviste la cara profunda de la cápsula en toda su extensión, a continuación desciende por la cara anterior de la articulación, primero desde el fémur hasta la rótula y después desde la rótula hasta la tibia. En esta última región recubre el cuerpo adiposo infrarrotuliano (v. más adelante). ❑ Posteriormente, se dirige directamente desde el fémur hasta la tibia, pero se une colateralmente al borde convexo de los meniscos. Éstos constituyen, si bien solamente a los lados, un tabique que divide la membrana sinovial en dos partes: una femoromeniscal y otra meniscotibial.

En la cara posterior de la articulación, la membrana sinovial forma un repliegue que se dirige anteriormente y reviste los ligamentos cruzados, pero no se insinúa entre ellos (fig. 289). En la cara anterior e inferiormente a la rótula, la membrana sinovial se relaciona con el cuerpo adiposo infrarrotuliano de la rodilla, que describiremos a continuación.

a) CUERPO ADIPOSO INFRARROTULIANO (figs. 300 y 301). El *cuerpo adiposo infrarrotuliano* es una masa de grasa situada posteriormente al ligamento rotuliano y a la parte no articular de la rótula, y superiormente al área intercondílea anterior de la tibia (figs. 300 y 301). A los lados, el cuerpo adiposo se prolonga superiormente, a lo largo de la mitad inferior de los bordes lateral y medial de la rótula, en forma de cojines adiposos denominados *pliegues alares* (fig. 300).

De la parte media del cuerpo adiposo infrarrotuliano nace, inferiormente a la rótula, un cordón celuloadiposo que se dirige superior y posteriormente a través de la cavidad articular y se fija en el extremo anterior de la fosa intercondílea. Esta última prolongación se denomina *pliegue sinovial infrarrotuliano* (ligamento adiposo).

La membrana sinovial recubre y separa de la cavidad articular el cuerpo adiposo infrarrotuliano y sus prolongaciones. A veces, el pliegue sinovial infrarrotuliano se prolonga posteriormente formando un delgado tabique celular hasta el ligamento cruzado anterior, y su revestimiento sinovial presenta continuidad con el de los ligamentos cruzados. En este caso existe entre las articulaciones condilotibiales un verdadero tabique sagital, denominado *tabique medio.* El cuerpo adiposo infrarrotuliano es un vestigio del tabique medio que se observa de forma constante en el feto hasta el cuarto mes.

La función del cuerpo adiposo infrarrotuliano es rellenar el intervalo que, en la flexión de la rodilla, se produce entre la cara articular superior de la tibia, las superficies condíleas del fémur y la rótula. Desempeña las funciones de una voluminosa franja adiposa.

b) FRANJAS SINOVIALES. Existen otras franjas sinoviales de menor importancia, ya sean pequeñas franjas adiposas o simples repliegues de la membrana sinovial. Se encuentran: ❑ *a)* a lo largo de la interlínea comprendida entre los cóndilos del fémur y los meniscos; ❑ *b)* a la altura de la inserción de las cabezas del músculo gastrocnemio en los casquetes condíleos; se trata de los *procesos sinoviales supracondíleos* (Poirier), y ❑ *c)* sobre la cara anterior de la cápsula, lateralmente a la rótula y a los pliegues alares.

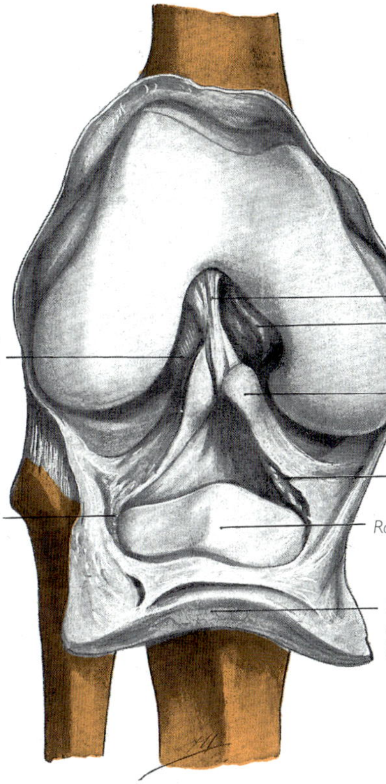

Fig. 300 ▪ Cuerpo adiposo y pliegue sinovial infrarrotulianos. Han sido retirados el tendón del músculo cuádriceps femoral, la rótula y el ligamento rotuliano.

■ **BOLSAS SINOVIALES PERIARTICULARES.** Alrededor de la articulación existe un gran número de bolsas sinoviales. Unas están anexas a los ligamentos de la articulación y otras a los músculos periarticulares. Un cierto número de ellas suele hallarse en comunicación con la cavidad articular.

Las primeras se han descrito con los ligamentos.

Las bolsas sinoviales anexas a los músculos o tendones periarticulares son: ❑ la *bolsa suprarrotuliana,* abierta habitualmente en el receso sinovial subcuadricipital; ❑ la *bolsa infrarrotuliana profunda,* situada entre el ligamento rotuliano y la parte superior de la tuberosidad de la tibia; ❑ las *bolsas prerrotulianas,* comprendidas entre los planos tendinosos y fasciales que se superponen anteriormente a la rótula (fig. 301) (v. *Región rotuliana*); ❑ la *bolsa anserina,* situada entre los tendones de la pata de ganso y el ligamento colateral tibial; ❑ la *bolsa subtendinosa del músculo bíceps femoral,* situada entre este tendón y el ligamento colateral peroneo; ❑ la *bolsa subtendinosa lateral del músculo gastrocnemio,* que es inconstante, y ❑ la *bolsa subtendinosa medial del músculo gastrocnemio,* ambas situadas entre los tendones del músculo gastrocnemio y el casquete condíleo; la de la cabeza medial del músculo gastrocnemio comunica casi siempre con la cavidad articular; ❑ la *bolsa de la cabeza medial del músculo gastrocnemio* y *del músculo semimembranoso,* comprendida entre estos dos músculos; ❑ la *bolsa del tendón reflejo del músculo semimembranoso;* ❑ finalmente, el *receso subpoplíteo,* que comunica siempre con la cavidad articular.

■ **MOVIMIENTOS DE LA ARTICULACIÓN DE LA RODILLA.** La articulación de la rodilla presenta: *a)* movimientos de flexión y extensión y *b)* movimientos de rotación. También se pueden imprimir a la articulación ligeros movimientos pasivos de lateralidad.

1. *Flexión y extensión.* Estos movimientos se realizan alrededor de un eje transversal que pasa por los cóndilos. La flexión aproxima la cara posterior de la pierna a la cara posterior del muslo, mientras que la extensión la aleja. La amplitud del movimiento desde la extensión hasta la flexión extremas mide de 130 a 150°.

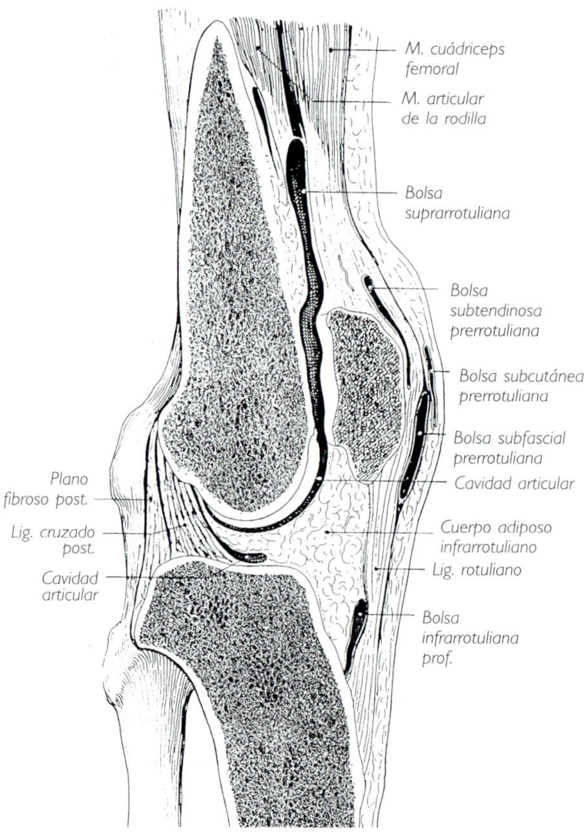

Fig. 301 ▪ Corte sagital de la articulación de la rodilla.

Los movimientos de flexión y extensión se acompañan de un movimiento de rotación medial de la tibia durante la flexión de la pierna, y de un movimiento de rotación lateral durante la extensión. Estos movimientos de rotación de la tibia sobre el fémur se deben a las diferencias de longitud y curvatura de los dos cóndilos del fémur.

Los movimientos de flexión y extensión se llevan a cabo mediante la combinación de *movimientos de rodamiento y deslizamiento,* que se efectúan simultáneamente. Ahora bien, estos movimientos se realizan en sentido inverso, de tal manera que, cuando los cóndilos del fémur producen un movimiento de rotación de anterior a posterior, se deslizan al mismo tiempo de posterior a anterior. En la flexión, los cóndilos del fémur realizan la rotación de anterior a posterior y se deslizan de posterior a anterior; en la extensión se producen los movimientos inversos.

Los cóndilos del fémur, al rodar, empujan los meniscos anteriormente. Durante la flexión se dirigen posteriormente y sus extremos posteriores se aproximan; durante la extensión se desplazan anteriormente y sus extremos anteriores se aproximan. El desplazamiento de los meniscos está determinado también, dentro del movimiento de extensión, por la acción de los ligamentos meniscorrotulianos: la contracción del músculo cuádriceps femoral eleva la rótula, pero actúa al mismo tiempo por medio de los ligamentos meniscorrotulianos sobre los meniscos, que se desplazan anteriormente.

2. *Rotación* La articulación de la rodilla constituye el centro de movimientos de rotación que se producen alrededor de un eje vertical que pasa por la eminencia intercondílea de la tibia, en la articulación meniscotibial (Roud).

Los movimientos de rotación son nulos cuando la pierna se halla en extensión, a consecuencia de la tensión de los ligamentos cruzados y colaterales. Presentan su máxima extensión en la semiflexión. Los movimientos de rotación se ven limitados por la tensión de los ligamentos cruzados y colaterales.

FUNCIÓN DE LOS LIGAMENTOS. Los ligamentos cruzados, algunos de cuyos fascículos se hallan siempre tensos, aseguran el contacto entre las superficies articulares. ❑ Los ligamentos cruzados y colaterales limitan la extensión; ❑ los ligamentos colaterales se relajan en la flexión. ❑ Los ligamentos colaterales limitan la rotación lateral; ❑ los ligamentos cruzados detienen la rotación medial.

III. ARTICULACIONES TIBIOPERONEAS

El peroné y la tibia están unidos por la articulación tibioperonea y la sindesmosis tibioperonea.

ARTICULACIÓN TIBIOPERONEA

La articulación tibioperonea une la cabeza del peroné al extremo superior de la tibia. Es una articulación plana.

A. Superficies articulares

La *cara articular para el peroné* de la tibia está situada en la parte posterolateral del cóndilo lateral de la tibia. Es ligeramente plana y redondeada, y se orienta inferior, lateral y posteriormente.

La *cara articular de la cabeza del peroné* se sitúa en el extremo superior de este hueso, medial al vértice de la cabeza del peroné. Es también ligeramente plana y redondeada, y se orienta superior, medial y anteriormente. Estas dos superficies están recubiertas por una delgada capa de cartílago.

B. Medios de unión

Son una cápsula fibrosa y dos ligamentos.

La *cápsula articular* se inserta en el perímetro de las superficies articulares, excepto superior y anteriormente, donde se fija a algunos milímetros del revestimiento cartilaginoso de la cara tibial.

Los *ligamentos de la cabeza del peroné* son dos, uno anterior y otro posterior (figs. 295 y 299); están formados por fascículos que se extienden oblicuos inferior y lateralmente, desde la tibia hacia el peroné. El ligamento anterior es siempre mucho más grueso y resistente que el ligamento posterior.

C. Membrana sinovial

La membrana sinovial tapiza la cara profunda de la cápsula. Comunica, una vez de cada seis, con la cavidad articular de la rodilla (Poirier).

MOVIMIENTOS. La articulación tibioperonea sólo puede ejecutar movimientos de deslizamiento de escasa extensión.

SINDESMOSIS TIBIOPERONEA

La sindesmosis tibioperonea (articulación tibioperonea distal) une los extremos inferiores de los dos huesos de la pierna.

A. Superficies articulares

La *superficie articular de la tibia* ocupa la cara lateral de su extremo inferior a la altura de la escotadura peroneal. Se trata de un canal vertical cóncavo lateralmente, rugoso superiormente y liso inferiormente.

La *superficie articular del peroné* suele ser convexa de anterior a posterior, pero puede ser plana e incluso cóncava; en este último caso, las dos superficies articulares sólo entran en contacto por sus bordes.

No existe revestimiento cartilaginoso en las superficies articulares, que se hallan simplemente recubiertas por el periostio.

B. Medios de unión

Son tres ligamentos tibioperoneos, denominados *interóseo, anterior y posterior.*

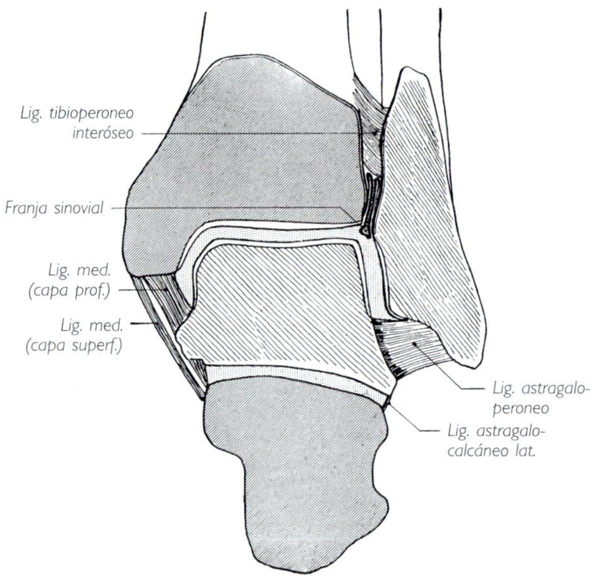

Fig. 302 ▪ Corte frontal de la sindesmosis tibioperonea y la articulación talocrural (pie derecho, segmento anterior del corte).

1. Ligamento tibioperoneo interóseo. Está formado por fascículos fibrosos cortos; unos son transversales, otros descienden del peroné hacia la tibia y los demás, que son más numerosos, se extienden oblicuamente de superior a inferior y de medial a lateral desde la tibia hasta el peroné. Sus inserciones ocupan la parte superior de las caras articulares tibial y peronea (fig. 302), deteniéndose tan sólo a algunos milímetros superiormente al borde superior de las superficies articulares. Los intersticios entre los fascículos fibrosos están llenos de grasa.

2. Ligamento tibioperoneo anterior. Este ligamento es ancho, nacarado, grueso y muy resistente. Sus fibras se extienden oblicuamente en sentido inferior y lateral, desde el borde anterior de la superficie tibial y de la porción cercana de su cara anterior hasta el borde anterior del maléolo lateral (fig. 304).

3. Ligamento tibioperoneo posterior. Este ligamento es más fuerte y ancho que el anterior. Está compuesto por fibras oblicuas inferior y lateralmente, que se insertan medialmente en el borde posterior de la superficie tibial y en la cara posterior de la tibia (fig. 305). La inserción se prolonga extensamente hacia el maléolo medial, a lo largo del borde posterior de la articulación del tobillo. El ligamento termina lateralmente en todo el borde posterior del maléolo lateral.

Los fascículos inferiores de los dos ligamentos tibioperoneos, anterior y posterior, redondean los ángulos comprendidos entre el maléolo lateral y los bordes anterior y posterior de la cara articular inferior de la tibia.

C. Membrana sinovial

La membrana sinovial de la articulación del tobillo da origen a una prolongación tibioperonea que asciende entre la tibia y el peroné hasta el ligamento interóseo (fig. 302).

El receso peroneotibial de la membrana sinovial está ocupado por una franja adiposa dispuesta sagitalmente entre los dos huesos; esta franja nace del peroné o del propio receso de la membrana sinovial, y desciende hasta la interlínea articular talocrural.

La franja sinovial ocupa el espacio que se crea entre la tibia y el peroné en algunos de los movimientos de la articulación del tobillo.

MOVIMIENTOS DE LA SINDESMOSIS TIBIOPERONEA. Esta articulación puede efectuar pequeños movimientos transversales que separan o aproximan el maléolo lateral a la tibia; estos movimientos están relacionados con los de la articulación del tobillo (v. pág. 367).

D. Membrana interósea de la pierna

La membrana interósea de la pierna está formada por fibras que se dirigen oblicuamente en sentido inferior y lateral, desde el borde interóseo de la tibia hasta el borde interóseo del peroné. Está reforzada posteriormente por fibras del músculo tibial posterior (Viéla).

La membrana interósea de la pierna presenta, en su parte superior, un orificio que da paso a la *arteria tibial anterior;* inferiormente se encuentra otro orificio destinado al paso de la *rama perforante de la arteria peronea.*

El orificio de la arteria tibial anterior se halla limitado inferiormente por el borde superior de la membrana interósea de la pierna y superiormente por una lámina fibrosa peroneotibial subdividida en ocasiones en varios fascículos, que se extienden desde el peroné hasta la tibia, inferiormente a la articulación tibioperonea.

En la cara anterior de la membrana interósea de la pierna se insertan los músculos tibial anterior y extensor largo de los dedos; ❑ en su cara posterior lo hacen los músculos tibial posterior y flexor largo del dedo gordo. ❑ El extremo inferior de la membrana interósea de la pierna presenta continuidad con el ligamento interóseo de la sindesmosis tibioperonea.

IV. ARTICULACIÓN DEL TOBILLO O TALOCRURAL

La articulación del tobillo o talocrural une los dos huesos de la pierna al astrágalo. Se trata de un gínglimo o tróclea.

A. Superficies articulares

1. Superficie articular tibioperonea. Los extremos inferiores de los huesos de la pierna, sólidamente unidos por la sindesmosis tibioperonea, forman una «mortaja» alargada transversalmente en la cual penetra el cuerpo del astrágalo, que se halla tallado en forma de espiga (figs. 302 y 303).

La «mortaja tibioperonea» presenta tres paredes articulares: una superior o tibial y dos colaterales o maleolares. ❑ La superficie articular superior o *cara articular inferior de la tibia* es cóncava de anterior a posterior y presenta, en su parte media, una eminencia roma anteroposterior en relación con la garganta de la tróclea astragalina. ❑ La *cara articular del maléolo medial* es vertical, plana y triangular de base anterior; presenta continuidad con la superficie superior formando un ángulo redondeado y ligeramente obtuso. ❑ La *cara articular del maléolo lateral* es convexa de superior a inferior. Al igual que la cara articular del maléolo medial, presenta una forma triangular, pero con base superior y vértice inferior. Está separada de la cara articular inferior de la tibia por una franja sinovial que llena la estrecha hendidura, alargada de anterior a posterior, de la sindesmosis tibioperonea (fig. 302).

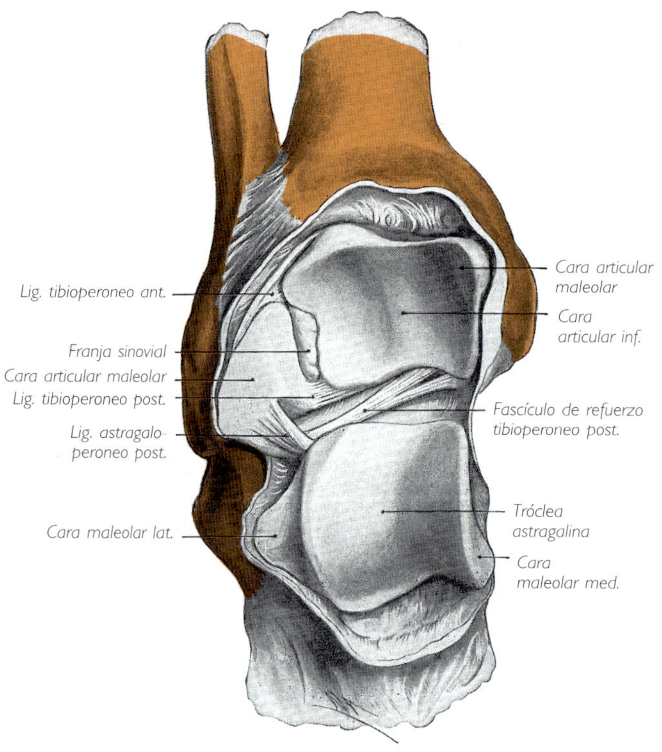

Fig. 303 ▪ Articulación talocrural. Superficies articulares.

En las partes anterior y posterior, la «mortaja» se complementa con los ligamentos anterior y posterior de la sindesmosis tibioperonea.

El revestimiento cartilaginoso de las superficies articulares es más grueso en la cara articular inferior de la tibia, donde mide 2 mm de espesor, que en las caras articulares maleolares. Forma una capa continua en las caras articulares inferior y maleolar de la tibia.

2. Superficie astragalina. El astrágalo opone tres caras articulares propias, una superior y dos colaterales, a las tres paredes de la «mortaja tibioperonea».

La *cara superior* constituye la tróclea astragalina, que es más ancha anterior que posteriormente. La garganta de la tróclea se orienta oblicuamente de posterior a anterior y de medial a lateral, lo cual explica la desviación habitual del pie en esa misma dirección. La vertiente medial es más estrecha que la lateral, y el borde lateral más alto que el medial. El borde lateral presenta en sus dos extremos un bisel producido por el frotamiento de los ligamentos tibioperoneos anterior y posterior de la sindesmosis tibioperonea (fig. 303).

La tróclea astragalina es más extensa en sentido anteroposterior que la cara articular inferior de la tibia, por lo cual, en cualquier posición de la articulación, una parte de la tróclea siempre desborda la «mortaja tibioperonea» y se pone en contacto con la cápsula articular.

La *cara maleolar medial* corresponde a la cara articular maleolar de la tibia; presenta la forma de una coma con el extremo grueso situado anteriormente.

La *cara maleolar lateral* se articula con la cara articular maleolar del peroné. Es cóncava de superior a inferior y de forma triangular con vértice inferior, proyectado lateralmente.

Las superficies astragalinas están cubiertas por una capa continua de cartílago que alcanza su espesor máximo (1 o 2 mm) a la altura de la tróclea.

B. **Medios de unión**

Una cápsula y fuertes ligamentos laterales y mediales mantienen unidas las superficies articulares.

CÁPSULA ARTICULAR. Se inserta superior e inferiormente alrededor de las superficies articulares, excepto en la parte anterior de la articulación, donde se inserta en la tibia y en el cuello del astrágalo a 7 u 8 mm del revestimiento cartilaginoso (fig. 303). La inserción en la tibia se realiza en el límite inferior de la eminencia roma, de dirección transversal, que presenta la cara anterior de la tibia ligeramente superior a la superficie articular.

En la *parte anterior,* la cápsula es delgada y laxa; está reforzada por algunas finas láminas fibrosas dispuestas en varias capas y separadas entre sí por tejido adiposo. Una de estas láminas, más constante y gruesa que las demás, recibe el nombre de *ligamento anterior.* Este ligamento se extiende oblicuamente inferior y lateral desde la tibia hasta la cara lateral del cuello del astrágalo (fig. 304).

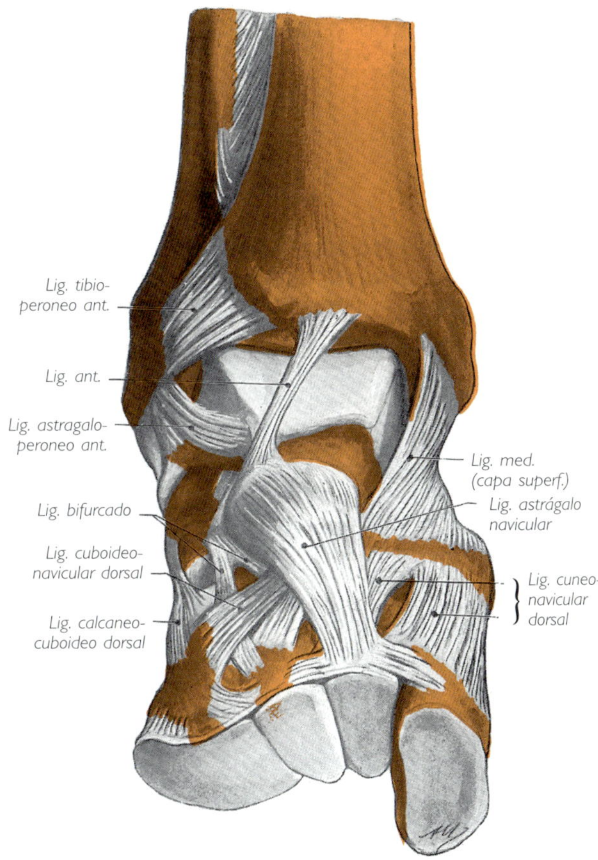

Fig. 304 ■ Articulaciones talocrural y transversa del tarso (visión anterior).

A los lados, la cápsula se halla muy engrosada por los ligamentos colaterales.

Posteriormente, la cápsula es muy delgada y de una gran laxitud, y contiene gruesos cúmulos adiposos. Está reforzada por algunos tractos fibrosos que se extienden desde la tibia hasta el maléolo lateral y el ligamento astragaloperoneo posterior (fig. 305), así como por el ligamento peroneoastragalocalcáneo.

LIGAMENTOS COLATERALES. Son dos ligamentos: colateral lateral y colateral medial. *a)* LIGAMENTO COLATERAL LATERAL. Son tres ligamentos distintos que divergen desde el maléolo lateral hacia el astrágalo y el calcáneo (fig. 306).

El *ligamento astragaloperoneo anterior* o *ligamento talofibular anterior* es corto, ancho y aplanado. Se inserta superiormente en la parte media del borde anterior del maléolo lateral; su otro extremo se fija en el astrágalo, anteriormente a la cara maleolar lateral. Suele hallarse dividido en dos fascículos, uno superior y otro inferior.

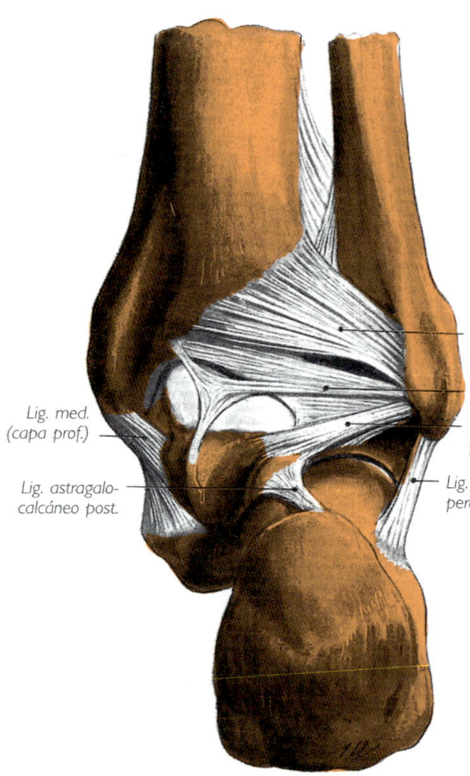

Fig. 305 ▪ Articulación talocrural y sindesmosis tibioperonea (visión posterior).

El *ligamento calcaneoperoneo* o *ligamento calcaneofibular* presenta la forma de un cordón ligeramente aplanado transversalmente. Se inserta en el borde anterior del maléolo lateral entre el ligamento anterior y el extremo apical del maléolo y sobre la parte adyacente de la cara lateral de éste (Poirier). Desde ese punto, se dirige posterior e inferiormente, se desliza sobre el vértice del maléolo libre de toda inserción y termina en una eminencia situada en la cara lateral del calcáneo (v. pág. 353).

El *ligamento astragaloperoneo posterior* o *ligamento talofibular posterior* es grueso y muy resistente; se extiende horizontalmente desde el maléolo lateral hasta la cara posterior del astrágalo (fig. 305). Nace de la fosita que presenta la cara medial del maléolo lateral, inferior y posteriormente a la superficie articular. Se dirige de forma horizontal medialmente y se inserta en la vertiente lateral del tubérculo que limita lateralmente el surco del músculo flexor largo del dedo gordo.

b) LIGAMENTO COLATERAL MEDIAL O LIGAMENTO DELTOIDEO. El ligamento colateral medial está dispuesto en dos capas, una superficial y otra profunda (fig. 307).

La *capa superficial* se inserta en el borde anterior y en el vértice del maléolo medial. Desde ese punto, sus fibras irradian en forma de abanico y terminan, de anterior a posterior, en la cara dorsal del hueso navicular, en la cara medial del cuello

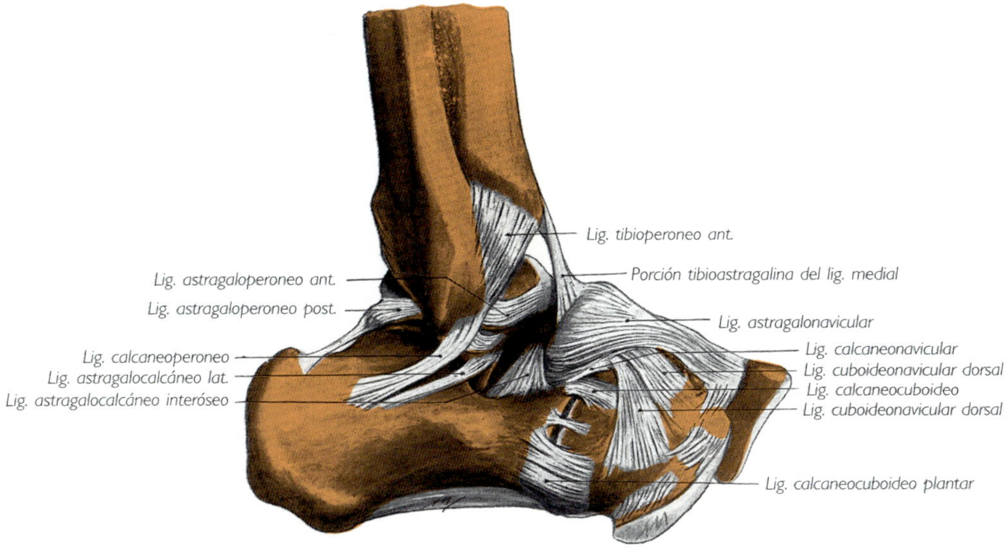

Fig. 306 ▪ Articulaciones talocrural y transversa del tarso (visión lateral).

del astrágalo, en el ligamento calcaneonavicular plantar y en el sustentáculo del astrágalo.

La *capa profunda* consiste en un fascículo corto y muy grueso que se halla cubierto por el fascículo superficial, del cual suele hallarse separado por un intersticio celular. Se inserta: ❑ en la parte superior, en el vértice del maléolo, profundamente a la zona de inserción de la capa superficial, es decir, más cerca de la cavidad articular; ❑ inferiormente, en la superficie rugosa y deprimida situada inferior a la cara maleolar medial del astrágalo. Esta inserción se prolonga posteriormente hasta el tubérculo medial de la apófisis posterior del astrágalo.

▪ **LIGAMENTO PERONEOASTRAGALOCALCÁNEO.** Este ligamento, que es inconstante, nace del maléolo lateral, donde se inserta en el labio medial del surco de los músculos peroneos; se dirige inferior y medialmente y se divide en dos láminas: la medial o peroneoastragalina termina en el tubérculo lateral de la apófisis posterior del astrágalo; la lateral o peroneocalcánea se fija en la cara superior del calcáneo, cerca de su cara posterior (fig. 308).

Este ligamento es resultado de un engrosamiento de la fascia de la pierna causado por las tracciones que experimenta en esta región durante la flexión del pie (Rouvière y Canela).

C. **Membrana sinovial**

La membrana sinovial reviste la cara profunda de la cápsula articular y la estrecha superficie ósea que, en la parte anterior, separa la inserción capsular del revestimiento cartilaginoso de las superficies articulares.

Los ligamentos colaterales la estrechan fuertemente a los lados de la articulación. En cambio, anterior y posteriormente, al igual que la cápsula articular, la membrana sinovial es muy laxa y se distiende con facilidad.

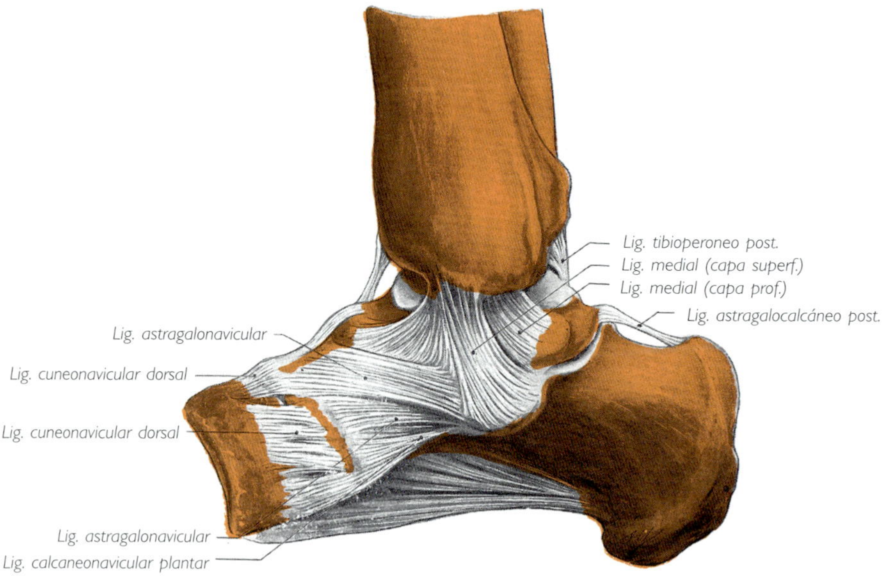

Fig. 307 ▪ Articulaciones talocrural y transversa del tarso (visión medial).

MOVIMIENTOS DE LA ARTICULACIÓN DEL TOBILLO O TALOCRURAL. Esta articulación es un gínglimo. En ella tan sólo se producen movimientos de flexión y extensión alrededor de un eje casi transversal, si bien en sentido ligeramente oblicuo de lateral a medial y de posterior a anterior, que se confunde con el eje de la tróclea astragalina.

La flexión o flexión dorsal aproxima la cara dorsal del pie a la cara anterior de la pierna; en la extensión o flexión plantar, ésta se aleja. La flexión dorsal se ve limitada por la tensión de los ligamentos astragaloperoneo posterior y calcaneoperoneo y de los fascículos posteriores del ligamento deltoideo; en ocasiones, durante la flexión dorsal forzada, la tibia entra en contacto con el cuello del astrágalo. El movimiento de extensión o flexión plantar se detiene debido a la tensión del ligamento astragaloperoneo anterior y de los fascículos anteriores del ligamento deltoideo. En la extensión o flexión plantar forzada, el borde posterior de la tibia puede entrar en contacto con el tubérculo lateral de la apófisis posterior del astrágalo. Desde una posición extrema a la otra, el movimiento de flexión dorsal-flexión plantar abarca aproximadamente 70°.

La tróclea astragalina es más ancha anterior que posteriormente; por lo tanto, en la flexión dorsal del pie, la parte anterior de la tróclea astragalina penetra en la «mortaja tibioperonea» y separa la tibia del maléolo lateral. Durante este movimiento, la franja sinovial de la sindesmosis tibioperonea llena el intervalo comprendido entre los dos huesos. En la flexión plantar del pie, la «mortaja tibioperonea» se corresponde con la parte estrecha de la tróclea, y el maléolo lateral vuelve a aproximarse a la tibia; la franja sinovial penetra entonces en la cavidad de la articulación del tobillo.

V. ARTICULACIONES DEL PIE

Las articulaciones del pie comprenden: *a)* las articulaciones entre los huesos de la primera fila del tarso o articulaciones entre astrágalo y calcáneo; *b)* las articulaciones intertarsianas de los huesos de la segunda fila del tarso; *c)* la articulación transversa del tarso, que une las dos filas del tarso; *d)* las articulaciones tarsometatarsianas; *e)* las articulaciones metatarsofalángicas, y *f)* las articulaciones interfalángicas del pie.

ARTICULACIONES ENTRE ASTRÁGALO Y CALCÁNEO

El astrágalo y el calcáneo están unidos por dos articulaciones situadas anterior y posteriormente, y separadas entre sí por el seno del tarso. La articulación posterior corresponde a la articulación subastragalina; la articulación anterior o articulación astragalocalcaneonavicular incluye el hueso navicular.

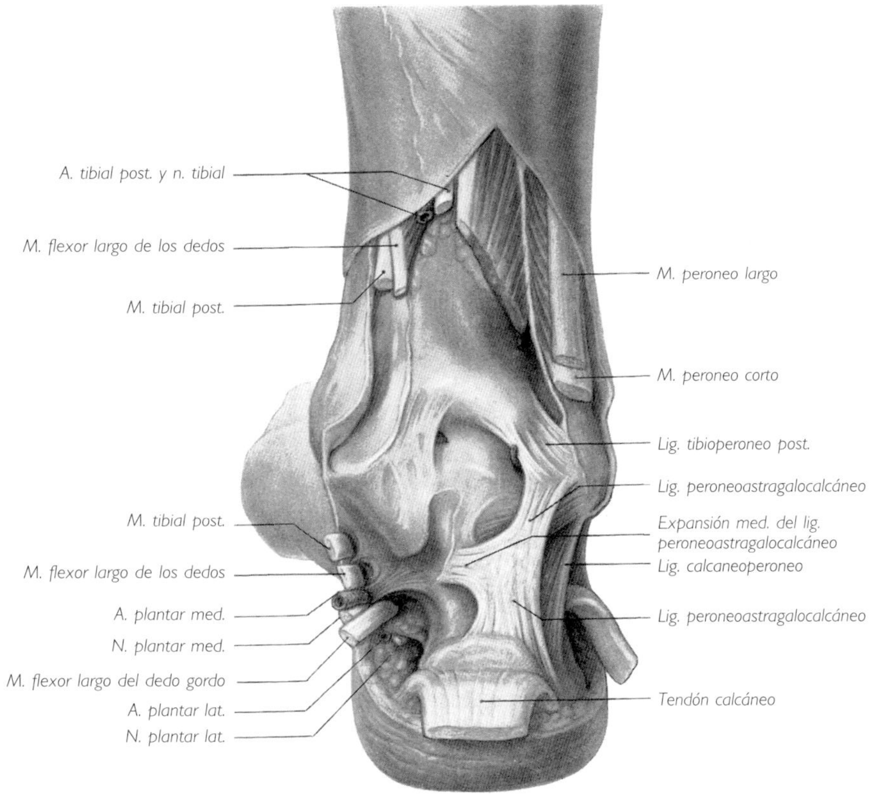

Fig. 308 ▪ Ligamento peroneoastragalocalcáneo (Rouvière y Canela).

A. **Articulación astragalocalcánea, subastragalina o subtalar**

La articulación posterior entre astrágalo y calcáneo se denomina *articulación astragalocalcánea, articulación subastragalina* o *articulación subtalar.* Pertenece al género de las articulaciones trocoides.

SUPERFICIES ARTICULARES. La superficie articular astragalina es la *cara articular posterior para el calcáneo* de la cara inferior de este hueso (fig. 309). Es ovalada de eje mayor oblicuo en sentido lateral y anterior, y excavada en forma de un cilindro hueco cuya curvatura sigue el eje mayor de la cara articular. Se orienta inferior y un poco posteriormente.

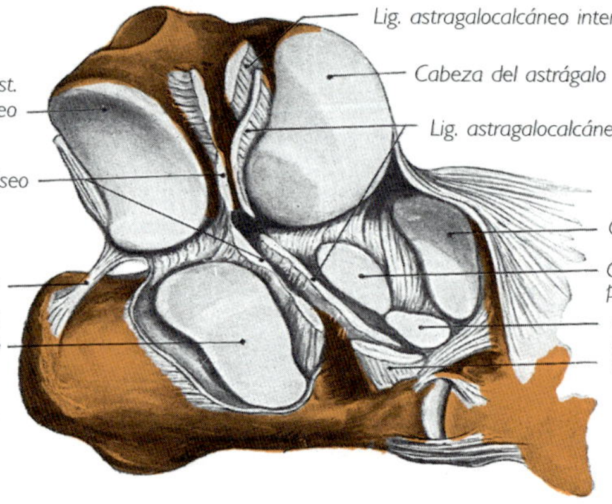

Fig. 309 ▪ Articulaciones subastragalina y astragalocalcaneonavicular. Las articulaciones están abiertas anterior, lateral y posteriormente; el astrágalo ha sido retirado medialmente después de haber seccionado el ligamento astragalocalcáneo interóseo. Se aprecian las superficies articulares y la cavidad glenoidea que recibe la cabeza del astrágalo, y las otras tres caras articulares.

La *cara articular posterior para el astrágalo* del calcáneo es convexa, se halla orientada superior y anteriormente, y constituye un segmento de cilindro que se adapta a la concavidad de la cara astragalina (fig. 309).

Una capa de cartílago, que mide aproximadamente 2 mm de espesor, reviste estas superficies.

MEDIOS DE UNIÓN. Son una cápsula y tres ligamentos.

1. Cápsula articular. La cápsula se inserta en los bordes de los cartílagos de revestimiento, excepto en la parte posterolateral, donde se inserta en el calcáneo unos milímetros posterior a la superficie articular (fig. 309).

2. Ligamentos. Se describen tres ligamentos astragalocalcáneos: lateral, medial e interóseo.

a) LIGAMENTO ASTRAGALOCALCÁNEO LATERAL. Este ligamento está situado anterior y en paralelo al ligamento calcaneoperoneo de la articulación talocrural; se extiende desde la apófisis lateral del astrágalo hasta la cara lateral del calcáneo (fig. 306).

b) LIGAMENTO ASTRAGALOCALCÁNEO MEDIAL. El ligamento astragalocalcáneo posterior es un fascículo corto y delgado, que se extiende desde el tubérculo lateral de la apófisis posterior del astrágalo hasta la cara superior del calcáneo (figs. 305, 307 y 309).

c) LIGAMENTO ASTRAGALOCALCÁNEO INTERÓSEO. Este ligamento es común a las articulaciones subastragalina y astragalocalcaneonavicular y ocupa el seno del tarso (figs. 309 y 310). Es extremadamente fuerte y está compuesto por laminillas fibrosas cortas que se extienden, unas vertical y otras oblicuamente, desde el surco astragalino hasta el surco calcáneo. Estas laminillas se agrupan en dos planos: el plano posterior está situado anterior a la articulación subastragalina; el plano anterior se sitúa posterior a la porción astragalocalcánea de la articulación astragalocalcaneonavicular. Entre los dos planos fibrosos se encuentra tejido adiposo, en el cual se puede desarrollar una bolsa sinovial.

MEMBRANA SINOVIAL. La membrana sinovial reviste la cara profunda de la cápsula articular. Forma un receso en la parte posterior de la articulación, donde la inserción capsular se aleja del revestimiento cartilaginoso.

MOVIMIENTOS DE LA ARTICULACIÓN SUBASTRAGALINA (v. *Articulación transversa del tarso*)

B. Articulación astragalocalcaneonavicular o articulación talocalcaneonavicular

La articulación astragalocalcaneonavicular, que incluye las articulaciones astragalocalcáneas situadas anteriormente al seno del tarso, se describirá junto con la articulación transversa del tarso.

ARTICULACIONES INTERTARSIANAS DE LOS HUESOS DE LA SEGUNDA FILA DEL TARSO

Los cinco huesos de la segunda fila del tarso están unidos por: *a)* la articulación cuboideonavicular; *b)* la articulación cuneonavicular; *c)* las articulaciones intercuneiformes, y *d)* la articulación cuneocuboidea. Todas ellas son articulaciones planas.

A. Articulación cuboideonavicular

SUPERFICIES ARTICULARES. La cara articular del hueso navicular es vertical y estrecha, y está en continuidad o no con la cara articular anterior del hueso. ❑ La cara articular del hueso cuboides, al igual que la precedente, es continuación posterior de la superficie por la cual el hueso cuboides se articula con el hueso cuneiforme lateral. Una delgada capa cartilaginosa reviste ambas superficies.

MEDIOS DE UNIÓN. La cápsula articular se halla reforzada por tres ligamentos: ❑ un *ligamento cuboideonavicular dorsal* o *ligamento cubonavicular dorsal,* que se extiende transversalmente desde la cara superior del hueso navicular hasta la del hueso cuboides; ❑ un *ligamento cuboideonavicular plantar* o *ligamento cubonavicular plantar,* que une la cara plantar del hueso navicular a la del hueso cuboides, y ❑ un *ligamento cuboideonavicular interóseo* o *ligamento cubonavicular interóseo,* corto y muy grueso, que se extiende entre los dos huesos posteriormente a las superficies articulares.

MEMBRANA SINOVIAL. Constituye una prolongación de la membrana sinovial de la articulación cuneonavicular.

B. Articulación cuneonavicular

SUPERFICIES ARTICULARES. La cara anterior del hueso navicular es convexa y está dividida por dos aristas verticales y romas en tres caras articulares revestidas por una misma capa de cartílago. Cada una de estas tres caras se corresponde con la cara posterior de uno de los huesos cuneiformes.

MEDIOS DE UNIÓN. La cápsula articular es delgada y está reforzada por ligamentos dorsales y plantares.

Los *ligamentos cuneonaviculares dorsales* son tres delgadas cintillas que se extienden desde la cara dorsal del hueso navicular hasta los tres huesos cuneiformes (fig. 316).

Los *ligamentos cuneonaviculares plantares* también son tres; se extienden desde la tuberosidad del hueso navicular y de su cara plantar hasta la cara plantar de los huesos cuneiformes.

MEMBRANA SINOVIAL. Es común a las tres articulaciones y da origen a prolongaciones que forman las membranas sinoviales de las articulaciones intercuneiformes, cuneocuboidea y cuboideonavicular (fig. 310).

C. Articulaciones intercuneiformes

SUPERFICIES ARTICULARES. Los huesos cuneiforme medial y cuneiforme intermedio se articulan por medio de dos caras articulares en forma de escuadra, cuyas dos ramas entran en contacto cerca de los bordes de las caras superior y posterior de estos huesos. Los huesos cuneiforme medial y cuneiforme intermedio se corresponden por medio de dos carillas verticales que ocupan la parte posterior de sus caras vecinas.

MEDIOS DE UNIÓN. A la cápsula articular se agregan dos ligamentos intercuneiformes dorsales, un ligamento intercuneiforme plantar y dos ligamentos intercuneiformes interóseos.

Los dos *ligamentos intercuneiformes dorsales* se extienden transversalmente entre los huesos cuneiformes vecinos. ❑ El *ligamento intercuneiforme plantar* une el hueso cuneiforme medial con el hueso cuneiforme intermedio. ❑ Los dos *ligamentos intercuneiformes interóseos,* muy cortos y resistentes, se insertan en cada una de estas articulaciones, en la parte no articular de sus caras contiguas (fig. 310).

MEMBRANA SINOVIAL. La membrana sinovial de cada una de estas articulaciones intercuneiformes constituye una prolongación anterior de la membrana sinovial de la articulación cuneonavicular (fig. 310).

D. Articulación cuneocuboidea

SUPERFICIES ARTICULARES. Los huesos cuneiforme lateral y cuboides se articulan por medio de dos carillas situadas respectivamente en la parte posterior de la cara lateral del hueso cuneiforme y en la parte correspondiente de la cara medial del hueso cuboides.

MEDIOS DE UNIÓN. Los dos huesos se hallan unidos, al igual que los huesos cuneiformes, por tres ligamentos que refuerzan la cápsula: un *ligamento cuneocuboideo dorsal,* un *ligamento cuneocuboideo plantar* y un *ligamento cuneocuboideo interóseo.*

MEMBRANA SINOVIAL. La membrana sinovial de esta articulación constituye también una dependencia de la membrana sinovial de la articulación cuneonavicular.

MOVIMIENTOS DE LAS ARTICULACIONES INTERTARSIANAS DE LA SEGUNDA FILA DEL TARSO. Estas articulaciones tan sólo pueden realizar movimientos de deslizamiento muy limitados. En efecto, estos huesos están unidos por ligamentos muy fuertes en un solo bloque, el *tarso anterior,* que se articula con el tarso posterior por medio de la articulación transversa del tarso.

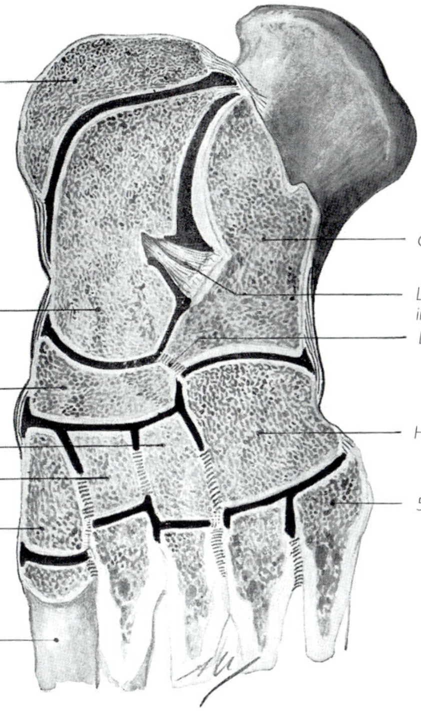

Fig. 310 ▪ Corte transversal de las articulaciones del pie.

ARTICULACIÓN TRANSVERSA DEL TARSO

La articulación transversa del tarso (mediotarsiana o articulación de Chopart) une la primera fila del tarso a la segunda fila del tarso. Se compone de dos articulaciones distintas y yuxtapuestas: la primera, situada en el lado medial, es la *articulación astragalocalcaneonavicular* o *articulación talocalcaneonavicular;* la otra, situada lateralmente, es la articulación calcaneocuboidea.

A. **Articulación astragalocalcaneonavicular**

Pertenece al grupo de las articulaciones esferoideas.

▪ **SUPERFICIES ARTICULARES.** La *superficie astragalina* está representada por la *cabeza del astrágalo,* que es una superficie redondeada, subdividida por dos crestas romas en tres segmentos: ❑ *a)* el *segmento anterosuperior* o *navicular;* ❑ *b)* el *segmento posteroinferior* o *calcáneo,* muy a menudo subdividido en dos carillas secundarias y ❑ *c)* el *segmento medio* o *ligamentoso,* con forma de triángulo de base medial e intermedio entre los otros dos (figs. 309 y 311).

Los tres segmentos de la cabeza del astrágalo y las crestas que los separan se hallan recubiertos por una capa continua de cartílago articular.

La cabeza astragalina se adapta a una cavidad formada: ❑ *a)* anterior y superiormente, por la *cara posterior cóncava del hueso navicular;* ❑ *b)* posterior e inferiormente, por la *caras articulares anterior y media para el astrágalo de la cara superior del calcáneo,* y ❑ *c)* por el *ligamento calcaneonavicular plantar,* que llena el intervalo triangular comprendido entre el calcáneo y el hueso navicular (fig. 309).

El *ligamento calcaneonavicular plantar* constituye una lámina fibrosa gruesa, resistente y cóncava, formada por fascículos que divergen desde el sustentáculo del astrágalo del calcáneo hasta el borde inferior y el extremo medial del hueso navicular (figs. 309 y 311). La cara superior del ligamento es articular y está infiltrada de cartílago. Un intersticio lo divide en dos fascículos (Hovelacque y Sourdin): el lateral es corto y grueso; el medial es más largo, más amplio y en su conjunto más delgado que el lateral. No obstante, su espesor aumenta de lateral a medial. El fascículo medial suele denominarse *ligamento glenoideo.*

Cada una de estas tres partes, que en conjunto forman la cavidad receptora de la cabeza del astrágalo, corresponde a sus diferentes segmentos: la cara posterior del hueso navicular está en contacto con el segmento navicular; el ligamento calcaneonavicular plantar con el segmento ligamentoso, y la cara articular anterior para el astrágalo del calcáneo con el segmento calcáneo.

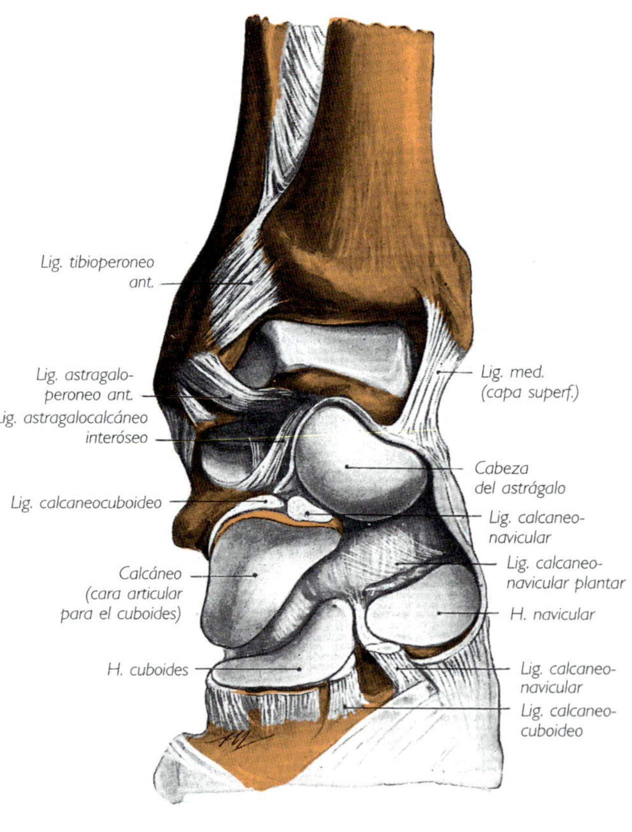

Fig. 311 ▪ Superficies articulares de la articulación transversa del tarso.

▪ **MEDIOS DE UNIÓN.** Son una cápsula articular y ligamentos.

1. Cápsula articular. La cápsula articular se inserta en los bordes de las superficies articulares, excepto en su parte medial, donde se inserta en el cuello del astrágalo, un poco posteriormente a la superficie cubierta de cartílago.

2. Ligamentos. Son los ligamentos calcaneonavicular plantar, astragalonavicular, astragalocalcáneo interóseo y calcaneonavicular.

a) LIGAMENTO CALCANEONAVICULAR PLANTAR. Acaba de describirse.

b) LIGAMENTO ASTRAGALONAVICULAR O LIGAMENTO TALONAVICULAR. Se extiende desde la cara superior del cuello del astrágalo hasta el borde superior del hueso navicular. Este ligamento y los fascículos mediales del ligamento calcaneonavicular plantar están cubiertos por los fascículos anteriores tibionaviculares de la capa superficial del ligamento deltoideo de la articulación talocrural.

c) LIGAMENTO ASTRAGALOCALCÁNEO INTERÓSEO. Está situado posterior a las caras articulares anteriores de la articulación astragalocalcánea. Pertenece a dicha articulación principalmente por su plano fibroso anterior (v. pág. 399 y fig. 309).

d) LIGAMENTO CALCANEONAVICULAR. Forma parte del ligamento bifurcado, considerado clave de la articulación transversa del tarso. El ligamento bifurcado se inserta posteriormente en la cara dorsal de la apófisis mayor del calcáneo, anterior al ligamento astragalocalcáneo interóseo (fig. 304); esta inserción se prolonga inferiormente a lo largo del borde medial de la cara articular cuboidea del calcáneo (figs. 309 y 311). El ligamento no tarda en dividirse en dos fascículos distintos, de los cuales el lateral se inserta en la cara dorsal del hueso cuboides y el medial, mucho más grueso, se fija en toda la altura del extremo lateral del hueso navicular, a lo largo de la superficie articular.

Este último fascículo constituye el *ligamento calcaneonavicular* propiamente dicho. Se halla aplanado transversalmente y se ensancha de anterior a posterior. Un intersticio lo divide en dos fascículos (Hovelacque y Sourdin): ❑ uno es superior y constituye la rama medial del ligamento bifurcado, visible sobre la cara dorsal de la articulación; ❑ el otro se sitúa profundamente al precedente, en toda la altura de la articulación, hasta el ligamento calcaneonavicular plantar, al cual se une a veces por su borde inferior.

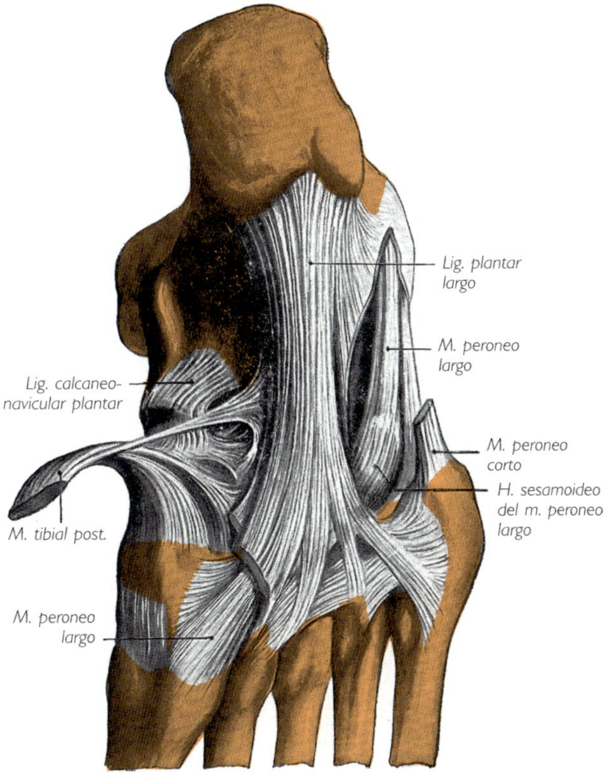

Fig. 312 ▪ Articulaciones intertarsianas y tarsometatarsianas (visión plantar).

▪ **MEMBRANA SINOVIAL.** La membrana sinovial de la articulación astragalocalcánea anterior es distinta de la membrana sinovial de la articulación calcaneocuboidea, pero común a las dos articulaciones astragalocalcaneonavicular y astragalocalcánea anterior.

B. Articulación calcaneocuboidea

Se trata de una articulación en silla de montar.

▪ **SUPERFICIES ARTICULARES.** La cara articular cuboidea del calcáneo ocupa toda la cara anterior de su apófisis mayor.

Esta superficie es convexa en sentido transversal; en sentido vertical es cóncava superiormente y convexa en la parte inferior (fig. 311).

Se adapta con precisión a la cara posterior articular del hueso cuboides, que presenta una orientación inversa.

MEDIOS DE UNIÓN. La cápsula articular es más laxa lateral que medialmente, y se halla reforzada por tres ligamentos.

a) LIGAMENTO CALCANEOCUBOIDEO DORSAL. Es una lámina fibrosa delgada, a menudo dividida en varios pequeños fascículos (fig. 306). Se extiende desde la cara superior de la apófisis mayor del calcáneo hasta la cara dorsal del hueso cuboides.

b) LIGAMENTO PLANTAR LARGO. Este ligamento consiste en una banda fibrosa nacarada que se extiende desde la cara inferior del calcáneo hasta el hueso cuboides y los cuatro últimos huesos metatarsianos. Está formado por dos capas distintas, una superficial y otra profunda (fig. 312).

La capa superficial o *ligamento plantar largo* se inserta posteriormente en la cara inferior del calcáneo, en el espacio comprendido entre las apófisis lateral y medial de la tuberosidad del calcáneo y el tubérculo del calcáneo. Las fibras se fijan anteriormente, en parte en la tuberosidad del hueso cuboides; otras pasan superficiales al surco para el tendón del músculo peroneo largo, el cual transforman en un conducto osteofibroso, y se insertan en la cara plantar de la base de los cuatro últimos huesos metatarsianos.

La capa profunda o *ligamento calcaneocuboideo plantar* se extiende desde el tubérculo del calcáneo hasta la superficie rugosa del hueso cuboides, situada en su cara plantar posterior a la tuberosidad de este hueso.

c) LIGAMENTO CALCANEOCUBOIDEO. Constituye el fascículo lateral del ligamento bifurcado (figs. 306 y 309). Se extiende desde la apófisis mayor del calcáneo hasta la cara dorsal del hueso cuboides, muy cerca de su cara medial. El ligamento calcaneocuboideo suele hallarse cubierto por el ligamento calcaneocuboideo dorsal, del cual está separado por tejido celuloadiposo.

MEMBRANA SINOVIAL. Es independiente de la membrana sinovial de la articulación astragalocalcaneonavicular, de la cual se halla separada por el ligamento bifurcado.

MOVIMIENTOS DE LAS ARTICULACIONES ASTRAGALOCALCÁNEAS Y TRANSVERSA DEL TARSO. En estas articulaciones se verifican los movimientos de torsión medial y lateral del pie (Poirier), los cuales se producen alrededor de un eje oblicuo de anterior a posterior, de medial a lateral y de dorsal a plantar; el eje se inicia en la parte superomedial del cuello del astrágalo y continúa hasta la apófisis lateral de la tuberosidad del calcáneo, pasando por el seno del tarso (Henke).

El movimiento de torsión medial del pie es un movimiento de rotación medial, que eleva el borde medial del pie, en combinación con un movimiento de aducción, que desplaza la punta del pie medialmente, y otro movimiento de flexión plantar del pie, todo lo cual da por resultado que la planta del pie se oriente medial, inferior y posteriormente. ❑ El movimiento de torsión lateral del pie es la combinación de un movimiento de rotación del pie que eleva su borde lateral, de un movimiento de abducción que desplaza la punta del pie lateralmente y de un movimiento de flexión dorsal: la planta del pie se orienta entonces lateral, inferior y un poco posteriormente.

Estas torsiones se producen gracias a desplazamientos considerablemente complejos de los huesos navicular, cuboides y calcáneo, que pueden describirse tomando como ejemplo la torsión medial del pie.

En este movimiento, el hueso navicular se desliza sobre la cabeza astragalina de lateral a medial y un poco de superior a inferior, dejando al descubierto la parte superolateral de la cabeza del astrágalo. El hueso cuboides, atraído por el hueso navicular, describe una trayectoria en la misma dirección. La parte media del calcáneo, sólidamente unida al astrágalo por medio del ligamento astragalocalcáneo interóseo, queda casi inmóvil si el astrágalo está fijo, aunque su extremo anterior, arrastrado a la vez por el hueso navicular y por el hueso cuboides, se dirige medial e inferiormente, en tanto que su extremo posterior se desplaza en sentido inverso. Al final del movimiento, el extremo anterior del calcáneo viene a situarse inferior a la cabeza del astrágalo.

ARTICULACIONES TARSOMETATARSIANAS

Los tres huesos cuneiformes y el hueso cuboides están articulados entre sí de manera que forman una bóveda ósea transversal de concavidad plantar: el *arco tarsiano*.

Las articulaciones que unen las cuatro piezas de este arco irradian a partir del centro de curvatura de la bóveda siguiendo una dirección semejante a la que observan las tres primeras articulaciones intermetatarsianas (Farabeuf) (v. más adelante y fig. 315). Además, la dirección de estas articulaciones en sentido sagital no es paralela al eje del miembro, sino oblicua de anterior a posterior y de lateral a medial (Farabeuf) (fig. 314).

Los extremos posteriores de los cinco huesos metatarsianos forman también una bóveda transversal cóncava plantarmente: el *arco metatarsiano* (fig. 315).

La concavidad de este arco óseo se orienta en sentido plantar y muy ligeramente medial, ya que el quinto hueso metatarsiano suele descender más en sentido plantar y aproximarse más al suelo que el primero.

Las articulaciones que unen las bases de los huesos metatarsianos entre sí convergen hacia el centro de curvatura del arco. El intervalo que separa el primer hueso metatarsiano del segundo, considerado desde la cara dorsal a la cara plantar, es casi vertical, mientras que las interlíneas que separan las bases de los otros huesos metatarsianos se hallan inclinadas sobre la horizontal; esta inclinación va aumentando de medial a lateral, de tal manera que la interlínea de la articulación comprendida entre el cuarto hueso metatarsiano y el quinto presenta una inclinación de 45° (Farabeuf) (fig. 314).

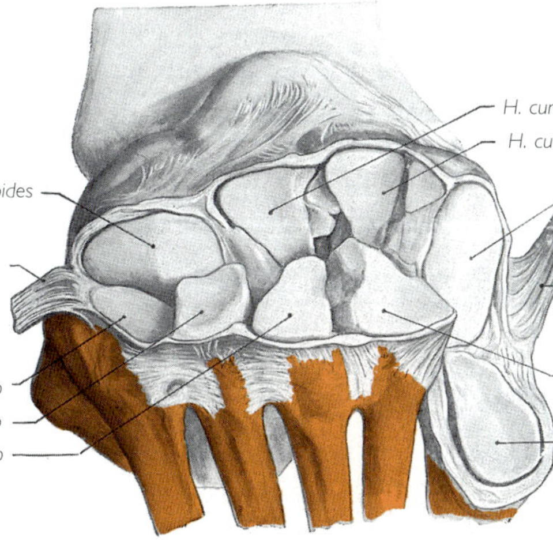

Fig. 313 ▪ Superficies articulares de las articulaciones tarsometatarsianas.

Las articulaciones tarsometatarsianas son una serie de articulaciones planas por medio de las cuales los arcos tarsiano y metatarsiano se unen entre sí.

A. Superficies articulares

Sobre el arco tarsiano se encuentran, de medial a lateral: ❑ *a)* la cara anterior, semilunar y ligeramente convexa, del hueso cuneiforme medial; ❑ *b)* las caras anteriores de los huesos cuneiforme intermedio y cuneiforme lateral, que son planas o ligeramente convexas y triangulares de vértice plantar, así como las caras lateral o medial que los huesos cuneiforme medial y cuneiforme lateral presentan respectivamente para la base del segundo hueso metatarsiano; ❑ *c)* la carilla mediante la cual el hueso cuneiforme lateral se articula con el cuarto hueso metatarsiano, y ❑ *d)* la cara anterior del hueso cuboides, dividida por una cresta roma en dos carillas secundarias; de estas carillas, la medial es cuadrangular y la lateral triangular, y ambas son casi planas en su superficie (fig. 313).

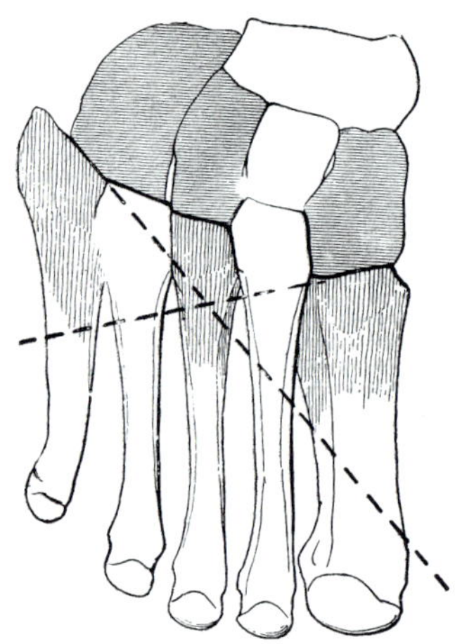

Fig. 314 ▪ Interlínea de las articulaciones tarsometatarsianas. (Según Farabeuf.)

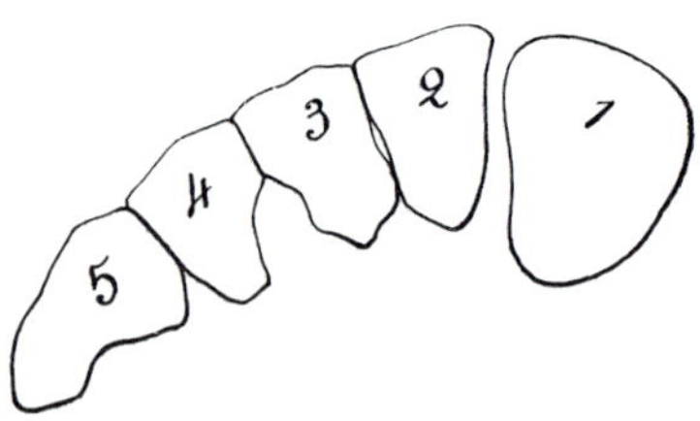

Fig. 315 ▪ Arco metatarsiano. (Según Farabeuf.)

El *arco metatarsiano* presenta las caras articulares posteriores de los cinco huesos metatarsianos, cuya forma se modela sobre la de las superficies correspondientes del arco tarsiano. El primer hueso metatarsiano corresponde al hueso cuneiforme medial. El segundo hueso metatarsiano se articula con los tres huesos cuneiformes, y el tercero con el hueso cuneiforme lateral. Las superficies articulares de los huesos metatarsianos cuarto y quinto corresponden a las dos carillas del hueso cuboides.

INTERLÍNEA ARTICULAR. Se extiende desde el punto medio del borde medial del pie hasta la parte media del borde lateral, siguiendo una línea oblicua en sentido lateral y posterior cuyo extremo medial se halla aproximadamente 2 cm anterior al extremo lateral.

En conjunto, la interlínea articular describe una curva ligeramente convexa en sentido anterior, pero muy irregular debido al engranaje mutuo de los arcos tarsiano y metatarsiano (fig. 314).

El extremo medial de la interlínea articular se halla comprendido entre el hueso cuneiforme medial y el primer hueso metatarsiano; está ligeramente inclinado de medial a lateral y de posterior a anterior «en dirección a la parte media del quinto metatarsiano» (Farabeuf). ❑ El extremo lateral, situado entre el hueso cuboides y el quinto hueso metatarsiano es muy oblicuo medial y anteriormente. Si se prolongase medialmente, alcanzaría el borde medial del pie un poco posteriormente a la cabeza del primer hueso metatarsiano (fig. 314). El segundo hueso metatarsiano se articula con el hueso cuneiforme intermedio posteriormente a los huesos cuneiforme medial y cuneiforme lateral, enclavándose en la mortaja formada por los tres huesos cuneiformes. El hueso cuneiforme lateral sobresale anteriormente al hueso cuneiforme intermedio y al hueso cuboides, penetrando entre los huesos metatarsianos segundo y cuarto para articularse con el tercero. El hueso cuneiforme intermedio se sitúa 8 mm posterior al hueso cuneiforme medial y 4 mm posterior al hueso cuneiforme lateral. El hueso cuneiforme lateral supera anteriormente en 4 mm al hueso cuneiforme intermedio y en sólo 2 mm al hueso cuboides. «En consecuencia, los cuatro huesos de la segunda fila del tarso y los cuatro primeros huesos metatarsianos encajan alternativamente a una profundidad que aumenta de lateral a medial en progresión geométrica 1, 2, 4, 8.» (Farabeuf).

B. **Medios de unión**

Comprenden tres cápsulas articulares y ligamentos.

CÁPSULAS ARTICULARES. La articulación tarsometatarsiana está compuesta en su conjunto por tres articulaciones distintas. La primera está formada por el hueso cuneiforme medial y el primer hueso metatarsiano; la segunda une los huesos cuneiforme intermedio y cuneiforme lateral a los huesos metatarsianos segundo y tercero; la última la componen el hueso cuboides y los huesos metatarsianos cuarto y quinto. Cada una de ellas posee una cápsula articular propia.

LIGAMENTOS. Se dividen en ligamentos tarsometatarsianos dorsales y plantares y ligamentos cuneometatarsianos interóseos.

1. Ligamentos tarsometatarsianos dorsales. Los ligamentos tarsometatarsianos dorsales son siete: el primero une el hueso cuneiforme medial y el primer hueso metatarsiano; los tres siguientes se extienden en sentido divergente desde el segundo hueso metatarsiano hasta los tres huesos cuneiformes; los tres últimos se dirigen del hueso cuneiforme lateral y del hueso cuboides a los tres últimos huesos metatarsianos (fig. 316).

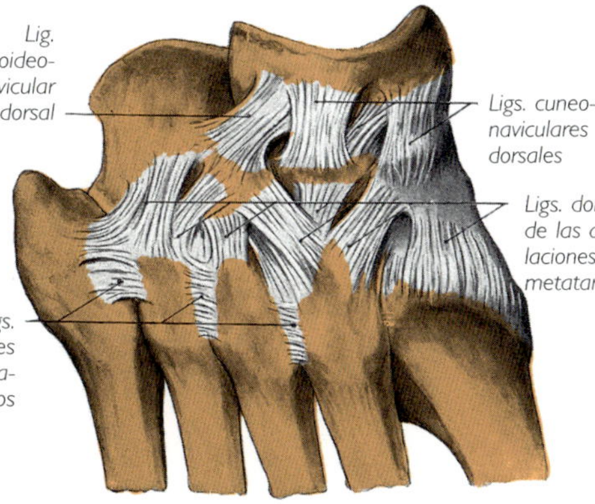

Fig. 316 ▪ Articulaciones tarsometatarsianas e intermetatarsianas (visión dorsal).

2. Ligamentos tarsometatarsianos plantares. El hueso cuneiforme medial se une: *a)* al primer hueso metatarsiano por medio de un ligamento ancho y delgado, y *b)* a los huesos metatarsianos segundo y tercero por medio de un grueso fascículo fibroso. ❑ El hueso cuneiforme intermedio se une con el segundo hueso metatarsiano por medio de una lámina fibrosa que cubre el ligamento anterior. ❑ Del hueso cuneiforme lateral nacen dos fascículos que terminan en los huesos metatarsianos tercero y cuarto respectivamente. ❑ Por último, el hueso cuboides se une con los huesos metatarsianos cuarto y quinto mediante dos ligamentos diferentes.

3. Ligamentos cuneometatarsianos interóseos. Son tres.

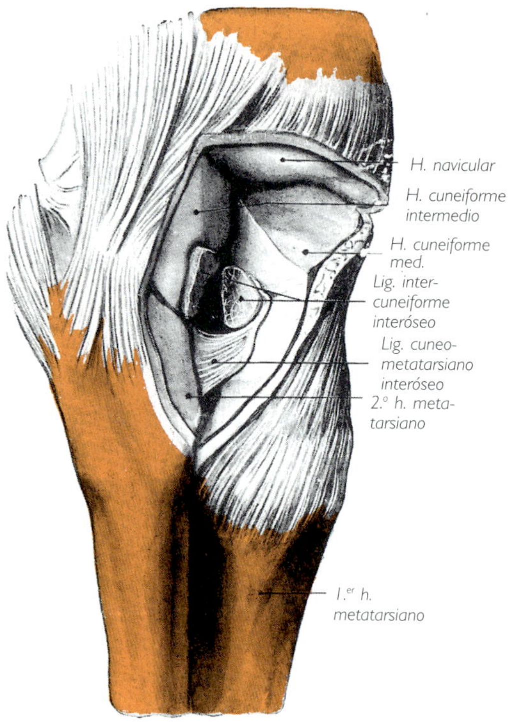

Fig. 317 ▪ Ligamento cuneometatarsiano interóseo.

a) LIGAMENTO CUNEOMETATARSIANO INTERÓSEO ENTRE EL HUESO CUNEIFORME MEDIAL Y EL SEGUNDO HUESO METATARSIANO. Es un haz fibroso corto y grueso, orientado oblicuamente de medial a lateral y de posterior a anterior, desde el hueso cuneiforme medial hasta el segundo hueso metatarsiano (fig. 317). Se inserta en el hueso cuneiforme medial inferior a la cara articular que presenta para el hueso cuneiforme intermedio, y anterior al ligamento intercuneiforme interóseo. Se inserta en el segundo hueso metatarsiano, inferior a la cara articular que corresponde al hueso cuneiforme medial.

Este ligamento se halla en relación plantar con el ligamento tarsometatarsiano plantar que se extiende entre el hueso cuneiforme medial y los huesos metatarsianos segundo y tercero. El ligamento tarsometatarsiano plantar lo separa del tendón del músculo peroneo largo.

b) LIGAMENTO CUNEOMETATARSIANO INTERÓSEO ENTRE LOS HUESOS CUNEIFORME INTERMEDIO Y CUNEIFORME LATERAL Y LOS HUESOS METATARSIANOS SEGUNDO Y TERCERO. Se compone: *a)* de dos fascículos anteroposteriores que se extienden respectivamente desde el hueso cuneiforme intermedio hasta el segundo hueso metatarsiano y desde el hueso cuneiforme lateral hasta el tercer hueso metatarsiano, pasando ambos por el intersticio que separa las carillas colaterales superiores de las carillas colaterales inferiores de las caras vecinas de los huesos metatarsianos, y *b)* de dos fascículos oblicuos, entrecruzados en X, y que se extienden desde el hueso cuneiforme intermedio hasta el tercer hueso metatarsiano y desde el hueso cuneiforme lateral hasta el segundo hueso metatarsiano.

c) LIGAMENTO CUNEOMETATARSIANO INTERÓSEO ENTRE EL HUESO CUNEIFORME LATERAL Y EL TERCER HUESO METATARSIANO. Este ligamento, aplanado y ancho, se extiende desde la cara lateral del hueso cuneiforme lateral hasta la cara lateral de la base del tercer hueso metatarsiano. Está situado inferiormente a las superficies articulares laterales de ambos huesos.

C) Membranas sinoviales

Cada una de las tres articulaciones tarsometatarsianas posee una membrana sinovial que reviste la cara profunda de las cápsulas articulares (fig. 310).

La membrana sinovial de la articulación entre el hueso cuneiforme medial y el primer hueso metatarsiano no presenta ninguna conexión directa con la membrana sinovial de la articulación intertarsiana entre los huesos cuneiforme medial y cuneiforme intermedio.

La membrana sinovial de la articulación entre los huesos cuneiforme intermedio y cuneiforme lateral con los huesos metatarsianos segundo y tercero normalmente comunica con la membrana sinovial de las articulaciones intermetatarsianas existentes entre los huesos metatarsianos segundo y tercero y entre el tercero y el cuarto; también puede ponerse en comunicación posteriormente con la primera articulación intercuneiforme.

La membrana sinovial de la articulación del hueso cuboides con los dos últimos huesos metatarsianos comunica siempre con la membrana sinovial de la articulación que une estos huesos entre sí (fig. 310).

MOVIMIENTOS DE LAS ARTICULACIONES TARSOMETATARSIANAS. El segundo hueso metatarsiano está enclavado en la mortaja cuneal y es casi inmóvil. El tercero sólo puede ejecutar pequeños deslizamientos sobre el tarso. El primero, el cuarto y el quinto son los más móviles, y pueden ejecutar movimientos poco extensos de flexión, extensión y lateralidad.

ARTICULACIONES INTERMETATARSIANAS

Los huesos metatarsianos se articulan entre sí por su extremo posterior o base.

La base del primer hueso metatarsiano no suele articularse con la del segundo; están unidas sólo por algunos fascículos fibrosos.

Las bases de los cuatro últimos huesos metatarsianos están articuladas mediante articulaciones planas.

SUPERFICIES ARTICULARES. El segundo hueso metatarsiano se articula con el tercero por medio de dos caras, una superior y otra inferior, separadas por una depresión anteroposterior.

El tercero se articula con el cuarto mediante una cara de forma oval. Entre el cuarto y el quinto, las caras articulares son triangulares.

MEDIOS DE UNIÓN. Cada una de las articulaciones intermetatarsianas posee los siguientes elementos: una *cápsula articular* que se extiende transversalmente entre las bases de los huesos metatarsianos vecinos; un *ligamento metatarsiano dorsal,* aplanado y delgado; un *ligamento metatarsiano plantar* más grueso, y un *ligamento metatarsiano interóseo,* muy resistente, que se inserta en las caras colaterales de los huesos metatarsianos en contacto, inferior y anteriormente a las superficies articulares.

MEMBRANAS SINOVIALES (v. *Membranas sinoviales de las articulaciones tarsometatarsianas*)

ARTICULACIONES METATARSOFALÁNGICAS E INTERFALÁNGICAS DEL PIE

Estas articulaciones son análogas a las articulaciones metacarpofalángicas e interfalángicas de los dedos de la mano (v. págs. 86 y 89).

MÚSCULOS Y FASCIAS DEL MIEMBRO INFERIOR

I. MÚSCULOS DEL MIEMBRO INFERIOR

Los músculos del miembro inferior se dividen en cuatro grupos: músculos de la pelvis, músculos del muslo, músculos de la pierna y músculos del pie.

MÚSCULOS DE LA PELVIS

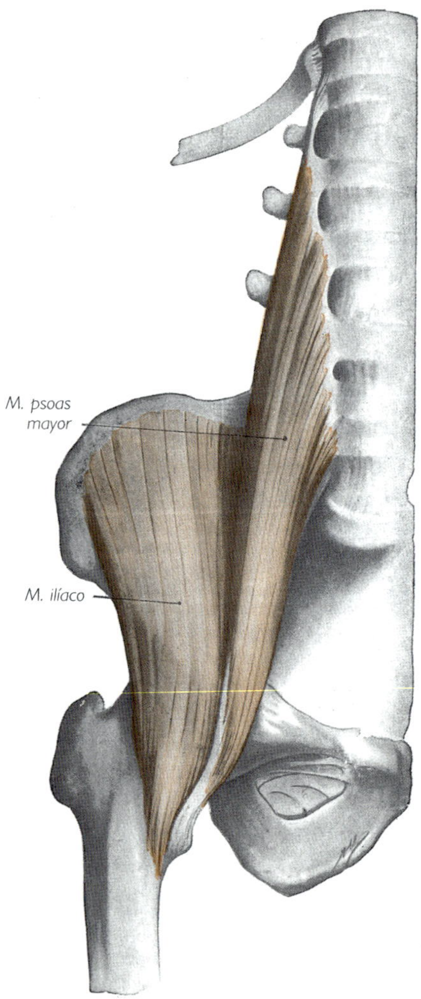

Fig. 318 ▪ Músculo iliopsoas.

Los músculos de la pelvis se extienden desde la pelvis hasta el fémur.

Todos estos músculos ocupan la región glútea, con excepción del músculo iliopsoas, que está situado en la región anterior del muslo. Describiremos primero el *músculo iliopsoas* y después los *músculos de la región glútea.*

A. **Músculo iliopsoas**

El músculo iliopsoas está formado a su vez por dos músculos que se unen en las proximidades de su inserción femoral. Estos dos músculos son el músculo psoas mayor y el músculo ilíaco.

1. Músculo psoas mayor

a) FORMA, SITUACIÓN Y TRAYECTO. El músculo psoas mayor es un cuerpo muscular voluminoso, largo y fusiforme, situado a lo largo de la porción lumbar de la columna vertebral. Se extiende desde la duodécima vértebra torácica y las cinco vértebras lumbares hasta el trocánter menor (fig. 318).

b) INSERCIONES Y DESCRIPCIÓN. Se inserta: ❑ *a)* sobre la parte inferior y lateral del cuerpo de la duodécima vértebra torácica; ❑ *b)* sobre la cara lateral de las cinco vértebras lumbares y de los discos intervertebrales correspondientes; estas dos últimas inserciones se llevan a cabo por medio de fascículos tendinosos que se insertan en los discos intervertebrales y en la parte vecina de los cuerpos vertebrales; en el intervalo de estos fascículos, las fibras del músculo psoas mayor nacen de arcos fibrosos que unen los fascículos tendinosos entre sí y limitan con las caras laterales, excavadas, de los cuerpos vertebrales, orificios elípticos por los cuales discurren los vasos lumbares y los ramos comunicantes del tronco simpático, y ❑ *c)* por medio de lengüetas musculares, sobre la cara anterior de las apófisis costales de las vértebras lumbares, sobre todo cerca de la base de estas apófisis.

Los fascículos musculares procedentes de estos diversos orígenes se reúnen en un cuerpo muscular voluminoso, un poco aplanado de lateral a medial y un tanto oblicuo inferior y lateralmente. Desciende así a lo largo de la columna lumbar, atraviesa la parte medial de la fosa ilíaca y penetra en el muslo pasando posterior al ligamento inguinal, en un canal que presenta el borde anterior del hueso coxal entre la espina ilíaca anterior superior y la eminencia iliopúbica. El músculo se refleja sobre este canal, se dirige inferior y posteriormente y pasa anterior a la articulación de la cadera. El cuerpo muscular disminuye marcadamente de volumen a partir de la quinta vértebra lumbar. En efecto, sus fascículos musculares empiezan muy pronto a fijarse superiormente en un tendón, que de pronto se oculta en el espesor del músculo, para aparecer de nuevo sobre su cara lateral, hacia la parte inferior de la fosa ilíaca (fig. 318).

Mediante este fuerte tendón el músculo termina en el vértice del trocánter menor.

(El músculo psoas mayor se ha descrito más detalladamente con los músculos del tronco. Se encontrarán en esa descripción otros datos concernientes a la parte abdominopélvica del músculo; v. tomo 2.)

2. Músculo ilíaco

a) FORMA, SITUACIÓN Y TRAYECTO. El músculo ilíaco es ancho, grueso y en forma de abanico; ocupa la fosa ilíaca (fig. 318).

b) INSERCIONES Y DESCRIPCIÓN. El músculo ilíaco se inserta: *a)* en la mayor parte de la fosa ilíaca, excepto en su parte anteroinferior, y *b)* en todo el contorno de la fosa ilíaca, es decir, en el labio interno de la cresta ilíaca superiormente, en el ligamento iliolumbar y en la base del sacro posteriormente, en el tercio posterior de la línea arqueada inferiormente y en la cara interna de las dos espinas ilíacas anteriores y de la escotadura que las separa anteriormente.

Las fibras del músculo ilíaco convergen hacia el tendón del músculo psoas mayor. Se implantan más a menudo en la cara lateral de dicho tendón, o bien se insertan en el trocánter menor por medio de un tendón específico que se confunde hasta cierto punto con el del músculo psoas mayor.

Las fibras más inferiores del músculo ilíaco forman habitualmente un fascículo muscular diferenciado, denominado *músculo ilíaco menor.* Este fascículo se inserta por una parte en el hueso coxal, inferiormente a la espina ilíaca anterior inferior y a los tendones del músculo recto femoral, y por otra parte en el fémur, inferior y anterior al trocánter menor.

El músculo ilíaco se halla en parte cubierto medialmente por el músculo psoas mayor y forma con éste un profundo surco por el cual discurre el nervio femoral. En el muslo, el músculo iliopsoas cubre la cara anterior de la articulación de la cadera. Está separado de la cápsula articular y del borde anterior del hueso coxal por una amplia bolsa sinovial que suele comunicar con la membrana sinovial de la articulación. Esta bolsa sinovial es doble cuando existen dos tendones distintos: uno para el músculo psoas mayor y otro para el músculo ilíaco.

El músculo iliopsoas presenta con el plexo lumbar y sus ramos terminales muy amplias relaciones que se describirán con dicho plexo.

3. Acción. El músculo iliopsoas flexiona el muslo sobre la pelvis y le imprime un movimiento de rotación lateral.

Cuando el músculo iliopsoas toma su punto fijo en el fémur, flexiona la columna vertebral y la pelvis e imprime al tronco un movimiento de rotación que desplaza su cara anterior al lado opuesto. La contracción de los dos músculos iliopsoas, tomando su punto fijo en el fémur, determina la flexión directa del tronco.

B. **Músculos de la región glútea**

Los músculos de la región glútea están dispuestos en tres planos: un plano profundo, un plano medio y un plano superficial.

PLANO PROFUNDO. Este plano muscular se halla aplicado inmediatamente sobre las caras superior y posterior de la articulación de la cadera. Está formado de superior a inferior por los músculos glúteo menor, piriforme, gemelo superior, obturador interno, gemelo inferior, obturador externo y cuadrado femoral (fig. 319).

1. Músculo glúteo menor

a) FORMA, SITUACIÓN Y TRAYECTO. El músculo glúteo menor es un músculo grueso, aplanado y triangular, situado sobre la parte inferior de la cara glútea del ilion y la cara superior de la articulación de la cadera. Se extiende, desde la cara glútea del ilion hasta el trocánter mayor (fig. 319).

b) INSERCIÓN Y DESCRIPCIÓN. Este músculo se inserta, por medio de fibras musculares, en la parte de la cara glútea del ilion que se extiende, inferior y anterior a la línea glútea anterior, hasta el surco del tendón de la cabeza refleja del músculo recto femoral.

Desde ese punto, las fibras musculares convergen inferiormente, cubren el tendón de la cabeza refleja del músculo recto femoral y la cara superior de la cápsula de la articulación de la cadera y terminan en la cara profunda de una lámina tendinosa cuyas fibras radiadas se reúnen en un fuerte tendón que se inserta en el borde anterior del trocánter mayor.

Generalmente se desarrolla una bolsa sinovial entre el tendón y el borde superior del trocánter mayor. También es habitual que el músculo glúteo menor se halle unido a la cápsula articular por medio de un ancho fascículo fibroso: la *expansión aponeurótica del músculo glúteo menor.*

c) ACCIÓN. El músculo glúteo menor es abductor del muslo. ❑ La contracción aislada de sus fascículos anteriores produce la rotación medial del muslo; la de los fascículos posteriores determina la rotación lateral.

Cuando el músculo glúteo menor toma su punto fijo sobre el fémur, extiende la pelvis y la inclina hacia su lado.

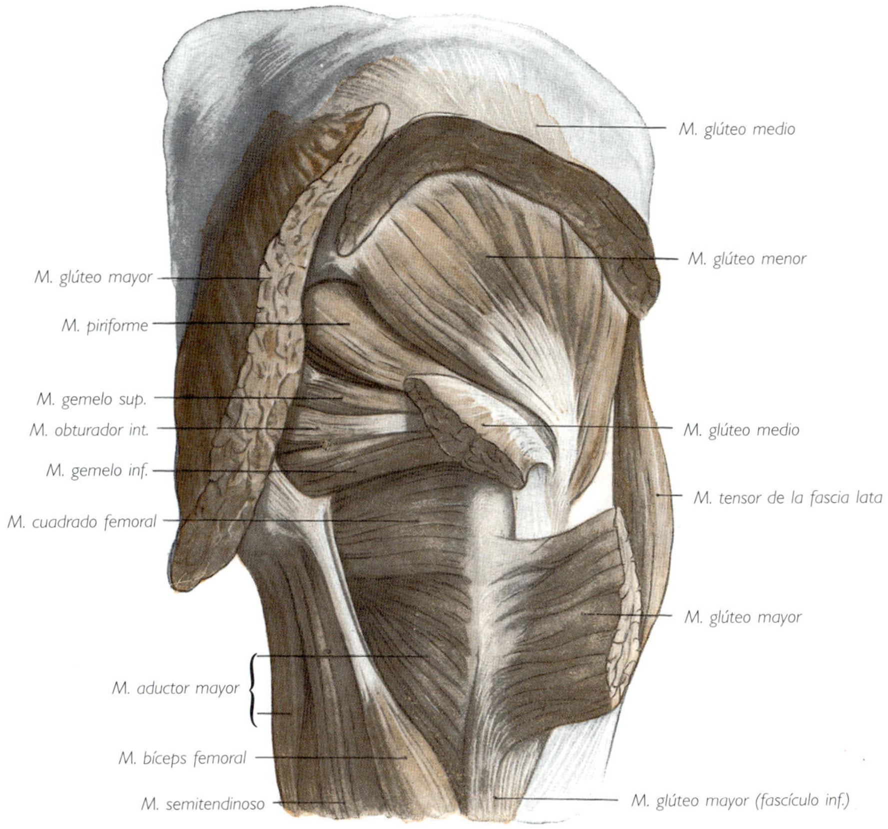

Fig. 319 ▪ Músculos de la región glútea (plano profundo).

2. Músculo piriforme

a) FORMA, SITUACIÓN Y TRAYECTO. El músculo piriforme es alargado, aplanado y triangular. Se extiende desde la cara anterior del sacro hasta el extremo superior del fémur. Está situado en parte en la pelvis y en parte en la región glútea, inmediatamente inferior al músculo glúteo menor y en el mismo plano que éste (figs. 319 y 320).

b) INSERCIONES Y DESCRIPCIÓN. Nace de la cara anterior de la segunda, tercera y cuarta vértebras sacras por medio de tres digitaciones musculares separadas unas de otras por los agujeros sacros anteriores segundo y tercero (fig. 320). Estas digitaciones están unidas entre sí mediante fascículos musculares que nacen de surcos que prolongan lateralmente los agujeros sacros. Algunos fascículos proceden de la parte más superior de la cara anterior del ligamento sacrotuberoso y, a veces, también del borde superior de la escotadura ciática mayor.

A partir de estas inserciones pélvicas, el músculo se dirige lateral, anterior e inferiormente; discurre a través de la escotadura ciática mayor y penetra en la región glútea.

A partir de la escotadura ciática mayor, el músculo piriforme discurre posterior a la articulación. Se retrae rápidamente debido a la convergencia de sus fibras en un tendón, que al principio se halla oculto en el espesor del músculo y después aparece anterior y superiormente. Este tendón se adhiere al músculo gemelo superior y se implanta sobre la parte media del borde superior del trocánter mayor.
c) ACCIÓN. El músculo piriforme es rotador lateral y abductor del muslo.

3. Músculo obturador interno

a) FORMA, SITUACIÓN Y TRAYECTO. Se trata de un músculo aplanado y radiado en abanico, que se extiende desde la cavidad pélvica hasta el trocánter mayor. El músculo obturador interno se halla situado en parte en la pelvis y en parte en la región glútea, y se acoda en un ángulo casi recto en el límite entre ambas regiones (figs. 319 y 320).
b) INSERCIONES Y DESCRIPCIÓN. Se inserta mediante fibras musculares: ❑ *a)* en la parte interna de la membrana obturatriz, dejando solamente al descubierto el *arco fibroso subpúbico* que dicha membrana forma en el límite inferior del orificio de entrada del conducto obturador; ❑ *b)* en la cara interna de la rama isquiopubiana, inferiormente a la inserción de la membrana obturatriz; ❑ *c)* en una amplia superficie ósea situada superiormente al agujero obturado, entre éste y la línea arqueada, y que se extiende

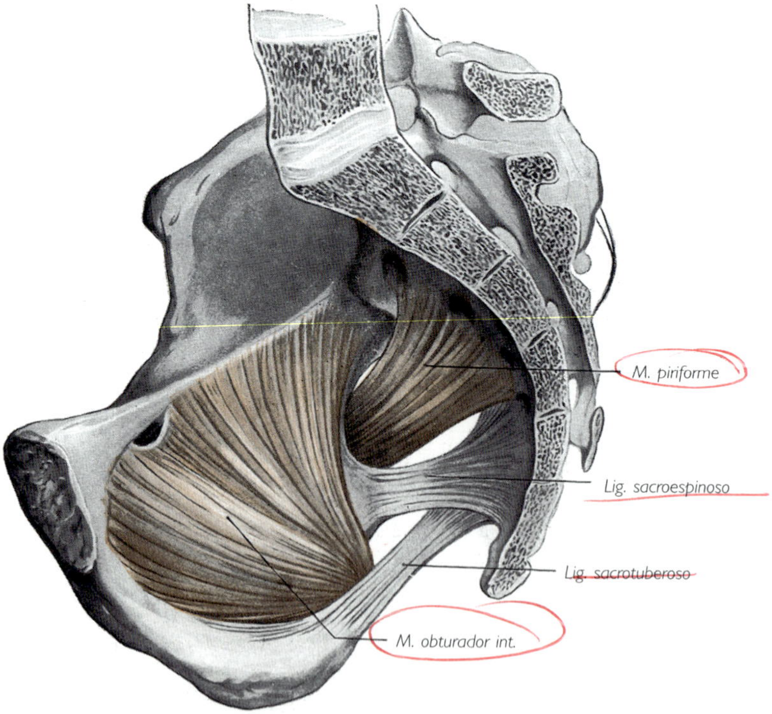

Fig. 320 ▪ Músculos obturador interno y piriforme.

posteriormente hasta la proximidad inmediata del borde anterior de la escotadura ciática mayor, y ❑ *d)* en la cara profunda de la fascia obturatriz que lo recubre, así como en la cara superolateral del proceso falciforme del ligamento sacrotuberoso, que es continuación de la fascia obturatriz (v. pág. 361).

A partir de sus inserciones pélvicas, las fibras musculares convergen hacia la escotadura ciática menor y se deslizan sobre la superficie ósea situada entre el agujero obturado y la escotadura ciática menor, pero sin insertarse en ella. El músculo se refleja en un ángulo casi recto sobre la escotadura ciática menor, de la cual se halla separado por una bolsa sinovial. A continuación se dirige lateral y un poco superior, aplicado sobre la cápsula articular de la cadera y separado del músculo piriforme por el músculo gemelo superior (fig. 319). De ese modo alcanza la cara medial del trocánter mayor y se inserta por medio de un tendón redondeado, superior y anteriormente a la fosa trocantérica, inmediatamente inferior al tendón del músculo piriforme, al cual se halla estrechamente unido.

El tendón del músculo obturador interno nace por medio de cuatro o cinco lengüetas tendinosas diferentes que sobresalen de la cara profunda del músculo un poco antes de alcanzar la escotadura ciática menor. En esta escotadura, el hueso está revestido por una capa de tejido fibroso liso, brillante y de aspecto cartilaginoso, en el cual cada lengüeta excava un pequeño surco.

c) ACCIÓN. El músculo obturador interno es rotador lateral del muslo.

4. Músculos gemelos

a) FORMA, SITUACIÓN Y TRAYECTO. Los músculos gemelos son dos fascículos carnosos accesorios y extrapélvicos del músculo obturador interno. Se dividen en *gemelo superior* y *gemelo inferior.* Están situados a lo largo de los bordes superior e inferior de la parte extrapélvica del músculo obturador interno (fig. 319).

b) INSERCIONES Y DESCRIPCIÓN. El *músculo gemelo superior* nace de la cara lateral de la espina ciática, inferiormente a la inserción del ligamento sacroespinoso. El *músculo gemelo inferior* se origina: ❑ *a)* en la tuberosidad isquiática, inmediatamente superior y lateral a la inserción del ligamento sacrotuberoso, y ❑ *b)* en este ligamento.

Los dos músculos gemelos se dirigen lateralmente a lo largo de los bordes superior e inferior del tendón del músculo obturador interno, que los separa uno del otro. Muy a menudo los dos músculos gemelos se unen entre ellos anterior o posteriormente al tendón del músculo obturador interno. Finalmente, terminan en este tendón y se insertan con él en la cara medial del trocánter mayor.

c) ACCIÓN. Es idéntica a la del músculo obturador interno.

5. Músculo obturador externo

a) INSERCIONES Y DESCRIPCIÓN. El músculo obturador externo es aplanado y triangular; se extiende desde la cara externa del contorno del agujero obturado hasta el trocánter mayor (figs. 321 y 322).

b) FORMA, SITUACIÓN Y TRAYECTO. Nace por medio de fibras musculares: ❑ *a)* de los segmentos anterior, inferior y posterior de la cara externa del marco óseo que rodea el agu-

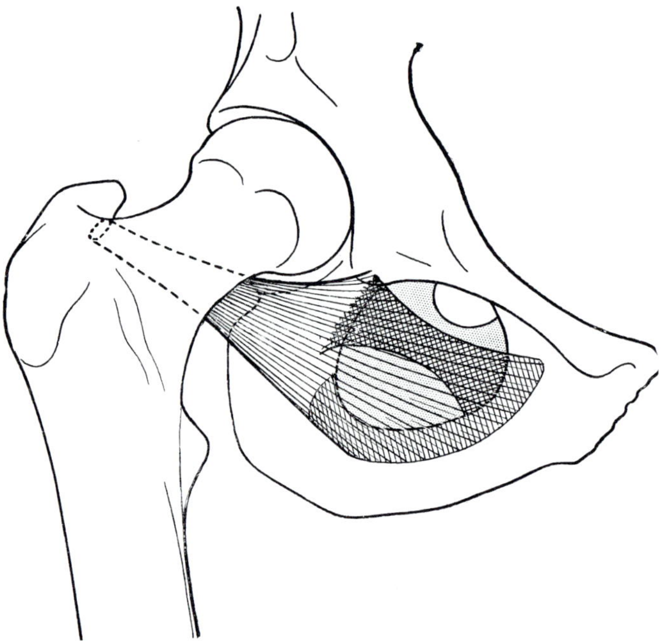

Fig. 321 ▪ Músculo obturador externo (esquema).

jero obturado, es decir, del cuerpo del pubis, de la rama inferior del pubis y de la rama y el cuerpo del isquion; la inserción del músculo obturador externo sobre la rama isquiopubiana empieza en la cara interna o pélvica de esta lámina ósea y llega hasta la línea de inserción de la membrana obturatriz, y ❑ *b)* de la cintilla subpúbica.

Las fibras convergen posterior y lateralmente, y se reúnen en un cuerpo muscular cada vez más estrecho. Éste pasa primero por el surco infraacetabular, rodea a continuación la cara inferior de la articulación de la cadera y cruza oblicuamente la cara posterior de esta articulación, insertándose mediante un fuerte tendón en el fondo de la fosa trocantérica del trocánter mayor (figs. 321 y 322). Este tendón aparece sobre la cara lateral del músculo cuando éste pasa inferior a la articulación.

De forma habitual, el músculo obturador externo se halla atravesado superiormente por el ramo profundo del nervio obturador y, más inferiormente, por ramificaciones vasculares. El nervio y los vasos determinan la formación de estrechas fisuras en el cuerpo muscular.

Algunos autores se basan en la presencia de estos intersticios para describir varios fascículos en el músculo obturador externo. Esta división del músculo no puede ser defendida, pues los intersticios son inconstantes. Además, cuando existen, suelen ser de poca extensión y su situación es variable.

c) ACCIÓN. Es rotador lateral del muslo.

6. Músculo cuadrado femoral

a) FORMA, SITUACIÓN Y TRAYECTO. El músculo cuadrado femoral es cuadrilátero, aplanado y grueso; se halla situado en la región glútea, inmediatamente inferior al músculo gemelo inferior y posterior al músculo obturador externo. Se extiende transversalmente desde el isquion hasta el fémur (fig. 319).

b) INSERCIONES Y DESCRIPCIÓN. El músculo cuadrado femoral se inserta medialmente sobre la cara lateral de la tuberosidad isquiática, entre las inserciones de los músculos

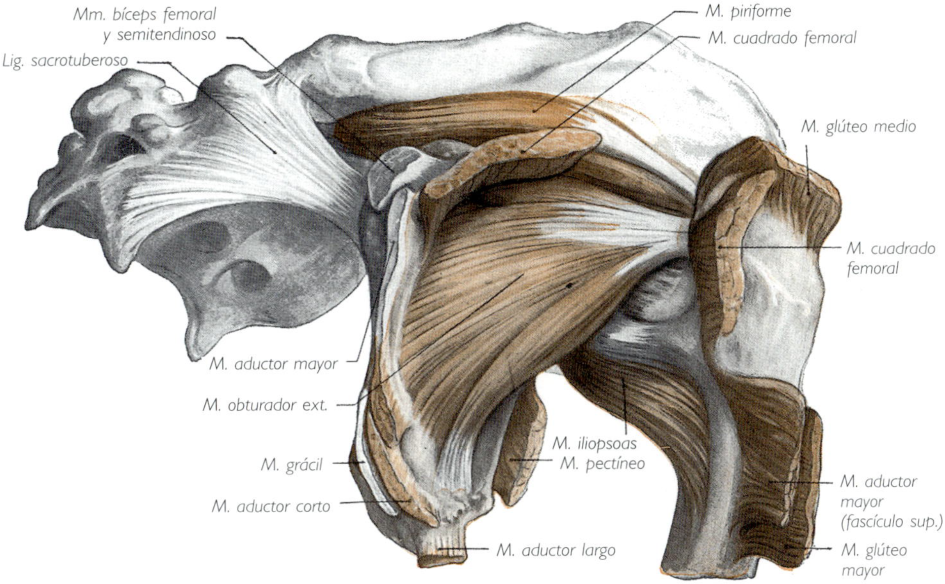

Fig. 322 ▪ Músculo obturador externo. Se han seccionado, cerca de sus inserciones coxales, los músculos que se insertan alrededor del músculo obturador externo. La pelvis se halla marcadamente flexionada.

posteriores del muslo y la del músculo obturador externo. Sus fibras se dirigen transversalmente laterales hacia el extremo superior del fémur, posteriormente a la articulación de la cadera y al músculo obturador externo. Se insertan en una línea rugosa que continúa inferiormente el borde posterior del trocánter mayor a lo largo de la vertiente lateral de la cresta intertrocantérea.
c) ACCIÓN. El músculo cuadrado femoral es rotador lateral y aductor del muslo.

■ **PLANO MEDIO.** Este plano está constituido únicamente por el músculo glúteo medio.

1. Músculo glúteo medio

a) FORMA, SITUACIÓN Y TRAYECTO. Se trata de un músculo ancho, aplanado, grueso y triangular, situado posterior al músculo glúteo menor, al cual recubre. Sus fibras se extienden desde la cara glútea del ilion hasta el trocánter mayor (fig. 323).
b) INSERCIONES Y DESCRIPCIÓN. Se inserta por medio de fibras musculares: ❑ *a)* en toda la porción de la cara glútea del ilion comprendida entre las líneas glúteas anterior y posterior; ❑ *b)* en los tres cuartos anteriores del labio externo de la cresta ilíaca; ❑ *c)* en la cara profunda de la fascia glútea, que cubre la parte anterosuperior del músculo superiormente al borde superior del músculo glúteo mayor, y ❑ *d)* algunas veces, en un arco fibroso inconstante *(arco de Bouisson),* cuyos dos extremos se insertan en el borde superior de la escotadura ciática mayor.

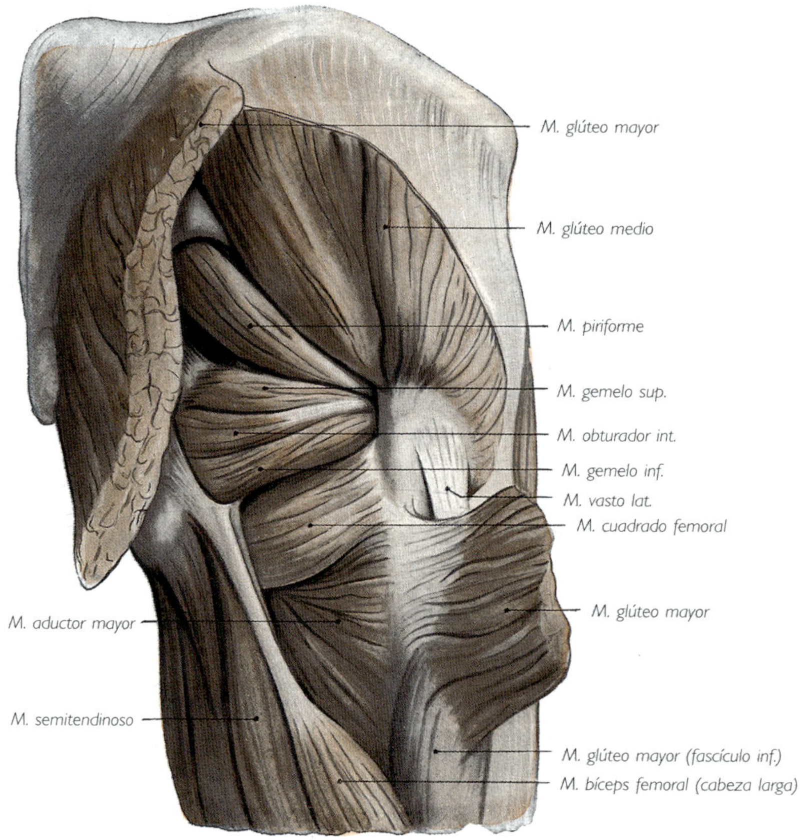

Fig. 323 ▪ Músculos de la región glútea (plano profundo). El músculo glúteo medio cubre el músculo glúteo menor.

De todas estas inserciones pélvicas, los fascículos musculares del músculo glúteo medio convergen hacia el trocánter mayor, cubriendo el músculo glúteo menor, y se insertan mediante un tendón ancho y aplanado en la cresta oblicua de la cara lateral del trocánter mayor (figs. 319 y 323).

Para alcanzar su inserción trocantérea, el tendón del músculo glúteo medio se extiende sobre el borde superior del trocánter mayor, del cual está separado por una bolsa sinovial.

c) ACCIÓN. El músculo glúteo medio es abductor del muslo. La contracción aislada de sus fascículos anteriores determina la rotación medial del muslo; la de los fascículos posteriores produce la rotación lateral. ❑ Cuando el fémur está fijo, el músculo glúteo medio extiende la pelvis y la inclina hacia su lado.

PLANO SUPERFICIAL. Este plano consta de dos músculos: el glúteo mayor y el tensor de la fascia lata.

1. Músculo glúteo mayor

a) FORMA, SITUACIÓN Y TRAYECTO. El músculo glúteo mayor es ancho, muy grueso y cuadrilátero; está situado posterior a los otros músculos de la región glútea, a los cuales cubre. Es el más voluminoso y potente de los músculos del cuerpo. Los fascículos que lo constituyen se extienden desde el hueso coxal y el sacro hasta el extremo superior del fémur (fig. 324).

b) INSERCIONES Y DESCRIPCIÓN. El músculo glúteo mayor nace directamente a partir de fibras musculares o de cortas fibras tendinosas: ❑ *a)* del cuarto posterior de la cresta ilíaca; las fibras más elevadas del músculo glúteo mayor se insertan en dicha cresta por medio de la fascia que recubre la parte superior del músculo glúteo medio; ❑ *b)* de la parte superior rugosa del segmento de la cara glútea del ilion que está situado posterior a la línea glútea posterior; ❑ *c)* de la cresta sacra media, por medio de la fascia

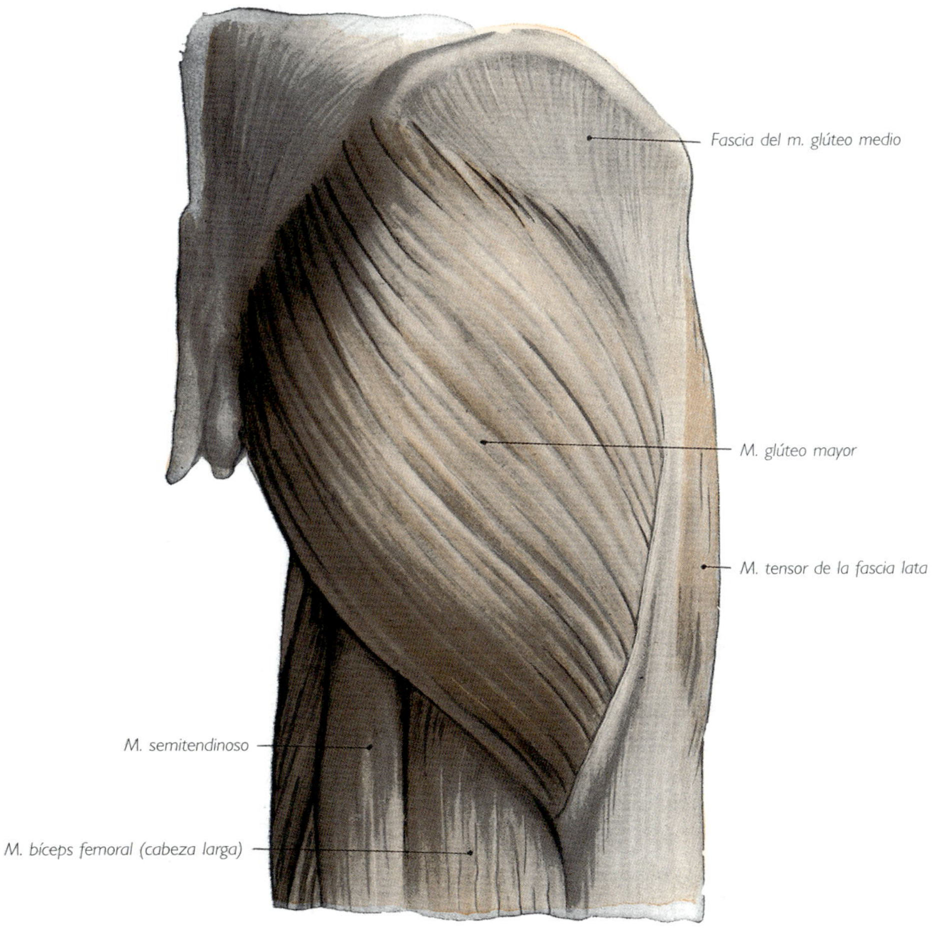

Fig. 324 ▪ Músculo glúteo mayor.

toracolumbar; ❑ *d)* de los bordes laterales de la escotadura en que termina inferiormente la cresta sacra media; ❑ *e)* de la cresta sacra lateral; ❑ *f)* de los bordes laterales del sacro y del cóccix, medial y posteriormente al ligamento sacrotuberoso; ❑ *g)* de la cara posterior de este ligamento, y ❑ *h)* de la parte posterior de la fascia que recubre el músculo glúteo medio, superior y anteriormente al músculo glúteo mayor.

Las fibras musculares se agrupan en fascículos musculares gruesos y voluminosos, separados entre sí por tabiques aponeuróticos. Todos estos fascículos se dirigen inferior y lateralmente y parecen ser paralelos entre sí. En realidad, la disociación de estos fascículos en la proximidad de su terminación femoral muestra que experimentan un movimiento de torsión por el cual una parte de los fascículos superiores se dirige a la parte inferior del tendón de terminación, mientras que los fascículos inferiores se encaminan en su mayoría hacia la parte superior de este tendón, pasando posteriormente a los precedentes.

Las fibras superficiales del tendón del músculo glúteo mayor terminan en el borde posterior de la lámina tendinosa del músculo tensor de la fascia lata.

Las inserciones femorales de las fibras profundas se efectúan mediante tres fascículos diferentes (fig. 323): un fascículo superior tendinoso, que se inserta en la rama lateral de trifurcación de la línea áspera; un fascículo medio muscular, que se fija por medio de cortas fibras tendinosas en la parte superior del labio lateral de la línea áspera, y un tercer fascículo, inferior y tendinoso, que se adhiere al tabique intermuscular lateral del muslo que cubre el músculo vasto lateral y, por medio de esta fascia, se inserta en el labio lateral de la línea áspera, a lo largo de toda su extensión (Olivier).

El músculo glúteo mayor cubre de superior a inferior una gran parte del músculo glúteo medio, y a continuación los músculos piriforme, gemelo superior, obturador interno, gemelo inferior y cuadrado femoral. Está separado del músculo glúteo menor por el músculo glúteo medio, y del músculo obturador externo por el músculo cuadrado femoral. Durante la extensión, el isquion se halla cubierto por los fascículos inferiores del músculo glúteo mayor. Durante la flexión, el isquion se libera de la cara profunda del músculo.

El borde superior del músculo glúteo mayor se halla sólidamente unido a la gruesa fascia que recubre la parte superior del músculo glúteo medio mediante fascículos musculares que se originan de dicha fascia.

Existen también bolsas sinoviales anexas al músculo glúteo mayor, que favorecen su deslizamiento sobre las eminencias óseas o musculares vecinas. Normalmente se observa una gran bolsa sinovial entre el músculo glúteo mayor y el trocánter mayor, y a veces una segunda bolsa sinovial entre el músculo glúteo mayor y la tuberosidad isquiática.

c) ACCIÓN. El músculo glúteo mayor es extensor y rotador lateral del muslo. Además, sus fascículos inferiores son aductores, mientras que los superiores son abductores del muslo. Cuando toma su punto fijo en el fémur, endereza la pelvis, la inclina hacia su lado y le imprime un movimiento de rotación de tal modo que su cara anterior se dirige hacia el lado opuesto.

2. Músculo tensor de la fascia lata

a) FORMA, SITUACIÓN Y TRAYECTO. El músculo tensor de la fascia lata es alargado y aplanado, muscular superiormente y tendinoso inferiormente; se halla situado en la parte lateral y superficial de la cadera y el muslo. Se extiende desde el hueso coxal hasta la rodilla (fig. 325).

b) INSERCIONES Y DESCRIPCIÓN. Este músculo se inserta superiormente: ❑ *a)* en el extremo anterior del labio externo de la cresta ilíaca; ❑ *b)* en la parte lateral de la espina ilíaca anterior superior, anteriormente a la inserción del músculo glúteo medio y posteriormente a la del músculo sartorio, y ❑ *c)* en el surco subyacente. Esta inserción se efectúa por medio de una lámina tendinosa, unida posteriormente a la fascia que recubre la parte anterosuperior del músculo glúteo medio.

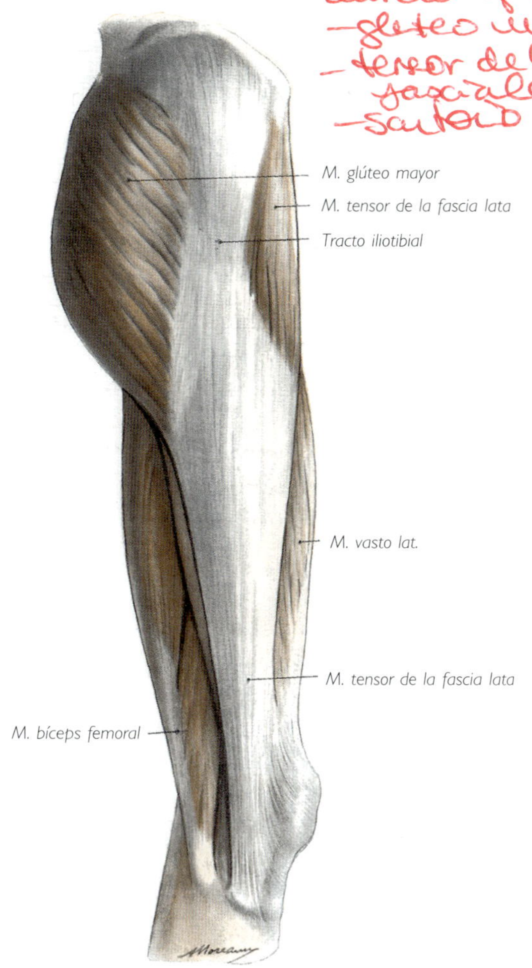

Fig. 325 ▪ Músculo tensor de la fascia lata.

Esta lámina tendinosa de escasa extensión se continúa por medio de un cuerpo muscular, aplanado transversalmente, que se dirige inferior y un poco posteriormente. Al llegar a la altura del cuarto o del tercio superior del muslo, los fascículos musculares se continúan por medio de una ancha lámina tendinosa, íntimamente unida a la fascia del muslo, denominada *fascia lata,* que la recubre. Esta lámina tendinosa desciende por la cara lateral del muslo hasta la rodilla, donde termina de la manera siguiente: ❑ *a)* la mayoría de las fibras siguen la dirección del tendón y se insertan en el cóndilo lateral de la tibia, especialmente en el tubérculo de Gerdy y en la cresta que lo prolonga a lo largo del borde lateral de la tuberosidad de la tibia; ❑ *b)* algunas fibras posteriores se dirigen inferior y medialmente, reforzando el tabique intermuscular lateral del muslo, y se insertan en la rama de bifurcación lateral de la línea áspera (Ferrari), y ❑ *c)* las fibras anteriores se inclinan inferior y anteriormente, y terminan en parte en el borde lateral de la rótula, mientras que otras pasan anteriores a este hueso y al ligamento rotuliano y se pierden en la fascia lata, en la zona yuxtarrotuliana medial.

TRACTO ILIOTIBIAL. El tracto iliotibial es una lámina fascial que parte de la cresta ilíaca, cubre la parte anterior del músculo glúteo medio, pasa después lateral al trocánter ma-

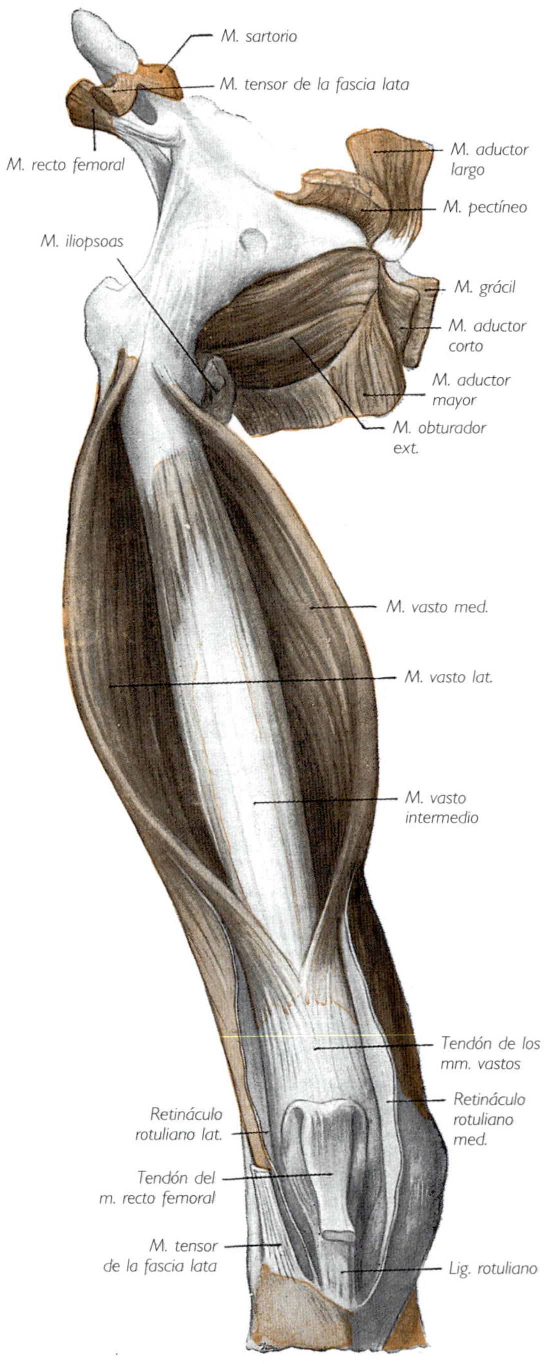

Fig. 326 ▪ Músculo vasto intermedio. Se ha resecado el músculo recto femoral y se han separado los dos músculos vastos medial y lateral. El orificio anterior del conducto obturador se halla completamente cubierto por el ligamento pubofemoral.

yor y se extiende por la cara lateral del muslo hasta la tibia (fig. 325). Está constituido superiormente por la gruesa porción anterior de la fascia glútea; se confunde inferiormente con la lámina tendinosa del músculo tensor de la fascia lata y recibe, a lo largo de su borde posterior, las fibras superficiales del tendón del músculo glúteo mayor.

c) ACCIÓN. El músculo tensor de la fascia lata es extensor de la pierna. Es también ligeramente abductor y rotador medial del muslo.

Este músculo actúa sobre todo sobre el tracto iliotibial, el cual tensa y atrae anteriormente. Impide así la luxación de esta cinta fibrosa posteriormente al trocánter mayor, aplicándose estrechamente sobre esta eminencia ósea, como sucede cuando se apoya el peso del cuerpo en un solo pie.

MÚSCULOS DEL MUSLO

Los músculos del muslo se dividen en tres grupos distintos: ❑ *a)* un *grupo anterior* o grupo de músculos extensores; ❑ *b)* un *grupo medial*, formado por los músculos aductores, y ❑ *c)* un *grupo posterior*, que comprende los músculos flexores.

A. Grupo muscular anterior

Comprende un músculo profundo, el cuádriceps femoral, y un músculo superficial, el sartorio.

MÚSCULO CUÁDRICEPS FEMORAL. El músculo cuádriceps femoral envuelve casi por completo el cuerpo del fémur. Nace superiormente por medio de cuatro cabezas musculares distintas, que son los músculos recto femoral, vasto medial, vasto lateral y vasto intermedio. Estos cuatro músculos se insertan mediante un tendón común sobre la rótula. No se hallan dispuestos en el mismo plano: el más profundo es el músculo vasto intermedio, que está cubierto en gran parte por los músculos vasto lateral y vasto medial, anteriormente a los cuales se halla situado el músculo recto femoral.

1. Músculo vasto intermedio

a) FORMA, SITUACIÓN Y TRAYECTO. El músculo vasto intermedio es voluminoso, grueso e incurvado en canal; su concavidad rodea las caras anterior y lateral del fémur (fig. 326). Se extiende desde estas dos caras del fémur hasta el tendón terminal del músculo cuádriceps femoral.

b) INSERCIONES SUPERIORES Y DESCRIPCIÓN. El músculo vasto intermedio nace mediante fibras musculares en los tres cuartos superiores de las caras anterior y lateral, así como de los bordes medial y lateral del fémur.

Medialmente las inserciones terminan en el límite anterior de la cara medial del cuerpo del fémur o tan sólo la invaden ligeramente; en sentido lateral se extienden, según la descripción clásica, hasta el labio lateral de la línea áspera, y se confunden con las del músculo vasto lateral en toda la altura de esta cresta ósea. ❏ Según Poirier, las inserciones del músculo vasto intermedio se unen a las del músculo vasto lateral tan sólo en la mitad superior de la línea áspera, y lo hacen directamente en este labio óseo en su mitad inferior cuando el músculo vasto lateral ha dejado de insertarse en la línea. Poirier atribuye al músculo vasto intermedio una parte del músculo vasto lateral (v. este músculo).

Desde estos orígenes, los fascículos musculares anteriores descienden verticalmente, y los fascículos mediales y laterales se dirigen de forma oblicua hacia la rótula. Cubren las caras anterior y lateral del fémur y terminan en la cara profunda de una aponeurosis o lámina tendinosa de inserción que ocupa gran parte de la cara anterior del músculo. Esta aponeurosis se engruesa de superior a inferior al mismo tiempo que se estrecha, y continúa por medio de un tendón que contribuye a formar el tendón terminal del músculo cuádriceps femoral.

2. Músculo vasto medial

a) FORMA, SITUACIÓN Y TRAYECTO. El músculo vasto medial es una lámina muscular ancha y gruesa, situada medialmente al músculo vasto intermedio, en la cara medial del fémur. Por su borde anterior, el músculo vasto medial se confunde con el músculo vasto intermedio hasta tal punto que es necesario incidir verticalmente el músculo vasto medial hasta su cara profunda y libre para descubrir, siguiendo esta superficie, su límite con el músculo vasto intermedio. Se extiende desde la línea áspera hasta el tendón terminal del músculo cuádriceps femoral (figs. 326 y 327).

b) INSERCIÓN SUPERIOR Y DESCRIPCIÓN. Nace en el labio medial de la línea áspera y en la rama medial de trifurcación superior de dicha línea. La inserción se extiende superiormente hasta el extremo inferior de la línea intertrocantérea y termina inferiormente en la bifurcación de la línea áspera. La inserción en la línea áspera se efectúa mediante una lámina tendinosa muy adherente a las láminas tendinosas de los músculos aductores.

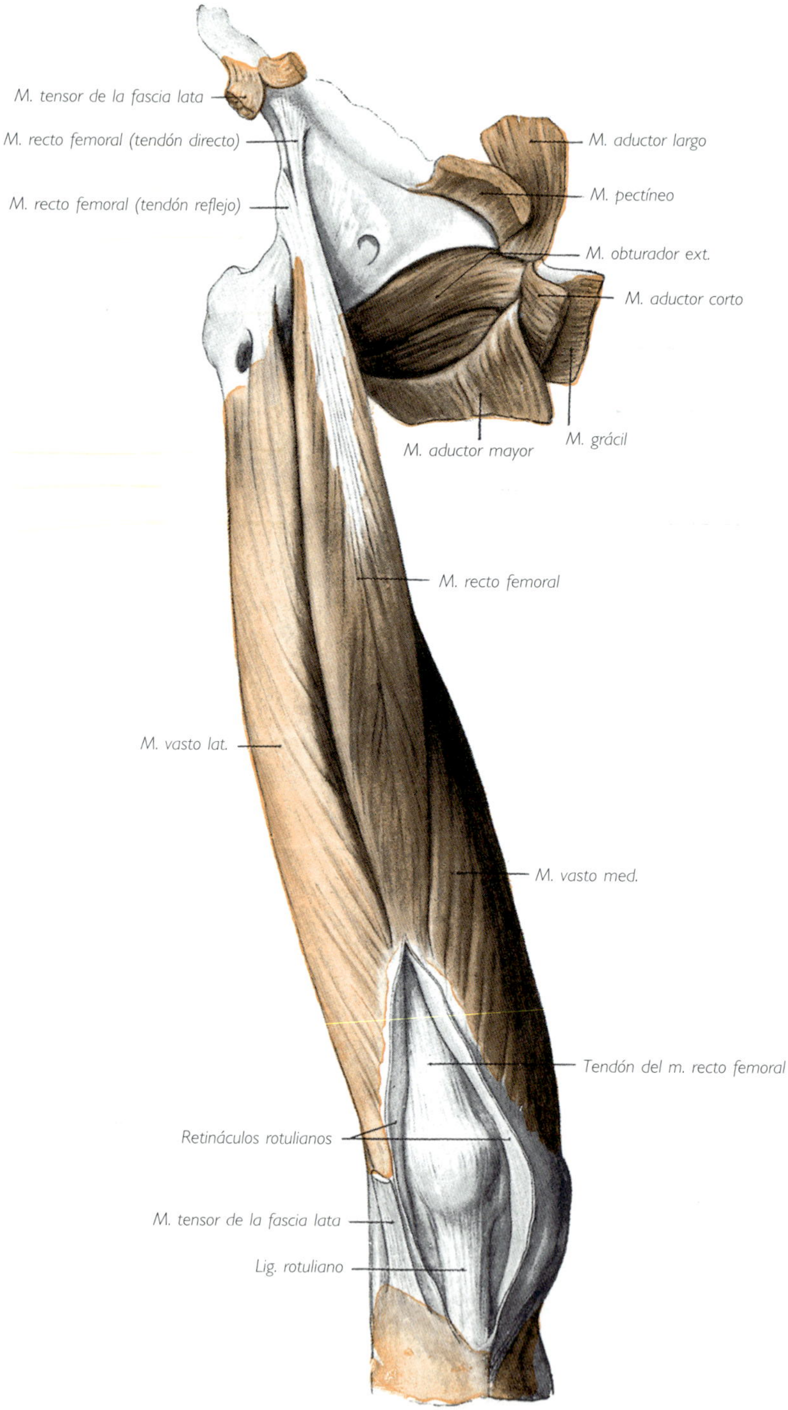

Fig. 327 ■ Músculo cuádriceps femoral.

El músculo vasto medial no presenta ninguna inserción en la cara medial del fémur, que permanece libre de toda inserción muscular.

Los fascículos musculares se dirigen inferior y anteriormente y rodean la cara medial del fémur, al que cubren. Terminan en las dos caras de una lámina tendinosa que contribuye a formar el tendón de terminación del músculo cuádriceps femoral.

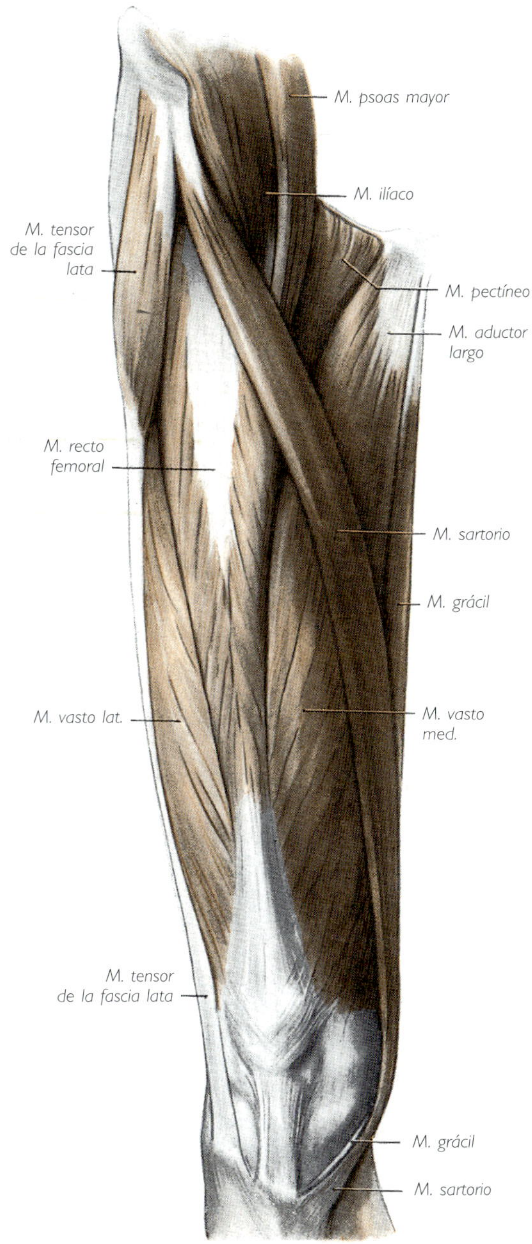

Fig. 328 ▪ Músculos anteriores del muslo.

3. Músculo vasto lateral

a) FORMA, SITUACIÓN Y TRAYECTO. El músculo vasto lateral está situado lateralmente al músculo vasto intermedio. Cubre en gran parte este músculo y se halla muy estrechamente unido a él a lo largo de la parte inferior de su borde anterior; se extiende desde la línea áspera del fémur hasta el tendón terminal del músculo cuádriceps femoral (figs. 326 y 327).

b) INSERCIONES SUPERIORES Y DESCRIPCIÓN. El músculo vasto lateral nace de una amplia línea de inserción, rugosa y *continua,* formada de superior a inferior: ❏ *a)* por la cresta rugosa que limita medial e inferiormente la cara anterior del trocánter mayor; ❏ *b)* por la cresta que limita inferiormente la cara lateral del trocánter mayor; ❏ *c)* por el labio lateral de la tuberosidad glútea, y ❏ *d)* por la mitad superior del labio y de la vertiente laterales de la línea áspera (Poirier) o, según la mayoría de los autores clásicos, por toda la extensión del labio y de la vertiente laterales de la línea áspera (fig. 239).

Esta inserción se realiza por medio de una lámina tendinosa gruesa. Las fibras musculares nacen de la cara profunda de esta lámina, así como de una estrecha superficie ósea perteneciente a la parte más elevada, yuxtatrocantérea, de las caras anterior y lateral del fémur. Las fibras musculares se dirigen inferiormente; las superiores casi verticalmente, mientras que las demás siguen una dirección tanto más oblicua cuanto más inferiores son.

El cuerpo muscular que forman cubre en gran parte el músculo vasto intermedio y termina en una aponeurosis tendinosa de inserción que aparece en la cara profunda del músculo. Esta aponeurosis se estrecha de forma gradual y se convierte en uno de los elementos del tendón terminal del músculo cuádriceps femoral.

4. Músculo recto femoral

a) FORMA, SITUACIÓN Y TRAYECTO. El músculo recto femoral es largo, aplanado y fusiforme; está situado en la parte anterior y media del muslo, anteriormente a los tres músculos vastos, y se extiende desde el hueso coxal hasta la rótula (fig. 327).

b) INSERCIÓN SUPERIOR Y DESCRIPCIÓN. Nace del hueso coxal por medio de dos tendones cortos y muy fuertes: ❑ uno, denominado *tendón de la cabeza directa,* es cilíndrico y se inserta en la cara lateral de la espina ilíaca anterior inferior; ❑ el otro, denominado *tendón de la cabeza refleja,* es aplanado y se inserta en la parte posterior del surco ancho y rugoso situado inmediatamente superior al rodete acetabular. Los dos tendones unidos continúan mediante una lámina tendinosa que desciende sobre la cara anterior del músculo hasta la mitad del muslo.

Las fibras musculares se separan de esta lámina y forman un cuerpo muscular fusiforme y aplanado de anterior a posterior, pero muy grueso. Las fibras son relativamente cortas y terminan en la cara anterior de una lámina tendinosa de inserción que ocupa los dos tercios inferiores de la cara posterior del músculo. Esta lámina se estrecha y se convierte en un tendón aplanado de anterior a posterior que se une a los tendones de los músculos vastos para formar el tendón del músculo cuádriceps femoral.

5. Inserción inferior del músculo cuádriceps femoral. Los tendones de terminación de las cuatro porciones del músculo cuádriceps femoral se unen a pocos centímetros superiormente a la rótula y constituyen el tendón del músculo cuádriceps femoral.

En efecto, la fusión de los tendones de terminación es tan sólo aparente y el tendón del músculo cuádriceps femoral puede dividirse en tres planos tendinosos superpuestos, aplanados de anterior a posterior. Estos planos tendinosos se hallan unidos entre sí en sus bordes por el entrecruzamiento de los fascículos tendinosos vecinos y, en sus caras, por tejido fibroso denso, en el cual pueden desarrollarse bolsas sinoviales (Poirier).

El *plano tendinoso superficial* está constituido por el tendón del músculo recto femoral, el cual se inserta en el borde anterior de la base de la rótula y en su cara anterior (figs. 326 y 327). Sus fibras superficiales se deslizan anteriormente a la rótula y se dirigen directamente a la tuberosidad de la tibia, constituyendo los fascículos superficiales del ligamento rotuliano.

El *plano tendinoso medio* está formado por los tendones de los músculos vasto lateral y vasto medial. Éstos se unen en la línea media en una lámina tendinosa única que se inserta en la base de la rótula, inmediatamente posterior al músculo recto femoral (fig. 326). Además, cada uno de los músculos vastos da origen a una expansión anterior que incluye dos tipos de fibras: unas descienden a cada lado de la rótula y del ligamento rotuliano, y se insertan en el borde lateral correspondiente de la rótula y del ligamento rotuliano y en el extremo superior de la tibia; ❑ otras se dirigen oblicuamente en sentido medial, pasando anteriormente al tendón del músculo recto femoral y a la rótula, se entrecruzan con las del lado opuesto y terminan en el reborde de la cara articular superior de la tibia del lado opuesto (fig. 328).

El *plano tendinoso profundo* está constituido por el ancho tendón del músculo vasto intermedio, que se fija a lo largo de toda la base de la rótula, posteriormente a la inserción de los músculos vastos medial y lateral.

6. Acción. El músculo cuádriceps femoral es extensor de la pierna. Posibilita también, por acción del músculo recto femoral, la flexión del muslo sobre la pelvis.

7. Músculo articular de la rodilla. El músculo articular de la rodilla consta de fascículos musculares; generalmente son dos y están situados en posterioridad al músculo vasto intermedio, que los cubre y del cual son independientes. El músculo articular de la rodilla se inserta superiormente en la cara anterior del fémur, inferior a las inserciones del músculo vasto intermedio, y termina en la bolsa suprarrotuliana.

El músculo articular de la rodilla se halla ausente cuando no existe bolsa suprarrotuliana.

Se contrae al mismo tiempo que el músculo cuádriceps femoral y eleva la bolsa suprarrotuliana durante la extensión de la pierna sobre el muslo.

MÚSCULO SARTORIO

no es extensor como el cuádriceps, es flexor.

a) FORMA, SITUACIÓN Y TRAYECTO. El músculo sartorio es muy largo y aplanado; se sitúa anteriormente al músculo cuádriceps femoral. Se extiende desde la espina ilíaca anterior superior hasta el extremo superior de la tibia (fig. 328).

b) INSERCIONES Y DESCRIPCIÓN. Sus inserciones se realizan superiormente mediante cortas fibras tendinosas, situadas inmediatamente mediales al músculo tensor de la fascia lata, en la cara lateral de la espina ilíaca anterior superior, anteriormente a la inserción del músculo tensor de la fascia lata, y en la parte vecina de la escotadura subyacente.

Desde este origen, el músculo se dirige primero inferior y medial, cruza oblicuamente los músculos iliopsoas y cuádriceps femoral, y llega a la cara medial del muslo. Desciende entonces casi verticalmente, rodea posteriormente el cóndilo medial, se estrecha y se vuelve tendinoso. El tendón terminal del músculo sartorio se inclina enseguida anterior e inferiormente, llega a la altura del cóndilo medial de la tibia y se extiende formando una ancha aponeurosis que se inserta en la cara medial de la tibia a lo largo de la cresta de este hueso, inferiormente a la inserción del ligamento rotuliano.

El tendón terminal del músculo sartorio está situado anterior a los tendones de los músculos grácil y semitendinoso, con los cuales constituye la denominada *pata de ganso.* Una bolsa sinovial separa el tendón del músculo sartorio de los tendones de los otros dos músculos.

c) ACCIÓN. El músculo sartorio flexiona la pierna sobre el muslo y la desplaza medialmente; a continuación, flexiona el muslo sobre la pelvis.

B. Grupo muscular medial

Este grupo está formado por cinco músculos: el grácil, el pectíneo y los tres músculos aductores del muslo. Describiremos primero los músculos aductores y pectíneo

prof. | mayor
+ super. | corto
superf. | largo - pectíneo

grácil - o recto interno.

—MÚSC. CUSTODIAS VIRGINITALIS—

y, a continuación, el músculo grácil, que sigue superficialmente la masa muscular constituida por los músculos aductores.

(aproximadores)

■ **MÚSCULOS ADUCTORES DEL MUSLO.** Se designan con este nombre tres músculos aplanados y anchos, situados entre la rama isquiopubiana y el fémur. Son triangulares; su vértice se halla en el hueso coxal y su base en la línea áspera.

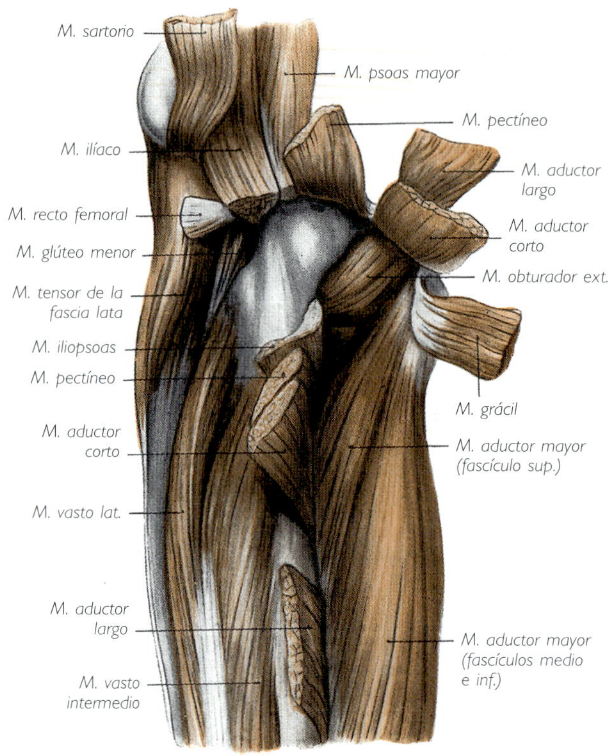

Fig. 329 ■ Inserciones coxales de los músculos aductores del muslo.

Estos tres músculos se hallan superpuestos de anterior a posterior. Se designan en razón de su volumen con los nombres de músculo aductor largo, músculo aductor corto y músculo aductor mayor. Junto con los músculos aductores describiremos, al igual que Cruveilhier, el músculo pectíneo, que presenta la misma disposición y efectúa la misma acción que los músculos aductores. Así pues, el grupo de los músculos aductores comprenderá cuatro músculos dispuestos en tres planos: un plano anterior o superficial formado por los músculos pectíneo y aductor largo, un plano medio constituido por el músculo aductor corto y un plano profundo formado por el músculo aductor mayor.

Describiremos estos músculos siguiendo, desde la profundidad hacia la superficie, su orden de superposición.

■ **PLANO PROFUNDO**

1. Músculo aductor mayor

a) FORMA, SITUACIÓN Y TRAYECTO. El músculo aductor mayor es ancho, grueso y triangular. Su vértice truncado se inserta en la rama isquiopubiana, y su base corresponde a toda la altura de la línea áspera del fémur (figs. 330 y 331).

b) INSERCIONES Y DESCRIPCIÓN. Nace: ❑ *a)* en los dos tercios posteriores de la rama isquiopubiana, inferior a la inserción del músculo obturador externo; ❑ *b)* de la cara lateral de la tuberosidad isquiática, inferiormente a la inserción del músculo cuadrado femoral, y ❑ *c)* del vértice o parte posteroinferior de dicha tuberosidad.

Las inserciones superiores del músculo aductor mayor se realizan por medio de cortas fibras aponeuróticas, con excepción de los fascículos posteriores, los cuales se insertan mediante un tendón que continúa a lo largo del borde posterior del músculo (fig. 335).

Los fascículos musculares se dirigen inferior y lateralmente, y forman una gruesa masa muscular que se divide en dos porciones, una lateral y otra medial.

La *porción medial* o *fascículo inferior* del músculo aductor mayor constituye el borde medial del músculo; se inserta superiormente en la tuberosidad isquiática y termina por medio de un largo tendón en el tubérculo del aductor (fig. 330).

La *porción lateral* del músculo aductor mayor está subdividida en dos fascículos fácilmente separables (fig. 329): ❑ uno, denominado *fascículo superior,* procede del tercio medio de la rama isquiopubiana y termina sobre el labio medial de la rama lateral de trifurcación de la línea áspera; ❑ el otro, denominado *fascículo medio* porque se halla intercalado en su origen en la rama isquiopubiana y en la cara lateral del isquion, entre el fascículo precedente y la porción medial del músculo, se fija inferiormente en toda la extensión del intersticio de la línea áspera. En definitiva, la inserción de las fibras en la línea áspera es tanto más elevada cuanto más cercana a la sínfisis

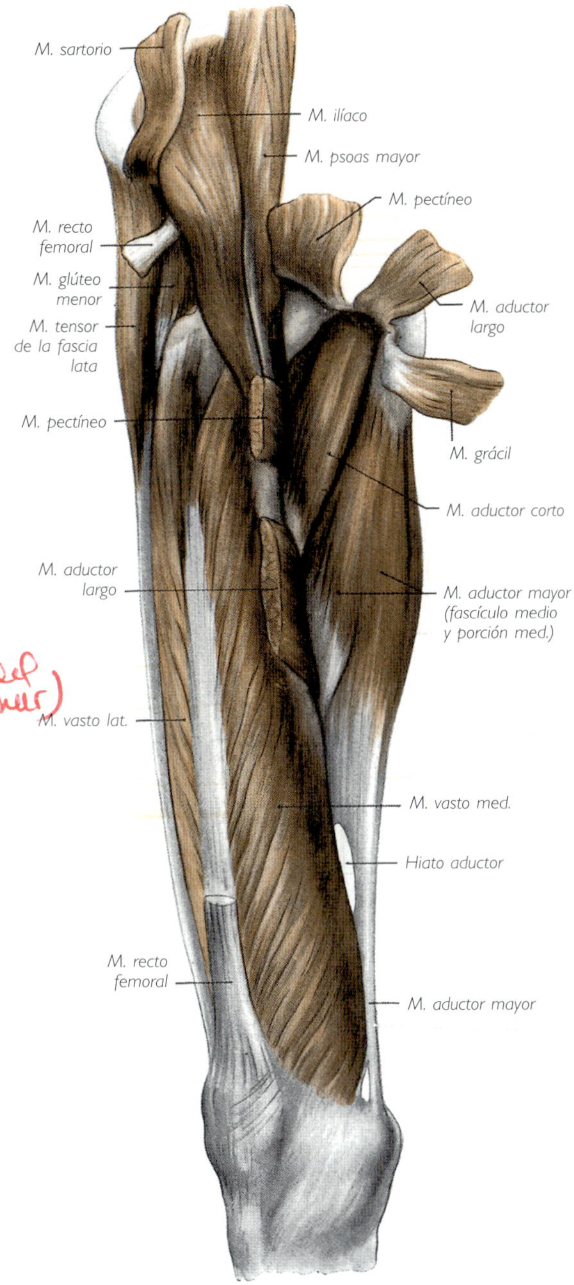

Fig. 330 ▪ Músculos aductores mayor y corto. El músculo aductor corto cubre el fascículo superior del músculo aductor mayor.

púbica se sitúa su inserción en la rama isquiopubiana. La inserción en la línea áspera se efectúa mediante una lámina tendinosa, unida anteriormente a las láminas de inserción de los otros músculos aductores e interrumpida en diferentes zonas por unos orificios en forma de arco, que están atravesados por ramas vasculares.

Las porciones medial y lateral del músculo aductor mayor son a veces distintas en toda la altura del músculo. Inferiormente se apartan una de otra; el intervalo angular que las separa es transformado por el fémur en un orificio triangular atravesado por los vasos femorales: se trata del *hiato aductor* (fig. 330). Este orificio está estrechado superiormente por una membrana fibrosa que redondea su ángulo superolateral (fig. 331).

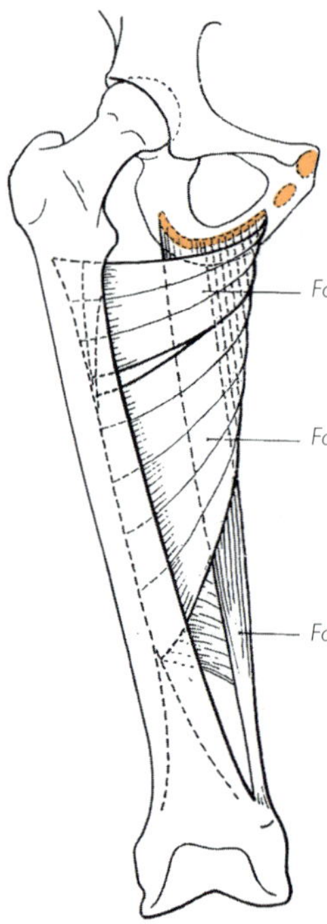

Fig. 331 ▪ Músculo aductor mayor. Esquema que muestra las inserciones y la dirección de sus tres fascículos.

■ PLANO MEDIO

1. Músculo aductor corto

a) FORMA, SITUACIÓN Y TRAYECTO. El músculo aductor corto es plano, grueso, triangular y mucho menos ancho que el músculo aductor mayor, al cual precede en situación. Se extiende desde el pubis hasta la mitad superior del cuerpo del fémur (fig. 330).

b) INSERCIONES Y DESCRIPCIÓN. Se inserta superiormente, anterior y superior al músculo aductor mayor, en el cuerpo del pubis y en la parte contigua de la rama isquiopubiana. La superficie de inserción de este músculo es alargada y se intercala entre la superficie de inserción del músculo obturador externo, que se sitúa lateralmente, y la del músculo grácil, que se sitúa medialmente. La inserción púbica se realiza por medio de un corto tendón, que da origen a un cuerpo muscular que se dirige inferior, lateral y posterior, ensanchándose y cubriendo la parte superior del músculo aductor mayor; termina en el fémur mediante dos fascículos, uno superior y otro inferior. ❑ El *fascículo superior* se inserta por medio de fibras cortas aponeuróticas en el fémur, a lo largo y lateralmente al labio lateral de la rama de trifurcación media de la línea áspera; esta inserción determina muy a menudo la formación de una *cresta del músculo aductor corto,* distinta de la línea pectínea. ❑ El *fascículo inferior* se inserta en la parte superior del intersticio de la línea áspera por medio de una estrecha lámina tendinosa, más o menos confundida posteriormente con la del músculo aductor mayor y anteriormente con las de los músculos pectíneo y aductor largo.

■ PLANO SUPERFICIAL. Este plano está constituido por el músculo pectíneo superiormente y por el músculo aductor largo inferiormente.

1. Músculo pectíneo

a) FORMA, SITUACIÓN Y TRAYECTO. Aplanado y rectangular, el músculo pectíneo está situado anterior al músculo aductor corto y medial al músculo iliopsoas; se extiende desde el pubis hasta la parte superior del fémur (figs. 332 a 334).

b) INSERCIONES Y DESCRIPCIÓN. Este músculo se inserta superiormente mediante dos planos de fibras, uno superficial y otro profundo.

El *plano superficial* nace por medio de fibras musculares: ❑ *a)* del pecten del pubis, desde la eminencia iliopúbica hasta el tubérculo del pubis, y de la parte contigua de la superficie pectínea; ❑ *b)* del ligamento pectíneo, que cubre el pecten del pubis, y ❑ *c)* de la fascia que cubre el músculo pectíneo, en la proximidad del pecten del pubis. El *plano profundo* se inserta, también mediante fibras musculares, en el labio anterior del conducto obturador.

Estas dos líneas de inserción se unen medialmente en la cara lateral del tubérculo del pubis, donde el músculo se inserta mediante cortas fibras tendinosas.

El cuerpo muscular es aplanado y se dirige inferior, lateral y posteriormente; cubre el fascículo superior del músculo aductor corto, y se inserta por medio de una estrecha lámina tendinosa en la rama media de trifurcación superior de la línea áspera, denominada *línea pectínea.*

En el curso de su trayecto descendente, el músculo pectíneo experimenta un ligero movimiento de torsión, de tal manera que su cara anterior superiormente se convierte en anterolateral inferiormente, mientras que su cara posterior se vuelve posteromedial.

2. Músculo aductor largo

a) FORMA, SITUACIÓN Y TRAYECTO. El músculo aductor largo es aplanado y triangular; está situado inmediatamente inferior al músculo pectíneo y en el mismo plano que éste, y anteriormente a los músculos aductor corto y aductor mayor. Se extiende desde el pubis hasta la parte media de la línea áspera (figs. 332 y 334).

b) INSERCIÓN Y DESCRIPCIÓN. El músculo aductor largo se inserta superiormente en el ángulo del pubis y en la cara inferior del tubérculo del pubis mediante un tendón estrecho, grueso y aplanado, que se prolonga ligeramente sobre la cara anterior y el borde medial del músculo. La superficie de inserción es medial a la del músculo pectíneo y superior a la del músculo aductor corto.

El tendón rebasa medialmente el límite interno del pubis, y se confunde anteriormente a la sínfisis con los elementos tendinosos de los músculos vecinos (recto del abdomen, piramidal, oblicuo externo del abdomen, etc.) para formar la masa tendinosa prepúbica o presinfisaria.

El músculo se dirige inferior, lateral y un poco posteriormente. Se vuelve progresivamente más ancho y se adelgaza a medida que se aleja de su origen. Inferiormente se fija en la parte media de la línea áspera, a lo largo del labio medial de esta línea, mediante una lámina tendinosa muy estrechamente unida a la aponeurosis de origen del músculo vasto medial anteriormente y a las láminas de inserción de los otros músculos aductores posteriormente.

MÚSCULOS DEL MIEMBRO INFERIOR

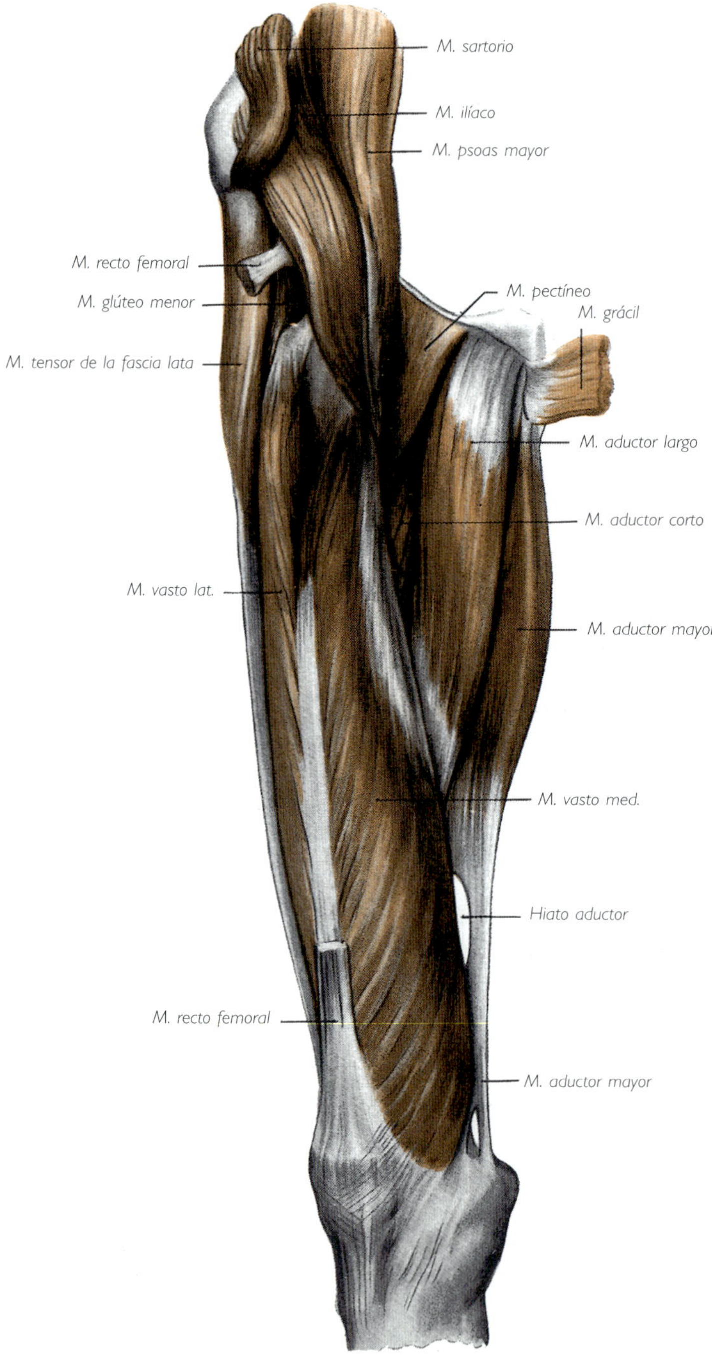

Fig. 332 ▪ Músculos cuádriceps femoral y aductores del muslo. Se han resecado los músculos recto femoral y grácil.

El músculo aductor largo cubre el fascículo inferior del músculo aductor corto y toda la porción lateral del músculo aductor mayor, que desborda inferiormente a este último músculo (fig. 333).

Su borde superior se halla en contacto con el borde inferior del músculo pectíneo (fig. 334), o bien se aleja gradualmente de este músculo de superior a inferior (figs. 332 y 333). En este último caso, el músculo aductor corto aparece en el intervalo entre estos dos músculos.

CANAL FEMORAL. Los músculos pectíneo y aductores del muslo constituyen la vertiente posteromedial de un canal muscular cuya vertiente anterolateral está formada superiormente por el músculo psoas mayor e inferiormente por el músculo vasto medial. Este canal está contorneado en espiral, de tal manera que superiormente su concavidad se sitúa en sentido anterior, mientras que en sentido inferior es claramente medial. Los vasos femorales discurren en este canal, que designaremos con el nombre de *canal femoral* (figs. 332, 334 y 367).

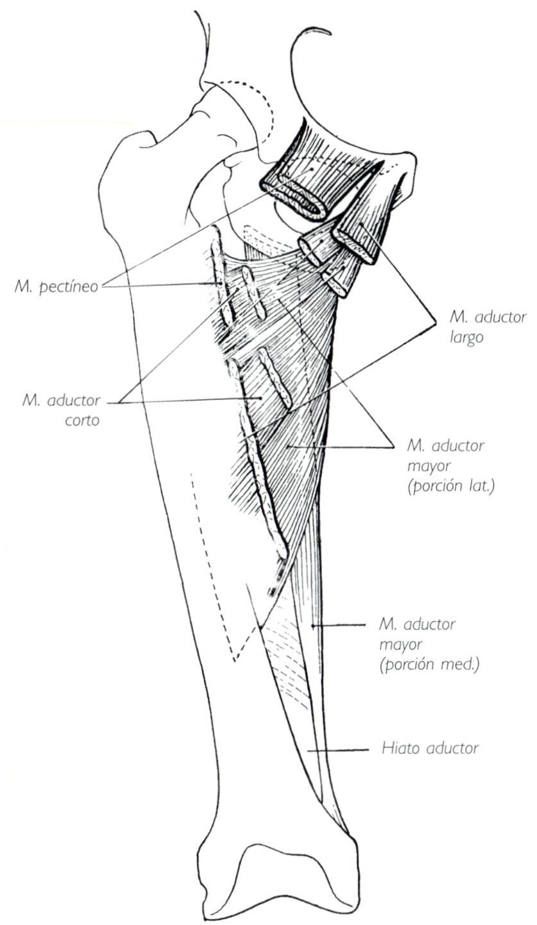

Fig. 333 ▪ Músculos aductores (esquema).

c) ACCIÓN. Los músculos aductores del muslo y el músculo pectíneo posibilitan la aducción y la rotación lateral del muslo. El músculo pectíneo y los músculos aductor corto y aductor largo también son flexores del muslo.

3. Músculo grácil

a) FORMA, SITUACIÓN Y TRAYECTO. El músculo grácil es aplanado y delgado, en forma de cinta; está situado en la parte más medial del muslo, medialmente a los músculos aductores, y se extiende desde el pubis hasta el cóndilo medial de la tibia (fig. 334).

b) INSERCIONES Y DESCRIPCIÓN. Se inserta superiormente, por medio de una lámina tendinosa, en el cuerpo del pubis, a lo largo de la sínfisis del pubis y en la rama inferior del pubis. La línea de inserción de este músculo bordea medialmente las superficies de inserción de los músculos aductores corto y mayor. Al tendón de origen le sigue un cuerpo muscular delgado, ancho y aplanado de lateral a medial.

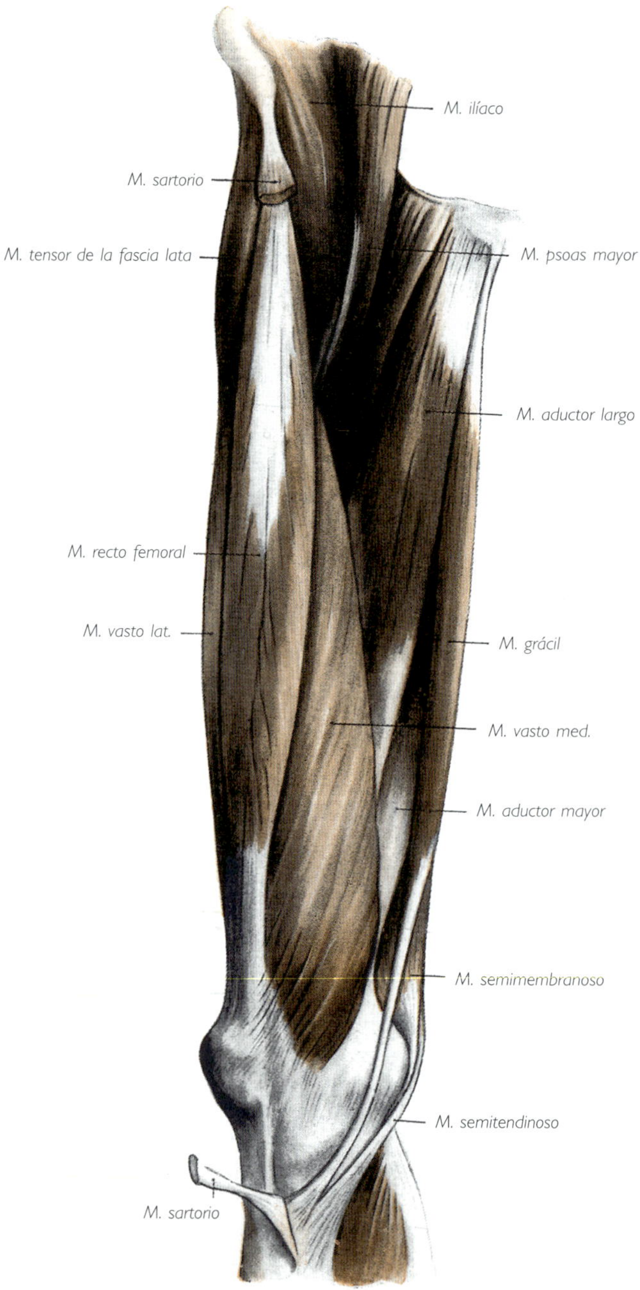

Fig. 334 ▪ Músculos cuádriceps femoral y aductores del muslo. Se ha resecado el músculo sartorio.

Desciende de forma casi vertical profundo a la fascia lata; su cara profunda se aplica sobre el borde medial de los músculos aductores. De forma gradual, el músculo se redondea y continúa inferiormente mediante un tendón largo y delgado, que aparece hacia el tercio inferior del muslo sobre el borde posterior del músculo. El tendón rodea posteriormente el cóndilo medial del fémur; se dirige luego inferior y anteriormente, se ensancha en abanico y se inserta en la parte superior de la cara medial de la tibia, posteriormente al músculo sartorio, que lo cubre, y superiormente al músculo semitendinoso, al que se une estrechamente.

c) ACCIÓN. El músculo grácil es flexor y aductor de la pierna.

C. Grupo muscular posterior

El grupo muscular posterior del muslo comprende tres músculos, que son el semimembranoso, el semitendinoso y el bíceps femoral. El músculo semimembranoso está situado más profundamente que los otros dos, que lo cubren.

1. Músculo semimembranoso

a) FORMA, SITUACIÓN Y TRAYECTO. El músculo semimembranoso es delgado, aplanado y tendinoso superiormente, y muscular y voluminoso inferiormente. Se sitúa posterior al músculo aductor mayor y se extiende desde el isquion hasta el extremo superior de la tibia (fig. 335).

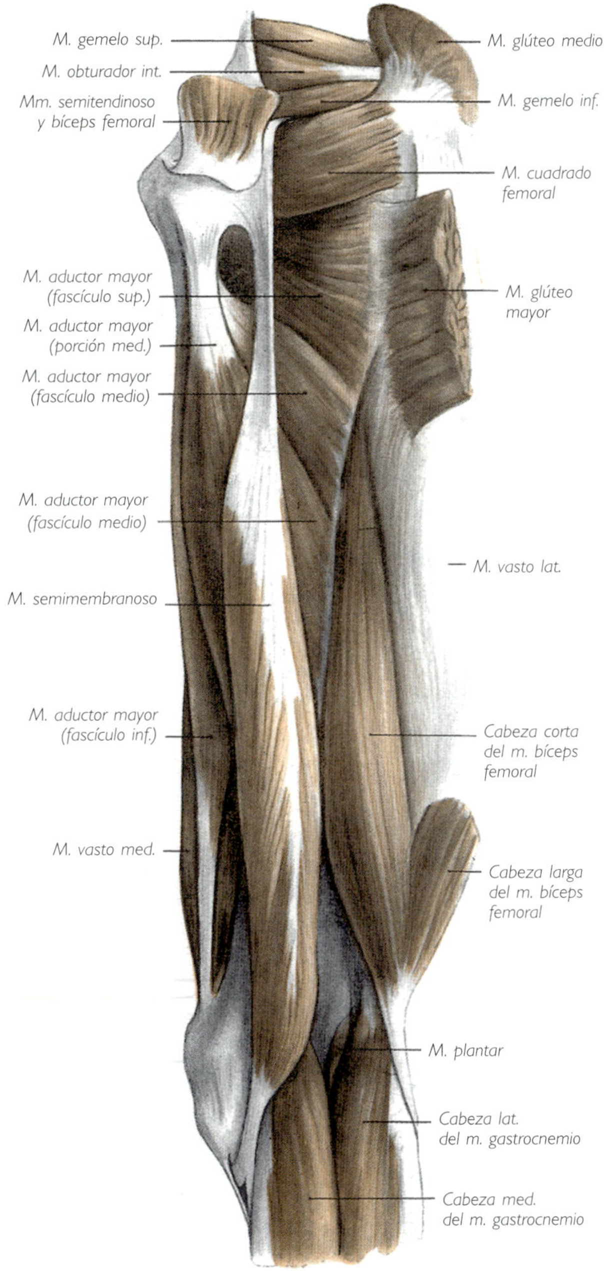

Fig. 335 ▪ Músculos posteriores del muslo (plano profundo). Se han resecado el músculo semitendinoso y la cabeza larga del músculo bíceps femoral para que puedan verse el músculo semimembranoso y la cabeza corta del músculo bíceps femoral.

b) INSERCIONES Y DESCRIPCIÓN. Este músculo se inserta en la parte lateral de la tuberosidad isquiática, medialmente al músculo cuadrado femoral y lateralmente al tendón común de la cabeza larga del músculo bíceps femoral y del músculo semitendinoso. Este origen se efectúa primero por medio de un tendón grueso, al cual sigue una ancha membrana tendinosa, más gruesa lateral que medialmente y que se prolonga hacia la mitad del muslo.

El cuerpo muscular nace de este tendón membranoso siguiendo una línea oblicua inferior y lateral. Las fibras musculares se dirigen oblicuamente en sentido inferior y medial y terminan, después de un breve trayecto, en un tendón que aparece hacia la mitad del muslo, a lo largo del borde medial del músculo.

El tendón terminal es grueso y resistente, y queda libre por completo de fibras musculares posteriormente al cóndilo medial del fémur. Da origen a una expansión tendinosa que se pierde en la fascia de la pierna (Bardeleben). Se divide poco después en tres fascículos: ❑ uno, denominado *tendón directo,* sigue la dirección del músculo y se inserta en la parte posterior del cóndilo medial de la tibia; sin embargo, estas fibras superficiales descienden más inferiormente y algunas se insertan en el borde medial de la tibia, mientras que otras se confunden con la fascia del músculo poplíteo; ❑ el segundo, denominado *tendón reflejo,* se halla cubierto por el ligamento colateral tibial de la rodilla, se dirige anteriormente, pasa por el surco horizontal del cóndilo medial de la tibia y se fija en el extremo anterior de este surco; una bolsa sinovial facilita el deslizamiento de este tendón; ❑ el tercero se denomina *tendón recurrente* y constituye el *ligamento poplíteo oblicuo* de la articulación de la rodilla; se dirige posterior y superiormente y se pierde, ensanchándose, en el casquete condíleo lateral (fig. 299).

c) ACCIÓN. El músculo semimembranoso es flexor de la pierna. Una vez realizada esta acción, extiende el muslo sobre la pelvis e imprime a la pierna un movimiento de rotación medial.

2. Músculo semitendinoso

a) FORMA, SITUACIÓN Y TRAYECTO. El músculo semitendinoso es un músculo fusiforme, muscular superiormente y tendinoso inferiormente, situado posterior al músculo semimembranoso y medial al músculo bíceps femoral. Se extiende desde el isquion hasta el extremo superior de la tibia (fig. 336).

b) INSERCIONES Y DESCRIPCIÓN. Nace del isquion mediante un tendón común al de la cabeza larga del bíceps femoral. Este tendón se inserta en la cara posterior de la tuberosidad isquiática, lateral a la inserción del ligamento sacrotuberoso y medial al músculo semimembranoso (fig. 335) y a los fascículos más posteriores del músculo aductor mayor. La inserción del músculo semitendinoso se sitúa inferior y medial a la inserción de la cabeza larga del músculo bíceps femoral. Algunas fibras musculares del músculo semitendinoso se implantan directamente sobre la tuberosidad isquiática.

Al tendón de origen sigue un cuerpo muscular fusiforme, atravesado oblicuamente en su parte media por una intersección tendinosa. El músculo se dirige en sentido inferior y un poco medial, cubriendo el músculo semimembranoso. Hacia el tercio inferior del muslo, el músculo semitendinoso se continúa por medio de un tendón largo y delgado.

Este tendón pasa posterior al cóndilo medial del fémur, proporciona algunas fibras a la fascia de la pierna y se inserta en la parte superior de la cara medial de la tibia, posterior al músculo sartorio e inferior al músculo grácil, con el que constituye el plano tendinoso profundo de la pata de ganso.

Dos bolsas sinoviales separan este plano tendinoso anteriormente del músculo sartorio y posteriormente del ligamento colateral tibial.

c) ACCIÓN. La acción del músculo semitendinoso es idéntica a la del músculo semimembranoso.

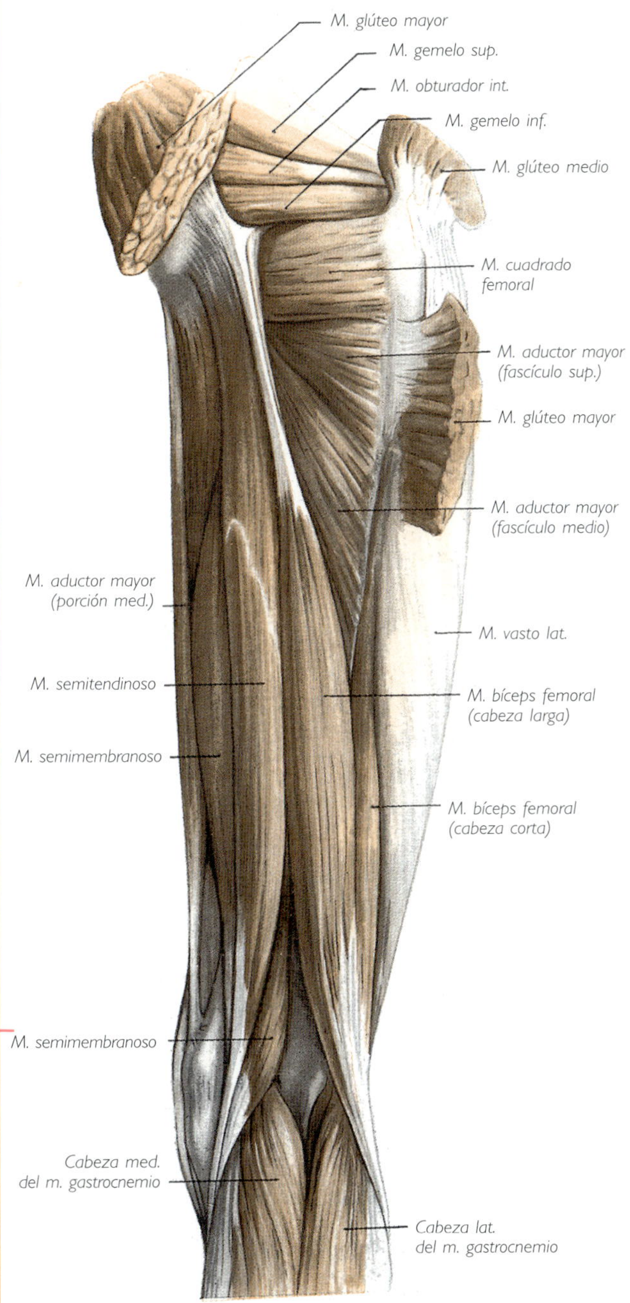

Fig. 336 ▪ Músculos posteriores del muslo.

3. Músculo bíceps femoral

a) FORMA, SITUACIÓN Y TRAYECTO. El músculo bíceps femoral está situado lateralmente al músculo semitendinoso. Es voluminoso y está formado por dos cabezas: una isquiática o cabeza larga del músculo bíceps femoral y otra femoral o cabeza corta del músculo bíceps femoral. Ambas cabezas se insertan inferiormente por medio de una inserción común en los dos huesos de la pierna (figs. 335 y 336).

b) INSERCIONES Y DESCRIPCIÓN. La *cabeza larga del músculo bíceps femoral* se inserta en la cara posterior de la tuberosidad isquiática, junto con el músculo semitendinoso y por medio de un mismo tendón. Una disección minuciosa permite observar que la superficie de inserción de la cabeza larga del músculo bíceps femoral se sitúa superior y lateralmente a la del músculo semitendinoso y medialmente a la del músculo semimembranoso.

La *cabeza corta del músculo bíceps* femoral nace mediante cortas fibras tendinosas: ❑ *a)* del intersticio de la línea áspera, entre el músculo aductor mayor, que está situado medialmente, y el músculo vasto lateral lateralmente (fig. 335); la inserción se extiende a lo largo de casi todo este intersticio; superiormente, las fibras se incorporan al tabique intermuscular lateral del muslo, y ❑ *b)* inferiormente, en la parte superior de la rama de bifurcación lateral de la línea áspera.

La cabeza larga del músculo bíceps femoral se dirige inferior y ligeramente lateral. Al principio es contigua al músculo semitendinoso, pero en el tercio inferior del muslo se separa de este músculo y limita con él el triángulo superior de la fosa poplítea. Las fibras de la cabeza larga del músculo bíceps femoral terminan en la cara anterior de su tendón terminal.

Las fibras de la cabeza corta del músculo bíceps femoral se dirigen inferior, medial y posteriormente, y se implantan sobre la parte lateral y la cara anterior del tendón de inserción común a las dos cabezas del músculo, hasta muy cerca de su inserción peronea.

El tendón de terminación del músculo bíceps femoral es ancho y aplanado en la cara posterior del músculo hacia el tercio inferior del muslo, y se vuelve más voluminoso a medida que desciende, pasa posterior al cóndilo lateral del fémur y se inserta: ❑ *a)* en el vértice de la cabeza del peroné y en la cabeza del peroné, lateralmente a la inserción del ligamento colateral peroneo, del cual está separado por una bolsa sinovial; ❑ *b)* en el cóndilo lateral de la tibia mediante un fascículo tendinoso grueso y horizontal (fig. 295), y ❑ *c)* en la fascia de la pierna por medio de una expansión de importancia variable.

c) ACCIÓN. El músculo bíceps femoral es flexor de la pierna; cuando la pierna se halla flexionada, se convierte en extensor del muslo sobre la pelvis y rotador lateral de la pierna.

MÚSCULOS DE LA PIERNA

Los músculos de la pierna se dividen en tres grupos: anterior, lateral y posterior. Estos tres grupos musculares se hallan separados entre sí por el esqueleto de la pierna, la membrana interósea de la pierna y dos tabiques intermusculares (anterior y posterior) de la pierna; estos tabiques se extienden desde la cara profunda de la fascia de la pierna hasta los bordes anterior y posterior del peroné (v. fig. 410).

A. **Grupo muscular anterior**

El grupo anterior comprende cuatro músculos que llenan el espacio situado entre la cara lateral de la tibia medialmente, el peroné y el tabique intermuscular anterior de la pierna lateralmente y la membrana interósea de la pierna posteriormente. Se hallan yuxtapuestos de medial a lateral en el orden siguiente: ❑ *a)* músculo tibial anterior; ❑ *b)* músculo extensor largo del dedo gordo; ❑ *c)* músculo extensor largo de los dedos, y ❑ *d)* músculo tercer peroneo.

1. Músculo tibial anterior

a) FORMA, SITUACIÓN Y TRAYECTO. Largo, grueso y con forma de prisma triangular, el músculo tibial anterior es el más medial de los músculos del grupo anterior. Se halla situado a lo largo de la cara lateral de la tibia y se extiende hasta el borde medial del pie (fig. 337).
b) INSERCIONES Y DESCRIPCIÓN. Nace por medio de algunos fascículos tendinosos superficiales cortos y, sobre todo, por implantación directa de fibras musculares: ❑ *a)* del tubérculo de Gerdy y de la cresta oblicua que parte de este tubérculo y limita lateralmente la tuberosidad de la tibia; ❑ *b)* del cóndilo lateral de la tibia y de la cara lateral de la tibia, desde este tubérculo y esta cresta hasta el tercio inferior del hueso; ❑ *c)* de la parte superior y medial de la membrana interósea de la pierna; ❑ *d)* del cuarto superior de la cara profunda de la fascia de la pierna, y ❑ *e)* del tabique fibroso que, en la parte superior de la pierna, lo separa del músculo extensor largo de los dedos.

Las fibras musculares forman un cuerpo muscular voluminoso y prismático triangular, que desciende aplicado sobre la cara lateral de la tibia. A este cuerpo muscular le sigue un tendón que aparece sobre la cara anterior del músculo en la unión de los dos tercios superiores con el tercio inferior de la pierna. Este tendón queda completamente libre de fibras musculares en el tobillo y pasa por un desdoblamiento del retináculo inferior de los músculos extensores. Se inclina enseguida inferior, anterior y medialmente hacia el borde medial del pie, y se inserta en una impresión situada en la parte anteroinferior de la cara medial del hueso cuneiforme medial y en la parte inferior y medial de la base del primer hueso metatarsiano. Una bolsa sinovial inconstante separa el tendón del hueso cuneiforme medial.
c) ACCIÓN. El músculo tibial anterior flexiona el pie y le imprime un movimiento de aducción y de rotación medial.

2. Músculo extensor largo del dedo gordo

a) FORMA, SITUACIÓN Y TRAYECTO. El músculo extensor largo del dedo gordo es delgado y aplanado transversalmente; se sitúa lateral al músculo tibial anterior y se extiende desde el peroné hasta la falange distal del dedo gordo (figs. 337 y 338).
b) INSERCIONES Y DESCRIPCIÓN. Sus inserciones se efectúan superiormente: ❑ *a)* en la parte media de la cara medial del peroné, anteriormente a la membrana interósea de la pierna, y ❑ *b)* en la parte vecina de dicha membrana.

A partir de ese punto, las fibras musculares se dirigen inferior y un poco anteriormente, y se implantan en sentido oblicuo, a la manera de las barbas de una pluma, sobre un tendón que ocupa el borde anterior del músculo. El tendón terminal se desprende de las fibras musculares en el extremo inferior de la pierna y pasa lateral al músculo tibial anterior en una vaina fibrosa formada por el retináculo inferior de los músculos extensores (fig. 337); se refleja sobre este ligamento y se dirige un poco oblicuamente, anterior y medial, sobre la cara dorsal del pie. El tendón se desliza entonces sobre la articulación cuneometatarsiana con ayuda de una bolsa sinovial, y después sobre la cara dorsal de la articulación metatarsofalángica con ayuda de otra bolsa sinovial inconstante.

En cuanto el tendón alcanza el dedo gordo, da origen a dos expansiones laterales que se fijan sobre los bordes laterales de la falange proximal; termina, ensanchándose, sobre la base de la falange distal.

En su parte vertical o tibial, el músculo extensor largo del dedo gordo se halla comprendido entre el músculo tibial anterior medialmente y el músculo extensor largo de los dedos lateralmente. Estos dos músculos lo cubren hasta el tercio inferior de la pierna; más inferiormente, su borde anterior emerge entre ambos músculos y entra en contacto con la fascia (fig. 337).

c) ACCIÓN. El músculo extensor largo del dedo gordo extiende la falange distal del dedo gordo sobre la falange proximal y ésta sobre el primer hueso metatarsiano. Actúa luego sobre el pie, el cual flexiona imprimiéndole al mismo tiempo un movimiento de rotación medial.

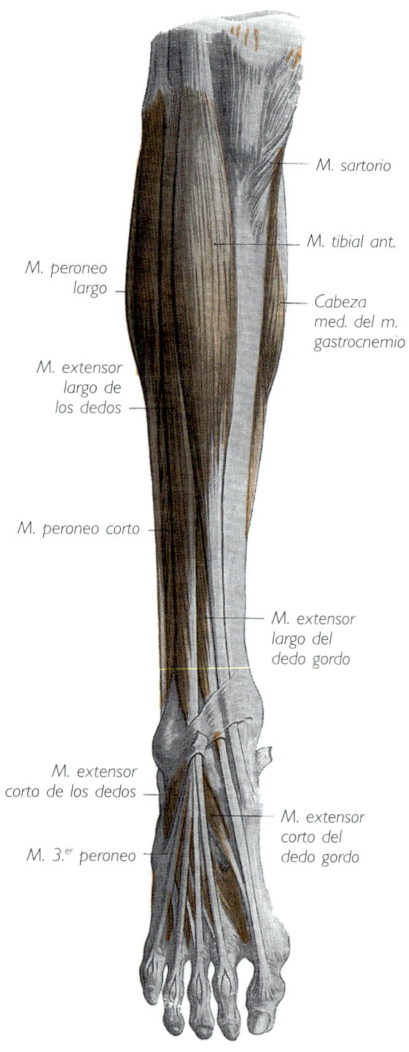

Fig. 337 ▪ Músculos anteriores de la pierna.

3. Músculo extensor largo de los dedos

a) FORMA, SITUACIÓN Y TRAYECTO. El músculo extensor largo de los dedos es alargado y aplanado transversalmente, simple y muscular superiormente y dividido en cuatro tendones inferiormente. Se sitúa lateral a los músculos tibial anterior y extensor largo del dedo gordo, y se extiende desde los huesos de la pierna hasta los cuatro últimos dedos (fig. 337).

b) INSERCIONES Y DESCRIPCIÓN. Este músculo nace directamente por medio de fibras musculares: ❑ *a)* del cóndilo lateral de la tibia, lateralmente a las inserciones del músculo tibial anterior; ❑ *b)* de los dos tercios superiores de la cara medial del peroné, a lo largo del borde anterior del hueso y lateralmente a la inserción del músculo extensor largo del dedo gordo; ❑ *c)* de la parte lateral de la membrana interósea de la pierna, superiormente al músculo extensor largo del dedo gordo y lateralmente al músculo tibial anterior; ❑ *d)* de la cara profunda de la fascia de la pierna en su parte superior, y ❑ *e)* de los tabiques fibrosos que superiormente lo separan del músculo peroneo largo lateralmente y del músculo tibial anterior medialmente; las fibras que nacen del tabique intermuscular anterior de la pierna, que separa el músculo extensor largo de los dedos del músculo peroneo largo, hacen también de arcos fibrosos formados por este tabique y que limitan con el peroné orificios atravesados por los nervios superiores del músculo tibial anterior y por el nervio peroneo profundo.

Desde estos diferentes orígenes, las fibras musculares descienden hacia un tendón terminal que aparece sobre el borde anterior del músculo en la parte media de la pierna.

El tendón se aísla del cuerpo muscular en el tobillo, se introduce en una vaina fibrosa formada por el retináculo inferior de los músculos extensores y se divide en cuatro tendones secundarios, que se dirigen anteriormente sobre la cara dorsal del pie y divergen hacia los cuatro últimos dedos.

Cada uno de estos tendones se subdivide en la cara dorsal de la falange proximal en tres fascículos: un fascículo medio, que se inserta en la parte posterior de la falange media, y dos fascículos colaterales, que se unen sobre la cara dorsal de la falange media y se insertan en el extremo posterior de la falange distal.

En la pierna, el músculo extensor largo de los dedos es lateral al músculo tibial anterior superiormente y al músculo extensor largo del dedo gordo inferiormente. Lateralmente, el músculo extensor largo de los dedos está separado de los músculos peroneos por el tabique intermuscular anterior de la pierna. En el pie, los tendones del músculo extensor largo de los dedos cubren los músculos extensor corto de los dedos y extensor corto del dedo gordo.

c) ACCIÓN. Este músculo es extensor de los dedos; además, flexiona el pie y le imprime un movimiento de abducción y de rotación lateral.

4. Músculo tercer peroneo

a) FORMA, SITUACIÓN Y TRAYECTO. El músculo tercer peroneo es alargado y aplanado transversalmente; se sitúa lateral a la parte inferior del músculo extensor largo de los dedos y se extiende desde el tercio inferior del peroné hasta el quinto hueso metatarsiano (fig. 337). Es un músculo inconstante.

b) INSERCIONES Y DESCRIPCIÓN. Nace por medio de fibras musculares, habitualmente confundidas con los fascículos inferiores del músculo extensor largo de los dedos: ❑ *a)* del tercio inferior de la cara medial del peroné; ❑ *b)* de la parte vecina de la membrana interósea de la pierna, y ❑ *c)* del tabique intermuscular anterior de la pierna que lo separa de los músculos peroneos.

El cuerpo muscular se dirige inferior y anteriormente, y se implanta de forma oblicua sobre un tendón que suele unirse al del músculo extensor largo de los dedos. Atraviesa el retináculo inferior de los músculos extensores en la misma vaina que éste y después se dirige, ensanchándose, anterior, lateral e inferiormente. Termina sobre la cara dorsal de la base del quinto hueso metatarsiano.

c) ACCIÓN. El músculo tercer peroneo flexiona el pie y al mismo tiempo lo coloca en abducción y en rotación lateral.

5. Vainas sinoviales de los tendones de los músculos tibial anterior y extensores largos. Los tendones de los músculos extensores largos y el tendón del músculo tibial anterior están envueltos en el tobillo por correderas osteofibrosas y vainas sinoviales, las cuales se describirán más adelante junto con las vainas semejantes anexas a los tendones de los otros grupos musculares de la pierna y de ciertos músculos del pie.

B. Grupo muscular lateral

Este grupo comprende dos músculos: el peroneo largo y el peroneo corto. Estos dos músculos están situados en la cara lateral del peroné, entre los tabiques intermusculares anterior y posterior de la pierna, y se disponen en dos planos: uno profundo formado por el músculo peroneo corto y otro superficial constituido por el músculo peroneo largo.

1. Músculo peroneo corto

a) FORMA, SITUACIÓN Y TRAYECTO. El músculo peroneo corto es aplanado y penniforme, muscular superiormente y tendinoso inferiormente; se halla situado en la parte lateral de la pierna y del pie, y se extiende desde la cara lateral del peroné hasta el quinto hueso metatarsiano (fig. 338).

b) INSERCIONES Y DESCRIPCIÓN. Este músculo nace por medio de fibras musculares: ❑ *a)* de los dos tercios inferiores de la cara lateral del peroné; sin embargo, la inserción se detiene un poco superiormente al maléolo lateral; ❑ *b)* del tabique intermuscular anterior de la pierna, que lo separa del músculo extensor largo de los dedos y del músculo tercer peroneo, y ❑ *c)* del tabique intermuscular posterior de la pierna, que lo separa de los músculos flexor largo del dedo gordo y sóleo.

El cuerpo muscular desciende sobre la cara lateral del peroné y continúa por medio de un tendón aplanado transversalmente. Este tendón se aísla de las fibras musculares a la altura de la interlínea de la articulación del tobillo y se desliza posteriormente al maléolo lateral en una corredera osteofibrosa que es común con la del músculo peroneo largo; a continuación el tendón se refleja en ángulo obtuso y sigue oblicuamente en sentido inferior y anterior, pasa superior a la tróclea peroneal que presenta la cara lateral del calcáneo, donde se halla sujeto por una vaina fibrosa, y termina por último en la tuberosidad del quinto hueso metatarsiano.

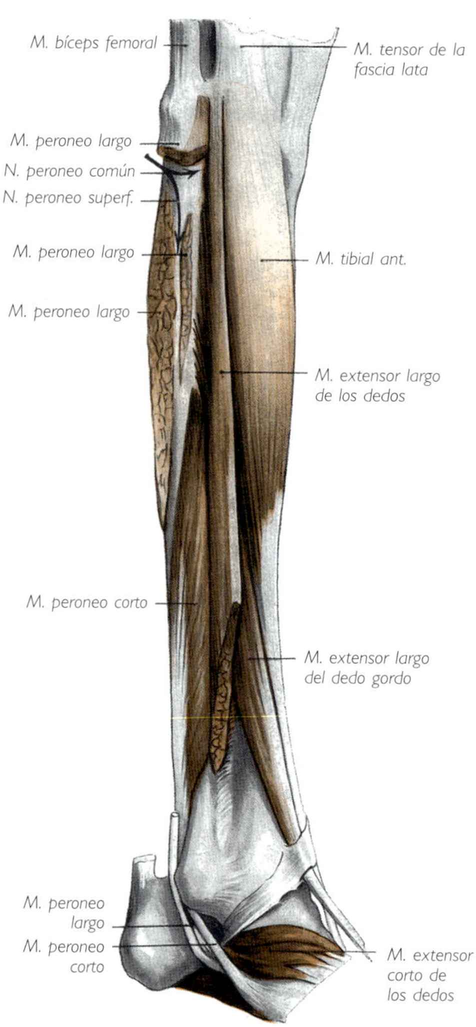

Fig. 338 ▪ Músculos anteriores y laterales de la pierna. Se ha resecado la parte inferior del músculo extensor largo de los dedos así como el músculo peroneo largo, que ha sido seccionado a nivel de sus inserciones superiores.

c) ACCIÓN. El músculo peroneo corto produce movimientos de abducción y rotación lateral del pie.

2. Músculo peroneo largo

a) FORMA, SITUACIÓN Y TRAYECTO. El músculo peroneo largo es muscular superiormente y tendinoso inferiormente; está situado lateral al músculo peroneo corto, al cual recubre, y se extiende desde la parte superolateral de la pierna hasta la cara plantar del primer hueso metatarsiano (figs. 337 y 338).

b) INSERCIONES Y DESCRIPCIÓN. Superiormente se inserta: ❑ *a)* en el cóndilo lateral de la tibia, lateralmente a la inserción del músculo extensor largo de los dedos; ❑ *b)* en la cara anterior y lateral de la cabeza del peroné; ❑ *c)* en el tercio superior de la cara lateral del cuerpo de este hueso, y ❑ *d)* sobre los tabiques intermusculares anterior y posterior de la pierna, que lo separan del músculo extensor largo de los dedos anteriormente y de los músculos sóleo y flexor largo del dedo gordo posteriormente.

Entre las inserciones de este músculo en la cabeza y en el cuerpo del peroné, existe un espacio libre que corresponde a los nervios peroneo común y peroneo profundo. De la misma manera, la superficie de inserción sobre el cuerpo del peroné se halla dividida en dos partes, una anterior y otra posterior, por una banda ósea libre de inserciones y sobre la cual se desliza el nervio peroneo superficial (fig. 338).

El músculo es grueso superiormente y más delgado inferiormente. Desciende en sentido vertical, primero lateral al músculo peroneo corto y después lateral y posterior a dicho músculo que, por tanto, aparece bajo la fascia anteriormente al músculo peroneo largo, en el tercio inferior de la pierna. Las fibras del músculo peroneo largo se dirigen a un largo tendón que aparece sobre la cara lateral del músculo, un poco superior a la parte media de la pierna. En el tercio inferior, el tendón se desprende completamente de la parte muscular, sigue el trayecto vertical del músculo y pasa posterior al maléolo lateral, donde se halla contenido en la misma corredera osteofibrosa que el tendón del músculo peroneo corto. En el vértice del maléolo lateral, el tendón del músculo peroneo largo se refleja y desciende inferior y anterior sobre la cara lateral del calcáneo, pasando inferior a la tróclea peroneal. Se halla unido al hueso por una vaina fibrosa distinta de la del músculo peroneo corto, que se halla situado superior a él. Llegado al borde lateral del pie, el tendón del músculo peroneo largo se acoda por segunda vez, entra en el surco del peroneo largo del hueso cuboides, cruza oblicuamente la planta del pie y se inserta en la tuberosidad de la base del primer hueso metatarsiano (fig. 312). También suele proporcionar expansiones a los huesos cuneiforme medial y segundo metatarsiano, y al primer músculo interóseo dorsal.

En la cara plantar, el tendón se halla cubierto por el ligamento plantar largo, que transforma el surco del peroneo largo en un conducto osteofibroso (fig. 312).

El tendón del músculo peroneo largo presenta de forma constante, a su entrada en el surco del peroneo largo del hueso cuboides, un ensanchamiento fibrocartilaginoso que puede osificarse y convertirse en un hueso sesamoideo.

c) ACCIÓN. El músculo peroneo largo actúa sobre el pie y posibilita la extensión, la abducción y la rotación lateral. Además, al arrastrar posterior y lateralmente la base del primer hueso metatarsiano, tiende a aumentar la concavidad de la bóveda plantar.

C. Grupo muscular posterior

Los músculos del grupo posterior están situados posteriormente al esqueleto de la pierna, a la membrana interósea de la pierna y al tabique intermuscular posterior de la pierna, que los separa de los músculos peroneos. Son ocho y están dispuestos en dos planos, uno profundo y otro superficial.

PLANO PROFUNDO. Este plano se compone de cuatro músculos, que son: los músculos poplíteo, flexor largo de los dedos, tibial posterior y flexor largo del dedo gordo. Los cuatro se hallan aplicados sobre el esqueleto. El músculo poplíteo está situado en la parte superior de la pierna; los otros tres, situados inferiormente al músculo poplíteo, están yuxtapuestos y se extienden hasta la planta del pie. A estos cuatro músculos deben añadirse los músculos lumbricales.

1. Músculo poplíteo

a) FORMA, SITUACIÓN Y TRAYECTO. El músculo poplíteo es un músculo corto, aplanado y triangular, situado posterior a la articulación de la rodilla. Sus fascículos se extienden desde el cóndilo lateral del fémur hasta la parte superior de la tibia (fig. 339).

b) INSERCIONES Y DESCRIPCIÓN. Se inserta en una fosita ósea, situada inferior y posteriormente al epicóndilo lateral del fémur. Esta inserción se realiza mediante un tendón aplanado y corto, casi enteramente cubierto en la cara posterior de la articulación por el ligamento poplíteo arqueado. La cara profunda de este tendón se halla en relación con la prolongación poplítea de la membrana sinovial de la rodilla (v. pág. 384).

El músculo se dirige inferior y medialmente, y termina en la cara posterior de la tibia, superior a la línea del músculo sóleo y sobre el labio superior de dicha línea.

c) ACCIÓN. El músculo poplíteo flexiona la pierna y le imprime un movimiento de rotación medial.

2. Músculo flexor largo de los dedos

a) FORMA, SITUACIÓN Y TRAYECTO. El músculo flexor largo de los dedos es alargado y se divide inferiormente en cuatro tendones. Es el más medial de los músculos del grupo posterior, y se extiende desde la tibia hasta la cara plantar de los cuatro últimos dedos (fig. 339).

b) INSERCIONES Y DESCRIPCIÓN. El músculo flexor largo de los dedos nace: ❑ *a)* de la parte medial del labio inferior de la línea del sóleo de la tibia; ❑ *b)* del tercio medio de la cara posterior de la tibia, inferiormente a la línea mencionada y medialmente a una cresta longitudinal que lo separa de la superficie de inserción del músculo tibial posterior, y ❑ *c)* de un tabique fibroso que lo separa de este último músculo. Este tabique se prolonga inferiormente formando un arco tendinoso bajo el cual pasa el músculo tibial posterior y se fija a la tibia 7 u 8 cm superior al maléolo medial (Zeki Zeren).

Desde estos orígenes, el músculo flexor largo de los dedos desciende verticalmente posterior a la tibia. Primero se sitúa medial al músculo tibial posterior, y después cruza muy oblicuamente este músculo en la parte inferior de la pierna, pasando posterior a él. Sus fibras musculares terminan en un tendón que no se desprende por completo de tales fibras hasta hallarse en las proximidades del maléolo medial.

El tendón se desliza posteriormente a este maléolo en una corredera osteofibrosa especial, que es lateral y posterior al tendón del músculo tibial posterior. A esta altura se refleja, se dirige inferior y anterior, cruza el ligamento colateral medial de la articulación talocrural, bordea el canal ahuecado sobre el vértice del sustentáculo para el astrágalo del calcáneo y penetra en la región plantar.

En la región plantar (fig. 347), el tendón del músculo flexor largo de los dedos se dirige anterior y lateralmente. Cruza describiendo un ángulo muy agudo la cara inferior del tendón del músculo flexor largo del dedo gordo, el cual le proporciona un fascículo tendinoso comunicante corto y grueso. A continuación recibe sobre su borde lateral el músculo cuadrado plantar, se ensancha y se divide en cuatro tendones terminales, los cuales penetran a la altura de las articulaciones metatarsofalángicas en correderas osteofibrosas análogas a las de los dedos de la mano (v. pág. 133). Presentan con los tendones del músculo flexor corto de los dedos las mismas relaciones que, en la mano, los tendones del músculo flexor profundo de los dedos mantienen con los tendones del músculo flexor superficial

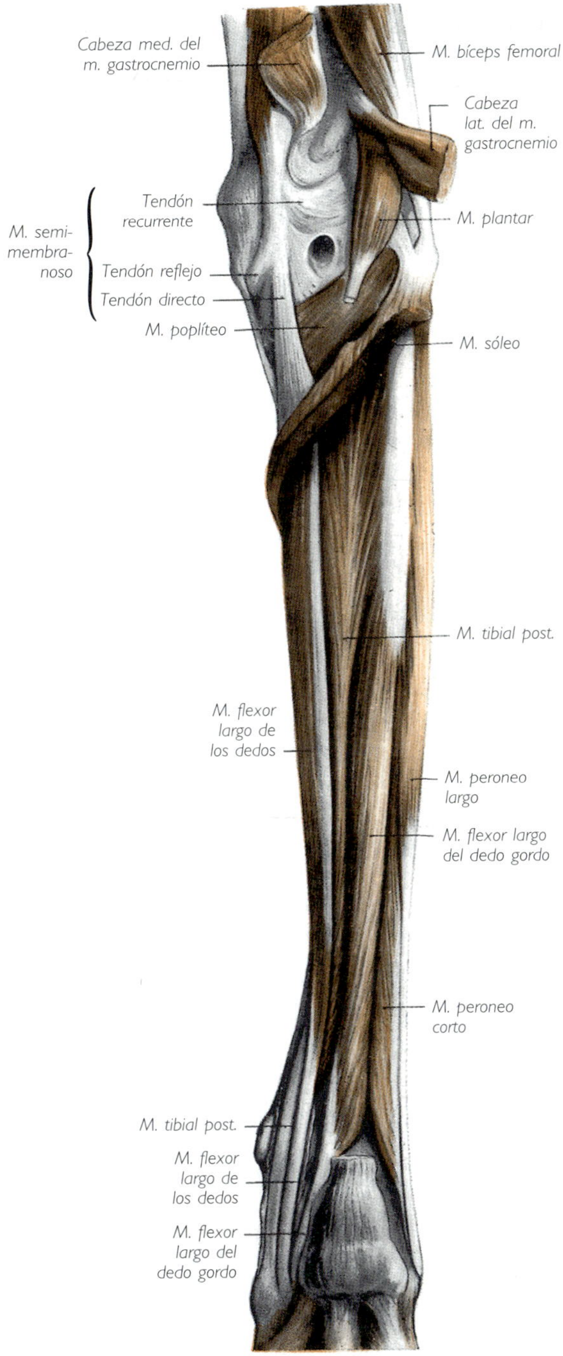

Fig. 339 ▪ Músculos posteriores de la pierna (plano profundo).

de los dedos. En efecto, cada uno de ellos constituye un *tendón perforante* que atraviesa el tendón correspondiente del músculo flexor corto de los dedos (tendón perforado) y termina en la base de la falange distal de los dedos del pie.
c) ACCIÓN. Flexiona los dedos y extiende el pie sobre la pierna. Desplazaría los dedos y la planta del pie medialmente si dicha acción no fuera contrarrestada por la del músculo cuadrado plantar.

3. Músculos lumbricales
a) FORMA, SITUACIÓN Y TRAYECTO. Los músculos lumbricales del pie constituyen pequeños fascículos musculares y fusiformes, análogos a los de la mano y anexos a los tendones del músculo flexor largo de los dedos. Son cuatro y se denominan primero, segundo, etc., contando de medial a lateral. Están situados en la región plantar, entre los tendones del músculo flexor largo de los dedos, y terminan en los tendones de los músculos extensores de los cuatro últimos dedos (fig. 347).
b) INSERCIONES Y DESCRIPCIÓN. Estos músculos nacen en el ángulo de división de los tendones del músculo flexor largo de los dedos y se insertan en los dos tendones que limitan dicho ángulo. Excepcionalmente, el primer músculo lumbrical se inserta sólo en el borde medial del tendón del segundo dedo.

Desde su origen, los músculos lumbricales alcanzan el lado medial de la articulación metatarsofalángica correspondiente, donde continúan por medio de pequeños tendones, los cuales se fijan en parte en la cara medial de la base de la falange proximal y en parte en el tendón correspondiente del músculo extensor por medio de una expansión tendinosa.
c) ACCIÓN. Flexionan la falange proximal y extienden las otras dos.

4. Músculo tibial posterior
a) FORMA, SITUACIÓN Y TRAYECTO. El músculo tibial posterior es aplanado y muscular superiormente y tendinoso inferiormente; se sitúa entre el músculo flexor largo de los dedos, que se sitúa medialmente a él, y el músculo flexor largo del dedo gordo, que se halla lateralmente. Se extiende desde los dos huesos de la pierna hasta el borde medial del pie (fig. 339).
b) INSERCIONES Y DESCRIPCIÓN. Sus inserciones se efectúan por medio de fibras musculares: ❑ *a)* en los dos tercios superiores de la cara posterior de la tibia, lateralmente a la cresta que forma el límite lateral de la inserción del músculo flexor largo de los dedos; ❑ *b)* en la parte lateral del labio inferior de la línea del sóleo de la tibia; ❑ *c)* en los dos tercios superiores de la cara medial del peroné, posteriormente al borde interóseo; ❑ *d)* en la membrana interósea de la pierna, entre las inserciones tibial y peronea, y ❑ *e)* en los tabiques fibrosos que lo separan medial y lateralmente de los músculos flexores largos.

A partir de estas inserciones, las fibras musculares se dirigen hacia una lámina tendinosa aplanada en sentido transversal y cuyo borde posterior aparece superiormente sobre la cara posterior del músculo. El cuerpo muscular desciende un poco oblicuamente en sentido inferior y medial, entre los músculos flexor largo de los dedos y flexor largo del dedo gordo. En la parte inferior de la pierna, el músculo tibial posterior pasa anterior al arco tendinoso del flexor largo de los dedos y cruza la cara profunda de

este músculo. A esta altura, el tendón terminal se desprende completamente de las fibras musculares, desciende medial al tendón del músculo flexor largo de los dedos y rodea, al igual que éste, el borde posterior del maléolo medial en una corredera osteofibrosa especial. Inferior al maléolo, el tendón del músculo tibial posterior se refleja inferior y anteriormente, cruza el ligamento colateral medial de la articulación talocrural y se inserta: ❑ *a)* en la tuberosidad del hueso navicular y ❑ *b)* por medio de expansiones que irradian hacia la planta del pie, en los tres huesos cuneiformes, el hueso cuboides y la base de los huesos metatarsianos segundo, tercero y cuarto (fig. 312).
c) ACCIÓN. El músculo tibial posterior es aductor y rotador medial del pie.

5. Músculo flexor largo del dedo gordo
a) FORMA, SITUACIÓN Y TRAYECTO. El músculo flexor largo del dedo gordo es el más lateral de los músculos del plano profundo; es alargado y grueso, muscular superiormente y tendinoso inferiormente. Está situado entre el músculo tibial posterior y los músculos peroneos, y se extiende desde el peroné hasta el primer dedo (fig. 339).
b) INSERCIONES Y DESCRIPCIÓN. Este músculo nace: ❑ *a)* de los tres cuartos inferiores de la cara posterior del peroné; esta inserción se detiene ligeramente superior al maléolo lateral; ❑ *b)* de tabiques fibrosos que lo separan del músculo tibial posterior medialmente y de los músculos peroneos lateralmente, y ❑ *c)* de la parte inferior de la membrana interósea de la pierna.

Las fibras procedentes del tabique que separa el músculo flexor largo del dedo gordo del músculo tibial posterior pasan posteriormente a los vasos peroneos, de tal manera que éstos, cuando discurren entre los dos músculos, se hallan cubiertos por las fibras del músculo flexor largo del dedo gordo y parecen incluidos en el espesor de dicho músculo.

Desde estos orígenes, las fibras musculares se dirigen hacia un tendón oculto en el espesor de la masa muscular. A la altura de la articulación del tobillo, el tendón queda libre de fibras musculares, deslizándose de forma sucesiva en el surco de la cara posterior del astrágalo y en el de la cara medial del calcáneo. En estos dos surcos se halla retenido por una vaina fibrosa muy fuerte. El tendón penetra a continuación en la región plantar, cruza la cara superior del tendón del músculo flexor largo de los dedos, al cual proporciona una fuerte expansión, y llega al primer dedo pasando entre los dos huesos sesamoideos de la articulación metatarsofalángica (fig. 347). Por último, penetra en la corredera osteofibrosa de este dedo y se inserta, ensanchándose, en la base de la falange distal del dedo gordo.
c) ACCIÓN. Flexiona la falange distal del dedo gordo sobre la falange proximal, y ésta sobre el primer metatarsiano.

gastrocnemio + sóleo

■ PLANO SUPERFICIAL. El plano superficial consta de dos músculos: el tríceps sural y el plantar. (delgadito plantar)

1. Músculo tríceps sural. El músculo tríceps sural constituye una masa muscular voluminosa que forma por sí sola el abultamiento de la pantorrilla. Se compone de tres masas musculares: las cabezas lateral y medial del músculo gastrocnemio y el músculo sóleo. Estas tres masas musculares se insertan inferiormente en el calcáneo por medio de un tendón común denominado *tendón calcáneo* (tendón de Aquiles).

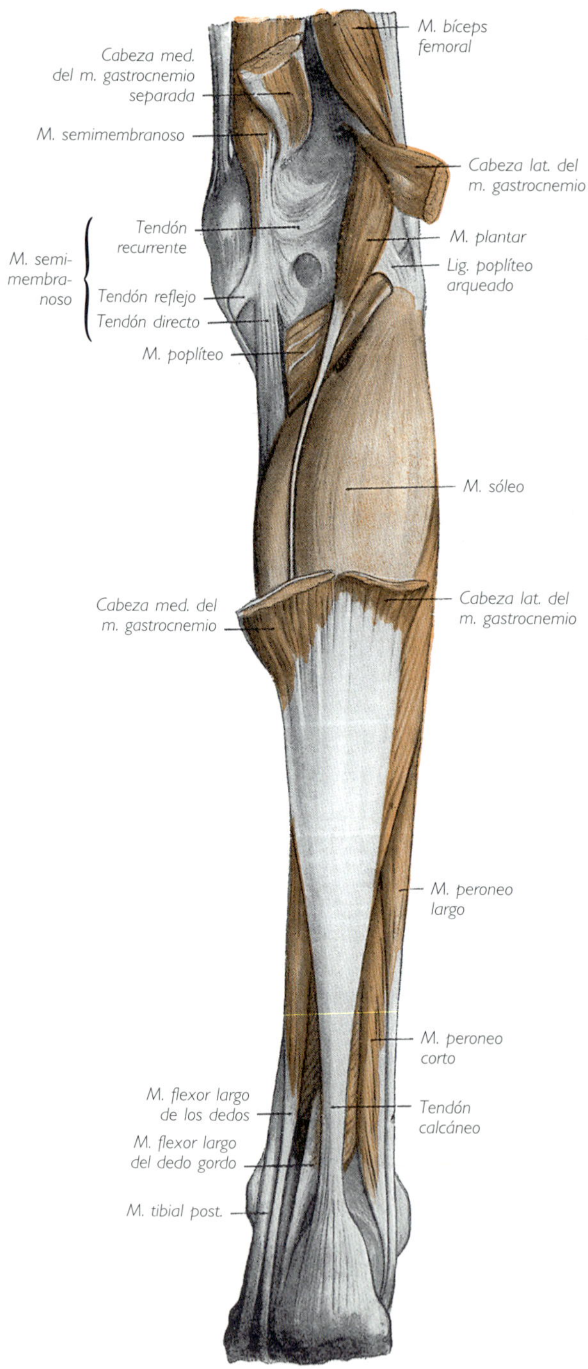

Fig. 340 ▪ Músculos sóleo y plantar. Se ha resecado la parte superior del músculo gastrocnemio.

Estos tres músculos están dispuestos superiormente en dos capas distintas: una profunda constituida por el *músculo sóleo* y otra superficial formada por las dos *cabezas del músculo gastrocnemio.*

a) MÚSCULO SÓLEO. *Forma, situación y trayecto.* Es un músculo voluminoso y ancho, situado posteriormente al plano profundo de los músculos posteriores de la pierna. Desciende desde los huesos de la pierna hasta el tendón calcáneo (fig. 340).

Inserciones superiores y descripción. Presenta dos fascículos distintos, uno peroneo y otro tibial. El *fascículo peroneo* nace: ❑ *a)* de la cara posterior de la cabeza del peroné, por medio de una lámina tendinosa gruesa y resistente, y ❑ *b)* mediante fibras aponeuróticas, del cuarto superior de la cara posterior del peroné, del tercio superior del borde lateral de dicho hueso y de la parte contigua del tabique intermuscular posterior de la pierna, que lo separa del músculo peroneo largo.

El *fascículo tibial* se inserta, por medio de una lámina tendinosa muy resistente, en el labio inferior de la mitad inferior, aproximadamente, de la línea del sóleo (Zeki Zeren) y en el tercio medio del borde medial de este hueso.

Las dos láminas tendinosas de origen del músculo sóleo se fusionan en una sola y de su unión resulta la formación, entre los dos fascículos del músculo, de un arco fibroso, cóncavo superiormente, denominado *arco tendinoso del músculo sóleo.* Este arco se extiende desde la parte medial de la cabeza del peroné hasta la parte media de la línea del sóleo. La lámina tendinosa que resulta de la unión de las dos láminas (tibial y peronea) se divide inferiormente en dos partes que descienden a los lados estrechándose y que están separadas por una profunda escotadura (fig. 342); esta lámina tendinosa da nacimiento a las fibras musculares en sus dos caras, anterior y posterior. Se halla comprendida en el espesor del músculo, por lo cual se la denomina *aponeurosis intramuscular del músculo sóleo.*

Sin embargo, el mayor número de fibras nace de la cara posterior, por lo cual la aponeurosis intramuscular se halla más cercana a la cara profunda que a la cara superficial del músculo. Esta aponeurosis sirve de punto de referencia para la ligadura de las arterias tibial posterior y peronea.

Las fibras musculares que nacen de la cara posterior de la aponeurosis intramuscular descienden convergiendo, y terminan en la cara anterior de la lámina tendinosa terminal (fig. 341).

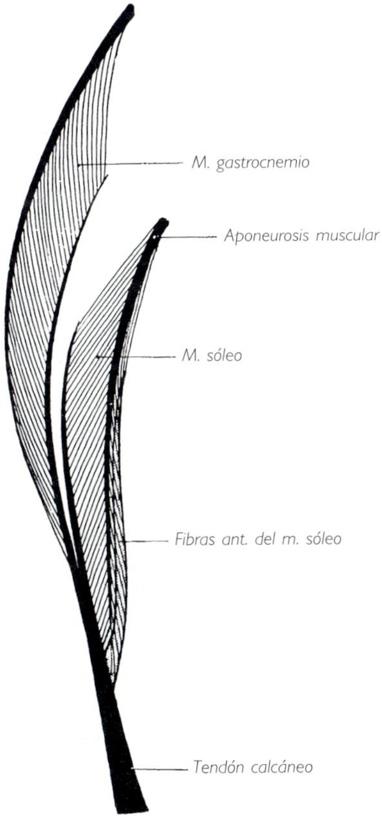

Fig. 341 ▪ Esquema que muestra la constitución de los músculos sóleo y gastrocnemio.

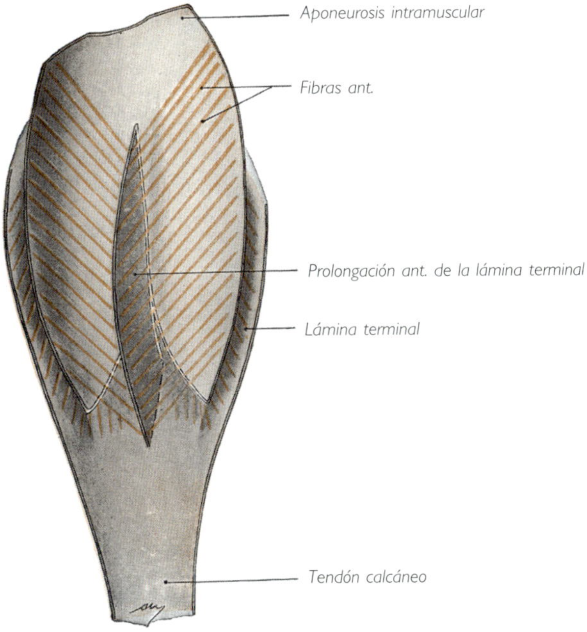

Fig. 342 ▪ Esquema de las inserciones de las fibras musculares que se originan en la cara anterior de la aponeurosis intramuscular del músculo sóleo.

Las fibras musculares que proceden de la cara anterior de la aponeurosis intramuscular terminan en otra formación tendinosa. Se trata de una membrana delgada, estrecha y larga, que nace de la cara anterior de la lámina terminal y se dirige superior y anteriormente, si bien en un plano oblicuo, de modo que una de sus caras se orienta anterior y lateral, y la otra posterior y medial. Esta expansión del tendón terminal se insinúa entre las dos partes de la aponeurosis intramuscular bifurcada inferiormente (fig. 342). En las caras colaterales de esta expansión anterior del tendón terminal se fijan las fibras nacidas en la cara anterior de la aponeurosis intramuscular (fig. 342).

La lámina tendinosa terminal del músculo sóleo se une a la del músculo gastrocnemio para formar el tendón calcáneo.

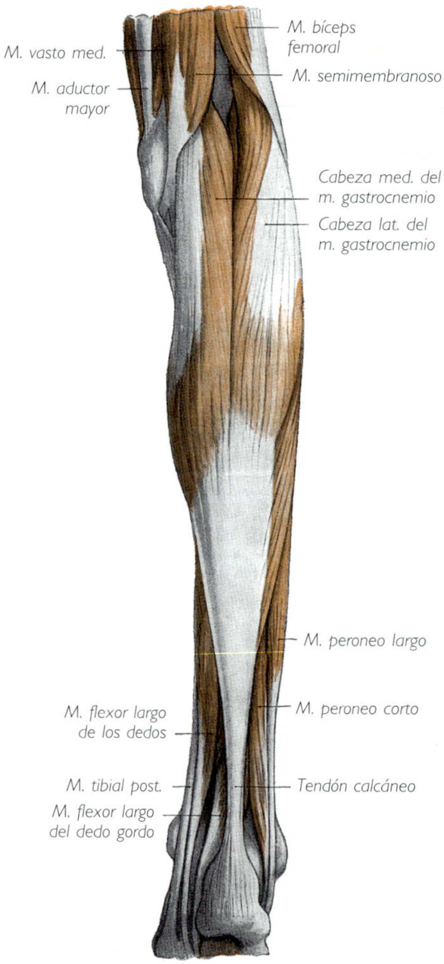

Fig. 343 ▪ Músculo gastrocnemio.

b) MÚSCULO GASTROCNEMIO. *Forma, situación y trayecto.* El músculo gastrocnemio está constituido por una cabeza medial y una cabeza lateral, las cuales se estructuran como dos masas musculares anchas, gruesas, aplanadas y de forma ovalada, separadas superiormente y unidas inferiormente. El músculo gastrocnemio es el más superficial de los músculos de la pantorrilla; cubre el músculo sóleo y se extiende desde los cóndilos femorales hasta el tendón calcáneo (fig. 343).

Inserciones superiores y descripción. La *cabeza medial del músculo gastrocnemio* se inserta: ❑ *a)* por medio de un tendón fuerte y aplanado, en una depresión situada sobre el cóndilo medial del fémur, inferior y posterior al tubérculo del aductor, y ❑ *b)* mediante fibras musculares y cortas fibras tendinosas, en el tubérculo supracondíleo medial y en el casquete condíleo medial.

La *cabeza lateral del músculo gastrocnemio* se inserta: ❑ *a)* por medio de un fuerte tendón, en una fosita situada posterior al epicóndilo lateral del fémur, superiormente a la fosita de inserción del músculo poplíteo, y ❑ *b)* por medio de fibras musculares y cortas fibras tendinosas, en el tubérculo supracondíleo lateral y en el casquete condíleo correspondiente. En el espesor del tendón de la cabeza lateral suele encontrarse un hueso sesamoideo. El tendón de origen de cada cabeza se extiende sobre la parte posterior y lateral del cuerpo muscular y da nacimiento a fibras musculares por su cara anterior.

Las fibras musculares nacidas de los tendones y las que se implantan directamente en el fémur y en los casquetes condíleos forman dos cuerpos musculares, los cuales comienzan por converger entre sí y limitan el triángulo inferior de la fosa poplítea. En este recorrido, la cabeza medial se desliza sobre el casquete condíleo por medio de una bolsa sinovial que suele comunicar con la cavidad articular. Una bolsa sinovial análoga pero inconstante se halla también anexa a la cabeza lateral. Las dos cabezas descienden a continuación posteriormente al músculo sóleo, sobre el cual se hallan aplicadas, hasta la parte media de la pierna.

Las fibras musculares de ambas cabezas terminan sobre la cara posterior de una lámina tendinosa que ocupa casi toda la extensión de la cara anterior del cuerpo muscular correspondiente. Esta lámina tendinosa está compuesta de dos partes distintas superiormente, siendo única para ambas cabezas inferiormente; se desprende por completo de fibras musculares en la parte media de la pierna y se reúne con la lámina tendinosa terminal del músculo sóleo (fig. 341).

Inserción inferior del músculo tríceps sural. Tendón calcáneo. El tendón calcáneo (de Aquiles) resulta de la unión de los tendones de terminación de los músculos sóleo y gastrocnemio. Este tendón es el más voluminoso de los tendones del organismo. Desciende en vertical, estrechándose posteriormente a los músculos del plano profundo y a la articulación del tobillo. A la altura de esta articulación, el tendón al-

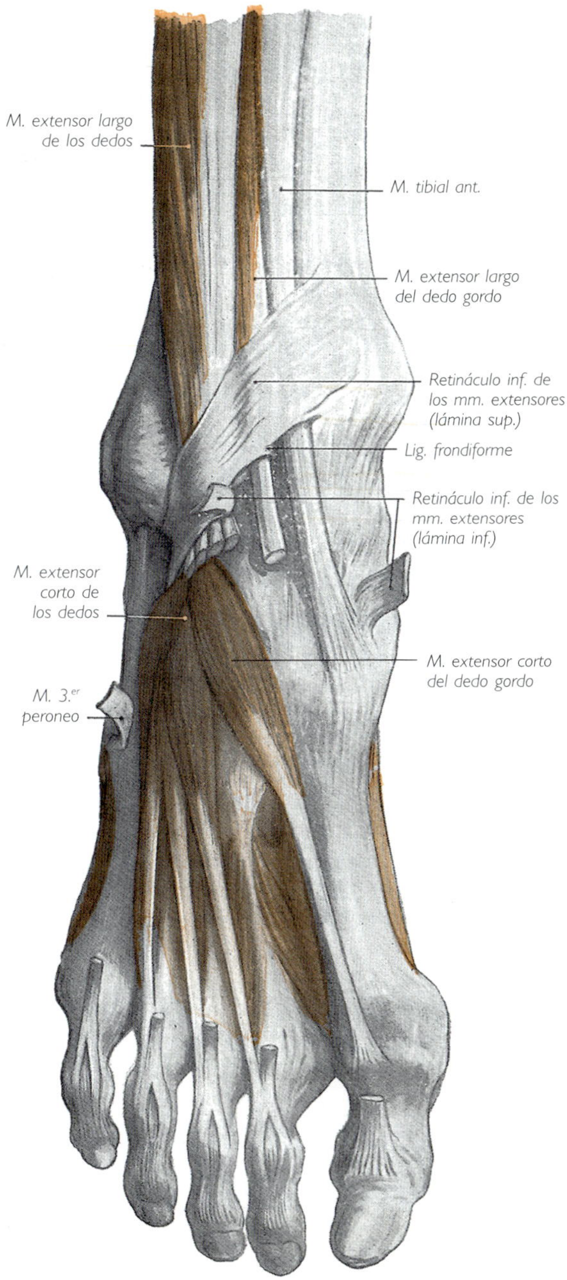

Fig. 344 ▪ Músculos extensor corto de los dedos y extensor corto del dedo gordo.

canza su anchura mínima. Se ensancha más inferiormente y se inserta en la mitad inferior de la cara posterior del calcáneo. Una bolsa sinovial lo separa de la mitad superior de esta superficie ósea.

Las fibras de este tendón vertical no son rectilíneas, sino que están enrolladas en espiral, de tal manera que las fibras posteriores descienden inferior y lateralmente, mientras que las anteriores presentan una oblicuidad inversa.

Acción. El músculo tríceps sural produce la extensión y determina también la aducción y la rotación medial del pie.

2. Músculo plantar

a) FORMA, SITUACIÓN Y TRAYECTO. Muy alargado y tendinoso en casi toda su extensión, el músculo plantar se halla situado entre los músculos gastrocnemio y sóleo, y se extiende desde el cóndilo lateral del fémur hasta el calcáneo (fig. 340).

b) INSERCIONES Y DESCRIPCIÓN. El músculo plantar nace, por medio de cortas fibras tendinosas, del cóndilo lateral del fémur y del casquete condíleo correspondiente, superior y medial a la cabeza lateral del músculo gastrocnemio.

El cuerpo muscular, muy corto y fusiforme, se dirige oblicuamente en sentido inferior y medial. Después de un breve trayecto, continúa por medio de un tendón largo, delgado y aplanado, que desciende entre los músculos gastrocnemio y sóleo. En la parte inferior de la pierna, se adosa al borde medial del tendón calcáneo y se fija medialmente a este tendón en la cara posterior del calcáneo.

c) ACCIÓN. El músculo plantar constituye el vestigio de un músculo que, en ciertos animales, presenta continuidad, pasando inferiormente al calcáneo, con la aponeurosis plantar; ❑ en el hombre tan sólo puede actuar como un débil auxiliar del músculo tríceps sural.

MÚSCULOS DEL PIE

Los músculos del pie se distribuyen en dos regiones: músculos de la región dorsal del pie y músculos de la región plantar.

A. Región dorsal del pie

Consta de dos músculos: el extensor corto de los dedos y el extensor corto del dedo gordo; clásicamente el conjunto de ambos músculos se conoce como *músculo pedio.*

1. Músculo extensor corto de los dedos

a) FORMA, SITUACIÓN Y TRAYECTO. El músculo extensor corto de los dedos es un músculo corto, aplanado y grueso, muscular en su parte posterior y delgado y dividido en tres tendones en su parte anterior. Está situado en la cara dorsal del pie, profundo a los tendones del músculo extensor largo de los dedos, y se extiende desde el calcáneo hasta los dedos segundo, tercero y cuarto (fig. 344).

b) INSERCIONES Y DESCRIPCIÓN. Nace en el hueco astragalocalcáneo, lateral y anteriormente al seno del tarso: ❑ *a)* por medio de cortas fibras tendinosas, en la parte anterior de la cara superior del calcáneo, y ❑ *b)* por implantación directa de fibras musculares en los fascículos de origen del retináculo inferior de los músculos extensores.

Desde estas inserciones, el músculo se dirige anterior y medialmente, ensanchándose. Se sitúa sobre la cara dorsal del pie inmediatamente superficial al esqueleto y a sus articulaciones, y profundo a los tendones del músculo extensor largo de los dedos, que lo cruzan oblicuamente.

No tarda en dividirse en tres fascículos, a los que siguen tres tendones destinados a los dedos segundo, tercero y cuarto; estos tendones se unen al borde lateral del tendón correspondiente del músculo extensor largo de los dedos a la altura de la articulación metatarsofalángica, y luego se confunden con dicho tendón hasta su terminación.

c) ACCIÓN. Extiende las falanges proximales y las inclina lateralmente.

2. Músculo extensor corto del dedo gordo

a) FORMA, SITUACIÓN Y TRAYECTO. Presenta las mismas características que los fascículos musculares que componen el músculo extensor corto de los dedos. En su origen se confunde con este músculo, constituyendo el elemento muscular más medial de la masa común de origen de ambos músculos.

b) INSERCIONES Y DESCRIPCIÓN. Su tendón es medial al tendón destinado al segundo dedo del músculo extensor corto de los dedos; se sitúa profundo al tendón del músculo extensor largo del dedo gordo, y se inserta en la base de la falange proximal de este dedo.

c) ACCIÓN. Extiende la falange proximal del dedo gordo.

B. Región plantar

Los músculos de la región plantar se dividen en tres grupos, medio, lateral y medial, que se corresponden con los tres grupos musculares de la región palmar.

GRUPO MUSCULAR MEDIO. Este grupo consta de trece músculos, que están separados de los grupos musculares lateral y medial por tabiques fibrosos intermusculares, que se extienden desde la aponeurosis plantar hasta el plano esquelético.

Los músculos se disponen en tres planos: un plano profundo o plano de los músculos interóseos; un plano medio formado por los músculos cuadrado plantar y lumbricales, y un plano superficial formado solo por el músculo flexor corto de los dedos.

1. Plano profundo

a) MÚSCULOS INTERÓSEOS. Los músculos interóseos ocupan los espacios interóseos

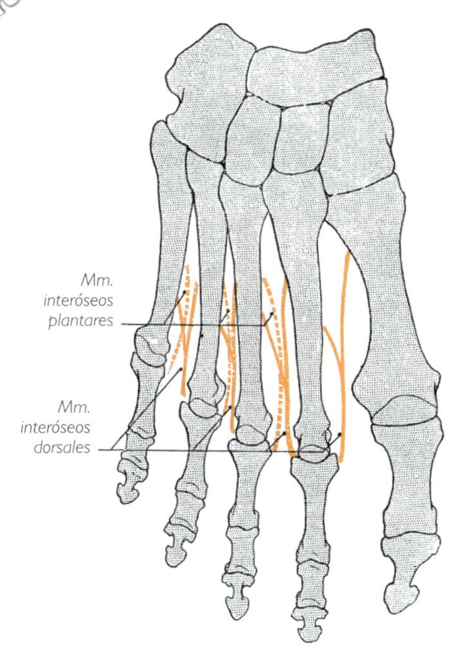

Fig. 345 ▪ Esquema que muestra las inserciones de los músculos interóseos.

del metatarso y se dividen en dorsales y plantares. Presentan una disposición casi análoga a la de los músculos interóseos de la mano.

MÚSCULOS INTERÓSEOS DORSALES. *Forma, situación y trayecto.* Los músculos interóseos dorsales son músculos cortos en forma de prisma triangular. Son cuatro y ocupan los cuatro espacios interóseos del metatarso. Se designan con los nombres de primero, segundo, etc., contando de medial a lateral. Se extienden desde los espacios interóseos del metatarso hasta las falanges proximales de los dedos segundo, tercero y cuarto (fig. 345).

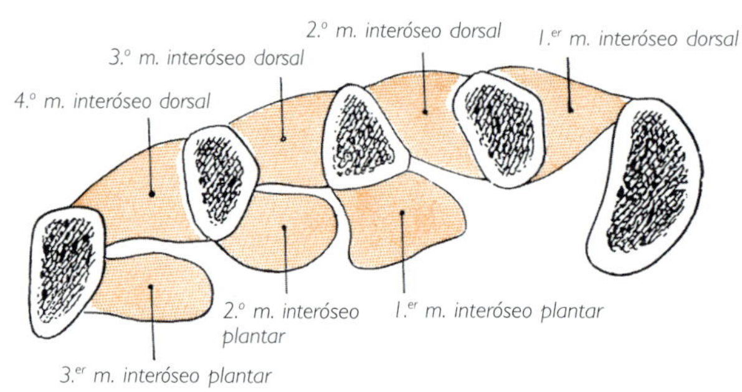

Fig. 346 ▪ Corte frontal de los músculos interóseos (esquema).

Inserciones y descripción. Cada uno de los músculos interóseos dorsales se inserta en las caras colaterales de los dos huesos metatarsianos que limitan el espacio interóseo en que se halla situado el músculo: ❑ *a)* en toda la cara lateral o medial del hueso metatarsiano que se halla más próxima al eje del pie (este eje pasa por el segundo dedo), y ❑ *b)* en la mitad o los dos tercios superiores de la cara lateral o medial del otro metatarsiano (fig. 346).

Al cuerpo muscular le sigue un pequeño tendón que se fija en la cara lateral o medial de la base de la falange proximal del dedo más próximo al eje del pie. Los músculos interóseos dorsales primero y segundo terminan, por lo tanto, en la falange proximal del segundo dedo; el tercero y el cuarto, lo hacen en la falange proximal de los dedos tercero y cuarto respectivamente.

Los músculos interóseos dorsales pueden proporcionar una muy delgada expansión al tendón correspondiente del músculo extensor largo de los dedos.

El primer músculo interóseo dorsal presenta algunas características particulares. No se inserta en el cuerpo, sino tan sólo en la base del primer hueso metatarsiano. Los fascículos procedentes de los huesos metatarsianos primero y segundo circunscriben en el extremo posterior del músculo un orificio por donde discurre la arteria plantar profunda.

MÚSCULOS INTERÓSEOS PLANTARES. *Forma, situación y trayecto.* Presentan la misma forma que los músculos interóseos dorsales, pero se hallan menos desarrollados que éstos. Son tres y se denominan *primero, segundo* y *tercero* contando de medial a lateral. Su trayecto es idéntico al de los músculos interóseos dorsales, inferiormente a los cuales se hallan situados (fig. 345).

Inserciones y descripción. Nacen de los tres últimos huesos metatarsianos y se insertan: *a)* en la parte inferior de la cara medial del hueso metatarsiano (cara orientada hacia el eje del pie), y *b)* en el borde inferior y en la base de esos mismos huesos metatarsianos (fig. 346).

El cuerpo muscular se dirige anteriormente y presenta continuidad a la altura de la articulación metatarsofalángica con un pequeño tendón que se inserta en la cara medial correspondiente de la base de la falange proximal de los tres últimos dedos.

Al igual que en el caso de los músculos interóseos dorsales, la expansión tendinosa para el tendón del músculo extensor largo de los dedos no existe o carece de importancia.

Acción. Los músculos interóseos flexionan la falange proximal de los dedos. Además, los músculos interóseos dorsales separan los dedos del eje del pie, es decir, del segundo dedo; los músculos interóseos plantares aproximan los tres últimos dedos a dicho eje.

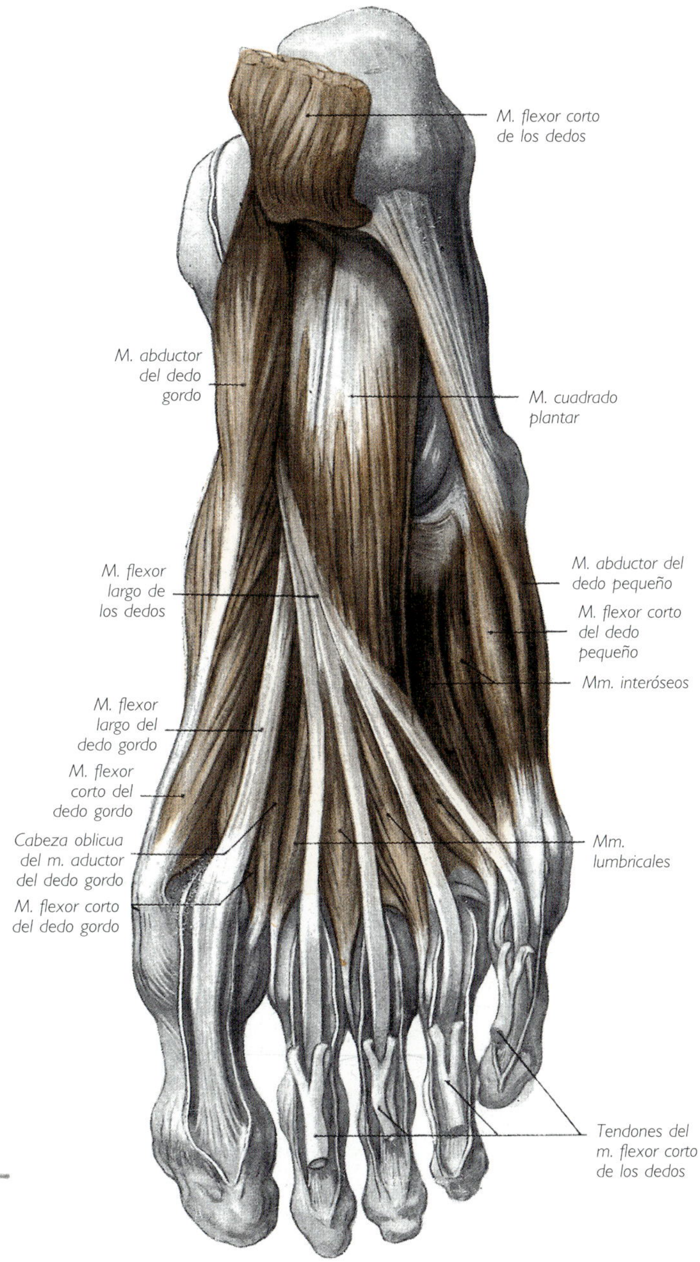

Fig. 347 ▪ Músculos de la región plantar. El músculo flexor corto de los dedos se ha seccionado y apartado posteriormente para mostrar los músculos flexor largo de los dedos y cuadrado plantar.

2. Plano medio. Este plano está constituido por cinco músculos anexos al músculo flexor largo de los dedos. Se trata de los cuatro músculos lumbricales (que ya hemos descrito anteriormente junto con este músculo) y el músculo cuadrado plantar.

a) MÚSCULO CUADRADO PLANTAR O FLEXOR ACCESORIO

Forma, situación y trayecto. El músculo cuadrado plantar es corto, aplanado y cuadrilátero; se halla situado en la parte posterior del pie, en el mismo plano que los tendones del músculo flexor largo de los dedos. Sus fibras son casi paralelas y se extienden desde el calcáneo hasta el tendón del músculo flexor largo de los dedos (fig. 347).

Inserciones y descripción. Este músculo presenta dos fascículos: ❑ *a)* el *fascículo medial* se inserta por medio de fibras musculares en la parte inferior del canal calcáneo y en la apófisis medial de la tuberosidad de este hueso, y ❑ *b)* el *fascículo lateral* se inserta por medio de un tendón aplanado en la apófisis lateral de la tuberosidad del calcáneo, en la cara inferior del calcáneo anteriormente a la tuberosidad y en el ligamento calcaneocuboideo plantar.

Los dos fascículos que proceden de esta doble inserción se dirigen horizontalmente en sentido anterior, aplicados sobre la cara inferior del calcáneo y del ligamento plantar largo, y se unen en una sola lámina muscular que se inserta en el borde lateral del tendón del músculo flexor largo de los dedos, anteriormente al cruce de este tendón con el del músculo flexor largo del dedo gordo, y a la altura de su división en cuatro tendones terminales.

La inserción se realiza en las dos caras del tendón del músculo flexor largo de los dedos, especialmente en su cara profunda o superior.

Acción. El músculo cuadrado plantar corrige la desviación que el músculo flexor largo de los dedos ocasionaría en el movimiento

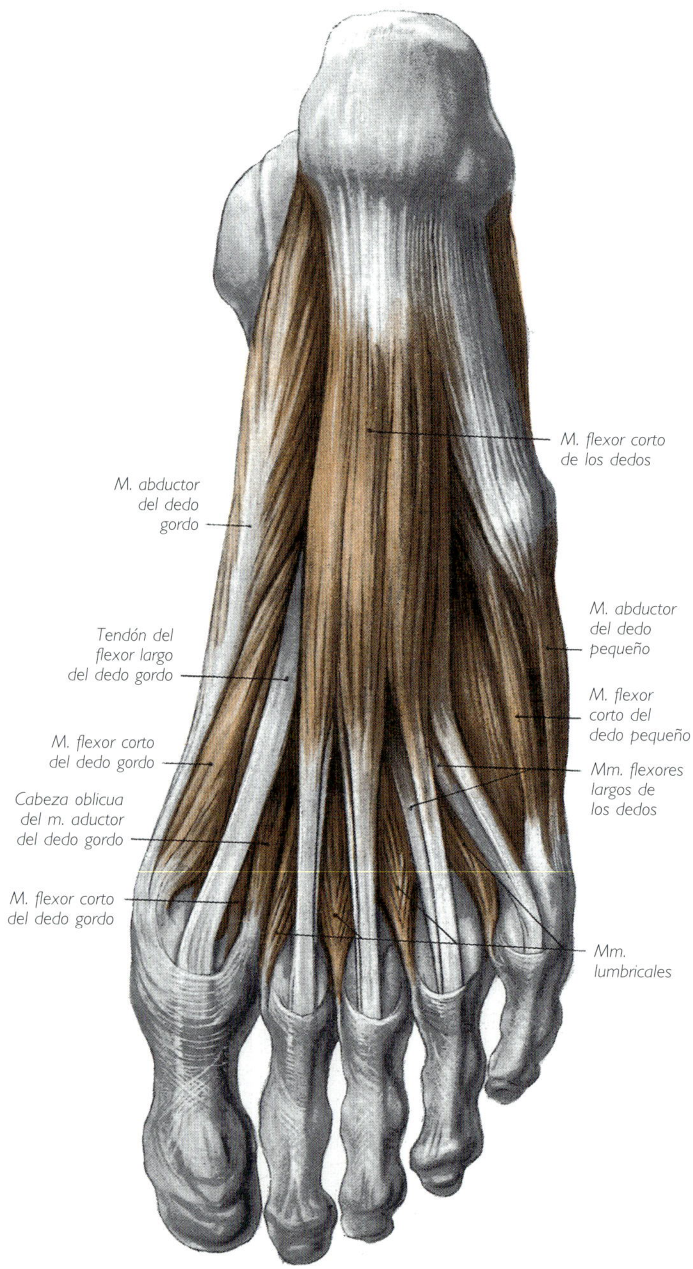

Fig. 348 ▪ Músculos de la región plantar (plano superficial).

de flexión de los dedos debido a su oblicuidad. Produce también una débil flexión de los cuatro últimos dedos.

3. Plano superficial. Este plano está formado únicamente por el músculo flexor corto de los dedos.

a) MÚSCULO FLEXOR CORTO DE LOS DEDOS. *Forma, situación y trayecto.* Se trata de un músculo alargado, aplanado y estrecho, que es grueso en su parte posterior y delgado anteriormente, donde se divide en cuatro tendones. Es el más superficial de los músculos del grupo medio y se extiende desde el calcáneo hasta los cuatro últimos dedos (fig. 348).

Inserciones y descripción. El músculo flexor corto de los dedos nace por medio de fibras musculares y tendinosas: ❑ *a)* de la apófisis medial de la tuberosidad del calcáneo y de la parte cercana a su cara inferior; ❑ *b)* aproximadamente del tercio posterior de la cara profunda de la aponeurosis plantar, y ❑ *c)* de los tabiques intermusculares medial y lateral que separan el músculo flexor corto de los dedos de los grupos musculares plantares lateral y medial.

El cuerpo muscular, que es estrecho en su origen, se va ensanchando de posterior a anterior y cubre los músculos flexor largo de los dedos, cuadrado plantar y lumbricales. Se divide en la parte media del pie en cuatro fascículos que, a su vez, se continúan en cuatro tendones largos y delgados que discurren aplicados a la cara plantar de los tendones del músculo flexor largo de los dedos. Llegados a la altura de los dedos, cada tendón se divide en dos cintillas (tendón perforado) que rodean a cada lado el tendón del flexor largo de los dedos (tendón perforante) y se reúnen sobre la cara dorsal de dicho tendón para ir a insertarse en los bordes lateral y medial de la cara inferior de la falange media (fig. 347).

Acción. Este músculo flexiona la falange media de los cuatro últimos dedos sobre la falange proximal, y ésta sobre el hueso metatarsiano correspondiente.

■ **GRUPO MUSCULAR MEDIAL.** Este grupo consta de tres músculos: el abductor del dedo gordo, el flexor corto del dedo gordo y el aductor del dedo gordo. Están dispuestos en dos planos, uno superficial y otro profundo.

S F A
S FA
no hay oponente

1. Plano profundo. Lo forman los músculos flexor corto del dedo gordo y aductor del dedo gordo.

a) MÚSCULO FLEXOR CORTO DEL DEDO GORDO. *Forma, situación y trayecto.* Se trata de un músculo corto y grueso, simple en su parte posterior y bifurcado en su inserción anterior. Se halla situado plantarmente al primer hueso metatarsiano, y se extiende desde la segunda fila del tarso hasta el dedo gordo (fig. 349).

Inserciones y descripción. Se inserta por medio de fibras tendinosas: ❑ *a)* en el borde inferior de los huesos cuneiformes intermedio y lateral; ❑ *b)* en el hueso cuboides y en el ligamento calcaneocuboideo plantar, y ❑ *c)* en las expansiones plantares del músculo tibial posterior.

El músculo se dirige anteriormente, aplicado al primer hueso metatarsiano. En la parte media de dicho hueso se divide en dos cabezas, que se separan dejando entre sí un canal por el que discurre el tendón del músculo flexor largo del dedo gordo. Estas dos cabezas terminan cada una en un tendón de la manera siguiente: ❑ el *tendón medial* se confunde con el del músculo abductor del dedo gordo y ambos se insertan

juntos en el hueso sesamoideo medial de la articulación metatarsofalángica del dedo gordo y en el lado medial de la base de la falange proximal; ❑ el *tendón lateral* se une al tendón del aductor del dedo gordo y se inserta con él en el hueso sesamoideo lateral y, lateralmente, en la base de la falange proximal.
Acción. Es flexor del dedo gordo.
b) MÚSCULO ADUCTOR DEL DEDO GORDO. *Forma, situación y trayecto.* Este músculo se halla situado lateralmente al músculo flexor corto del dedo gordo. Lo forman dos cabezas: la *cabeza oblicua* y la *cabeza transversa.*

Estas dos cabezas constituyen dos partes de un mismo músculo y son homólogas de la cabeza oblicua y de una parte de la cabeza transversa del músculo aductor del pulgar (Leboucq). Una se inserta en el tarso y otra en el metatarso, desde donde ambas se dirigen hacia el primer dedo (fig. 349).
Inserciones y descripción. La *cabeza oblicua* nace: ❑ *a)* de la tuberosidad del hueso cuboides y del ligamento plantar largo; ❑ *b)* del hueso cuneiforme lateral, y ❑ *c)* de la base de los metatarsianos tercero y cuarto.

La *cabeza transversa* se origina por medio de pequeñas lengüetas musculares en los ligamentos plantares de las articulaciones metatarsofalángicas tercera, cuarta y quinta, así como en el ligamento metatarsiano transverso profundo.

Las dos cabezas musculares, aplicadas a los músculos interóseos plan-

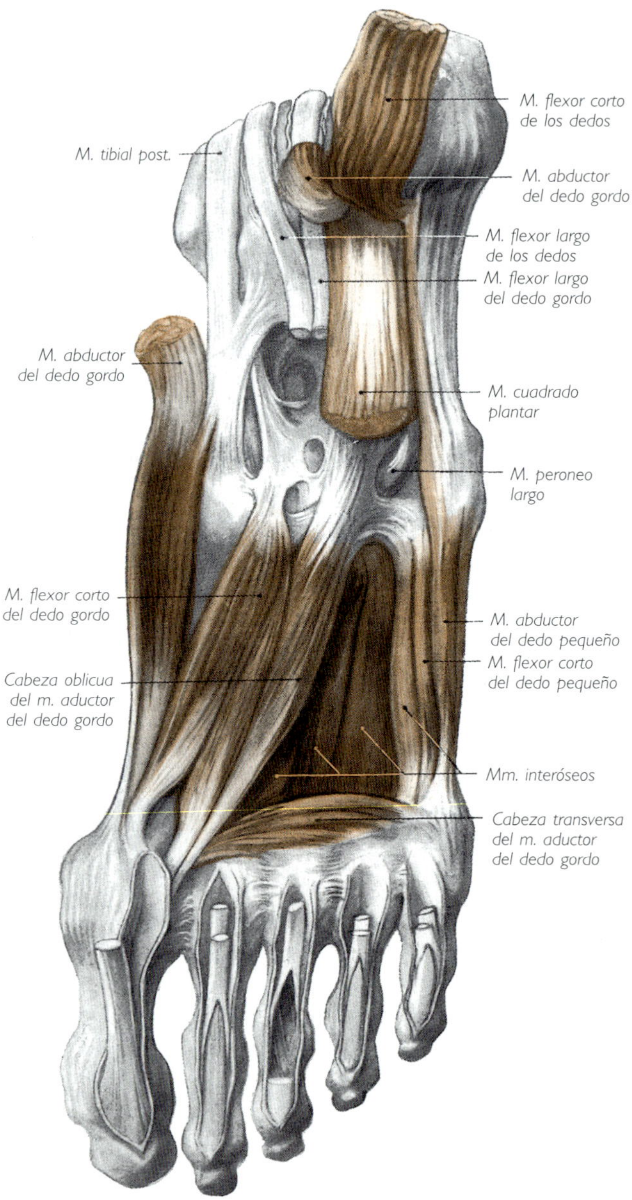

Fig. 349 ▪ Músculos de la región plantar (plano profundo).

tares, convergen hacia la articulación metatarsofalángica del dedo gordo, donde terminan por medio de dos tendones. El tendón de la cabeza oblicua se une al tendón de la cabeza lateral del músculo flexor corto del dedo gordo, y se inserta con él en el hueso sesamoideo lateral y en la parte lateral de la base de la falange proximal.

El tendón de la cabeza transversa se divide a la altura de la primera articulación metatarsofalángica en dos grupos de fibras: unas se unen en la cara dorsal del dedo gordo al tendón del músculo extensor largo del dedo gordo; las otras se aplican a la cara plantar de los tendones unidos de su cabeza oblicua y de la cabeza lateral del músculo flexor corto del dedo gordo, y se insertan en la vaina del músculo flexor largo del dedo gordo (Leboucq).
Acción. Mediante sus dos fascículos este músculo actúa como flexor y aductor del dedo gordo.

2. Plano superficial

a) MÚSCULO ABDUCTOR DEL DEDO GORDO. *Forma, situación y trayecto.* El músculo abductor del dedo gordo es un alargado, aplanado y grueso en su parte posterior. Ocupa toda la longitud del borde medial de la región plantar y une el calcáneo con el dedo gordo (fig. 348).
Inserciones y descripción. Este músculo nace: ❑ *a)* de la apófisis medial de la tuberosidad del calcáneo; ❑ *b)* de la parte inferior del retináculo de los músculos flexores; ❑ *c)* de la cara profunda de la aponeurosis plantar, y ❑ *d)* del tabique intermuscular medial, que lo separa del músculo flexor corto de los dedos. Estas inserciones se efectúan por medio de fibras tendinosas que se unen en una lámina ancha y delgada en la cara profunda del músculo. Muy frecuentemente, el músculo abductor del dedo gordo recibe un fascículo accesorio desde la tuberosidad del hueso navicular (fig. 349).

El músculo se dirige anteriormente a lo largo del borde medial del pie, se aplica al músculo flexor corto del dedo gordo, el cual cubre en parte, y termina mediante un largo y fuerte tendón en el hueso sesamoideo medial y en el lado medial de la base de la falange proximal del dedo gordo.
Acción. Este músculo es flexor y abductor del dedo gordo.

■ **GRUPO MUSCULAR LATERAL.** Al igual que el grupo medial, el grupo lateral consta también de tres músculos: el abductor del dedo pequeño, el flexor corto del dedo pequeño y el oponente del dedo pequeño. Se distribuyen en un plano profundo y otro superficial.

1. Plano profundo. Consta de dos músculos: el músculo flexor corto del dedo pequeño y el músculo oponente del dedo pequeño.
a) MÚSCULO FLEXOR CORTO DEL DEDO PEQUEÑO. *Forma, situación y trayecto.* El músculo flexor corto del dedo pequeño es corto y fusiforme; se halla situado a lo largo del borde lateral del quinto hueso metatarsiano, y se extiende desde la segunda fila del tarso hasta el quinto dedo (fig. 349).
Inserciones y descripción. Nace por medio de una corta lámina tendinosa: *a)* de la vaina del músculo peroneo largo y *b)* de la base del quinto hueso metatarsiano.

El músculo se dirige anteriormente a lo largo del quinto hueso metatarsiano, al cual cubre; se inserta mediante un tendón aplanado en la cara inferior de la base de la falange proximal del dedo pequeño y sobre el ligamento plantar de la articulación metatarsofalángica.

Accion. Es flexor de la falange proximal del dedo pequeño.
b) MÚSCULO OPONENTE DEL DEDO PEQUEÑO. *Forma, situación y trayecto.* El músculo oponente del dedo pequeño es un fascículo muscular corto y aplanado; se halla situado lateralmente al músculo flexor corto del dedo pequeño, con el cual suele fusionarse. Se extiende desde el tarso anterior hasta el quinto hueso metatarsiano. Es inconstante.
Inserciones y descripción. Sus inserciones posteriores se confunden con las del músculo flexor corto del dedo pequeño y se efectúan en la vaina del músculo peroneo largo. El tendón de origen presenta continuidad con las fibras musculares, que se dirigen hacia el borde lateral del quinto hueso metatarsiano, en el cual se insertan.
Acción. El músculo oponente del dedo pequeño desplaza medialmente el quinto hueso metatarsiano.

2. Plano superficial. En este plano se sitúa únicamente el músculo abductor del dedo pequeño.
a) MÚSCULO ABDUCTOR DEL DEDO PEQUEÑO. *Forma, situación y trayecto.* El músculo abductor del dedo pequeño está situado a lo largo del borde lateral de la región plantar; es alargado y mucho más grueso posterior que anteriormente. Se extiende desde el calcáneo hasta el dedo pequeño (fig. 348).
Inserciones y descripción. Nace: ❑ *a)* de la apófisis lateral y de la apófisis medial de la tuberosidad del calcáneo, anteriormente a la inserción del músculo flexor corto de los dedos; ❑ *b)* de la cara profunda de la aponeurosis plantar; ❑ *c)* del tabique intermuscular lateral, que lo separa del músculo flexor corto de los dedos, y ❑ *d)* de la tuberosidad del quinto hueso metatarsiano; esta última inserción es inconstante.

Desde estos orígenes el músculo se dirige anteriormente, cubriendo de posterior a anterior, la parte posterior del músculo cuadrado plantar, la vaina del músculo peroneo largo y, después, los músculos flexor corto del dedo pequeño y oponente del dedo pequeño. Las fibras musculares terminan alrededor de un tendón largo y aplanado, que se desprende completamente de las fibras musculares a la altura de la articulación metatarsofalángica. Se inserta en la cara lateral de la base de la falange proximal del dedo pequeño. Muy a menudo algunas de sus fibras se detienen a su paso sobre la tuberosidad del quinto hueso metatarsiano.
Acción. Este músculo es flexor y abductor del dedo pequeño.

CORREDERAS OSTEOFIBROSAS Y VAINAS SINOVIALES

Los tendones de los músculos de la pierna están envueltos en la región del tobillo por correderas osteofibrosas y vainas sinoviales que se asemejan a las que presentan los tendones de los músculos flexores y extensores de la mano, en la región de la muñeca. Las correderas osteofibrosas desempeñan la función de poleas de reflexión; las vainas sinoviales facilitan el deslizamiento de los tendones en sus correderas osteofibrosas.

Al igual que en la mano, también en la región plantar existen correderas osteofibrosas y sinoviales que envuelven los tendones flexores a lo largo de la cara plantar de los dedos.

Describiremos sucesivamente estas diferentes estructuras.

A. Correderas de los tendones de los músculos de la pierna en la región del tobillo

Estas correderas están constituidas bien en su totalidad por láminas fibrosas denominadas *retináculos del tarso,* bien en parte por estos retináculos y en parte por las superficies óseas de la región del tobillo.

Los retináculos del tarso son tres; se diferencian por su situación en anterior, lateral y medial. A cada uno de estos retináculos corresponden las correderas de los tendones de los músculos de la pierna que ocupan las regiones anterior, lateral y medial del tobillo.

1. Retináculo superior de los músculos extensores. El retináculo superior de los músculos extensores es un refuerzo de la fascia de la pierna, situado en la porción anteroinferior de la pierna superiormente al retináculo inferior de los músculos extensores. Mide unos 3 cm de ancho y se extiende desde la parte inferior del peroné, superiormente al maléolo lateral, hasta el extremo inferior de la tibia, pasando superficial a los tendones de los músculos extensor largo de los dedos, extensor largo del dedo gordo y tibial anterior.

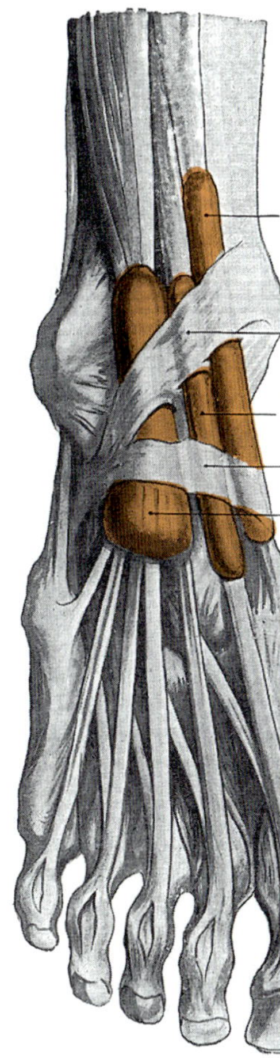

Fig. 350 ▪ Retináculo inferior de los músculos extensores y vainas tendinosas anteriores del tarso.

2. Retináculo inferior de los músculos extensores y correderas fibrosas de los tendones de los músculos extensores (fig. 350). El retináculo inferior de los músculos extensores constituye una banda fibrosa que se extiende sobre la cara anterior del tobillo, de una a otra de sus caras.

Las fibras de este retináculo se insertan en el hueco astragalocalcáneo, en la cara superior de la apófisis mayor del calcáneo y en el seno del tarso. Desde ese punto, las fibras se dirigen medialmente hasta la parte media del tobillo, donde el ligamento se divide en dos láminas, una superior y otra inferior.

La *lámina inferior* se dirige medial e inferiormente, y termina en el borde medial del pie a la altura de los huesos navicular y cuneiforme medial. Parece ser un simple engrosamiento de la fascia dorsal del pie.

La *lámina superior* presenta una disposición más compleja. En realidad está formada por dos hojas, una superficial y otra profunda (fig. 351). ❑ La *hoja superficial* pasa anterior

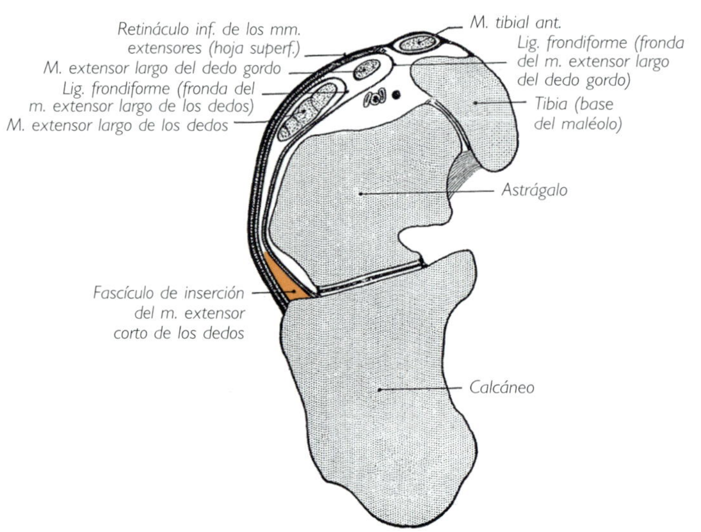

Fig. 351 ▪ Corte oblicuo del tobillo. El corte afecta en toda su extensión a la lámina inferior del retináculo inferior de los músculos extensores.

a los tendones de los músculos extensores, se desdobla para envolver el tendón del músculo tibial anterior y termina en el borde anterior de la tibia. ❑ La *hoja profunda,* denominada también *ligamento en fronda* o *ligamento frondiforme,* se inserta en la apófisis mayor del calcáneo medialmente a la hoja precedente; pasa profundo a los tendones de los músculos extensores y se divide a su vez en dos láminas. Una de ellas rodea medialmente el tendón del músculo extensor largo de los dedos, y la otra el tendón del músculo extensor largo del dedo gordo; después se adosan a la cara profunda de la hoja superficial y regresan con ella para fijarse en el hueco astragalocalcáneo. En su conjunto, ambas láminas forman dos asas o frondas cuya concavidad abraza el borde medial de los tendones de los músculos extensores.

De esta descripción resulta que la lámina superior del retináculo inferior de los músculos extensores forma tres correderas fibrosas: ❑ una corredera medial para el músculo tibial anterior, constituida por un desdoblamiento de la hoja superficial; ❑ una corredera media para el tendón del músculo extensor largo del dedo gordo, y ❑ una corredera lateral, para los músculos extensor largo de los dedos y tercer peroneo.

3. Retináculos superior e inferior de los músculos peroneos y vaina tendinosa común de los músculos peroneos. Los retináculos superior e inferior de los músculos peroneos se extienden en el espacio comprendido entre el borde lateral del surco maleolar del peroné y la cara lateral del calcáneo. El *retináculo superior de los músculos peroneos* se extiende desde el maléolo lateral hasta la cara lateral del calcáneo. De su cara profunda se desprende una lámina fibrosa que recubre la cara posterior de los tendones de los músculos peroneos y se fija en el labio medial del surco retromaleolar, formando con éste una corredera osteofibrosa en la que se deslizan los tendones de los músculos peroneos (fig. 417).

El *retináculo inferior de los músculos peroneos* es paralelo al anterior y se extiende desde el retináculo inferior de los músculos extensores hasta la cara lateral del calcáneo. Sus fibras se unen superior e inferiormente a los surcos de la cara lateral para los tendones de los músculos peroneos y a la tróclea peroneal, formando así dos correderas osteofibrosas y separando los tendones de los dos músculos peroneos. La corredera superior está ocupada por el tendón del músculo peroneo corto, y la corredera inferior por el tendón del músculo peroneo largo.

4. Retináculo de los músculos flexores y correderas osteofibrosas de los músculos flexores. El retináculo de los músculos flexores está formado por dos láminas, una superficial y otra profunda, que constituyen engrosamientos de la fascia de la pierna. Las dos láminas del retináculo se insertan anteriormente en el borde posterior y en el vértice del maléolo medial. Están estrechamente unidas al principio en las proximidades de su inserción maleolar, pero se separan después del siguiente modo: la *lámina superficial* se dirige hacia el tendón calcáneo; las fibras de la *lámina profunda* divergen para ir a fijarse en la cara medial del calcáneo y confundirse más inferiormente con la fascia plantar medial, a lo largo del músculo abductor del dedo gordo. De la cara profunda de la lámina profunda del retináculo de los músculos flexores parten sólidos tabiques que se extienden hasta el esqueleto y dividen el espacio comprendido entre el retináculo y las partes correspondientes de la tibia, del astrágalo y del calcáneo en tres correderas osteofibrosas, curvadas anteriormente al igual que los tendones que contienen.

De anterior a posterior se encuentran: la corredera osteofibrosa del músculo tibial posterior, la corredera osteofibrosa del músculo flexor largo de los dedos y la corredera osteofibrosa del músculo flexor largo del dedo gordo (fig. 420).

Existe una cuarta corredera comprendida entre la cara profunda del retináculo y las correderas de los dos músculos flexores, que se encuentra destinada al paso de los vasos tibiales posteriores y del nervio tibial (figs. 420 y 421).

B. **Vainas tendinosas de los músculos de la pierna en la región del tobillo**

A cada corredera le corresponde una vaina tendinosa. Existen por lo tanto tres vainas tendinosas anteriores del tarso, dos vainas tendinosas peroneas del tarso y tres vainas tendinosas tibiales del tarso.

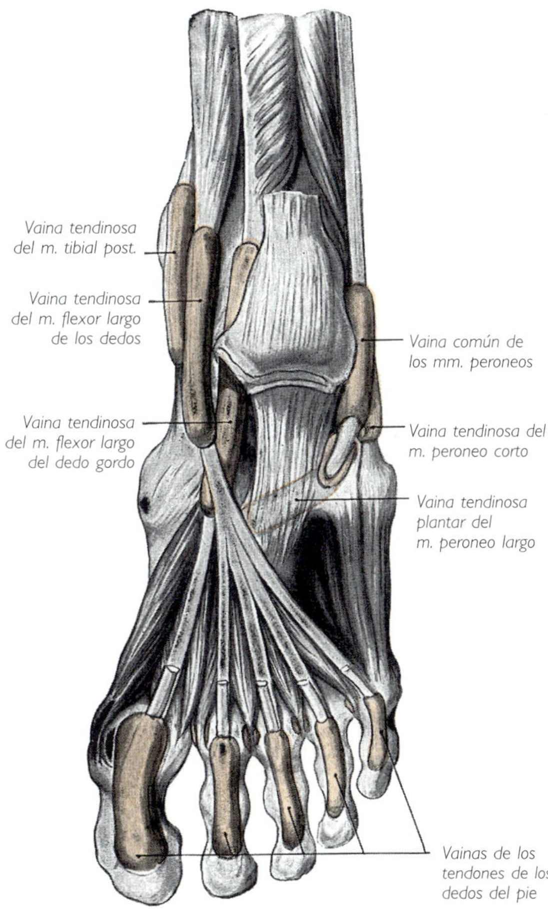

Fig. 352 ▪ Vainas tendinosas tibiales del tarso, peroneas del tarso y de los dedos del pie.

1. Vainas tendinosas anteriores del tarso (fig. 350). La *vaina tendinosa del músculo tibial anterior* comienza a dos traveses de dedo superiormente al retináculo superior de los músculos extensores, y termina a la altura de la articulación astragalocalcaneonavicular.

La *vaina tendinosa del músculo extensor largo del dedo gordo* se extiende desde el borde superior del retináculo inferior de los músculos extensores hasta las proximidades de la articulación del hueso cuneiforme medial con el primer hueso metatarsiano.

La *vaina tendinosa del músculo extensor largo de los dedos* empieza ligeramente superior al retináculo inferior de los músculos extensores y termina a la altura del hueso navicular.

2. Vainas tendinosas peroneas del tarso. La *vaina tendinosa común de los músculos peroneos* es común a ambos tendones superiormente; inferiormente se divide en dos prolongaciones que acompañan a cada uno de los tendones una vez éstos se separan en la cara lateral del calcáneo. La vaina tendinosa asciende hasta dos traveses de dedo superiormente al vértice del maléolo, y sus dos prolongaciones inferiores terminan en las proximidades de la articulación calcaneocuboidea.

Vaina tendinosa plantar del músculo peroneo largo. El músculo peroneo largo se halla provisto en su trayecto plantar de otra vaina sinovial independiente de la anterior. Se inicia a la entrada del surco del tendón del peroneo largo del hueso cuboides y termina cerca de la inserción metatarsiana del tendón. Esta vaina tendinosa plantar a veces comunica con la vaina tendinosa común.

3. Vainas tendinosas tibiales del tarso (fig. 352). La *vaina tendinosa del músculo tibial posterior* comienza a dos traveses de dedo superiormente a la interlínea articular talocrural y termina en el hueso navicular.

La *vaina tendinosa del músculo flexor largo de los dedos* asciende hasta un través de dedo superiormente a la interlínea articular talocrural, y se extiende hasta la articulación cuneonavicular.

La *vaina tendinosa del músculo flexor largo del dedo gordo* comienza un poco más inferior y termina ligeramente anterior a la precedente.

C. **Correderas y vainas tendinosas de los dedos del pie**

Los tendones de los músculos flexores de los dedos del pie se deslizan a lo largo de los dedos en vainas fibrosas y sinoviales semejantes a las de los músculos flexores de los dedos de la mano.

D. **Bolsas sinoviales de los tendones de los músculos lumbricales**

Existen pequeñas bolsas sinoviales situadas entre los tendones de los músculos lumbricales y las caras laterales de las articulaciones metatarsofalángicas (Hartmann).

II. FASCIAS DEL MIEMBRO INFERIOR

FASCIA GLÚTEA

Los músculos de la región glútea están recubiertos por la *fascia glútea.* Esta fascia nace de la cresta ilíaca, del sacro y del cóccix y se continúa inferior y anteriormente con la fascia lata. De anterior a posterior y de superior a inferior recubre primero la porción anterior del músculo glúteo medio, donde es muy gruesa; cuando alcanza el borde anterior del músculo glúteo mayor se divide en tres hojas: superficial, media y profunda (figs. 392 y 393).

Las *hojas superficial y media* tapizan las caras superficial y profunda del músculo glúteo mayor, dando origen a tabiques celulares entre los gruesos fascículos del músculo.

La *hoja profunda* es delgada y celular, y cubre sucesivamente, de superior a inferior, la parte posterior del músculo glúteo medio y los músculos piriforme, gemelo superior, obturador interno, gemelo inferior y cuadrado femoral. Se halla interrumpida superiormente al músculo piriforme para dar paso a los vasos y nervio glúteos superiores; inferiormente al músculo piriforme presenta también una solución de continuidad para el paso de los vasos y nervio glúteos inferiores y los nervios ciático y cutáneo femoral posterior.

Por último, dos hojas celulares recubren la cara profunda del músculo glúteo medio y la cara superficial del músculo glúteo menor. Estas hojas forman parte del tabique celular que separa estos dos músculos, y presentan continuidad con la hoja profunda de la fascia glútea a lo largo del intersticio que separa el músculo glúteo medio del músculo piriforme.

FASCIA LATA

La *fascia lata* forma una vaina completa para el muslo. Superior y anteriormente, la fascia lata se fija en el ligamento inguinal y se continúa lateral y posteriormente con la fascia glútea. Inferiormente se prolonga alrededor de la rodilla y se inserta en la rótula y en la tibia. La fascia lata es delgada anterior, medial y posteriormente, pero muy gruesa lateralmente.

1. Tabiques intermusculares. La fascia lata se halla unida al fémur por medio de dos láminas fibrosas: los tabiques intermusculares lateral y medial del muslo (v. fig. 398).

El *tabique intermuscular lateral del muslo* está situado entre el músculo vasto lateral anteriormente y los músculos posteriores del muslo posteriormente. Se origina de la cara profunda de la fascia, siguiendo la línea que separa lateralmente las regiones anterior y posterior del muslo. Este tabique termina, de superior a inferior, en la rama lateral de la trifurcación de la línea áspera, en el labio lateral de ésta y en la línea supercondílea lateral.

El *tabique intermuscular medial del muslo* se fija en el labio medial de la línea áspera y se confunde con la aponeurosis de inserción del músculo vasto medial. Este tabique divide medialmente la región anterior del muslo en dos celdas: una anterolateral que contiene el músculo cuádriceps femoral, y otra posteromedial cuyo contenido son los músculos aductores y grácil y los vasos femorales.

2. Vainas musculares. La fascia lata también da origen, por su cara profunda, a expansiones fibrosas que envuelven cada uno de los músculos del muslo.

La vaina del tensor de la fascia lata se halla estrechamente unida a la lámina tendinosa terminal de este músculo.

Por lo que concierne a estas vainas musculares, también es importante observar que la fascia del músculo iliopsoas se halla muy adherida al ligamento inguinal. A la altura de este ligamento, y sobre la cara medial del músculo iliopsoas, la fascia de este músculo se engruesa y forma una lámina fibrosa muy resistente que se extiende desde el ligamento inguinal hasta la eminencia iliopúbica: se trata del *arco iliopectíneo* (fig. 387).

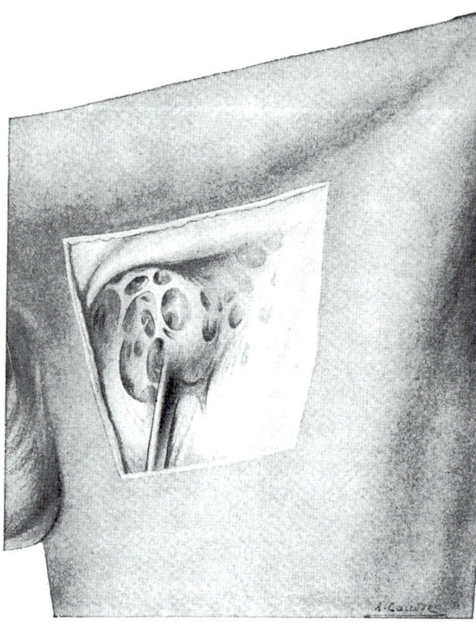

Fig. 353 ▪ Fascia cribiforme (según Gilis).

3. Vaina de los vasos femorales. La fascia lata forma, alrededor de los vasos femorales, una vaina fibrosa denominada *vaina de los vasos femorales.* Esta envoltura está constituida: *a)* por el revestimiento fascial de los músculos que limitan el canal por el que discurren los vasos femorales (fascias de los músculos iliopsoas y vasto medial lateralmente, y pectíneo y aductores medialmente), y *b)* por una lámina fascial que une los dos bordes de este canal, pasando anteriormente a los vasos. En conjunto, la vaina presenta la forma de un prisma triangular, girado de tal manera sobre su eje que la cara que es anterior superiormente se hace medial inferiormente (fig. 367).

El límite superior de esta envoltura fibrosa es la *laguna vascular.* Está limitada: ❑ *a)* anteriormente por el ligamento inguinal; ❑ *b)* lateralmente por el arco iliopectíneo; ❑ *c)* medialmente por el ligamento lagunar; este ligamento es una lámina fibrosa triangular que se extiende desde el extremo medial del ligamento inguinal hasta el pecten del pubis, y ❑ *d)* posteriormente por un engrosamiento lineal que presenta la fascia del músculo pectíneo a lo largo del pecten del pubis y que se denomina *ligamento pectíneo* (fig. 387).

El límite inferior de la vaina de los vasos femorales es el hiato aductor, que está comprendido entre los fascículos medio e inferior del músculo aductor mayor.

En la vaina de los vasos femorales se pueden diferenciar tres segmentos que varían por su configuración y relaciones: el segmento superior, el segmento inferior o conducto aductor, y el segmento medio, que está comprendido entre los otros dos.

El *segmento superior* comienza en la laguna vascular y termina a la altura de la desembocadura de la vena safena mayor en la vena femoral.

Para comprender el modo de formación de esta parte de la envoltura fibrosa basta con examinar un corte transversal de la región (fig. 386). Se puede observar cómo la fascia lata, después de envolver al músculo sartorio, se desdobla en su borde medial en dos hojas: una superficial y otra profunda. La *hoja superficial* pasa a modo de puente anterior a los vasos femorales; la *hoja profunda* desciende posterior a dichos vasos, cubre los músculos iliopsoas y pectíneo, y se reúne en la parte medial de este último músculo con la hoja superficial. La hoja superficial es gruesa lateralmente; medialmente es reticulada y se halla formada por tractos entrecruzados que limitan numerosos orificios a través de los cuales discurren ramos vasculares y nerviosos (fig. 353). Esta parte medial de la pared anterior de la fascia lata recibe el nombre de *fascia cribiforme.*

La *fascia cribiforme* está limitada por una porción de la fascia lata bastante densa y gruesa, por lo cual el borde que las separa contrasta claramente con el aspecto reticulado de la fascia cribiforme, mostrándose como un engrosamiento denominado *borde falciforme del hiato safeno.*

El borde falciforme tiene forma de arco de concavidad superior y medial; su cuerno superior o lateral se confunde con el extremo medial del ligamento inguinal; su cuerno inferior o medial termina en forma de punta sobre la fascia del músculo pectíneo. El *hiato safeno* suele describirse como el más importante de los orificios de la fascia cribiforme que da paso a la vena safena mayor, pero no es correcto hablar de orificio, pues la fascia cribiforme se adhiere a la túnica externa de la vena; existe de hecho una prolongación infundibuliforme de la fascia sobre la vena (Gilis).

En la vaina de los vasos femorales están situados, de lateral a medial, la arteria femoral, la vena femoral y vasos linfáticos (para más detalles v. *Región inguinofemoral,* pág. 530 y fig. 386).

El *segmento medio* presenta una pared lateral formada por el músculo vasto medial, una pared medial constituida por el músculo aductor largo y una pared anterior formada por el músculo sartorio, que se halla contenido en un desdoblamiento de la fascia lata.

El *segmento inferior* o *conducto aductor* presenta en razón de la torsión del conducto (fig. 398): una pared anterolateral constituida por el tabique intermuscular medial del muslo y el músculo vasto medial; una pared posterior formada primero por la fascia del músculo aductor largo y después por la del músculo aductor mayor, y una pared medial que consiste en una lámina fibrosa muy densa cuyas fibras, oblicuas inferior y anteriormente, se extienden desde el tendón del músculo aductor mayor hasta la fascia del músculo vasto medial. Esta lámina fibrosa, denominada *tabique intermuscular vastoaductor* (membrana vastoaductora) se halla atravesada inferiormente por una rama de la arteria descendente de la rodilla y por el nervio safeno, y superiormente por el ramo infrarrotuliano del nervio safeno.

La fascia del conducto aductor (Hunter) es independiente de la vaina del músculo sartorio; se adelgaza de forma progresiva de inferior a superior y acaba por unirse a la hoja profunda de la vaina del músculo sartorio hacia la parte media del muslo.

FASCIA DE LA PIERNA

La pierna se halla envuelta en una vaina fascial que se interrumpe solamente a la altura de la cara medial de la tibia, donde la fascia se confunde con el periostio.

El extremo superior de la fascia de la pierna se adhiere anteriormente al peroné y a los cóndilos y tuberosidad de la tibia; recibe expansiones tendinosas de algunos músculos del muslo, en concreto del músculo bíceps femoral lateralmente y de los músculos sartorio y semitendinoso medialmente. ❑ Posterior y superiormente, la fascia de la pierna presenta continuidad con la fascia lata.

En la cara de la fosa poplítea, la fascia de la pierna da origen a dos tabiques anteroposteriores, uno lateral y otro medial, que se extienden hasta las líneas supracondíleas de la línea áspera y cubren los músculos que limitan a cada lado el triángulo superior de la fosa poplítea.

En la mitad superior de la pierna, la fascia de la pierna forma una vaina fascial para la vena safena menor. La pared posterior de esta vaina está constituida por la propia fascia de la pierna y la pared anterior por una hoja de desdoblamiento de la fascia, aplicada sobre las cabezas del músculo gastrocnemio. En la fosa poplítea, la vaina de la vena safena menor se ensancha de repente y ocupa toda la anchura de la fosa. Otra posibilidad, según Charpy y Dieulafé, es describir dos láminas fasciales en la región poplítea, una superficial y otra profunda (figs. 393 y 406). La lámina profunda se extiende inferiormente de una cabeza a otra del músculo gastrocnemio, y superiormente desde la cara posterior del músculo semimembranoso hasta la cara anterior del músculo bíceps femoral (fig. 407). Entre estas dos láminas fasciales discurren el nervio cutáneo femoral posterior y la vena safena menor antes de hacerse profunda para desembocar en la vena poplítea. La lámina profunda se continúa superiormente en la región posterior del muslo posteriormente al nervio ciático; se fija medialmente en la vaina del músculo semimembranoso y lateralmente en la del músculo bíceps femoral (Rouvière y Olivier).

El extremo inferior de la fascia de la pierna se continúa con las fascias del pie. Está reforzada en el tobillo por los retináculos de los músculos extensores, el retináculo de los músculos flexores y los retináculos de los músculos peroneos, que ya hemos descrito junto con las vainas tendinosas.

De la cara profunda de la fascia de la pierna parten dos tabiques fibrosos intermusculares, uno anterior y otro posterior (v. fig. 410).

El *tabique intermuscular posterior de la pierna* se extiende desde la parte lateral de la cara profunda de la fascia hasta el borde posterior del peroné; este tabique separa la región anterolateral de la región posterior de la pierna.

En su extremo superior, el tabique intermuscular posterior de la pierna forma un arco que limita con el borde posterior del peroné un orificio que da paso al nervio peroneo común.

El *tabique intermuscular anterior de la pierna* se extiende desde la cara profunda de la fascia hasta el borde anterior del peroné. Divide la región anterolateral de la pierna en dos celdas, una anterior y otra lateral. La anterior contiene los músculos del grupo anterior y la lateral los músculos laterales o músculos peroneos.

Superiormente, el tabique intermuscular anterior forma dos arcos que limitan con el peroné dos orificios superpuestos, uno superior y otro inferior. Por el superior discurren los nervios superiores del músculo tibial anterior y por el inferior pasa el nervio peroneo profundo.

Tabique intermuscular transverso. ❑ Profunda al músculo tríceps sural se encuentra una lámina fascial profunda que se extiende entre el borde medial de la tibia y el borde posterior del peroné. Cubre el plano muscular profundo y los vasos tibiales posteriores, los vasos peroneos y el nervio tibial (v. fig. 410).

FASCIAS DEL PIE

Dividiremos las fascias del pie en fascia dorsales y fascias plantares.

A. Fascias dorsales

En la cara dorsal del pie existen tres planos fasciales: fascia dorsal del pie, fascia de los músculos extensores cortos y fascia interósea dorsal.

1. La *fascia dorsal del pie* cubre los tendones de los músculos extensores largos. Se continúa superior y posteriormente con los retináculos; a los lados, se adhiere a los bordes lateral y medial del pie, fusionándose con los bordes correspondientes de la fascia plantar (v. fig. 424).

2. La *fascia de los músculos extensores* cortos es una lámina delgada, subyacente a los tendones de los músculos extensores largos; cubre los músculos extensores cortos, los vasos dorsales del pie y el nervio peroneo profundo. Lateralmente, se fija en el borde lateral del pie; medialmente, se une a la fascia dorsal del pie a lo largo del tendón del músculo extensor largo del dedo gordo (v. figs. 423 y 424).

3. La *fascia interósea dorsal* cubre la cara dorsal de los huesos metatarsianos y de los músculos interóseos dorsales.

B. Fascias plantares

Hay dos planos fasciales: fascia plantar y fascia interósea plantar.

FASCIA PLANTAR. Está situada profunda a la piel, de la cual se halla separada por una gruesa capa de tejido graso, y cubre los músculos superficiales de los tres grupos musculares de la región plantar. Al igual que la fascia de la región palmar, se divide en tres partes (media, medial y lateral), que se corresponden con los grupos musculares medio, medial y lateral de la planta del pie (v. fig. 425).

1. Aponeurosis plantar. La aponeurosis plantar, que corresponde a la fascia plantar media, es una lámina fascial muy resistente y de aspecto nacarado, muy gruesa posteriormente y delgada anteriormente. Tiene forma triangular de vértice posterior. La aponeurosis plantar se fija posteriormente en las apófisis medial y lateral de la tuberosidad del calcáneo; anteriormente termina a la altura de las articulaciones metatarsofalángicas; a los lados se continúa con las fascias plantares medial y lateral. La línea de unión de estas fascias está marcada por un surco longitudinal más o menos profundo según los sujetos y ocupado por tejido adiposo.

La aponeurosis plantar está formada por fibras longitudinales y fibras transversales.

Las *fibras longitudinales* forman posteriormente una lámina continua. Anteriormente la lámina se divide en cinco cintillas pretendinosas que presentan la misma disposición y el mismo tipo de terminación que las cintillas pretendinosas de la aponeurosis palmar (v. pág. 156).

Las *fibras transversales* están diseminadas en el espesor de la aponeurosis. Son especialmente abundantes en la parte anterior. A la altura de las articulaciones metatarsofalángicas, forman un ligamento metatarsiano transverso superficial y, posteriormente a las comisuras interdigitales, un ligamento interdigital análogo al de la aponeurosis palmar.

2. Fascias plantares lateral y medial. La fascia plantar medial es delgada posteriormente y gruesa anteriormente; por el contrario, la fascia plantar lateral es gruesa posteriormente y delgada en su parte anterior. Ambas se insertan posteriormente en la apófisis correspondiente de la tuberosidad del calcáneo, a cada lado de la aponeurosis plantar. Anteriormente se confunden con las vainas tendinosas de los dedos primero y quinto, y con la cintilla pretendinosa correspondiente de la aponeurosis plantar.

Cada una de ellas se adhiere al borde lateral o medial del pie que le corresponde y presenta continuidad con la fascia dorsal.

FASCIA INTERÓSEA PLANTAR. Cubre los músculos interóseos plantares y se extiende transversalmente desde el borde inferior del primer hueso metatarsiano hasta el borde inferior del quinto. Se confunde anteriormente con el ligamento metatarsiano transverso profundo.

TABIQUES INTERMUSCULARES Y CELDAS DE LA REGIÓN PLANTAR. Desde las líneas en que la aponeurosis plantar se une a las fascias plantares lateral y medial, parten tabiques fibrosos que penetran hasta el plano esquelético. El tabique medial se fija de posterior a anterior en la apófisis medial de la tuberosidad del calcáneo, en los huesos navicular y cuneiforme medial, y en el primer hueso metatarsiano; el tabique lateral, en el ligamento calcaneocuboideo plantar y en el quinto hueso metatarsiano (v. fig. 424).

Estos tabiques dividen la región plantar en tres celdas o compartimientos: medial, medio y lateral.

Los tabiques intermusculares son incompletos, por lo cual las celdas presentan espacios que las comunican. En efecto, presentan orificios más o menos amplios por los que discurren vasos, nervios, músculos y tendones, que se dirigen de una celda a la celda contigua. Así, el tabique intermuscular medial se encuentra atravesado por el nervio y los vasos plantares mediales, por la cabeza lateral del músculo flexor corto del dedo gordo y por el músculo aductor del dedo gordo (v. *Región plantar*).

VASOS DEL MIEMBRO INFERIOR

I. ARTERIAS DEL MIEMBRO INFERIOR

La sangre arterial es transportada al miembro inferior: *a)* por la arteria femoral y *b)* por las ramas parietales extrapélvicas de la arteria ilíaca interna.

La arteria ilíaca interna y sus ramas han sido descritas con los vasos del tronco. Insistiremos aquí sobre el trayecto, las relaciones y la distribución de las ramas extrapélvicas de esta arteria en el miembro inferior.

RAMAS EXTRAPÉLVICAS DE LA ARTERIA ILÍACA INTERNA

La arteria ilíaca interna es la rama de bifurcación medial de la arteria ilíaca común. Nace a la altura del ala del sacro, desciende hasta la cavidad pélvica anteriormente a la articulación sacroilíaca y termina ligeramente superior a la escotadura ciática mayor, dando origen a doce ramas.

Estas ramas se dividen en tres grupos: ❑ *a) ramas viscerales,* que terminan en los órganos contenidos en la cavidad pélvica; ❑ *b) ramas parietales intrapélvicas,* que se distribuyen en las paredes internas de la pelvis, y ❑ *c) ramas parietales extrapélvicas,* que emergen de la cavidad pélvica y contribuyen a la vascularización del miembro inferior.

Estas ramas extrapélvicas son: la arteria obturatriz, la arteria glútea superior, la arteria glútea inferior y la arteria pudenda interna.

1. Arteria obturatriz. Desde su origen, la arteria obturatriz se dirige anteriormente, aplicada a la pared lateral de la pelvis menor, hasta el conducto obturador, en el cual se introduce para penetrar en el muslo. (Para sus colaterales y relaciones intrapélvicas, v. tomo 2.)

En el interior del conducto obturador se divide en dos ramas terminales, una anterior y otra posterior (fig. 390).

La *rama anterior* se dirige anterior e inferiormente. Se hace profunda al músculo obturador externo, sigue el borde anterior del agujero obturado y describe un arco que delimita la mitad anterior de este orificio. Esta arteria suministra ramas a los músculos obturador externo, aductores y grácil, así como al escroto o a los labios mayores.

La *rama posterior* se dirige posterior e inferiormente, cruza la cara profunda de la cintilla subpúbica y sigue a lo largo de la mitad posterior del borde del agujero obturado, profunda al músculo obturador externo. Proporciona: *a)* en su origen, una *rama intrapélvica* que se ramifica sobre la cara interna de la membrana obturatriz; *b)* una *rama acetabular* que se introduce en la escotadura acetabular a lo largo del ligamento de la cabeza del fémur hasta la cabeza del fémur, y *c) ramas musculares* destinadas a los músculos obturador externo y aductores. La rama posterior termina originando dos ramas anastomóticas: una se une a la rama anterior de la arteria obturatriz, y la otra pasa profunda al músculo cuadrado femoral y se anastomosa con las arterias glútea inferior, circunfleja femoral medial y primera perforante.

2. Arteria glútea superior. La arteria glútea superior atraviesa el plexo sacro entre el tronco lumbosacro y el primer nervio sacro. Inmediatamente después emerge de la pelvis menor por la parte superior de la escotadura ciática mayor inmediatamente superior al músculo piriforme. A su entrada en la región glútea, la arteria se divide en dos ramas terminales, una superficial y otra profunda (fig. 354). (Para las relaciones de la arteria y sus ramas, v. *Región glútea,* pág. 539.)

La *rama superficial* bordea de inferior a superior el borde superior de la escotadura ciática mayor, o bien atraviesa el orificio comprendido entre el borde superior de la escotadura y el arco fibroso inconstante (arco de Bouisson) del que nacen las fibras inferiores del músculo glúteo medio. Se dirige anterior y lateral y, a continuación, discurre entre los músculos glúteo medio y glúteo mayor. La rama superficial de la arteria glútea superior está destinada sobre todo a este último músculo, al cual suministra numerosas ramas.

La *rama profunda* discurre entre los músculos glúteo medio y glúteo menor, y se divide en dos ramas: una superior que discurre a lo largo de las inserciones superiores del múscu-

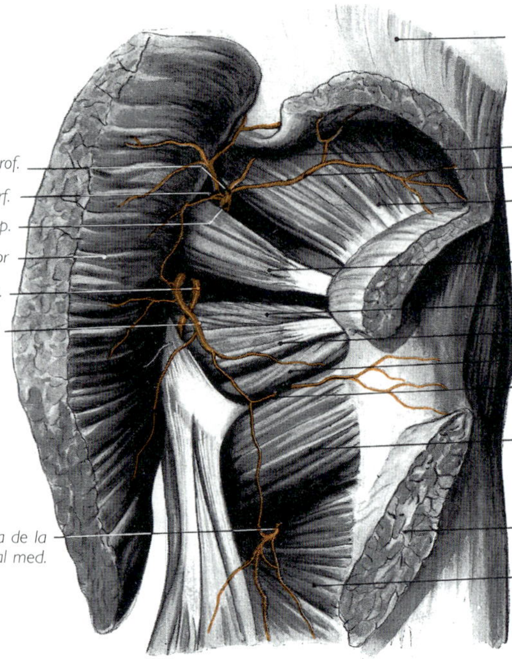

Fig. 354 ■ Arterias de la región glútea.

lo glúteo menor, y otra inferior que se dirige horizontalmente en dirección anterior. Estas dos ramas proporcionan a su vez ramificaciones a los músculos glúteo medio, glúteo menor y tensor de la fascia lata, así como al hueso coxal y a la articulación de la cadera.

3. Arteria glútea inferior. La arteria glútea inferior emerge de la pelvis menor por la parte inferior de la escotadura ciática mayor, inferior al músculo piriforme y medial a la arteria pudenda interna (fig. 354) (v. *Pedículo vasculonervioso inferior de la región glútea,* pág. 544). Se dirige luego inferior y lateralmente, cruza posterior a la arteria pudenda interna y da: ❑ *a)* una *rama ascendente* que asciende posterior al músculo piriforme y se anastomosa con la rama superficial de la arteria glútea superior (Poirier); esta rama es inconstante; ❑ *b)* una *arteria satélite del nervio ciático;* ❑ *c)* una *rama terminal inferior* y *lateral* destinada al músculo glúteo mayor (Dubreuil-Chambardel, Salmon), y ❑ *d)* una *rama terminal inferomedial* descendente, que se dirige hacia el muslo y suministra ramas a los músculos glúteo mayor, gemelos, obturador interno y cuadrado femoral. En el curso de su trayecto, esta rama se anastomosa con la rama posterior de la arteria obturatriz, con la arteria circunfleja femoral medial y con la arteria perforante superior, rama de la arteria femoral profunda (fig. 358).

4. Arteria pudenda interna. La arteria pudenda interna pertenece a la región glútea tan sólo en una pequeña porción de su trayecto. Alcanza esta región al pasar por la porción inferior de la escotadura ciática mayor, inferior al músculo piriforme y lateral a la arteria glútea inferior (fig. 354). La arteria pudenda interna rodea el vértice de la espina ciática, cruza la arteria glútea inferior que pasa posterior a ella y penetra en la fosa isquioanal por la escotadura ciática menor.

La arteria pudenda interna proporciona en la región glútea una o dos pequeñas ramas que terminan en el músculo glúteo mayor atravesando el ligamento sacrotuberoso y dos arterias gemelas destinadas a los músculos gemelos, piriforme y obturador interno (Salmon).

ARTERIA FEMORAL

SITUACIÓN, TRAYECTO Y DIRECCIÓN. La arteria femoral es continuación de la arteria ilíaca externa. Está situada en la parte anteromedial del muslo y se extiende desde el ligamento inguinal hasta el hiato del músculo aductor (fig. 355). Inferiormente a este anillo, se convierte en la arteria poplítea. Su dirección, que es oblicua inferior, medial y posteriormente, puede representarse mediante una línea trazada desde la mitad del ligamento inguinal hasta el borde posterior del cóndilo medial del fémur.

RELACIONES. La arteria femoral recorre el canal femoral en toda su extensión. Está en relación con los elementos musculares y fasciales que constituyen los orificios y las paredes de este canal (v. *Vaina de los vasos femorales,* pág. 466).

En el interior del canal femoral, la arteria es acompañada por la vena femoral, que inferiormente se sitúa lateral a la arteria, mientras que en su trayecto ascendente se sitúa primero posterior y luego medial a ella (fig. 367).

Se halla también en relación con el ramo femoral del nervio genitofemoral, con el nervio femoral y con sus ramos. Todas estas relaciones venosas y nerviosas de la arteria femoral serán descritas por separado cuando estudiemos cada uno de estos elementos, y más adelante en su conjunto con las regiones del triángulo femoral y anterior del muslo.

RAMAS COLATERALES. La arteria femoral proporciona seis ramas colaterales principales: las arterias epigástrica superficial, circunfleja ilíaca superficial, pudenda externa superficial, pudenda externa profunda, femoral profunda y descendente de la rodilla (figs. 355 y 356).

1. Arteria epigástrica superficial. La arteria epigástrica superficial nace de la cara anterior de la arteria femoral, un poco inferior al ligamento inguinal, atraviesa enseguida la fascia cribiforme y se hace superficial. A continuación se dirige superior y medialmente, y se ramifica en el tejido subcutáneo de la pared abdominal hasta el ombligo. Esta arteria se anastomosa con las arterias epigástrica superior y circunfleja ilíaca superficial.

2. Arteria circunfleja ilíaca superficial. Esta arteria nace a la misma altura que la precedente, a menudo de un mismo tronco. Atraviesa la fascia cribiforme, se dirige su-

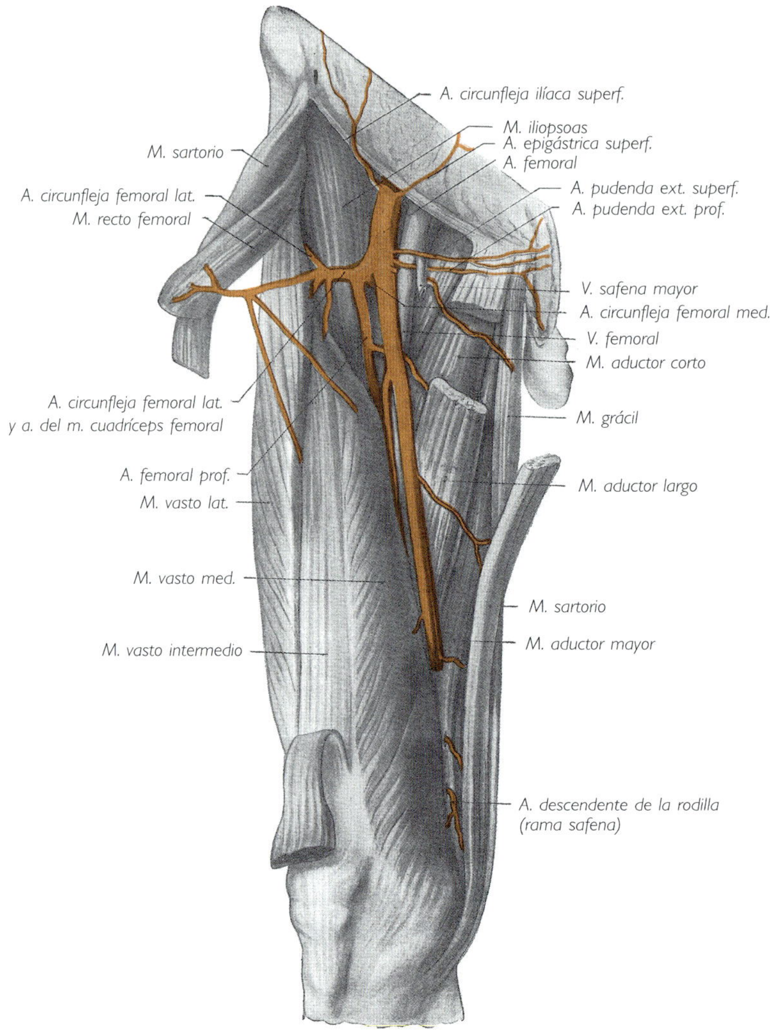

Fig. 355 ▪ Arteria femoral y sus ramas.

perior y lateralmente, y se distribuye en los tegumentos de la pared abdominal, lateral al territorio de la arteria epigástrica superficial.

3. Arteria pudenda externa superficial. La arteria pudenda externa superficial se origina de la cara medial de la arteria femoral, cerca de las precedentes. Atraviesa también la fascia cribiforme, se dirige medialmente y se distribuye en los tegumentos de la región púbica del escroto en el hombre y de los labios mayores en la mujer.

4. Arteria pudenda externa profunda. La arteria pudenda externa profunda nace un poco inferior a la arteria pudenda externa superficial. Inicialmente subfascial, esta arteria cruza en sentido transversal la cara anterior de la vena femoral, pasando inferiormente al arco de la vena safena mayor, discurre sobre el músculo pectíneo, llega cerca del borde lateral del músculo aductor largo, perfora la fascia lata y se distribuye por el escroto o los labios mayores.

5. Arteria femoral profunda. La arteria femoral profunda es un tronco arterial voluminoso cuyas ramas irrigan los músculos y tegumentos de casi todo el muslo.

Nace de la cara posterior de la arteria femoral, aproximadamente a 4 cm del ligamento inguinal. La arteria femoral profunda desciende posterior a la arteria femoral, y anterior al músculo iliopsoas y al intersticio que separa el músculo pectíneo del músculo iliopsoas superiormente y del músculo vasto medial inferiormente. La arteria femoral profunda se sitúa en su origen directamente posterior a la arteria femoral, pero al descender suele desviarse un poco en sentido lateral y se vuelve posterior y lateral a la arteria femoral. Al llegar al borde superior del músculo aductor largo, discurre posterior a este músculo y desciende verticalmente entre el músculo aductor largo, que es anterior a la arteria, y los músculos aductor corto y aductor mayor, que están situados sucesivamente posteriores a ella. Un poco superior al hiato del aductor, la arteria femoral profunda atraviesa el músculo aductor mayor, constituyendo la *tercera arteria perforante.*

La arteria femoral profunda da origen a las arterias del músculo cuádriceps femoral, circunfleja femoral lateral, circunfleja femoral medial y perforantes.

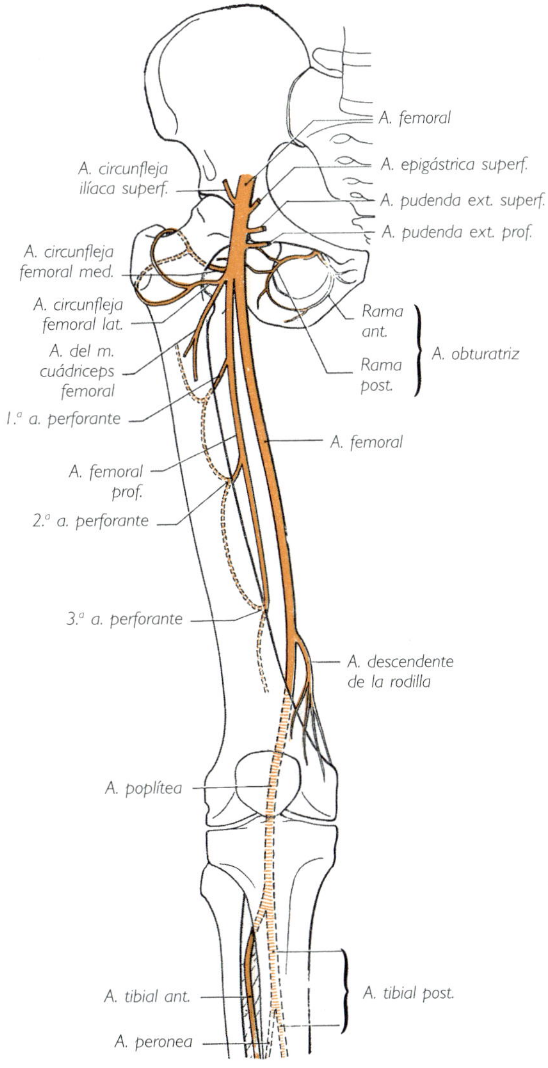

Fig. 356 ▪ Arteria femoral y sus ramas (esquema).

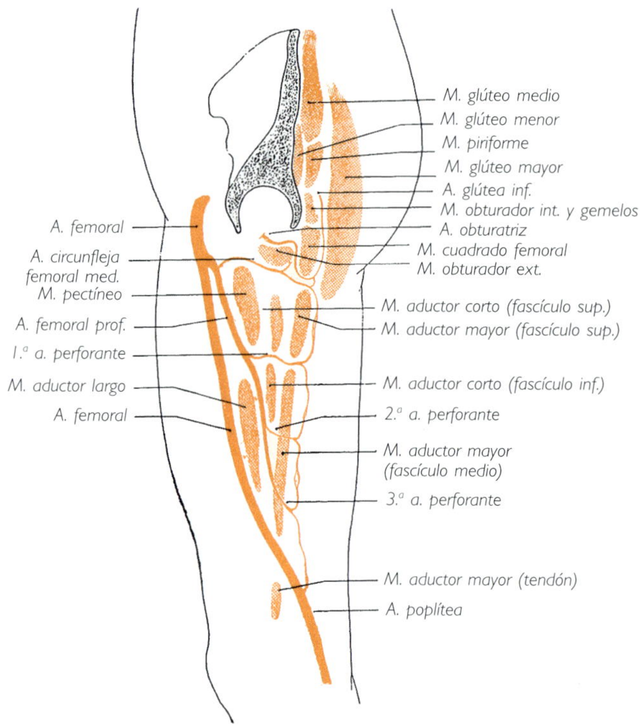

Fig. 357 ▪ Esquema que muestra la disposición, en un corte sagital de la cadera y del muslo, de las arterias femoral y femoral profunda y las anastomosis que unen las ramas de la arteria femoral profunda entre sí y con las arterias obturatriz, glútea inferior y poplítea.

a) ARTERIA DEL MÚSCULO CUÁDRICEPS FEMORAL. La arteria del músculo cuádriceps femoral nace de la arteria femoral profunda cerca de su origen, ya sea directamente o por medio de un tronco común con la arteria circunfleja femoral lateral. A veces procede de la arteria femoral. Poco después de su origen, se divide en varias ramas que se distribuyen en las cuatro cabezas del músculo cuádriceps femoral y en el músculo sartorio.

b) ARTERIA CIRCUNFLEJA FEMORAL LATERAL. La arteria circunfleja femoral lateral nace a la altura de la arteria del músculo cuádriceps femoral, a menudo por medio de un tronco común con ésta. Se dirige lateralmente, pasa profunda al músculo recto femoral y proporciona ramas al músculo recto femoral, a la cápsula de la articulación de la cadera, al ligamento iliofemoral y a los músculos tensor de la fascia lata y vasto lateral; a continuación rodea, en el espesor de este músculo, el extremo superior del fémur y se anastomosa posteriormente al hueso con la arteria circunfleja femoral medial.

c) ARTERIA CIRCUNFLEJA FEMORAL MEDIAL. La arteria circunfleja femoral medial nace también de la arteria femoral profunda muy cerca de su origen; se dirige posterior y medialmente, y pasa entre el cuello del fémur y el borde superior del músculo pectíneo, a lo largo del borde inferior del músculo obturador externo, hasta la cara profunda del músculo cuadrado femoral, donde se divide en dos ramas terminales, una ascendente y otra descendente.

En el curso de su trayecto esta arteria proporciona ramas al fémur y a los músculos contiguos, y una *rama acetabular* inconstante que puede suplir a la rama correspondiente de la arteria obturatriz o anastomosarse con ella.

De las dos ramas terminales, la *rama ascendente* asciende por la cara posterior de la articulación y se distribuye en la cápsula articular y en los músculos que la cubren; se anastomosa con la arteria circunfleja femoral lateral. ❑ La *rama descendente* se dirige inferiormente, pasa profunda al músculo cuadrado femoral y termina en los músculos

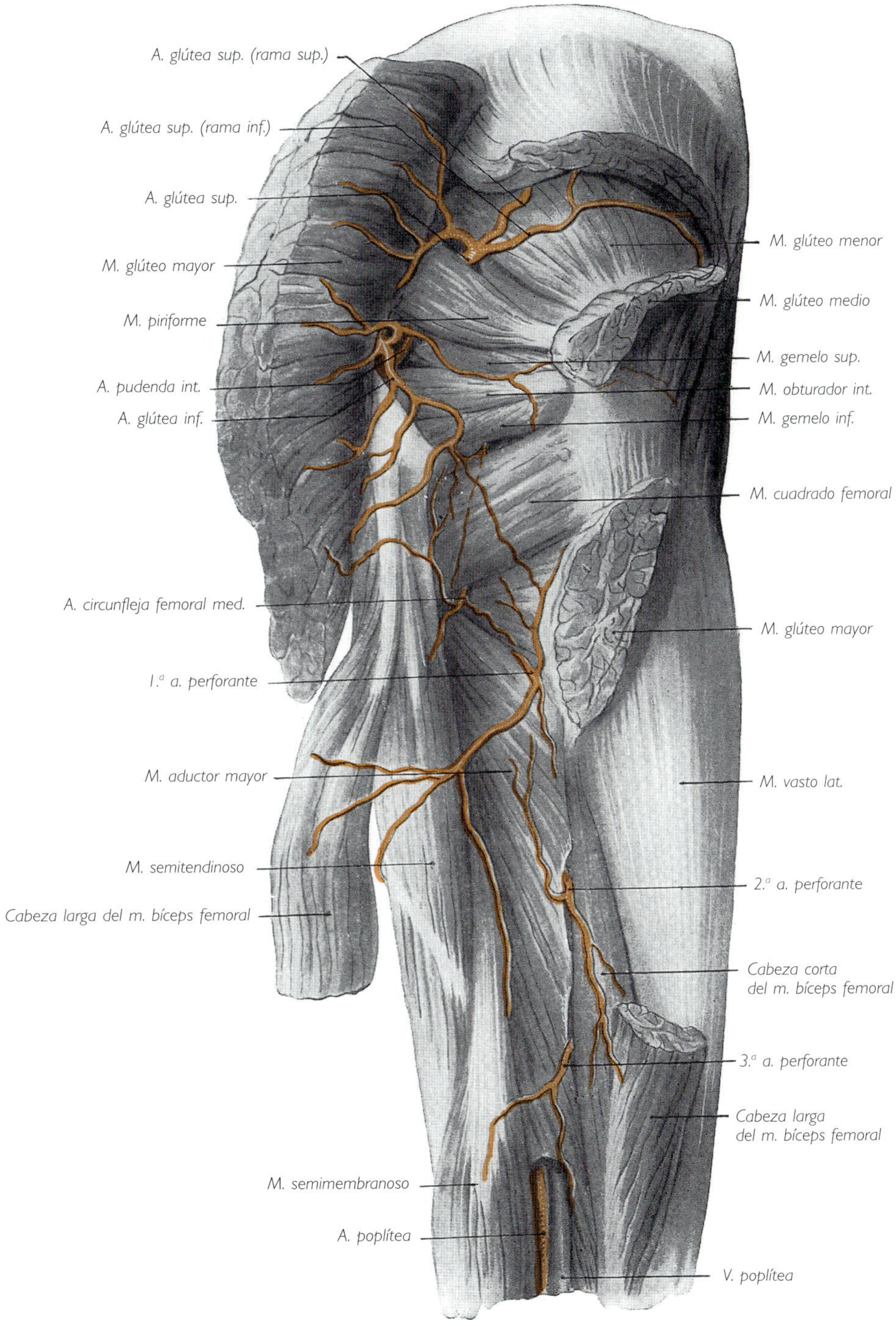

Fig. 358 ▪ Arterias glútea superior, glútea inferior y posteriores del muslo.

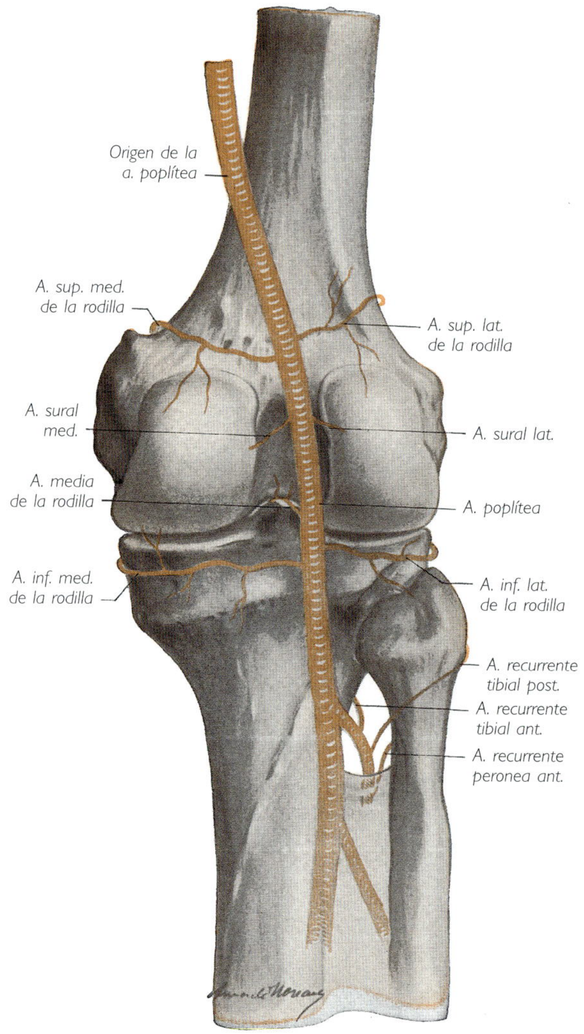

Fig. 359 ▪ Arteria poplítea, ramas colaterales (proyección sobre el esqueleto).

posteriores del muslo; se anastomosa con las arterias obturatriz, circunfleja femoral lateral y glútea inferior, así como con la primera arteria perforante.

d) ARTERIAS PERFORANTES. Las arterias perforantes deben su nombre al hecho de que atraviesan los músculos aductores, situados posteriormente a la arteria femoral profunda, para alcanzar la región posterior del muslo. Generalmente son tres (figs. 357 y 358). ❑ La primera arteria perforante discurre por el intersticio que separa los dos fascículos del músculo aductor corto, y después entre los fascículos superior y medio del músculo aductor mayor. ❑ La segunda arteria perforante atraviesa el fascículo medio del músculo aductor mayor inferiormente al borde inferior del músculo aductor corto. ❑ La tercera arteria perforante está constituida por el segmento terminal de la arteria femoral profunda, y atraviesa el fascículo medio del músculo aductor mayor un poco superiormente al hiato aductor. Al llegar a la cara posterior del músculo aductor mayor, las arterias perforantes se anastomosan entre sí por medio de dos ramas, una ascendente y otra descendente, y proporcionan numerosas ramas a los músculos vecinos. La primera arteria perforante se anastomosa por su rama ascendente con la arteria circunfleja femoral medial, con la arteria glútea inferior y con la rama posterior de la arteria obturatriz.

6. Arteria descendente de la rodilla. La arteria descendente de la rodilla nace de la arteria femoral a la altura del hiato aductor o un poco superiormente a éste. A veces nace, inferiormente al hiato aductor, de la parte superior de la arteria poplítea. Se divide cerca de su origen en tres ramas: la primera, denominada *rama safena,* es *su-*

perficial, atraviesa la pared fibrosa del conducto aductor y acompaña al nervio safeno hasta la pierna; la segunda es *profunda y articular,* y se dirige verticalmente sobre la cara medial de la articulación de la rodilla; la tercera es *profunda y muscular,* penetra en el músculo vasto medial y se pierde en el músculo cuádriceps femoral.

ARTERIA POPLÍTEA

SITUACIÓN, TRAYECTO Y DIRECCIÓN. La arteria poplítea es continuación de la arteria femoral. Se inicia en el hiato aductor, atraviesa de superior a inferior la fosa poplítea y termina en el arco tendinoso del músculo sóleo, donde se divide en arteria tibial anterior y arteria tibial posterior (figs. 359 y 360).

Su dirección no es rectilínea: primero se dirige oblicuamente en sentido inferior y lateral hasta alcanzar la línea media de la fosa poplítea, y después desciende verticalmente hasta su terminación.

RELACIONES. En su trayecto descendente, la arteria poplítea se sitúa posterior al fémur, al plano fibroso posterior de la articulación de la rodilla y al músculo poplíteo. Está cubierta sucesivamente, de superior a inferior, por el músculo semimembranoso, la fascia profunda de la fosa poplítea y el músculo gastrocnemio. ❑ La arteria poplítea se halla acompañada por la vena poplítea, que se sitúa posterior y lateral a la arteria, y por el nervio tibial, que se sitúa posterior y lateral a la vena (para más detalles v. *Región poplítea*).

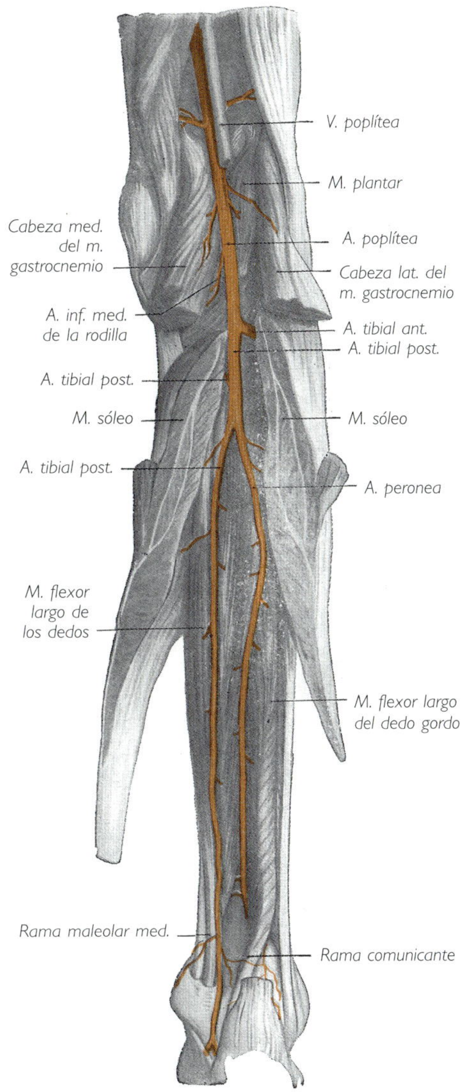

Fig. 360 ▪ Arterias poplítea, tibial posterior y peronea. Los fascículos del músculo flexor largo del dedo gordo, que se insertan en el mismo tabique tendinoso que los fascículos del músculo tibial posterior, han sido seccionados para mostrar la arteria peronea a lo largo de todo su trayecto.

RAMAS COLATERALES. La arteria poplítea proporciona numerosas ramas colaterales: dos arterias superiores de la rodilla, una arteria media de la rodilla, dos arterias inferio-

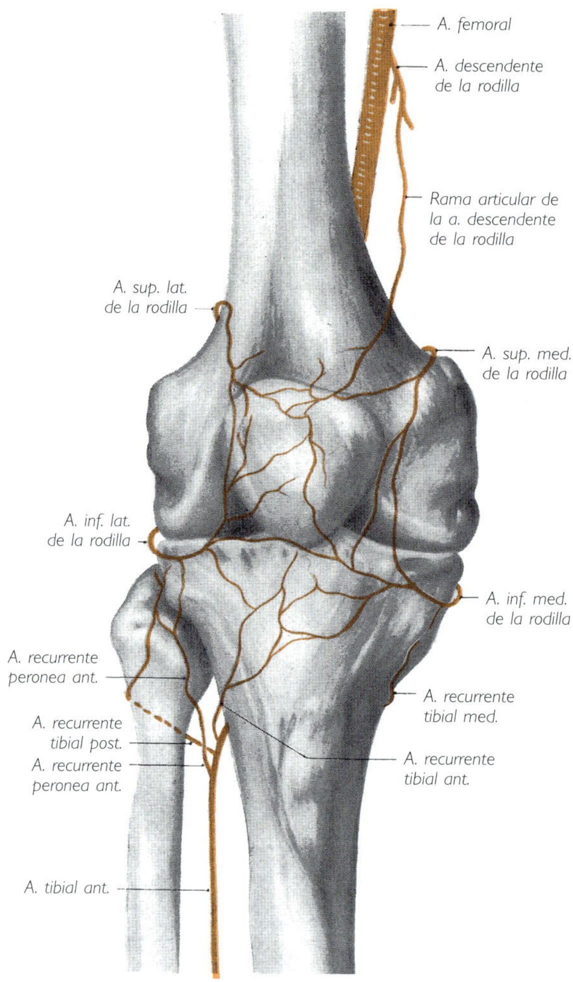

Fig. 361 ▪ Proyección sobre el esqueleto de la red rotuliana.

res de la rodilla y dos arterias musculares denominadas *arterias surales* (figs. 359 y 360).

1. Arterias superiores de la rodilla. Las arterias superiores de la rodilla son dos, una medial y otra lateral. Nacen de la cara anterior de la arteria poplítea, un poco superiores al borde superior de los cóndilos. Ambas rodean el fémur superiormente al cóndilo.

La *arteria superior lateral de la rodilla* se divide en una rama superior o muscular, que se distribuye en el músculo cuádriceps femoral, y una rama inferior articular, que contribuye a la formación de la red rotuliana.

La *arteria superior medial de la rodilla* se divide, en el borde lateral del fémur, en una rama profunda y otra superficial.

La *rama profunda* se distribuye en el músculo vasto medial y en el periostio; la *rama superficial* se ramifica en las caras medial y anterior de la rodilla.

2. Arteria media de la rodilla. La arteria media de la rodilla nace de la cara anterior de la arteria poplítea, un poco inferiormente a las arterias superiores de la rodilla.

Se dirige anteriormente, penetra en el plano fibroso posterior de la rodilla y se distribuye en los elementos ligamentosos y adiposos que ocupan el espacio intercondíleo.

3. Arterias inferiores de la rodilla. Las arterias inferiores de la rodilla se dividen en medial y lateral. Nacen de la arteria poplítea a la altura de la interlínea articular. ❑ La *arteria inferior medial de la rodilla* se dirige inferior y medialmente, rodea el cóndilo medial de la tibia, pasa lateralmente al ligamento colateral tibial y se ramifica sobre la parte anterolateral y medial de la articulación de la rodilla. ❑ La *ar-*

teria inferior lateral de la rodilla rodea el menisco lateral, pasa medialmente al ligamento colateral peroneo y se distribuye en la parte anterolateral y lateral de la rodilla.

4. Red rotuliana. Las cuatro arterias superiores e inferiores de la rodilla se anastomosan entre sí en la cara anterior de la rodilla, anteriormente al plano capsular, formando una red arterial denominada *red rotuliana* (fig. 361). A la formación de esta red contribuyen las ramificaciones de la rama profunda articular de la arteria descendente de la rodilla, las arterias recurrente tibial anterior, recurrente tibial posterior y recurrente peronea anterior, que son también ramas de la arteria tibial anterior. La arteria recurrente tibial medial, que es rama de la arteria tibial posterior, contribuye indirectamente a la constitución de esta red al anastomosarse en la cara medial del cóndilo medial de la tibia con la arteria inferior medial de la rodilla (v. *Región rotuliana*).

5. Arterias surales. Las arterias surales son dos: una medial y otra lateral. Nacen de la cara posterior de la arteria poplítea a la altura de la interlínea articular. Cada una de ellas se dirige hacia la cabeza correspondiente del músculo gastrocnemio, abordándola por medio de numerosas ramas terminales.

ARTERIA TIBIAL ANTERIOR

■ SITUACIÓN, TRAYECTO Y DIRECCIÓN. La arteria tibial anterior es la rama de bifurcación anterior de la arteria poplítea (figs. 359, 360 y 364). Desde su origen, la arteria tibial anterior se dirige anteriormente y atraviesa el orificio comprendido entre la tibia, el peroné y

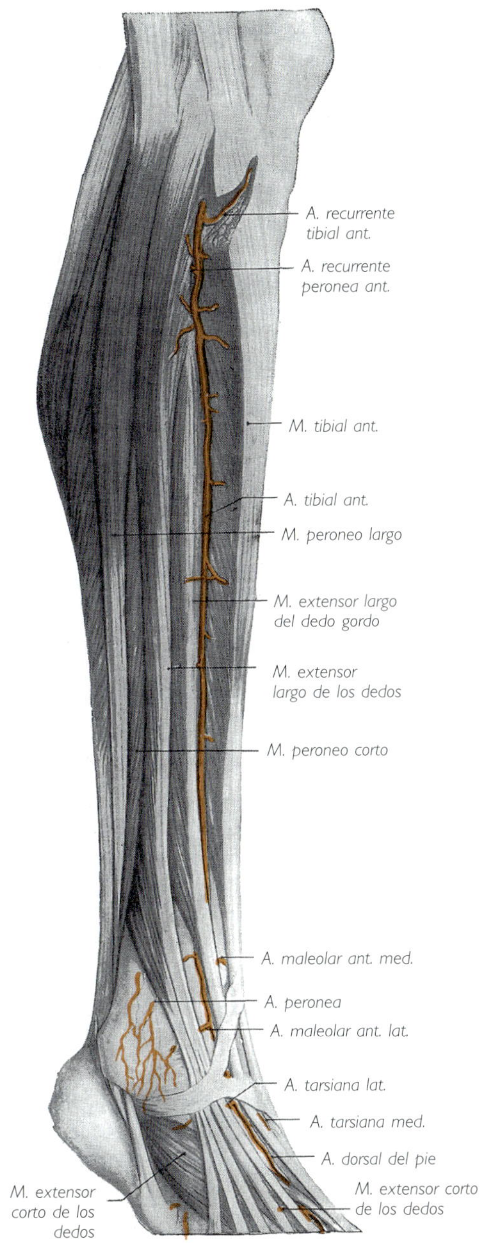

Fig. 362 ■ Arterias tibial anterior y dorsal del pie.

el borde superior de la membrana interósea de la pierna (v. pág. 391); después desciende hasta el borde inferior del retináculo inferior de los músculos extensores, donde recibe el nombre de *arteria dorsal del pie* (fig. 362).

Su dirección es casi rectilínea, ligeramente oblicua inferior, anterior y medialmente; su trayecto puede representarse por medio de una línea trazada desde el tubérculo de Gerdy, o desde la depresión anteperonea, hasta la parte media del espacio intermaleolar.

RELACIONES. *En la pierna,* la arteria tibial anterior discurre en el intersticio que separa el músculo tibial anterior, que está situado medialmente, de los músculos extensores largos, que se sitúan lateralmente. La arteria se halla en el fondo de este intersticio, sobre la membrana interósea de la pierna en sus tres cuartos superiores. En la parte superior, la arteria se halla estrechamente unida a esta membrana mediante tractos fibrosos que pasan anteriormente a ella. ❑ En el cuarto inferior de la pierna, la arteria descansa sobre la cara lateral de la tibia.

En el tobillo, la arteria tibial anterior pasa posteriormente al retináculo inferior de los músculos extensores, que la separa del tendón del músculo extensor largo del dedo gordo. Efectivamente, en la pierna este tendón se halla situado lateral a la arteria; en el tobillo pasa muy oblicuamente anterior a ella y luego se sitúa medial a la arteria.

La arteria tibial anterior se halla acompañada a lo largo de todo su trayecto por el nervio peroneo profundo, que cruza su cara anterior de superior a inferior y de lateral a medial (para más detalles v. *Región anterior de la pierna,* pág. 568).

RAMAS COLATERALES. La arteria tibial anterior proporciona, además de numerosas ramas musculares, cinco ramas principales, que son las arterias recurrente tibial posterior, recurrente tibial anterior, recurrente peronea anterior, maleolar anterior medial y maleolar anterior lateral (figs. 359 y 362).

1. Arteria recurrente tibial posterior. Esta rama es delgada e inconstante, nace posteriormente a la membrana interósea de la pierna, rodea el cuello del peroné y termina en la cara anterior de la articulación tibioperonea (fig. 359).

2. Arteria recurrente tibial anterior. La arteria recurrente tibial anterior, a menudo más voluminosa que la precedente, nace de la arteria tibial anterior inmediatamente después de atravesar el espacio interóseo de la pierna. Asciende sobre el cóndilo lateral de la tibia, cubierto por el músculo tibial anterior, y termina por medio de numerosas ramas que contribuyen a formar la red rotuliana (figs. 359, 361 y 362).

3. Arteria recurrente peronea anterior. Esta rama nace de la arteria tibial anterior anteriormente a la membrana interósea de la pierna y asciende a lo largo del nervio peroneo profundo, a través de las inserciones del músculo peroneo largo, hasta la articulación tibioperonea. Se ramifica por la cara lateral de la rodilla. Es inconstante.

4. Arteria maleolar anterior medial. La arteria maleolar anterior medial nace ligeramente superior al retináculo inferior de los músculos extensores. Se dirige inferior y medialmente, cruza la cara profunda del tendón del músculo tibial anterior y termina en el maléolo medial mediante ramas cutáneas y articulares (fig. 362).

5. Arteria maleolar anterior lateral. La arteria maleolar anterior lateral nace de la arteria tibial anterior casi a la misma altura que la precedente. Se dirige inferior y lateralmente, cruza la cara profunda de los músculos extensores largos y proporciona *ramas superficiales* o cutáneas, *ramas articulares* y *ramas calcáneas*. Estas últimas discurren profundamente a los tendones de los músculos peroneos y terminan en la cara lateral del calcáneo. La arteria maleolar anterior lateral se anastomosa con las arterias peroneas y tarsiana lateral.

ARTERIA DORSAL DEL PIE

SITUACIÓN, TRAYECTO Y DIRECCIÓN. La arteria dorsal del pie (arteria pedia) comienza en el borde inferior del retináculo inferior de los músculos extensores, donde continúa a la arteria tibial anterior. Se dirige en línea recta sobre la cara dorsal del pie hasta el extremo posterior del primer espacio interóseo del metatarso, el cual atraviesa verticalmente para anastomosarse con la arteria plantar lateral (figuras 363 y 364).

Su dirección, oblicua anterior y medialmente, puede indicarse mediante una línea trazada desde la parte media del espacio intermaleolar hasta el extremo posterior del primer espacio interóseo del metatarso.

RELACIONES. La arteria dorsal del pie avanza a lo largo del borde lateral del tendón del músculo extensor largo del dedo gordo. Descansa sobre los huesos del tarso y sus articulaciones. Está cubierta directamente por la fascia de los músculos extensor corto de los dedos y extensor corto del dedo gordo y por el músculo extensor corto del dedo gordo, que la cruza oblicuamente.

RAMAS COLATERALES. La arteria proporciona, además de numerosas ramificaciones innominadas, cinco ramas colaterales, que son las arterias tarsiana lateral, del seno del tarso, tarsiana medial, arqueada y metatarsiana dorsal del primer espacio interóseo (fig. 363).

1. Arteria tarsiana lateral o arteria lateral del tarso. La arteria tarsiana lateral nace de la arteria dorsal del pie cerca del borde inferior del retináculo inferior de los músculos extensores. Se dirige anterior y lateralmente, pasa profunda a los músculos extensor corto de los dedos y extensor corto del dedo gordo, y termina en el borde lateral del pie. Esta arteria suministra ramas a los huesos, a las articulaciones y a los músculos extensor corto de los dedos y extensor corto del dedo gordo. Se anastomosa con la rama perforante de la arteria peronea y la arteria maleolar anterior lateral supe-

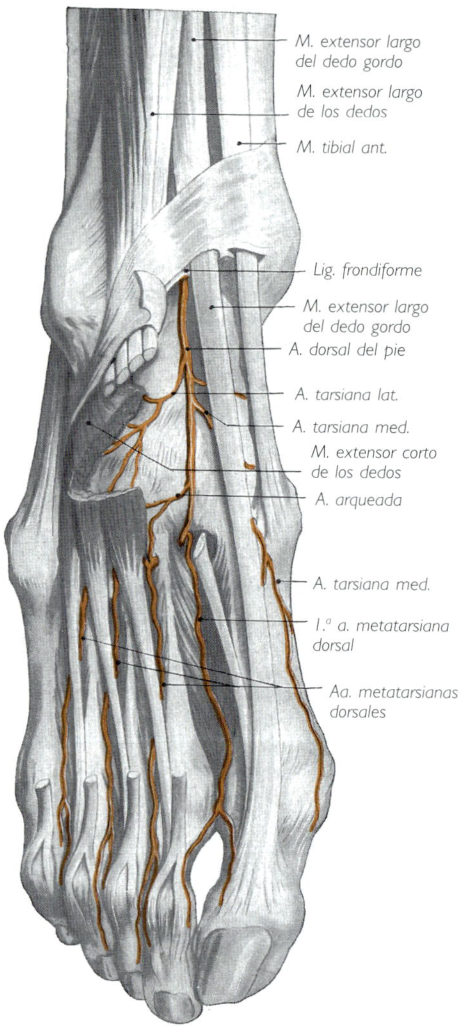

Fig. 363 ▪ Arteria dorsal del pie.

riormente, con la arteria arqueada anteriormente y con la arteria plantar lateral lateralmente.

2. Arteria del seno del tarso. Nace de la arteria dorsal del pie y, en ocasiones, de la arteria tarsiana lateral o de la arteria maleolar anterior lateral; la arteria del seno del tarso se dirige lateralmente hasta la entrada del seno del tarso, recorre este conducto y se anastomosa con una rama de la arteria plantar medial.

3. Arteria tarsiana medial o arteria medial del tarso. La arteria tarsiana medial se dirige anterior y medialmente a lo largo del borde medial del pie.

4. Arteria arqueada. La arteria arqueada nace de la arteria dorsal del pie ligeramente posterior al primer espacio interóseo del metatarso. Se dirige lateralmente, describiendo en la base de los metatarsianos una curva cóncava posterior. Esta rama termina sobre el borde lateral del pie, anastomosándose con las arterias tarsiana lateral y plantar lateral.

Da origen a finas ramas posteriores que se anastomosan con las ramificaciones de la arteria tarsiana lateral.

De su convexidad nacen tres ramas, las *arterias metatarsianas dorsales* de los tres últimos espacios interóseos del metatarso. Cada arteria metatarsiana dorsal discurre de posterior a anterior sobre el músculo interóseo dorsal y se divide posteriormente al espacio interdigital en dos ramas, que son las arterias digitales dorsales de los dedos adyacentes. Cada arteria digital dorsal se anastomosa por medio de una *rama perforante posterior* con el arco plantar profundo, y por medio de una *rama perforante anterior* con la arteria metatarsiana plantar correspondiente.

5. Arteria metatarsiana dorsal del primer espacio interóseo. Nace de la arteria dorsal del pie en el punto en que ésta cambia de dirección para atravesar el primer espacio interóseo del metatarso. Esta arteria se divide, en el extremo anterior del primer espacio interdigital, en dos ramas: una medial que da origen a las arterias digitales dorsales medial y lateral del dedo gordo, y otra lateral que es la arteria digital dorsal medial del segundo dedo. Además, proporciona una arteria perforante anterior voluminosa que se anastomosa con la arteria metatarsiana plantar del primer espacio interóseo del metatarso.

TRONCO TIBIOPERONEO

■ **SITUACIÓN, TRAYECTO Y DIRECCIÓN.** Se denomina *tronco tibioperoneo* a la porción de la arteria tibial posterior situada entre el origen de la arteria tibial anterior y la arteria peronea. Es variable y puede hallarse ausente. Se inicia en el arco tendinoso del músculo sóleo, desciende verticalmente y termina, después de un trayecto de 3 o 4 cm, en el punto de origen de la arteria peronea (figs. 359, 360 y 364).

■ **RELACIONES.** El tronco tibioperoneo se halla situado entre el músculo tibial posterior, que es anterior a él, y el músculo sóleo, que lo cubre. El tronco venoso tibioperoneo y el nervio tibial lo separan de este último músculo.

■ **RAMAS COLATERALES.** Hay que señalar dos: la arteria recurrente tibial medial y la arteria nutricia de la tibia.

1. Arteria recurrente tibial medial. Esta delgada rama se dirige medialmente profunda al músculo sóleo y se ramifica en el cóndilo medial de la tibia, donde se anastomosa con la arteria inferior medial de la rodilla.

2. Arteria nutricia de la tibia. Llega hasta el agujero nutricio del hueso y suministra a su paso algunas ramas a los músculos adyacentes.

ARTERIA PERONEA

■ **SITUACIÓN, TRAYECTO Y DIRECCIÓN.** La arteria peronea se origina lateralmente a la arteria tibial posterior (figs. 360 y 364).

Se extiende en el plano muscular profundo de la pierna desde la terminación del tronco tibioperoneo hasta el extremo inferior de la membrana interósea de la pierna, donde da origen a la rama perforante, y continúa inferiormente como arteria peronea posterior.

Superiormente, la arteria peronea es ligeramente oblicua en sentido inferior y lateral; después se vuelve vertical.

■ **RELACIONES.** La arteria discurre aplicada primero sobre el músculo tibial posterior; penetra a continuación entre los músculos tibial posterior y flexor largo del dedo gordo y llega a la cara posterior de la membrana interósea de la pierna, por donde sigue hasta el extremo inferior de esta membrana. Está cubierta directamente, en gran parte de su trayecto, por las fibras del músculo flexor largo del dedo gordo, que se insertan junto con fascículos del músculo tibial posterior en un tabique tendinoso común. Posteriores a la arteria y a las fibras del músculo flexor largo del dedo gordo se encuentran el tabique intermuscular transverso de la pierna y el músculo sóleo.

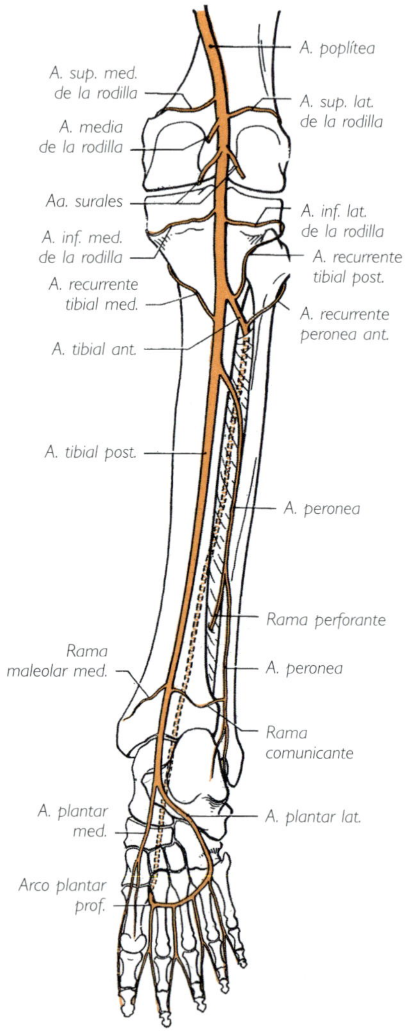

Fig. 364 ▪ Arteria poplítea y arterias de la pierna y del pie (esquema).

■ **RAMAS COLATERALES.** Son numerosas pequeñas ramas musculares, la arteria nutricia del peroné y una rama anastomótica transversal o rama comunicante, que se une un poco superiormente a los maléolos con una rama análoga de la arteria tibial posterior.

■ **RAMAS TERMINALES**

1. Rama perforante. La rama perforante atraviesa el extremo inferior de la membrana interósea de la pierna, desciende anterior al esqueleto de la pierna y se anastomosa en la cara anterior de la articulación del tobillo con la arteria maleolar anterior lateral.

2. Arteria peronea posterior. La arteria peronea posterior es la prolongación inferior de la arteria peronea; desciende posterior al maléolo lateral y termina en la cara lateral del calcáneo. Se anastomosa con la rama perforante y las arterias maleolar anterior lateral, tarsiana lateral y plantar lateral.

ARTERIA TIBIAL POSTERIOR

■ **SITUACIÓN, TRAYECTO Y DIRECCIÓN.** La arteria tibial posterior se origina inferiormente al origen de la arteria tibial anterior. Desciende oblicuamente en sentido inferior y ligeramente medial sobre el plano muscular profundo de la pierna hasta la entrada del canal calcáneo. Entonces la arteria tibial posterior se incurva anteriormente para entrar en una corredera, donde termina dividiéndose en las arterias plantar medial y plantar lateral (figs. 360 y 364).

■ **RELACIONES.** La arteria tibial posterior está cubierta por músculo sóleo y el tabique intermuscular transverso de la pierna; se relaciona anteriormente con el músculo tibial posterior superiormente y con el músculo flexor largo de los dedos inferiormente. El nervio tibial está situado lateral a la arteria. A la altura del maléolo medial, la arteria tibial posterior discurre entre la vaina tendinosa del músculo flexor largo de los dedos, que se sitúa anteriormente, y la vaina tendinosa del músculo flexor largo del dedo gordo, que es posterior, en una vaina fibrosa propia que también contiene el nervio tibial (para más detalles, v. págs. 577 y 594).

RAMAS COLATERALES. La arteria tibial posterior suministra: ❑ *a) ramas musculares* para los músculos vecinos; ❑ *b)* una *rama anastomótica* transversal supramaleolar, que se une a una rama análoga de la arteria peronea; ❑ *c)* la *rama maleolar medial,* que se dirige anterior y medialmente sobre el plano óseo y se anastomosa con la arteria maleolar anterior medial, rama de la arteria tibial anterior (fig. 360), y ❑ *d) ramas calcáneas* destinadas al calcáneo y a las partes blandas de la región posteromedial del talón.

ARTERIAS PLANTARES

La arteria tibial posterior se divide en el canal calcáneo en dos ramas terminales, las arterias plantar lateral y plantar medial.

A. Arteria plantar lateral

La arteria plantar lateral es más voluminosa que la arteria plantar medial y parece ser la prolongación de la arteria tibial posterior.

A partir de su origen, la arteria plantar lateral se dirige primero anterior y lateralmente hasta la parte media del borde lateral de la planta del pie. En esta primera parte de su trayecto, se halla aplicada sobre el músculo cuadrado plantar y cubierta sucesivamente por los músculos abductor del dedo gordo y flexor corto del dedo gordo (fig. 365). Al llegar a la altura de la base del quinto hueso metatarsiano, la arteria plantar lateral cambia de dirección, se introduce profundamente a los tendones del músculo flexor largo de los dedos y se dirige medial y un poco anterior. En ese punto forma el *arco plantar profundo,* que pasa sobre la base de los huesos metatarsianos y sobre el extremo posterior de los músculos interóseos plantares (fig. 366); el arco se halla cubierto por el músculo flexor largo de los dedos y la cabeza oblicua del músculo aductor del dedo gordo. El arco plantar profundo termina en el extremo posterior del primer espacio interóseo del metatarso, anastomosándose con la arteria dorsal del pie (fig. 364).

RAMAS COLATERALES. La arteria plantar lateral suministra numerosas ramas a los músculos vecinos, a los huesos y a las articulaciones contiguas.

Las principales ramas colaterales nacen del arco plantar profundo. Son las siguientes: ❑ *a)* las *ramas perforantes posteriores,* que atraviesan de plantar a dorsal el extremo posterior de los tres últimos espacios interóseos del metatarso y se anastomosan con las arterias metatarsianas dorsales; la rama perforante del primer espacio está forma-

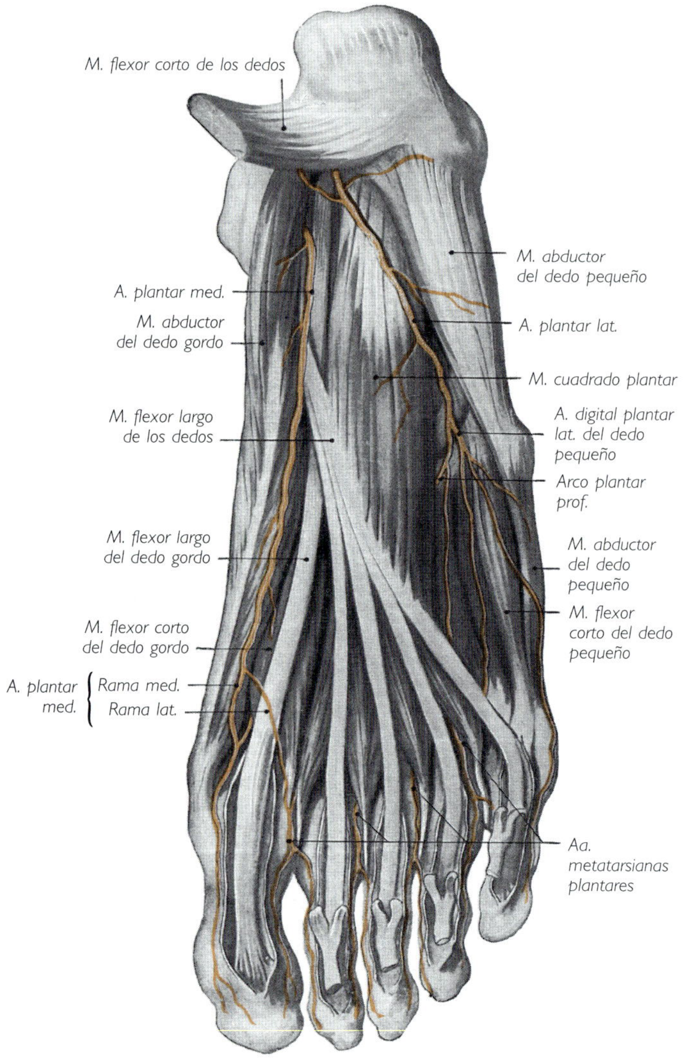

Fig. 365 ▪ Arterias plantares.

da por la anastomosis del arco plantar profundo con la arteria dorsal del pie; ❑ *b)* la *arteria digital plantar lateral del quinto dedo,* que nace de la arteria plantar lateral en el punto en que ésta cambia de dirección; ❑ *c)* las *arterias metatarsianas plantares de los espacios interóseos segundo, tercero y cuarto;* cada una de ellas se anastomosa en el extremo anterior del espacio interóseo con la arteria metatarsiana dorsal correspondiente por medio de las ramas perforantes anteriores; finalmente se dividen en dos ramas que son la arteria digital plantar medial del dedo, que se sitúa lateralmente, y la arteria digital plantar lateral del dedo, que se halla medialmente, y ❑ *d)* la *arteria metatarsiana plantar del primer espacio interóseo;* ésta nace del arco plantar profundo en el punto en que se une con la arteria dorsal del pie, y termina suministrando una rama medial, que es la arteria digital plantar medial del dedo gordo, y una rama lateral, que se divide en arterias digital plantar lateral del dedo gordo y digital plantar medial del segundo dedo. La arteria digital plantar medial del dedo gordo puede nacer de la arteria plantar medial.

B. **Arteria plantar medial**

La arteria plantar medial, mucho más pequeña que la precedente, se dirige en sentido directamente anterior hacia el dedo gordo (figs. 365 y 366). Al principio se halla cubierta por el músculo abductor del dedo gordo y cruza la cara inferior del tendón del músculo flexor largo de los dedos; después sigue a lo largo del lado medial del tendón del músculo flexor largo del dedo gordo. Esta arteria termina formando la arteria digital plantar medial del dedo gordo, o bien se divide en dos ramas, una medial y otra lateral. ❑ La rama medial constituye la arteria digital plantar medial del dedo gordo; ❑ la rama lateral se dirige anterior y lateralmente sobre los tendones flexores y se anastomosa con las arterias metatarsianas plantares de los espacios interóseos primero y segundo, que son ramas de la arteria plantar lateral (fig. 366).

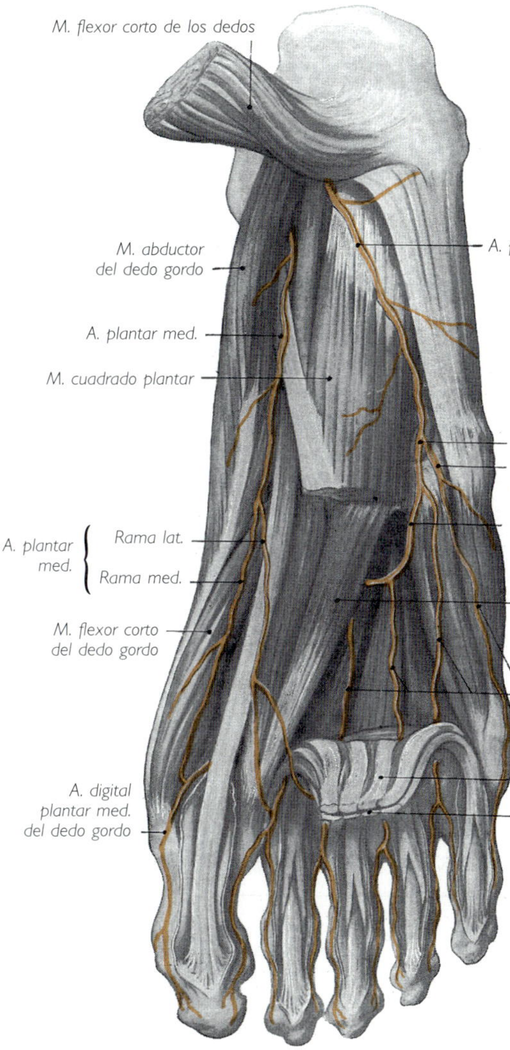

Fig. 366 ▪ Arterias plantares. Los músculos flexor corto de los dedos y flexor largo de los dedos se han resecado parcialmente y sus colgajos se han retirado.

II. VENAS DEL MIEMBRO INFERIOR

Se pueden dividir en dos grupos: las *venas tributarias de la vena ilíaca interna* y las *venas propiamente dichas* del miembro inferior, que son *tributarias de la vena ilíaca externa.*

VENAS TRIBUTARIAS DE LA VENA ILÍACA INTERNA

Son las venas obturatriz, glútea superior, glútea inferior y pudenda interna.

La *vena glútea* superior se forma por la unión, a la altura del borde superior de la escotadura ciática mayor, de las venas satélites de las ramas de la arteria glútea superior. En ese punto estas venas se anastomosan y forman un plexo que cubre la arteria glútea superior y el nervio glúteo superior en su emergencia de la nalga. La vena glútea superior suele ser doble.

La *vena glútea inferior* constituye un tronco voluminoso que acompaña a la arteria glútea inferior y la cubre cerca de la escotadura ciática mayor y cuando atraviesa esta escotadura.

La *vena pudenda interna* aparece en la región glútea y en el miembro inferior en un tramo corto de su trayecto cuando rodea la espina ciática y entra en la escotadura ciática mayor procedente de la escotadura ciática menor. Acompaña a la arteria pudenda interna lateralmente al nervio pudendo (para más detalles v. pág. 546).

La *vena obturatriz* se forma por unión de venas satélites de las ramas de la arteria obturatriz. Es voluminosa y resulta accesible en el conducto obturador, donde se halla situada junto con la arteria medialmente al nervio obturador (v. *Región obturatriz*).

VENAS TRIBUTARIAS DE LA VENA ILÍACA EXTERNA

Las venas tributarias de la vena ilíaca externa se dividen en profundas y superficiales, según si son profundas o superficiales a la fascia del miembro inferior.

A. **Venas profundas del miembro inferior**

Las venas profundas del miembro inferior, a excepción del tronco venoso tibioperoneo, la vena poplítea y la vena femoral, son dos por cada arteria. Reciben el nombre de la arteria que acompañan. Las dos venas satélites de una arteria se comunican por medio de numerosas anastomosis transversales. Todas estas venas se hallan provistas de válvulas, así como sus ramas colaterales, que presentan siempre una válvula ostial.

Un solo tronco venoso corresponde al tronco arterial tibioperoneo, a la arteria poplítea y a la arteria femoral.

1. Vena tibioperonea. Este tronco venoso asciende en sentido posterior y ligeramente medial al tronco arterial, y anterior y medial al nervio tibial. Se halla a veces sustituido por dos venas que siguen el tronco arterial lateralmente.

2. Vena poplítea. La vena poplítea resulta de la unión del tronco venoso tibioperoneo y de las venas tibiales anteriores.

Se caracteriza por el gran espesor de su pared, de tal manera que permanece abierta al ser seccionada.

Sus relaciones con la arteria poplítea varían de inferior a superior: en su extremo inferior, la vena está situada posterior y un poco medial a la arteria; en su trayecto ascendente, rodea en forma de espiral muy alargada el tronco arterial, de tal manera que en su parte media es posterior a la arteria y en su extremo superior se halla claramente situada lateral a la arteria. La vena poplítea está siempre, en toda su longitud, en contacto con la arteria, a la cual se adhiere por medio de tejido conjuntivo muy denso. La misma vaina vascular rodea los dos vasos. Recibe las venas satélites de las colaterales de la arteria poplítea y la vena safena menor.

3. Vena femoral. La vena femoral es continuación de la poplítea y se extiende hasta la laguna vascular, aplicándose en espiral alrededor de la arteria femoral, de modo que la vena, que está situada lateralmente a la arteria en el hiato aductor, se encuentra posterior a la arteria en la parte media del muslo, y ocupa su lado medial en la laguna vascular (fig. 367).

La vena femoral recibe por una parte la vena safena mayor (v. más adelante *Venas superficiales*). Las otras colaterales de la vena femoral coinciden con las colaterales de la arteria femoral, excepto las venas epigástrica superficial, circunfleja ilíaca superficial y pudendas externas, que drenan en la vena safena mayor un poco antes de su desembocadura en la vena femoral. La *vena femoral profunda* sigue el lado anteromedial de su arteria. Desemboca en la vena femoral un poco inferiormente al origen de la arteria femoral profunda, pero antes de su terminación recibe numerosas ramas colaterales, como las venas del músculo cuádriceps femoral y las venas circunflejas femorales laterales; éstas, para alcanzar el tronco venoso, suelen cruzar la cara anterior de la arteria femoral profunda y ocupar el ángulo de bifurcación formado por las arterias femoral y femoral profunda.

4. Válvulas de las venas profundas. Se han descrito dos válvulas en el tronco venoso tibioperoneo, de una a cuatro en la vena poplítea y cuatro en la vena femoral.

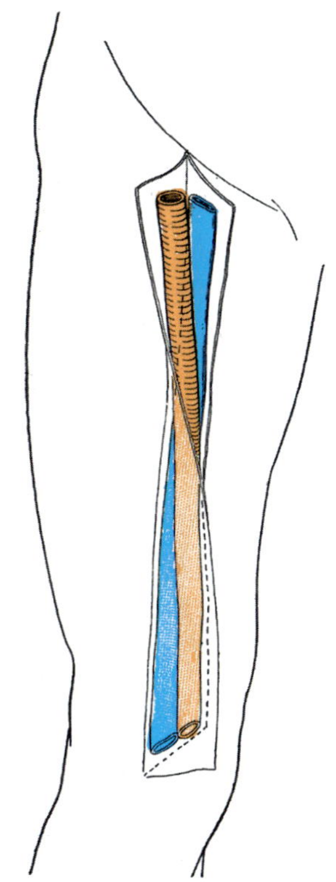

Fig. 367 ▪ Vaina de los vasos femorales (esquema).

B. **Venas superficiales del miembro inferior**

Las venas superficiales del miembro inferior forman, en el tejido celular subcutáneo, una red venosa cuya sangre se deriva hacia dos troncos colectores: las venas safena mayor y safena menor.

RED VENOSA DEL PIE. ORIGEN DE LAS VENAS SAFENAS

1. Red venosa dorsal del pie. En la cara dorsal del pie existe una red venosa superficial de amplias mallas, en la cual se distingue el *arco venoso dorsal del pie,* convexo anteriormente. Este arco cruza la región metatarsiana y presenta continuidad en sus extremos con las *venas safenas mayor* y *menor* (Lejars), las cuales avanzan, en cada caso, a lo largo del borde medial o lateral de la cara dorsal del pie (fig. 368).

El arco venoso dorsal del pie recoge la sangre venosa de la red superficial dorsal, de las venas digitales dorsales y de las venas intercapitulares, que anastomosan el arco venoso plantar con el arco venoso dorsal.

2. Red venosa plantar. La planta del pie posee una densa red vascular formada por pequeñas venas. Lejars ha denominado esta red *«suela venosa»*. En la parte anterior de la red plantar discurre transversalmente, a lo largo de la raíz de los dedos, un *arco venoso plantar* que drena en el arco venoso dorsal por medio de las venas intercapitulares y también por sus extremos.

De la red plantar nacen además, a cada lado, una serie de troncos colectores que rodean el borde del pie y desembocan en la vena safena correspondiente.

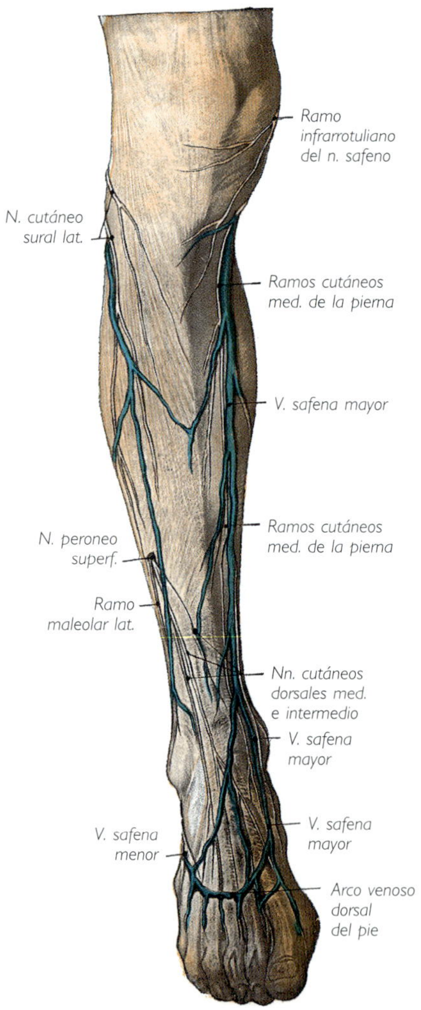

Fig. 368 ▪ Venas y nervios superficiales de la pierna y del pie.

3. Origen de las venas safenas. Las dos venas safenas se extienden de anterior a posterior hasta el extremo inferior de la pierna. La vena safena mayor pasa *anterior* al maléolo medial; la vena safena menor pasa *posterior* al maléolo lateral (fig. 368).

a) VENA SAFENA MAYOR. *Trayecto.* Desde el maléolo medial, la vena safena mayor asciende verticalmente por la cara medial de la pierna frente al borde medial de la tibia, y después rodea posteriormente la cara lateral del cóndilo medial del fémur. Al llegar al muslo, la vena safena mayor sigue un trayecto oblicuo en sentido superior, anterior y lateral, paralelo al del músculo sartorio; a continuación atraviesa la fascia cribiforme inmediatamente superior al borde falciforme y desemboca en la vena femoral 4 cm inferiormente al ligamento inguinal (figs. 383 y 385).

Por lo general se admite que la vena safena mayor describe en su extremo superior una curva de concavidad inferior, denominada *arco de la vena safena mayor;* normalmente este arco sólo existe cuando se sitúa un nódulo linfático entre este vaso y la vena femoral.

La vena safena mayor es acompañada, a lo largo del muslo, por el ramo cutáneo anterior medial y por el ramo accesorio del nervio safeno y, en la pierna, por el nervio safeno.

Ramas colaterales. La vena safena mayor recibe: ❑ *a)* algunas venas posteriores de la red dorsal del pie; ❑ *b)* venas superficiales de la parte anteromedial de la pierna, y ❑ *c)* la totalidad de las venas subcutáneas del muslo, así como las venas pudendas externas, epigástrica superficial, circunfleja ilíaca superficial y dorsales superficiales del pene o del clítoris.

Las venas posteriores del muslo drenan en la vena safena mayor bien por medio de numerosas ramas independientes, bien mediante un vaso colector común denominado *vena safena accesoria* (fig. 401), que desemboca en la vena safena mayor a una distancia variable de su terminación (Cruveilhier).

Anastomosis. La vena safena mayor se anastomosa: ❑ *a) en el pie,* con las venas dorsales del pie y plantares mediales; ❑ *b) en el tobillo,* con las venas tibiales anteriores; ❑ *en la pierna,* con las venas tibiales anteriores y posteriores; ❑ *d) en la rodilla,* con las venas inferomediales de la rodilla, y ❑ *e) en el muslo,* con la vena femoral.

Se anastomosa también con la vena safena menor, como señalaremos a propósito de ésta.

Válvulas. La vena safena mayor posee un número de válvulas que varía en el adulto de 4 a 20, de las cuales tan sólo es constante una válvula ostial. Estas variaciones se deben a que el número de válvulas disminuye a medida que avanza la edad del sujeto.

b) VENA SAFENA MENOR. *Trayecto.* Después de haber rodeado el extremo inferior y el borde posterior del maléolo lateral, la vena safena menor alcanza la línea media de la pierna siguiendo un trayecto oblicuo en sentido superior y medial (fig. 412). Hasta la parte media de la pierna, la vena safena menor es subcutánea; después atraviesa la fascia y asciende verticalmente entre las dos cabezas del músculo gastrocnemio por medio de un conducto fibroso formado por un desdoblamiento de la fascia, posteriormente al nervio cutáneo sural medial, al que cubre. En la fosa poplítea, la vena discurre entre las fascias de la región. Al llegar a la altura de la línea interarticular, se incurva anteriormente y describe el *arco de la vena safena menor.* Desemboca en la cara posterior de la vena poplítea.

La vena safena menor presenta, con los vasos linfáticos y con los nervios tibial y cutáneo sural medial, relaciones que se describirán al tratar de dichos elementos y de las regiones poplítea (pág. 567) y tibial posterior (pág. 573).

Ramas colaterales. La vena safena menor recibe un gran número de ramas venosas superficiales que proceden de la región plantar lateral, del talón y de las caras posterior y lateral de la pierna.

Anastomosis. Se anastomosa en el pie con las venas plantares laterales, y en el tobillo con las venas peroneas. Casi siempre existe una rama anastomótica que comunica las dos venas safenas; esta rama nace de la vena safena menor a la altura de la fosa poplítea, rodea oblicuamente de inferior a superior y de posterior a anterior la cara medial del muslo y desemboca en la vena safena mayor a una distancia variable de su extremo superior. Esta anastomosis puede desembocar en la vena safena accesoria (v. fig. 378) o confundirse con ella.

Válvulas. La vena safena menor posee 10 o 12 válvulas, entre las cuales se encuentra siempre una válvula ostial.

III. NÓDULOS LINFÁTICOS Y VASOS LINFÁTICOS DEL MIEMBRO INFERIOR

Describiremos sucesivamente los grupos de nódulos linfáticos y los vasos linfáticos tributarios de éstos.

NÓDULOS LINFÁTICOS

Los principales grupos de nódulos linfáticos del miembro inferior son, de inferior a superior: los nódulos linfáticos poplíteos y los nódulos linfáticos inguinales.

Existen además, en el trayecto de los vasos linfáticos profundos del miembro inferior, nódulos linfáticos de relevo, que son, de inferior a superior, los nódulos linfáticos tibiales anteriores, tibiales posteriores, peroneos y femorales.

a) NÓDULOS LINFÁTICOS TIBIALES ANTERIORES. Se encuentran en ocasiones, a lo largo de los vasos linfáticos satélites de los vasos tibiales anteriores (v. más adelante), uno o varios pequeños nódulos linfáticos intercalados. El más voluminoso y frecuente de todos se sitúa en la parte superior de la pierna anteriormente a la membrana interósea de la pierna (fig. 370).

Se denomina *nódulo linfático tibial anterior.*

b) NÓDULOS LINFÁTICOS TIBIALES POSTERIORES, PERONEOS Y FEMORALES. Se denominan así todos aquellos pequeños nódulos que se observan a veces en el trayecto de los vasos linfáticos satélites de los vasos tibiales posteriores, peroneos y femorales.

c) NÓDULOS LINFÁTICOS POPLÍTEOS. Su número varía de tres a seis. ❑ Uno de ellos, el nódulo linfático safeno menor (Poirier y Cunéo), está situado inmediatamente profundo a la fascia y lateral a la porción terminal de la vena safena menor; ❑ los demás, escalonados a lo largo de los vasos poplíteos, presentan una disposición muy variable. En su mayor parte son laterales o mediales a estos vasos, situándose en el origen de las ramas colaterales de la arteria (Shdanow). Muy a menudo se observa otro nódulo linfático situado anteriormente a los vasos, sobre el plano fibroso posterior; Frohse lo denomina *nódulo linfático articular.*

d) NÓDULOS LINFÁTICOS INGUINALES. Se dividen en superficiales y profundos (fig. 370).

Los *nódulos linfáticos inguinales superficiales* son subcutáneos y su número varía de 4 a 20; están situados en el área del triángulo femoral (fig. 369). En general se observan de 8 a 12. Si trazamos dos líneas, una vertical y otra horizontal, de modo que se crucen a la altura de la desembocadura de la vena safena mayor, los nódulos linfáticos inguinales superficiales quedan divididos en cuatro grupos: superomedial, superolateral, inferomedial e inferolateral (Quénu). Quénu distingue además un *grupo pre-*

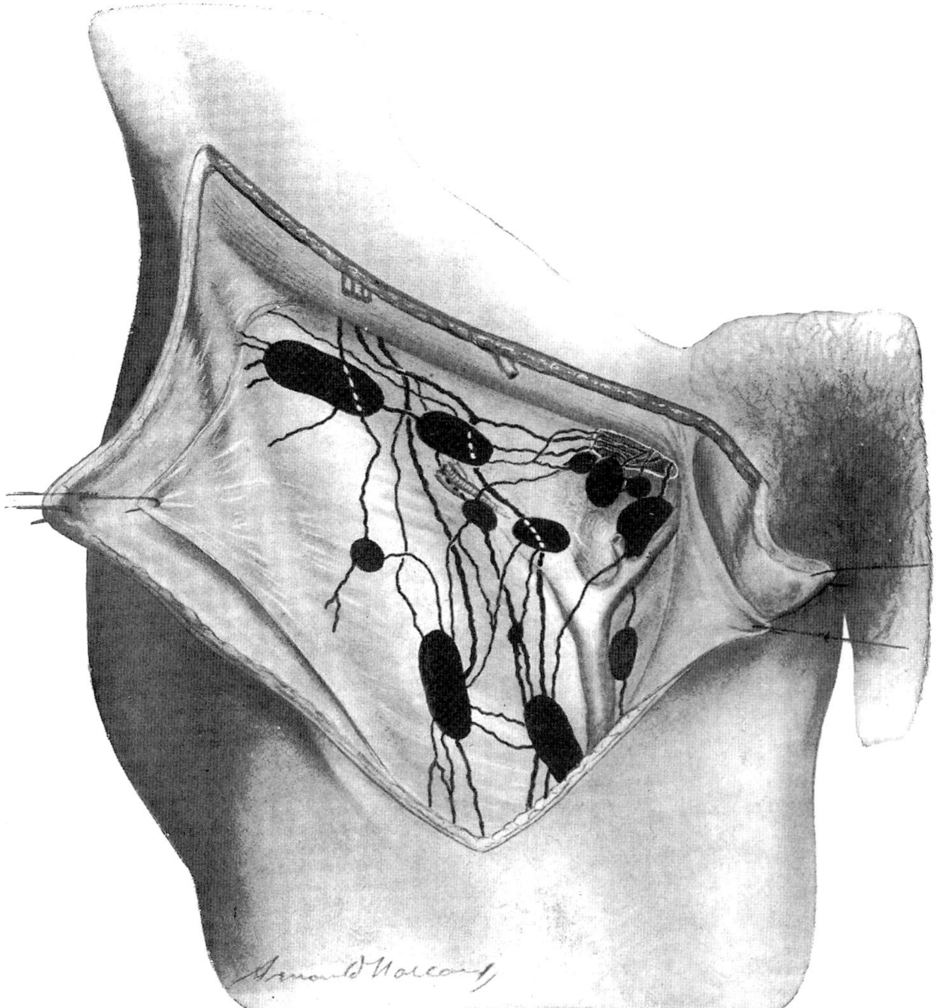

Fig. 369 ▪ Nódulos linfáticos inguinales superficiales.

safeno que comprende algunos nódulos linfáticos poco frecuentes, situados anteriormente a la vena safena mayor y, por tanto, intermedios entre los dos grupos inferiores. Los nódulos linfáticos de los dos grupos superiores suelen presentar un eje mayor transversal o paralelo al ligamento inguinal; los nódulos linfáticos de los dos grupos inferiores son redondeados u ovoides; estos últimos suelen presentar un eje mayor orientado verticalmente (fig. 369).

Los *nódulos linfáticos inguinales profundos* son dos o tres; se hallan situados profundamente a la fascia, a lo largo del borde medial de la vena femoral. Son inconstantes.

NÓDULOS LINFÁTICOS Y VASOS LINFÁTICOS DEL MIEMBRO INFERIOR

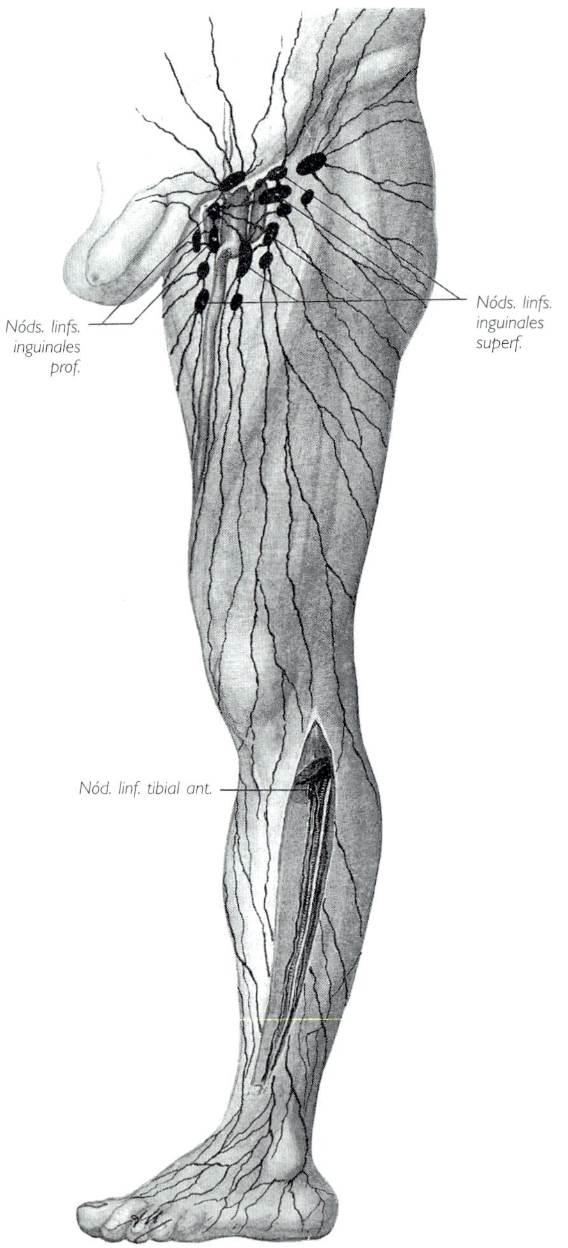

Fig. 370 ▪ Vasos linfáticos y nódulos linfáticos del miembro inferior (cara anterolateral).

El nódulo linfático más inferior está situado inferiormente a la desembocadura de la vena safena mayor. El nódulo linfático más superior, o *nódulo linfático intermedio (de Cloquet),* ocupa la porción más medial de la laguna vascular. En realidad, este nódulo linfático no es otro que el nódulo linfático lagunar medial del grupo de nódulos linfáticos ilíacos externos, cuyo extremo anterior suele sobresalir en el infundíbulo del canal femoral.

VASOS LINFÁTICOS

Pueden ser superficiales o profundos.

a) VASOS LINFÁTICOS SUPERFICIALES. Los vasos linfáticos superficiales nacen de toda la extensión del revestimiento cutáneo. Su red de origen es especialmente densa en el pie. Los troncos colectores se dividen en mediales, laterales y posteriores.

Los troncos colectores mediales siguen el trayecto de la vena safena mayor y terminan en los nódulos linfáticos inguinales de los grupos inferiores. ❑ Los troncos colectores laterales ascienden oblicuamente en sentido superior y medial sobre la cara anterior de la pierna y del muslo, y drenan en los troncos colectores mediales.

Los colectores procedentes de la parte posterolateral del pie, de la región del tobillo y del talón, así como los vasos linfáticos procedentes de la parte media de la cara posterior de la pierna, siguen el trayecto de la vena safena menor y terminan en el nódulo yuxtasafeno del grupo de nódulos linfáticos poplíteos.

Los vasos linfáticos superficiales de la región glútea se dividen en vasos linfáticos superficiales laterales y mediales. Los primeros rodean la cara lateral del muslo y terminan en los nódulos linfáticos inguinales del grupo superolateral. Los vasos linfáticos superficiales mediales, menos importantes, rodean la cara medial del muslo y suelen terminar en los nódulos linfáticos inguinales de los grupos superomedial e inferomedial. Sin embargo, no es raro que los vasos linfáticos procedentes de los tegumentos de la parte media de la nalga atraviesen la fascia y el glúteo mayor, sigan la rama superficial de la arteria glútea superior y lleguen finalmente, a través de la escotadura ciática mayor, a los nódulos linfáticos ilíacos internos (Yergé-Brian).

b) VASOS LINFÁTICOS PROFUNDOS. Los vasos linfáticos profundos son satélites de los vasos sanguíneos profundos. Los vasos linfáticos dorsales del pie y tibiales anteriores desembocan en los nódulos linfáticos poplíteos.

Los vasos linfáticos tibiales posteriores y peroneos se dirigen también a estos mismos nódulos linfáticos.

De los nódulos linfáticos poplíteos parten troncos linfáticos que siguen el curso de los vasos femorales, en particular de la vena femoral, y terminan en los nódulos linfáticos inguinales profundos y en los nódulos linfáticos ilíacos externos. Los vasos linfáticos profundos femorales que terminan en estos últimos nódulos pasan bajo el ligamento inguinal, unos mediales a la vena femoral y otros anteriores a los vasos femorales.

Los vasos linfáticos satélites de los vasos obturadores desembocan en los nódulos linfáticos ilíacos externos.

Los vasos linfáticos profundos, que son satélites de las arterias glútea superior y glútea inferior, se dirigen a los nódulos linfáticos ilíacos internos.

c) OTROS VASOS AFERENTES LINFÁTICOS DE LOS NÓDULOS LINFÁTICOS INGUINALES. Los nódulos linfáticos inguinales reciben todos los vasos linfáticos del miembro inferior y de la región glútea. En estos nódulos linfáticos desembocan también: ❑ *a)* los vasos linfáticos superficiales de la porción subumbilical de la pared abdominal, que son tributarios de los nódulos linfáticos inguinales superficiales superomediales y superolaterales; ❑ *b)* los vasos linfáticos superficiales del escroto y del pene o de los labios mayores y menores, así como del prepucio del clítoris, que terminan en los nódulos linfáticos inguinales superficiales superomediales e inferomediales; ❑ *c)* los vasos linfáticos del ano, que son tributarios sobre todo de los nódulos linfáticos inguinales superficiales superomediales e inferomediales, y ❑ *d)* los vasos linfáticos del glande o del clítoris, que terminan en los nódulos linfáticos inguinales profundos.

d) VASOS LINFÁTICOS EFERENTES DE LOS NÓDULOS LINFÁTICOS INGUINALES. De los *nódulos linfáticos inguinales superficiales* parten vasos linfáticos que atraviesan la fascia. ❑ Unos terminan en los nódulos linfáticos inguinales profundos; ❑ otros ascienden medial y anteriormente a los vasos femorales, y ❑ otros pasan lateralmente a la arteria femoral, entre el ligamento inguinal y la fascia del músculo iliopsoas, atraviesan el tejido fibroso que une el ligamento inguinal a la fascia del músculo iliopsoas y se dirigen directamente a los nódulos linfáticos ilíacos externos.

De los *nódulos linfáticos inguinales profundos* nacen vasos linfáticos eferentes que desembocan, al igual que los precedentes, en los nódulos linfáticos ilíacos externos.

NERVIOS DEL MIEMBRO INFERIOR

Los nervios del miembro inferior proceden del plexo lumbar y del plexo sacro.

I. PLEXO LUMBAR

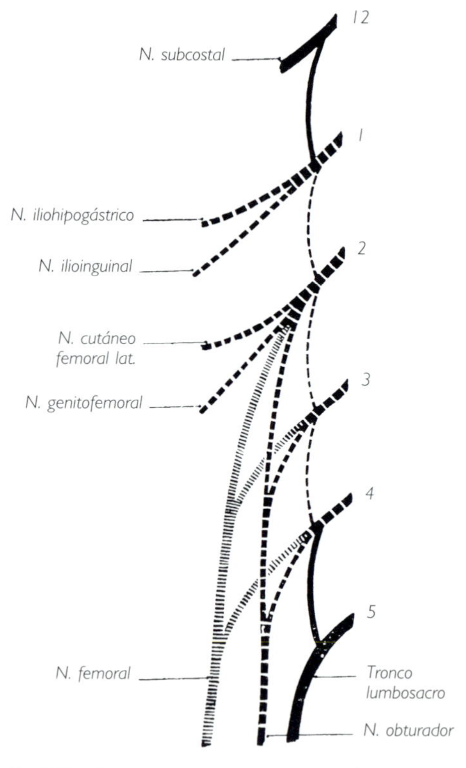

Fig. 371 ▪ Esquema que muestra la constitución del plexo lumbar.

El plexo lumbar está constituido por los ramos anteriores de los cuatro primeros nervios lumbares (figs. 371 y 372).

CONSTITUCIÓN

El *ramo anterior del primer nervio lumbar* recibe un ramo comunicante del ramo anterior del duodécimo nervio intercostal o nervio subcostal, proporciona un ramo comunicante al ramo anterior del segundo nervio lumbar y se divide luego en dos ramos, que son los nervios iliohipogástrico e ilioinguinal.

El *ramo anterior del segundo nervio lumbar* recibe el ramo comunicante del ramo anterior del primer nervio lumbar, da origen a los nervios cutáneo femoral lateral y genitofemoral, y se divide en dos ramos, uno anterior y otro posterior.

El *ramo anterior del tercer nervio lumbar* se une a los ramos anteriores del segundo y el cuarto nervios lumbares por asas comunicantes; se divide, al igual que el precedente, en un ramo anterior y otro posterior.

El *ramo anterior del cuarto nervio lumbar,* que está comunicado con los ramos anteriores de los nervios lumbares tercero y quinto, se divide, al igual que los ramos anteriores de los nervios lumbares segundo y tercero, en dos ramos, uno anterior y otro posterior.

Los ramos anteriores de los nervios lumbares segundo, tercero y cuarto se unen y forman el nervio obturador. Los ramos posteriores, más voluminosos, se unen también, y de su unión nace el nervio femoral.

FORMA, SITUACIÓN Y RELACIONES (fig. 372)

El plexo lumbar es triangular, muy estrecho en su parte superior y progresivamente más ancho en su parte inferior. Esto se debe a que los ramos comunicantes que unen los troncos nerviosos se alejan tanto más de la columna vertebral cuanto más inferior es su situación.

Se sitúa a lo largo de los cuerpos vertebrales, anteriormente a las apófisis costales, entre los fascículos del músculo psoas mayor que nacen de los cuerpos vertebrales y los que se insertan en las apófisis costales (para más detalles, v. *Plexo lumbar en los nervios del tronco,* tomo 2).

COMUNICACIONES

Además de las comunicaciones que establecen entre sí los ramos anteriores de los nervios lumbares y que explican la existencia del plexo, éste se comunica también con el tronco simpático por medio de ramos comunicantes.

Estos ramos se extienden desde cada uno de los nervios lumbares hasta el tronco simpático, pasando a través de los orificios comprendidos entre los arcos del músculo psoas mayor y los cuerpos vertebrales.

RAMOS

El plexo lumbar da origen a ramos colaterales y ramos terminales.

Los *ramos colaterales* son pequeños ramos destinados a los músculos cuadrado lumbar y psoas mayor. Los nervios del músculo cuadrado lumbar nacen de los dos primeros nervios lumbares; los del músculo psoas mayor se originan en los cuatro primeros nervios lumbares.

Los *ramos terminales* son los nervios iliohipogástrico, ilioinguinal, cutáneo femoral lateral, genitofemoral, obturador y femoral.

A. **Nervio iliohipogástrico o nervio iliopúbico**

El nervio iliohipogástrico o nervio iliopúbico se dirige oblicuamente en sentido lateral e inferior, primero a través del músculo psoas mayor y después sobre la cara anterior del músculo cuadrado lumbar (fig. 372). Al llegar a la cresta ilíaca, perfora el músculo transverso del abdomen y da origen a un *ramo cutáneo lateral,* que termina en los tegumentos de la parte superior de la región glútea.

El nervio iliohipogástrico discurre después a lo largo de la cresta ilíaca, entre los músculos transverso del abdomen y oblicuo interno del abdomen, y se divide posteriormente a la espina ilíaca anterior superior en dos ramos, uno abdominal y otro genital.

El *ramo abdominal* se distribuye en los músculos y tegumentos de la parte inferior de la pared abdominal.

El *ramo genital* desciende por el conducto inguinal anteriormente al cordón espermático o al ligamento redondo del útero, y termina: ❑ *a)* por medio de ramos mediales, en los tegumentos del pubis, del escroto o de los labios mayores, y ❑ *b)* por medio de un *ramo lateral,* en la piel de la parte superomedial del muslo (para más detalles, v. *Nervios del tronco,* tomo 2).

B. **Nervio ilioinguinal**

El nervio ilioinguinal presenta el mismo trayecto y relaciones que el nervio iliohipogástrico, inferiormente al cual discurre (fig. 372). Se divide también en dos ramos, uno *abdominal* y otro *genital.* El ramo genital suele confundirse con el del nervio iliohipogástrico (para más detalles, v. tomo 2).

C. **Nervio cutáneo femoral lateral o nervio lateral del muslo**

ORIGEN. El nervio cutáneo femoral lateral suele proceder del segundo nervio lumbar y, a veces, del asa comunicante que une el segundo nervio lumbar al tercero.

TRAYECTO Y RELACIONES. El nervio cutáneo femoral lateral se dirige inferior y lateralmente, atraviesa el músculo psoas mayor y emerge de dicho músculo a lo largo de su borde lateral. Desciende luego oblicuamente en sentido lateral, anterior e inferior hacia la espina ilíaca anterior y superior (fig. 372). En esta segunda parte de su trayecto, el nervio discurre al principio anterior al extremo inferior del músculo cuadrado lumbar, y cruza después oblicuamente la cara anterior del músculo ilíaco, en un desdoblamiento de su fascia. El nervio cutáneo femoral lateral emerge de la cavidad abdominal y pasa inferior al ligamento inguinal y medial al músculo sartorio, a la altura de la escotadura que separa las dos espinas ilíacas anteriores. El nervio también se halla incluido, inferiormente al ligamento inguinal, en un desdoblamiento de la fascia del músculo iliopsoas. Penetra después en el espesor de la fascia lata y cruza la cara anterior del músculo sartorio. En general, después de haber cruzado este músculo, o a veces más superiormente, el nervio atraviesa la fascia y se vuelve superficial, para luego dividirse en dos ramos terminales, uno *glúteo* y otro *femoral.* Estos dos ramos se hallan a veces comprendidos en un desdoblamiento de la fascia lata hasta una distancia variable del ligamento inguinal.

El *ramo glúteo* se dirige inferior y posteriormente hacia el trocánter mayor, y se pierde en los tegumentos de la nalga y en la cara posterior del muslo.

El *ramo femoral* se subdivide en varios ramos que descienden hacia la rodilla y se distribuyen en los tegumentos de la región anterolateral del muslo (fig. 373).

El nervio cutáneo femoral lateral puede hallarse ausente. Entonces suele verse sustituido por el ramo cutáneo anterior lateral, ramo a su vez del nervio femoral.

D. **Nervio genitofemoral**

ORIGEN. El nervio genitofemoral nace del segundo nervio lumbar.

TRAYECTO Y RELACIONES. Se dirige inferior y anteriormente, atraviesa el músculo psoas mayor y emerge en la cara anterior de este músculo a la altura del borde inferior de la tercera vértebra lumbar (fig. 372). El nervio genitofemoral desciende anteriormente al músculo psoas mayor en un desdoblamiento de la vaina de este músculo. Sigue así a lo largo de la cara lateral de las arterias ilíaca común e ilíaca externa, y se di-

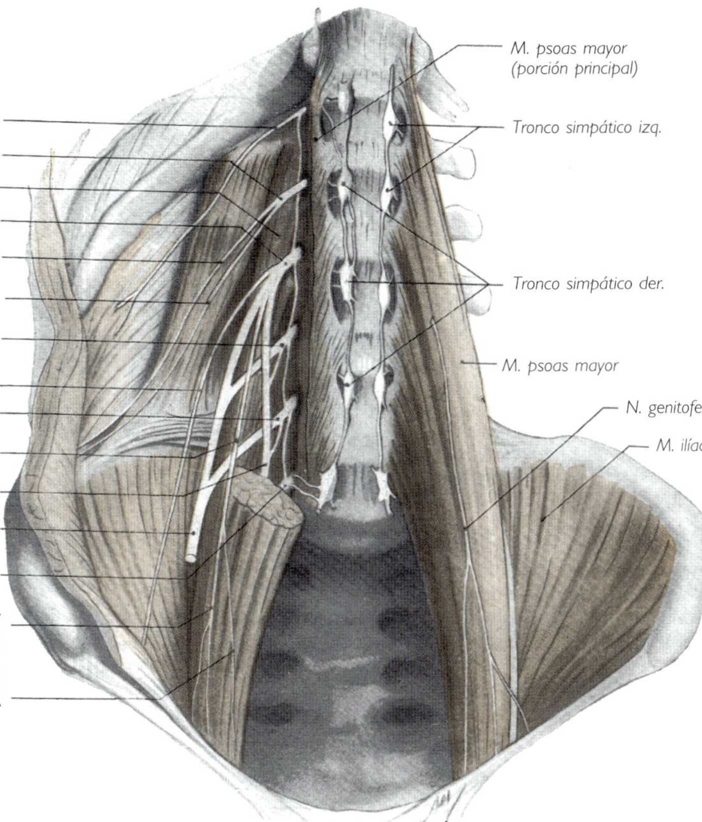

Fig. 372 ▪ Plexo lumbar.

vide en dos ramos terminales, uno femoral y otro genital. Esta división se efectúa a una distancia variable del ligamento inguinal; puede tener lugar cuando el nervio emerge del músculo psoas mayor o incluso más superiormente, cerca del origen del nervio.

▪ **DISTRIBUCIÓN.** El nervio genitofemoral proporciona, en el curso de su trayecto, un filete vasomotor a los vasos ilíacos externos.

El *ramo femoral* es lateral y acompaña a la arteria ilíaca externa hasta la laguna vascular; proporciona un ramo delgado a la arteria epigástrica inferior (Valentin) y algunos otros a la parte inferomedial de los músculos transverso del abdomen, oblicuo interno del abdomen y cremáster. Atraviesa la laguna vascular anterior y lateralmente a la arteria femoral, perfora poco después la fascia cribiforme y se ramifica en la piel que cubre el triángulo femoral.

El *ramo genital* es medial y penetra en el conducto inguinal; discurre lateralmente al cordón espermático o al ligamento redondo del útero y se distribuye en el escroto o en los labios mayores.

E. **Nervio obturador**

ORIGEN. El nervio obturador está formado por la unión de los ramos anteriores de los nervios lumbares segundo, tercero y cuarto.

TRAYECTO Y RELACIONES. El nervio obturador desciende posterior y después medialmente al músculo psoas mayor, cruza la articulación sacroilíaca y pasa a la cavidad pélvica (fig. 376). El nervio se dirige luego inferior y medialmente, paralelo a la abertura superior de la pelvis y aplicado a la fascia del músculo obturador interno superiormente a los vasos obturadores. Penetra en el conducto obturador acompañado por estos vasos, que se sitúan medialmente a él; en este conducto, el nervio se divide en dos ramos terminales, uno anterior y otro posterior.

RAMOS COLATERALES. *Ramos articulares.* Son generalmente dos. Nacen ligeramente superiores al conducto obturador, donde es fácil reconocerlos a lo largo del borde inferior del nervio, al cual se adosan; se separan luego para continuar hacia la parte anteromedial de la articulación de la cadera (Minne y Depreux).
Nervio del músculo obturador externo. Este nervio nace del tronco del nervio obturador en el conducto obturador; se dirige lateralmente y se divide en dos ramos que abordan el músculo obturador externo respectivamente por su borde superior y por su cara anterior. Estos dos filetes pueden nacer aisladamente del tronco del nervio obturador.

RAMOS TERMINALES

1. Ramo anterior. Este ramo desciende aplicado primero al músculo obturador externo y después al músculo aductor corto; se halla cubierto por los músculos pectíneo y aductor largo (figs. 374, 388 y 390). Algunas veces proporciona un ramo al músculo pectíneo, el cual puede nacer del ramo posterior. Después el ramo anterior se divide en tres ramos destinados a los músculos aductor largo, aductor corto y grácil respectivamente.

El *nervio del músculo aductor largo* aborda este músculo por su cara profunda, pero antes da origen a un *ramo cutáneo* bastante voluminoso. Este ramo perfora el músculo o bien rodea su borde medial, atraviesa la fascia y desciende hasta la articulación de la rodilla, donde se comunica con el nervio safeno o su nervio accesorio; proporciona ramos cutáneos y un filete articular a la porción medial de la articulación de la rodilla.

Este ramo cutáneo puede nacer del nervio del músculo grácil.

El *nervio del músculo aductor corto* penetra en la porción media del músculo.

El *nervio del músculo grácil* termina en la cara profunda del músculo grácil.

2. Ramo posterior. El ramo posterior desciende al principio entre los músculos pectíneo y obturador externo, y proporciona en esta porción de su trayecto un ramo al músculo obturador externo y un filete a la articulación de la cadera. ❑ Con bastante frecuencia, el ramo posterior atraviesa la porción superior del músculo obturador externo y ❑ penetra luego entre los músculos aductor mayor y aductor corto. Entre estos dos músculos, el ramo posterior se divide en numerosos ramitos terminales destinados a la porción lateral del músculo aductor mayor, es decir, a los dos fascículos de este músculo, superior y medio (figs. 388 y 390).

COMUNICACIÓN. El nervio obturador se comunica con el nervio femoral (v. pág. 507).

NERVIO OBTURADOR ACCESORIO. Este nervio existe aproximadamente en el 10 % de los casos. Se trata de un pequeño cordón nervioso que nace de los nervios lumbares tercero y cuarto. Desciende a lo largo y superiormente al nervio obturador hasta las proximidades de la entrada al conducto obturador, donde el nervio obturador accesorio se separa del nervio obturador para pasar superiormente al pubis y medialmente a la eminencia iliopúbica.

Termina de modo muy variable, bien comunicándose con un ramo del nervio femoral o del nervio obturador, bien por medio de numerosos ramos que se distribuyen en el músculo pectíneo y en la cápsula de la articulación de la cadera; a veces también proporciona un ramito a los tegumentos de la porción superior y anteromedial del muslo, y otro al músculo aductor corto.

El origen y la forma de terminación del nervio obturador accesorio demuestra que debe considerarse como un ramo errático del nervio femoral, del nervio obturador o de ambos (Bonniot).

F. Nervio femoral

ORIGEN. El nervio femoral es el ramo más voluminoso del plexo lumbar. Nace de los nervios lumbares segundo, tercero y cuarto por medio de tres raíces que se unen en el espesor del músculo psoas mayor.

TRAYECTO Y RELACIONES. El nervio femoral aparece en el borde lateral del músculo psoas mayor y desciende por el surco comprendido entre este músculo y el músculo ilíaco, recubierto por su fascia y más profundamente por una delgada membrana fibrosa (Condamin). Cerca del ligamento inguinal, este surco desaparece: el nervio femoral se sitúa anterior al músculo psoas mayor, se aplana y penetra en el muslo, pasando inferior al ligamento inguinal y lateral a la arteria femoral, de la cual está separado por el arco iliopectíneo. A la altura del ligamento inguinal o un poco inferiormente, el nervio femoral se divide en cuatro ramos terminales principales: el *nervio cutáneo anterior lateral,* el *nervio cutáneo anterior medial,* el *nervio del músculo cuádriceps femoral* y el *nervio safeno.* Estos ramos no siempre se hallan claramente individualizados: se distinguen entre sí sobre todo por su territorio.

RAMOS COLATERALES. En el curso de su trayecto en la fosa ilíaca, el nervio femoral da origen a: ❑ *a) ramos ilíacos,* orientados inferior y lateralmente y destinados al músculo ilíaco; ❑ *b) ramos del músculo psoas mayor,* que abordan este músculo por su cara posterior; ❑ *c)* el *ramo de la arteria femoral* (Schwalbe); este filete nervioso nace del nervio femoral un poco superiormente al ligamento inguinal y acompaña a la arteria hasta la parte media del muslo, y ❑ *d)* el *ramo cutáneo femoral anterior lateral* (Valentin) (figs. 373 y 374); este nervio es inconstante; se dirige inferior, lateral y anteriormente, pasa inferior al ligamento inguinal cerca de la espina ilíaca anterior superior y se comunica con el nervio cutáneo femoral lateral, al cual puede suplir; se distribuye, al igual que este último, en los tegumentos de la región anterolateral del muslo.

RAMOS TERMINALES. Los cuatro ramos terminales del nervio femoral están dispuestos en dos planos, uno superficial y otro profundo. El plano superficial está formado por los nervios cutáneo anterior lateral y cutáneo anterior medial; el plano profundo, por el nervio del músculo cuádriceps femoral y el nervio safeno.

1. Nervio cutáneo anterior lateral. El nervio cutáneo anterior lateral se divide en ramos musculares y ramos cutáneos (fig. 374).

a) RAMOS MUSCULARES. Su número es variable. Están destinados al músculo sartorio, en el cual penetran por su cara profunda y en su mitad superior, pero a diferentes niveles.

b) RAMOS CUTÁNEOS. Son tres: el ramo cutáneo anterior superior, el ramo cutáneo anterior medio y el ramo cutáneo accesorio del nervio safeno.

Los *ramos cutáneos anteriores superior* y *medio* están situados al principio profundos al músculo sartorio o a lo largo de su borde medial; después atraviesan dicho músculo o bien rodean su borde medial, el primero en el tercio superior y el segundo en la parte media del muslo. Los dos perforan después la fascia y se ramifican en los tegumentos de la región anterior del muslo, desde su emergencia en el tejido subcutáneo hasta la región prerrotuliana (fig. 373).

El *ramo cutáneo accesorio del nervio safeno* se divide en dos ramos secundarios, uno superficial y otro profundo. ❑ El *ramo superficial* o *ramo satélite de la vena safena mayor* penetra en la vaina del músculo sartorio a lo largo del borde medial de este músculo, perfora la fascia hacia la parte media del muslo y acompaña después a la vena safena mayor hasta la cara medial de la rodilla (fig. 373). ❑ El *ramo profundo* o *ramo satélite de la arteria femoral* se introduce en la vaina de los vasos femorales a una altura variable y acompaña a la arteria femoral hasta el conducto aductor (fig. 374). Emerge enseguida de este conducto, atraviesa su pared fibrosa, se hace subcutáneo y se ramifica en la cara medial de la rodilla.

Los dos ramos del ramo cutáneo accesorio del nervio safeno se comunican en su terminación con el ramo cutáneo del nervio obturador y con el nervio safeno. Del plexo resultante de estas comunicaciones parten numerosos filetes nerviosos destinados a la piel de la pierna (Cruveilhier). A veces el ramo profundo del ramo cutáneo accesorio del nervio safeno se une al ramo cutáneo del nervio obturador anteriormente al músculo aductor largo (fig. 374) o al nervio safeno inmediatamente después de su emergencia del conducto aductor.

2. Nervio cutáneo anterior medial. El nervio cutáneo anterior medial se divide desde su origen en ramos musculares y ramos cutáneos (fig. 373).

Los *ramos musculares,* cuyo número varía de uno a tres, cruzan oblicuamente la cara posterior de los vasos femorales y se dirigen a los músculos pectíneo y aductor corto.

Los *ramos cutáneos* son variables en número; terminan en los tegumentos, pasando a través de la fascia cribiforme.

En la mayor parte de los casos, estos filetes nerviosos son dos: uno pasa anterior y otro posterior a los vasos femorales, y ambos se unen medialmente a la arteria formando un ramo único que atraviesa la fascia junto a la vena safena mayor y se ramifica en la piel de la porción superomedial del muslo.

Un ramo destinado a la articulación de la cadera nace de uno de los ramos cutáneos que pasan posteriormente a los vasos femorales o al nervio del músculo pectíneo (Lazorthes).

3. Nervio del músculo cuádriceps femoral. Este nervio da origen a cuatro ramos, que pueden nacer del nervio femoral por medio de un tronco común o aisladamente. Están destinados a las cuatro porciones del músculo cuádriceps femoral (fig. 374).

a) NERVIO DEL MÚSCULO RECTO FEMORAL. Este nervio, oblicuo inferior y lateralmente, penetra en el músculo superiormente y por su cara profunda. Se divide enseguida en tres ramos: un ramo recurrente que asciende hacia las inserciones superiores, un ramo medio que penetra en el cuerpo muscular y un ramo inferior que penetra en la parte media del músculo.

b) NERVIO DEL MÚSCULO VASTO LATERAL. Se dirige inferior y lateralmente, cruza la cara profunda del músculo recto femoral, proporciona un ramo a la porción lateral del músculo vasto intermedio y se divide en dos ramos principales que penetran en el borde anterior del músculo vasto lateral: uno por su porción superior y otro por su porción media.

c) NERVIO DEL MÚSCULO VASTO MEDIAL. El nervio del músculo vasto medial desciende al principio adosado al nervio safeno, lateralmente al cual está situado. Se separa de él a la altura del vértice del triángulo femoral y se aplica sobre la cara medial del músculo vasto medial, donde se halla separado de los vasos femorales y del nervio safeno por la vaina del músculo. A lo largo de su trayecto, el nervio suministra ramos al músculo vasto medial y después se pierde en la porción inferior del músculo. Proporciona un ramo al músculo vasto intermedio.

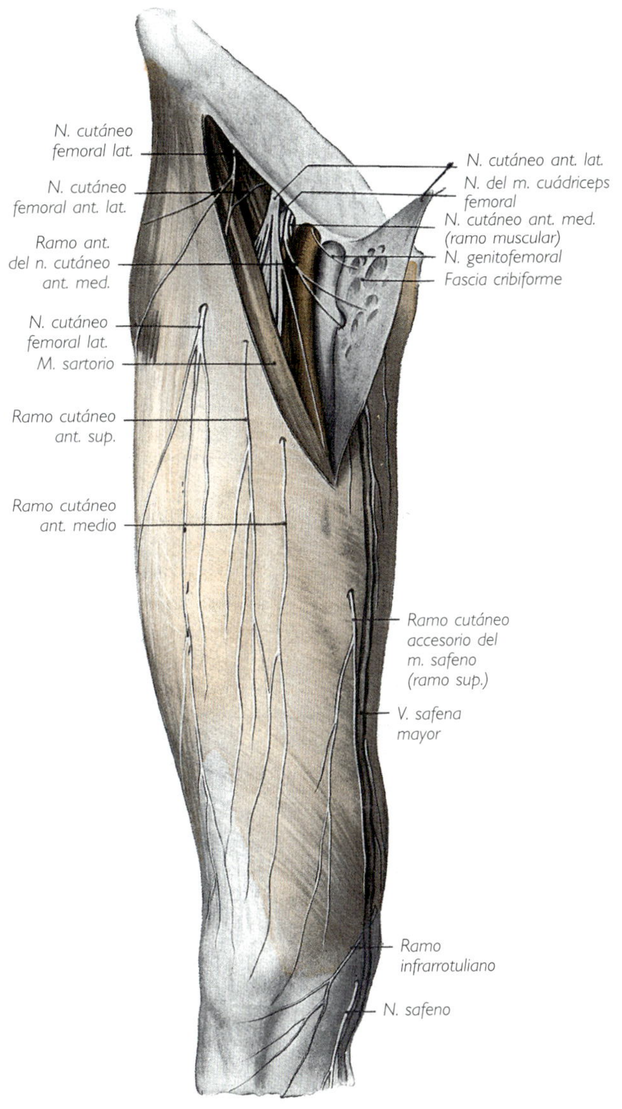

Fig. 373 ▪ Nervio femoral en el triángulo femoral y nervios superficiales del muslo.

d) NERVIO DEL MÚSCULO ARTICULAR DE LA RODILLA. Del ramo del nervio del músculo vasto medial destinado al músculo vasto intermedio nace un ramo que atraviesa el músculo vasto intermedio y desciende sobre el fémur hasta el músculo articular de la rodilla, el cual inerva. Pequeños ramitos terminales del nervio se distribuyen en la articulación de la rodilla.
e) NERVIO DEL MÚSCULO VASTO INTERMEDIO. El nervio del músculo vasto intermedio penetra en el músculo muy superiormente y por su cara anterior. Se ha observado que los nervios de los otros músculos vastos proporcionan ramos al músculo vasto intermedio.

4. Nervio safeno. El nervio safeno se halla situado al principio lateralmente a los vasos femorales y está adosado al nervio del músculo vasto medial. Se separa de éste a una altura variable, en general hacia la porción inferior del triángulo femoral, y penetra en la vaina de los vasos femorales. Después el nervio desciende a lo largo de la arteria femoral hasta las proximidades del extremo inferior del conducto aductor. En este trayecto, el nervio safeno se sitúa sucesivamente anterior y medial a la arteria. El nervio safeno atraviesa la pared fibrosa del conducto aductor, solo o junto con la rama superficial de la arteria descendente de la rodilla, cerca del extremo inferior del conducto; después desciende a lo largo del borde posterior del músculo sartorio hasta la altura de la interlínea articular de la rodilla. El nervio perfora entonces la fascia y se divide en dos ramos terminales, uno rotuliano y otro tibial. Con bastante frecuencia, la división del nervio safeno se efectúa cuando aún es subfascial.
a) RAMOS COLATERALES. En este largo trayecto, el nervio safeno da origen a algunos ramos colaterales: *a)* un *ramo cutáneo femoral* para los tegumentos de la cara medial del muslo y de la rodilla; *b)* un *ramo cutáneo tibial,* destinado a la piel de la región medial de la pantorrilla, y *c)* un *ramo articular* para la porción medial de la articulación de la rodilla.
b) RAMOS TERMINALES. El *ramo infrarrotuliano* se dirige inferior y anteriormente, y se expande dando origen a numerosas ramificaciones divergentes sobre la cara anterior de la rodilla. Cuando la división del nervio safeno tiene lugar superiormente y profunda a la fascia, el ramo infrarrotuliano se hace superficial y atraviesa el músculo sartorio, constituyendo el *ramo cutáneo anterior inferior.*

El *nervio safeno* discurre junto a la vena safena mayor y distribuye numerosos ramos cutáneos en la mitad medial de la pierna (fig. 375). Termina proporcionando ramos a los tegumentos de la porción anteromedial del tobillo, del maléolo medial y del borde medial del pie. Suministra también algunos filetes nerviosos a la articulación talocrural.

■ **COMUNICACIONES.** Los ramos cutáneos del nervio femoral se comunican del modo siguiente:

1. *Entre sí,* por sus ramificaciones terminales.
2. *Con el nervio cutáneo femoral lateral,* que se une a los ramos cutáneos anteriores del nervio femoral; en esta categoría de comunicaciones se puede señalar la que relaciona el ramo cutáneo femoral anterior lateral (ramo colateral del nervio femoral) con el nervio cutáneo femoral lateral.

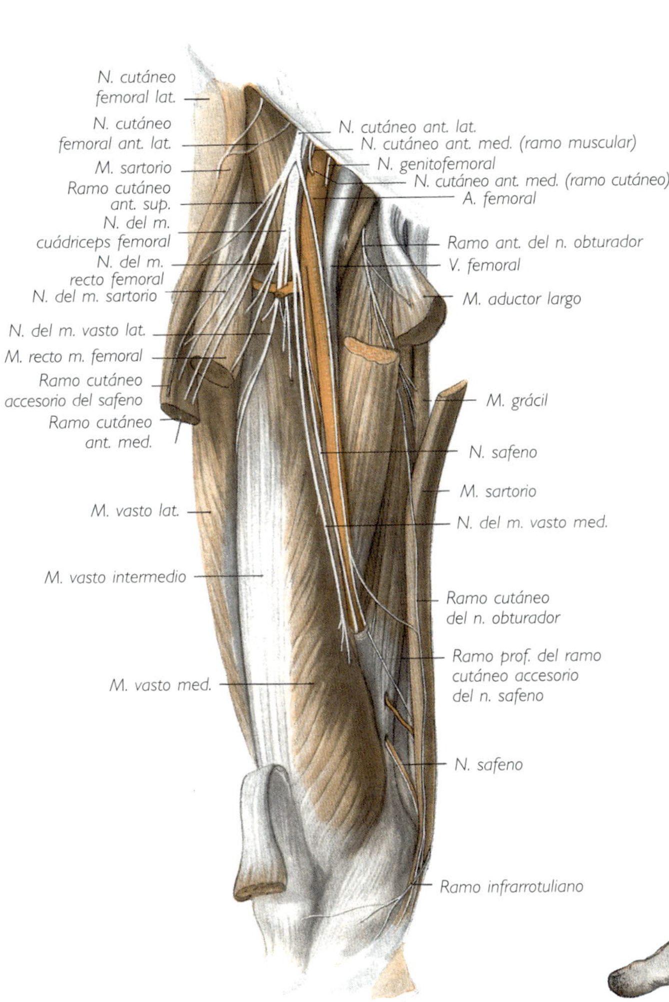

Fig. 374 ▪ Nervio femoral y ramo anterior del nervio obturador.

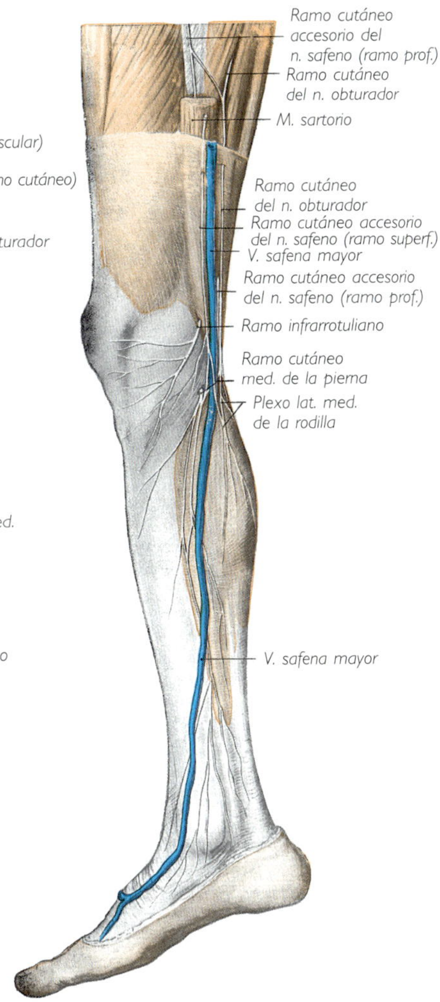

Fig. 375 ▪ Nervio safeno y plexo medial de la rodilla.

3. Con el *nervio obturador.* Con este nervio se comunican: *a)* por medio de un ramo inconstante que se extiende desde el ramo cutáneo del nervio obturador hasta el nervio safeno, pasando por el ángulo formado entre las arterias femoral y femoral profunda; *b)* por medio de un filete nervioso, también inconstante, que une el nervio safeno o el ramo cutáneo accesorio del nervio safeno con el ramo cutáneo del nervio obturador, anteriormente al músculo aductor largo y hacia la mitad del muslo (fig. 374), y *c)* mediante numerosos filetes nerviosos que unen, en la cara medial de la rodilla, el ramo cutáneo del nervio obturador con el nervio safeno y el ramo cutáneo accesorio del nervio safeno (fig. 375). Estas comunicaciones constituyen el *plexo medial de la rodilla.*

4. Con el *nervio peroneo superficial,* ramo del nervio peroneo común; esta comunicación une este nervio con el nervio safeno en el tobillo.

II. PLEXO SACRO

El plexo sacro está formado por la unión del tronco lumbosacro con los ramos anteriores de los tres primeros nervios sacros (fig. 376).

CONSTITUCIÓN

El *tronco lumbosacro* resulta de la unión del ramo anterior del quinto nervio lumbar con un ramo comunicante que le suministra el cuarto nervio lumbar. El tronco lumbosacro desciende hacia la cavidad pélvica anteriormente al ala del sacro y a la articulación sacroilíaca, dirigiéndose hacia la escotadura ciática mayor. Se une al ramo anterior del primer nervio sacro.

Los *ramos anteriores de los nervios sacros,* cuyo grosor disminuye de superior a inferior, emergen del sacro a través de los agujeros sacros anteriores. El ramo anterior del primer nervio sacro cruza muy oblicuamente el borde superior del músculo piriforme; el ramo anterior del segundo nervio sacro discurre anteriormente a este músculo; el ramo anterior del tercer nervio sacro sigue el borde inferior del músculo. Todos estos troncos convergen entre sí y se fusionan. El plexo sacro presenta la forma de un triángulo cuya base corresponde a los agujeros sacros anteriores y cuyo vértice corresponde a la parte anteroinferior de la escotadura ciática mayor.

SITUACIÓN Y RELACIONES

El plexo sacro está estrechamente unido al origen del nervio pudendo y se halla directamente aplicado a la cara anterior del músculo piriforme. Está recubierto por la fascia pelviana, que lo separa de los vasos ilíacos internos y de las vísceras intrapélvicas (para más detalles v. tomo 2, *Plexo sacro*).

COMUNICACIONES

Los ramos del plexo sacro se comunican: ❑ *a)* con el plexo lumbar mediante el ramo que el cuarto nervio lumbar proporciona al tronco lumbosacro; ❑ *b)* con el plexo pudendo por medio de los ramos que unen el tercer nervio sacro al cuarto; ❑ *c)* con el tronco simpático por medio de ramos comunicantes que se extienden desde los ramos de origen del plexo hasta los ganglios simpáticos sacros, y ❑ *d)* con el plexo hipogástrico superior.

RAMOS COLATERALES

Los ramos colaterales son los siguientes: el nervio del músculo obturador interno, el nervio glúteo superior, el nervio del músculo piriforme, el nervio del músculo ge-

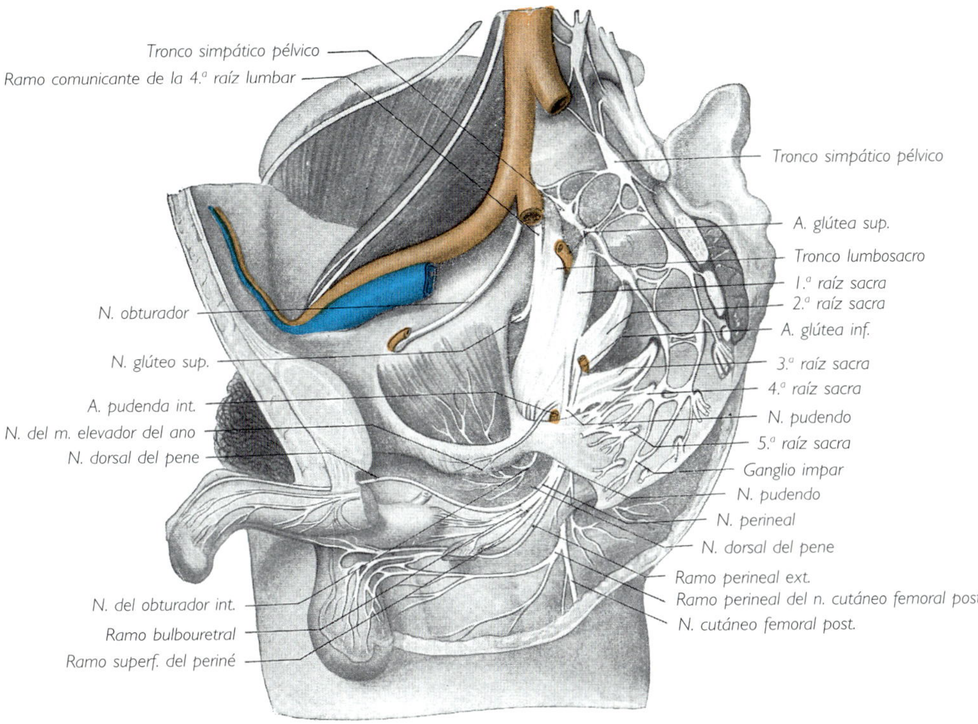

Fig. 376 ▪ Plexo sacro y nervio pudendo.

melo superior, el nervio del músculo cuadrado femoral, el nervio glúteo inferior y el nervio cutáneo femoral posterior.

1. Nervio del músculo obturador interno. Nace de la cara anterior del cordón nervioso formado por el tronco lumbosacro y el ramo anterior del primer nervio sacro. Este nervio emerge de la cavidad pélvica por la parte inferior de la escotadura ciática mayor, rodea la espina ciática lateralmente a los vasos pudendos internos y al nervio pudendo, y penetra en la escotadura ciática menor (fig. 377). Después se aplica a la cara medial del músculo obturador interno, en el cual termina.

2. Nervio glúteo superior. El nervio glúteo superior nace de la cara posterior del tronco lumbosacro y del primer nervio sacro. Emerge de la pelvis junto con la arteria glútea superior a través de la escotadura ciática mayor, superiormente al músculo piriforme y lateralmente a la arteria glútea superior (fig. 377). El nervio glúteo superior se refleja sobre la escotadura ciática mayor, se dirige superior y lateralmente entre los músculos glúteo medio y glúteo menor, y discurre inferior a la rama profunda de la arteria glútea superior y a su rama superior. El nervio se divide entre estos dos músculos en dos ramos, uno superior y otro inferior. El *ramo superior* sigue a lo largo de la línea glútea anterior y se distribuye en los músculos glúteo medio y glúteo menor; el *ramo* *inferior* se dirige lateralmente entre los músculos glúteo medio y glúteo menor, inerva estos dos músculos y termina en el músculo tensor de la fascia lata.

3. Nervio del músculo piriforme. Este nervio nace de la cara posterior del plexo y procede del segundo nervio sacro. Se dirige lateralmente y termina en la cara anterior del músculo piriforme.

4. Nervio del músculo gemelo superior. El nervio del músculo gemelo superior nace de la cara anterior del plexo, o bien del nervio del músculo obturador interno. Desciende anteriormente al nervio ciático y penetra en el músculo por su cara profunda, por su borde superior (Soulié) o por su cara superficial (Hovelacque).

5. Nervio del músculo cuadrado femoral. Este nervio nace, al igual que el precedente, de la cara anterior del plexo, y emerge de la pelvis por la parte inferior de la escotadura ciática mayor, lateralmente al nervio del músculo obturador interno. Desciende anteriormente al nervio ciático y a los músculos gemelos y obturador interno, que lo cubren; proporciona un filete nervioso al músculo gemelo inferior y otro a la articulación de la cadera, y termina en la cara anterior del músculo cuadrado femoral.

6. Nervio glúteo inferior. El nervio glúteo inferior nace de la cara posterior del plexo y procede del tronco lumbosacro y de los dos primeros nervios sacros. Emerge de la pelvis inferiormente al músculo piriforme, por la parte inferior de la escotadura ciática mayor y posterior al borde medial del nervio ciático. Al llegar a la región glútea se divide en numerosos ramos, que abordan el músculo glúteo mayor por su cara profunda (fig. 377).

7. Nervio cutáneo femoral posterior o nervio cutáneo posterior del muslo. El nervio cutáneo femoral posterior procede principalmente del segundo nervio sacro. Primero desciende verticalmente entre el músculo glúteo mayor y el lado medial de la cara posterior del nervio ciático; después cruza la cara posterior de la cabeza larga del músculo bíceps femoral y discurre profundo a la fascia lata y posterior al intersticio que separa los músculos bíceps femoral y semitendinoso. Después continúa entre las hojas superficial y profunda de la fascia de la fosa poplítea hasta la parte superior de la pierna. Atraviesa entonces la fascia y se extiende hasta la parte media de la cara posterior de la pierna (fig. 393).

A lo largo de este trayecto, el nervio cutáneo femoral posterior suministra (figs. 377 y 378): *a)* un *ramo clúneo inferior,* que rodea el borde inferior del músculo glúteo mayor y se ramifica en los tegumentos de la parte inferior de la nalga; *b)* un *ramo perineal,* que se dirige anterior y medialmente, sigue el surco genitofemoral y termina en la piel del periné, del escroto o de los labios mayores, y *c) ramos femorales y poplíteos* que atraviesan la fascia y se distribuyen por los tegumentos de la cara posterior del muslo y de la fosa poplítea. El ramo terminal del nervio cutáneo femoral posterior se pierde en la piel de la porción posterosuperior de la pierna y se comunica con el nervio cutáneo sural medial, ramo del nervio tibial.

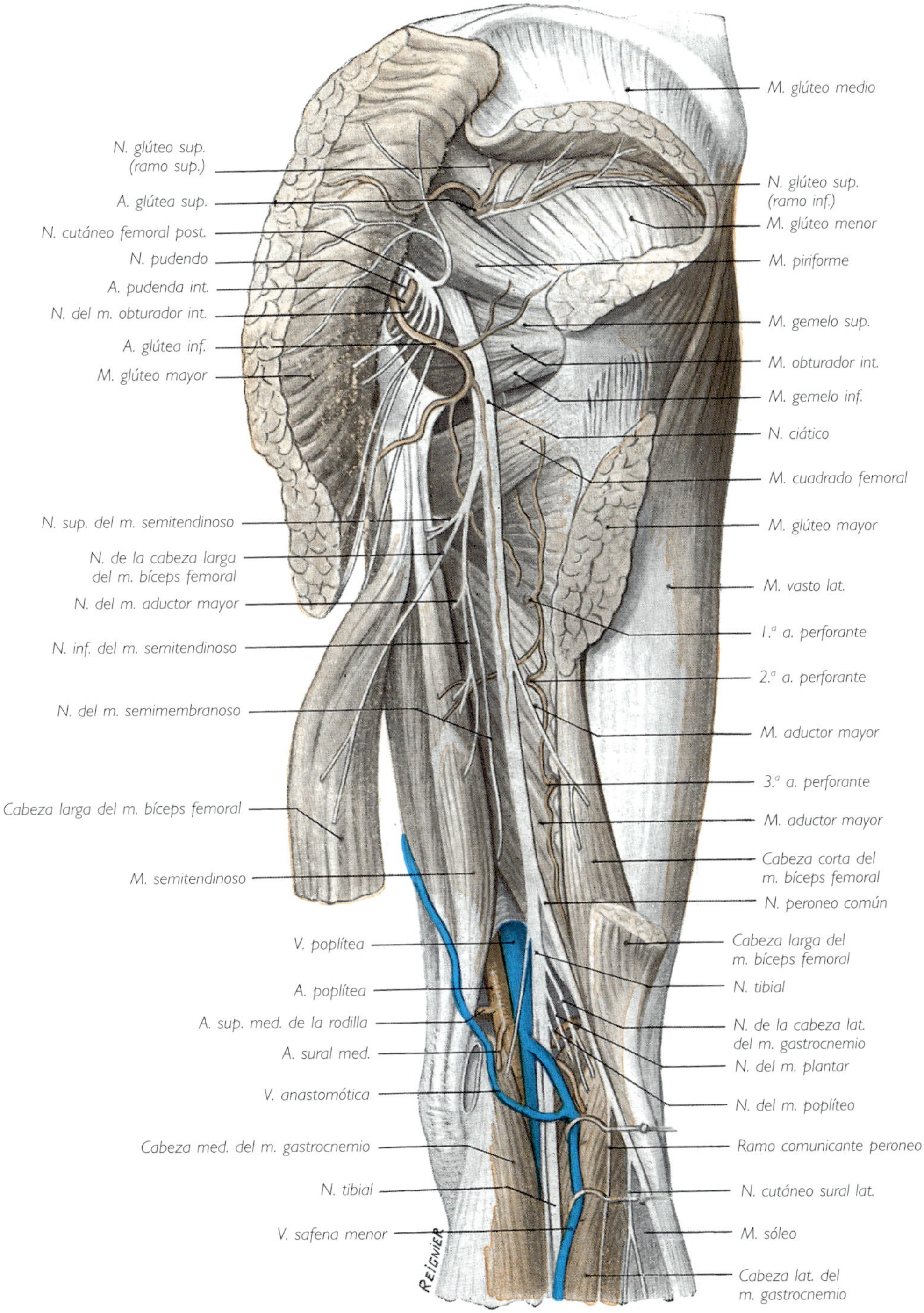

Fig. 377 ▪ Nervios de las regiones glútea, femoral posterior y poplítea.

RAMO TERMINAL: NERVIO CIÁTICO

A. Origen

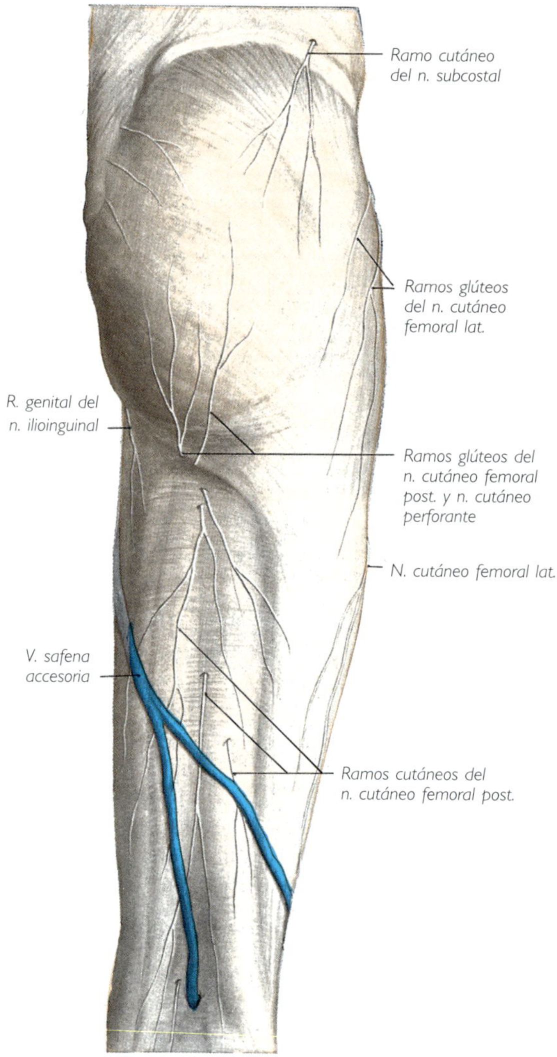

Fig. 378 ▪ Vasos y nervios superficiales de la región glútea y del muslo.

El nervio ciático es continuación del vértice del plexo sacro. Sus fibras proceden de todos los ramos anteriores lumbares y sacros que participan en la constitución de este plexo, formando el nervio más voluminoso del organismo.

B. Trayecto

El nervio ciático emerge de la pelvis a través de la escotadura ciática mayor, inferiormente al músculo piriforme. En este tramo es aplanado y mide de 1 a 1,5 cm de anchura. Desciende hacia la región glútea y después hacia la región posterior del muslo hasta alcanzar la fosa poplítea, donde se divide en dos ramos terminales, los nervios peroneo común y tibial.

C. Relaciones

En la *escotadura ciática mayor,* el nervio ciático se sitúa lateralmente a la arteria glútea inferior, a los vasos pudendos internos y al nervio pudendo, así como al nervio del músculo obturador interno. Los nervios glúteo inferior y cutáneo femoral posterior pasan posteriormente a él a lo largo de su borde medial (fig. 377). El nervio ciático cubre el nervio del músculo cuadrado femoral.

En la *región glútea,* el nervio desciende por el surco existente entre el isquion y el trocánter mayor, junto con la rama descendente de la arteria glútea inferior y el nervio cutáneo femoral posterior. Se halla cubierto por el músculo glúteo mayor y descansa sobre los músculos gemelos, obturador interno y cuadrado femoral.

En el *muslo,* el nervio ciático se halla acompañado de la arteria satélite del nervio ciático, rama de la arteria glútea inferior. Está separado del fémur por las inserciones del músculo aductor mayor y la cabeza corta del músculo bíceps femoral. Al principio, el nervio está cubierto por la cabeza larga del músculo bíceps femoral, que lo cruza siguiendo una dirección oblicua inferior y lateralmente; el nervio ciático se sitúa luego en sentido anterior a la hoja fascial que une la vaina de este músculo a la del músculo semimembranoso. Cuando estos músculos divergen para delimitar el triángulo superior de la fosa poplítea, el nervio ciático se divide en sus dos ramos terminales (para más detalles v. *Pedículo vasculonervioso inferior de la región glútea,* pág. 544).

D. **Ramos colaterales**

El nervio ciático suministra siete ramos colaterales destinados a los músculos de la región posterior del muslo y a la articulación de la rodilla. Estos ramos colaterales son el nervio superior del músculo semitendinoso, el nervio de la cabeza larga del músculo bíceps femoral, el nervio inferior del músculo semitendinoso, el nervio del músculo semimembranoso, el nervio del músculo aductor mayor, el nervio de la cabeza corta del músculo bíceps femoral y el ramo articular de la rodilla. Excepto los dos últimos, estos ramos nacen generalmente en la parte superior del muslo, bien de forma aislada bien por medio de uno o dos troncos comunes (fig. 377).

1. El *nervio superior del músculo semitendinoso* penetra en el tendón común de los músculos bíceps femoral y semitendinoso e inerva al músculo semitendinoso superiormente a la intersección tendinosa.
2. El *nervio de la cabeza larga del músculo bíceps femoral* es oblicuo inferior y lateralmente, y penetra en el músculo por la porción media de su cara anterior.
3. El *nervio inferior del músculo semitendinoso* penetra en la porción media del músculo.
4. El *nervio del músculo semimembranoso* comprende uno o dos ramos que abordan el músculo por su cara lateral.
5. El *nervio del músculo aductor mayor* nace bien del nervio ciático bien del nervio del músculo semimembranoso, y se distribuye por la porción medial del músculo aductor mayor.
6. El *nervio de la cabeza corta del músculo bíceps femoral* se separa del nervio ciático a la altura de la porción media del muslo y se distribuye en la parte media del músculo.
7. El *ramo articular de la rodilla* nace de la cara anterior del nervio ciático o del nervio de la cabeza corta del músculo bíceps femoral. Termina en la porción lateral de la articulación de la rodilla.

E. **Ramos terminales**

En la mayor parte de los casos, el nervio ciático se divide en sus dos ramos terminales, los nervios peroneo común y tibial, en el ángulo superior de la fosa poplítea. Otras veces esta bifurcación tiene lugar, más superiormente, en la región posterior del muslo, en la región glútea o incluso en la pelvis, en el origen mismo del nervio. En este último caso, el nervio peroneo común suele atravesar el músculo piriforme, mientras que el nervio tibial pasa inferiormente a éste.

NERVIO PERONEO COMÚN O NERVIO FIBULAR COMÚN. El nervio peroneo común es el ramo de bifurcación lateral del nervio ciático. Inerva los músculos y los tegumentos de la región anterolateral de la pierna y de la región dorsal del pie.

1. Trayecto y relaciones. Desde su origen en el ángulo superior de la fosa poplítea, el nervio peroneo común se dirige inferior y lateralmente, profundo a la fascia de la fosa poplítea. Sigue el borde medial del músculo bíceps femoral hasta su inserción peronea y cruza el extremo superior de la cabeza lateral del músculo gastrocnemio antes de llegar a la cabeza del peroné (v. fig. 381). Después desciende posteriormente a la cabeza del peroné, del cual se halla separado por el tendón de origen del músculo sóleo, y se insinúa entre las inserciones del músculo peroneo largo, que se inserta sobre la cabeza y el cuerpo del peroné (figs. 379 y 338); a continuación pasa por un orificio delimitado por el tabique intermuscular posterior de la pierna y el borde posterior del peroné. Desde ese punto hasta su terminación, el nervio se halla aplicado sobre el cuello del peroné. El nervio peroneo común se divide inferiormente, es decir, entre las inserciones del músculo peroneo largo, en dos ramos terminales, los nervios peroneos superficial y profundo.

2. Ramos colaterales. Estos ramos son cuatro, de superior a inferior: el ramo articular de la rodilla, el ramo comunicante peroneo, el nervio cutáneo sural lateral y los nervios superiores del músculo tibial anterior.

a) RAMO ARTICULAR DE LA RODILLA. Este ramo nace en la fosa poplítea y se ramifica en la porción lateral de la articulación de la rodilla.

b) RAMO COMUNICANTE PERONEO. El ramo comunicante peroneo tiene su origen en el borde superior del cóndilo lateral.

Se dirige oblicuamente inferior y medial, al principio profundo a la fascia y después en un desdoblamiento de ésta, a la cual atraviesa finalmente en la parte media de la cara posterior de la pierna para volverse superficial (v. fig. 412). Se une más inferiormente, a una altura variable, al nervio cutáneo sural medial. A veces esta comunicación no tiene lugar. En ese caso, el ramo comunicante peroneo termina en los tegumentos del maléolo lateral, de la cara lateral y de la cara posterior del talón.

c) NERVIO CUTÁNEO SURAL LATERAL. El nervio cutáneo sural lateral nace del nervio peroneo común, directamente o por medio de un tronco común con el ramo comunicante peroneo. Este ramo atraviesa la fascia y se distribuye en los tegumentos de la cara lateral de la rodilla y de la pierna.

d) NERVIOS SUPERIORES DEL MÚSCULO TIBIAL ANTERIOR. En general son dos. Estos ramos nacen del nervio peroneo común inmediatamente superiores a su bifurcación (fig. 379). Se dirigen en sentido medial, discurren entre las inserciones peroneas del músculo extensor largo de los dedos, bajo un arco fibroso formado por el tabique intermuscular anterior de la pierna, y se pierden en los fascículos más superiores del músculo tibial anterior. Uno de estos ramos suministra un filete nervioso a la articulación tibioperonea (Cruveilhier).

3. Ramos terminales

a) NERVIO PERONEO SUPERFICIAL O NERVIO FIBULAR SUPERFICIAL. *Trayecto y relaciones.* El nervio peroneo superficial es el ramo de bifurcación lateral del nervio peroneo común. Se dirige inferior y un poco anteriormente, aplicado sobre la cara lateral del cuerpo del peroné, entre las inserciones del músculo peroneo largo. Más inferiormente, el nervio peroneo superficial puede presentarse de dos formas diferentes: o bien desciende entre los músculos peroneos y el tabique intermuscular anterior de la pierna hasta el tercio inferior de ésta, donde perfora la fascia y se hace subcutáneo, o bien, aunque con menor frecuencia, el nervio atraviesa el tabique intermuscular anterior de la pierna y desciende sobre el lado medial del borde anterior de este tabique hasta un nivel variable superiormente a la región del tobillo, donde atraviesa la fascia y se hace superficial. Es frecuente que, en la unión de los dos tercios o dos cuartos inferiores de la pierna, el nervio atraviese la fascia. Termina poco después al dividirse en dos ramos terminales, pero antes da origen a numerosos ramos colaterales (fig. 379).

RAMOS COLATERALES. Estos ramos son los siguientes:

1. Los *ramos del músculo peroneo largo,* cuyo número va de dos a tres; uno de ellos nace del extremo superior del nervio peroneo superficial; el ramo inferior se origina a la altura del extremo superior del músculo peroneo corto.
2. El *ramo del músculo peroneo corto,* el cual nace a la misma altura que el ramo inferior del músculo peroneo largo y, a veces, de un tronco común.
3. El *ramo del músculo tercer peroneo* (Froment).
4. Los *ramos cutáneos* se separan del nervio peroneo superficial una vez que este nervio ha atravesado la fascia; el más importante de ellos denominado *ramo maleolar lateral,* se dirige a los tegumentos del maléolo lateral, donde se comunica con el ramo maleolar del nervio sural.

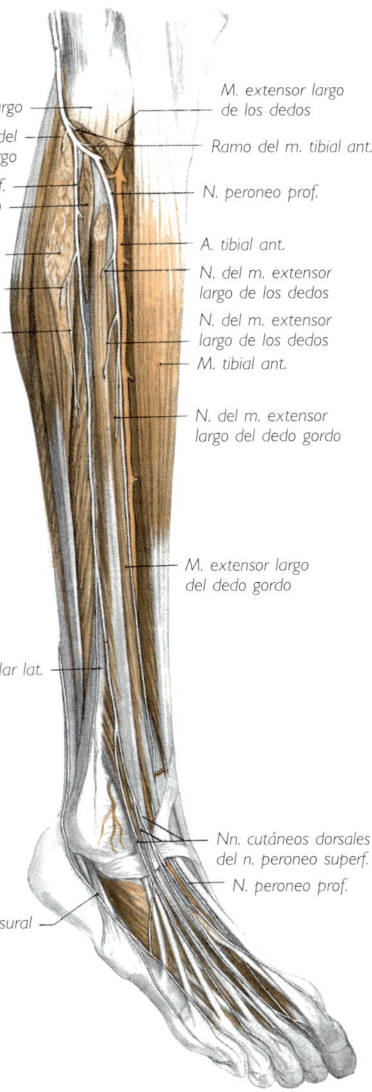

Fig. 379 ▪ Ramos terminales del nervio peroneo común.

RAMOS TERMINALES. Los *ramos terminales* son los nervios cutáneo dorsal medial y cutáneo dorsal intermedio (figs. 379 y 380).

1. El *nervio cutáneo dorsal medial* se divide en el límite inferior del tobillo en tres ramos: un ramo medial que se dirige anterior y medialmente, y se convierte en el nervio digital dorsal medial del dedo gordo; un ramo medio* que aborda el primer

* Este ramo medio es inconstante, por lo que los nervios digitales dorsales que se originan en el extremo anterior del primer espacio interóseo del metatarso casi siempre son ramos terminales del nervio peroneo profundo (N. del R.).

espacio interóseo del metatarso, se comunica con el nervio tibial y se divide, en el extremo anterior de dicho espacio, en nervio digital dorsal lateral del dedo gordo y nervio digital dorsal medial del segundo dedo; finalmente, un ramo lateral que discurre por el segundo espacio interóseo del metatarso y suministra el nervio digital dorsal lateral del segundo dedo y el nervio digital dorsal medial del tercer dedo.

2. El *nervio cutáneo dorsal intermedio* discurre superiormente al tercer espacio interóseo del metatarso y se divide en un nervio digital dorsal lateral del tercer dedo y un nervio digital dorsal medial del cuarto dedo. Con bastante frecuencia, este ramo se comunica con el nervio sural y proporciona además un ramo lateral, el cual se divide a su vez en dos ramos: el nervio digital dorsal lateral del cuarto dedo y el nervio digital dorsal medial del dedo pequeño.

En resumen, los ramos terminales del nervio peroneo superficial dan origen a los siete o nueve primeros nervios digitales dorsales. Además, en el curso de su trayecto suministran filetes nerviosos cutáneos destinados a los tegumentos de la cara dorsal del pie.

b) NERVIO PERONEO PROFUNDO O NERVIO FIBULAR PROFUNDO. *Trayecto y relaciones.* El nervio peroneo profundo es el ramo de bifurcación medial del nervio peroneo común. Se dirige inferior, medial y anteriormente, aplicado sobre la cara lateral del peroné, entre las inserciones del músculo peroneo largo, sobre la cabeza y el cuello del peroné (fig. 379). El nervio peroneo profundo pasa enseguida a través de las inserciones peroneas del músculo extensor largo de los dedos, profundo a un arco fibroso que forma el tabique intermuscular anterior de la pierna. Después se adosa, anteriormente a la membrana interósea de la pierna, a la arteria tibial anterior, a la cual acompaña en el fondo del intersticio comprendido entre el músculo tibial anterior, que se halla situado medialmente, y los músculos extensor largo de los dedos y extensor largo del dedo gordo, que son laterales. En su trayecto por la pier-

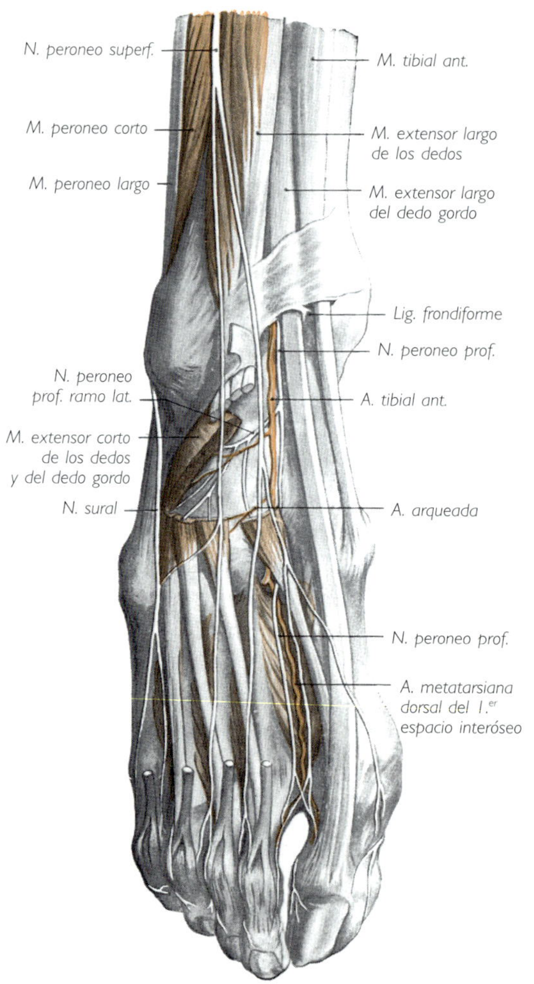

Fig. 380 ▪ Nervios de la cara dorsal del pie.

na, el nervio cruza muy oblicuamente la arteria de lateral a medial y discurre en sentido anterior a ella.

En el tobillo, el nervio discurre con la arteria profundo a los retináculos de los músculos extensores y se divide, inferiormente al retináculo inferior de los músculos extensores, en dos ramos terminales.

RAMOS COLATERALES. A lo largo de su trayecto en la pierna, el nervio peroneo profundo da origen a los siguientes ramos:

1. *Ramos musculares,* cuyo número es variable, destinados a los músculos del grupo anterior de la pierna: músculos tibial anterior, extensor largo de los dedos, extensor largo del dedo gordo y tercer peroneo. Según Froment, este último estaría normalmente inervado por el nervio peroneo superficial.
2. Un *ramo articular* destinado a la cara anterior de la articulación talocrural.

RAMOS TERMINALES. Los ramos terminales del nervio peroneo profundo son dos, uno lateral y otro medial (fig. 380).

1. El *ramo lateral,* denominado *nervio de los músculos extensor corto de los dedos y extensor corto del dedo gordo,* se dirige lateralmente, pasa profundo a la arteria dorsal del pie y se introduce junto con la arteria tarsiana lateral profundamente a los músculos extensores cortos, en los cuales termina por medio de numerosos filetes nerviosos. El ramo lateral da origen a algunos ramos articulares y a un filete nervioso muy delgado que penetra en el extremo posterior de cada espacio interóseo del metatarso (Cruveilhier).
2. El *ramo medial* continúa el trayecto del nervio peroneo profundo a lo largo del borde medial de la arteria dorsal del pie hasta el extremo posterior del primer espacio interóseo del metatarso, donde da origen a un filete nervioso análogo a los filetes nerviosos interóseos del ramo lateral (Cruveilhier). Continúa su trayecto y termina en el extremo anterior del primer espacio interóseo del metatarso de una manera variable: con frecuencia, el ramo medial del nervio peroneo profundo se une al ramo correspondiente del nervio peroneo superficial o bien, por medio de dos ramificaciones distintas, a los nervios digitales dorsales de los dedos del primer espacio interóseo; otras veces se ramifica en los tegumentos del extremo anterior del espacio interóseo del metatarso y no alcanza el espacio interdigital.

NERVIO TIBIAL. El nervio tibial constituye el ramo de bifurcación medial del nervio ciático; es más voluminoso que el nervio peroneo común. Está destinado a los músculos de la pierna y de la planta del pie, así como a los tegumentos de la región plantar.

1. Trayecto y relaciones. El nervio tibial continúa la dirección del nervio ciático y desciende verticalmente desde el ángulo superior hasta el ángulo inferior de la fosa poplítea. Después desciende anteriormente al músculo gastrocnemio y pasa profundo al arco tendinoso del músculo sóleo; discurre casi vertical y ligeramente oblicuo en sentido inferior y medial hasta el canal cálcaneo, donde se divide en dos ramos terminales, los nervios plantares medial y lateral (fig. 381).

En la fosa poplítea, el nervio tibial se sitúa profundo a la fascia y posterior y un poco lateral a la vena poplítea, la cual a su vez es posterior y lateral a la arteria poplítea. El nervio está cruzado medialmente por el arco de la vena safena menor. Más inferiormente, está cubierto por el músculo gastrocnemio y se sitúa posterior a los vasos poplíteos (v. *Región posterior de la rodilla* y fig. 408).

En la pierna, el nervio tibial desciende primero posterior a los vasos tibiales posteriores peroneos; más inferiormente, se aplica sobre el músculo tibial posterior y después sobre el músculo flexor largo de los dedos, y continúa a lo largo y lateralmente a la arteria tibial posterior (fig. 381). Se halla cubierto por el músculo tríceps sural y el tabique intermuscular transverso de la pierna en la mayor parte de su trayecto. En la parte inferior de la pierna, el nervio tibial se separa de la cara profunda del músculo tríceps sural y desciende profundo a las fascias, medial al tendón calcáneo.

En el tobillo, el nervio tibial se introduce profundamente al retináculo de los músculos flexores y discurre posterior a los vasos y en la misma corredera que éstos, frente al intersticio que separa el tendón del músculo flexor largo de los dedos del tendón del músculo flexor largo del dedo gordo (fig. 420).

2. Ramos colaterales en la fosa poplítea. En la fosa poplítea, el nervio tibial da origen a cinco ramos musculares, a los ramos articulares posteriores de la rodilla y a un ramo sensitivo, el nervio cutáneo sural medial. Estos diferentes ramos nacen bien aisladamente, bien por medio de varios troncos comunes.

a) RAMOS MUSCULARES. Están destinados a las cabezas medial y lateral del músculo gastrocnemio, y a los músculos sóleo, plantar y poplíteo.

Los cuatro primeros nacen del nervio tibial en el triángulo superior de la fosa poplítea.

Los *nervios de las cabezas medial y lateral del músculo gastrocnemio* se dirigen oblicuamente hacia cada una de estas cabezas. Penetran en el músculo junto con la arteria sural correspondiente por su cara profunda, cerca de su borde axial.

El *nervio del músculo sóleo* desciende verticalmente, discurre anterior a la cabeza lateral del músculo gastrocnemio, posterior al músculo poplíteo, y se divide en numerosos ramos que penetran en el músculo cerca y posteriormente a su borde superior.

El *nervio del músculo plantar* se dirige inferior y lateralmente, y suele abordar el músculo por su borde medial.

El *nervio del músculo poplíteo y de la membrana interósea de la pierna* se desprende del nervio tibial a la altura de la interlínea articular de la rodilla. Se dirige verticalmente en sentido inferior, pasa posteriormente al músculo poplíteo, al cual proporciona varios ramos, y suministra también un filete nervioso a la articulación tibioperonea y algunos ramitos vasculares. A continuación, muy disminuido de volumen, el nervio del músculo poplíteo termina como *nervio de la membrana interósea de la pierna.*

Este nervio penetra en la membrana interósea de la pierna y desciende en el espesor de esta membrana hasta el extremo inferior de la pierna, donde se pierde en el músculo tibial posterior (Cruveilhier) y sobre el periostio de la tibia y del peroné.

b) RAMO ARTICULAR POSTERIOR DE LA RODILLA. Este ramo penetra en la articulación por su cara posterior.

c) NERVIO CUTÁNEO SURAL MEDIAL. El *nervio cutáneo sural medial* nace hacia la mitad de la fosa poplítea. Se dirige directamente en sentido inferior, primero en la fosa poplítea y después en la cara posterior de la pierna.

En la fosa poplítea, el nervio está situado profundo a la fascia y discurre lateralmente al extremo terminal de la vena safena menor.

En la mitad superior de la pierna, el nervio cutáneo sural medial discurre en un desdoblamiento de la fascia, a lo largo del surco longitudinal que separa las dos cabezas del músculo gastrocnemio, anterior a la vaina fascial de la vena safena menor (figura 412). Atraviesa la fascia por el mismo orificio que la vena, un poco inferior a la porción muscular de las cabezas del músculo gastrocnemio.

En este momento, en un punto variable de su trayecto, el nervio cutáneo sural medial se comunica con el ramo comunicante peroneo y forma el *nervio sural,* que se dirige inferior y lateralmente a lo largo del tendón calcáneo; la vena safena menor se sitúa medialmente a él. Proporciona algunos ramos a los tegumentos de la pierna, a la región maleolar lateral y a la porción lateral del talón. Suministra también algunos filetes nerviosos a la articulación talocrural (Rüdinger).

Llegado al tobillo, el nervio sural rodea el maléolo lateral siguiendo el borde anterior de la vena safena menor, y se extiende a lo largo del borde lateral del pie hasta el dedo pequeño. En algunos sujetos, el nervio termina formando el nervio digital dorsal lateral del dedo pequeño; en otros, da origen a los tres últimos nervios digitales dorsales, es decir, el nervio digital dorsal lateral del cuarto dedo y los dos nervios digitales dorsales del dedo pequeño (fig. 380). Suele comunicarse con el nervio peroneo superficial.

3. Ramos colaterales. Después de atravesar el arco tendinoso del músculo sóleo, el nervio tibial da origen a ramos colaterales destinados a los músculos profundos de la región posterior de la pierna, a la articulación talocrural, a la piel del talón y a la planta del pie (fig. 381).

a) RAMOS MUSCULARES. Los ramos musculares nacen de la parte superior del nervio tibial y penetran en los músculos en su parte media. Los *nervios de los músculos tibial posterior y flexor largo de los dedos* discurren en la cara posterior de estos músculos. El *nervio del músculo flexor largo del dedo gordo* sigue generalmente el trayecto de la arteria peronea y penetra en el músculo por su cara anterior o profunda. El nervio del músculo tibial posterior proporciona a veces un ramo al músculo sóleo. Hovelacque parece considerar normal este *ramo anterior del músculo sóleo,* que puede nacer también directamente del nervio tibial.

b) RAMO ARTICULAR. Se da este nombre a un filete nervioso, a veces doble, que se separa del nervio tibial a la altura del tobillo y se pierde en la cara medial de la articulación talocrural.

c) RAMO CALCÁNEO MEDIAL. El ramo calcáneo medial es un ramo voluminoso que nace del nervio tibial un poco superior al maléolo medial. Sigue el borde medial del tendón calcáneo, desciende por la cara posterior del tendón, atraviesa la fascia y se distribuye en la piel de la región medial y posterior del talón. Algunos ramitos terminales del ramo calcáneo medial, unidos a veces en un tronco común conocido con el nombre de *nervio cutáneo plantar,* terminan en los tegumentos de la planta del pie.

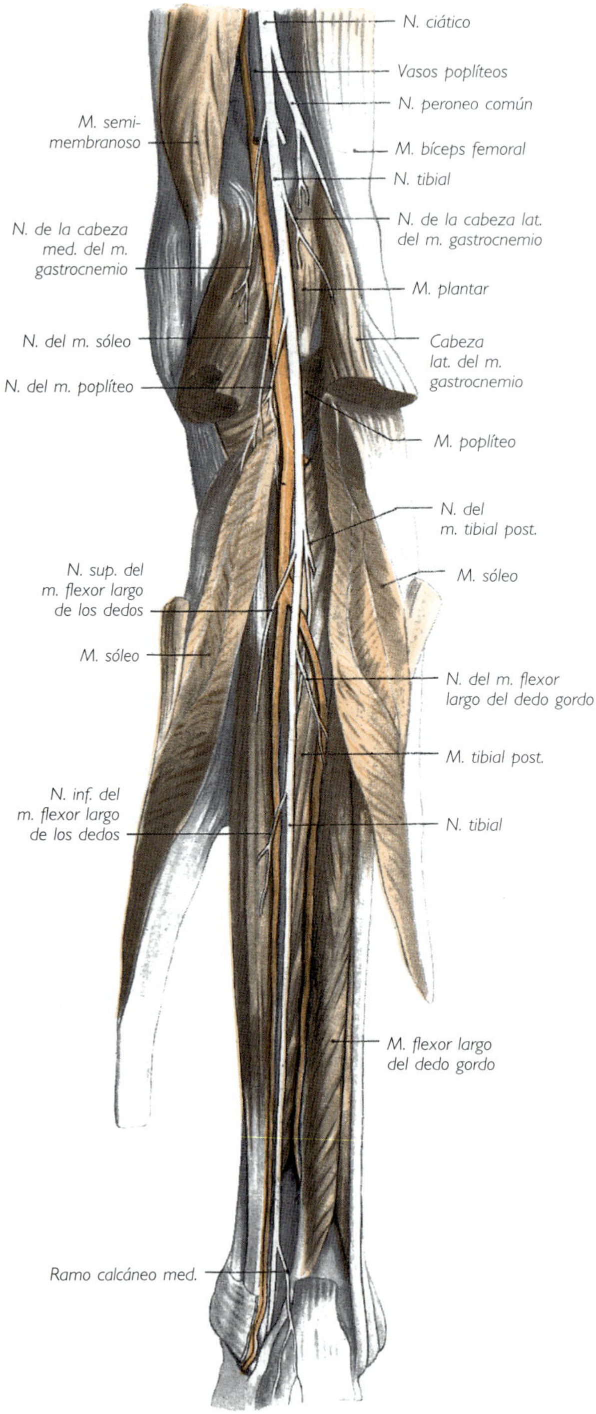

Fig. 381 ▪ Nervio tibial.

4. Ramos terminales. Los ramos terminales del nervio tibial son dos; se denominan *nervio plantar medial* y *nervio plantar lateral.* Proceden de la bifurcación del nervio tibial posteriormente al maléolo medial o, más inferiormente, en el canal calcáneo (v. fig. 427).

a) NERVIO PLANTAR MEDIAL. El nervio plantar medial se halla cubierto en su origen por el músculo abductor del dedo gordo. Se dirige inferior y anteriormente y cruza en ángulo agudo la cara profunda de los vasos tibiales posteriores o plantares (v. fig. 427). El nervio continúa después de posterior a anterior, cubierto por el músculo abductor del dedo gordo y acompañado por la arteria plantar medial, situándose primero sobre el borde medial y después en el lado lateral de este vaso (fig. 382).

El nervio plantar medial se divide, a la altura del hueso navicular, en dos ramos terminales, uno medial y otro lateral.

RAMOS COLATERALES. A lo largo de su trayecto, el nervio plantar medial suministra: *a) ramos cutáneos* para los tegumentos del talón y de la parte medial de la región plantar; *b) ramos articulares* para las articulaciones vecinas, y *c) ramos musculares* destinados a los músculos abductor del dedo gordo, flexor corto del dedo gordo, flexor corto de los dedos y cuadrado plantar.

RAMOS TERMINALES. *Ramo medial.* El ramo medial acompaña a la arteria plantar medial. Se dirige anteriormente a lo largo del borde medial del tendón del músculo flexor largo del dedo gordo, proporciona un ramo al músculo flexor corto del dedo gordo y termina formando el nervio digital plantar medial del dedo gordo (fig. 378).

Ramo lateral. Se dirige lateral y anteriormente, cruza la cara inferior del tendón del músculo flexor largo del dedo gordo, atraviesa el tabique intermuscular medial y da origen a tres ramos terminales: los nervios digitales plantares comunes de los espacios interóseos primero, segundo y tercero del metatarso (fig. 382).

El *nervio digital plantar común del primer espacio interóseo del metatarso* sigue la cara lateral del tendón del músculo flexor largo del dedo gordo, suministra el nervio del primer músculo lumbrical y se divide, en el extremo anterior del primer espacio interóseo del metatarso, en los nervios digital plantar lateral del dedo gordo y digital plantar medial del segundo dedo.

El *nervio digital plantar común del segundo espacio interóseo del metatarso* se dirige lateralmente hacia el segundo espacio interóseo del metatarso y cruza la cara inferior o superficial del tendón del músculo flexor corto del segundo dedo. Origina el nervio del segundo músculo lumbrical y se divide, en el extremo anterior del segundo espacio del me-

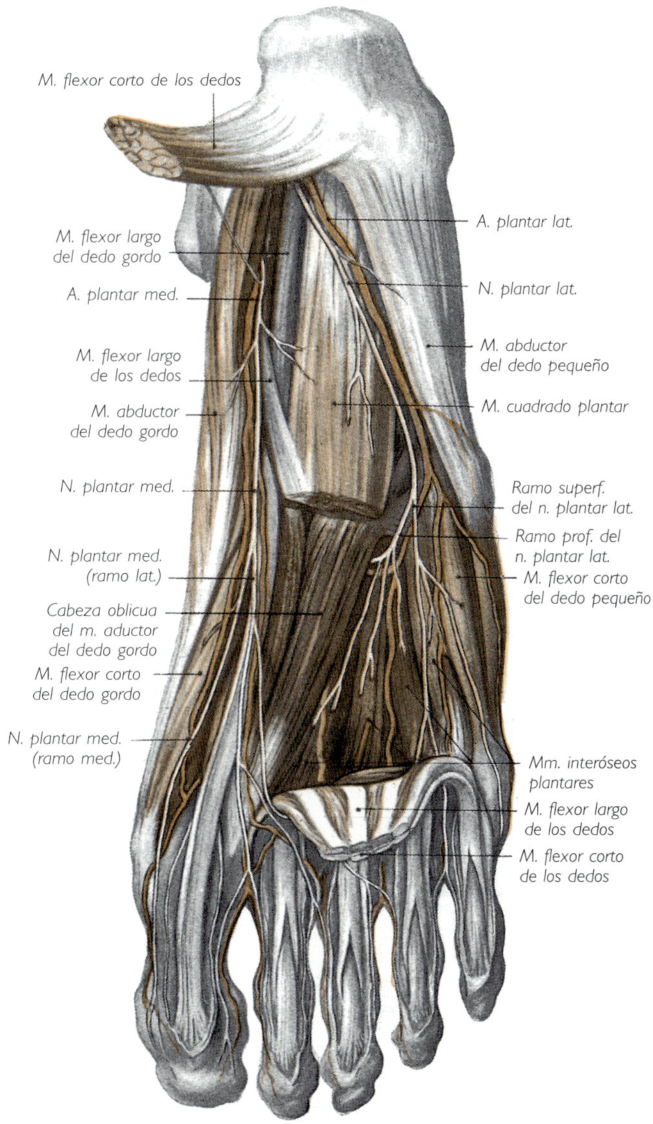

Fig. 382 ▪ Nervios plantares.

tatarso, en los nervios digital plantar lateral del segundo dedo y digital plantar medial del tercer dedo.

El *nervio digital plantar común del tercer espacio interóseo del metatarso* cruza la cara superficial de los tendones para los dedos segundo y tercero del músculo flexor corto de los dedos, alcanza el tercer espacio interóseo del metatarso y termina dando origen a los nervios digital plantar lateral del tercer dedo y digital plantar medial del cuarto dedo. El nervio digital plantar común del tercer espacio interóseo del metatarso se comunica con el nervio plantar lateral.

b) NERVIO PLANTAR LATERAL. El nervio plantar lateral cruza la arteria plantar lateral (fig. 423), se sitúa anterior a ella y discurre por su lado medial (fig. 382). Se dirige anterior y lateralmente, entre los músculos flexor corto de los dedos y cuadrado plantar. Llegado a la altura del extremo del quinto hueso metatarsiano, el nervio plantar lateral se divide en dos ramos terminales (fig. 382).

RAMOS COLATERALES. Durante su trayecto, el nervio plantar lateral da origen a: ❑ *a)* un ramo destinado al músculo cuadrado plantar, y ❑ *b)* el nervio del músculo abductor del dedo pequeño.

RAMOS TERMINALES. Son dos, uno superficial y otro profundo.

Ramo superficial. El ramo superficial se dirige anteriormente a lo largo del músculo flexor corto del dedo pequeño, y después se divide en dos ramos secundarios, uno medial y otro lateral.

El *ramo medial* corresponde al nervio digital plantar común del cuarto espacio interóseo del metatarso. Se dirige anteriormente, a lo largo del borde lateral de los tendones flexores del cuarto dedo, y en el extremo anterior del cuarto espacio interóseo del metatarso se bifurca en dos ramos, que son los nervios digital plantar lateral del cuarto dedo y digital plantar medial del quinto dedo. Este último ramo proporciona a su vez un ramo comunicante al nervio digital común del tercer espacio interóseo del metatarso.

El *ramo lateral* proporciona ramos a los músculos abductor del dedo pequeño, flexor corto del dedo pequeño y oponente del dedo pequeño, y termina formando el nervio digital plantar lateral del dedo pequeño.

Ramo profundo. El ramo profundo se dirige anterior y medialmente, rodea el borde lateral del músculo flexor largo de los dedos, se introduce entre la cabeza oblicua del músculo aductor del dedo gordo y los músculos interóseos, y desaparece en el espesor de dicha cabeza. El ramo profundo da origen a: *a)* los nervios de los músculos lumbricales tercero y cuarto; *b)* los nervios de las cabezas oblicua y transversa del músculo aductor del dedo gordo, y *c)* ramos para todos los músculos interóseos plantares e interóseos dorsales.

De la descripción anterior resulta que el nervio plantar medial presenta una distribución comparable a la del nervio mediano en la mano, en tanto que el nervio plantar lateral se comporta como el nervio cubital.

c) INERVACIÓN DE LOS DEDOS. Los tegumentos de los dedos del pie presentan una inervación casi análoga a la de los dedos de la mano. No obstante, hay que señalar una diferencia interesante: en la mano, los nervios digitales dorsales de los dedos medios no se extienden más allá de la cara dorsal de la falange proximal, mientras que en el pie todos los nervios digitales dorsales de todos los dedos se ramifican hasta la falange distal, y solamente la cara dorsal de esta falange se halla inervada por un ramo procedente de los nervios digitales plantares correspondientes.

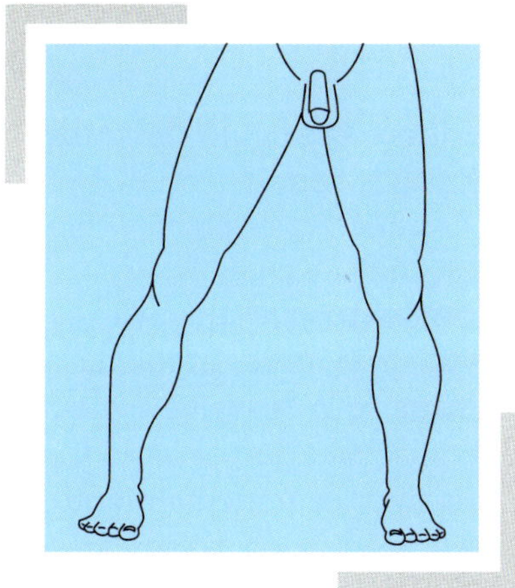

ANATOMÍA TOPOGRÁFICA DEL MIEMBRO INFERIOR

En el miembro inferior se distinguen seis segmentos: la región de la cadera, la región del muslo, la región de la rodilla, la región de la pierna, la región del tobillo y la región del pie.

I. REGIÓN DE LA CADERA

La cadera une el miembro inferior a la pelvis. Se halla limitada: ❑ *a)* superiormente, por la cresta ilíaca posteriormente y por el ligamento inguinal anteriormente; ❑ *b)* inferior y posteriormente, por el surco glúteo, y ❑ *c)* inferior y anteriormente, por una línea circular que pasa por el extremo lateral del surco glúteo y por el punto de cruce de los músculos sartorio y aductor largo.

La cadera comprende la región inguinofemoral, la región obturatriz, la región glútea y la articulación de la cadera. Esta última ya ha sido descrita anteriormente (v. *Huesos y articulación de la cadera*).

REGIÓN INGUINOFEMORAL

La región inguinofemoral comprende todas las partes blandas situadas en los límites de la cadera, anteriores al esqueleto y a la articulación de la cadera.

A. **Límites**

Está limitada superiormente por el ligamento inguinal, lateralmente por una línea vertical trazada desde la espina ilíaca anterior superior, medialmente por una segunda línea vertical que se extiende desde el ángulo del pubis hasta el límite inferior de la región e inferiormente su límite se confunde con el límite inferior de la cadera.

B. Forma externa

Los músculos de la región forman relieves que sólo se aprecian claramente en los sujetos delgados. Se puede observar: en el límite lateral de la región, una eminencia vertical determinada por el músculo tensor de la fascia lata; medialmente, una eminencia constituida por el borde medial del músculo aductor largo y por el músculo grácil; en la parte media, una eminencia oblicua inferior y medialmente formada por el músculo sartorio, que limita con las otras dos dos espacios triangulares, de los cuales uno es lateral de base inferior y otro medial de base superior; este último se denomina *triángulo femoral.*

El triángulo femoral está limitado superiormente por el ligamento inguinal, lateralmente por la eminencia del músculo sartorio y medialmente por la eminencia del músculo aductor largo. Su vértice se halla 10 cm aproximadamente en sentido inferior al punto medio del ligamento inguinal, y corresponde al lugar en que se cruzan los músculos sartorio y aductor largo. El área del triángulo femoral se halla más o menos deprimida en los sujetos delgados. Si se explora este triángulo de forma manual, pueden notarse los latidos de la arteria femoral, la cual puede comprimirse superiormente contra la parte medial de la eminencia iliopúbica. ❑ Más superficialmente pueden palparse pequeños cuerpos redondeados: se trata de los nódulos linfáticos inguinales superficiales.

C. Constitución

La región inguinofemoral está constituida por varios planos, cuyo número y características difieren en los dos triángulos que la forman.

Describiremos sucesivamente la constitución del triángulo lateral y la del triángulo femoral.

TRIÁNGULO LATERAL. Desde la superficie hasta el esqueleto, se encuentran cinco planos superpuestos, que son los siguientes:

1. La *piel,* que es fina y móvil.
2. Un *panículo adiposo* subdérmico, que presenta un espesor variable y se encuentra separado del tejido celular subyacente por una *fascia superficial.*
3. Una *capa de tejido celular subcutáneo* discontinuo (v. *Triángulo femoral*); en este plano se encuentran ramos del nervio cutáneo femoral lateral, el ramo cutáneo femoral anterior lateral del nervio femoral y algunos vasos arteriales y venosos de escasa importancia.
4. La *fascia lata.* Es muy gruesa y se extiende entre el borde anterior del músculo tensor de la fascia lata y el borde lateral del músculo sartorio, donde se desdobla para envainar dicho músculo (figs. 383 y 384). En la fascia lata se observan los orificios por los que emergen el nervio cutáneo femoral lateral y el ramo cutáneo femoral anterior lateral del nervio femoral.
5. Una *capa profunda,* que comprende músculos, vasos y nervios (figs. 384 a 386).

Los músculos de la capa profunda son: ❑ el músculo tensor de la fascia lata lateralmente; ❑ el músculo sartorio medialmente; ❑ el músculo recto femoral, cubierto superiormente por los músculos tensor de la fascia lata y sartorio pero que, al descender, se sitúa de forma gradual profundamente a la fascia lata, en el intervalo que separa estos dos músculos; ❑ finalmente, los músculos vasto lateral y vasto intermedio, cubiertos por el músculo recto femoral.

Entre el músculo recto femoral y el plano muscular formado por los músculos vastos discurren: ❑ *a)* la arteria circunfleja femoral lateral, que cruza transversalmente la cara profunda del músculo recto femoral y penetra en el músculo vasto lateral, y ❑ *b)* ramas de la arteria del músculo cuádriceps femoral y ramos del nervio del músculo cuádriceps femoral destinados a los músculos vasto lateral y recto femoral (fig. 385).

■ **TRIÁNGULO FEMORAL (DE SCARPA).** **1. Piel.** La piel es fina y móvil, y se halla provista de pelos en su parte medial. Está fija al ligamento inguinal por medio de láminas fibrosas, denominadas por Pétrequin *ligamento suspensorio del pliegue de la ingle.*

2. Panículo adiposo y fascia superficial. La fascia superficial, claramente diferenciada de la fascia lata, se une a ella en mayor o menor medida a lo largo de los bordes laterales del triángulo (N. Popoff).

3. Tejido celular subcutáneo. Vasos y nervios superficiales o subcutáneos. Esta lámina es delgada en la periferia de la región y se engruesa en la parte central del triángulo femoral, infiltrándose de tejido adiposo, en el cual se sitúan los nódulos linfáticos inguinales superficiales (fig. 386). En el feto, estos nódulos linfáticos suelen hallarse envueltos por un desdoblamiento de la fascia superficial (N. Popoff). Esta disposición también se observa en el adulto, pero de forma mucho menos evidente que en el feto.

La capa de tejido celular laxo de la región está separada del panículo adiposo suprayacente por la fascia superficial, que se fija superiormente al ligamento inguinal. La fascia superficial de la pared abdominal también se fija en el ligamento inguinal, superiormente a la precedente. De las relaciones que presentan entre sí estas dos fascias, ambas fijas al ligamento inguinal «como adosándose» (Charpy), resulta la formación de un verdadero tabique, a menudo suficiente para oponerse al paso de colecciones purulentas desde la capa subcutánea abdominal hasta la capa subcutánea del triángulo femoral y a la inversa.

El ligamento suspensorio del pliegue de la ingle está constituido por estas dos fascias superficiales adosadas, fijas por una parte al ligamento inguinal y por otra a la cara profunda de la dermis mediante las trabéculas fibrosas del panículo adiposo.

Junto con los nódulos linfáticos inguinales superficiales se encuentran en esta capa numerosos vasos y nervios superficiales (figs. 383 y 384).

Todas las *arterias* proceden de la arteria femoral. Son las arterias epigástrica superficial, circunfleja ilíaca superficial, pudenda externa superficial y pudenda externa profunda.

La *arteria epigástrica superficial* se dirige en sentido superior y un poco medial, ❑ la *arteria circunfleja ilíaca superficial* se dirige superior y lateralmente. Tanto esta arteria como la anterior penetran en los tegumentos de la pared abdominal. ❑ Las *arterias pudenda externa superficial* y *pudenda externa profunda* se dirigen transversalmente en sentido medial y se distribuyen en los tegumentos de los órganos genitales externos; ahora bien, mientras que la arteria pudenda externa superficial se vuelve superficial muy cerca de su origen, la arteria pudenda externa profunda no atraviesa la fascia lata hasta las proximidades del músculo aductor largo.

La *vena superficial* principal de la región es la vena safena mayor. Esta vena asciende en el triángulo femoral oblicuamente en sentido superior y lateral, y atraviesa la fascia lata 3 o 4 cm inferiormente al ligamento inguinal, para desembocar en la vena femoral. Antes de atravesar la fascia lata, recibe las venas satélites de las arterias superficiales (fig. 383).

Los *nódulos linfáticos inguinales superficiales,* cuyo número varía de 4 a 20, están agrupados en una masa triangular incluida en el triángulo femoral. Una línea vertical y otra horizontal, interseccionadas en la desembocadura de la vena safena mayor, dividen estos nódulos linfáticos en cuatro grupos: superomedial, superolateral, inferomedial e inferolateral. Los nódulos linfáticos de los grupos superiores presentan por lo general un eje mayor paralelo al ligamento inguinal; los nódulos linfáticos de los grupos inferiores son, por el contrario, alargados de superior a inferior.

Los nódulos linfáticos de los grupos superiores reciben principalmente los vasos linfáticos de la pared abdominal, de la región glútea, del periné, del ano, del escroto y del

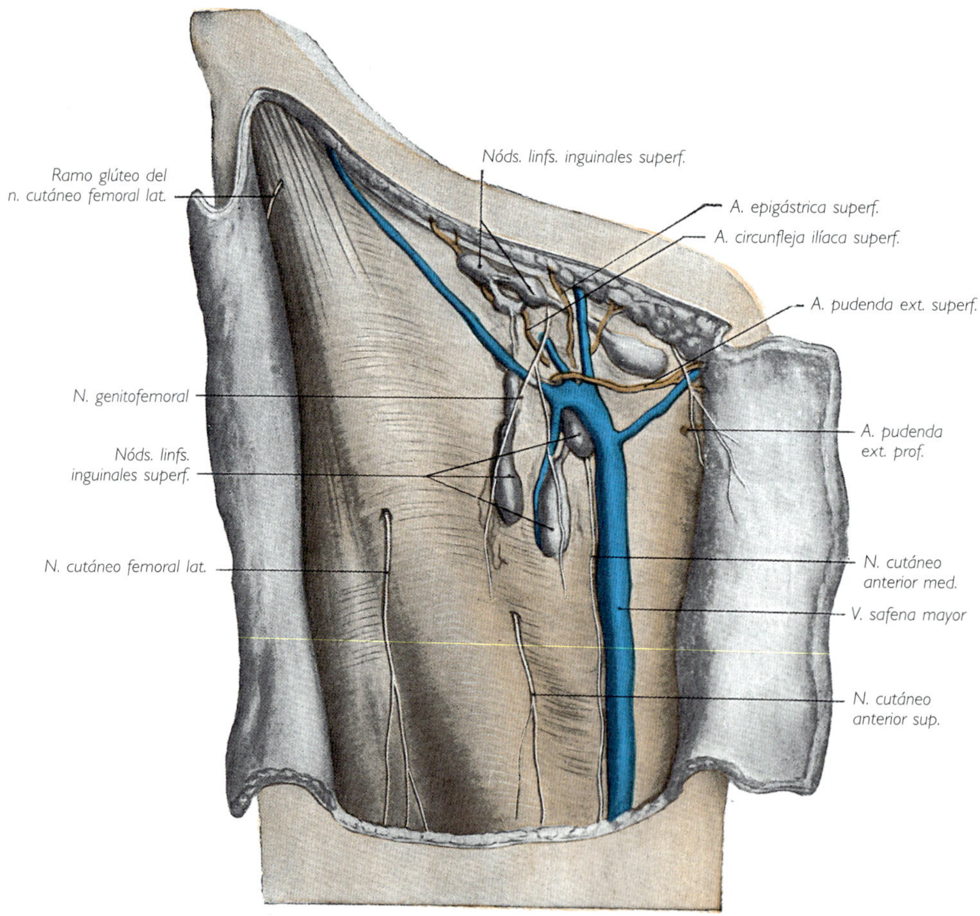

Fig. 383 ▪ Región inguinofemoral. Planos superficiales.

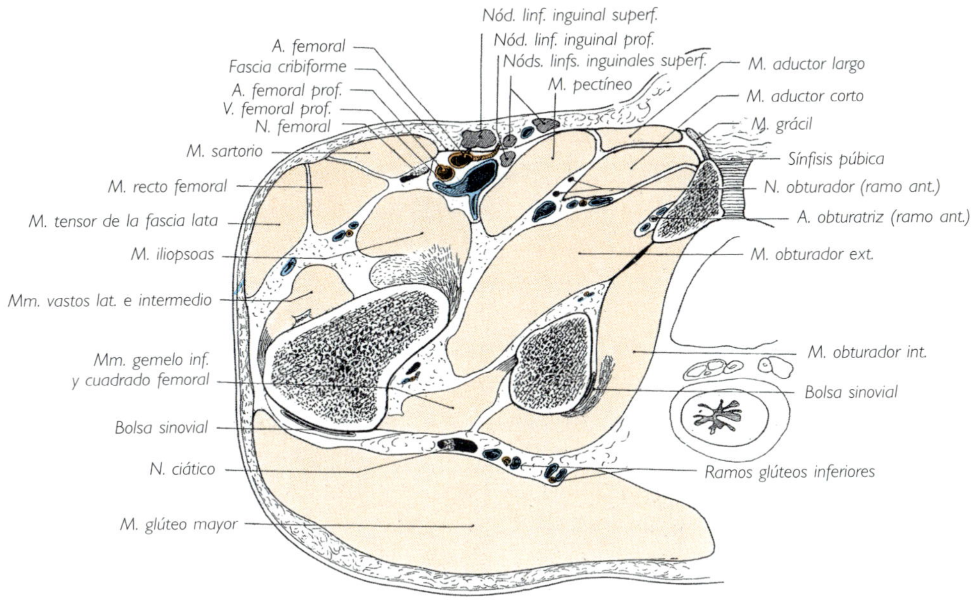

Fig. 384 ▪ Corte transversal de la cadera. El corte pasa cerca de la base del triángulo femoral (lado derecho, segmento superior). Puede apreciarse la arteria femoral profunda, cuyo origen en este caso se halla muy próximo al ligamento inguinal.

pene en el hombre y de los labios mayores y labios menores en la mujer. Los nódulos linfáticos de los grupos inferiores reciben los vasos linfáticos del miembro inferior.

De los nódulos linfáticos inguinales superficiales parten vasos eferentes que atraviesan la fascia lata y se dirigen a los nódulos linfáticos inguinales profundos y a los nódulos linfáticos ilíacos externos.

Los *nervios superficiales* del triángulo femoral son: ❑ *a)* el ramo femoral del nervio genitofemoral, que perfora la fascia lata un poco inferiormente al punto medio del ligamento inguinal; ❑ *b)* ramos superficiales del nervio cutáneo anterior medial del nervio femoral, uno de los cuales acompaña por lo general a la vena safena mayor, y ❑ *c)* el ramo cutáneo anterior superior del nervio cutáneo anterior lateral del nervio femoral (fig. 458).

4. Fascia lata. La fascia de la región constituye una parte de la fascia lata o fascia del muslo. Cubre toda la región y forma una vaina para los vasos femorales cuya disposición es determinada por la del ligamento inguinal y los músculos del triángulo femoral. Estudiaremos primero la topografía de estos músculos y después las particularidades que presenta la fascia lata en relación con estos elementos anatómicos.

En el triángulo femoral se encuentran cuatro músculos dispuestos en dos planos, uno superficial y otro profundo.

El plano superficial comprende los músculos sartorio y aductor largo. Estos músculos se insertan superiormente, el primero en la espina ilíaca anterior superior y el segundo en el tubérculo del pubis y en el ángulo del pubis. Descienden convergiendo y, al cruzarse, forman el vértice del triángulo femoral. ❑ El plano profundo está formado por los músculos iliopsoas y pectíneo.

El músculo iliopsoas procede de la porción lumbar de la columna vertebral y de la fosa ilíaca. Atraviesa la parte lateral del espacio limitado por el ligamento inguinal anteriormente y el borde anterior del hueso coxal posteriormente; termina en el trocánter menor. El músculo iliopsoas se halla cubierto por una fascia muy adherida al ligamento inguinal; presenta, sobre la cara medial del músculo y a la altura del ligamento inguinal, una porción engrosada, denominada *arco iliopectíneo,* que une el ligamento inguinal a la eminencia iliopúbica. El nervio femoral penetra en el muslo pasando dentro de la vaina del músculo iliopsoas y lateralmente al arco iliopectíneo.

El músculo pectíneo es medial al músculo iliopsoas. Se inserta en la rama superior del pubis y se dirige inferior, posterior y lateralmente hacia la línea de trifurcación media de la línea áspera. También está cubierto por su fascia.

Los músculos iliopsoas y pectíneo, que descienden hacia el muslo, ocupan toda el área del triángulo femoral. Se adosan por sus bordes correspondientes y forman un canal, cóncavo anteriormente, por el que discurren los vasos femorales.

Una vez examinada la topografía general de las partes blandas y profundas del triángulo femoral, es fácil comprender la disposición que presenta la fascia lata (figuras 384 a 386).

Después de haber cubierto el triángulo lateral de la región inguinofemoral, la fascia lata envaina el músculo sartorio y, al llegar al borde medial del músculo, se divide en dos hojas, una superficial y otra profunda. La hoja superficial pasa anterior a los vasos femorales. La hoja profunda pasa posterior a estos vasos, se confunde con la vaina de los músculos iliopsoas y pectíneo, y se reúne sobre este último músculo con la hoja superficial. De esta manera, los vasos femorales quedan envueltos en una vaina fascial, que constituye la parte superior de la vaina de los vasos femorales.

La *hoja superficial de la fascia lata* está perforada, en una parte de su extensión, por numerosos orificios a través de los cuales discurren las arterias y los nervios que se dirigen desde la profundidad a la superficie, los vasos linfáticos eferentes de los nódulos linfáticos inguinales superficiales y la vena safena mayor. La mayor parte de estos orificios ocupan una zona concreta de la fascia lata, de textura reticulada, denominada *fascia cribiforme.* Esta fascia está limitada por el *borde falciforme* (v. fig. 353).

El nervio cutáneo femoral lateral cruza el ángulo superolateral del triángulo femoral, donde se halla contenido en el espesor de la fascia lata.

5. Plano subfascial. Las partes blandas subfasciales comprenden los músculos, los vasos y los nervios profundos.

Hemos estudiado los músculos; nos referiremos ahora a vasos y nervios.

La *arteria femoral* recorre la región desde la base hasta el vértice del triángulo femoral (fig. 385). Su dirección, que es oblicua inferior, medial y posteriormente, se indica por medio de una línea trazada desde el punto medio del ligamento inguinal hasta el borde posterior del cóndilo medial.

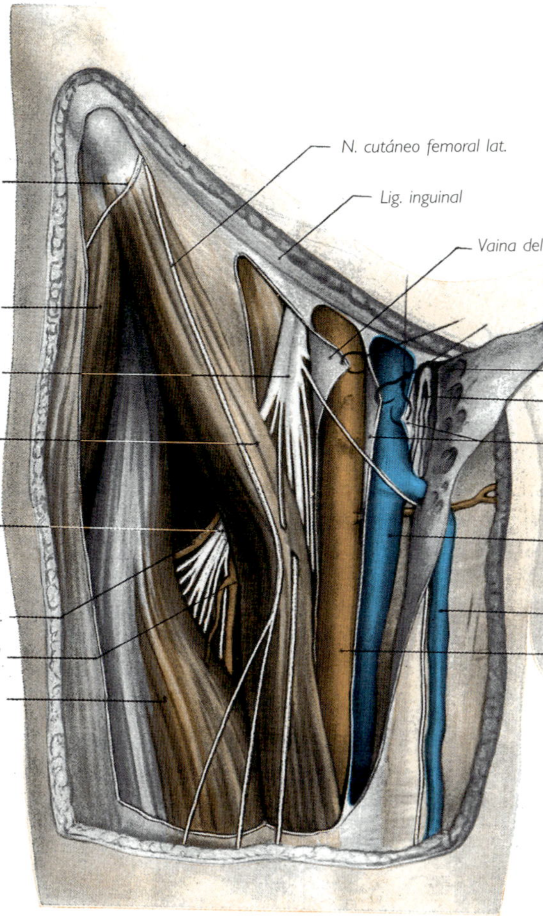

Fig. 385 ▪ Región inguinofemoral. Planos profundos. Los vasos linfáticos inguinales profundos, que habitualmente son anteriores a los vasos femorales o laterales a la arteria femoral, no han sido representados.

La arteria femoral está situada lateralmente a la vena femoral y anteriormente al canal formado por los músculos iliopsoas y pectíneo, en la parte lateral de la vaina de los vasos femorales. Lateralmente, está separada del nervio femoral por la vaina del músculo iliopsoas, de la cual forma parte el arco iliopectíneo (fig. 385). El ramo nervioso de la arteria femoral desciende anteriormente a ella.

La arteria femoral da origen a cinco colaterales en el triángulo femoral.

Las *arterias epigástrica superficial, circunfleja ilíaca superficial* y *pudenda externa superficial* atraviesan la fascia cribiforme y pasan al plano subcutáneo.

La *arteria pudenda externa profunda* se dirige medialmente, pasa profunda e inferior al arco de la vena safena mayor y no perfora la fascia lata hasta las proximidades del borde medial del triángulo femoral.

La *arteria femoral profunda* se separa de la cara posterior de la arteria femoral 4 cm (por término medio) inferior al ligamento inguinal. Se halla flanqueada medialmente por la vena femoral profunda. En su origen, la arteria femoral profunda se sitúa directamente posterior al tronco de la arteria femoral pero, al descender, se aleja de ella y se dirige por lo general un poco lateralmente, formándose entre las dos arterias un espacio angular atravesado por las venas del músculo cuádriceps femoral y las venas circunflejas femorales laterales, que van a desembocar en la vena femoral profunda. La presencia de este confluente venoso, que envuelve un tejido celular muy denso, puede hacer laboriosa la ligadura de la arteria femoral profunda. No obstante, este confluente pasa en ocasiones total o parcialmente posterior a la arteria femoral profunda (fig. 384).

En el vértice del triángulo femoral, la arteria femoral profunda desaparece posteriormente al músculo aductor largo.

En el triángulo femoral, la arteria femoral profunda da origen a: ❑ *a)* la *arteria circunfleja femoral lateral,* que se dirige lateralmente y pasa profunda al músculo recto femoral, en el triángulo lateral de la región inguinofemoral; ❑ *b)* la *arteria del músculo cuádriceps femoral,* y ❑ *c)* la *arteria circunfleja femoral medial,* que se dirige posteriormente y pasa entre el cuello del fémur y el borde superior del músculo pectíneo.

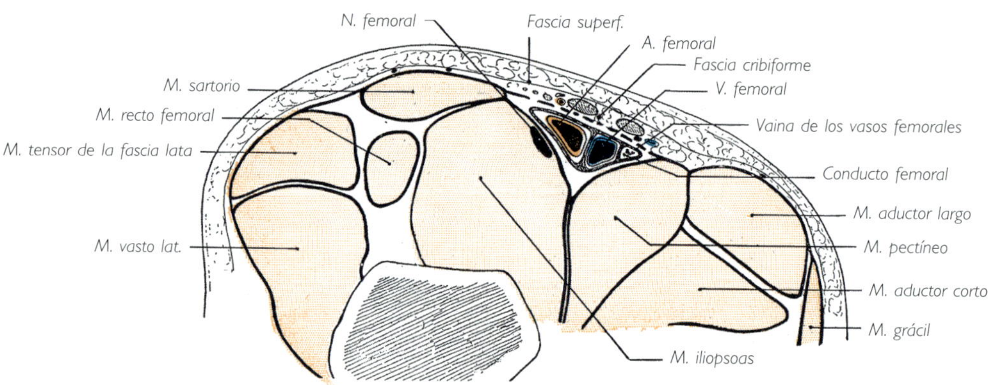

Fig. 386 ▪ Corte del triángulo femoral que muestra la constitución de la vaina femoral (semiesquemático). Lado derecho, segmento superior del corte. Los vasos linfáticos profundos, que ocupan el conducto femoral, están representados.

La *vena femoral* está situada medialmente a la arteria femoral.

En el lado medial de la vena femoral se encuentran dos o tres nódulos linfáticos inguinales profundos. Uno de ellos, un *nódulo linfático inguinal profundo (de Cloquet),* está situado en la laguna vascular, entre la vena femoral y el borde lateral del ligamento lagunar. Estos nódulos linfáticos reciben una parte de los vasos eferentes de los nódulos linfáticos inguinales superficiales, así como troncos colectores linfáticos profundos del miembro inferior, que ascienden en el muslo situándose anteriormente y a los lados de los vasos femorales.

El ramo femoral del nervio genitofemoral penetra en el triángulo femoral anterior y lateralmente a la arteria femoral (fig. 387); atraviesa poco después la fascia cribiforme y se hace superficial.

El *nervio femoral,* al penetrar en el muslo, se sitúa en la parte medial de la vaina del músculo iliopsoas (fig. 385). Se divide poco después en cuatro ramos principales: el nervio cutáneo anterior medial, el nervio cutáneo anterior lateral, el nervio del músculo cuádriceps femoral y el nervio safeno. ❑ Este último penetra en la vaina de los vasos femorales a una altura variable, a menudo en el triángulo femoral. ❑ Los ramos profundo y superficial del nervio cutáneo anterior medial cruzan los vasos femorales, pasando unos anterior y otros posteriormente a estos vasos.

La vaina de los vasos femorales no es una cavidad simple y única en la que los vasos y nervios se hallen en contacto directo unos con otros. En esta cavidad, los vasos están envueltos por una segunda vaina, constituida por tejido celular condensado, denominada *vaina vascular* (figs. 386 y 387). Los nervios contenidos en la vaina de los vasos femorales discurren entre esta vaina y la pared fascial.

a) VAINA DE LOS VASOS FEMORALES. En la parte de la vaina de los vasos femorales situada en el triángulo femoral, se distinguen dos segmentos, uno situado superior y otro inferiormente a la desembocadura de la vena safena mayor en la vena femoral.

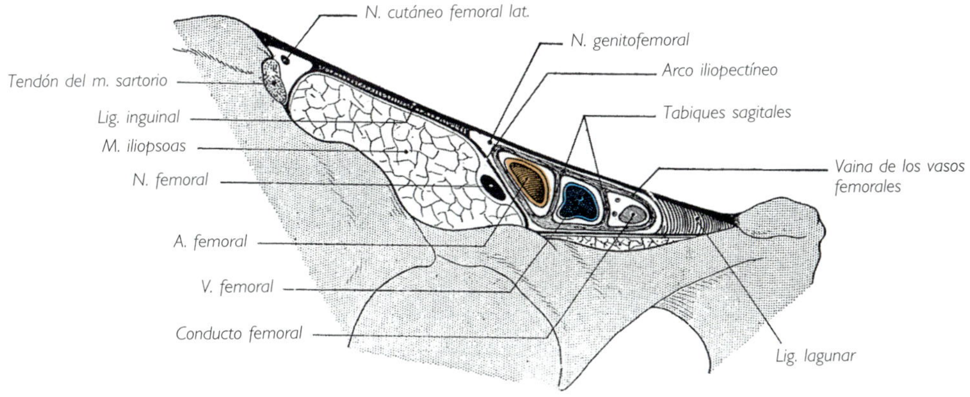

Fig. 387 ▪ Corte transversal a lo largo del ligamento inguinal. En este corte puede apreciarse la constitución de la laguna vascular (semiesquemático). No se han representado los vasos linfáticos situados anteriormente a los vasos femorales en la vaina femoral o en su superficie, ni tampoco los troncos linfáticos que se dirigen del muslo a la región ilíaca a través del tejido que une el ligamento inguinal con la vaina del músculo iliopsoas.

El segmento inferior de esta vaina contiene la arteria y la vena femorales, la arteria y la vena femorales profundas, los orígenes de las ramas de la arteria femoral profunda y sus venas satélites y, entre éstas, las venas circunflejas femorales laterales y las venas del músculo cuádriceps femoral, que discurren transversalmente en el ángulo, abierto inferiormente, limitado por la arteria femoral anteriormente y la arteria femoral profunda posteriormente. Contiene también cuatro o cinco vasos linfáticos profundos que siguen un trayecto ascendente, aplicados sobre las caras anterior y medial de la vena femoral.

El segmento superior de la vaina de los vasos femorales situado superiormente a la desembocadura de la vena safena mayor se denomina *vaina femoral.*

La vaina femoral se abre superiormente en la fosa ilíaca a través de un amplio espacio denominado *laguna vascular* (fig. 387). La laguna vascular está limitada anteriormente por el ligamento inguinal, lateralmente por el arco iliopectíneo, medialmente por el ligamento lagunar y posteriormente por el *ligamento pectíneo* (v. pág. 466).

Inferiormente, la vaina femoral presenta continuidad con el segmento de la vaina de los vasos femorales subyacentes a la desembocadura de la vena safena mayor en la vena femoral.

En la vaina femoral se encuentran, de lateral a medial, la arteria femoral, la vena femoral, los vasos linfáticos profundos y los nódulos inguinales profundos.

De la vaina femoral se originan tabiques, denominados *tabiques sagitales,* que separan la arteria y la vena femorales, así como un espacio, el conducto femoral, que contiene los nódulos inguinales profundos y los vasos linfáticos profundos más internos. La vaina femoral se encuentra así dividida en tres celdas: arterial, venosa y linfática o conducto femoral (figs. 385 a 387). Hay que destacar que el conducto femoral no contiene todos los vasos linfáticos profundos del miembro inferior. En efecto, ya hemos señalado (v. pág. 494) que muchos vasos linfáticos profundos y la mayor parte de los vasos eferentes de los nódulos linfáticos inguinales superficiales se dirigen a los nódulos linfáticos ilíacos externos pasando anterior y lateralmente a los vasos femorales.

La arteria y la vena femorales, a las que habría que añadir el ramo femoral del nervio genitofemoral y los vasos linfáticos situados anteriormente a los vasos femorales, llenan perfectamente el espacio que les está reservado. En cambio, los vasos linfáticos y nódulos linfáticos inguinales profundos no ocupan por completo el conducto femoral, que contiene también grasa semifluida.

El *conducto femoral* (Richet) es más ancho superior que inferiormente, y se extiende desde la parte medial de la laguna vascular hasta la desembocadura de la vena safena mayor. Presenta tres paredes: la lateral, constituida por el tabique sagital que lo separa de la vena; la posterior, constituida por la fascia del músculo pectíneo, y la anterior, formada por la fascia cribiforme. El orificio superior del conducto femoral o anillo femoral corresponde a la parte medial o linfática de la laguna vascular. Este orificio se halla cerrado por la fascia transversal. Efectivamente, a la altura de la arteria y de la vena ilíacas externas, que prolongan la arteria y la vena femorales superiormente al ligamento inguinal, la fascia transversal se halla unida a la vaina de los vasos. Sin embargo, medialmente a la vena, es decir, a la altura del anillo femoral, la fascia transversal no se encuentra detenida por los dos o tres colectores linfáticos que pasan por el anillo femoral, y entonces desciende inferiormente al ligamento inguinal hasta el pecten del pubis. La parte de la fascia transversal que obtura el anillo femoral se denomina *tabique femoral.* Se compone de fibras entrecruzadas que llenan los intervalos atravesados por los vasos linfáticos profundos.

Es fácil entonces comprender por qué las hernias femorales se producen en el conducto femoral: las vísceras abdominales no pueden penetrar en las celdas arterial y venosa porque están completamente ocupadas por la arteria y la vena femorales, y también porque estos vasos se hallan estrechamente unidos por medio de la vaina vascular a las partes correspondientes de la laguna vascular; ❑ sin embargo, el intestino puede rechazar o desgarrar el tabique femoral y descender por el conducto femoral hasta la desembocadura de la vena safena mayor, presionando contra los orificios de la fascia cribiforme la grasa blanda que llena el conducto femoral.

REGIÓN OBTURATRIZ

La región obturatriz está formada por las partes blandas situadas medialmente a la articulación de la cadera y que se encuentran aplicadas sobre el contorno exterior del agujero obturado.

A. **Límites**

Corresponde superficialmente a la parte superior de la cara medial del muslo, y profundamente al agujero obturado y su marco óseo. Está limitada superiormente por el *surco genitofemoral,* inferiormente por la línea que representa el límite inferior de la cadera, anteriormente por el borde anterior del músculo grácil, y posteriormente por una línea vertical que sigue el borde medial del músculo aductor mayor.

B. **Forma externa**

La región obturatriz suele ser convexa transversalmente; presenta continuidad, sin línea de demarcación precisa, con la región del triángulo femoral anteriormente y con la región glútea posteriormente.

C. **Constitución**

PLANOS SUPERFICIALES. VASOS Y NERVIOS SUBCUTÁNEOS. Se encuentran en esta región tres planos superpuestos: ❑ *a)* la piel, que es fina y móvil; ❑ *b)* un panículo adiposo de espesor variable, y ❑ *c)* una capa de tejido celular subcutáneo, separada del panículo adiposo por la fascia superficial. Esta capa contiene algunos vasos de escasa importancia y las ramificaciones terminales del ramo lateral del ramo genital del nervio iliohipogástrico.

FASCIA PROFUNDA. La fascia profunda es gruesa y resistente, y se inserta superiormente en la rama isquiopubiana.

PLANOS SUBFASCIALES. Profundamente a la fascia profunda se encuentran tres planos musculares superpuestos (fig. 388).

El *primer plano muscular* está formado por el músculo grácil y por el borde medial del músculo aductor mayor.

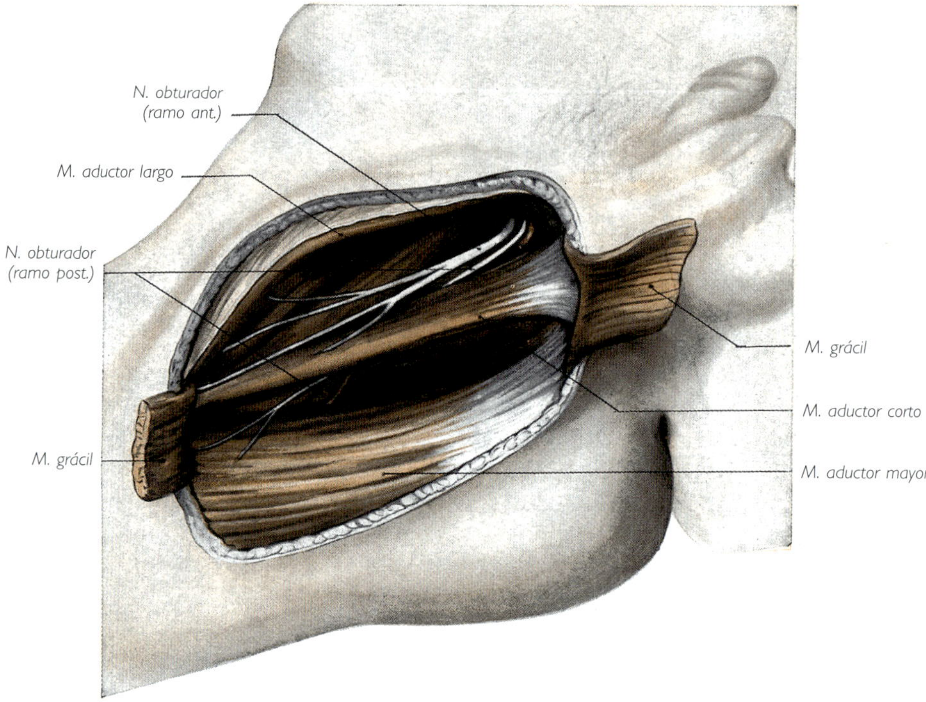

Fig. 388 ▪ Región obturatriz.

Las inserciones de estos dos músculos, es decir, el músculo grácil anteriormente y el músculo aductor mayor posteriormente, se extienden a lo largo del borde inferior del hueso coxal, desde el ángulo del pubis hasta el isquion.

El *segundo plano muscular* lo forma el músculo aductor corto, que está situado lateralmente al músculo grácil, posteriormente a los músculos pectíneo y aductor largo y anteriormente al músculo aductor mayor.

Anterior y posteriormente al músculo aductor corto, en los intersticios celulares que los separan de los músculos aductores vecinos, se encuentran los ramos terminales, anterior y posterior, del nervio obturador (fig. 388).

El *tercer plano muscular* está constituido por el músculo obturador externo, que se inserta en la cintilla subpúbica y en toda la parte del contorno óseo del agujero obturado situada inferiormente a ésta. Anteriormente al músculo obturador externo discurren superiormente los ramos terminales del nervio obturador y la arteria circunfleja femoral medial, que se dirige a la cara posterior de la articulación de la cadera. ❑ Posteriormente al músculo y entre sus inserciones en el contorno del agujero obturado, discurren las ramas terminales de la arteria obturatriz.

PLANO ESQUELÉTICO. El esqueleto de la región está formado por las partes del hueso coxal que limitan el agujero obturado, así como por la membrana obturatriz.

La *membrana obturatriz,* reforzada superior y anteriormente por la cintilla subpúbica, cierra casi por completo el agujero obturado. A la altura del conducto obturador, la membrana obturatriz se desvía ligeramente en sentido superior y medial, y forma con el borde superior de la cintilla subpúbica los límites de la pared inferior del conducto obturador. *a)* CONDUCTO OBTURADOR. Se trata de un conducto osteofibroso que comunica la cavidad pélvica con la parte superomedial del muslo. ❑ Su *pared inferior* es fibrosa y está formada: *a)* por el segmento anterosuperior de la membrana obturatriz; *b)* por el borde superior de la cintilla subpúbica, y *c)* por el tejido celuloadiposo que ocupa el ángulo diedro, abierto superiormente, formado por la membrana obturatriz y la cintilla subpúbica. Esta pared se halla reforzada medialmente por el músculo obturador interno y lateralmente por el músculo obturador externo. ❑ La *pared superior* del conducto obturador es el surco obturador. ❑ El *orificio anterior* o femoral está limitado inferiormente por el borde superior de la cintilla subpúbica y por los fascículos más superiores del músculo obturador externo; superiormente, por el reborde anterior del surco obturador y el ligamento pubofemoral. ❑ El *orificio posterior* o pélvico se halla encuadrado por el borde libre de la membrana obturatriz inferiormente y por el reborde posterior del surco obturador superiormente.

El conducto obturador da paso a los vasos y nervio obturadores (fig. 390). Vasos y nervios están envueltos por una delgada capa de tejido celuloadiposo que comunica medialmente con el tejido del espacio pelvirrectal superior y lateralmente con las capas celulares intermusculares. Los elementos del pedículo vasculonervioso obturador presentan, en el conducto obturador, las relaciones siguientes: en el orificio pélvico

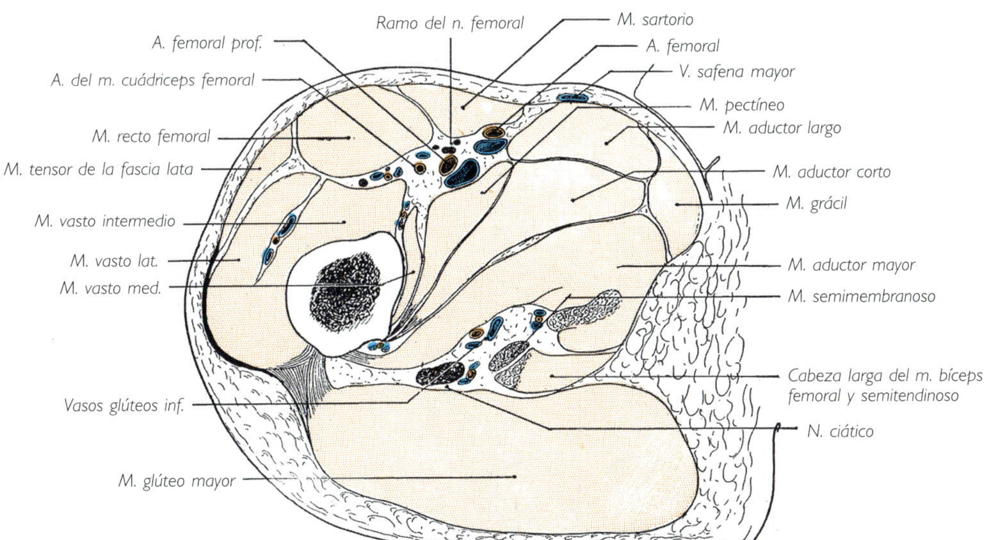

Fig. 389 ▪ Corte transversal del muslo que pasa a la altura del vértice del triángulo femoral.

REGIÓN OBTURATRIZ

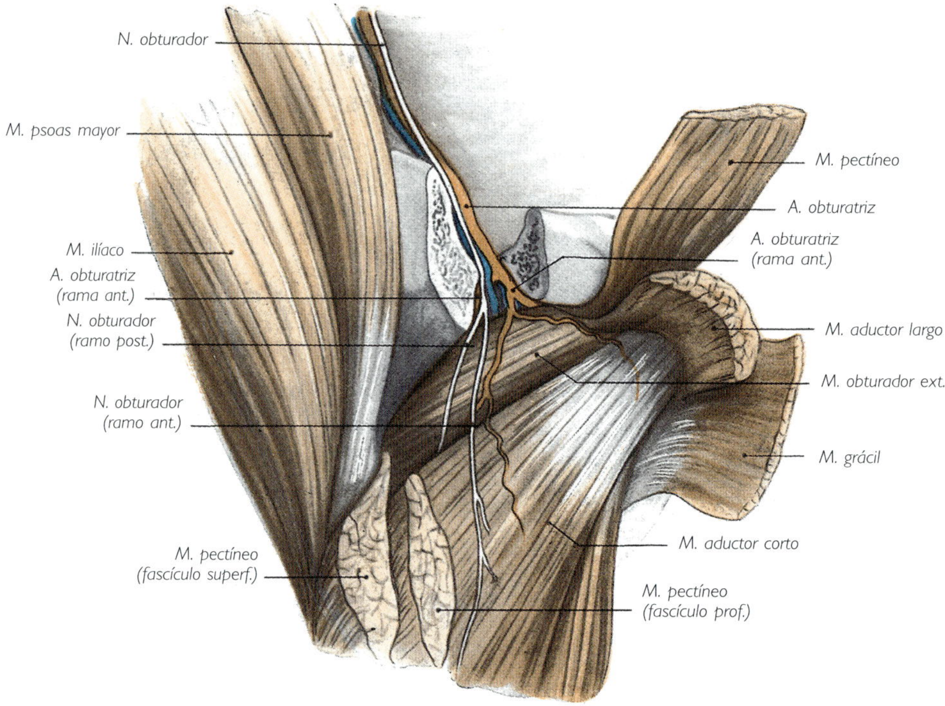

Fig. 390 ■ Conducto obturador abierto y región obturatriz.

se encuentran, de superior a inferior, el nervio, la arteria y la vena; en el conducto obturador, los tres elementos están situados uno al lado de otro, el nervio lateralmente y la arteria y la vena medialmente.

La *arteria obturatriz* es el único vaso importante de la región. Se divide en el conducto obturador en dos ramas terminales, una anterior y otra posterior, que se sitúan profundamente al músculo obturador externo. Una sigue el borde anteromedial del agujero obturado; la otra, el reborde posterolateral del mismo orificio.

El *nódulo linfático obturador,* perteneciente al grupo de los nódulos linfáticos ilíacos externos, está situado en el orificio profundo del conducto obturador. Es inconstante y poco frecuente.

La arteria obturatriz está acompañada, antes de su división, por un solo tronco venoso, la vena obturatriz.

El *nervio obturador,* después de haber proporcionado un ramo al músculo obturador externo, se divide en el conducto obturador en dos ramos terminales, uno anterior y otro posterior. El ramo anterior pasa anterior al músculo aductor corto. El ramo posterior emerge en ocasiones a través de la parte superior del músculo obturador externo y se dirige al intersticio comprendido entre los músculos aductor corto y aductor mayor.

REGIÓN GLÚTEA

La región glútea ocupa la parte posterior de la cadera.

Está formada por las partes blandas situadas posteriormente a la cara glútea del coxal, a la articulación de la cadera y al extremo superior del fémur.

A. Límites

Los límites de la región glútea son la cresta ilíaca superiormente, el surco glúteo inferiormente, la hendidura interglútea medialmente y, lateralmente, una línea vertical trazada desde la espina ilíaca anterior superior hasta el borde anterior del trocánter mayor.

B. Forma externa

La región glútea es convexa; el relieve que forma varía según la robustez y la musculatura del sujeto. Se puede reconocer: *a)* en el límite superior de la región, la eminencia alargada de la cresta ilíaca; *b)* inferior y lateralmente, la eminencia formada por el trocánter mayor, y *c)* en el límite inferior de la región, el *surco glúteo.* Este surco, que es casi transversal, no corresponde al borde inferior del músculo glúteo mayor, que lo cruza oblicuamente. En su extremo medial, la cara profunda de la piel está unida al isquion por medio de tractos fibrosos (*ligamento suspensorio,* Charpy; *ligamento isquiocutáneo,* Luschka).

La palpación permite también reconocer: *a)* en la parte inferomedial de la región, la tuberosidad isquiática, y *b)* entre la tuberosidad isquiática y el trocánter mayor, una depresión vertical. La eminencia del trocánter mayor se halla situada en el punto medio de una línea trazada desde la espina ilíaca anterior superior hasta el vértice de la tuberosidad isquiática.

C. Constitución

PLANOS SUPERFICIALES. VASOS Y NERVIOS SUBCUTÁNEOS. Bajo la *piel,* que es gruesa y flexible, se encuentra una *capa adiposa* constituida por cúmulos adiposos separados entre sí por tractos fibrosos. Ahora bien, en esta región no existen un panículo adiposo y un tejido celular subcutáneo diferenciados, separados entre sí por la *fascia superficial,* sino que las trabéculas fibrosas de la capa adiposa subcutánea se insertan, por una parte, en la cara profunda de la dermis y, por otra, en la fascia subyacente. A la altura del trocánter mayor y de la tuberosidad isquiática, el tejido adiposo disminuye de espesor y llega incluso a desaparecer, para dar paso a un tejido laminar en el que suele desarrollarse una bolsa sinovial (Velpeau).

En esta capa adiposa subcutánea discurren (fig. 391): superiormente, el ramo cutáneo lateral del ramo posterior del duodécimo nervio torácico y el ramo cutáneo lateral del nervio iliohipogástrico; inferiormente, el ramo clúneo inferior del nervio cutáneo femoral posterior y el nervio cutáneo perforante; lateralmente, el ramo glúteo del nervio cutáneo femoral lateral; medialmente, los ramos posteriores de los nervios sacros.

Las ramas arteriales y venosas superficiales carecen de interés.

Los vasos linfáticos laterales se dirigen al grupo superolateral de los nódulos linfáticos inguinales superficiales; los vasos linfáticos mediales desembocan en los grupos superomedial e inferomedial. En ocasiones, algunos vasos linfáticos atraviesan el músculo glúteo mayor y se dirigen a los nódulos linfáticos ilíacos internos.

FASCIA PROFUNDA. La fascia profunda o fascia glútea es densa, gruesa y nacarada sobre la parte del músculo glúteo medio que sobresale superiormente al músculo glúteo mayor (fig. 391). Se adelgaza sobre este último músculo y permite observar los fascículos musculares, entre los cuales da origen a tabiques celulares.

PLANOS SUBFASCIALES. Profundamente a la fascia se encuentran numerosos músculos, vasos y nervios.

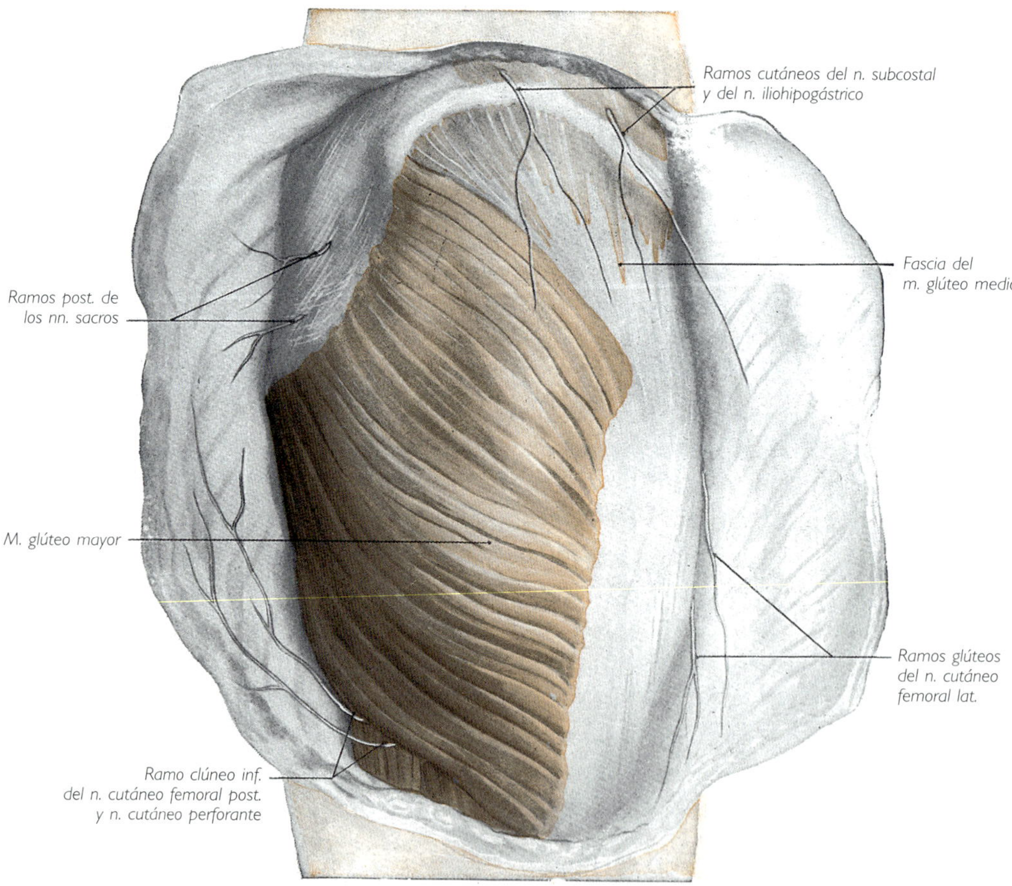

Fig. 391 ▪ Región glútea. Plano superficial.

1. Músculos. Están divididos en tres planos: superficial, medio y profundo.

a) PLANO MUSCULAR SUPERFICIAL. Está constituido por el músculo glúteo mayor (figuras 391 a 393).

El *músculo glúteo mayor* es un músculo grueso y cuadrilátero formado por distintos fascículos separados entre sí por finos tabiques conjuntivos. Se extiende desde el cuarto posterior de la cresta ilíaca, la cara glútea del coxal, el sacro y el cóccix hasta la línea de trifurcación lateral de la línea áspera y la fascia lata.

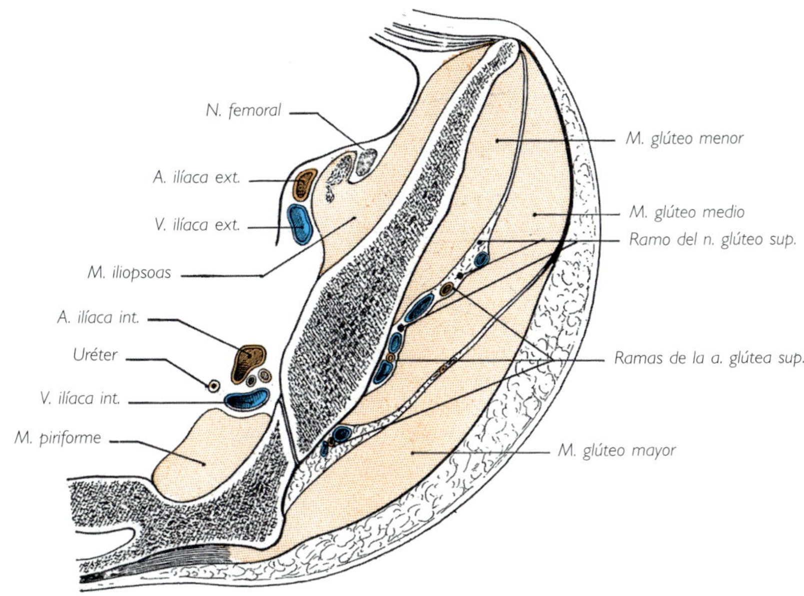

Fig. 392 ▪ Corte transversal de la región glútea (lado derecho, segmento inferior del corte).

La cara profunda del músculo glúteo mayor está cubierta por una delgada tela fascial y se halla separada de los músculos subyacentes por una capa de tejido celuloadiposo que comunica medialmente con el tejido celular del espacio pelvirrectal superior a través de la escotadura ciática mayor y con el tejido celular de la fosa isquioanal por medio de la escotadura ciática menor; inferiormente comunica con el tejido celular subfascial del muslo. Dos bolsas sinoviales se desarrollan en esta capa celuloadiposa: una posterior a la tuberosidad isquiática y otra sobre la cara lateral del trocánter mayor. También en esta capa se encuentran los principales vasos y nervios profundos de la región (figs. 393 y 394), que poco después se introducen entre el músculo glúteo mayor y su hoja fascial profunda, donde se ramifican antes de perderse entre los fascículos musculares.

b) PLANO MUSCULAR MEDIO. Está formado por el músculo glúteo medio.

El *músculo glúteo medio* ocupa la mitad superior de la región glútea y desborda superiormente al músculo glúteo mayor, desde el borde superior de este músculo hasta la cresta ilíaca.

REGIÓN GLÚTEA

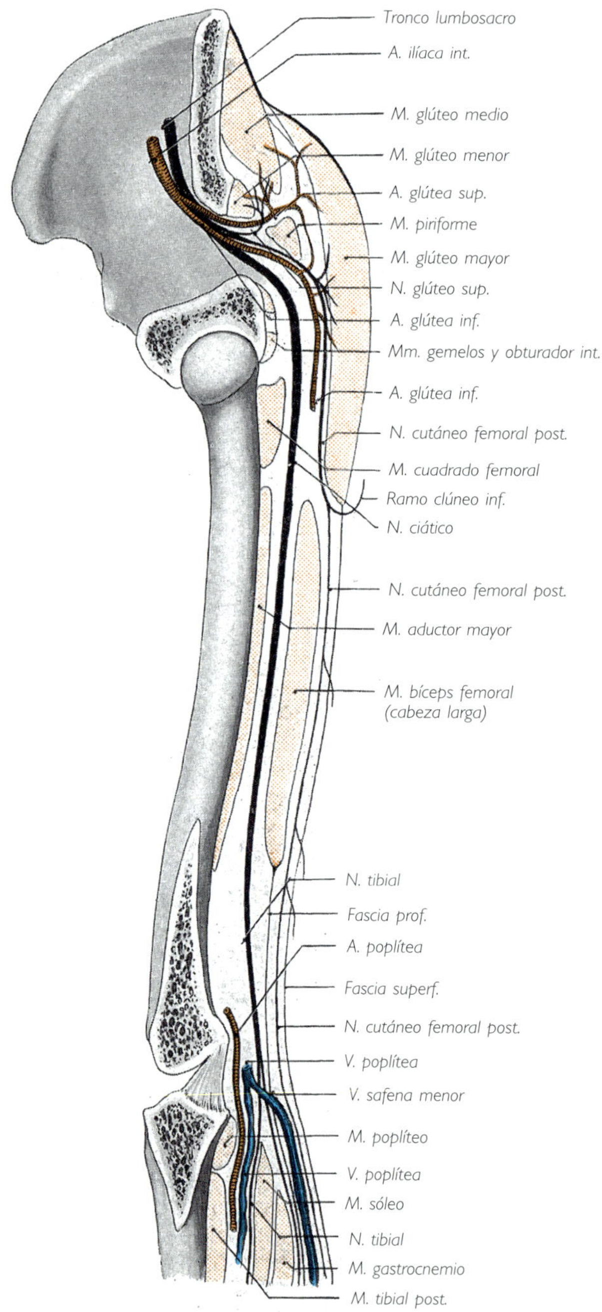

Fig. 393 ▪ Corte sagital de las regiones glútea, posterior del muslo y poplítea, siguiendo el trayecto del nervio ciático (esquemático).

Se extiende desde el espacio comprendido entre las dos líneas glúteas, anterior y posterior, de la cara glútea hasta la cresta oblicua de la cara lateral del trocánter mayor. Existe una bolsa sinovial que separa el tendón del músculo glúteo medio del borde superior del trocánter mayor (fig. 394). El músculo glúteo medio y su fascia están separados del músculo glúteo mayor y de la hoja profunda de su fascia por una capa celular recorrida por las ramas superficiales de los vasos glúteos superiores (fig. 392).

c) PLANO MUSCULAR PROFUNDO. Está formado por una serie de músculos que son, de superior a inferior: el glúteo menor, el piriforme, el gemelo superior, el obturador interno, el gemelo inferior, el obturador externo, el cuadrado femoral y, finalmente, el haz formado por los músculos que se insertan en la tuberosidad isquiática, es decir, la cabeza larga del músculo bíceps femoral, el músculo semitendinoso y el músculo semimembranoso (figs. 393 y 394).

El *músculo glúteo menor,* completamente cubierto por el músculo glúteo medio, se extiende desde la parte de la cara glútea del coxal situada inferiormente a la línea glútea anterior hasta el borde anterior del trocánter mayor. Cubre la cara superior de la articulación de la cadera.

El *músculo piriforme* sigue el borde inferior de los músculos glúteo medio y glúteo menor. Se extiende transversalmente desde la cara anterior del sacro hasta el borde superior del trocánter mayor. Atraviesa la escotadura ciática mayor y limita superiormente con el borde superior de la escotadura un orificio por el que el pedículo vasculonervioso superior penetra en la región glútea. Inferiormente, entre el borde inferior del músculo, la espina ciática y el ligamento sacroespinoso, se forma también un intersticio por el que pasa el pedículo vasculonervioso inferior de la región glútea.

El *músculo obturador interno* penetra en la región glútea pasando por la escotadura ciática menor, sobre la cual se refleja, y se desliza por medio de una bolsa sinovial. Termina en la cara medial del trocánter mayor.

Los *músculos gemelo superior y gemelo inferior* encuadran, uno superior y otro inferiormente, el tendón del músculo obturador interno.

El *músculo cuadrado femoral,* que está situado inferiormente al músculo gemelo inferior, se extiende desde el isquion hasta el labio lateral de la cresta intertrocantérea.

El *músculo obturador externo,* cubierto por el músculo cuadrado femoral, cruza oblicuamente la cara posterior de la articulación de la cadera.

Por último, la parte inferomedial de este plano muscular está ocupada por el extremo superior de los músculos *bíceps femoral, semitendinoso* y *semimembranoso,* insertados todos ellos en la tuberosidad isquiática.

El plano muscular profundo, revestido por una lámina fibrocelular delgada y discontinua, está separado superiormente del músculo glúteo medio por una fina capa celular, e inferiormente del músculo glúteo mayor por la gruesa capa de tejido celuloadiposo que hemos señalado a propósito de este último músculo. ❑ En estas capas celulosa y celuloadiposa discurren los vasos y nervios profundos de la región glútea (fig. 393).

2. Vasos y nervios subfasciales. Los vasos y nervios profundos abordan la región glútea formando dos pedículos vasculonerviosos, uno superior y otro inferior (fig. 394).
a) PEDÍCULO VASCULONERVIOSO SUPERIOR. Está constituido por la arteria glútea superior, sus venas colaterales y el nervio glúteo superior. Este pedículo penetra en la región glútea por la parte superior de la escotadura ciática mayor, superiormente al músculo piriforme. El punto de emergencia del pedículo se sitúa a 8 cm de la línea media, sobre la *línea iliotrocantérea,* trazada desde la espina ilíaca posterior superior hasta el trocánter mayor.

Al entrar en la región glútea, la arteria y el nervio se sitúan uno al lado del otro, discurriendo el nervio lateralmente a la arteria; se hallan cubiertos por las voluminosas venas glúteas, unidas por varias anastomosis transversales.

La arteria glútea superior se divide en dos ramas: la primera es superficial y se ramifica entre los músculos glúteo mayor y glúteo medio; la segunda es profunda y se ramifica entre los músculos glúteo medio y glúteo menor.

El *nervio glúteo superior* se introduce entre los músculos glúteo medio y glúteo menor; inerva estos músculos y el músculo tensor de la fascia lata.

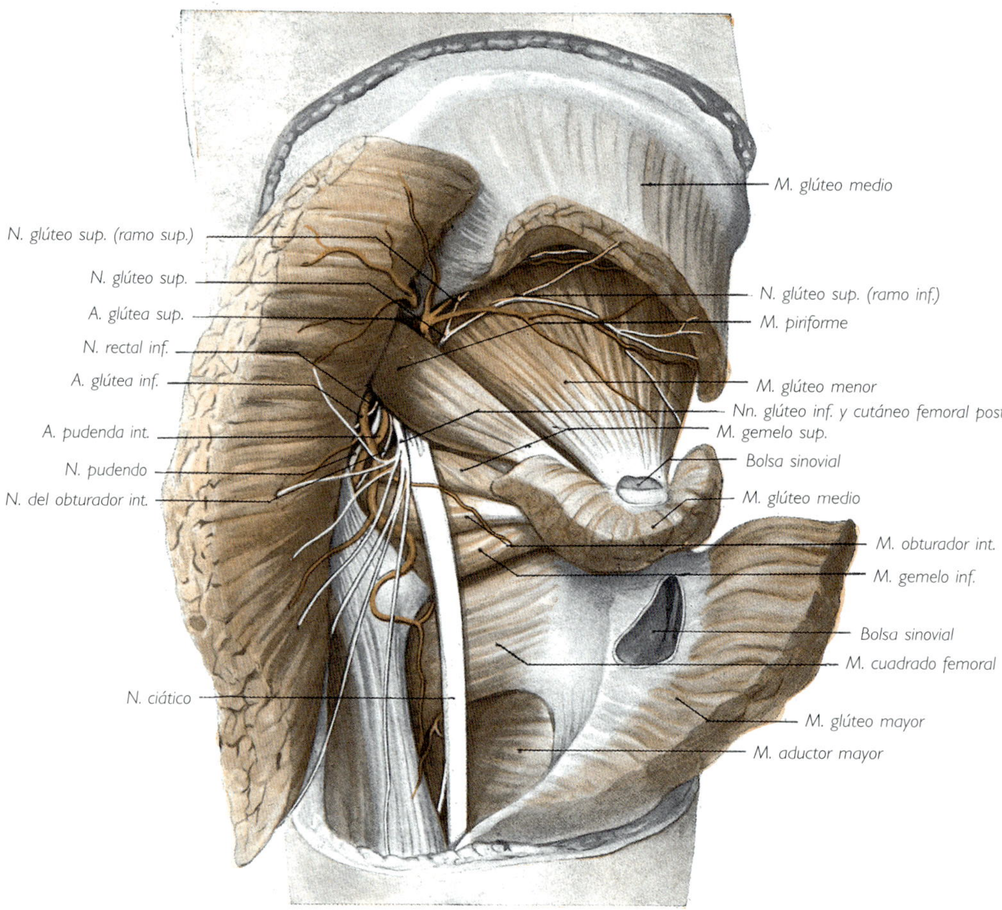

Fig. 394 ▪ Región glútea. Planos profundos.

b) PEDÍCULO VASCULONERVIOSO INFERIOR. Este pedículo comprende las arterias glútea inferior y pudenda interna, las venas satélites de dichas arterias y los nervios ciático, glúteo inferior, cutáneo femoral posterior, pudendo, rectal inferior, obturador interno, del gemelo superior, del gemelo inferior y del cuadrado femoral (figs. 394 y 395).

El pedículo vasculonervioso inferior penetra en la región glútea pasando por la parte inferior de la escotadura ciática mayor, inferiormente al borde inferior del músculo piriforme y superiormente al borde superior de la espina ciática y del ligamento sacroespinoso. La zona de emergencia de este pedículo está situada 3 cm inferiormente al punto de entrada del pedículo superior, en la región glútea. ❑ Después de su entrada en la región glútea, el pedículo inferior se divide en dos paquetes vasculonerviosos distintos, uno medial y otro lateral. Ambos discurren en la capa adiposa comprendida entre el músculo glúteo mayor y los músculos del plano profundo.

PAQUETE VASCULONERVIOSO LATERAL. Comprende la arteria glútea inferior y sus venas satélites, así como los nervios ciático, glúteo inferior, cutáneo femoral posterior, del gemelo superior y, por último, del gemelo inferior y del cuadrado femoral.

La *arteria glútea inferior* irriga los músculos vecinos. Su rama terminal desciende hacia el muslo medialmente al nervio ciático, y se anastomosa con la rama posterior de la arteria obturatriz, la arteria circunfleja femoral medial y la arteria perforante superior (fig. 394).

El *nervio ciático* está situado lateralmente a la arteria glútea inferior, y desciende hacia el muslo posterior a la espina ciática y a los músculos gemelos, obturador interno y cuadrado femoral. Pasa aproximadamente 2 cm lateral a la tuberosidad isquiática, en la depresión acanalada comprendida entre el isquion y el trocánter mayor, en relación con el punto medio del surco glúteo.

Los *nervios glúteo inferior* y *cutáneo femoral posterior* se sitúan posteriormente a la parte medial del nervio ciático. El primero proporciona ramos motores al músculo glúteo mayor y el segundo ramos sensitivos: los nervios clúneos inferiores y ramos perineales y femorales.

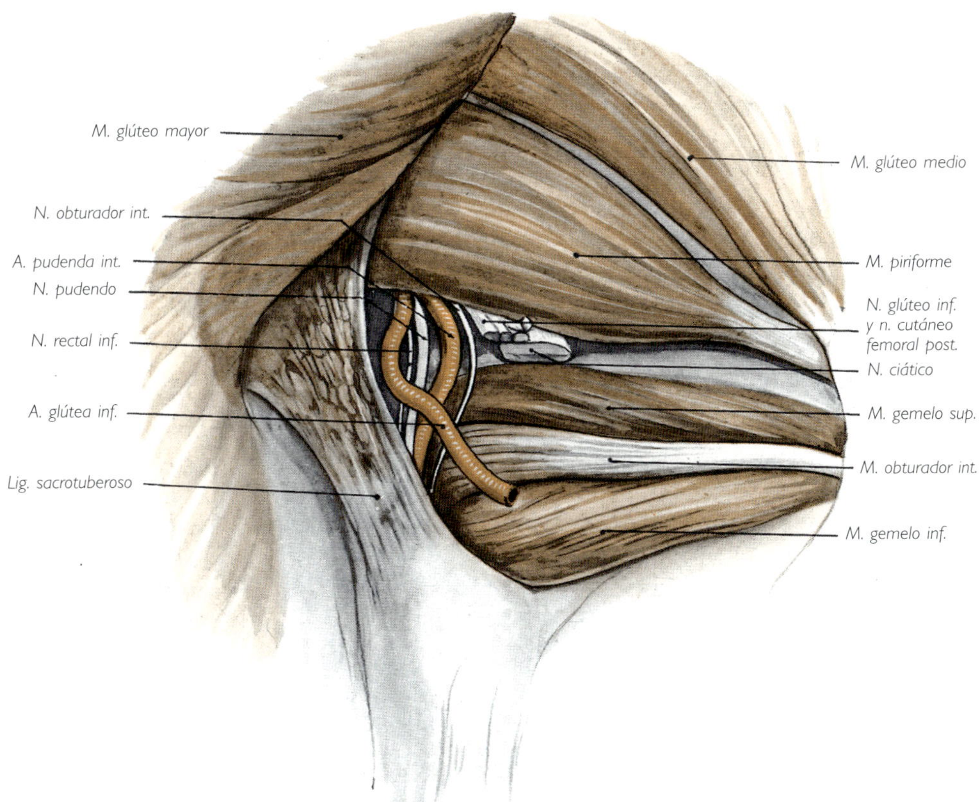

Fig. 395 ▪ Relaciones de los vasos y nervios que atraviesan la escotadura ciática mayor inferiormente al músculo piriforme.

El *nervio del músculo gemelo inferior y del músculo cuadrado femoral* emerge de la escotadura ciática mayor anteriormente al nervio ciático, que lo cubre.

El *nervio del músculo gemelo superior,* que a veces nace del nervio del músculo obturador interno, desciende medial y anteriormente al nervio ciático.

PAQUETE VASCULONERVIOSO MEDIAL. Está formado por vasos y nervios que describen un trayecto muy breve en la región glútea. Penetran en ésta medialmente a los nervios ciático, glúteo inferior y cutáneo femoral posterior, rodean la espina ciática y el ligamento sacroespinoso y penetran en la fosa isquioanal por la escotadura ciática menor (figs. 394 y 395).

La *arteria pudenda interna,* acompañada por su vena satélite, que la cubre más o menos por completo, está situada, al igual que los demás elementos del paquete, medialmente a los nervios ciático, glúteo inferior y cutáneo femoral posterior, a la altura del vértice de la espina ciática. Se sitúa primero lateral a la arteria glútea inferior y luego cruza su cara anterior antes de penetrar en la escotadura ciática menor.

El *nervio pudendo* desciende al principio medial a la arteria pudenda interna. Después se sitúa en el lado posteromedial de ese vaso hasta su entrada en la fosa isquioanal.

El *nervio obturador interno* desciende lateralmente; los *nervios rectal inferior* y *cutáneo perforante* descienden medialmente a los vasos pudendos internos y al nervio pudendo.

Vasos linfáticos profundos. ❑ Los vasos linfáticos profundos de la región glútea son satélites de los vasos sanguíneos y se dirigen a los nódulos linfáticos ilíacos internos.

II. MUSLO

El muslo está comprendido entre la cadera y la rodilla. Superiormente está limitado por una línea circular que pasa por el surco glúteo y la base del triángulo femoral; este límite coincide con el límite inferior de la región inguinofemoral. El límite inferior es una línea circular que pasa a dos traveses de dedo superiormente a la rótula.

Se distinguen en el muslo dos regiones, una anterior y otra posterior.

REGIÓN FEMORAL ANTERIOR

La región femoral anterior comprende las partes blandas situadas anteriormente y a los lados del fémur.

A. **Límites**

La región se halla limitada lateralmente por una línea trazada desde el trocánter mayor hasta el cóndilo lateral del fémur, y medialmente por otra línea que desciende desde el extremo posterior de la sínfisis del pubis hasta el cóndilo medial del fémur. El límite lateral corresponde a un surco vertical, fácilmente perceptible mediante palpación y sobre todo cuando los músculos se contraen, situado entre el músculo vasto lateral y la cabeza corta del músculo bíceps femoral.

El límite medial sigue el borde medial del músculo aductor mayor.

B. **Forma externa**

Esta región es regularmente convexa de superior a inferior y en sentido transversal. La convexidad vertical es más pronunciada lateralmente debido a la curvatura del cuerpo del fémur.

C. **Constitución**

PLANOS SUPERFICIALES. VASOS Y NERVIOS SUBCUTÁNEOS. La piel es gruesa en la porción lateral, y delgada y fina medialmente; es móvil en su mayor parte, si bien lo es menos cerca del límite lateral de la región.

Profundamente a la piel se observa un *panículo adiposo* en continuidad con el de la región inguinofemoral. La fascia superficial separa este panículo adiposo de una capa de *tejido celular laxo subcutáneo,* excepto en la zona situada a lo largo del surco que separa el músculo vasto lateral de la cabeza corta del músculo bíceps femoral, donde existe, profundamente a la piel, una lámina de tejido celuloadiposo, adherente a la piel y a la fascia lata.

La *capa de tejido celular subcutáneo* contiene: ❑ *a)* la vena safena mayor, que asciende por el lado medial de la región; esta vena puede hallarse incluida en un desdoblamiento de la fascia superficial (N. Popoff); ❑ *b)* vasos linfáticos que se dirigen a los nódulos linfáticos inguinales superficiales, y ❑ *c)* numerosos ramos nerviosos, incluyendo el nervio cutáneo femoral lateral, lateralmente; los ramos cutáneos anteriores superior y medio del nervio femoral, en la parte anterior, y el ramo superficial del ramo cutáneo accesorio del nervio safeno y el ramo superficial del nervio cutáneo anterior medial, en la parte medial.

FASCIA LATA. Es gruesa y resistente; lateralmente se halla en estrecha unión a la lámina tendinosa del músculo tensor de la fascia lata (figs. 396 y 397). De su cara profunda se desprenden láminas delgadas que envuelven los músculos, separándolos entre sí. Entre estas láminas fasciales existen dos de especial importancia, denominadas *tabiques intermusculares lateral y medial del muslo.*

El tabique intermuscular lateral del muslo está situado lateral y posteriormente al músculo vasto lateral, y se extiende desde la cara profunda de la fascia lata hasta el labio lateral de la línea áspera (fig. 398).

El tabique intermuscular medial del muslo es muy delgado y se extiende anteriormente a los músculos aductores, desde la cara profunda de la fascia lata hasta el labio medial de la línea áspera (fig. 397).

PLANOS SUBFASCIALES. Profundamente a la fascia lata se encuentran gruesas masas musculares, vasos y los ramos terminales del nervio femoral.

1. Músculos. Se pueden dividir en dos grupos, uno anterior y otro medial (figs. 328, 332 y 334).

El *grupo muscular anterior* está dispuesto en dos planos: un plano superficial formado por los músculos tensor de la fascia lata y sartorio, y un plano profundo que comprende las cuatro cabezas del músculo cuádriceps femoral.

El *músculo tensor de la fascia lata* está representado en el muslo por una gruesa lámina tendinosa, aplanada de lateral a medial y situada en la parte lateral de la región.

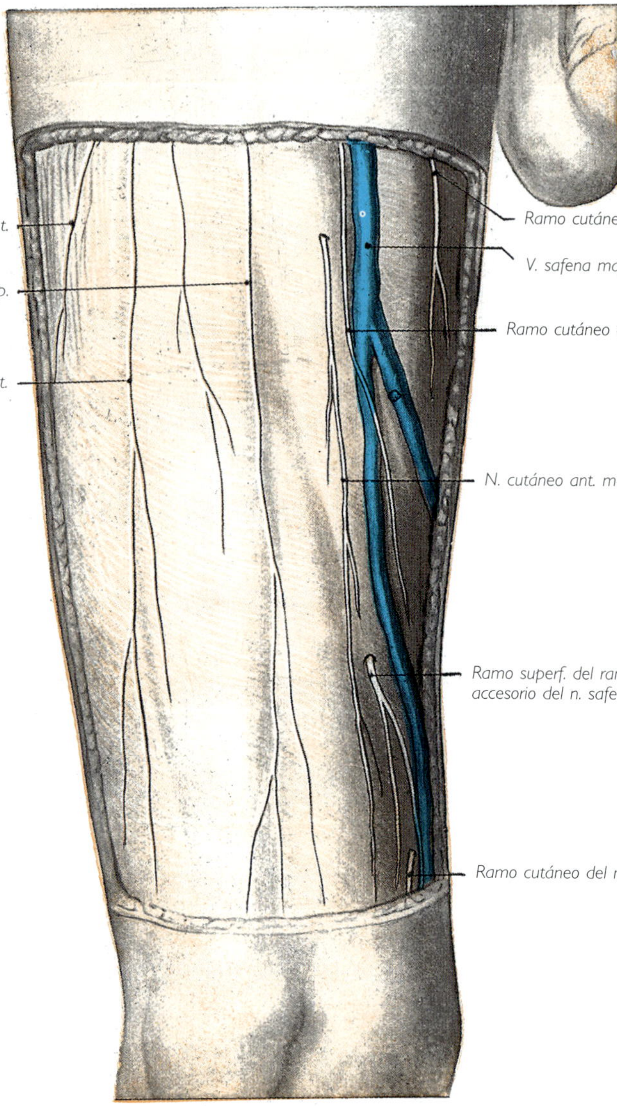

Fig. 396 ■ Región anterior del muslo. Planos superficiales.

El *músculo sartorio* cruza oblicuamente, de superior a inferior y de lateral a medial, la cara anterior del muslo, y se sitúa inferiormente en el lado medial de la región femoral anterior.

El *músculo cuádriceps femoral,* formado por los músculos recto femoral, vasto medial, vasto lateral y vasto intermedio, tapiza las tres caras del fémur con una gruesa capa muscular. Profundamente, el músculo vasto intermedio se encuentra directamente aplicado sobre las caras anterior y lateral del fémur. A los lados se sitúan el músculo vasto lateral y el músculo vasto medial, y en la parte media el músculo recto femoral. Este músculo se aloja en un surco vertical constituido a cada lado por los músculos vasto lateral y vasto medial, y en medio por los fascículos del músculo vasto intermedio, que dejan al descubierto los otros dos músculos.

El *grupo muscular medial* comprende los músculos aductores y el músculo grácil.

Los tres *músculos aductores* se dirigen oblicuamente en sentido inferior, lateral y posterior. Están superpuestos; el músculo aductor largo se sitúa anterior al músculo aductor corto que, a su vez, es anterior al músculo aductor mayor. Ahora bien, el músculo aductor largo, que es más extenso inferiormente que el músculo aductor corto, cubre no sólo el fascículo inferior de este músculo, insertado en la línea áspera, sino también un segmento de la porción lateral del músculo aductor mayor, que desborda inferiormente al músculo aductor corto. Las porciones lateral y medial del músculo aductor mayor están separadas en la parte inferior de la región por un orificio, denominado *hiato aductor,* en el cual se introducen los vasos femorales para pasar a la fosa poplítea.

El *músculo grácil* es aplanado de lateral a medial y desciende verticalmente en el lado medial de la región, aplicado al borde medial de los músculos aductores.

2. Vasos. Conducto aductor. Vaina de los vasos femorales. La arteria y la vena femorales discurren por el canal comprendido entre el músculo cuádriceps femoral y los

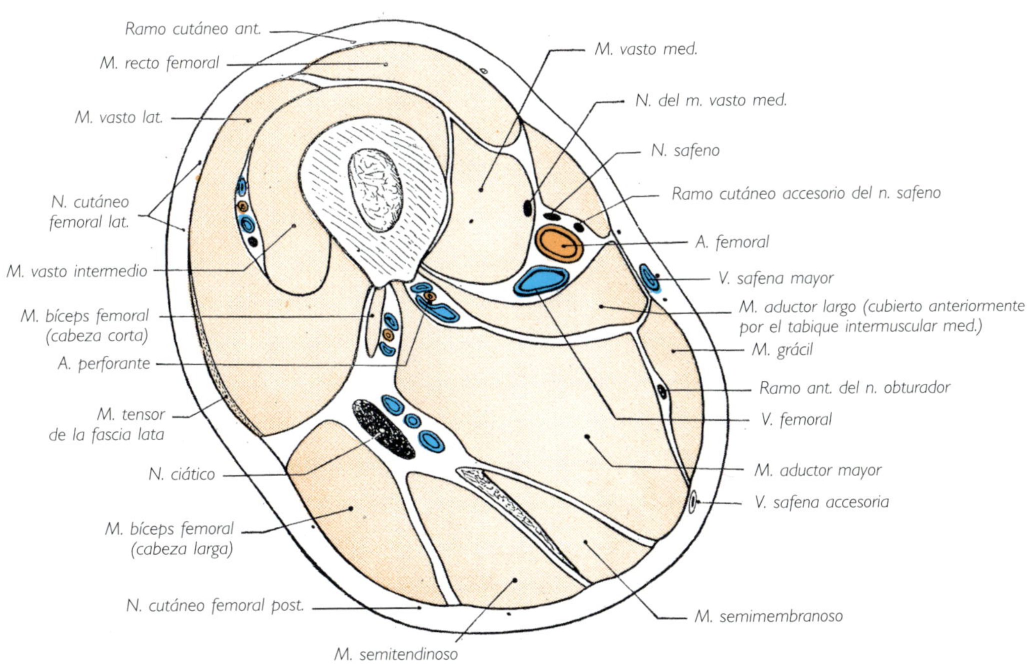

Fig. 397 ▪ Corte transversal de la parte media del muslo derecho (segmento superior).

músculos del grupo medial. Este canal, denominado *canal femoral,* se convierte en un conducto prismático triangular debido a la presencia del músculo sartorio y la fascia lata, que acaban rodeando los vasos y constituyen la *vaina de los vasos femorales.*

La vaina de los vasos femorales experimenta, de superior a inferior, un movimiento de torsión, de tal manera que la pared anterior se convierte en medial inferiormente, la pared lateral se hace anterior y la pared medial se convierte en posterior (fig. 367). Debido al cambio de orientación de esta vaina en la región femoral anterior, dividimos sus paredes en anterolateral, posteromedial y anteromedial (fig. 397). La pared anterolateral está formada por el músculo vasto medial y su fascia; la pared posteromedial la forman los músculos aductores, cubiertos por el tabique intermuscular medial del muslo; la pared anteromedial está constituida por el músculo sartorio, envuelto en un desdoblamiento de la fascia lata. Esta última pared se halla reforzada en la parte inferior de la vaina de los vasos femorales por una lámina fibrosa densa y resistente: es el *tabique intermuscular vastoaductor,* que se extiende desde el tendón del músculo aductor mayor hasta el músculo vasto medial, formando de ese modo el *conducto aductor* (de Hunter) (figs. 398 a 400).

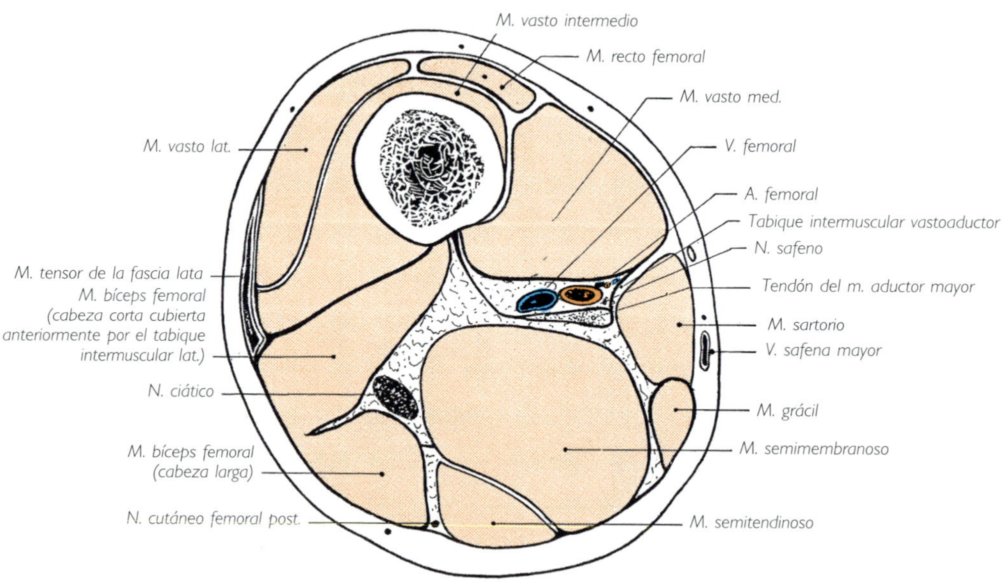

Fig. 398 ▪ Corte transversal del muslo que pasa por el conducto aductor (lado derecho, segmento superior del corte).

El tabique intermuscular vastoaductor es distinto de la fascia del músculo sartorio, que lo recubre (fig. 399). Los separa una delgada lámina de tejido celular laxo. Superiormente se adelgaza y se fusiona, hacia la parte media del muslo, con la vaina del músculo sartorio. El tabique intermuscular vastoaductor presenta dos orificios que dan paso al nervio safeno, al ramo cutáneo accesorio del nervio safeno y a la rama superficial de la arteria descendente de la rodilla. El orificio del ramo cutáneo accesorio del nervio safeno se sitúa superiormente; el del nervio safeno y la arteria descendente de la rodilla se sitúa inferiormente, cerca del extremo inferior del conducto aductor (fig. 400).

La *arteria femoral* está situada en la vaina de los vasos femorales, anteriormente a la vena en la parte superior y medialmente en la parte inferior.

La acompañan hasta el conducto aductor el nervio safeno y el ramo profundo del ramo cutáneo accesorio del nervio safeno. En la región femoral anterior, la arteria femoral da origen a algunas ramas musculares y a la arteria descendente de la rodilla, que nace en el conducto aductor.

La *vena femoral* asciende en la vaina de los vasos femorales, describiendo alrededor de la arteria media vuelta de espira. En el hiato aductor, la vena se sitúa lateralmente a la arteria; al ascender, se localiza primero posterior y después medialmente al tronco arterial.

Es frecuente encontrar, anteriormente a la arteria, un conducto venoso colateral de volumen variable.

Cuando el muslo se sitúa en abducción y en rotación lateral (posición de la ligadura de la arteria en el conducto aductor), se modifica la orientación de las paredes y del contenido del conducto: el tabique intermuscular vastoaductor que cubre la arteria se orienta anteriormente, el nervio safeno se vuelve anterior con respecto a la arteria, y ésta a su vez se sitúa anterior a la vena.

La arteria y la vena femorales profundas discurren entre el músculo aductor largo, que se sitúa anteriormente, y los músculos aductor corto y aductor mayor, que quedan en situación posterior. Estos dos vasos se hallan situados profundamente en el intersticio que separa estos músculos.

Las arterias perforantes alcanzan la región posterior del muslo atravesando el plano formado por los músculos aductor corto y aductor mayor.

3. Nervios. Los nervios proceden de los nervios femoral y obturador (fig. 400).

El *nervio femoral* proporciona los ramos del nervio cutáneo anterior lateral destinados al músculo sartorio, los ramos del nervio del músculo cuádriceps femoral, el nervio safeno y el ramo profundo del ramo cutáneo accesorio del nervio safeno.

El *nervio safeno,* que está adosado superiormente al nervio del músculo vasto medial, se separa de éste a una altura variable y penetra en la vaina de los vasos femorales. Discurre al principio anterior y después medialmente a la arteria, hasta el extremo inferior del conducto aductor; atraviesa el tabique intermuscular vastoaductor por un orificio en el que generalmente lo acompaña la rama superficial de la arteria descendente de la rodilla, sigue después el borde posterior del músculo sartorio y, finalmente, se divide en sus dos ramos terminales, el ramo infrarrotuliano y el ramo cutáneo medial de la pierna.

El *ramo profundo del ramo cutáneo accesorio del nervio safeno* penetra también en la vaina de los vasos femorales, discurre anterior a la arteria femoral, atraviesa la pared fibrosa del conducto aductor y se dirige a la cara medial de la rodilla.

Los ramos del *nervio obturador,* destinados a los músculos aductores y grácil, descienden por la parte superior de la región femoral anterior. El ramo cutáneo de este nervio atraviesa la fascia lata hacia la parte media del muslo.

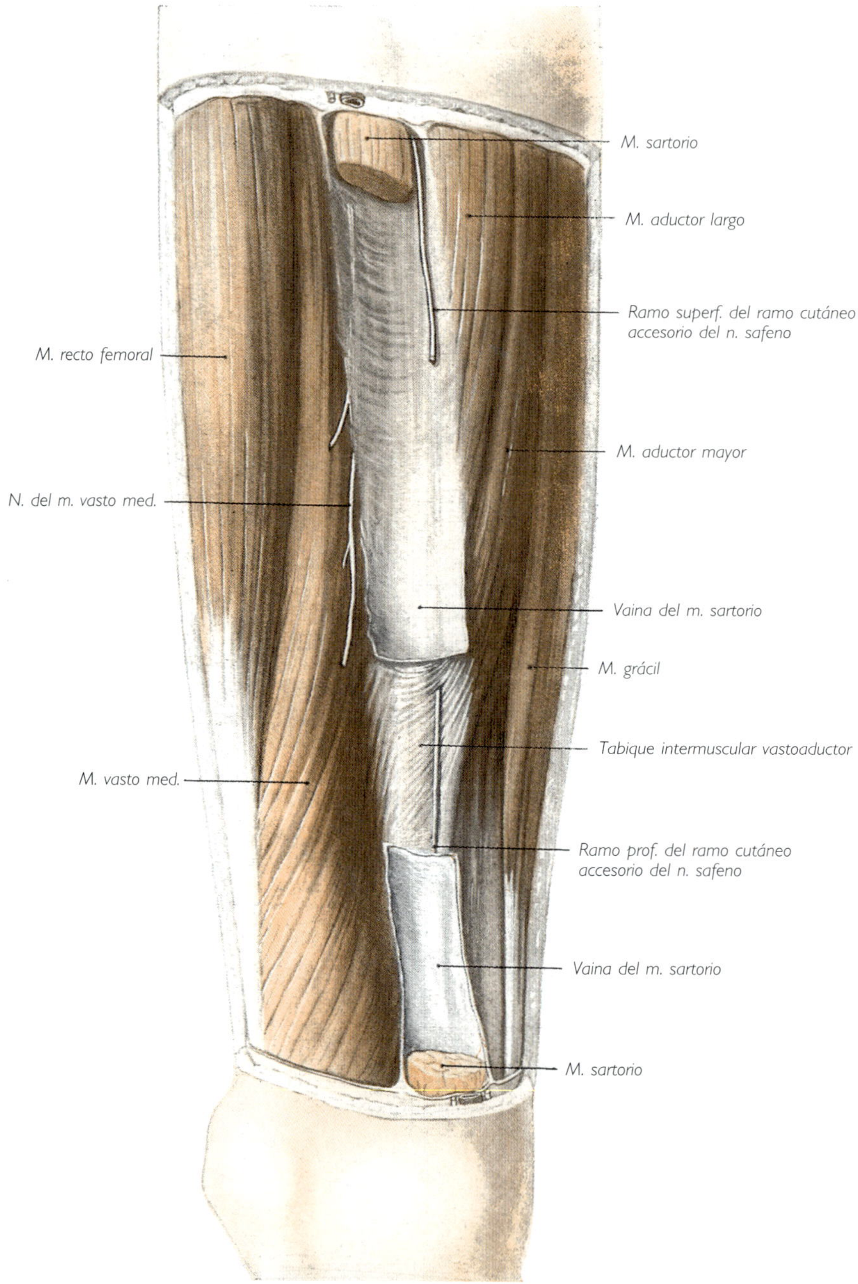

Fig. 399 ▪ Región anterior del muslo (parte medial). La figura muestra la independencia entre la vaina del músculo sartorio y el tabique intermuscular vastoaductor.

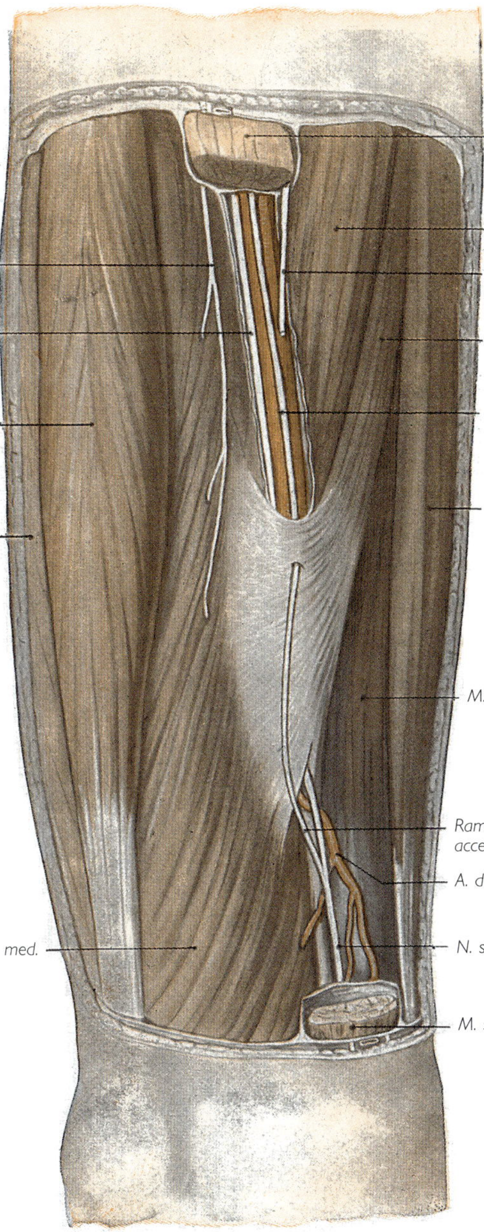

Fig. 400 ▪ Región anterior del muslo (parte medial). Conducto aductor.

REGIÓN FEMORAL POSTERIOR

La región femoral posterior está situada posteriormente al fémur y a la región femoral anterior.

A. **Límites**

Son los mismos que los de la región femoral anterior.

B. **Forma externa**

La región femoral posterior es convexa transversal y verticalmente.

C. **Constitución**

PLANOS SUPERFICIALES. VASOS Y NERVIOS SUBCUTÁNEOS. La *piel* es gruesa y poco móvil, sobre todo superiormente, cerca de la región glútea, y lateralmente, en el límite lateral de la región.

Superior y lateralmente no existen un panículo adiposo y un tejido celular subcutáneo diferenciados y separados por una *fascia superficial:* la piel se halla aquí revestida por una capa uniforme de tejido celuloadiposo subcutáneo, adherente a la piel y a la fascia lata a la vez. Sólo en la parte inferior y medial de la región, en las proximidades de la fosa poplítea, pueden distinguirse un panículo adiposo subdérmico y un tejido celular laxo subyacente.

El *tejido subcutáneo* contiene: ❑ *a)* una red venosa tributaria de la vena safena mayor; en esta red suele observarse una vena voluminosa que anastomosa las venas safena mayor y safena menor (fig. 401), y ❑ *b)* ramos de los nervios cutáneo anterior medial y obturador medialmente, del nervio cutáneo femoral lateral lateralmente y del nervio cutáneo femoral posterior en la parte media. ❑ Los vasos linfáticos se dirigen a los nódulos linfáticos inguinales superficiales.

FASCIA LATA. Es más gruesa medial que lateralmente y está atravesada por los ramos colaterales del nervio cutáneo femoral posterior.

PLANOS SUBFASCIALES. **1. Nervio cutáneo femoral posterior y primer plano muscular.** El nervio cutáneo femoral posterior y un primer plano muscular se encuentran inmediatamente profundos a la fascia lata (fig. 402).

El *nervio cutáneo femoral posterior* desciende verticalmente en la parte media de la región, entre la fascia lata y el primer plano muscular (fig. 401).

El *primer plano muscular* está formado por el *músculo semitendinoso* medialmente y la *cabeza larga del músculo bíceps femoral* lateralmente. Estos dos músculos presentan un origen común en la cara posterior de la tuberosidad isquiática. Descienden hacia la rodilla divergiendo ligeramente.

2. Segundo plano muscular. El *músculo semimembranoso* y la *cabeza corta del músculo bíceps femoral* se encuentran profundamente al primer plano muscular.

El músculo semimembranoso nace de la tuberosidad isquiática lateralmente al músculo semitendinoso y a la cabeza larga del músculo bíceps femoral. En su mayor parte se halla cubierto por estos dos músculos y se aplica a la cara posterior del músculo aductor mayor.

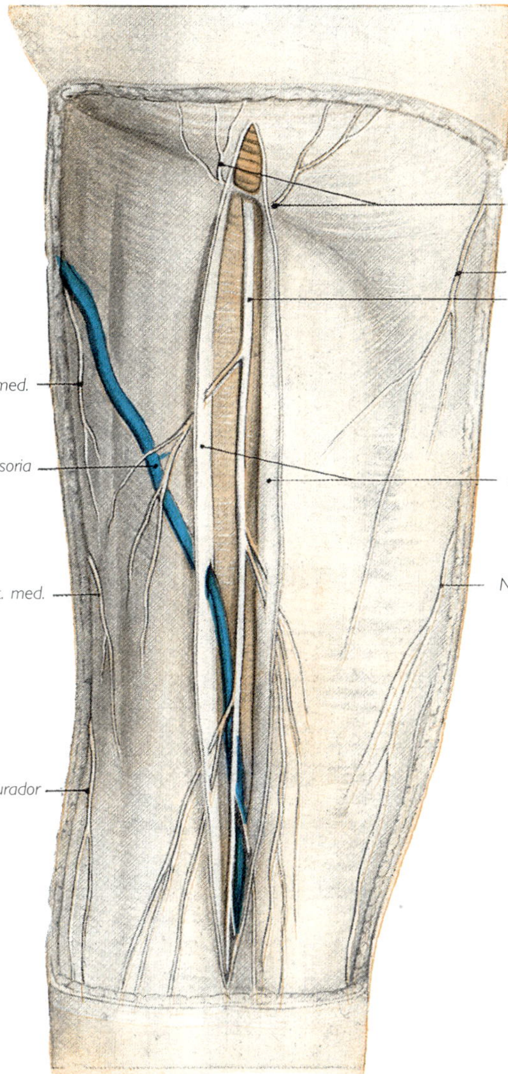

Fig. 401 ▪ Región posterior del muslo. Planos superficiales. La fascia lata se halla seccionada para mostrar el trayecto subfascial del nervio cutáneo femoral posterior.

La cabeza corta del músculo bíceps femoral nace del labio lateral de la línea áspera y se une, en la parte inferior de la región, con la cabeza larga, que la cubre.

Los diferentes músculos de estos dos planos musculares presentan vainas fasciales que son expansiones de la fascia lata.

Las vainas de los músculos semimembranoso y bíceps femoral se hallan unidas profundamente por una *lámina fascial intermuscular,* que presenta continuidad con la fascia profunda de la fosa poplítea (fig. 398).

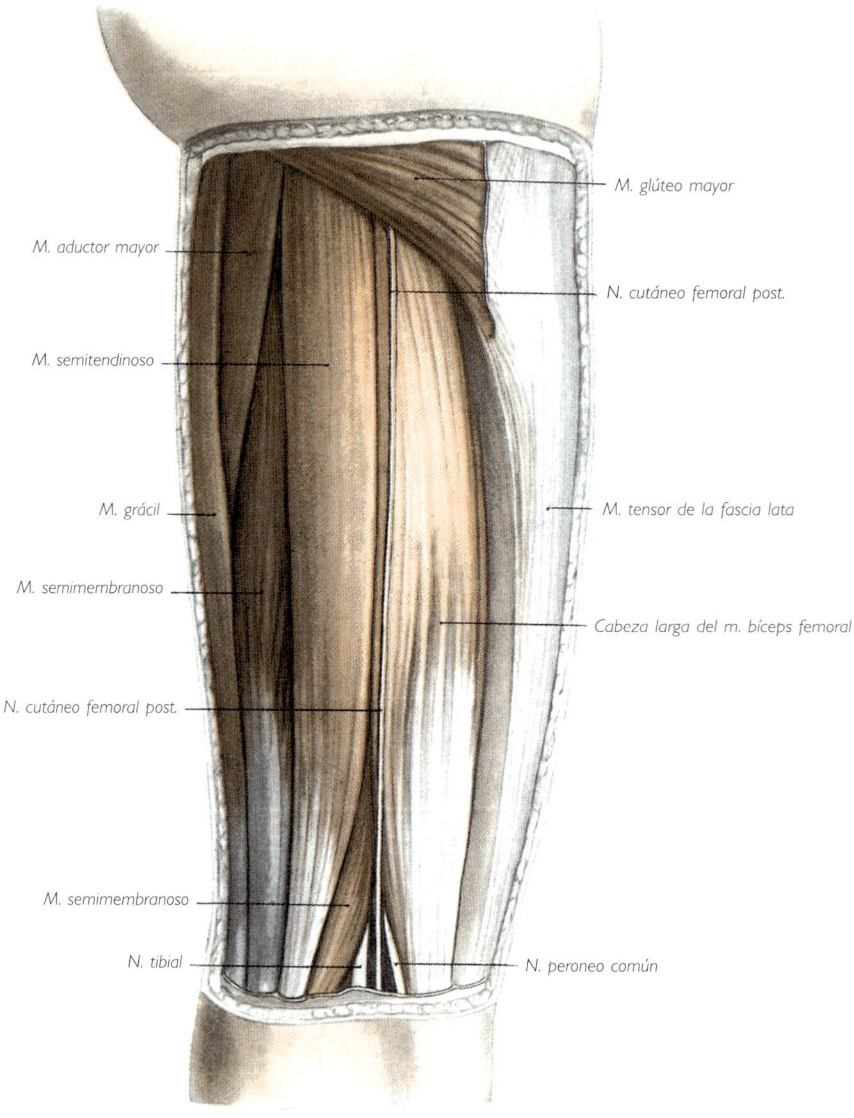

Fig. 402 ■ Región posterior del muslo. Capa subfascial.

3. Capa celuloadiposa profunda. Vasos profundos y nervio ciático. Los músculos semimembranoso y bíceps femoral y la lámina fascial intermuscular, que une las vainas de estos dos músculos, están separados del músculo aductor mayor por una capa de tejido celuloadiposo que presenta continuidad: superiormente con la capa celuloadiposa profunda de la región glútea e inferiormente con el tejido adiposo de la fosa poplítea. En este tejido se encuentran los vasos profundos de la región y el nervio ciático (figs. 393 y 403).

Las *arterias* son la rama inferomedial de la arteria glútea inferior, la arteria circunfleja femoral medial y las ramas perforantes de la arteria femoral profunda.

La *rama inferomedial de la arteria glútea inferior* se ramifica en la parte superior de la región y proporciona una rama al nervio ciático.

La *arteria circunfleja femoral medial,* rama de la arteria femoral profunda, se anastomosa con la precedente, así como con la primera arteria perforante, en la parte superior de la región.

Las *arterias perforantes* proceden también de la arteria femoral profunda. La primera pasa de forma sucesiva entre los dos fascículos del músculo aductor corto y entre los

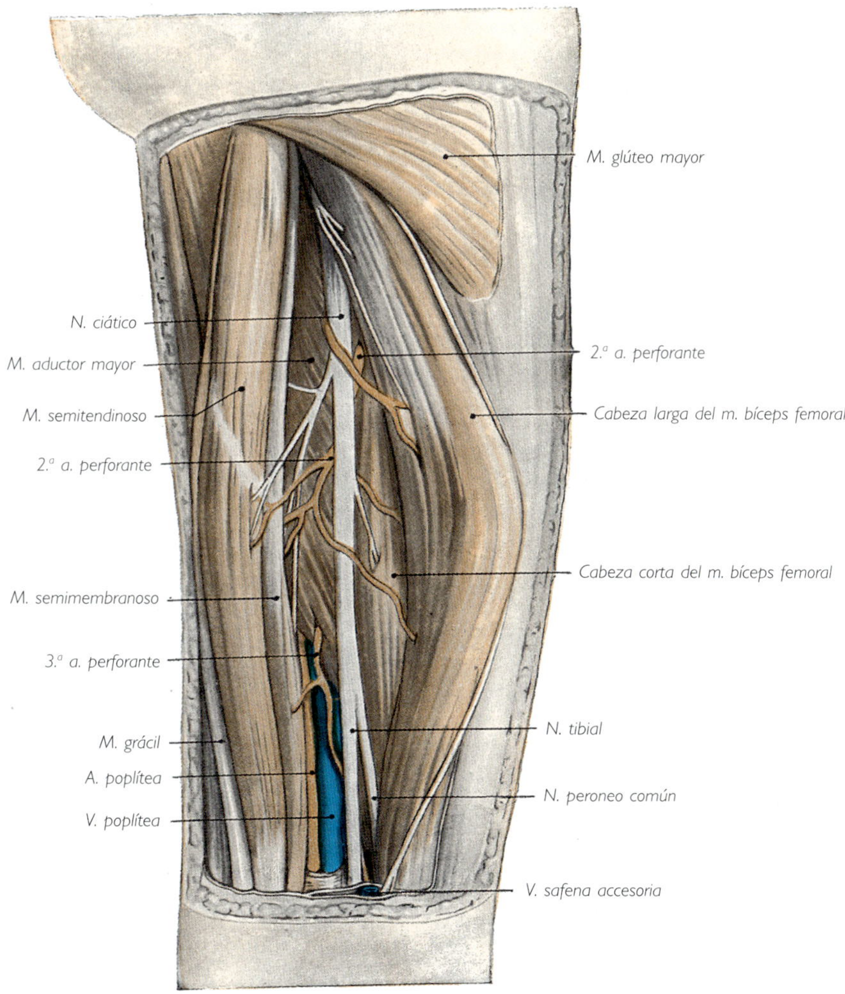

Fig. 403 ■ Región posterior del muslo. Planos profundos. Los músculos bíceps femoral, semimembranoso y semitendinoso se han separado para mostrar el nervio ciático y las arterias perforantes.

dos fascículos de la porción lateral del músculo aductor mayor; las demás arterias perforantes atraviesan más inferiormente el músculo aductor mayor. Todas se distribuyen en los músculos de la región posterior del muslo. Las arterias perforantes se anastomosan entre sí; además, la primera arteria perforante se anastomosa también con la arteria circunfleja femoral medial y con la arteria glútea inferior. De ello resulta la formación de un sistema arterial continuo, que anastomosa la arteria glútea inferior (rama de la arteria ilíaca interna) con la arteria femoral profunda (rama de la arteria femoral). Por medio de esta red arterial se restablece la circulación después de la ligadura de la arteria femoral.

Los *vasos linfáticos* se dirigen hacia los nódulos linfáticos ilíacos internos siguiendo trayectos paralelos a la arteria glútea inferior.

El *nervio ciático* desciende en la masa de tejido celuloadiposo comprendida entre el músculo aductor mayor anteriormente, y el músculo semimembranoso y la cabeza larga del músculo bíceps femoral posteriormente. Al principio se halla cubierto por la cabeza larga del músculo bíceps femoral, que lo cruza muy oblicuamente. Se sitúa luego en el intersticio que separa este músculo del músculo semimembranoso, anteriormente a la expansión fascial que une sus fascias de recubrimiento.

El nervio ciático inerva todos los músculos de la región, así como la porción medial del músculo aductor mayor. En el límite inferior del muslo, o algunas veces más superiormente, el nervio ciático se divide en dos ramos: el nervio tibial y el nervio peroneo común.

III. RODILLA

La rodilla es el segmento del miembro inferior que corresponde a la articulación de la rodilla. Está limitada superiormente por una línea circular trazada alrededor del muslo, a dos traveses de dedo superiormente a la rótula, e inferiormente por otra línea circular que pasa por el extremo inferior de la tuberosidad de la tibia.

La rodilla presenta para su estudio: ❑ *a)* una región anterior; ❑ *b)* una región posterior, y ❑ *c)* las articulaciones de la rodilla y tibioperonea.

Describiremos las regiones anterior y posterior de la rodilla; las articulaciones ya han sido descritas anteriormente.

REGIÓN ANTERIOR DE LA RODILLA

La región anterior de la rodilla está formada por las partes blandas situadas anteriormente a la articulación de la rodilla.

A. **Límites**

Está limitada lateralmente por dos líneas verticales que pasan por el borde posterior de los cóndilos medial y lateral del fémur.

B. **Forma externa**

Cuando el miembro se halla en extensión, la región presenta en su parte anterior una eminencia triangular formada por la rótula, con el borde medial siempre más saliente que el lateral. Cuando los músculos se relajan, se producen superior e inferiormente a la eminencia rotuliana dos depresiones: una superior, que corresponde al tendón del músculo cuádriceps femoral, y otra inferior, que corresponde al ligamento rotuliano. Inferiormente a la depresión inferior se aprecia una eminencia constituida por la tuberosidad de la tibia. Cuando el músculo cuádriceps femoral entra en acción, las depresiones desaparecen, el tendón se vuelve prominente y a cada lado del tendón se forma un surco alargado verticalmente cuya profundidad varía según la gordura del sujeto.

Lateralmente, la rodilla es cóncava de superior a inferior; medialmente es convexa. En el lado lateral se reconocen mediante palpación los siguientes elementos: la cuerda formada por el músculo tensor de la fascia lata; la eminencia de la cabeza del peroné; una zona deprimida o fácilmente depresible, situada anteriormente al peroné y denominada por esta razón *depresión anteperonea;* el cóndilo lateral del fémur; el cóndilo lateral de la tibia, y la interlínea articular. En el lado medial se pueden notar el cóndilo medial del fémur, el cóndilo medial de la tibia y la interlínea articular.

C. **Constitución**

PLANOS SUPERFICIALES. VASOS Y NERVIOS SUBCUTÁNEOS. La *piel* es gruesa y móvil en la parte anterior, y más fina y menos móvil lateral y medialmente.

La piel está revestida por un *panículo adiposo,* que queda reducido anteriormente a algunos lobulillos grasos. A cada lado de la rótula y del ligamento rotuliano, el panículo adiposo se halla más desarrollado, pero está imperfectamente separado del tejido celular subyacente por una *fascia superficial* apenas distinguible.

El *tejido celular subcutáneo* es laminar y laxo en la parte anterior, y más denso y apretado lateral y medialmente, donde lo atraviesan filamentos que unen la piel al plano fibrofascial situado más profundamente. Es frecuente encontrar en esta capa, anteriormente a la rótula, una bolsa sinovial denominada *bolsa subcutánea prerrotuliana* (fig. 404).

En el tejido celular discurren: ❑ *a)* arteriolas procedentes de la red articular profunda y que al anastomosarse forman una red superficial; ❑ *b)* la vena safena mayor, que asciende a lo largo del límite medial de la región, y ❑ *c)* nervios. Estos nervios son los siguientes: los ramos terminales del nervio cutáneo femoral lateral y los ramos cutáneos del nervio cutáneo anterior lateral, superiormente; el nervio safeno, su ramo cutáneo accesorio y el ramo cutáneo del nervio obturador, medialmente; el ramo infrarrotuliano del nervio safeno, anterior e inferiormente, y el ramo cutáneo sural lateral del nervio peroneo común, inferior y lateralmente.

FASCIA PROFUNDA. Es delgada y cubre toda la región. Presenta continuidad superiormente con la fascia lata, inferiormente con la fascia de la pierna y posteriormente con la fascia de la región poplítea. Inferiormente, la fascia profunda se fija a los cóndilos de la tibia y a la cabeza del peroné. Por su cara profunda se adhiere lateralmente a los planos tendinosos subyacentes, pero anteriormente a la rótula se separa de ellos

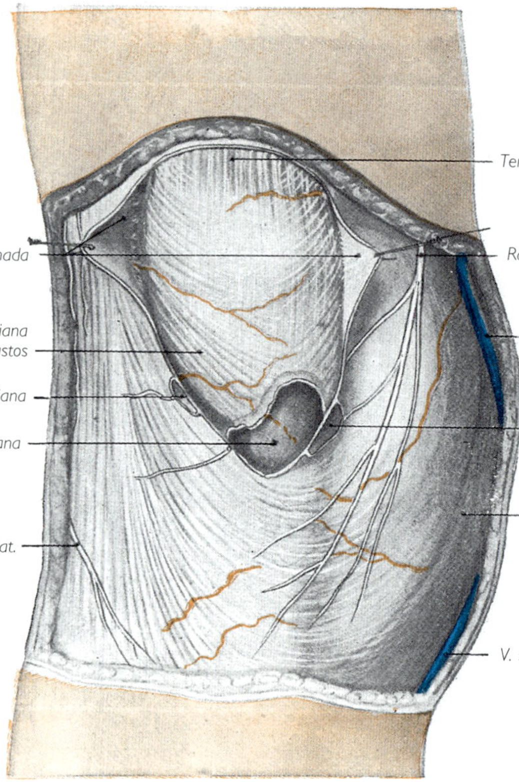

Fig. 404 ▪ Región anterior de la rodilla. La fascia profunda está seccionada, y se muestran abiertas la bolsa sinovial subcutánea prerrotuliana y la bolsa sinovial subfascial prerrotuliana.

por medio de una capa celular en la que suele encontrarse una bolsa sinovial denominada *bolsa subfascial prerrotuliana* (fig. 404).

■ **PLANO MUSCULOTENDINOSO.** Profundo a la fascia profunda se encuentra un primer plano musculotendinoso constituido por los músculos tensor de la fascia lata y cuádriceps femoral, y por los tendones de los músculos de la pata de ganso.

La aponeurosis de inserción del músculo tensor de la fascia lata y las láminas tendinosas que constituyen el tendón del músculo cuádriceps femoral forman varias capas tendinosas que se superponen de anterior a posterior, anteriormente a la rótula y a las zonas yuxtarrotulianas.

La *primera capa* está formada por la aponeurosis de inserción del músculo tensor de la fascia lata, estrechamente unido a la fascia profunda (fig. 404). La lámina tendinosa del músculo tensor de la fascia lata se inserta sobre todo en el cóndilo lateral de la tibia. Sus fibras anteriores se dirigen anteriormente; algunas de ellas se insertan en el borde lateral de la rótula, y las otras cruzan pasando anteriormente a la rótula y al ligamento rotuliano para ir a fijarse en la zona yuxtarrotuliana medial.

La *segunda capa* está constituida por el tendón del músculo recto femoral y por la expansión anterior de los músculos vasto lateral y vasto medial (figs. 404 y 405). ❑ Los fascículos del músculo recto femoral se insertan en la base de la rótula, pero las fibras superficiales se deslizan anteriormente a este hueso hasta la tuberosidad de la tibia, participando en la formación del ligamento rotuliano. ❑ Sobre la cara anterior de la rótula y anteriormente a los fascículos del músculo recto femoral, se encuentra una lámina tendinosa diferenciada, formada por el entrecruzamiento de las fibras de la expansión anterior de los músculos vasto medial y vasto lateral.

Entre esta última lámina tendinosa y la fascia profunda que la cubre, suele desarrollarse la *bolsa subfascial prerrotuliana.*

La *tercera capa* está formada por la lámina tendinosa de los músculos vasto lateral y vasto medial, que se inserta en la base de la rótula posterior al músculo recto femoral, en los bordes laterales de este hueso y en la tuberosidad correspondiente de la tibia (fig. 405).

La *cuarta capa* la forma el tendón del músculo vasto intermedio, que también se inserta en la base de la rótula, posterior a los músculos vasto medial y vasto lateral.

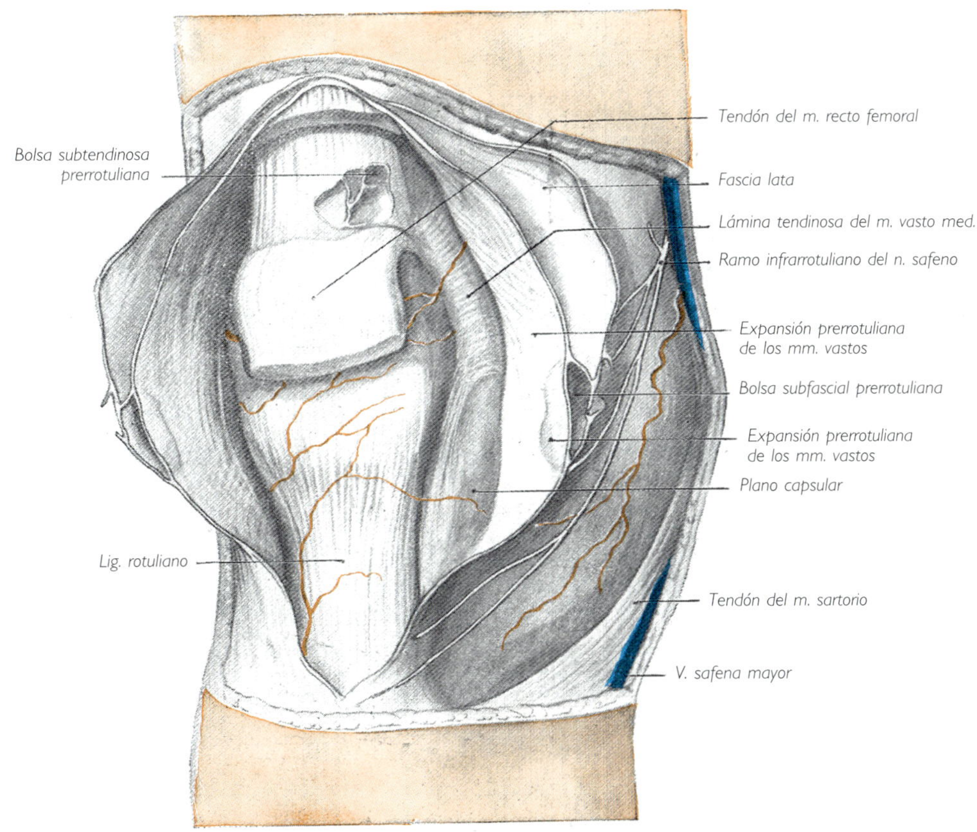

Fig. 405 ▪ Región anterior de la rodilla. Planos profundos.

Con frecuencia se observa entre las capas tendinosas del músculo cuádriceps femoral, superiormente a la rótula, otra bolsa sinovial denominada *bolsa suprarrotuliana* (fig. 405).

La *quinta capa* es muscular e inconstante; está formada por los fascículos del músculo articular de la rodilla, que se insertan en la bolsa suprarrotuliana.

Los *tendones de los músculos de la pata de ganso* (sartorio, grácil y semitendinoso) se insertan a lo largo de la parte superior del borde anterior de la tibia y en la parte próxima de la cara medial de este hueso. Ocupan la parte inferior y medial de la región rotuliana y se disponen en dos planos: el tendón del músculo sartorio es el más superficial; profundamente a él, se sitúan el músculo grácil superiormente y el músculo semitendinoso inferiormente. A la altura de la pata de ganso existen otras dos bolsas sinoviales: la primera está situada entre los dos planos tendinosos y la segunda entre los tendones profundos y el ligamento colateral tibial subyacente.

PLANO CAPSULAR. Este plano comprende la parte anterior de la cápsula articular de la rodilla, las aletas rotulianas lateral y medial, y los ligamentos meniscorrotulianos. Todos estos elementos ya han sido descritos con la articulación de la rodilla.

El plano musculotendinoso se halla estrechamente unido al plano capsular, al que recubre, a lo largo de los bordes laterales de la rótula.

Red articular de la rodilla. Las arterias superiores e inferiores de la rodilla (ramas de la arteria poplítea), la arteria descendente de la rodilla (rama de la arteria femoral), las arterias recurrente tibial anterior, recurrente tibial posterior y recurrente peronea anterior (ramas de la arteria tibial anterior) y, por último, la arteria recurrente tibial medial (rama de la arteria tibial posterior) se anastomosan entre sí por sus ramas terminales entre el plano capsular y el plano tendinoso, formando una densa red arterial que une la arteria femoral a las arterias poplítea y tibial anterior. Esta red anastomótica se denomina *red articular de la rodilla.*

En los planos profundos o subfasciales de la región rotuliana no se observan ramificaciones nerviosas de importancia.

REGIÓN POSTERIOR DE LA RODILLA

La región posterior de la rodilla está situada posteriormente a la articulación de la rodilla. Sus límites son los mismos que los de la región anterior de la rodilla.

A. **Forma externa**

Durante la flexión de la rodilla, la región posterior de la rodilla se convierte en una depresión romboidea, más profunda superior que inferiormente, limitada superior y lateralmente por el relieve del músculo bíceps femoral, superior y medialmente por los relieves de los músculos semitendinoso y semimembranoso e inferiormente por las cabezas medial y lateral del músculo gastrocnemio.

Con la pierna en extensión, la depresión se convierte en una eminencia alargada verticalmente; de todos modos, es posible distinguir los relieves musculares y tendinosos que marcan los cuatro lados de la región, que son menos aparentes en los sujetos con un panículo adiposo abundante.

B. Constitución

PLANOS SUPERFICIALES. VASOS Y NERVIOS SUBCUTÁNEOS. La *piel,* fina y móvil, cubre el *panículo adiposo* subdérmico, de espesor variable, que presenta continuidad con el de las regiones vecinas. La *fascia superficial* que lo limita profundamente se halla unida a la fascia profunda por medio de tractos fibrosos que atraviesan oblicuamente la capa de *tejido celular subcutáneo* subyacente.

Entre la fascia superficial y la fascia profunda se extiende una capa de tejido celular subcutáneo laminar y laxo, que contiene arteriolas y venas de escasa importancia, vasos linfáticos que se dirigen a los nódulos linfáticos inguinales superficiales y ramos nerviosos procedentes del nervio cutáneo femoral posterior (fig. 406).

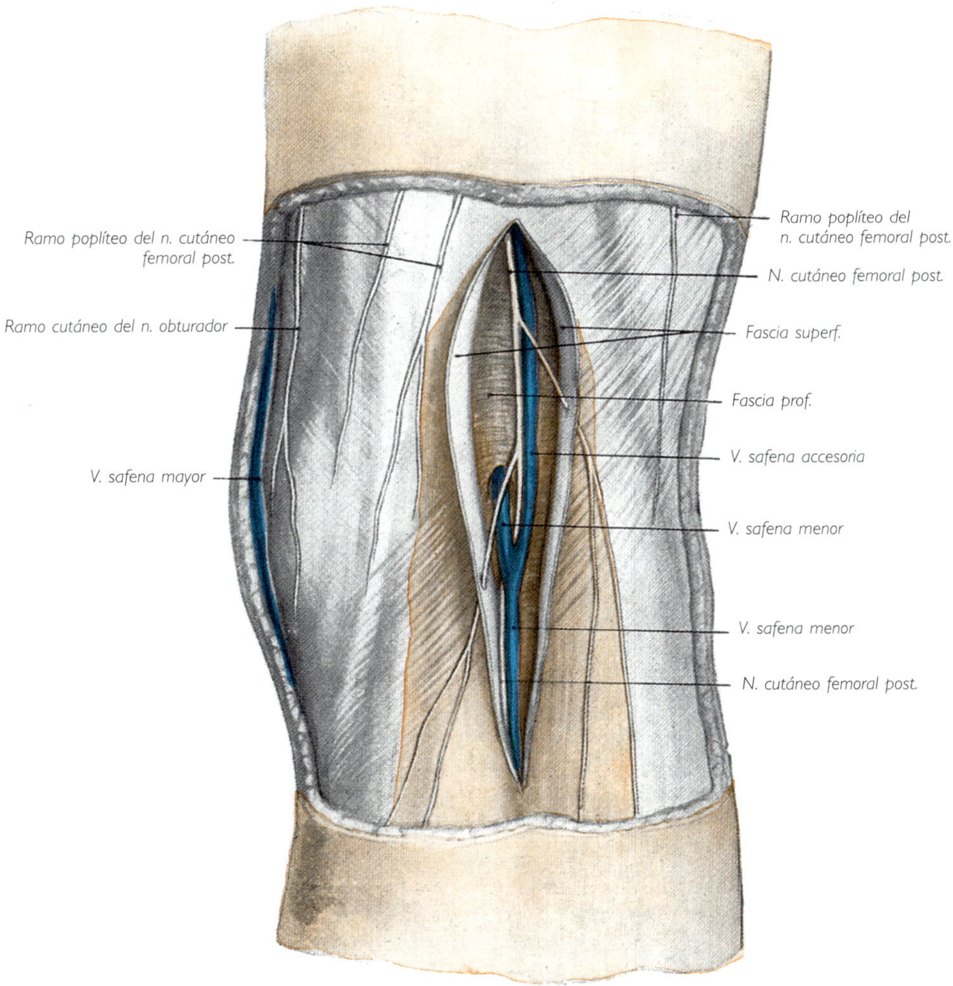

Fig. 406 ▪ Región posterior de la rodilla. Planos superficiales y celda posterior o superficial de la fosa poplítea.

FASCIA PROFUNDA. La fascia profunda es fibrosa y resistente en la parte media de la región, y más delgada en las partes lateral y medial. Presenta continuidad con la fascia lata superiormente, con la fascia de la pierna inferiormente y con la fascia de la región anterior de la rodilla a ambos lados.

Por su cara profunda, a lo largo de las eminencias musculares que limitan el triángulo superior de la región, da origen a tabiques intermusculares anteroposteriores, uno medial y otro lateral, que se fijan profundamente a la rama correspondiente de bifurcación de la línea áspera (fig. 407). Más inferiormente, las vainas de las cabezas del músculo gastrocnemio se unen anteriormente al plano fibroso posterior de la articulación.

CAPAS SUBFASCIALES. FOSA POPLÍTEA. Profundamente a la fascia profunda, los músculos y las expansiones fasciales profundas limitan una excavación romboidea de eje mayor vertical, denominada *fosa poplítea.* Esta fosa se divide en dos triángulos, uno superior y otro inferior, por medio de una línea horizontal que corresponde aproximadamente al borde superior de los cóndilos femorales. Describiremos ❑ *a)* las paredes de la fosa poplítea y ❑ *b)* su contenido.

1. Paredes de la fosa poplítea. La fosa poplítea tiene seis paredes: dos laterales, dos mediales, una posterior y otra anterior.

a) PAREDES LATERALES Y MEDIALES. Limitan lateral y medialmente los triángulos superior e inferior de la fosa poplítea.

La *pared superolateral* está constituida por el músculo bíceps femoral y por el tabique fascial que une la vaina del músculo bíceps femoral a la línea supracondílea lateral del fémur (figs. 407 y 408). Las cabezas larga y corta de este músculo, oblicuas inferior y lateralmente, se reúnen formando un tendón aplanado que abraza el ligamento colateral peroneo de la rodilla; el tendón queda separado del ligamento por una bolsa sinovial y se inserta en la cabeza del peroné.

La *pared superomedial* está formada por cuatro músculos: semitendinoso, semimembranoso, grácil y sartorio. También está constituida por el tabique fascial medial, muy imperfectamente formado, que une el músculo semimembranoso a la línea supracondílea medial del fémur (figs. 407 y 408).

El *músculo semitendinoso,* representado por su tendón, se aplica al músculo semimembranoso y se dirige inferior, medial y anteriormente, para ir a insertarse en la tibia.

El *músculo semimembranoso* es mucho más fuerte y ancho que el músculo semitendinoso; se halla parcialmente cubierto por este músculo, pero lo desborda a cada lado. Su tendón se desliza posterior al cóndilo medial del fémur y a la cabeza medial del músculo gastrocnemio con la ayuda de una bolsa sinovial, y después se divide en tres fascículos o tendones: un tendón directo que se inserta en el cóndilo medial de la tibia; un tendón reflejo que se dirige anteriormente, inferior al ligamento colateral tibial, y se inserta en la cara medial de este mismo cóndilo y, finalmente, un tendón recurrente que contribuye a formar el plano fibroso posterior de la rodilla.

Los *músculos sartorio* y *grácil* están situados medialmente a los otros dos músculos, y sólo presentan relaciones lejanas con la fosa poplítea.

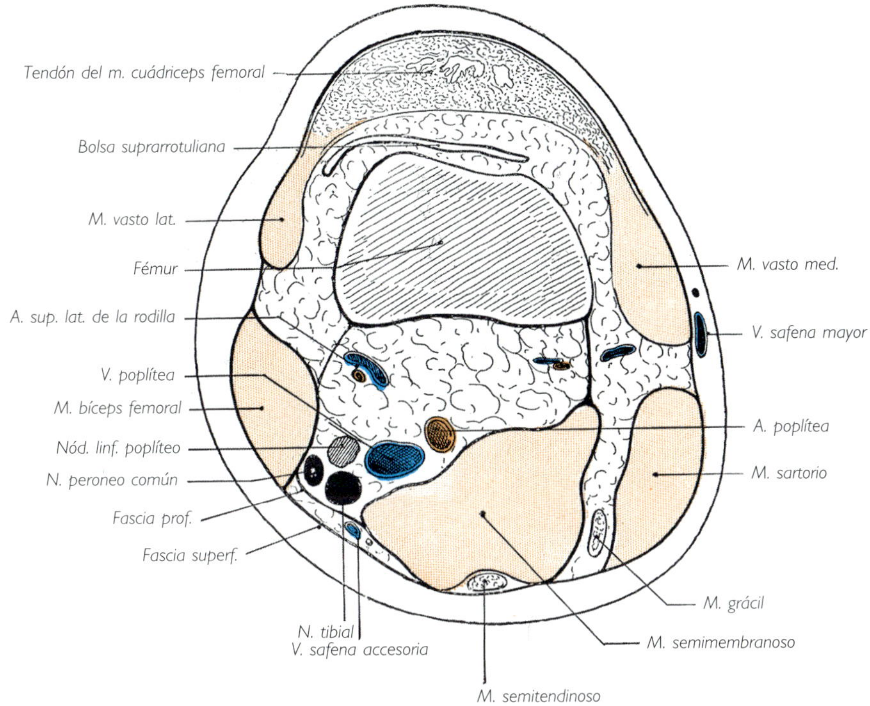

Fig. 407 ▪ Corte transversal de la rodilla que pasa superiormente a la articulación (rodilla derecha, segmento superior del corte).

Las *paredes inferolateral* e *inferomedial* están formadas por las cabezas del músculo gastrocnemio y por sus vainas, unidas al plano fibroso articular. La cabeza medial del músculo gastrocnemio forma por sí sola la pared inferomedial. La pared inferolateral la constituyen la cabeza lateral del músculo gastrocnemio y el músculo plantar. El tendón de origen de la cabeza medial del músculo gastrocnemio está separado del casquete condíleo por una bolsa sinovial que muy a menudo comunica con la cavidad articular.

Todos los músculos que forman las paredes de la fosa poplítea se hallan envueltos por vainas fasciales. Las vainas musculares de las paredes superomedial y superolateral se confunden, a cada lado de la excavación, con los tabiques anteroposteriores que unen la cara profunda de la fascia profunda con las líneas supracondíleas del fémur.

b) PARED ANTERIOR. Está formada: ❑ *a)* superiormente por el triángulo que limitan en el fémur las dos líneas supracondíleas del fémur, y ❑ *b)* inferiormente por el plano fibroso posterior de la rodilla y por el músculo poplíteo, que se extiende desde el epicóndilo lateral del fémur hasta el segmento de la cara posterior de la tibia, situado superiormente a la línea del sóleo. Profundamente al tendón de origen de este músculo, existe una bolsa o receso sinovial que por lo general comunica con la articulación de la rodilla y, a veces, también con la articulación tibioperonea.

c) PARED POSTERIOR. Está constituida por la fascia profunda de la región.

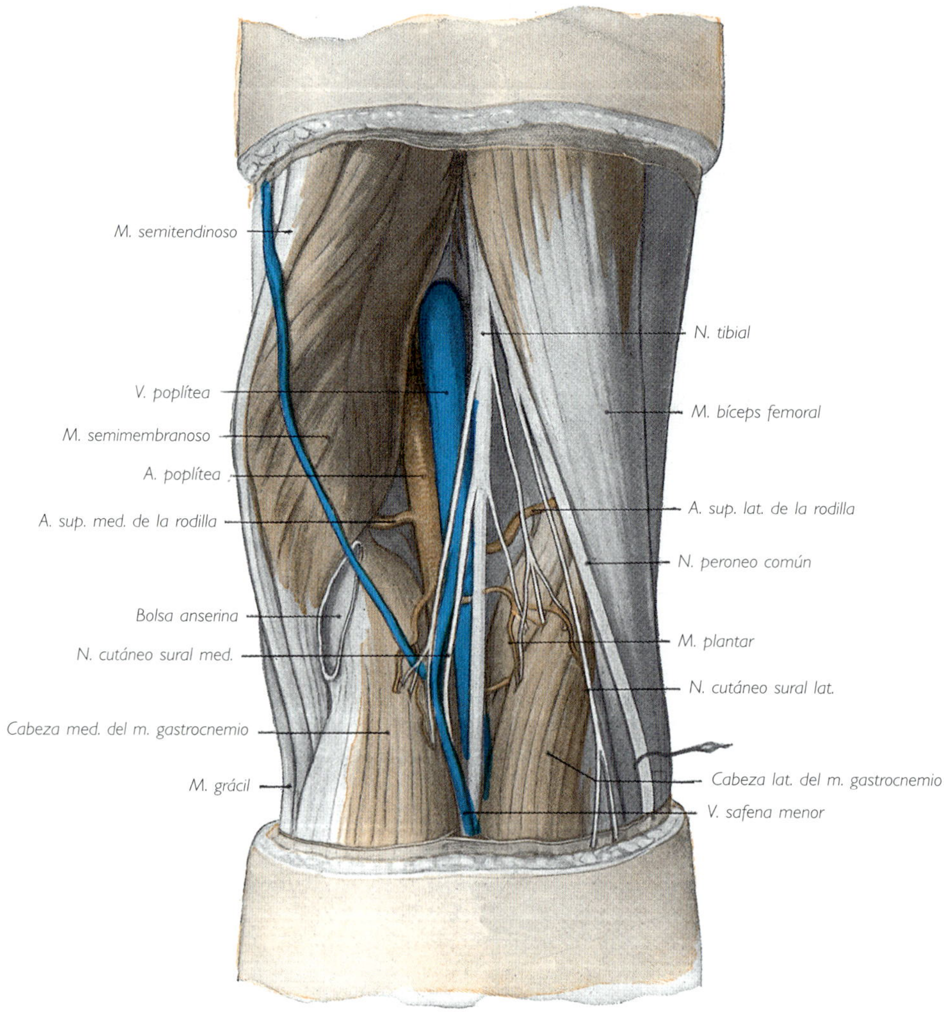

Fig. 408 ▪ Región posterior de la rodilla. Celda anterior o profunda de la fosa poplítea.

2. Contenido de la fosa poplítea. La fosa poplítea está dividida en dos celdas por la fascia profunda de la fosa poplítea: una posterior o superficial y otra anterior o profunda.

La *fascia profunda* se extiende desde la cara posterior de la vaina del músculo semimembranoso hasta la cara anterior de la vaina de la cabeza larga del músculo bíceps femoral (figs. 406 y 407). Presenta continuidad inferiormente con el revestimiento fascial de las cabezas del músculo gastrocnemio y con la hoja profunda de la vaina que, en la pierna, envuelve la vena safena menor. Esta fascia profunda se prolonga superiormente en la región femoral posterior, posteriormente al nervio ciático, siempre comprendida entre los músculos semimembranoso y bíceps femoral.

a) CELDA POSTERIOR O SUPERFICIAL. Se sitúa entre las fascias superficial y profunda de la fosa poplítea (figs. 406 y 407). Esta celda contiene una capa de tejido celuloadiposo en la que discurren el nervio cutáneo femoral posterior y la vena safena menor. Esta última atraviesa la fascia profunda y penetra a la altura de la interlínea articular en la celda profunda.
b) CELDA ANTERIOR O PROFUNDA. Se trata de una cavidad bastante pronunciada, situada entre la fascia profunda y la pared anterior osteofibrosa de la fosa poplítea. Es más ancha y excavada en el triángulo superior que en el triángulo inferior.

Esta celda contiene vasos, nervios y nódulos linfáticos, todos ellos envueltos en una masa de tejido adiposo, en continuidad superiormente con la atmósfera celuloadiposa que rodea el nervio ciático en la región femoral posterior, e inferiormente con el tejido celuloadiposo que acompaña al paquete vasculonervioso en la pierna.
Vasos y nervios de la celda anterior. La *arteria poplítea* penetra en la región por el hiato aductor. Desciende primero oblicuamente en sentido inferior y lateral, hasta la altura de la interlínea articular, donde alcanza el eje vertical medio de la fosa poplítea (fig. 408); después continúa verticalmente hasta el arco tendinoso del músculo sóleo, donde termina dividiéndose en las arterias tibial posterior y tibial anterior.

La *vena poplítea* acompaña a la arteria, a la cual se une por medio de un tejido conjuntivo muy denso. Inferiormente, el tronco venoso se sitúa posterior y un poco lateralmente al tronco arterial. En el curso de su trayecto ascendente, la vena se dirige lateralmente de forma gradual, de manera que al llegar al hiato aductor se encuentra situada completamente lateral a la arteria.

El paquete vascular constituido por la arteria y la vena poplíteas se halla envuelto por tejido adiposo y se relaciona: ❑ *a)* anteriormente, en la cara poplítea del fémur, con el plano fibroso posterior de la articulación de la rodilla y con el músculo poplíteo, y ❑ *b)* posteriormente, con el músculo semimembranoso superiormente y después con la fascia profunda de la fosa poplítea y el intersticio entre las cabezas del músculo gastrocnemio; desde la parte media de la región, está separado de estos elementos por el nervio tibial.

Los *nódulos linfáticos poplíteos,* cuyo número oscila entre cuatro y seis, se escalonan a lo largo del paquete vascular, en relación con el origen de las arterias de la rodilla. Existe otro nódulo linfático yuxtasafeno que se sitúa lateralmente al extremo terminal de la vena safena menor.

La arteria poplítea origina cinco ramas articulares y ramas musculares, de las cuales las más importantes son las arterias surales. ❑ La vena poplítea recibe las venas satélites de las arterias colaterales de la arteria poplítea y, además, la vena safena menor.

La *vena safena menor* atraviesa la fascia profunda a la altura de la interlínea articular, cruza el nervio tibial medialmente al nódulo linfático yuxtasafeno y desemboca en la vena poplítea.

El *nervio ciático* se divide en el ángulo superior de la fosa poplítea en los nervios tibial y peroneo común.

El *nervio tibial* desciende verticalmente siguiendo el eje mayor de la fosa poplítea. Está situado posterior y lateral a los vasos poplíteos, hallándose separado de ellos por tejido adiposo. De forma progresiva, el nervio se aproxima a los vasos y acaba por situarse posterior a ellos. Está cruzado medialmente por la vena safena menor, poco antes de su desembocadura en la vena poplítea (figs. 406 y 408).

En la fosa poplítea, el nervio tibial da origen a: ❑ *a)* ramos musculares para las cabezas del músculo gastrocnemio y los músculos sóleo, plantar y poplíteo, y ❑ *b)* un ramo sensitivo, el nervio cutáneo sural medial, que se dirige inferior y posteriormente, y desciende anterior a la fascia profunda y a la vaina de la vena safena menor hasta la región posterior de la pierna.

El *nervio peroneo común* se dirige oblicuamente en sentido inferior y lateral, siguiendo el borde medial del músculo bíceps femoral hasta la cabeza del peroné; rodea luego el cuello del peroné y penetra en el espesor del músculo peroneo largo, donde se divide. Está situado inmediatamente anterior a la fascia profunda; cruza de superior a inferior la cabeza lateral del músculo gastrocnemio y el músculo sóleo, que lo separan de la cabeza del peroné, y alcanza por último el cuello de dicho hueso.

En la fosa poplítea, el nervio peroneo común origina dos nervios cutáneos, el ramo comunicante peroneo y el nervio cutáneo sural lateral, destinados a los tegumentos de la pierna.

IV. PIERNA

La pierna se halla comprendida entre la rodilla superiormente y el tobillo inferiormente. Está limitada por dos líneas circulares, de las cuales la superior pasa inmediatamente inferior a la tuberosidad de la tibia y la inferior inmediatamente superior a los maléolos.

La pierna consta de dos regiones, una anterior y otra posterior. Estas regiones están separadas entre sí por el plano osteofibroso constituido por los dos huesos de la pierna, la membrana interósea de la pierna y el tabique fibroso intermuscular posterior de la pierna, que se extiende desde la fascia de la pierna hasta el borde posterior del peroné.

REGIÓN ANTERIOR DE LA PIERNA

La región anterior de la pierna está formada por las partes blandas situadas anteriormente al esqueleto de la pierna, a la membrana interósea de la pierna y al tabique intermuscular posterior de la pierna.

A. **Límites**

Está limitada medialmente por el borde anterior de la tibia y lateralmente por un surco que separa los músculos peroneos del músculo sóleo.

B. **Forma externa**

Anteriormente se aprecia el borde anterior de la tibia. La región es regularmente convexa en sentido transversal. Cuando los músculos se contraen, en los sujetos musculados se observa una depresión vertical que separa los músculos extensores de los músculos peroneos.

C. **Constitución**

PLANOS SUPERFICIALES. VASOS Y NERVIOS SUBCUTÁNEOS. La *piel* es gruesa y poco móvil.

El *panículo adiposo* subdérmico es generalmente más grueso en la parte superior de la región que en las proximidades del tobillo.

Está limitado profundamente por una *fascia superficial* que lo separa del tejido celular laxo subyacente. La fascia superficial y el panículo adiposo se hallan ausentes en toda la extensión de la zona triangular subcutánea que presenta el extremo inferior de la cara lateral del peroné. A esta altura sólo existe una capa de tejido celuloadiposo atravesada por tractos que unen la dermis de la piel al periostio.

El *tejido subcutáneo* subyacente a la fascia superficial es laminar y laxo. Contiene: ❑ *a)* una red venosa; ❑ *b)* vasos linfáticos tributarios de los nódulos linfáticos inguinales superficiales, y ❑ *c)* ramos del *nervio cutáneo sural lateral,* que se distribuyen en los dos tercios superiores de la región, así como el *nervio peroneo superficial,* que se hace superficial hacia el tercio inferior de la pierna (fig. 409).

FASCIA DE LA PIERNA. La fascia de la pierna, gruesa superiormente, se adelgaza en la parte media de la región; después vuelve a engrosarse en el tercio inferior. En su cara profunda se insertan, en el cuarto superior de la región, los músculos tibial anterior, extensor largo de los dedos y peroneo largo. Además, hacia la profundidad da origen a dos tabiques fibrosos intermusculares, uno posterior y otro anterior (fig. 410).

El *tabique intermuscular posterior de la pierna* se inserta por una parte en la cara profunda de la fascia de la pierna, a lo largo del límite lateral de la región, y por otra parte en el borde posterior del peroné. Este tabique contribuye, junto con el esqueleto, a separar las regiones anterior y posterior de la pierna. El *tabique intermuscular anterior de la pierna* se extiende desde la fascia de la pierna hasta el borde anterior del peroné; divide la región anterior de la pierna en dos compartimientos o celdas, una anterior y otra lateral.

En el extremo superior de la región, el tabique intermuscular posterior está atravesado por el nervio peroneo común, y el tabique anterior por los nervios superiores del músculo tibial anterior y el nervio peroneo profundo.

PLANOS SUBFASCIALES. 1. Celda anterior. Esta celda contiene: *a)* cuatro músculos (tibial anterior, extensor largo del dedo gordo, extensor largo de los dedos y tercer peroneo), y *b)* el paquete vasculonervioso formado por los vasos tibiales anteriores y el nervio peroneo profundo (figs. 409, 410 y 411).

El *músculo tibial anterior* ocupa la parte medial de la celda. Se halla aplicado contra la cara lateral de la tibia y se inserta en los dos tercios superiores de esta cara y en el cóndilo lateral de la tibia. Lateralmente, está separado de los músculos extensores por un intersticio celular, en el fondo del cual discurre el paquete vasculonervioso de esta celda. Está cubierto por la fascia de la pierna, en cuya cara profunda se inserta, en concreto en el cuarto superior de la pierna.

El *músculo extensor largo de los dedos* es el más lateral de los tres músculos principales de este grupo. Desciende desde el cóndilo lateral de la tibia hacia el tobillo, aplicado al

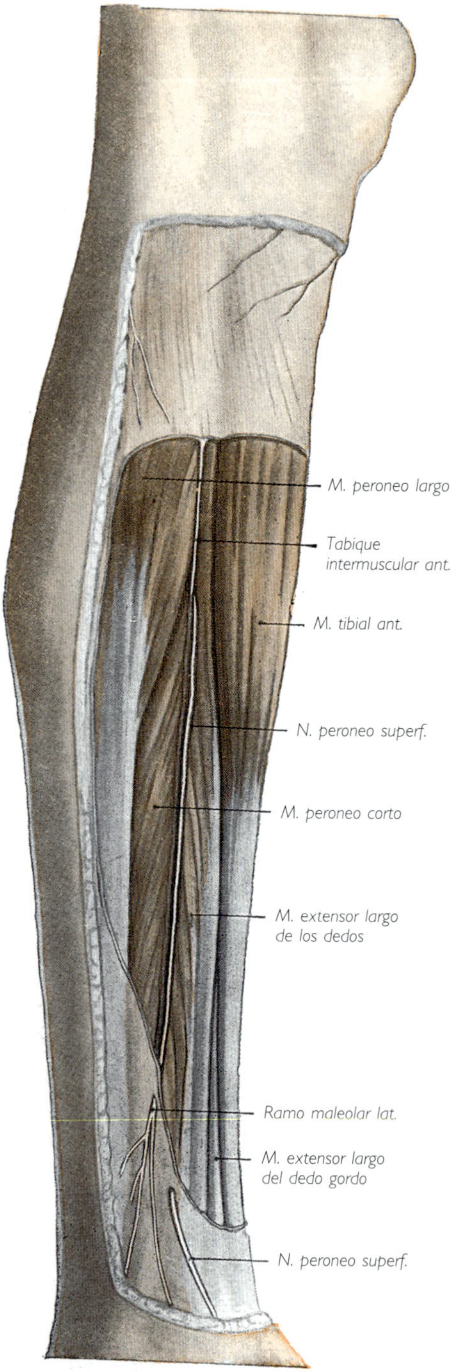

Fig. 409 ▪ Región anterior de la pierna. Planos subfasciales.

tabique intermuscular anterior de la pierna y sobre la cara medial del peroné, en los cuales se inserta.

El tabique intermuscular anterior lo separa de los músculos peroneos y del nervio peroneo superficial, que están situados lateralmente. Su inserción peronea está atravesada superiormente por el nervio peroneo profundo. Medialmente se relaciona con el músculo tibial anterior y con el paquete vasculonervioso en la parte superior, y con el músculo extensor largo del dedo gordo en la parte inferior.

El *músculo tercer peroneo* está situado en el tercio inferior de la pierna, lateralmente al músculo extensor largo de los dedos.

El *músculo extensor largo del dedo gordo,* que nace de la parte media de la cara medial del peroné y de la membrana interósea de la pierna, se sitúa entre los músculos extensor largo de los dedos y tibial anterior. Está cubierto por estos dos músculos superiormente, pero luego se sitúa en la parte superficial del tercio inferior de la región (fig. 409).

Paquete vasculonervioso anterior de la pierna. ❑ Está constituido por la arteria tibial anterior, sus venas satélites y el nervio peroneo profundo (fig. 411).

La *arteria tibial anterior,* acompañada por sus venas satélites, penetra en la región anterior de la pierna atravesando el orificio formado entre la tibia, el peroné y el extremo superior de la membrana interósea de la pierna. Desciende enseguida en línea recta hasta el tobillo. Su trayecto es oblicuo inferior y medialmente, y coincide con una línea trazada desde el tubérculo del músculo tibial anterior, o desde la depresión anteperonea, hasta el punto medio del espacio intermaleolar.

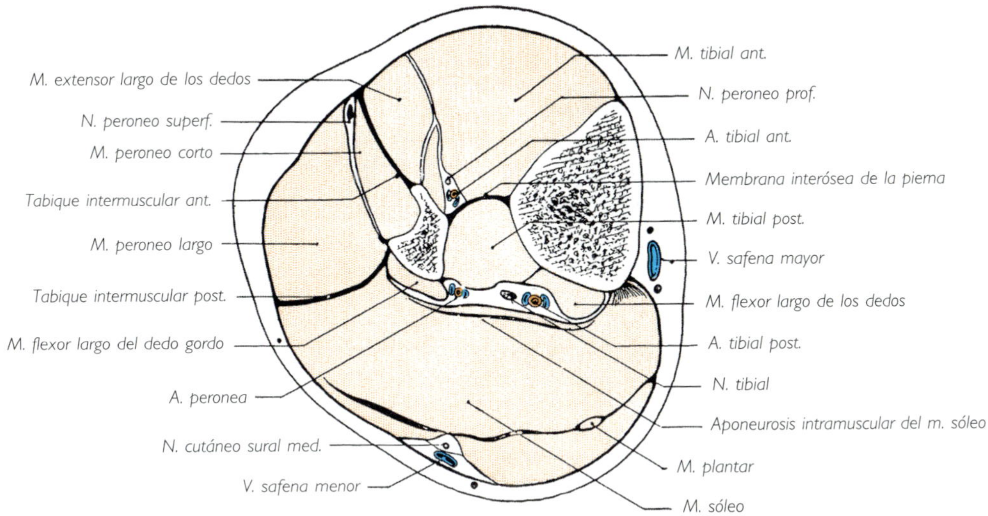

Fig. 410 ▪ Corte transversal de la pierna (tercio medio). Lado derecho, segmento superior del corte.

La arteria tibial anterior está situada en el fondo del intersticio comprendido entre el músculo tibial anterior y los músculos extensores. Se halla en relación: ❑ posteriormente, con la membrana interósea de la pierna en los tres cuartos superiores de la región y con la cara lateral de la tibia en el cuarto inferior; ❑ medialmente, con el músculo tibial anterior; ❑ lateralmente, con el músculo extensor largo de los dedos superiormente y con el músculo extensor largo del dedo gordo inferiormente (figs. 410 y 411). En la parte superior de la región, la arteria se mantiene adherida a la membrana interósea de la pierna por medio de tractos conjuntivos que se extienden desde la cara anterior de la membrana interósea de la pierna hasta la vaina vascular de la arteria y sus venas.

La arteria tibial anterior origina, en esta región, las arterias recurrentes tibiales y recurrente peronea en su parte superior, las arterias maleolares anteriores lateral y medial inferiormente, y numerosas ramas musculares.

El *nervio peroneo profundo* se sitúa lateralmente a la arteria tibial anterior cerca del extremo superior de la pierna, después de haber atravesado las inserciones de los músculos peroneo largo y extensor largo de los dedos. El nervio acompaña a la arteria hasta el tobillo y la cruza muy oblicuamente de superior a inferior y de lateral a medial, pasando anterior a ella a la altura de la parte media de la pierna.

El nervio peroneo profundo inerva todos los músculos del compartimiento anterior.

Los *vasos linfáticos* siguen de inferior a superior el paquete vasculonervioso y desembocan en el nódulo linfático tibial anterior, situado en la parte superior de esta celda. Los vasos eferentes del nódulo linfático tibial anterior se dirigen a los nódulos linfáticos poplíteos.

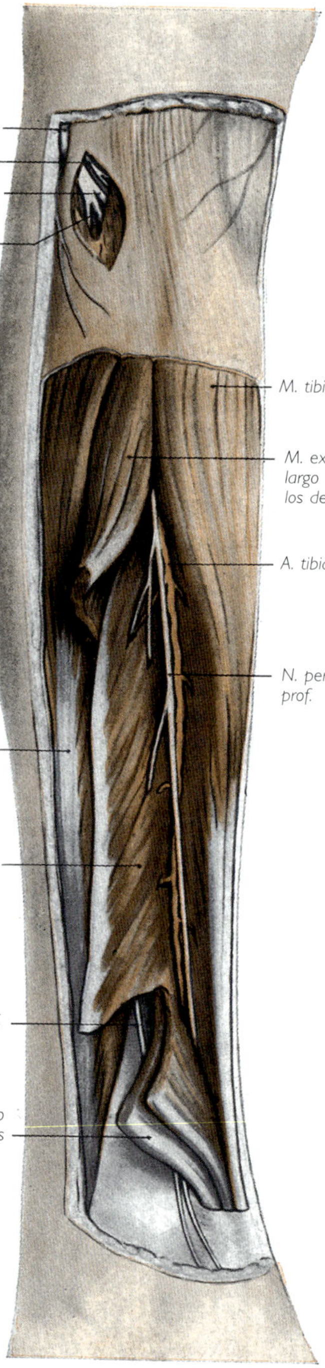

Fig. 411 ▪ Región anterior de la pierna. Planos profundos. Los músculos extensor largo de los dedos y extensor largo del dedo gordo se han seccionado y retirado.

2. Celda lateral. El contenido del compartimiento lateral lo constituyen los músculos peroneo largo y peroneo corto, la terminación del nervio peroneo común y el nervio peroneo superficial.

Los *músculos peroneos* están situados lateralmente a la cara lateral del peroné, en la cual se insertan. Están separados del músculo extensor largo de los dedos por el tabique intermuscular anterior de la pierna, y de los músculos flexor largo del dedo gordo y sóleo por el tabique intermuscular posterior de la pierna (figs. 410 y 411).

El *músculo peroneo largo,* que es el más lateral de los dos, nace del tercio superior de la cara lateral del peroné y cubre el músculo peroneo corto. El nervio peroneo común y sus dos ramos terminales atraviesan sus inserciones.

El *músculo peroneo corto* se inserta en los dos tercios inferiores de la cara lateral del peroné.

Los dos músculos peroneos, adosados entre sí, descienden primero verticalmente. En la parte inferior de la pierna, sus tendones se inclinan posteriormente para alcanzar la cara posterior del maléolo lateral, dejando al descubierto un segmento de la cara lateral de éste, que queda solamente cubierto por los tegumentos.

El *nervio peroneo común* penetra entre las inserciones del músculo peroneo largo a la altura del cuello del peroné. Proporciona dos ramos para el músculo tibial anterior y se divide en dos ramos terminales: los nervios peroneo profundo y peroneo superficial (fig. 411).

El *nervio peroneo profundo* se introduce en la celda anterior de la región pasando profundo a las inserciones de los músculos peroneo largo y extensor largo de los dedos.

El *nervio peroneo superficial* cruza oblicuamente en sentido inferior, medial y anterior las inserciones del músculo peroneo largo. Discurre luego entre los músculos peroneos y el tabique intermuscular anterior de la pierna hasta el tercio inferior de la pierna, donde perfora la fascia de la pierna y se hace superficial. En ocasiones, el nervio peroneo superficial atraviesa muy superiormente el tabique intermuscular anterior de la pierna y desciende luego hasta el tercio inferior de la pierna, en la celda anterior, profundamente a la fascia de la pierna y medialmente al tabique intermuscular anterior de la pierna (fig. 409). A su paso, el nervio peroneo superficial inerva los músculos peroneos.

REGIÓN POSTERIOR DE LA PIERNA

La región posterior de la pierna comprende las partes blandas situadas posteriormente al esqueleto de la pierna, a la membrana interósea de la pierna y al tabique intermuscular posterior de la pierna.

A. **Límites**

Sus límites son los mismos que los de la región anterior de la pierna.

B. **Forma externa**

Presenta el relieve de la *pantorrilla* o *región sural,* la cual disminuye inferiormente, dando lugar a un relieve longitudinal que corresponde al tendón calcáneo. A los dos lados del tendón se encuentran los *surcos retromaleolares lateral* y *medial.*

C. **Constitución**

PLANOS SUPERFICIALES. VASOS Y NERVIOS SUBCUTÁNEOS. La *piel* es gruesa, y más móvil superior que inferiormente.

El *panículo adiposo* y la *fascia superficial* presentan las mismas características que en la región anterior de la pierna.

En la capa de *tejido celular laxo subcutáneo* se encuentra inferiormente la vena safena menor, que asciende oblicuamente en sentido superior y medial, desde el surco retromaleolar lateral hasta la parte media de la pierna, donde se introduce en un desdoblamiento de la fascia de la pierna.

En su trayecto superficial, la vena está acompañada en la mitad inferior de la pierna por el nervio cutáneo sural medial o por el nervio sural, que desciende lateralmente a ella y se comunica con el ramo comunicante peroneo.

También en el tejido celular se encuentran las ramificaciones terminales del nervio cutáneo femoral posterior superiormente, el nervio cutáneo sural lateral lateralmente y ramos del nervio safeno medialmente.

Los vasos linfáticos superficiales mediales se dirigen a los nódulos linfáticos inguinales superficiales; los vasos linfáticos laterales drenan en los vasos linfáticos mediales; los vasos linfáticos de la parte inferior de la región siguen el trayecto de la vena safena menor y terminan en el nódulo linfático poplíteo yuxtasafeno.

FASCIA DE LA PIERNA. La fascia de la pierna se inserta medialmente en el borde medial de la tibia. Presenta continuidad lateralmente con la de la región anterior de la pierna. Proporciona vainas a los músculos subyacentes. Además, en la línea media de la pierna, en concreto en sus dos tercios superiores, se desdobla para envainar por separado la vena safena menor y el nervio cutáneo sural medial (figs. 410 y 412). El nervio desciende anteriormente a la vaina venosa.

El ramo comunicante peroneo discurre también a lo largo de una extensión variable en el espesor de la fascia de la pierna; después se hace superficial.

PRIMER PLANO MUSCULAR. Está constituido por el músculo tríceps sural (fig. 413). De hecho, este músculo se halla dispuesto en dos capas principales: una superficial formada por el músculo gastrocnemio y otra profunda constituida por el músculo sóleo. Entre ambas capas discurre el tendón del músculo plantar.

Las *cabezas del músculo gastrocnemio* proceden de la región poplítea, donde se hallan insertadas en los cóndilos femorales; terminan en la parte media de la pierna en una lámina tendinosa que contribuye a formar el tendón calcáneo.

El *músculo sóleo* se inserta en la pierna por medio de dos fascículos, uno peroneo y otro tibial. Ambos fascículos se unen en la parte superior de la región por medio de un arco fibroso, denominado *arco tendinoso del músculo sóleo,* profundamente al cual pasa el paquete vasculonervioso. Su aponeurosis terminal se une a la del músculo gastrocnemio para formar el tendón calcáneo. El *músculo plantar* está insertado superiormente en el cóndilo lateral y se sitúa entre los músculos gastrocnemio y sóleo; cruza la cara posterior del sóleo inferior y medialmente, y se pierde en el borde medial del tendón calcáneo.

TABIQUE INTERMUSCULAR TRANSVERSO. Profundamente al músculo sóleo se encuentra una delgada lámina fibrosa, que se extiende desde el borde medial de la tibia hasta el borde posterior del peroné (fig. 410). Recibe el nombre de *tabique intermuscular transverso.* Este tabique fascial está separado del segundo plano muscular por una capa de tejido celuloadiposo que contiene los vasos tibiales posteriores, los vasos peroneos y el nervio tibial.

SEGUNDO PLANO MUSCULAR. VASOS Y NERVIOS PROFUNDOS. El segundo plano muscular comprende tres músculos: el flexor largo de los dedos medialmente, el flexor largo del dedo gordo lateralmente y el tibial posterior entre los dos anteriores (figs. 410 y 414).

El *músculo flexor largo de los dedos* cubre la cara posterior de la tibia, en la cual se inserta inferiormente a la línea del músculo sóleo.

El *músculo flexor largo del dedo gordo* se inserta en la cara posterior del peroné, inferiormente al músculo sóleo; se halla separado de los músculos peroneos por el tabique intermuscular posterior de la pierna.

El *músculo tibial posterior* está situado entre los dos músculos flexores en la parte superior de la pierna; se aplica luego sobre la tibia, el peroné y la membrana interósea de

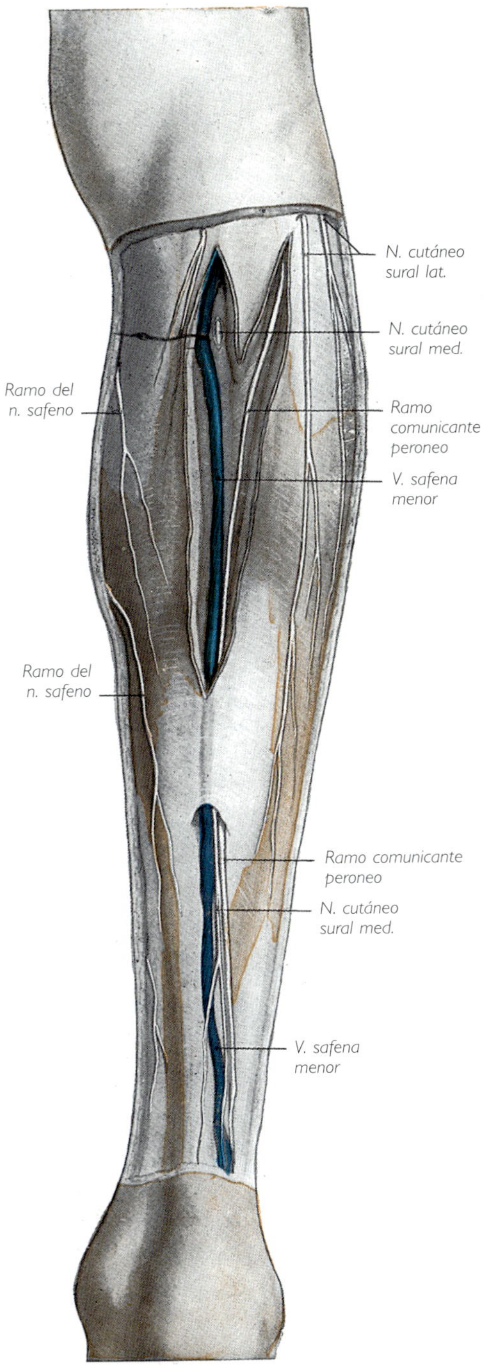

Fig. 412 ▪ Región posterior de la pierna. Planos superficiales. Las vainas fasciales de la vena safena menor, del nervio cutáneo sural medial y del ramo comunicante peroneo han sido abiertas.

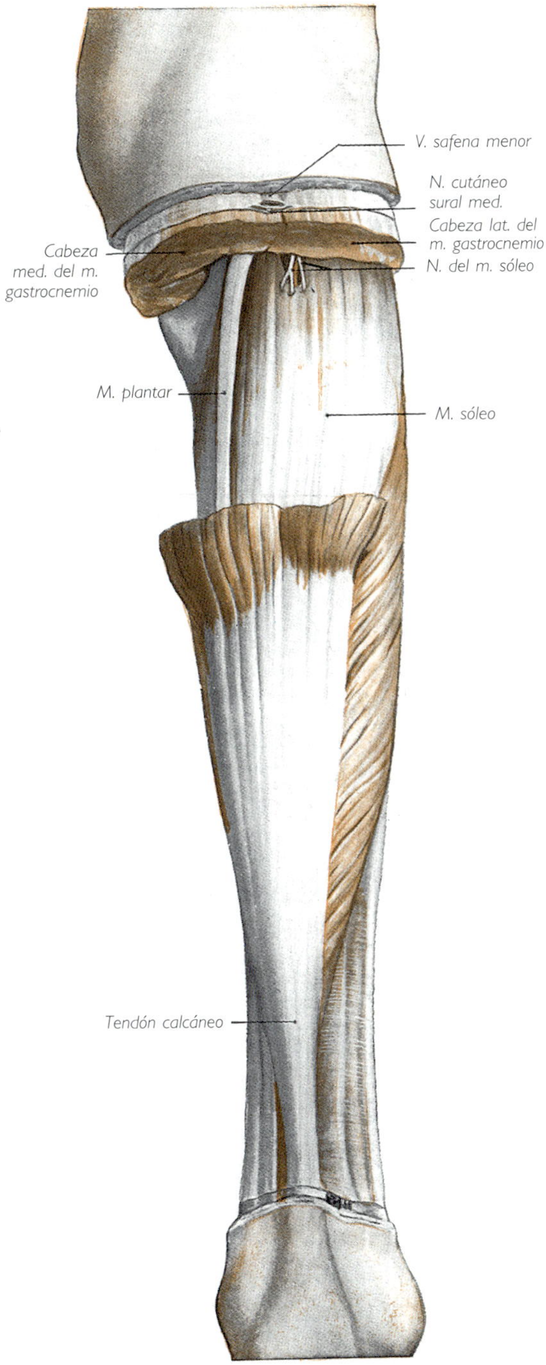

Fig. 413 ▪ Región posterior de la pierna. Planos profundos. Se han resecado las dos cabezas del músculo gastrocnemio.

REGIÓN POSTERIOR DE LA PIERNA

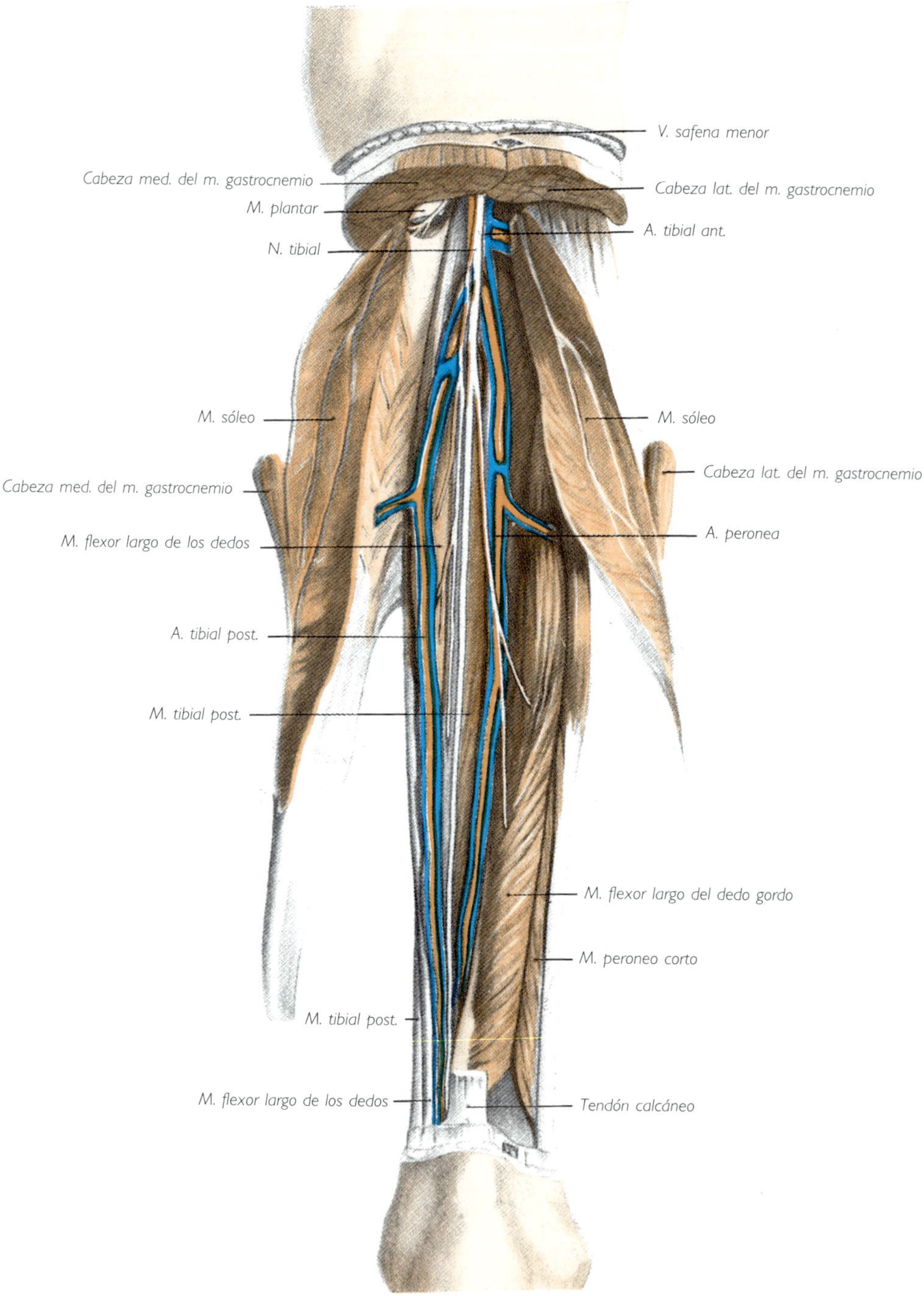

Fig. 414 ▪ Región posterior de la pierna. Músculos, vasos y nervios profundos.

la pierna, en los cuales se inserta. En la parte inferior de la región, pasa primero anterior y después medialmente al tendón del músculo flexor largo de los dedos.

Estos tres músculos están separados del delgado tabique intermuscular transverso que los cubre por una lámina de tejido celular laxo en la que discurren los vasos y nervios profundos.

La *arteria poplítea* se divide a la altura del arco tendinoso del músculo sóleo, es decir, en la parte superior de la región, en dos ramas: la anterior es la arteria tibial anterior y la posterior es la arteria tibial posterior.

La *arteria tibial anterior* se dirige inferior, lateral y anteriormente, y pasa a la región anterior de la pierna.

La *arteria tibial posterior* desciende verticalmente en sentido anterior al nervio tibial y posterior al músculo tibial posterior. Por lo general, en la parte más superior de su recorrido está acompañada por un solo tronco venoso, situado posteriormente a la arteria, entre ésta y el nervio tibial. A 3 o 4 cm de su origen, la arteria proporciona una rama de grueso calibre, la arteria peronea, y continúa su descenso; en ese momento ambas arterias presentan dos venas satélites cada una.

La *arteria peronea* desciende oblicuamente en sentido inferior y lateral, posterior al músculo tibial posterior, para situarse en el intersticio que separa este músculo del músculo flexor largo del dedo gordo, donde se halla cubierta posteriormente por algunas fibras de este último músculo procedentes de un tabique tendinoso en el que también se insertan fibras del músculo tibial posterior. En la parte inferior de la región, la arteria se aplica a la membrana interósea de la pierna hasta el extremo inferior de ésta, donde se divide en sus ramas terminales. ❑ Irriga los músculos vecinos.

La *arteria tibial posterior,* después de dar origen a la arteria peronea y acompañada por el nervio tibial, que se halla en su lado lateral, desciende en línea recta, pero oblicua inferior y medialmente, hasta el canal calcáneo. Se apoya de forma sucesiva sobre los músculos tibial posterior y flexor largo de los dedos. Está cubierta por el músculo sóleo, cuya aponeurosis intramuscular (punto de referencia para la ligadura) sólo se halla separada de la arteria por la delgada capa de fibras musculares que nacen de su cara profunda y por el tabique intermuscular transverso.

En la parte inferior de la pierna, la arteria se separa de la cara profunda del músculo tríceps sural y se sitúa medialmente al tendón calcáneo, quedando siempre cubierta por el tabique intermuscular transverso. ❑ Proporciona ramas a todos los músculos de la región.

El *nervio tibial* desciende antes de que se forme la arteria peronea posteriormente a la arteria y vena tibiales posteriores, y después sigue por el lado lateral de la arteria tibial posterior, participando de sus relaciones. Inerva los tres músculos del plano muscular profundo de la pierna.

V. REGIÓN DEL TOBILLO O TALOCRURAL

Se designa con el nombre de *región del tobillo* o *región talocrural* al segmento del miembro inferior correspondiente a los maléolos y a la articulación del tobillo o articulación talocrural.

A. Límites

Sus límites son los siguientes: superiormente, un plano horizontal rasante a la base de los maléolos; inferiormente, un plano transversal oblicuo inferior y posteriormente, que pasa en la cara anterior 2 cm inferiormente a la interlínea talocrural y, a los lados, 1 cm inferiormente a los maléolos; posteriormente, el vértice del talón.

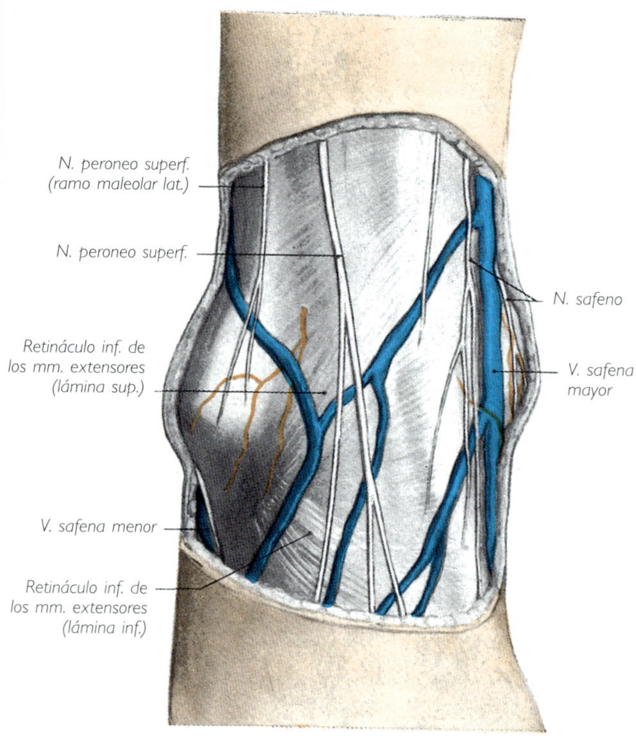

Fig. 415 ▪ Región anterior del tobillo. Plano superficial.

B. División

Distinguiremos en el tobillo dos regiones, una anterior y otra posterior. Ambas regiones están separadas por el esqueleto y por la articulación talocrural y la sindesmosis tibioperonea. Estas articulaciones ya han sido descritas.

REGIÓN ANTERIOR DEL TOBILLO

La región anterior del tobillo o región talocrural anterior comprende las partes blandas situadas anteriormente a la articulación talocrural y a la sindesmosis tibioperonea.

A. Límites

Está separada de la región posterior del tobillo por dos líneas verticales trazadas por el vértice de los maléolos.

B. Forma externa

En las partes laterales, se pueden reconocer los relieves producidos por los maléolos medial y lateral: el maléolo lateral es más saliente, menos ancho y desciende 1 cm más inferiormente que el maléolo medial. Se advierten bajo la piel los relieves causados por los tendones de los músculos anteriores de la pierna. Estos tendones se vuelven más perceptibles cuando los músculos se contraen.

Los maléolos se hallan separados de los relieves tendinosos por las depresiones o *huecos premaleolares medial* y *lateral*.

C. **Constitución**

PLANOS SUPERFICIALES. VASOS Y NERVIOS SUBCUTÁNEOS. La *piel* es fina y flexible sobre los maléolos, pero gruesa y escasamente móvil en la parte media de la región.

A la altura de los maléolos, la piel se halla reforzada por un *tejido laminar,* en el cual a veces se desarrolla una bolsa sinovial. Este tejido subcutáneo se infiltra de grasa en la parte anterior, pero no existe en esta región panículo adiposo, fascia superficial ni tejido celular subcutáneo bien diferenciados.

En la capa de tejido subcutáneo se encuentran: *a)* venas, entre las cuales se distingue por su volumen la vena safena mayor, situada anteriormente al maléolo medial; *b)* vasos linfáticos tributarios de los nódulos linfáticos inguinales superficiales, y *c)* ramificaciones terminales del nervio safeno medialmente, algunos ramos del nervio sural y los filetes terminales del ramo maleolar lateral del nervio peroneo superficial lateralmente, y ramos terminales del nervio peroneo superficial en la parte media de la región (fig. 415).

FASCIA PROFUNDA. La fascia profunda es delgada pero resistente y presenta continuidad con la de las regiones vecinas. Se halla reforzada por las láminas superior e inferior del retináculo inferior de los extensores (fig. 415). A la *lámina superior* de este ligamento se une el ligamento frondiforme, que se desdobla para formar las vainas fibrosas de los tendones de los músculos extensores.

PLANOS SUBFASCIALES. Profundamente a la fascia profunda, se encuentran tendones envueltos por vainas fibrosas y sinoviales, vasos y nervios (figs. 416 y 417).

Los tendones se hallan dispuestos en un solo plano. De medial a lateral son los siguientes: el tendón del músculo tibial anterior, el tendón del músculo extensor largo del dedo gordo, y los tendones del músculo extensor largo de los dedos y el del músculo tercer peroneo.

El *tendón del músculo tibial anterior* es oblicuo in-

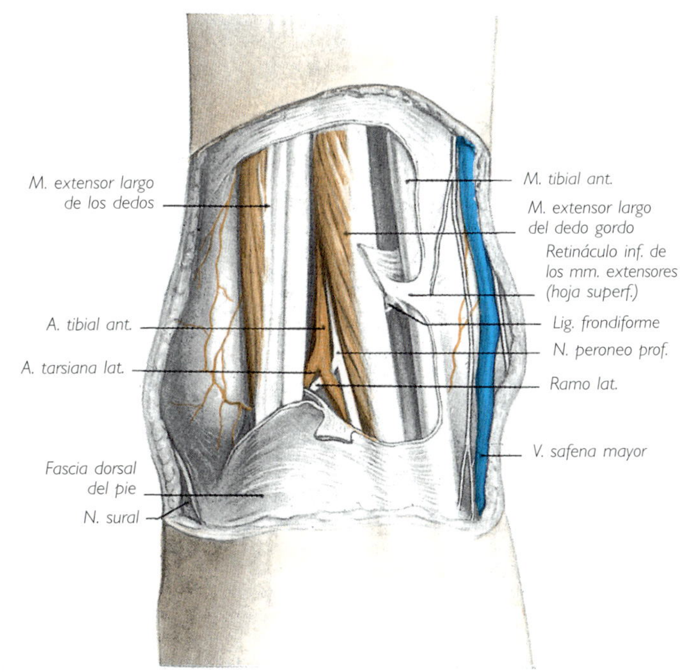

Fig. 416 ▪ Región anterior del tobillo. Planos profundos.

ferior y medialmente; discurre en la vaina fibrosa medial formada por el desdoblamiento de la hoja superficial de la lámina superior del retináculo inferior de los músculos extensores. Su vaina sinovial se extiende a dos traveses de dedo superiormente al retináculo inferior de los músculo extensores.

El *tendón del músculo extensor largo del dedo gordo* es menos oblicuo que el precedente y se introduce en la vaina fibrosa media constituida en la fronda medial del retináculo inferior de los músculos extensores. Su vaina sinovial no asciende superiormente del retináculo inferior de los músculos extensores.

Los *tendones de los músculos extensor largo de los dedos y tercer peroneo* están situados lateralmente al tendón del músculo extensor largo del dedo gordo y discurren por la corredera fibrosa lateral que se forma en la fronda lateral del retináculo inferior de los músculos extensores. Estos tendones se hallan envueltos por una misma vaina sinovial, que asciende hasta 2 cm superior al retináculo inferior de los músculos extensores.

Los tendones y sus vainas fibrosas están separados del plano osteoarticular por tejido celuloadiposo en el que discurren la arteria tibial anterior, sus dos venas satélites y el nervio peroneo profundo (figs. 416 y 417).

La *arteria tibial anterior,* en efecto, pasa posterior al tendón del músculo extensor largo del dedo gordo y de su vaina fibrosa, cruzándolo oblicuamente de superior a inferior y de medial a lateral.

El *nervio peroneo profundo* sigue el lado medial de la arteria y se divide, profundamente a la lámina superior del retináculo inferior de los extensores, en sus dos ramos terminales, medial y lateral.

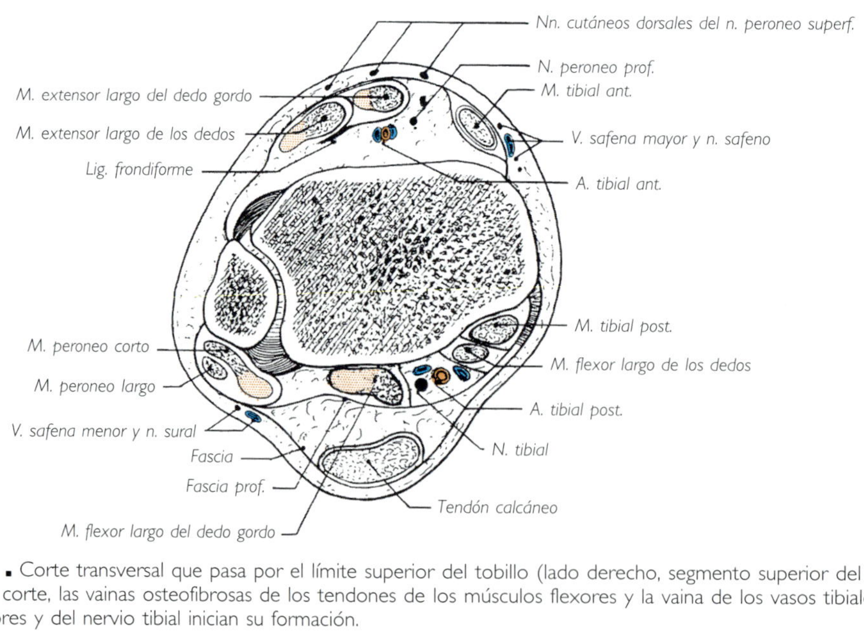

Fig. 417 ▪ Corte transversal que pasa por el límite superior del tobillo (lado derecho, segmento superior del corte). En este corte, las vainas osteofibrosas de los tendones de los músculos flexores y la vaina de los vasos tibiales posteriores y del nervio tibial inician su formación.

La *rama perforante de la arteria peronea* penetra en la región atravesando el extremo inferior de la membrana interósea de la pierna, y se ramifica anteriormente al esqueleto y a la articulación talocrural.

REGIÓN POSTERIOR DEL TOBILLO

La región posterior del tobillo o región talocrural posterior está constituida por las partes blandas situadas posteriormente a las articulaciones y al esqueleto del tobillo.

A. **Límites**

Son los mismos que los de la región anterior del tobillo.

B. **Forma externa**

La parte media de la región se halla ocupada por una eminencia vertical, convexa en sentido transversal y ligeramente cóncava de superior a inferior, producida por el tendón calcáneo. A los lados se encuentran los *surcos retromaleolares lateral* y *medial,* que están comprendidos entre el relieve del tendón calcáneo y el borde posterior y prominente del maléolo correspondiente.

C. **Constitución**

PLANOS SUPERFICIALES. VASOS Y NERVIOS SUBCUTÁNEOS. La *piel* es gruesa y escasamente móvil, sobre todo la que cubre el tendón calcáneo.

El tejido subcutáneo presenta las mismas características que en la región anterior del tobillo. Contiene: *a)* la vena safena menor y el nervio sural, que rodean posteriormente el maléolo lateral (fig. 418); *b)* vasos linfáticos, de los cuales los mediales se dirigen a los colectores linfáticos que acompañan a la vena safena mayor y son tributarios de los nódulos linfáticos inguinales superficiales, mientras que los laterales siguen a la vena safena menor y desembocan en el nódulo linfático poplíteo yuxtasafeno, y *c)* los ramos terminales del nervio safeno y el ramo calcáneo medial, ramo del tibial, que descienden posteriormente al maléolo medial (fig. 419). El ramo calcáneo medial atraviesa la fascia profunda en la parte superior de la región o ligeramente superior al maléolo medial.

Una pequeña bolsa sinovial puede desarrollarse posteriormente a la parte inferior del tendón calcáneo.

FASCIA PROFUNDA. Es continuación de la fascia de la pierna. Se adhiere a cada lado a los maléolos y presenta continuidad inferiormente con la aponeurosis plantar (figuras 417, 418 y 419). Posteriormente a los maléolos, la fascia profunda se halla reforzada por fibras que se extienden desde el borde posterior de los maléolos hasta el calcáneo, formando los retináculos de los músculos peroneos y la hoja superficial del retináculo de los músculos flexores.

En la parte media de la región, la fascia profunda se desdobla para envainar el tendón calcáneo (fig. 417). Además, posterior al maléolo lateral da origen a una densa expansión fibrosa que se continúa superiormente con el tabique intermuscular lateral de la pierna. Esta expansión cubre posteriormente los tendones de los músculos peroneos y se inserta en el labio medial del surco retromaleolar, transformando la corredera fibrosa de los tendones de los músculos peroneos en un conducto osteofibroso (fig. 420).

PRIMER PLANO TENDINOSO. Comprende el tendón calcáneo y el tendón del músculo plantar en la parte media y los tendones de los músculos peroneos lateralmente (fig. 417).

El *tendón calcáneo,* envuelto por la fascia profunda, ocupa la parte media de la región. Se inserta en la mitad inferior de la cara posterior del calcáneo; se halla separado de la mitad superior del hueso por una bolsa sinovial.

El *tendón del músculo plantar* está adosado al borde medial del tendón calcáneo o confundido con él, y se inserta en el calcáneo medialmente a este tendón.

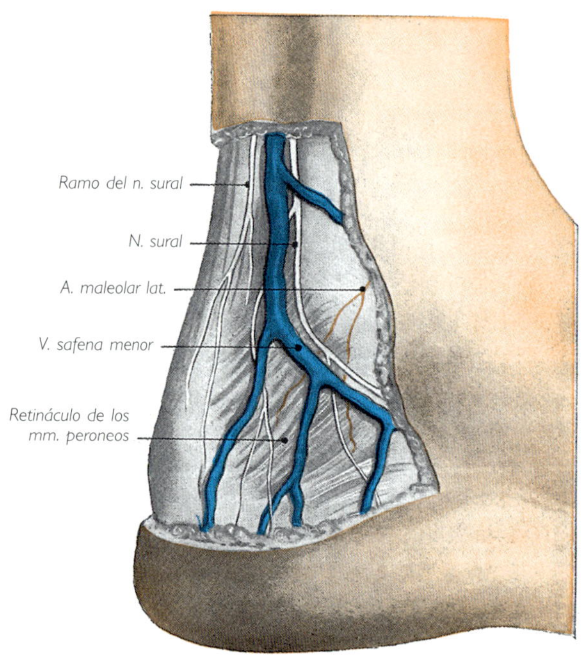

Fig. 418 ▪ Región posterolateral del tobillo. Plano superficial.

Los *tendones de los músculos peroneos* discurren en la corredera osteofibrosa retromaleolar lateral. El tendón del músculo peroneo largo cubre el tendón del músculo peroneo corto, y ambos se hallan envueltos por una vaina tendinosa común.

CAPA CELULOADIPOSA. La fascia profunda y el tendón calcáneo, al cual envuelve, están separados de la hoja profunda de la fascia profunda por una masa celuloadiposa. Al igual que el espacio que llena, esta masa adiposa es más gruesa en la parte media e inferior que en las partes laterales.

HOJA PROFUNDA DE LA FASCIA PROFUNDA (fig. 420). Es continuación del tabique intermuscular transverso de la pierna. Su inserción medial se realiza en el borde posterior del maléolo medial. Lateralmente, la hoja profunda se fija superiormente en la vaina tendinosa común de los músculos peroneos; más inferiormente, su borde lateral se inserta en la cara superior y después en la cara lateral del calcáneo. En definitiva, esta hoja fascial ocupa en altura toda la anchura de la región, y se prolonga inferiormente tan sólo en la región retromaleolar medial.

Es delgada a la altura de la base del maléolo; se engruesa en el surco retromaleolar medial y forma la hoja profunda del retináculo de los músculos flexores. Esta hoja se halla estrechamente unida a la hoja superficial de este retináculo, a lo largo del maléolo medial y del borde superior del músculo abductor del dedo gordo; contribuye con este músculo a transformar la corredera calcánea en un conducto completo

(v. *Región plantar del pie* o *planta del pie,* pág. 594). De la hoja profunda del retináculo de los músculos flexores parten tabiques fibrosos que se dirigen hasta el plano óseo, con el cual forman las correderas osteofibrosas que rodean los tendones del segundo plano musculotendinoso, los vasos tibiales posteriores y el nervio tibial.

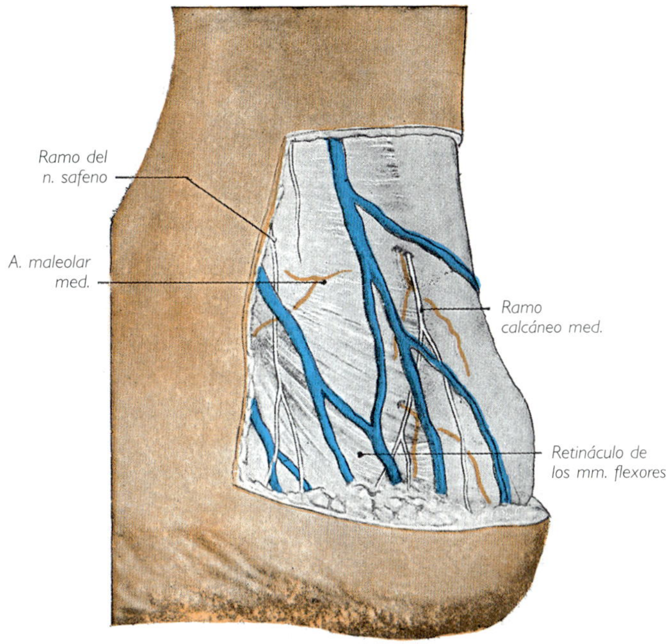

Fig. 419 ▪ Región posteromedial del tobillo. Plano superficial.

SEGUNDO PLANO MUSCULOTENDINOSO. En la región retromaleolar, medial y profundamente a la fascia profunda, se encuentran, de medial a lateral, el tendón del músculo tibial posterior, el tendón del músculo flexor largo de los dedos, los vasos tibiales posteriores y el nervio tibial, y el tendón del músculo flexor largo del dedo gordo. Cada uno de los tendones presenta una vaina tendinosa y se desliza en una corredera osteofibrosa formada por el esqueleto, la hoja profunda del retináculo de los músculos flexores y sus expansiones (figs. 420 y 421). El *tendón del músculo tibial posterior* pasa posterior al maléolo medial, después se refleja y se dirige a la tuberosidad del hueso navicular. La vaina tendinosa del músculo tibial posterior se extiende hasta dos traveses de dedo superiormente a la interlínea articular, rebasando en 1 o 2 cm las vainas tendinosas de los músculos flexores.

El *tendón del músculo flexor largo* de los dedos desciende también posterior al maléolo medial, adosado al borde lateral del tendón del músculo tibial posterior; a continuación se aleja de forma gradual de dicho tendón y recorre el vértice del sustentáculo para el astrágalo.

El *tendón del músculo flexor largo del dedo gordo* está situado un poco lateral y posterior al tendón del músculo flexor largo de los dedos; pasa de superior a inferior por el surco para el tendón del flexor largo del dedo gordo de la cara posterior del astrágalo, y después por el surco del mismo nombre de la cara medial del calcáneo.

El *paquete vasculonervioso posterior de la pierna* comprende la *arteria tibial posterior,* sus *venas satélites* y el *nervio tibial.* Este paquete vasculonervioso, cubierto por el retináculo de los músculos flexores, ocupa el intervalo comprendido entre el músculo flexor largo de los dedos y el músculo flexor largo del dedo gordo (figs. 417, 420 y 421). Los vasos y el nervio se hallan envueltos por una vaina fibrosa formada por la hoja profunda del retináculo de los músculos flexores y por la parte correspondiente de las vainas tendinosas de los músculos flexores (figs. 420 y 421). Dentro de la vaina vasculonerviosa, el nervio tibial se sitúa lateral y posterior a los vasos.

En esta región, la arteria tibial posterior da origen a ramas colaterales de escasa importancia y se divide en el canal calcáneo en dos ramas terminales: las arterias plantar lateral y plantar medial (v. *Región plantar del pie* o *planta del pie*). El nervio tibial proporciona un ramo articular y ramos calcáneos mediales.

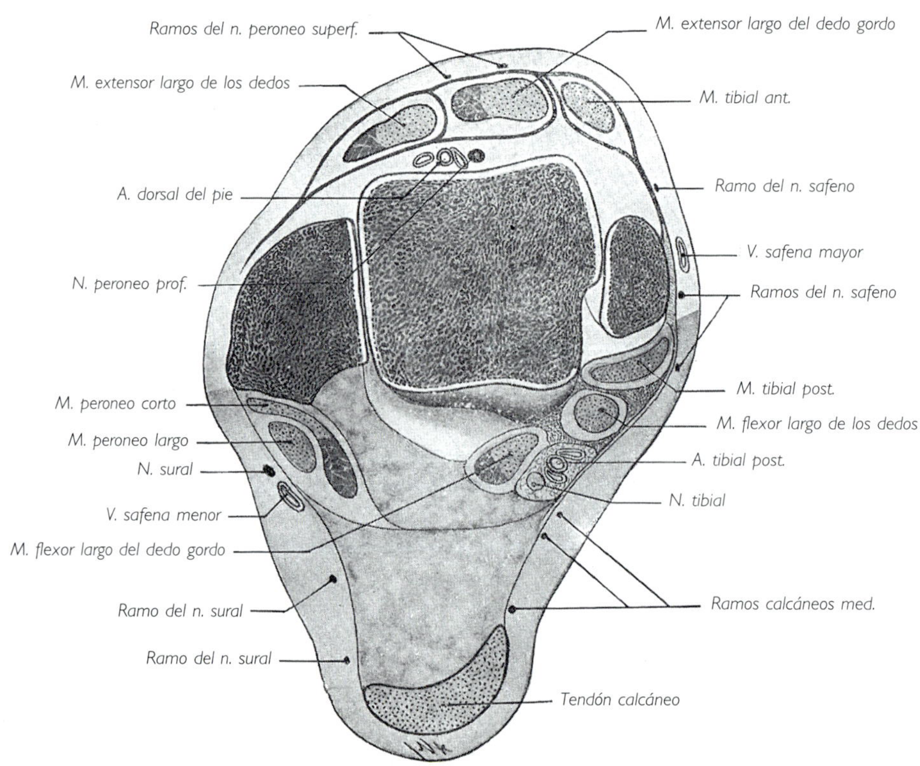

Fig. 420 ▪ Corte del tobillo (lado derecho, segmento inferior del corte). La sección es casi transversal en la mitad anterior, pero en toda la mitad posterior se halla inclinada inferior y posteriormente.

VI. PIE

El pie se inicia en la línea que indica el límite inferior del tobillo y se extiende hasta los extremos de los dedos.

Distinguiremos en el pie dos regiones, el dorso y la planta del pie, separadas entre sí por el esqueleto del pie y sus articulaciones, que se han descrito con anterioridad.

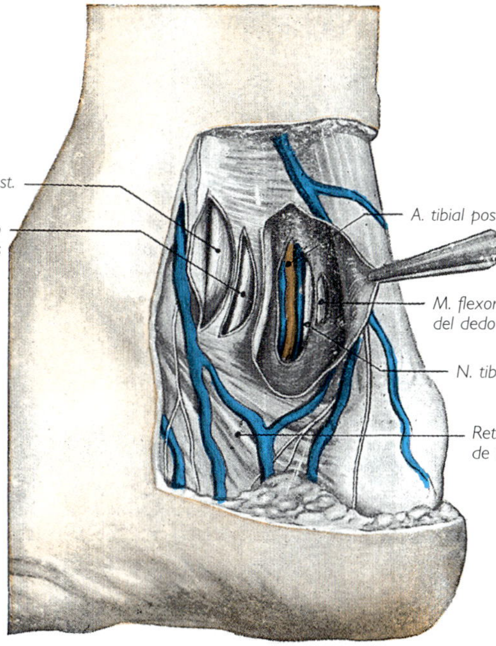

Fig. 421 ▪ Región posteromedial del tobillo. Planos profundos. Las vainas tendinosas y vasculonerviosa se encuentran abiertas.

REGIÓN DORSAL DEL PIE O DORSO DEL PIE

La región dorsal del pie o dorso del pie está formada por las partes blandas situadas sobre la cara dorsal del esqueleto del pie.

A. **Límites**

El dorso del pie está separado de la planta por los bordes lateral y medial del pie.

B. **Forma externa**

En la parte posterior del dorso del pie se aprecia una convexidad transversal y anteroposterior, más marcada medial que lateralmente; anteriormente el dorso del pie es aplanado.

Cuando los músculos tibial anterior, extensor largo de los dedos y extensor largo del dedo gordo se contraen, sus tendones levantan la piel, produciendo relieves alargados y longitudinales que se hallan separados por surcos que siguen la misma dirección.

Al explorar el borde lateral del pie, encontramos hacia la mitad de este borde la tuberosidad del quinto hueso metatarsiano. El extremo anterior del calcáneo «se halla situado posteriormente, a una distancia de un pequeño través de dedo» (Farabeuf). En el borde medial del pie, la palpación permite reconocer: ❑ *a)* la tuberosidad medial del primer hueso metatarsiano, situada en el punto medio de dicho borde, y ❑ *b)* la tuberosidad del hueso navicular, situada aproximadamente a un través de dedo posteriormente al primer hueso metatarsiano, y separada de éste por el hueso cuneiforme medial, que origina un ligero relieve. Estos salientes corresponden a los extremos de las interlíneas articulares de las articulaciones tarsometatarsiana y transversa del tarso (v. estas articulaciones).

C. **Constitución**

PLANOS SUPERFICIALES. VASOS Y NERVIOS SUBCUTÁNEOS. La *piel* es delgada y muy móvil hacia la parte medial, y más gruesa lateralmente y en los dedos.

El *tejido subcutáneo* es laminar y laxo, con grasa poco abundante. Está recorrido por densas redes venosas y linfáticas y por numerosos ramos nerviosos (fig. 422).

La red venosa comprende un arco venoso dorsal de concavidad posterior, que se extiende desde un borde de la región al otro, cruzando el segmento metatarsiano del pie. Los extremos del arco presentan continuidad con las venas safenas mayor y menor.

Los nervios superficiales son: ❑ *a)* los nervios cutáneos dorsales del nervio peroneo superficial, que proporcionan los siete o nueve primeros nervios digitales dorsales del pie; ❑ *b)* el nervio sural, que proporciona los tres últimos nervios digitales dorsales del pie o solamente el nervio digital dorsal lateral del dedo pequeño, y ❑ *c)* por último, algunos ramos delgados del nervio safeno destinados al lado medial de la región. Los nervios digitales dorsales del pie inervan la cara dorsal de los dedos, con excepción del dorso de la falange distal, que recibe sus filetes nerviosos de los nervios plantares.

Los vasos linfáticos son tributarios de los nódulos linfáticos inguinales superficiales.

FASCIA DORSAL DEL PIE. La fascia dorsal del pie presenta continuidad posteriormente con los retináculos situados alrededor del tobillo; lateralmente se confunde con la fascia plantar en la parte posterior, mientras que en la anterior se adhiere a los bordes de los huesos metatarsianos primero y quinto. Se desdobla para envainar los tendones del plano siguiente.

PLANO TENDINOSO. Se encuentran en este plano de medial a lateral: el tendón del músculo tibial anterior, el tendón del músculo extensor largo del dedo gordo, los tendones del músculo extensor largo de los dedos y el tendón del músculo tercer peroneo (figs. 423 y 424).

El *tendón del músculo tibial anterior* se dirige hacia el borde medial del pie y termina en la cara medial del hueso cuneiforme medial y en la base del primer hueso metatarsiano.

El *tendón del músculo extensor largo del dedo gordo* se extiende hasta la falange distal de este dedo.

Los *tendones del músculo extensor largo de los dedos* se dirigen a los cuatro últimos dedos.

El *tendón del tercer peroneo* se dirige a la cara dorsal del quinto hueso metatarsiano.

Las distintas vainas tendinosas que envuelven estos tendones en el tobillo se prolongan en el dorso del pie. Las vainas tendinosas del músculo tibial anterior y del músculo extensor largo de los dedos descienden hasta la articulación transversa del tarso; la

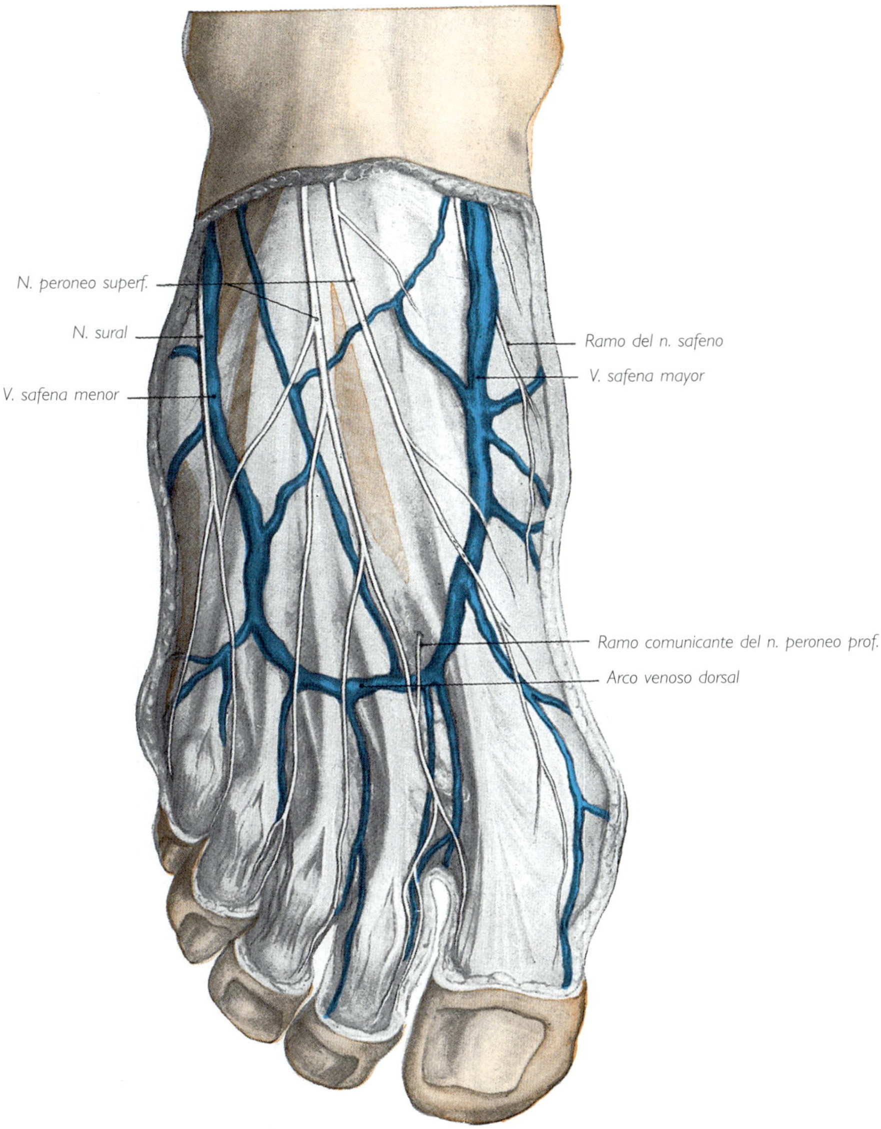

Fig. 422 ▪ Dorso del pie. Plano superficial.

vaina tendinosa del músculo extensor largo del dedo gordo llega hasta la articulación cuneometatarsiana.

En una gran parte del dorso del pie, los tendones de los músculos extensores largos están separados del plano subyacente (formado por los huesos, las articulaciones y la fascia de los músculos extensores cortos) por una capa de tejido celular laxo, que facilita el deslizamiento de estos tendones (Latarjet y Martin).

FASCIA DE LOS MÚSCULOS EXTENSORES CORTOS. Profundamente al tejido celular se encuentra una lámina fibrosa que se inserta lateralmente en el borde lateral del pie, cubre los músculos extensor corto de los dedos y extensor corto del dedo gordo, la arteria dorsal del pie y el nervio peroneo profundo, y se une a la fascia dorsal del pie a lo largo de la cara profunda del tendón del músculo extensor largo del dedo gordo (figs. 423 y 424).

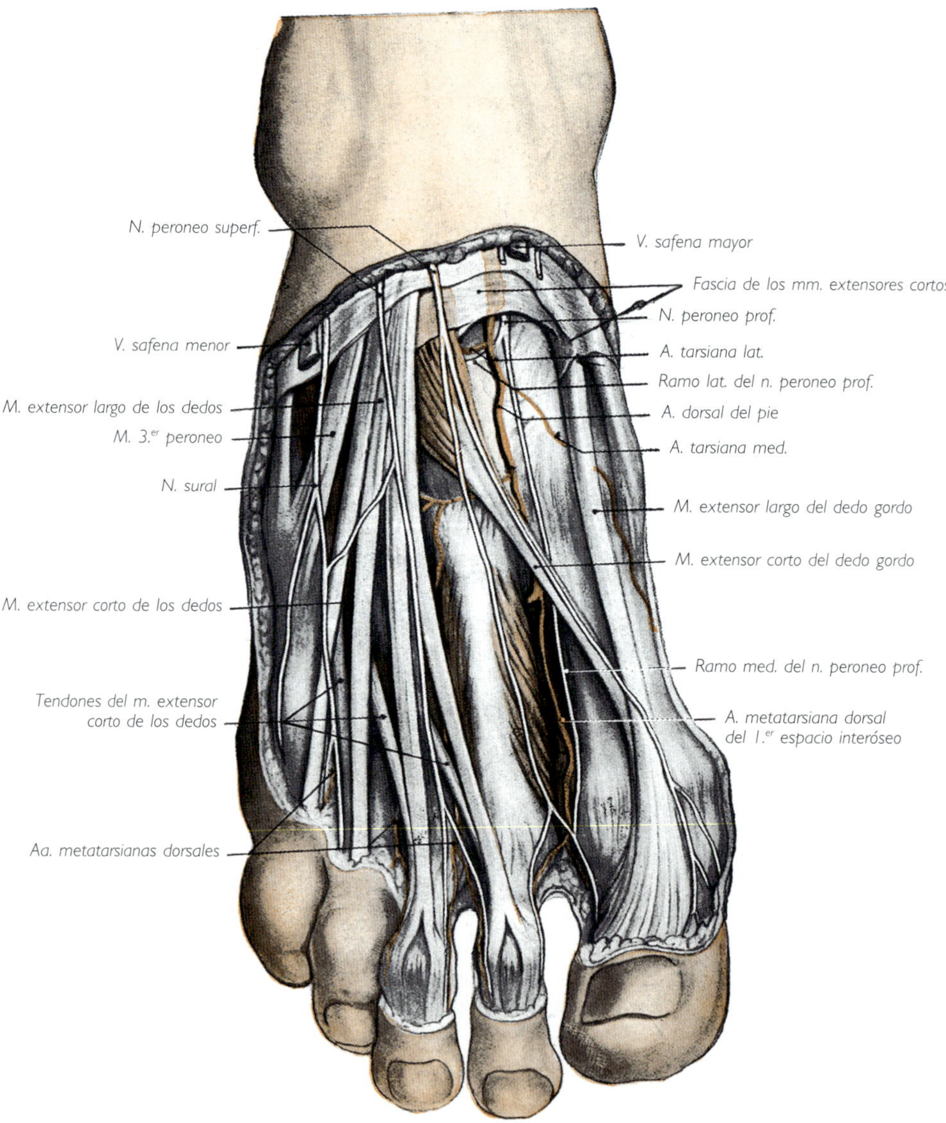

Fig. 423 ▪ Dorso del pie. Plano profundo.

PLANO MUSCULAR PROFUNDO. Este plano está formado por dos músculos: el *extensor corto de los dedos* y el *extensor corto del dedo gordo.* Ambos tienen su origen en el hueco astragalocalcáneo. El primero termina por medio de tres tendones destinados a los dedos segundo, tercero y cuarto, y el segundo por medio de un tendón para el dedo gordo. Los dos músculos se apoyan directamente sobre el plano óseo y sus articulaciones, así como sobre los músculos interóseos dorsales, de los cuales están separados por la fascia interósea dorsal (figs. 423 y 424).

FASCIA INTERÓSEA DORSAL. Se trata de una lámina fibrosa delgada, subyacente a los fascículos de los músculos extensores cortos; recubre los músculos interóseos dorsales.

Entre los músculos extensores cortos por una parte y el plano osteoarticular y la fascia interósea dorsal por otra, discurren los vasos y nervios profundos, es decir, la arteria dorsal del pie, el nervio peroneo profundo y sus principales ramos colaterales.

VASOS Y NERVIOS SUBFASCIALES. Las arterias de la región dorsal del pie se originan en la arteria dorsal del pie (figs. 423 y 424). En la parte posterior se encuentran también algunas ramificaciones terminales de la rama perforante de la arteria peronea.

La *arteria dorsal del pie* es continuación de la arteria tibial anterior. Se extiende siguiendo un trayecto rectilíneo desde la parte media del espacio intermaleolar hasta el extremo posterior del primer espacio interóseo del metatarso, el cual atraviesa para unirse con el arco plantar profundo.

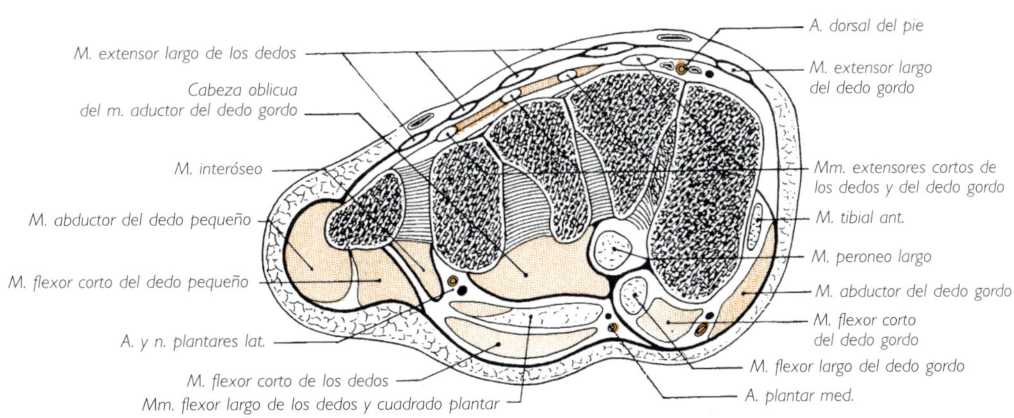

Fig. 424 ▪ Corte frontal del pie que pasa por el extremo posterior de los huesos metatarsianos (pie derecho, segmento proximal del corte).

A lo largo de todo su trayecto, la arteria se apoya sobre los huesos y las articulaciones del tarso (fig. 424). En un principio se encuentra situada lateral al tendón del músculo extensor largo del dedo gordo y medial al músculo extensor corto del dedo gordo y cubierta por la fascia de este músculo, que se prolonga hacia el borde medial del pie, hasta el tendón del músculo extensor largo del dedo gordo. A continuación el músculo extensor corto del dedo gordo cruza y cubre la arteria, que reaparece lateralmente a este músculo un poco antes de introducirse en el primer espacio interóseo del metatarso. Sus ramos colaterales más importantes, esto es, la arteria tarsiana lateral y la arteria arqueada, se sitúan en el mismo plano que la arteria dorsal del pie, es decir, profundamente a los músculo extensores cortos y sobre el plano osteoarticular.

La arteria dorsal del pie está acompañada por dos venas satélites y por el ramo medial del nervio peroneo profundo.

El *nervio peroneo profundo* se divide inferiormente al retináculo inferior de los músculos extensores en dos ramos: el lateral, o nervio de los músculos extensores cortos, alcanza la cara profunda de estos músculos cruzando la cara posterior de la arteria; el ramo medial sigue primero el lado medial de la arteria dorsal del pie y después acompaña a la primera arteria metatarsiana dorsal hasta el primer espacio interdigital.

REGIÓN PLANTAR DEL PIE O PLANTA DEL PIE

La planta del pie está formada por todas las partes blandas situadas inferiormente al esqueleto y a las articulaciones del pie.

A. **Límites**

Está limitada por el contorno de la cara inferior del pie.

B. **Forma externa**

La planta del pie se ensancha de posterior a anterior. Presenta la forma de una bóveda en la cual la parte medial del pie se halla elevada, y el apoyo sobre el suelo se efectúa posterior, lateral y anteriormente.

C. **Constitución**

PIEL. La piel es muy adherente a los planos subyacentes. Es fina y muy sensible en la parte cóncava de la bóveda plantar, y gruesa y dura en las demás partes, que son las que soportan las presiones.

TEJIDO CELULAR SUBCUTÁNEO. VASOS Y NERVIOS SUBCUTÁNEOS. La piel está siempre cubierta en su cara profunda por tejido adiposo, cuyos lobulillos se hallan contenidos en áreas limitadas por tractos fibrosos muy resistentes, que se extienden desde la dermis hasta la fascia plantar. Esta capa adiposa es delgada a la altura de la bóveda plantar, pero muy gruesa en las superficies que soportan las presiones.

Contiene tres bolsas sinoviales (Lenoir). Una está situada entre la cara profunda de la capa subcutánea y la fascia plantar, inferiormente a la apófisis medial de la tuberosidad del calcáneo; es constante según Lenoir y excepcional según Grégoire. Las otras dos se hallan situadas en relación con las cabezas de los huesos metatarsianos primero y quinto.

En el tejido adiposo existe una densa red venosa, en la cual se puede distinguir, posteriormente a los dedos, un arco venoso plantar que drena por sus extremos en el arco venoso dorsal.

En el tejido subcutáneo discurren también numerosos ramos nerviosos destinados a los tegumentos. Son los filetes terminales de los ramos calcáneos mediales posteriormente, y los ramos digitales de los nervios plantar medial y plantar lateral en la parte anterior.

FASCIA PLANTAR. Esta fascia es subyacente al tejido subcutáneo y presenta continuidad posteriormente con la fascia profunda del tobillo. A los lados se adhiere a los huesos metatarsianos primero y quinto, y después presenta continuidad con la fascia dorsal del pie. En la fascia plantar se distinguen tres partes, separadas por dos surcos anteroposteriores: son la aponeurosis plantar y las fascias plantares lateral y medial (fig. 425).

La *aponeurosis plantar* es muy gruesa y resistente; se ensancha de posterior a anterior y termina por medio de cinco cintillas pretendinosas. Estas cintillas presentan, con la fascia interósea plantar, las mismas conexiones que las cintillas pretendinosas de la aponeurosis palmar (v. pág. 156). Las fibras transversales que unen las cintillas pretendinosas forman, a la altura de las articulaciones metatarsofalángicas, un ligamento metatarsiano transverso superficial y un ligamento plantar interdigital, que son análogos a los de la mano.

La *fascia plantar lateral* es gruesa en su parte posterior, desde la apófisis lateral de la tuberosidad del calcáneo hasta la base del quinto hueso metatarsiano; en su parte anterior se adelgaza.

La *fascia plantar medial* es delgada y celular en su parte posterior, y gruesa en su parte anterior.

Las fascias plantares lateral y medial terminan fusionándose en la parte anterior con la cintilla pretendinosa correspondiente de la aponeurosis plantar.

En los dedos, la fascia plantar es sustituida por una vaina fibrosa que cubre los tendones flexores y forma, con la cara inferior de las falanges, conductos osteofibrosos idénticos a los de los dedos de la mano.

De la cara profunda de los surcos que separan la aponeurosis plantar de las fascias plantares lateral y medial, parten dos tabiques fibrosos intermusculares, uno lateral y otro medial (figs. 424 y 426). Estos tabiques se extienden hasta el esqueleto. El medial se inserta, de posterior a anterior, en la apófisis medial de la tuberosidad del calcáneo y en los huesos navicular, cuneiforme medial y primer metatarsiano. El lateral se fija en el ligamento calcaneocuboideo plantar y en el quinto hueso metatarsiano. Estos tabiques y las fascias plantares limitan con la fascia interósea plantar que cubre los músculos interóseos plantares tres celdas plantares: media, medial y lateral. Los tabiques que separan estas celdas entre sí son incompletos. Presentan orificios que dan paso a vasos, nervios, músculos y tendones, que se extienden de una celda a otra. De este modo, las tres celdas plantares se comunican entre sí.

El tabique intermuscular medial presenta también una amplia solución de continuidad posteriormente, en relación con el extremo inferior del canal calcáneo.

Al igual que en la región palmar, existe en la planta del pie, superiormente a las celdas plantares, una *celda profunda* o *interósea,* separada de las superficiales por una delgada capa celular denominada *fascia interósea plantar.* La celda profunda contiene los músculos interóseos, vasos y nervios.

REGIÓN PLANTAR DEL PIE O PLANTA DEL PIE

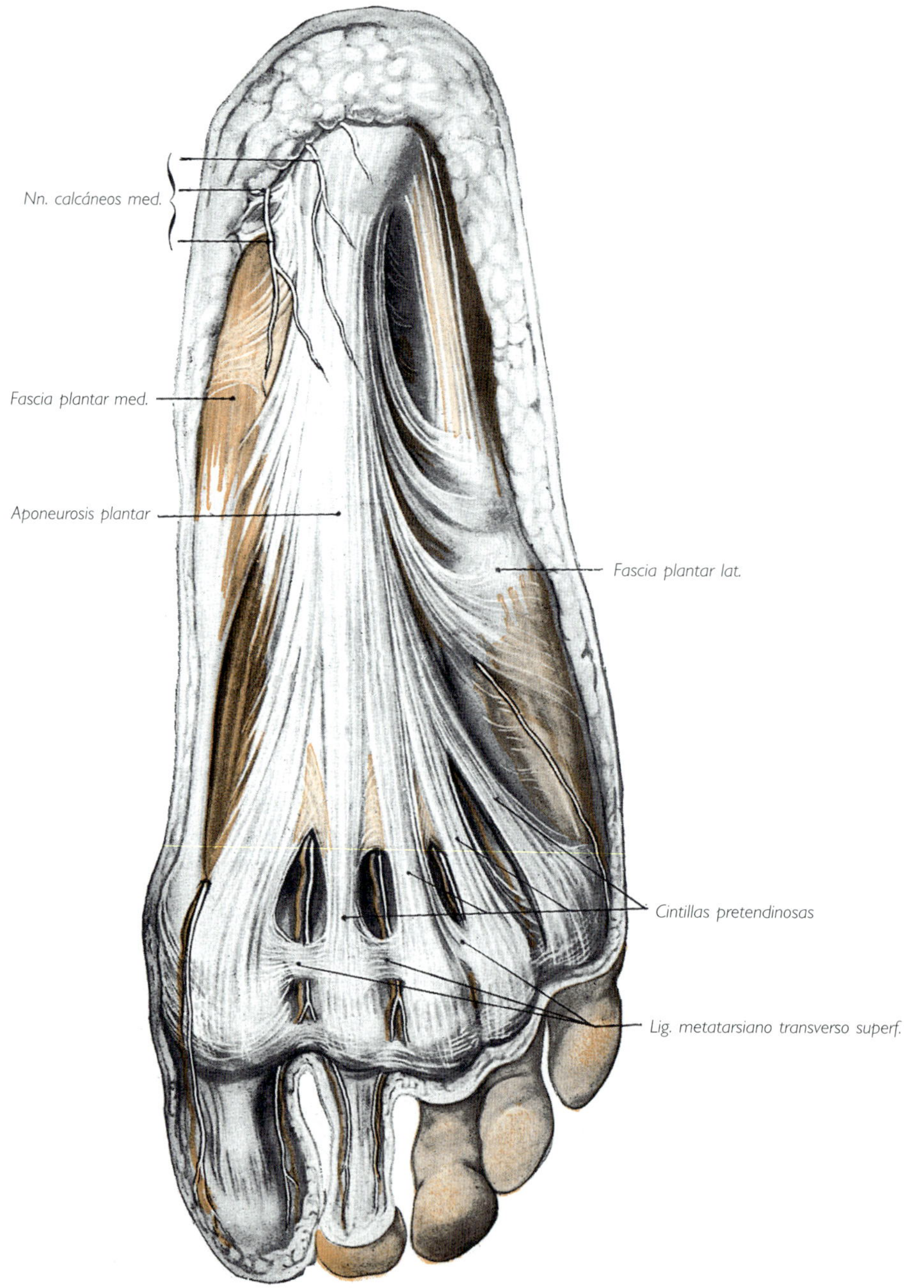

Fig. 425 ▪ Planta del pie. Fascia plantar.

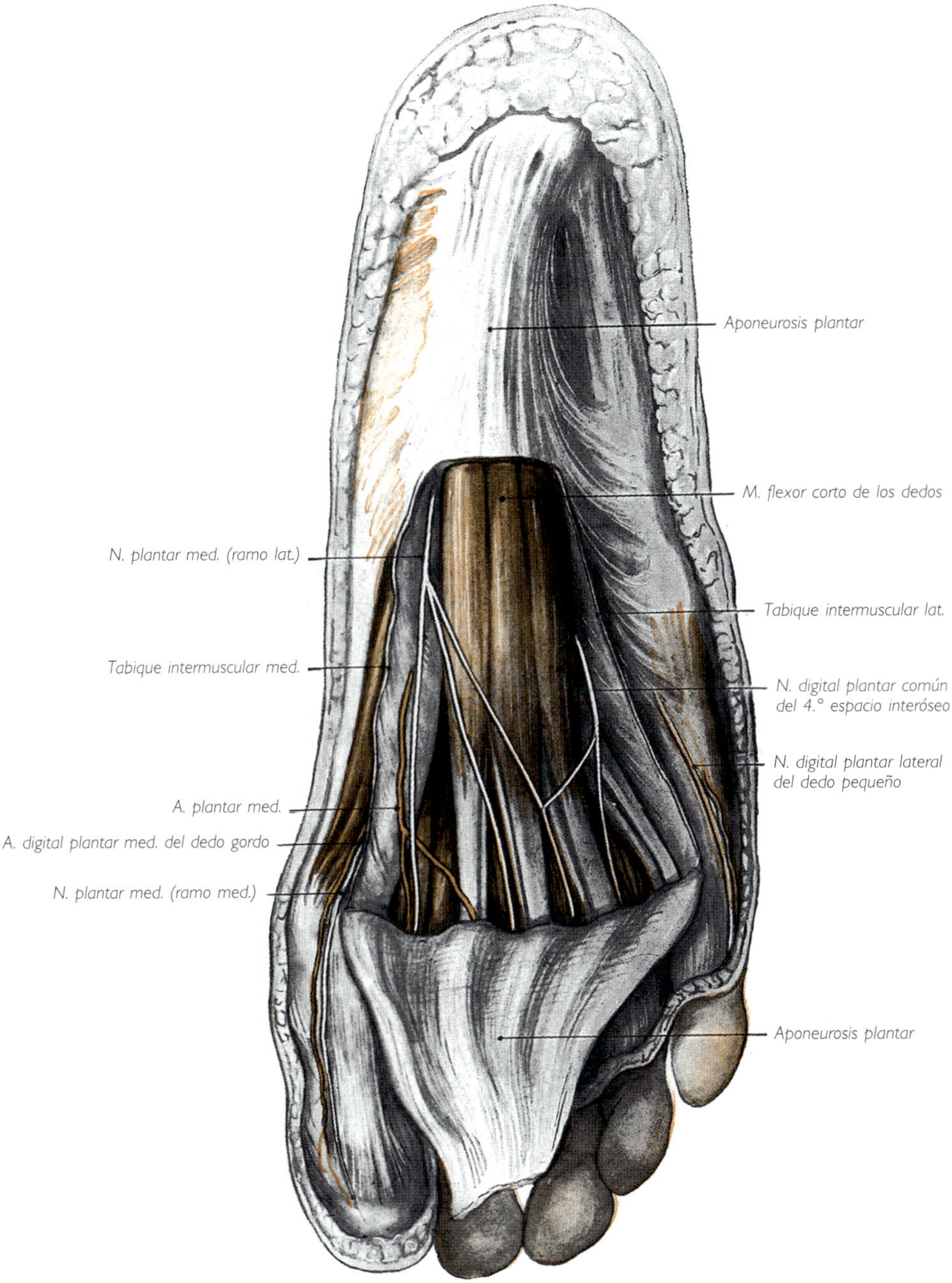

Fig. 426 ▪ Planta del pie. La celda plantar media está abierta y se aprecian los tabiques intermusculares que separan entre sí las celdas plantares.

1. Celdas plantares. Como se verá más adelante, los paquetes vasculonerviosos plantares medial y lateral siguen la dirección de los tabiques intermusculares, discurriendo por la cara medial del tabique correspondiente. Por lo tanto, las líneas de proyección de los paquetes vasculonerviosos y de los tabiques sobre la piel de la región plantar se confunden. ❑ El tabique intermuscular lateral y el paquete vasculonervioso plantar lateral se encuentran en una línea que une la parte media del talón con el espacio situado entre los dedos tercero y cuarto. ❑ El tabique intermuscular medial y el paquete vasculonervioso plantar medial corresponden a una línea que parte del punto de unión de la cuarta parte medial con las tres cuartas partes laterales del espacio comprendido entre los bordes del talón, a la altura del borde posterior del maléolo medial, y que termina en el primer espacio interdigital (Delorme).

a) CELDA PLANTAR MEDIAL. Contiene el músculo flexor corto del dedo gordo, la porción final del tendón del músculo flexor largo del dedo gordo, el músculo abductor del dedo gordo, y los vasos y nervios plantares mediales (figs. 424 y 428).

El *músculo flexor corto del dedo gordo* nace en la celda plantar media de los huesos cuneiforme intermedio y cuneiforme lateral, y del ligamento plantar largo. Termina por medio de dos fascículos: uno se fija, junto con el músculo abductor del dedo gordo, en el sesamoideo medial; el otro, con el músculo aductor del dedo gordo, en el sesamoideo lateral.

El *tendón del músculo flexor largo del dedo gordo* pasa, junto con el músculo precedente, de la celda plantar media a la celda plantar medial, a través de un ancho orificio del tabique intermuscular medial (fig. 428). Se dirige luego anteriormente, aplicado a la cara superficial del músculo flexor corto del dedo gordo, hasta la articulación metatarsofalángica, y pasa a esta altura entre los dos fascículos del músculo flexor corto del dedo gordo.

El *músculo abductor del dedo gordo* se extiende a lo largo del borde medial del pie, desde la apófisis medial de la tuberosidad del calcáneo hasta el sesamoideo medial del dedo gordo. Cerca de su inserción posterior, este músculo pasa a la manera de un puente sobre la parte inferior del canal calcáneo y forma con él la parte inferior del conducto calcáneo, que describiremos a continuación.

El *conducto calcáneo* (Richet) es un conducto osteofibromuscular situado a la vez en la región retromaleolar medial del tobillo y en la región plantar.

La parte ósea de este conducto está formada por el canal de la cara medial del calcáneo, que está comprendido entre el sustentáculo para el astrágalo de este hueso y la apófisis medial de la tuberosidad del calcáneo. Superiormente al canal calcáneo, la pared ósea se completa con el borde posterior del maléolo medial y con la cara o borde posterior del astrágalo.

Este amplio canal óseo es transformado en conducto por la hoja profunda del ligamento medial de la articulación talocrural en su porción superior, e inferiormente por el músculo abductor del dedo gordo y su revestimiento fascial. El revestimiento fascial del músculo abductor del dedo gordo presenta continuidad superiormente con las hojas superficial y profunda del retináculo de los músculos flexores, que se unen entre sí a lo largo del borde superior del músculo.

El conducto calcáneo contiene los tendones de los músculos tibial posterior, flexor largo de los dedos y flexor largo del dedo gordo, los vasos tibiales posteriores y el nervio tibial, así como el origen de sus ramas y ramos terminales, las arterias y los nervios plantares. Alrededor de estos órganos existen cuatro vainas fibrosas formadas por expansiones de la cara profunda del retináculo de los músculos flexores: una para cada tendón y otra para el paquete vasculonervioso.

En la parte superior del conducto calcáneo, los tendones y sus vainas se sitúan en el siguiente orden, considerados de anterior a posterior y de medial a lateral: tendón del músculo tibial posterior, tendón del músculo flexor largo de los dedos y tendón del músculo flexor largo del dedo gordo. El paquete vasculonervioso se sitúa en el espacio, bastante amplio, existente entre los dos tendones de los músculos flexores.

Ahora bien, a medida que desciende, el músculo flexor largo del dedo gordo se aproxima al músculo flexor largo de los dedos (compárense figs. 417 y 420), por lo cual el espacio que los separaba en la parte superior acaba por desaparecer de forma gradual. El paquete vasculonervioso se sitúa entonces sobre la cara medial o superficial del músculo flexor largo del dedo gordo (fig. 427).

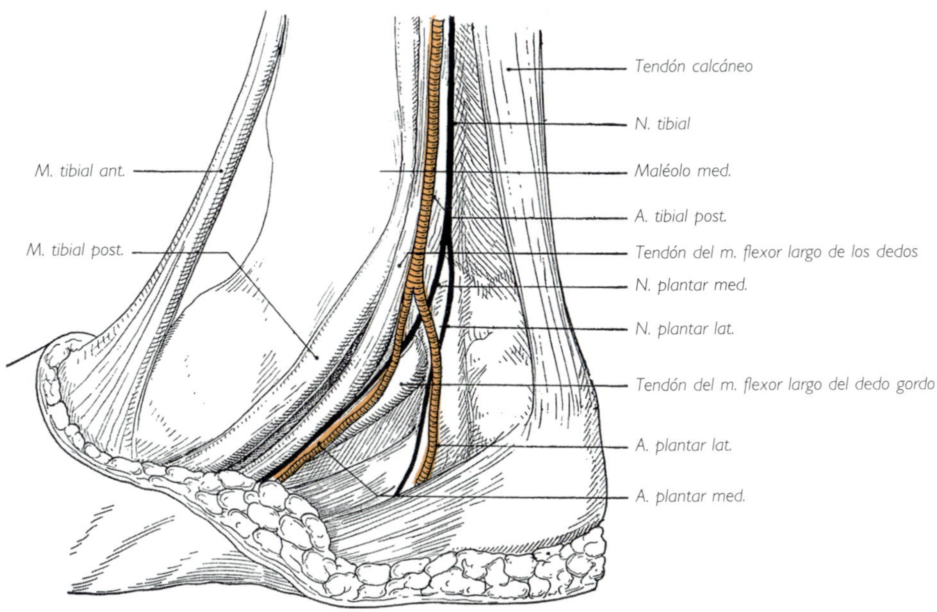

Fig. 427 ▪ Arteria tibial posterior, nervio tibial, y arterias y nervios plantares en el conducto calcáneo.

No hay que olvidar que, si bien los tendones y vasos se hallan contenidos en sus vainas particulares, la del paquete vasculonervioso está situada medialmente a la vaina del músculo flexor largo del dedo gordo. En este lugar, la arteria y el nervio se dividen en ramas y ramos terminales, que son las arterias y los nervios plantares laterales y mediales.

La división del nervio suele producirse ligeramente superior a la de la arteria. Cerca de su origen, los nervios plantares presentan con las arterias las relaciones siguientes: el nervio plantar medial cruza la cara profunda de la arteria tibial posterior o de sus ramas de bifurcación, y se sitúa anterior y un poco medial a la arteria plantar medial; de igual manera, el nervio plantar lateral cruza la cara profunda de la arteria plantar lateral y se sitúa anterior a ella.

Estos vasos y nervios forman dos pedículos. El pedículo plantar medial está situado anteriormente al pedículo plantar lateral.

Estos pedículos se dirigen hacia la parte inferior del conducto calcáneo, cuya pared medial está formada a esta altura por el músculo abductor del dedo gordo. Las vainas fibrosas de los tendones y del paquete vasculonervioso están conectadas con el revestimiento de la cara profunda fascial de este músculo. La vaina vasculonerviosa se halla en relación inmediata con este revestimiento, del cual parte un tabique fibroso que divide la vaina del paquete vasculonervioso en dos partes, separando los pedículos plantares medial y lateral (Raiga) (fig. 428).

La *arteria plantar medial* abandona el conducto calcáneo y recorre de posterior a anterior la celda plantar medial. En la parte posterior se halla aplicada sobre el plano osteoarticular y sobre el tendón del músculo flexor largo de los dedos; anteriormente, sobre el músculo flexor corto del dedo gordo. Está cubierta por el músculo abductor del dedo gordo y sigue el tabique intermuscular medial y también el tendón del músculo flexor largo del dedo gordo cuando éste penetra en la celda plantar medial. La arteria plantar medial origina en ocasiones una rama terminal lateral muy importante, que penetra junto con la rama terminal lateral del nervio plantar medial en la celda plantar media, donde se anastomosa con las arterias metatarsianas plantares (fig. 428).

El *nervio plantar medial* sigue el trayecto de la arteria plantar medial hasta alcanzar el hueso navicular, donde origina sus dos ramos terminales. En este breve trayecto, el nervio comienza por situarse medial a la arteria, pero pronto se coloca lateralmente a ésta, permaneciendo así hasta su terminación. Proporciona ramos a los músculos abductor del dedo gordo, flexor corto del dedo gordo, flexor corto de los dedos y cuadrado plantar. El ramo terminal medial acompaña a la arteria hasta su parte final y forma el primer nervio digital plantar propio. El ramo terminal lateral pasa a la celda plantar media (fig. 428).

b) CELDA PLANTAR MEDIA. Se observan en esta celda cuatro planos distintos desde la superficie a la profundidad.

PRIMER PLANO. El primer plano está ocupado por el músculo flexor corto de los dedos (fig. 426).

El *músculo flexor corto de los dedos* se extiende desde la apófisis medial de la tuberosidad del calcáneo hasta los cuatro últimos dedos, en los que se inserta por medio de sendos tendones, análogos a los tendones «perforados» del músculo flexor superficial de los dedos de la mano. Posteriormente presenta una estrecha unión a la aponeurosis plantar; en su parte anterior, en cambio, se halla separado de ésta por una capa de tejido celuloadiposo que es particularmente abundante en los intervalos comprendidos entre los fascículos de los tendones de los músculos flexores, envueltos en sus vainas tendinosas. Liaras denomina esos intervalos *celdas comisurales.* En esta capa celuloadiposa se encuentra el ramo terminal lateral del nervio plantar medial, que proporciona los nervios de los dos primeros músculos lumbricales y se divide para dar origen a los tres primeros nervios digitales plantares comunes; se encuentra también el cuarto ner-

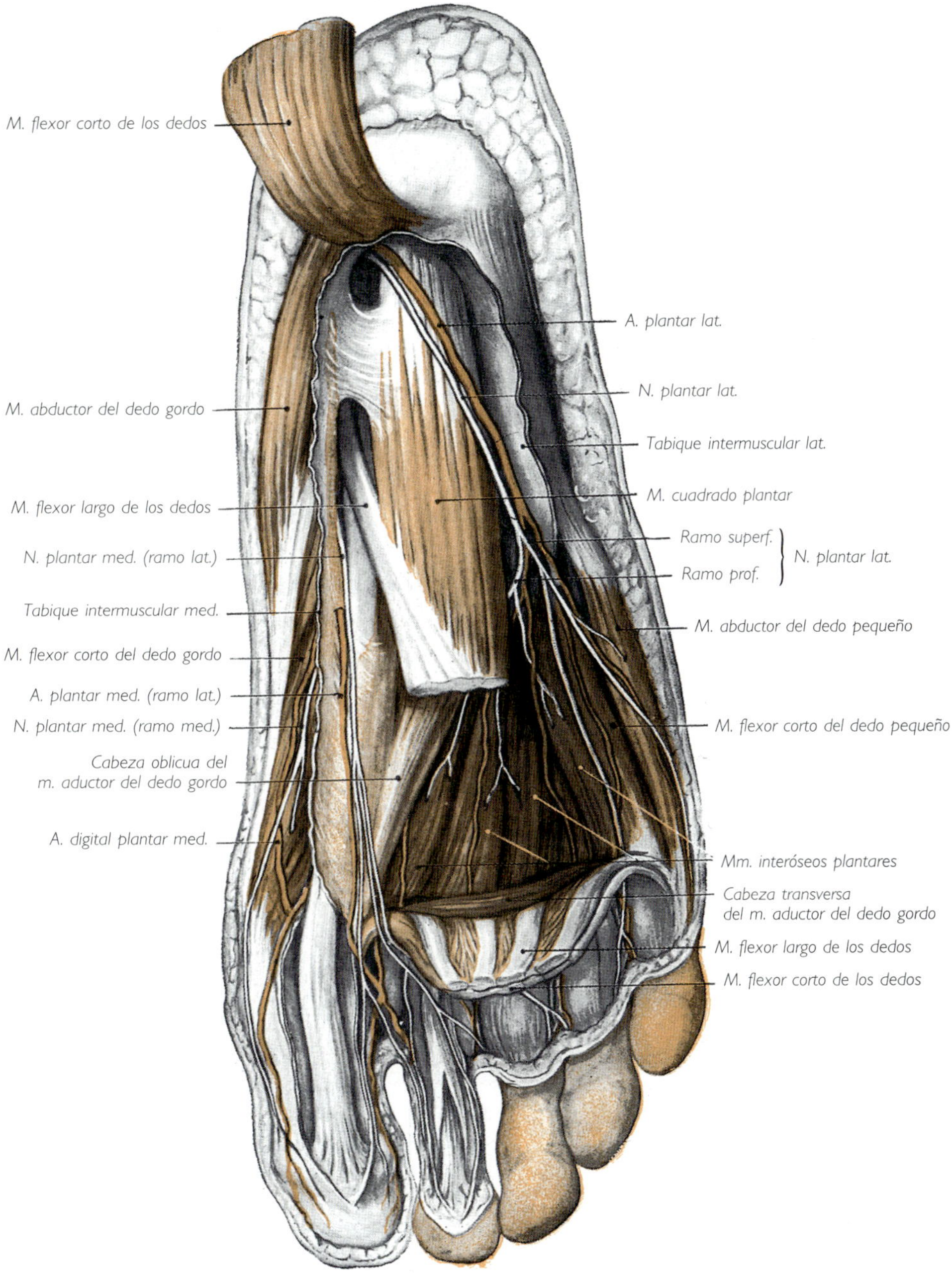

Fig. 428 ▪ Planta del pie. Se han dejado al descubierto las celdas plantares lateral y medial. Se aprecia el plano profundo de la celda plantar media, y se distingue superiormente el tabique fibroso que separa los dos paquetes vasculonerviosos plantares, en la parte inferior del conducto calcáneo.

vio digital plantar común, ramo del nervio plantar lateral, y la comunicación que lo une al tercero (fig. 426).

Esta capa celuloadiposa presenta continuidad con el tejido subcutáneo plantar, el tejido celular peridigital y el tejido subcutáneo dorsal (Liaras).

SEGUNDO PLANO. Profundamente al músculo flexor corto de los dedos se aprecia una lámina celular que contiene, en la mitad posterior de la región, los vasos y nervios plantares laterales (fig. 428).

La *arteria plantar lateral* y el *nervio plantar lateral* penetran en la región plantar media a través del orificio inferior de la vaina vasculonerviosa, que los envuelve en el conducto calcáneo. Se dirigen primero oblicuamente en sentido anterior y lateral, y se adosan al tabique intermuscular lateral hasta alcanzar la base del quinto hueso metatarsiano. A lo largo de su trayecto plantar, el nervio se sitúa medial a los vasos.

A la altura de la base del quinto hueso metatarsiano, la arteria cambia de dirección y el nervio se divide. ❑ La arteria rodea el borde lateral del músculo flexor largo de los dedos y del músculo cuadrado plantar; se sitúa profundamente a la cabeza oblicua del músculo aductor del dedo gordo y penetra en la celda de los músculos interóseos. ❑ El nervio da origen a dos ramos terminales: el primero es profundo y acompaña a la arteria plantar lateral en la celda de los músculos interóseos; el segundo es superficial, proporciona ramos a los músculos de la celda lateral y da origen a los tres últimos nervios digitales plantares propios.

TERCER PLANO. Este plano está formado por los músculos flexor largo de los dedos, cuadrado plantar y lumbricales, y por el tendón del músculo flexor largo del dedo gordo (fig. 428).

El *tendón del músculo flexor largo de los dedos* penetra en la celda plantar media por el orificio inferior del conducto calcáneo. Cruza muy oblicuamente el tendón del músculo flexor largo del dedo gordo, que pasa profundamente a él y al cual se une por medio de una expansión tendinosa. Se divide poco después en cuatro tendones terminales que se disponen de igual manera que los tendones «perforantes» del músculo flexor profundo de los dedos de la mano.

El *músculo cuadrado plantar* se extiende desde la cara inferior del calcáneo y el canal calcáneo hasta el borde lateral del tendón del músculo flexor largo de los dedos.

Los *músculos lumbricales,* que están situados e insertados en los intervalos de los tendones del músculo flexor largo de los dedos, se dirigen a la falange proximal y al tendón correspondiente del músculo extensor largo de los dedos.

El *tendón del músculo flexor largo del dedo gordo* penetra en la celda media junto con el músculo flexor largo de los dedos, que está situado superficialmente a él. Se dirige anteriormente, adosado al tabique fibroso intermuscular medial; perfora después este tabique un poco posteriormente al dedo gordo y penetra en la celda plantar medial.

Las vainas tendinosas que envuelven los tendones de los músculo flexores largos en el tobillo se prolongan en la planta del pie hasta la altura de la articulación cuneonavicular.

CUARTO PLANO. Profundamente al plano de los músculos flexores largos se encuentra, en la parte posterior de la región, el esqueleto del tarso y el ligamento plantar largo, que cubre el tendón del músculo peroneo largo envuelto en su vaina tendinosa plantar. ❑ En la parte anterior se encuentra el *músculo aductor del dedo gordo,* que ocupa el hueco formado por los huesos metatarsianos.

El músculo aductor del dedo gordo está formado por dos cabezas: una es oblicua y de origen tarsiano; la otra es transversa y nace de las tres últimas articulaciones metatarsofalángicas. Las dos terminan en la celda plantar medial, en el sesamoideo lateral de la primera articulación metatarsofalángica.

El plano de los músculos flexores largos está separado de este plano osteomusculoligamentoso por un espacio celular profundo que se prolonga entre las dos cabezas del músculo aductor del dedo gordo hasta la celda profunda o interósea. De esta manera, el plano de los músculos flexores largos se encuentra comprendido entre dos espacios celulares que comunican posteriormente con los espacios celulares profundos, a lo largo de los tendones y por medio de sus vainas retromaleolares mediales (Liaras).

c) CELDA PLANTAR LATERAL. La celda plantar lateral contiene los músculos abductor del dedo pequeño, flexor corto del dedo pequeño y oponente del dedo pequeño, así como algunos ramos de los vasos y nervios plantares laterales (figs. 420 y 424).

El *músculo abductor del dedo pequeño* se extiende, a lo largo del borde lateral del pie, desde la apófisis lateral de la tuberosidad del calcáneo hasta la falange proximal del dedo pequeño. Cubre los músculos *flexor corto del dedo pequeño* y *oponente del dedo pequeño,* que se extienden desde la vaina tendinosa del músculo peroneo largo hasta el dedo pequeño y el quinto hueso metatarsiano.

d) CELDA INTERÓSEA. La celda interósea comprende los huesos metatarsianos, los músculos interóseos y el arco palmar profundo de la arteria plantar lateral. Está separada de las celdas plantares propiamente dichas por la fascia interósea plantar (fig. 424).

La *fascia interósea plantar* es una delgada hoja celuloadiposa que se extiende sobre los músculos interóseos desde el borde inferior del primer hueso metatarsiano hasta el borde inferior del quinto. Posteriormente se confunde con los ligamentos de la cara medial del tarso; anteriormente, con el ligamento metatarsiano transverso profundo.

Los *músculos interóseos* ocupan los espacios interóseos del metatarso y los desbordan hacia la planta del pie. Los músculos interóseos plantares son tres y se insertan en la mitad inferior de la cara medial de los tres últimos metatarsianos. Los músculos interóseos dorsales son cuatro; ocupan todo el resto del espacio interóseo correspondiente. Los tres últimos músculos interóseos dorsales están cubiertos en gran parte por los músculos interóseos plantares.

La *arteria plantar lateral* penetra en la celda interósea después de haber rodeado los músculos flexor largo de los dedos y aductor del dedo gordo, y forma el arco plantar profundo. Éste se dirige medialmente, entre la fascia interósea plantar que lo cubre y el extremo posterior de los músculos interóseos, y termina anastomosándose con la arteria dorsal del pie en el extremo posterior del primer espacio interóseo del metatarso. El arco plantar profundo origina las ramas perforantes, las arterias metatarsianas plantares y numerosas ramas musculares.

El *ramo profundo del nervio plantar lateral* acompaña a la arteria. Inerva el músculo aductor del dedo gordo, los dos músculos lumbricales laterales y todos los músculos interóseos.

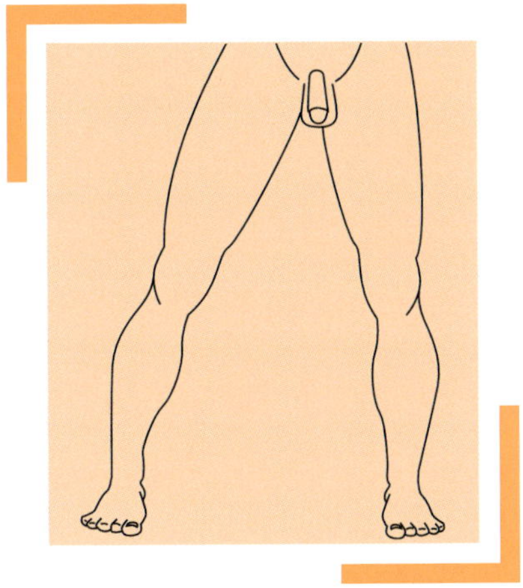

ANATOMÍA FUNCIONAL DEL MIEMBRO INFERIOR

MECÁNICA ARTICULAR

El hombre es un ser bípedo. Él mismo ha adoptado esa postura de forma habitual para vivir y desplazarse. No puede comprenderse completa y adecuadamente la anatomía humana sin considerar esta característica postural y precisar sus particularidades antes de emprender el estudio funcional del miembro inferior.

Cuando el hombre se halla de pie e inmóvil, se apoya en sus dos pies, con la cabeza en la parte más elevada del cuerpo. El centro de gravedad de la cabeza está situado ligeramente posterior a la silla turca. El eje de gravedad continúa luego inferiormente anterior a los cuerpos vertebrales de la columna vertebral, pasa un poco anterior a la columna torácica entre la sexta vértebra cervical y la novena vértebra torácica, se aproxima a la columna lumbar, cruza los cuerpos vertebrales, desciende posteriormente a ellos y alcanza el hueso sacro a la altura del promontorio hasta la pelvis menor, que es donde se sitúa el centro de gravedad de la totalidad del cuerpo, anteriormente a la segunda vértebra sacra (fig. 429).

Las curvaturas vertebrales lumbares y torácicas aumentan o se acentúan según la postura adoptada o los movimientos efectuados. La forma y orientación de la pelvis compensa las variaciones morfológicas y ponderales en los distintos individuos.

Inferiormente al centro de la pelvis, el eje de gravedad desciende, siempre en la línea media y un poco anterior al plano frontal que pasa por las cabezas femorales derecha e izquierda; continúa descendiendo verticalmente, anterior a la rodilla y al tobillo, para terminar en el centro del polígono de sustentación, que queda definido posteriormente por los talones unidos, mientras que lo pies divergen anteriormente, hacia su extremo anterior (fig. 430).

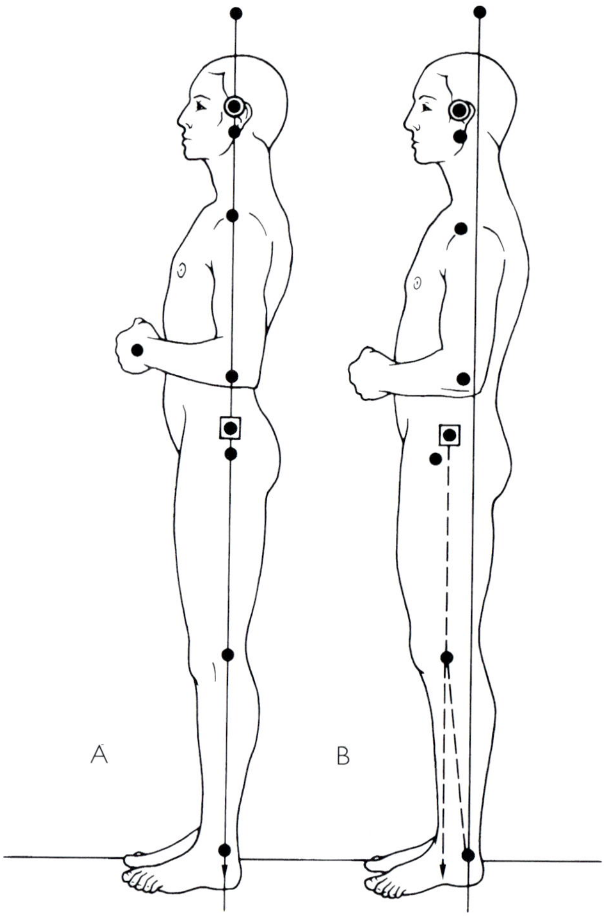

Fig. 429 ▪ Eje de gravedad del cuerpo en la estación de pie. (Según R. Fick.) A) En la posición militar del pie, el centro de gravedad total del cuerpo se sitúa en el plano frontal que pasa por las dos articulaciones de la cadera, las rodillas y los tobillos. B) El sujeto está en posición de reposo, que se acompaña de una ligera flexión de las articulaciones; el eje de gravedad se aleja ligeramente del centro de gravedad del cuerpo y pasa anteriormente a las articulaciones del tobillo para descender en la parte media del polígono de sustentación.

En esta actitud postural, el trazado del eje de gravedad sólo es evidentemente aceptable si se considera en un sujeto inmóvil, antes de ejecutar cualquier movimiento; esta actitud, más teórica que real, se denomina «posición de partida». No es ésta propiamente la «posición de reposo», que se acompaña siempre de un cierto relajamiento de los ligamentos y de los músculos que inmovilizan el cuerpo en la posición descrita. La postura vertical es voluntaria y activa, en relación con la posición de reposo.

En el curso de la locomoción, cada uno de los segmentos del miembro inferior se moviliza de forma coordinada, formando parte de una cadena motriz en su totalidad. Se puede, muy esquemáticamente, resumir la participación de cada segmento del modo siguiente:

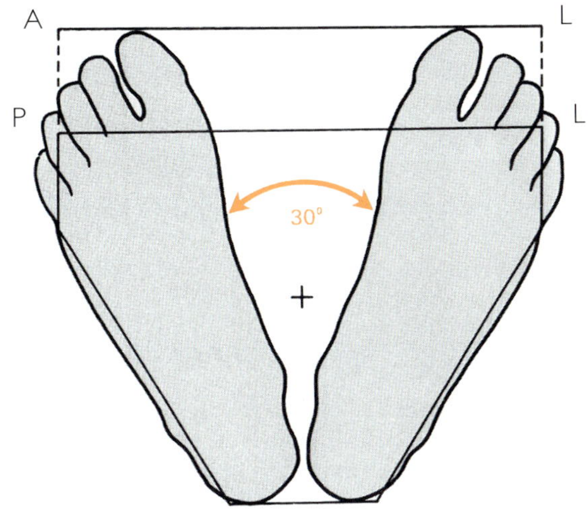

Fig. 430 ▪ Polígono de sustentación en el sujeto de pie. Los talones están juntos y los pies separados en un ángulo de 30°. La cruz, en el centro de la figura, representa el término del eje de gravedad. La línea PL indica el plano frontal correspondiente al apoyo sobre las cabezas de los huesos metatarsianos; la línea AL el apoyo complementario sobre los dedos. (Según Morton.)

❑ La *cintura del miembro inferior* desempeña un papel poco evidente pero importante en la transmisión de las fuerzas que se ejercen sobre ella y en la adaptación de la pelvis, que se inclina o bascula en respuesta al apoyo unilateral, ya que la locomoción afecta alternativamente a ambos miembros inferiores.

❑ La *cadera* y el *muslo* proporcionan al miembro inferior la posibilidad de desplazarse en las tres direcciones del espacio, siendo siempre el muslo el segmento más móvil.

❑ La *rodilla* y la *pierna* aseguran la solidez del movimiento en la locomoción vertical; proporcionan también estabilidad en la sucesión de las fases de apoyo y suspensión durante la marcha, la carrera y el salto.

❑ Las *diferentes partes del pie* tienen como función la adaptación al suelo en el apoyo y en las diferentes formas de locomoción.

Recordaremos aquí solamente las principales características de la marcha. En cada paso y durante un momento muy breve, los dos pies reposan sobre el suelo. Es la fase denominada de «doble apoyo». Después, un solo pie sostiene el cuerpo: es la fase de «apoyo unilateral», durante la cual el miembro opuesto se eleva sobre el plano de sustentación y oscila; primero se sitúa posteriormente al miembro portante (paso posterior), lo cruza rápidamente (paso a la posición vertical) y pasa a su lado para situarse anteriormente a él (paso anterior), para tomar contacto con el suelo y para apoyarse a su vez, volviendo a la posición de doble apoyo. Así pues, la marcha consiste en una serie de pasos dobles efectuados entre el momento en que el miembro oscilante abandona el contacto con el suelo y el momento en que vuelve a apoyarse para convertirse a su vez en miembro portante.

Si bien la postura erecta del cuerpo es característica de nuestra especie, en modo alguno es innata, sino que necesita aprenderse durante la primera infancia: el niño aprende primero a ponerse de pie y después a marchar adoptando esa postura.

La postura vertical no es permanente, sino que cesa durante el reposo, exigido por la fatiga que ella misma entraña. La posición bípeda es, de hecho, siempre, voluntaria.

En relación con estas funciones, es decir, postura y locomoción, se orientará el estudio de la anatomía funcional del miembro inferior.

I. ANATOMÍA FUNCIONAL DE LA CINTURA PÉLVICA

Ya hemos estudiado la anatomía descriptiva y topográfica de la cintura pélvica. Ahora consideraremos su anatomía funcional en lo que concierne a las relaciones de la cintura del miembro inferior propiamente dicha (los huesos coxales) con el esqueleto axial (el hueso sacro). El peso del cuerpo del sujeto en posición vertical se transmite a través de la columna vertebral hasta el hueso sacro, y de éste a la cintura pélvica. La postura erecta impone a la articulación sacroilíaca la solidez y solidaridad necesarias para resistir la fuerza de la gravedad, pero permitiendo cierta libertad a los elementos anatómicos. En el curso de la marcha, los huesos coxales y el hueso sacro deben adaptarse a las fuerzas siempre cambiantes que se ejercen sobre ellos y que se suceden y alternan de un lado a otro. Los apoyos son continuamente diferentes y responden tanto a un miembro como al otro. Los elementos óseos de la cintura pélvica permiten un cierto juego entre sí y con el hueso sacro. Ello resulta más útil para el organismo que una rigidez inflexible, que sería poco adecuada para los movimientos de los miembros y del cuerpo.

Procederemos a continuación a analizar sucesivamente la función de cada uno de los elementos anatómicos de la pelvis que permiten la ejecución de la postura y locomoción verticales, así como su relación con el eje y el papel desempeñado por el hueso sacro.

FUNCIÓN DEL HUESO SACRO EN LA POSTURA VERTICAL

Desde los trabajos de Max Posth y Farabeuf es habitual considerar el hueso sacro como una cuña encajada entre los dos huesos coxales o, más exactamente, como la clave de la bóveda pélvica, tanto en sentido vertical como en el plano sagital; en el plano frontal ello resulta obvio debido a su forma, pues las dos primeras vértebras sacras son más voluminosas que las siguientes. En el plano sagital, y teniendo en cuenta que es más ancho posterior que anteriormente, el hueso sacro se comporta también como una cuña de base posterior (Lesshaft). La tensión de los ligamentos del hueso sacro mantiene la cuña sacra en la posición de clave de bóveda (Farabeuf). La forma de las caras auriculares del hueso sacro y de los huesos coxales asegura entre ellas un encaje y congruencia recíprocos, lo cual garantiza la firmeza del conjunto sacroilíaco en los desplazamientos de apoyo alternativo durante la marcha (fig. 431).

Estas descripciones indican la importancia del hueso sacro como pieza intermedia entre la columna lumbar, que es móvil, y la cintura pélvica, que lo es en escaso grado. Sin embargo, este papel de transición varía según los sujetos: la base del hueso sacro puede situarse superiormente, a la altura o inferiormente a sus superficies articulares, lo cual modifica el apoyo de la columna lumbar suprayacente y todo el equilibrio de

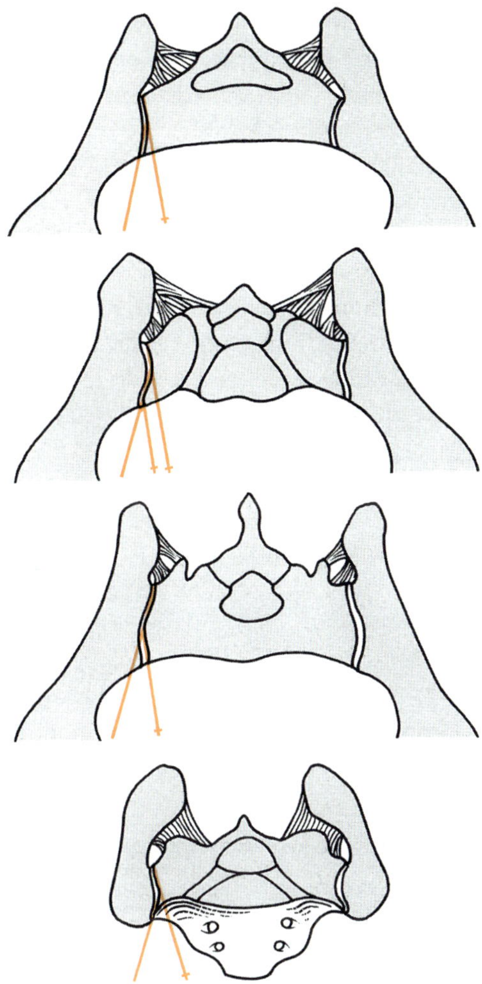

Fig. 431 ▪ Cuña sacra, arquitectura del hueso sacro y de la pelvis. (Según Farabeuf y Posth.) Podemos observar cuatro cortes escalonados, casi paralelos a la abertura superior de la pelvis, que atraviesan las articulaciones sacroilíacas. La cuña sacra, claramente apreciable en las visiones frontales de la articulación, aparece en los cortes formando la clave de la bóveda pélvica.

la columna vertebral (fig. 432); lo más frecuente es que el cuerpo de la primera vértebra sacra sobresalga superiormente a las alas articulares (hueso sacro hipobasal), formando el relieve del promontorio; esta superelevación facilita la proyección posterior de la columna vertebral, su movilidad, la formación de la curvatura lumbar y, por consiguiente, la postura erecta del tronco. La base del hueso sacro puede también situarse a la misma altura que las alas (hueso sacro homobasal) o aparecer hundida entre éstas, que la sobrepasan lateralmente (hueso sacro hiperbasal). La columna lumbar se halla entonces «amarrada» al hueso coxal, oscilando superiormente al hueso sacro. Cualesquiera que sean las relaciones del hueso sacro con la columna lumbar, las fuerzas verticales que le son transmitidas por la quinta vértebra lumbar se dirigen, a través de él, hasta las articulaciones sacroilíacas, es decir, hasta sus caras auriculares. El papel de estas caras depende en parte de su forma acodada (lo que se precisará más adelante): digamos, no obstante, desde ahora, que el cuerno anterior de la cara auricular del hueso coxal corresponde a la primera vértebra sacra y el cuerno inferior a la segunda.

Las fuerzas ejercidas sobre el hueso sacro alcanzan sus superficies auriculares derecha e izquierda siguiendo las trabéculas óseas de las alas del hueso sacro: las trabéculas de la primera vértebra sacra corresponden sobre todo a las presiones que se ejercen sobre el cuerpo de la vértebra; las de la segunda vértebra sacra (Beau y Bocquet) se relacionan sobre todo con las fuerzas que proceden de las apófisis articulares superiores sacras, que constituyen verdaderos topes para las apófisis articulares inferiores de la quinta vértebra lumbar, relacionándose así con los movimientos lumbosacros.

Los haces formados por trabéculas óseas oblicuas o longitudinales solidarizan las vértebras sacras, mientras que los fascículos transversales asocian las mitades derecha e izquierda del hueso sacro (figs. 433 y 436).

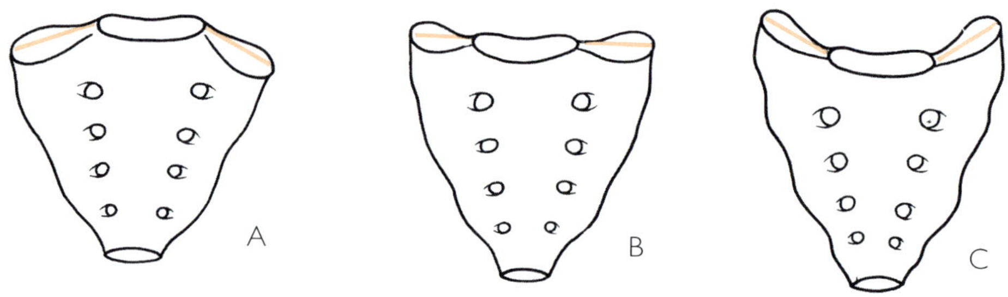

Fig. 432 ▪ Tres tipos de hueso sacro que transmiten las presiones ejercidas sobre las caras auriculares. A) Hueso sacro hipobasal. B) Hueso sacro homobasal. C) Hueso sacro hiperbasal. (Según Delmas.)

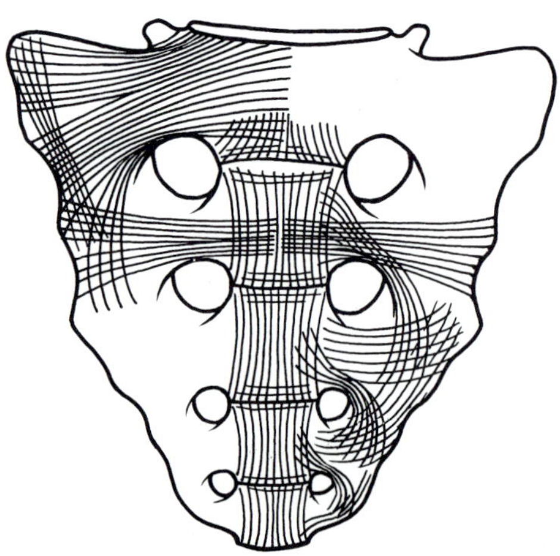

Fig. 433 ▪ Arquitectura del hueso sacro. (Según Beau y Bocquet.) Se indica la dirección de las trabéculas óseas. Los diferentes fascículos que parten de la primera vértebra sacra y accesoriamente de la segunda se hallan marcados hasta su terminación en las porciones horizontal y longitudinal de la cara auricular derecha. Las otras trabéculas verticales o en bucle son las que asocian las dos primeras piezas sacras con las tres últimas.

ARTICULACIÓN SACROILÍACA Y POSTURA

Los haces óseos que constituyen la arquitectura del hueso sacro continúan a través de las interlíneas articulares sacroilíacas hasta el hueso coxal. El haz que se origina en la parte superior longitudinal de la cara auricular sacra continúa en el espesor del borde posterior de la escotadura ciática mayor: es el espolón innominado, que se dirige a través del ilion hasta la parte superior del acetábulo. Se trata de un haz óseo que transmite las fuerzas de apoyo.

En posición sedente, las fuerzas de presión que proceden de las partes longitudinales y transversales de cada cara auricular sacra siguen la dirección de trabéculas análogas a las precedentes, pero se dirigen más inferiormente en el hueso coxal hacia la tuberosidad isquiática, donde terminan.

Por último, señalemos que, partiendo de la cara auricular del hueso coxal, otros haces trabeculares se dirigen hacia la rama superior del pubis. Son contrafuertes que se oponen a las presiones ejercidas, ya sea sobre el miembro inferior o sobre el isquion.

Puede observarse cierta movilidad en la articulación sacroilíaca, que se debe a la existencia de un fibrocartílago articular de tipo sinfisario y que produce una sincondrosis sacroilíaca, la cual permite, gracias a un juego sucesivo, tanto la compresión como la descompresión del fibrocartílago articular, adaptando la articulación sacroilíaca al apoyo unipodal en la postura vertical o durante la marcha. El apoyo durante la marcha se produce alternativamente del lado derecho y del izquierdo.

La articulación sacroilíaca puede presentar también, en ciertos individuos, las características de una articulación móvil, es decir, de una articulación sinovial, o bien adoptar una forma intermedia (Hakim).

Estos diferentes aspectos de la articulación sacroilíaca dependen de varios factores, como el peso del cuerpo o las variantes debidas al sexo, edad, ocupación, etc., es decir, al modo postural del sujeto en su propio medio (fig. 434).

ANATOMÍA FUNCIONAL DE LA ARTICULACIÓN SACROILÍACA

Cuando la articulación sacroilíaca es de tipo móvil, sus movimientos dependen de la forma de las superficies articulares. Éstas tienden, como se ha señalado, a hallarse acodadas en forma de media luna o de pabellón de la oreja, de donde proviene el nombre de *caras auriculares.* Suelen ser más amplias en el hueso coxal que en el sacro, pero mas cóncavas en el sacro que en el coxal. Al articularse encajan de forma recíproca. La superficie ilíaca, que es convexa, se une y se desliza en el carril hueco del hueso sacro (Farabeuf). En realidad, las caras auriculares ilíacas y sacras presentan relieves más variables de lo que afirma Farabeuf, presentando características individuales que se deben a los factores indicados anteriormente.

En casi todos los casos, la cara auricular es plana en los sujetos que presentan curvaturas vertebrales poco marcadas. Las superficies cóncavas y convexas son más frecuentes en la mujer y en personas de edad avanzada, que presentan curvaturas lumbares más pronunciadas (A. Delmas).

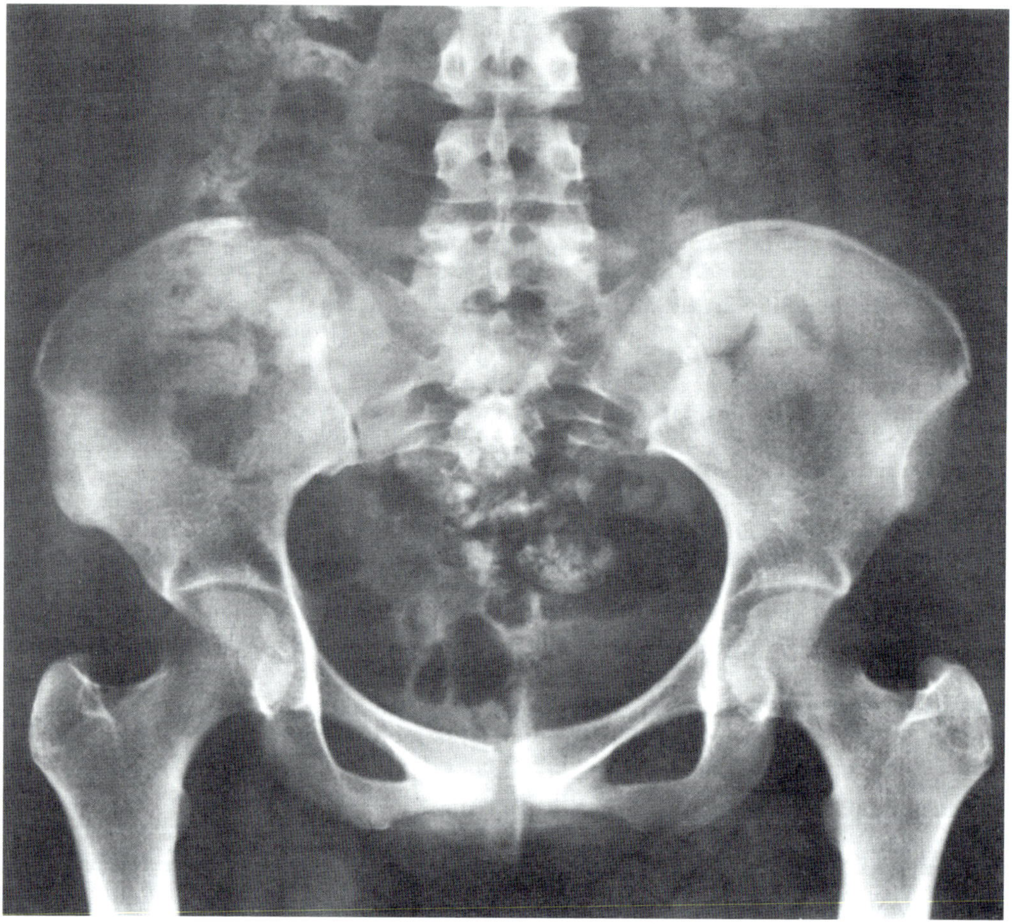

Fig. 434 ▪ Radiografía de la pelvis de un sujeto adulto que muestra la interlínea sacroilíaca.

Weisl ha precisado, usando el método cartográfico, que las caras auriculares son proporcionalmente más largas y estrechas en el hueso sacro que en el ilion. La concavidad del borde posterior es más marcada en la mujer. Con la edad, los relieves de las caras auriculares aumentan cerca de su borde anterior. La descripción clásica (el carril o riel de Farabeuf) parece característica sobre todo de sujetos de edad avanzada, con curvaturas vertebrales más pronunciadas que las de personas adultas o jóvenes.

MOVIMIENTOS DE LAS ARTICULACIONES SACROILÍACAS

Los movimientos de la articulación sacroilíaca (fig. 435) se producen, en primer lugar, cuando se pasa de la posición de decúbito a la posición vertical. Las medidas de Weisl (1954) lo confirman: el promontorio se desplaza 5,6 ± 1,4 mm, siendo éste el movimiento más importante que produce el paso del estado de reposo al estado de actividad en posición vertical. Es también muy marcado durante los movimientos de flexión-extensión.

La base del hueso sacro y del promontorio basculan. El promontorio desciende y se dirige anteriormente hacia la cavidad pélvica; este movimiento se llama *nutación.* La contranutación es el movimiento opuesto, durante el cual el promontorio se eleva.

Los movimientos de nutación y contranutación modifican los diámetros transversales de la pelvis, debido a la forma en cuña del hueso sacro. Al desplazarse, el hueso sacro tiende a separar los huesos coxales, pero de manera diferente en la nutación y en la contranutación. En la nutación, las crestas ilíacas se aproximan y las tuberosidades isquiáticas se separan. Por el contrario, la contranutación separa las crestas ilíacas mientras que las tuberosidades isquiáticas tienden a aproximarse. La cuña actúa tanto en un sentido como en otro.

Anteriormente se pensaba que los movimientos de nutación y contranutación se verificaban alrededor de un eje que pasa por el cuerpo de la segunda vértebra sacra (Duncan), bien por el centro de curvatura de las caras auriculares, bien por el ligamento sacroilíaco interóseo (Hakim) (v. tomo 2).

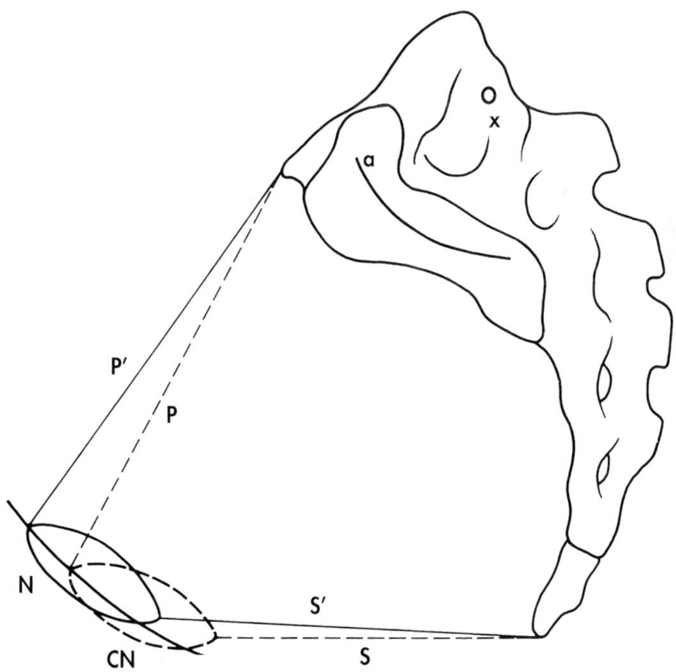

Fig. 435 ▪ Movimientos de nutación y de contranutación. El hueso sacro se considera inmóvil (Vallois). Adviértase, en (a), la forma de la cara auricular con sus dos partes: la superior, alargada verticalmente, corresponde a la primera vértebra sacra; la parte siguiente, más horizontal, corresponde a la segunda vértebra sacra. Según las investigaciones de Weisl, el hueso sacro puede deslizarse masivamente en sentido anterior y no bascular alrededor de un eje transversal posterior que pasa por el punto O. CN, sínfisis en contranutación; N, sínfisis en nutación.

Weisl considera que el desplazamiento del hueso sacro se efectúa en masa, proyectándose anterior o posteriormente. En todo caso, se trata de un movimiento angular alrededor de un eje situado 5 o 10 cm inferior al promontorio (Weisl), y no alrededor del eje que pasa por el ligamento sacroilíaco interóseo (fig. 55, tomo 2).

El cartílago de revestimiento es muy delgado en el ilion, pero más grueso en el hueso sacro, lo cual es indicativo de su función de adaptación a las presiones adyacentes de apoyo, es decir, a las reacciones experimentadas durante la marcha, pues el hueso sacro absorbe los choques debidos al movimiento.

La anatomía descriptiva de los ligamentos sacroilíacos demuestra la escasa importancia del sistema de ligamentos anterior. Los ligamentos sacroilíacos posteriores son formaciones superficiales de un interés relativo. Sólo constituye un auténtico medio de unión el ligamento sacroilíaco interóseo, que es corto, grueso y muy potente (v. tomo 2).

En cuanto al ligamento iliolumbar, no pertenece al sistema de la cintura pélvica, si bien se inserta en la cresta ilíaca. En realidad es un ligamento lumbosacro que fija la cuarta y quinta vértebras lumbares al hueso sacro y que permite, gracias a su considerable resistencia, mantener en su lugar las dos últimas vértebras lumbares, que forman parte del sistema de adaptación de la columna vertebral a los cambios de posición de la pelvis y del tronco (fig. 64, tomo 2).

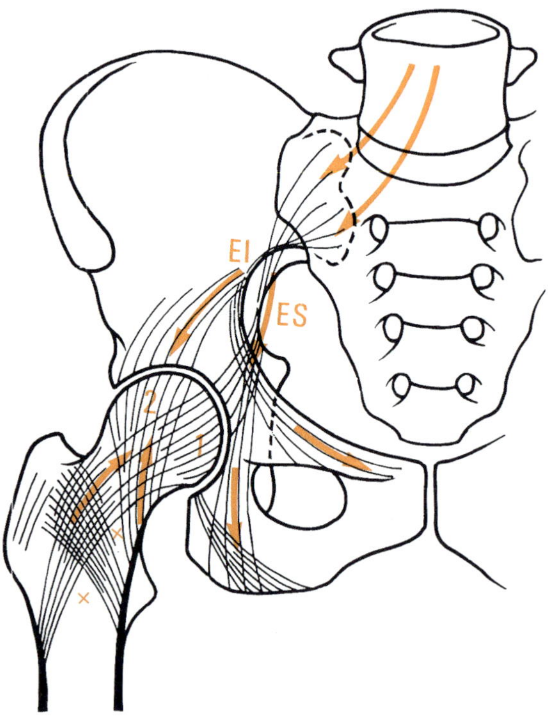

Fig. 436 ▪ Arquitectura general de la pelvis y del fémur. La figura muestra la continuidad de los sistemas de trabéculas en el interior del fémur y del hueso coxal hasta el hueso sacro (sistema de abanico de sustentación del cuello, sistema del fascículo arciforme, sistemas accesorios, espolones ciáticos, espolón innominado, trabéculas sacroisquiáticas y sacropúbicas) según varios autores, Kapandji en particular. EI, espolón ilíaco; ES, espolón ciático. Los puntos débiles están marcados con una cruz roja.

ANATOMÍA FUNCIONAL DEL PUBIS: MOVIMIENTOS DEL PUBIS

Las caras sinfisarias del pubis de los dos huesos coxales se unen mediante una articulación del tipo de las sínfisis, es decir, mediante un disco fibrocartilaginoso (figuras 60 y 62, tomo 2). Normalmente esta articulación presenta movimientos muy limitados, pequeños deslizamientos que acompañan a los movimientos, mucho más extensos, de las articulaciones sacroilíacas.

Aunque reducida, la amplitud de estos movimientos aumenta en el curso del embarazo y sobre todo en el momento del parto. Los ligamentos pélvicos se reblandecen y el fibrocartílago de la sínfisis púbica se infiltra de líquido, lo cual puede causar la formación de una aparente cavidad articular. El ablandamiento del fibrocartílago es comparable al del núcleo pulposo del disco intervertebral. Sin embargo, nunca llega a producirse entre ambos pubis una cavidad comparable a la de las articulaciones sinoviales; la movilidad relativa de esta sínfisis es debida simplemente al relajamiento de la textura del cartílago sinfisario.

II. ANATOMÍA FUNCIONAL DE LA CADERA Y DEL MUSLO

La articulación de la cadera permite al miembro inferior una amplitud de movimientos de la que no participa la cintura pélvica, solidaria al hueso sacro. La articulación de la cadera pertenece al grupo de las articulaciones esferoideas, lo cual le permite movimientos en las tres direcciones del espacio, así como un movimiento de circunducción. Sin embargo, esta amplia movilidad de la articulación de la cadera se ve limitada por la función de apoyo que desempeña el fémur en la postura y locomoción verticales.

Antes de describir los movimientos de la cadera, deben recordarse las restricciones que impone la verticalidad sobre el conjunto anatómico del miembro inferior. Este carácter anatómico y funcional se ve acompañado por diversas particularidades propias de la especie (fig. 437).

El hueso coxal está desarrollado sobre todo en anchura, extendiéndose más en sentido superior. Su cara externa presenta una amplia superficie de inserción para los músculos glúteos, que son los que mantienen la estabilidad de la pelvis en posición vertical junto con los ligamentos sacrotuberoso y sacroespinoso, que se insertan en las formaciones anatómicas del borde posterior del hueso coxal, como la espina ciática y la escotadura ciática mayor. En el borde anterior, las espinas ilíacas anteriores ponen de manifiesto el papel de los músculos abdominales y femorales en la mecánica de la pelvis.

La diáfisis femoral, bastante rectilínea en su conjunto, se encuentra desviada lateralmente por el cuello del fémur, de una longitud de 4 a 5 cm, por lo cual el eje mecánico del hueso, que desciende verticalmente desde la cabeza femoral, no coincide con el eje de la diáfisis, sino que forma con él un ángulo de 7° aproximadamente. El apoyo sobre el miembro inferior y la acción de sus músculos son completamente diferentes a los de los primates antropoides de posición no erecta con los que se les compara algunas veces (fig. 438).

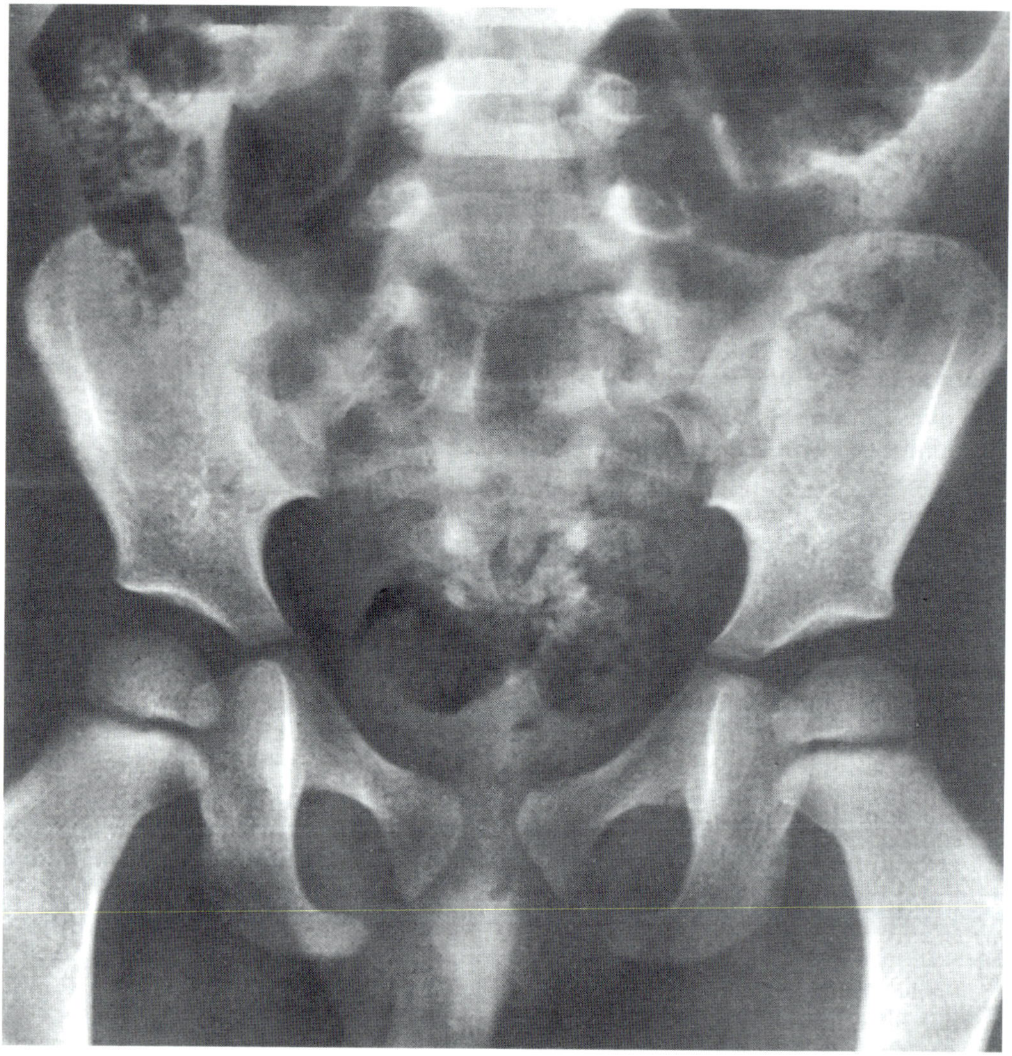

Fig. 437 ▪ Pelvis de un niño. Radiografía que muestra la independencia de las tres partes que constituyen el hueso coxal y la cabeza del fémur.

La dirección del cuello del fémur forma con la diáfisis un ángulo denominado *ángulo de inclinación,* que varía entre 115 y 140°. Es mayor en el recién nacido (150°) y tiende a disminuir durante el crecimiento, hasta alcanzar en el adulto 127° aproximadamente (fig. 439).

La diáfisis femoral y el eje mecánico están por lo regular situados posteriormente al plano frontal que pasa por el centro de la cabeza del fémur.

La posición de la cabeza del fémur en relación con la pelvis, con la diáfisis y con su extremo distal reviste una importancia especial, tanto desde el punto de vista de la estática corporal como por lo que hace a los movimientos.

El cuello y la cabeza del fémur forman también con la diáfisis un ángulo sobre el plano frontal denominado *ángulo de declinación* o *ángulo de torsión* (como si la diáfisis estuviese torcida sobre su eje). Este ángulo, muy variable según los sujetos, puede hallarse abierto medial y anteriormente (antetorsión del fémur) y alcanzar un valor de 37°, pero normalmente se halla entre 14 y 20°. El ángulo de declinación puede también hallarse abierto medial y posteriormente (retrotorsión) y alcanzar los 25° (fig. 440).

Estos diferentes datos demuestran sobre todo que la postura vertical es un fenómeno individual, funcionalmente importante y susceptible de conllevar diversas consecuencias patológicas y mecánicas.

La *arquitectura* del extremo superior del fémur corresponde a la que ha sido descrita en la articulación sacroilíaca. Las líneas de fuerza continúan del fémur al hueso coxal y de éste al hueso sacro y al conjunto del esqueleto axial (fig. 436), en relación con el papel mecánico del cuello del fémur, que ha sido comparado al de una grúa (Culmann). Las fuerzas ejercidas sobre el extremo superior del fémur siguen diversos sistemas de trabéculas óseas: un primer sistema parte del tejido óseo compacto de la cortical medial de la diáfisis y asciende a través del cuello hasta la parte superior de la cortical de la cabeza femoral: es el abanico de sustentación que, apoyado en la concavidad del cuello, parece ensancharse para sostener la cabeza femoral. El segundo sistema de trabéculas se destaca de la cortical lateral de la diáfisis y termina, incurvándose inferior y medialmente, en la parte inferior de la cabeza femoral: es el fascículo arciforme.

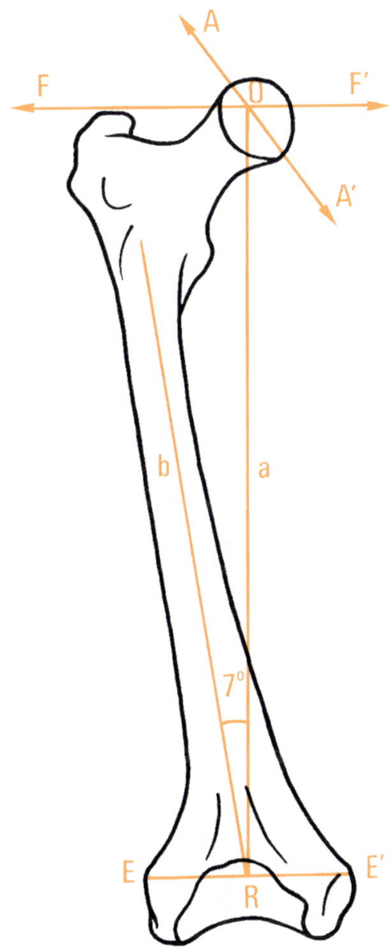

Fig. 438 ▪ Los tres grandes ejes de rotación del fémur en la posición normal de partida. El eje FF' es el eje de los movimientos de flexión-extensión. El eje AA', casi perpendicular al anterior, es el eje de la abducción-aducción. El eje (a), o eje mecánico del fémur, es el eje de la rotación (R); forma un ángulo de 7° con el eje diafisario del fémur (b). Los tres ejes mecánicos se cruzan en el centro de la cabeza del fémur (O). E-E', eje epicondíleo.

El abanico de sustentación corresponde, como puede comprobarse, a las fuerzas de presión ejercidas sobre la cadera. El abanico de fibras arciformes debe relacionarse con la trayectoria de las fuerzas de tracción en el interior de la cabeza y el cuello del fémur.

Un haz accesorio nace del origen del abanico de sustentación y se dirige hacia el trocánter mayor (fascículo trocantéreo); otro grupo de fibras paralelas a la cortical del

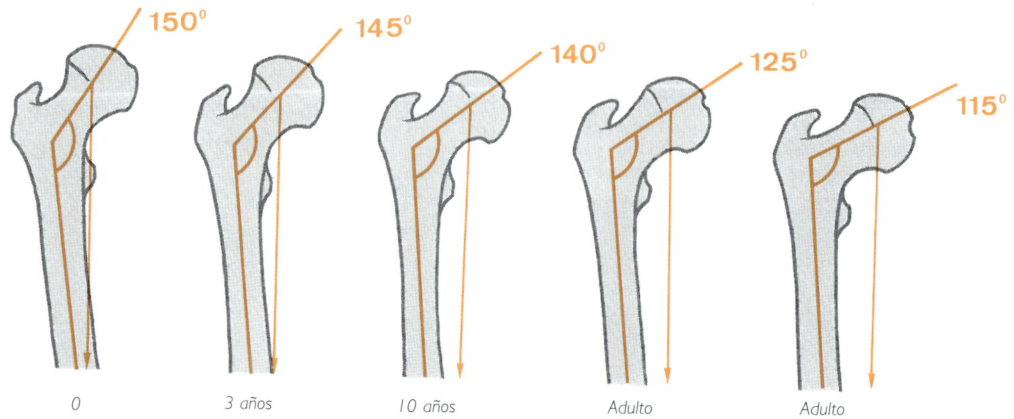

Fig. 439 ▪ Ángulos de inclinación del cuello femoral. El cuello del fémur forma un ángulo de 125° con el eje diafisario y de 7° con el eje mecánico. Este ángulo varía con la edad; es mayor en el niño que en el adulto: 150° en el nacimiento, 145° a los 3 años, 140° a los 10 años. Puede ser menor en algunos sujetos y llegar sólo a 115°. El eje mecánico se aleja o se aproxima al eje diafisario siguiendo el grado de inclinación del cuello. (Según Von Lanz y Wachsmuth.)

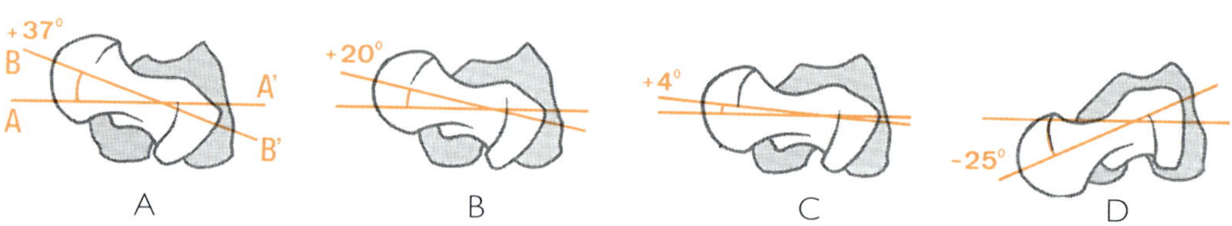

Fig. 440 ▪ Ángulo de declinación del cuello femoral. La epífisis distal está marcada en color gris. A) El cuello del fémur forma un ángulo de aproximadamente 20° con el plano frontal que pasa por el extremo distal del fémur (antetorsión). B) El ángulo de declinación se halla en su posición habitual y forma un ángulo de 14° con el plano frontal. C) El extremo superior del fémur y el plano frontal se pueden superponer. D) El extremo superior y el inferior forman con el plano frontal un ángulo abierto medial y posteriormente; se dice que el extremo superior se halla en retrotorsión. Estas variaciones tienen gran importancia desde el punto de vista mecánico porque modifican la acción de músculos como el músculo iliopsoas, que puede o no ser rotador lateral del fémur (Von Lanz).

trocánter mayor se debe a las tracciones musculares ejercidas sobre esta apófisis (Laux). Estos dos haces tienen, por lo tanto, una importancia diferente a la de los precedentes.

Estos diferentes sistemas de trabéculas óseas se entrecruzan formando ojivas: unas están constituidas por el fascículo arciforme y las fibras trocantéreas; otras por el fascículo arciforme y el abanico de sustentación.

Los pilares de las ojivas óseas son necesariamente oblicuos. Entre ellos se encuentran puntos débiles, que pueden ser localizaciones de fracturas del cuello del fémur.

Si se siguen los sistemas de trabéculas a través del extremo superior del fémur hasta la pelvis, se observa que constituyen un único conjunto estructural y funcional.

Las trabéculas óseas procedentes de la parte vertical de las caras auriculares sacras forman el espolón ciático de la escotadura ciática mayor. Se prolongan en la parte inferior del acetábulo, donde presentan continuidad con el fascículo de tracción (fascículo arciforme).

Las trabéculas que proceden de la parte acodada de la cara auricular, que se halla en relación con la postura vertical, continúan hacia la parte superior del acetábulo, siguiendo el fascículo o abanico de sustentación (fig. 436).

En resumen, un sistema de trabéculas óseas asegura el sostén de la cintura pélvica y del tronco, y un segundo sistema se halla en relación con los movimientos del conjunto.

MOVIMIENTOS DE LA ARTICULACIÓN DE LA CADERA

La articulación de la cadera pone en contacto funcional la cabeza del fémur y el acetábulo del hueso coxal. La cabeza femoral, engastada en el acetábulo, se mantiene en posición gracias al rodete acetabular y a la presión atmosférica, que asegura la coaptación de las superficies articulares. Sin embargo, la congruencia de las superficies articulares no es absolutamente perfecta, lo cual entraña variaciones de la presión intraarticular en el curso de los movimientos. Estas variaciones de presión facilitan una buena circulación de los líquidos intra y extraarticulares (Christel), indispensables para la biomecánica normal de una articulación que se ejercita en condiciones variables.

El cartílago de la cara semilunar del acetábulo es más grueso en sus partes periférica y superior, donde la presión de la cabeza femoral es mayor, en el sujeto erguido.

A. Ejes de los movimientos del muslo

La articulación de la cadera es una articulación esferoidea. Los movimientos que tienen lugar en ella se producen alrededor de tres ejes principales: un eje transversal o eje del movimiento de flexión-extensión, un eje anteroposterior para los movimientos de aducción-abducción, y un tercer eje vertical para la rotación. La circunducción resulta del paso sucesivo de la cabeza femoral a través de los diferentes planos del espacio. Los tres ejes (fig. 438) se cruzan en el centro de la cabeza femoral, a 25 mm de su superficie articular.

La *posición de partida* no corresponde a la posición de reposo, sino a un estado de la articulación en el cual, con el sujeto de pie, las fibras de la cápsula articular se encuentran torcidas y tensas, las superficies articulares femoral y coxal se hallan en estrecho contacto y los ligamentos firmes, sin que sea necesaria una acción muscular especial para mantener recto el conjunto de los miembros y el tronco. Se trata de un aparato ligamentoso extraordinariamente fuerte que puede resistir una tracción de 500 kg.

En *posición de reposo* o *flexión en reposo* se relaja el aparato ligamentoso que estaba tenso en la posición anterior y, por tanto, limitaba los movimientos del sujeto erguido.

B. Movimientos de flexión-extensión del muslo

La flexión-extensión se efectúa alrededor de un eje transversal que pasa por el centro de la cabeza femoral (fig. 441). Este eje roza lateralmente el trocánter mayor y medialmente la fosita de la cabeza del fémur.

La amplitud total desde la extensión extrema hasta la flexión extrema es de 135°.

La *flexión* alcanza 120° entre la posición de partida y el final del movimiento, cuando la cara anterior del muslo se encuentra con la pared anterior del abdomen. Se trata del movimiento más importante de la articulación. Durante la flexión, la cápsula y los ligamentos anteriores se relajan, mientras que los ligamentos posteriores y la parte posterior de la cápsula se ponen tensos; los músculos de la región posterior del muslo experimentan un alargamiento forzado y detienen la flexión al llegar a 90°; su relajación es necesaria para alcanzar los mencionados 120°. Este resultado sólo puede obtenerse mediante la flexión de la rodilla, que disminuye la tensión de los músculos posteriores del muslo, los cuales pueden considerarse ligamentos posteriores de la articulación. Así pues, la flexión máxima es el resultado de un movimiento combinado que asocia la flexión de la rodilla y el encuentro del muslo con la pared abdominal anterior.

Los músculos flexores de la cadera pueden dividirse en dos grandes grupos: los músculos flexores mayores, susceptibles de producir movimientos de gran amplitud (empleados en el curso de la carrera y el salto), y los músculos flexores pequeños, que son los flexores habituales que se contraen durante la marcha en la fase de oscilación del miembro que se eleva del plano del suelo.

Los músculos flexores mayores son necesariamente músculos largos y poliarticulares: el músculo iliopsoas, desarrolla una potencia de 10 kg, el músculo tensor de la fascia lata de 7,5 kg, el músculo sartorio de 4,8 kg y el músculo recto femoral de 16,4 kg.

Los músculos flexores pequeños y medianos son el músculo glúteo menor (3,5 kg) y el músculo pectíneo (2,7 kg), que son músculos cortos y monoarticulares.

Los músculos flexores mayores y menores suman una potencia de 45 kg.

El *movimiento de extensión* a partir de la posición de partida y a plomo de la vertical es de hecho muy limitado, porque la posición de partida es de por sí una posición de extensión del miembro inferior, tratándose por tanto, en realidad, de un movimiento de hiperextensión que no supera los 15°. Se halla limitado por la tensión del ligamento iliofemoral, que puede soportar una tracción de 350 kg. Este ligamento es el que normalmente mantiene el cuerpo proyectado posteriormente, tanto más enérgicamente si consideramos que su tensión bloquea también la aducción y la rotación lateral. El ligamento isquiofemoral desempeña una función análoga en la hiperextensión: enrollándose alrededor del cuello, comprime y apoya fuertemente la cabeza del fémur contra el fondo del acetábulo. Los ligamentos iliofemoral e isquiofemoral bloquean la articulación e impiden la caída posterior del cuerpo, único riesgo cuando el sujeto está erguido.

El movimiento de extensión, aunque limitado, se halla asegurado por numerosos músculos: el músculo glúteo mayor (10,4 kg), el músculo glúteo medio (5,7 kg), el

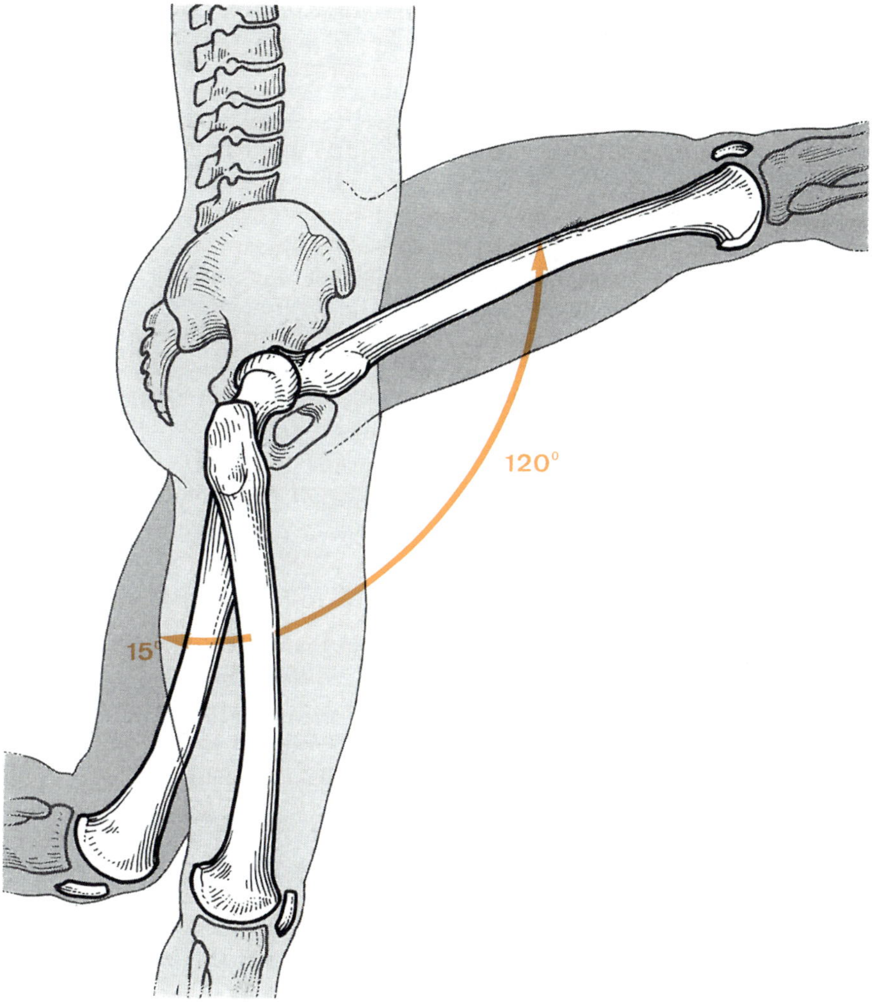

Fig. 441 ▪ Movimientos de flexión-extensión del muslo sobre la pelvis (visión lateral). Se presentan en gris las posiciones inicial y terminal del miembro inferior en la flexión y la extensión del muslo a partir de la posición inicial, considerando al sujeto en posición erguida.

músculo glúteo menor (1,2 kg), el músculo semimembranoso (1,7 kg), el músculo bíceps femoral (1,2 kg) y el músculo semitendinoso (1,2 kg), a los cuales se puede añadir el músculo piriforme.

La potencia de estos músculos alcanza 22 kg, cifra relativamente importante, sobre todo en la extensión de la pelvis sobre el muslo en posición erguida. Si bien, como ha demostrado Duchenne de Boulogne, el músculo glúteo mayor no es el músculo de la posición vertical, ya que entra en relajación al adoptar dicha actitud, ciertamente interviene de manera importante en el enderezamiento del tronco a partir de la flexión durante la marcha, la carrera y el salto, actitudes susceptibles de producir la caída anterior del cuerpo.

C. Movimientos de abducción-aducción del muslo

Este movimiento se efectúa alrededor de un eje horizontal y anteroposterior que pasa por el centro de curvatura de la cabeza femoral. Puede alcanzar 145° desde la aducción extrema hasta la abducción extrema, pero necesita de ciertos desplazamientos complementarios de la pelvis y del miembro inferior del lado opuesto (gran abducción) (fig. 442).

En la *abducción* normal, que puede alcanzar los 50°, el muslo se eleva lateralmente y la cabeza femoral se desliza de superior a inferior en el acetábulo, tensándose la parte inferior de la cápsula. El movimiento se detiene debido a la tensión del fascículo superior del ligamento iliofemoral y del ligamento pubofemoral (fig. 438).

La abducción se debe a la acción de los músculos glúteos. El más activo es el músculo glúteo medio (12,4 kg), seguido por los fascículos superiores del músculo glúteo mayor (9,6 kg) y el músculo glúteo menor (7 kg), a los que se asocia el músculo tensor de la fascia lata (8,6 kg). Los músculos piriforme, sartorio y recto femoral pueden añadir su acción, alcanzándose una potencia conjunta de 13 kg. Los abductores son, por lo tanto, muy potentes, ya que entre todos suman cerca de 50 kg. Esta paradójica potencia se debe a que la abducción se suele asociar con la rotación lateral y la extensión del muslo. La asociación de estos músculos permite la adaptación de la cadera y del tronco a la locomoción en terreno escarpado y facilita los movimientos de la pelvis en posiciones ginecológicas y obstétricas (figura 442, B).

La *aducción del muslo* es, por el contrario, un movimiento muy limitado que no pasa de 20°, debido al contacto de las caras mediales de ambos muslos cuando se ejecuta el movimiento en posición vertical. Cuando se cruzan las piernas, la amplitud del movimiento puede alcanzar los 55°. Normalmente la aducción se ve limitada por la tensión del fascículo superior del ligamento iliofemoral. El movimiento es más amplio cuando el muslo se halla flexionado (posición sedente) y cuando la pelvis se inclina lateralmente (fig. 442, A).

Los músculos aductores son numerosos, pero paradójicamente menos potentes que los abductores. Se trata, desde luego, de los tres aductores (músculos denominados «de los caballeros» porque permiten apretar fuertemente los muslos): el músculo aductor mayor (4,8 kg), el músculo aductor largo (2,6 kg) y el músculo aductor corto (2,1 kg), a los que se pueden agregar los fascículos inferiores del músculo glúteo mayor (5 kg), el músculo piriforme (0,9 kg) y el músculo iliopsoas (1,2 kg). Menos importantes son los músculos obturador externo, sartorio, semitendinoso, semimembranoso y bíceps femoral; estos dos últimos aseguran el mantenimiento de la aducción en posición vertical.

La fuerza asociada de todos estos músculos puede alcanzar los 21 kg.

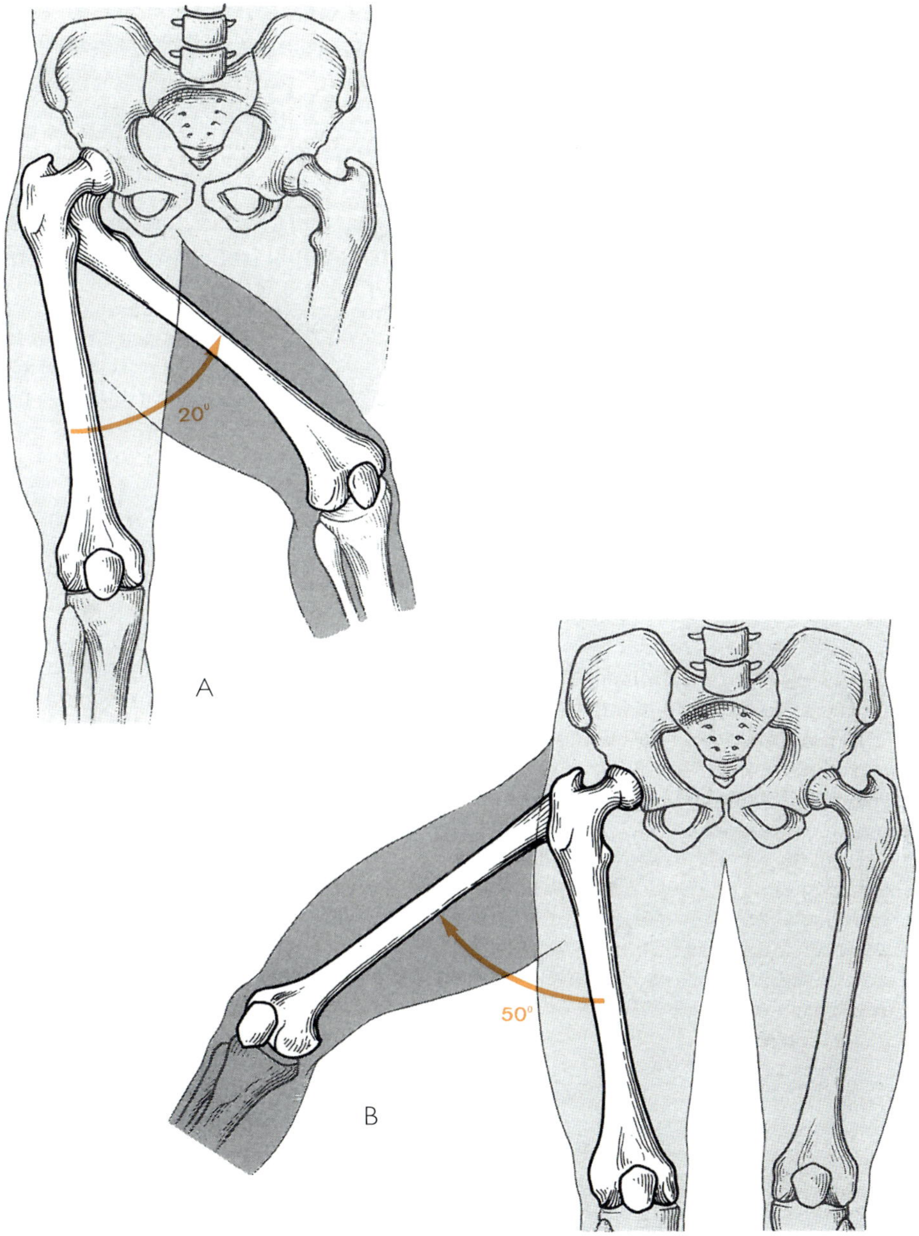

Fig. 442 ■ Movimientos de abducción-aducción del muslo (visión anterior). A) La figura representa la aducción del muslo, que cruza anteriormente el muslo del lado opuesto; en este caso el muslo derecho pasa anteriormente al izquierdo. B) El movimiento de abducción con rotación presenta un interés especial cuando se asocia a la abducción del lado opuesto (separación de los muslos en las posiciones ginecológicas u obstétricas).

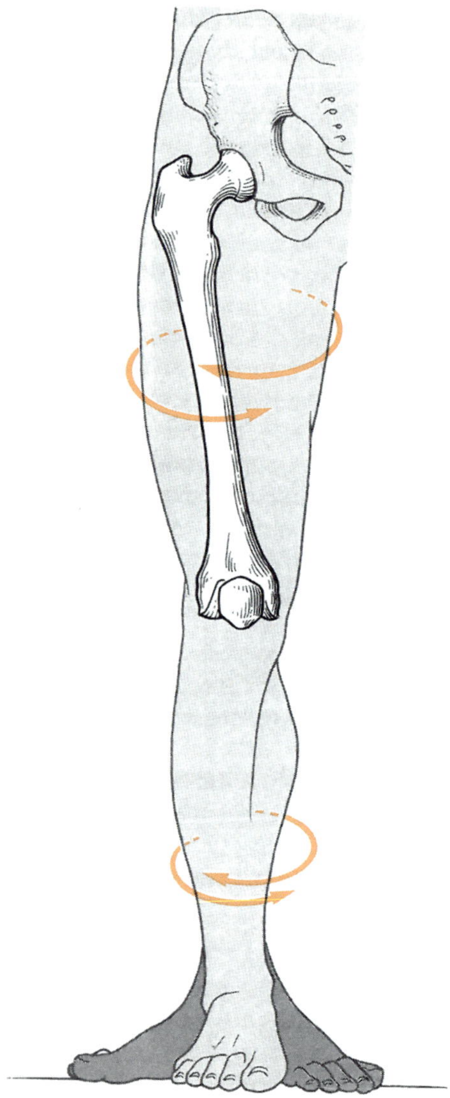

Fig. 443 . Movimientos de rotación del muslo. En posición erguida, la rotación del muslo se ve acompañada de la rotación de la pierna y del pie, en apoyo sobre el suelo. Como se aprecia en la figura, el interés de estos movimientos consiste en que permiten la adaptación del miembro inferior, tanto en posición vertical inmóvil como durante la marcha sobre un terreno desigual.

D. Movimientos de rotación del muslo

Se efectúan alrededor del eje mecánico del fémur, que es un eje vertical que parte del centro de la cabeza femoral y desciende hasta la cara medial del cóndilo medial (fig. 443).

La rotación total, cuando el sujeto está erguido con el miembro inferior en extensión, no pasa de 50°. Por el contrario, con el sujeto sentado y el muslo en flexión, puede aumentar hasta 100° en la rotación extrema de lateral a medial o en la rotación inversa de medial a lateral.

En la *rotación lateral del muslo* con el sujeto erguido, la punta del pie se dirige lateralmente, lo cual aumenta la superficie del polígono de sustentación; el trocánter mayor se orienta posteriormente, y el trocánter menor y la cabeza femoral anteriormente. El movimiento se detiene debido a la tensión del fascículo superior del ligamento iliofemoral. Su amplitud es aproximadamente de 13° (Vallois); con el muslo en flexión, la rotación aumenta a 40°.

Los músculos rotadores laterales son el músculo iliopsoas (1,6 kg), el músculo glúteo mayor (9 kg), los fascículos posteriores del músculo glúteo medio (4 kg), el músculo piriforme (1,7 kg) y el músculo obturador interno (1 kg); el músculo cuadrado femoral y los músculos aductores pueden añadir su acción a la de los músculos precedentes.

La potencia conjunta de todos estos músculos es de 29 kg aproximadamente.

La *rotación medial del muslo* dirige la punta del pie medialmente y los talones lateralmente en posición erguida; el trocánter mayor se orienta anteriormente y el trocánter menor posteriormente; la cabeza femoral se desliza de anterior a posterior. El movimiento es contenido por la tensión del ligamento isquiofemoral y del fascículo superior del ligamento iliofemoral.

El movimiento puede alcanzar 37° (Vallois). Si el sujeto está sentado, la amplitud del movimiento aumenta hasta 60°, pues la flexión del muslo afloja la tensión de los ligamentos, que se hallan tensos durante la extensión.

Los músculos rotadores mediales son el músculo glúteo medio (0,9 kg) y el músculo glúteo menor (0,8 kg); a éstos se pueden añadir el músculo tensor de la fascia lata (0,9 kg) y el músculo recto femoral (0,5 kg). Sus fuerzas unidas alcanzan los 3,1 kg.

En el movimiento de circunducción, el fémur gira alrededor de un eje oblicuo inferior, anterior y lateralmente.

III. ANATOMÍA FUNCIONAL DE LA RODILLA Y MOVIMIENTOS DE LA PIERNA

La postura vertical es acompañada por la extensión de los principales segmentos del miembro inferior (excepto el pie): extensión del muslo sobre el tronco y de la pierna sobre el muslo. En estas condiciones, la pelvis asegura el equilibrio del tronco en posición vertical. Ya hemos visto cómo el eje de gravedad desciende desde el centro de la cabeza femoral y pasa entre los dos cóndilos del fémur antes de alcanzar el centro del polígono de sustentación. No obstante, teóricamente el eje de gravedad debería descender hacia la parte posterior del polígono si la pierna estuviera en extensión completa sobre el muslo, pero esta actitud ocasionaría una gran fatiga en los músculos extensores de la pierna y del muslo, tanto para el conjunto del aparato motor como para las estructuras ligamentosas de la rodilla y de todo el miembro inferior. La posición sería dolorosa si se permaneciera en completa inmovilidad. Sólo puede mantenerse gracias a cambios de posición acompañados de cierto grado de flexión de la rodilla, lo cual relaja el aparato extensor, como sucede en la posición sentada que se adopta tan a menudo. Una hiperextensión de la rodilla implica su flexión anterior, la cual sobrepasa la vertical provocando la apertura de un ángulo anterior femorotibial de aproximadamente 6 a 9° (Krause).

La posición de partida habitual de los movimientos de la rodilla se aproxima a su extensión completa, pero sin los inconvenientes de una hiperextensión.

A. **Flexión-extensión de la pierna y rotación combinada**

Este movimiento (fig. 445) es de importancia capital en la marcha, durante la cual se asocia a la flexión-extensión del muslo en la fase de suspensión: la flexión es necesaria para elevar el pie del suelo y permitir al miembro inferior oscilar, mientras que el miembro opuesto en extensión asegura el apoyo unilateral de la marcha; el pie que se ha elevado describe en ese momento un arco de circunferencia en relación con el miembro de apoyo (v. pág. 603).

Además de la marcha, también puede realizarse una flexión pasiva de la pierna a partir de la posición vertical. Este movimiento aislado se ve limitado por el contacto de las caras posteriores de la pierna y del muslo; puede alcanzar una amplitud de 130° (Fick, Bugnon, Vallois) durante la contracción activa de los músculos flexores, o tam-

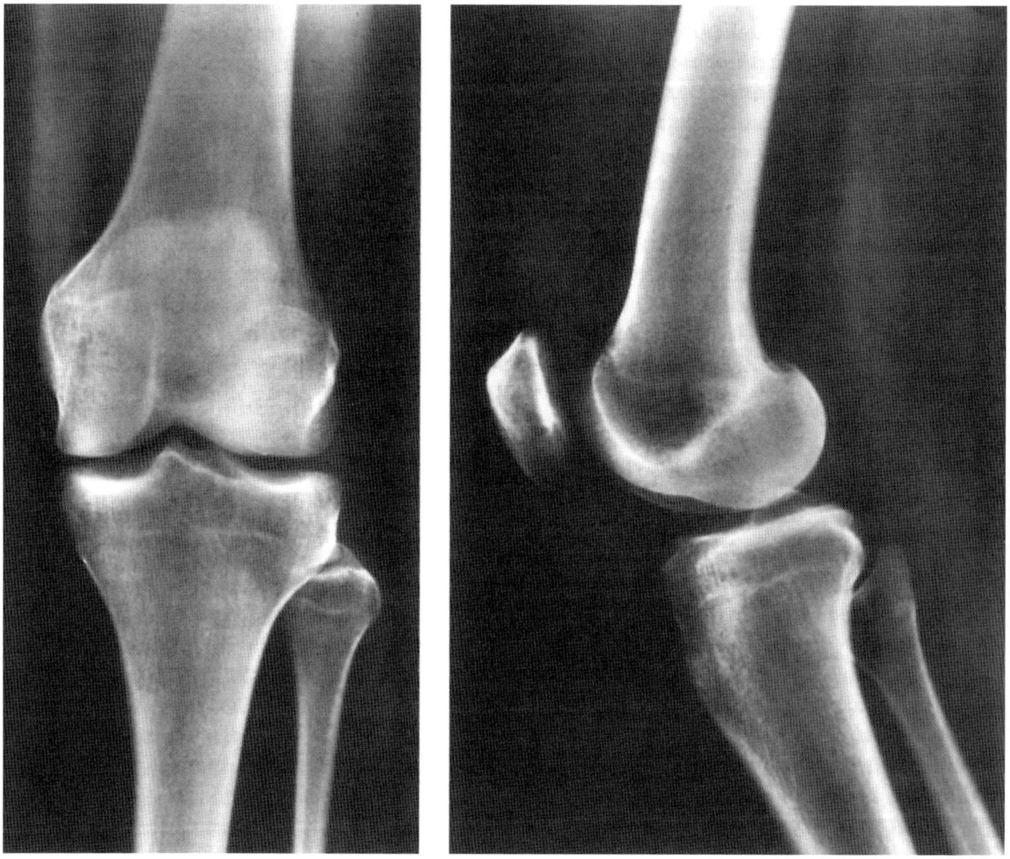

Fig. 444 ▪ Rodilla. Imágenes radiográficas de frente y de perfil.

bién en el curso del acuclillamiento, cuando el apoyo sobre las rodillas y los talones vuelve a estirar pasivamente los músculos extensores. La amplitud de la flexión aumenta entonces, pudiendo alcanzar los 150° e incluso los 160°. En estas condiciones, el ángulo residual femorotibial entre las caras posteriores del muslo y de la pierna no puede rebasar los 30° (fig. 445).

El mecanismo de flexión-extensión no consiste en un simple movimiento de apertura y cierre de la articulación de la rodilla. Dicha articulación no es un simple gínglimo, que sólo permitiría la rotación alrededor de un eje transversal; de hecho, las superficies articulares del fémur y la tibia sólo son parcialmente concordantes: los cóndilos medial y lateral del fémur presentan una longitud y una altura diferentes (figs. 281 y 283), y el cóndilo medial es más alto y más largo que el lateral. Esta desigualdad en las dimensiones de los dos cóndilos se compensa parcialmente en el apoyo gracias a la oblicuidad del fémur (7° entre el eje diafisario y el eje mecánico, si bien tan sólo en el apoyo inmóvil y no durante los movimientos de la rodilla) (fig. 438).

De la diferencia de longitud y altura de los cóndilos resulta que, durante la flexión de la pierna, la cara articular superior medial de la tibia debe recorrer una extensión mayor que la cara articular superior lateral, porque el cóndilo medial del fémur es más largo que el lateral. Una rotación medial de la pierna (rotación combinada) es necesaria entonces para compensar el retraso en el movimiento de las dos articulaciones condíleas y llevar el cóndilo lateral al mismo plano que el medial. Durante la extensión, la rotación de la tibia se realiza en sentido inverso, es decir, lateralmente.

Aparte de sus diferentes dimensiones, los cóndilos tampoco son simétricos con relación al plano sagital: el condílo lateral está inclinado lateralmente y el cóndilo medial medialmente. Fick ha comparado el deslizamiento que se produce en los cóndilos femorales con el movimiento de un carruaje con dos ruedas de diámetros diferentes, para demostrar cómo se efectúa la rotación del fémur en relación con la tibia en el curso de la flexión y extensión de la rodilla.

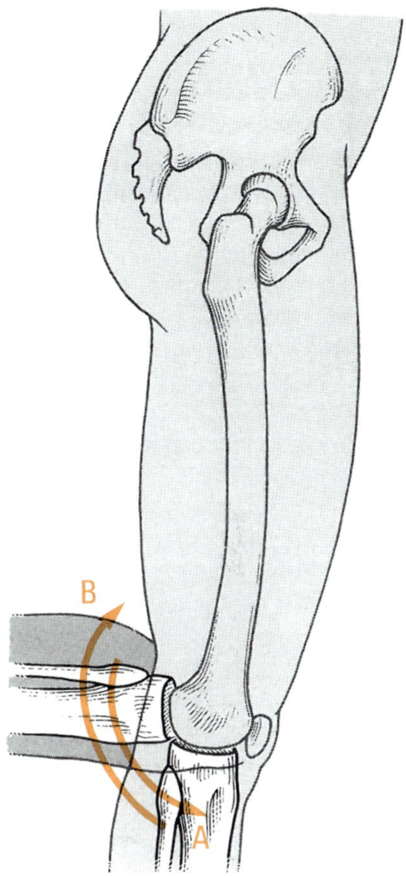

Fig. 445 ▪ Movimientos de flexión-extensión de la rodilla. A) Extensión de la pierna sobre el muslo. B) Flexión de la pierna sobre el muslo durante la marcha.

Una última particularidad anatómica de los cóndilos se refiere a su grado de curvatura, tanto de anterior a posterior como transversalmente. La curvatura de los cóndilos femorales no es regular, sino que describe un trazo en espiral cuyos haces disminuyen de anterior a posterior, siendo la espiral del cóndilo lateral más corta que la del cóndilo medial.

Estas características morfológicas de los cóndilos determinan las particularidades de los movimientos de flexión-extensión de la rodilla (fig. 445).

En la flexión de la pierna sobre el muslo, el movimiento se inicia con la pierna en extensión sobre el muslo; los cóndilos del fémur comienzan deslizándose de anterior a posterior sobre las caras articulares superiores tibiales, como las ruedas de una carreta sobre un camino; a cada punto de la superficie condílea corresponde un punto de la tibia. Esta fase de deslizamiento se efectúa solamente durante los diez primeros grados de la flexión. En ese momento termina el movimiento de rotación, pero no la progresión de cada cóndilo, que continúa. Los cóndilos deben ahora deslizarse sobre el mismo punto de la cara articular superior tibial. Las convexidades femorales, al no poder seguir girando alrededor de un eje transversal como en la fase precedente, en su lugar patinan, aumentando la extensión del desplazamiento condíleo. Rotación y deslizamiento se producen sobre la tibia por medio de los meniscos de la rodilla, que aumentan la superficie de deslizamiento y se desplazan, si bien muy ligeramente, sobre la tibia, de la cual son solidarios.

La desigualdad de los dos cóndilos tiene como resultado, como ya se ha señalado, una rotación combinada o asociada a la flexión-extensión de la pierna, de modo que el cóndilo medial tiene que recorrer un trayecto más largo que el lateral, y que este último continúa una vez iniciado el movimiento. La cara articular superior medial de la tibia y el menisco medial se movilizan anterior y lateralmente; la cara articular superior lateral y el menisco lateral se desplazan medial y posteriormente. Esta rotación se produce al final del movimiento de flexión, es decir, que la rotación combinada es *terminal.*

Hay que destacar que una rotación análoga, pero en sentido inverso, se produce al principio de la flexión de la pierna sobre el muslo; en ese caso, la rotación combinada se denomina *inicial.*

La amplitud de la rotación combinada es de 30-40°.

El movimiento de rotación combinada, aunque aparentemente posee un interés secundario, es de gran importancia. Durante la marcha y las fases de apoyo del pie en extensión sobre el suelo, facilita la adaptación del miembro a las desigualdades del terreno. En efecto, la adaptación debe efectuarla, en su mayor parte, el pie que asegura el apoyo; la rotación combinada permite al conjunto del miembro inferior ejecutar fácil y perfectamente una acción conjunta. El miembro inferior logra así menor rigidez y mayor efectividad durante la ejecución de los movimientos en las condiciones siempre variables que el suelo impone a la marcha.

APARATO MOTOR DE LA EXTENSIÓN DE LA PIERNA SOBRE EL MUSLO. La extensión es el movimiento principal de la rodilla para alcanzar y mantener la postura vertical: extiende la pierna sobre el muslo, la sitúa verticalmente y mantiene dicha postura, oponiéndose a la flexión pasiva que se produciría por acción de la gravedad. Una vez alcanzada, la extensión se mantiene gracias a la tensión del aparato ligamentoso de la rodilla. La extensión de la pierna se debe a la acción de un solo músculo, el cuádriceps femoral, cuya fuerza puede alcanzar 142 kg. Con una energía mucho menor en comparación con la del músculo cuádriceps femoral, citaremos el músculo tensor de la fascia lata, cuyo interés radica en su otra acción sobre el muslo, al cual flexiona en abducción y rotación lateral, contribuyendo a la extensión de la pierna (0,8 kg) y aumentando la amplitud de su movimiento de extensión. El cuádriceps femoral permite efectuar la extensión de la pierna, pero no interviene en el mantenimiento del equilibrio en ortostatismo. Por el contrario, cuando el muslo se flexiona para adoptar una posición de reposo ligeramente más acentuada, el músculo cuádriceps femoral se contrae para evitar la caída del cuerpo.

Durante la marcha (pág. 603), en la fase de apoyo unilateral, el músculo cuádriceps femoral se contrae durante el apoyo posterior y el paso a la vertical, asegurando sólidamente dicho apoyo. Del lado del miembro oscilante, por el contrario, el músculo cuádriceps femoral se relaja y la flexión se mantiene gracias a los músculos iliopsoas y tensor de la fascia lata, que lo suspenden sobre el plano del suelo.

El músculo cuádriceps femoral del miembro oscilante se contrae de nuevo, de forma brusca y breve, al principio del paso anterior de la marcha, proyectando la pierna anteriormente hasta que el pie que queda asegurado sobre el suelo; su función cinética finaliza temporalmente, pero no así su acción de fijación durante la fase de apoyo. Durante la contracción del músculo cuádriceps femoral, la rótula no interviene de ningún modo especial, a no ser como punto de fijación de los músculos vastos.

B. **Flexión y músculos flexores de la pierna**

Los músculos flexores intervienen de manera importante durante la marcha, ya que flexionan la pierna sobre el muslo, elevándola posteriormente del plano del suelo, lo cual permite oscilar al miembro inferior. Menos potentes que los músculos extensores (sólo tienen que elevar la pierna y el pie), los músculos flexores de la pierna son los siguientes: el músculo semimembranoso (16,8 kg), el músculo semitendinoso (13,2 kg), el músculo bíceps femoral (10 kg), el músculo sartorio (2,3 kg) y también el músculo gastrocnemio cuando toma su punto de apoyo en el pie (fig. 445).

El papel de los músculos semitendinoso, semimembranoso y bíceps femoral es de especial importancia durante la marcha. Mientras el miembro portante se mantiene fijo y recto por acción del músculo cuádriceps femoral, como hemos señalado antes, el miembro oscilante es desplazado de posterior a anterior, cruzando el miembro fijo. No obstante, los músculos flexores del miembro portante comienzan a contraerse a partir del paso a la vertical; actuando entonces como extensores de la pelvis, impiden al cuerpo perder el equilibrio y caer anteriormente. Al mismo tiempo, en el lado oscilante, los músculos flexores elevan la pierna y el pie.

En resumen, se puede decir que, si bien el músculo cuádriceps femoral es el músculo que asegura la postura vertical, los músculos flexores son los músculos de la locomoción porque permiten la oscilación del miembro inferior y lo hacen pasar de la posición posterior a la anterior.

C. **Rotación independiente de la rodilla**

Aunque un movimiento combinado o asociado de rotación acompaña siempre a la flexión y la extensión de la pierna, la rotación se nos presenta habitualmente como un movimiento complementario destinado a adaptar el miembro inferior a las desigualdades del relieve del terreno, tanto cuando el miembro está inmóvil y vertical como en el curso de la locomoción. También puede observarse una rotación independiente de cualquier otro movimiento de la rodilla (fig. 446), pero necesita del relajamiento previo de los músculos extensores y de los ligamentos, que están tensos en posición de extensión; este movimiento sólo puede ejecutarse desde una posición inicial de flexión. Cuando, por ejemplo, el sujeto se encuentra en posición de apoyo en la rodilla, la rotación de la pierna consiste entonces en un cambio en la orientación de la planta del pie, que se dirige posteriormente.

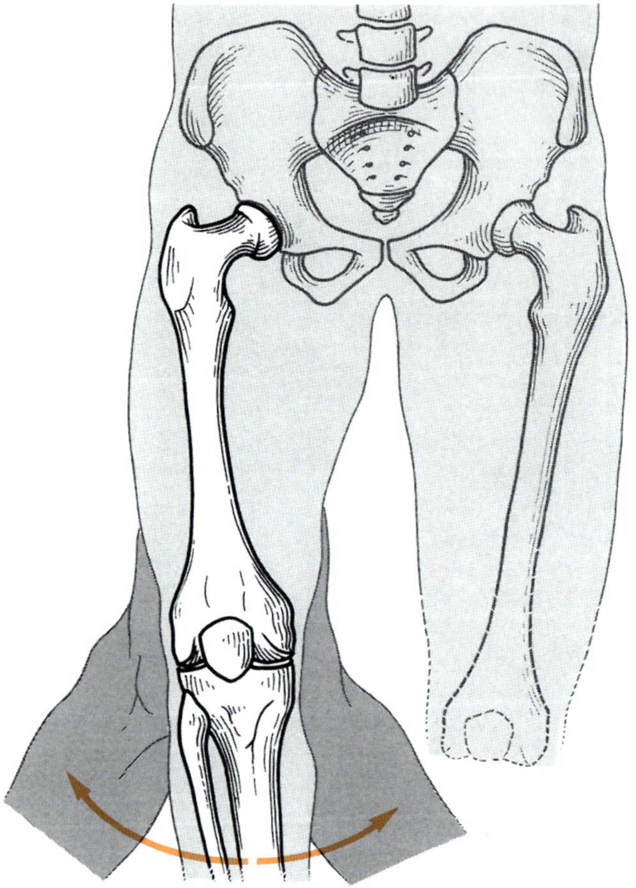

Fig. 446 ▪ Rotación independiente de la rodilla. Para mayor claridad se muestra el muslo en perspectiva, en posición de flexión sobre la pelvis.

El eje del movimiento de rotación independiente es longitudinal y pasa por la eminencia intercondílea. En la rotación lateral, el cóndilo lateral de la tibia se desliza posteriormente y el cóndilo medial anteriormente.

El desplazamiento lateral es siempre más marcado que el desplazamiento medial.

No obstante, si la tibia se halla inmóvil o inmovilizada, el fémur describe un arco de circunferencia cuyo centro corresponde a la rodilla. Este movimiento es especialmente útil cuando el pie se fija sobre el suelo. El fémur y la pelvis realizan entonces un movimiento conjunto que provoca la rotación de todo el cuerpo del sujeto.

La amplitud máxima de rotación independiente se observa cuando la rodilla se halla flexionada, pero nunca rebasa los 90°. Es mayor cuando se produce pasivamente; si es activa, se limita a 5°; es pues esencialmente un movimiento provocado durante la marcha, pasivo y no voluntario.

Los músculos de la rotación independiente de la rodilla son pocos y de escasa potencia: los músculos rotadores laterales son el músculo bíceps femoral (4,9 kg) y, muy secundariamente, el músculo tensor de la fascia lata (9,6 kg). Desarrollan en total una fuerza de 15,5 kg. Los músculos rotadores mediales son más numerosos: el músculo semimembranoso (3,4 kg), el músculo sartorio (1 kg), el músculo semitendinoso (0,8 kg) y el músculo poplíteo (0,8 kg).

PAPEL DE LOS LIGAMENTOS Y DE LOS MENISCOS EN LOS MOVIMIENTOS DE LA RODILLA. Los *ligamentos colaterales* desempeñan una función de contención y arrastre debido a su oblicuidad. El ligamento colateral peroneo se orienta inferior y posteriormente y el colateral tibial inferior y anteriormente.

En la rotación medial, la oblicuidad de los ligamentos disminuye y se vuelven paralelos. El fenómeno inverso se produce en la rotación lateral: los ligamentos colaterales se tensan y limitan el movimiento.

Los *ligamentos cruzados* se descruzan en la rotación lateral y se tensan en la rotación medial. Sin embargo, debido a su oblicuidad, los ligamentos cruzados se tensan definitivamente tanto en la flexión como en la extensión; además, adosan estrechamente una contra otra las superficies articulares del fémur y de la tibia, sobre todo en la flexión. Ahora bien, cada uno de ellos desempeña una función diferente: el ligamento cruzado anterior contribuye a la rotación terminal en la extensión; el ligamento cruzado posterior, que es el más tenso en la flexión, se opone al deslizamiento de la tibia posteriormente.

Los *meniscos* no desempeñan ninguna función especial excepto la de aumentar la superficie de deslizamiento de la tibia, a la que se hallan unidos. Los cóndilos alargan y comprimen los meniscos en la extensión, lo cual acaba por detener la progresión de los cóndilos femorales. El desplazamiento de los meniscos en la extensión se debe a la acción de los ligamentos meniscofemorales.

En la flexión, los meniscos se deslizan posteriormente de 10 a 15 mm. El deslizamiento es contenido por el músculo poplíteo y por la tensión de la parte posterior de la cápsula.

IV. ARTICULACIÓN DEL TOBILLO O TALOCRURAL

La unión de la pierna y el pie a la altura de la articulación talocrural asegura la transmisión de las fuerzas ejercidas sobre el miembro inferior en posición vertical y durante la locomoción. La articulación del tobillo es un gínglimo muy apretado, que sólo permite la flexión y la extensión del pie, proporcionando una gran solidez a dichos movimientos. No obstante, la articulación puede adaptarse a diversas condiciones gracias a un mecanismo de adaptación o suplencia que se origina en el juego de la sindesmosis tibioperonea, donde la tibia y el peroné pueden separarse ligeramente uno del otro en la flexión dorsal. El eje de los movimientos de la articulación del tobillo es el de la tróclea astragalina. Es horizontal, transversal y ligeramente oblicuo lateral y posteriormente, de tal manera que su extremo lateral roza el vértice del maléolo lateral, mientras que su extremo medial termina ligeramente posterior al vértice del ma-

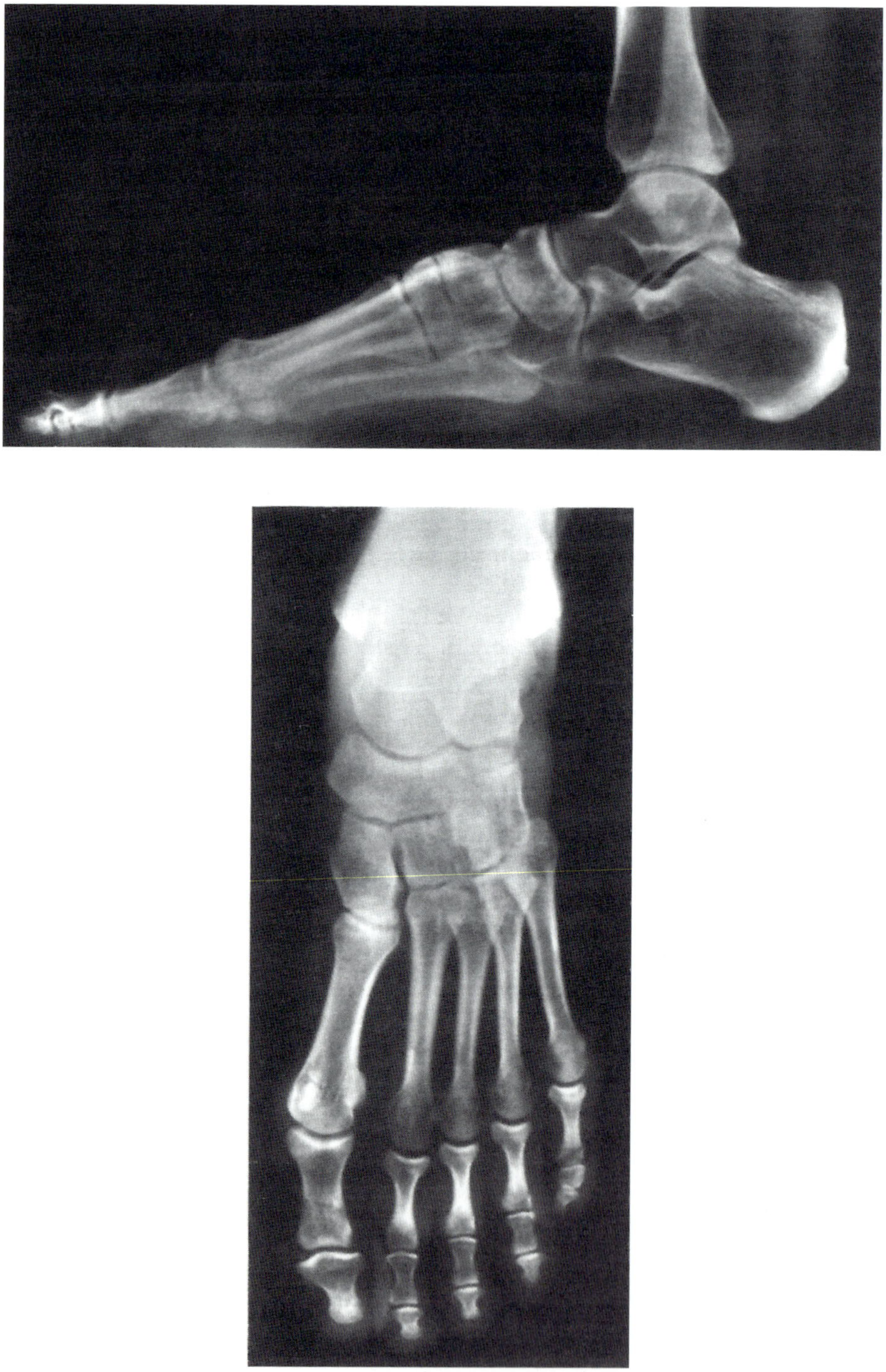

Fig. 447 ▪ Radiografías del pie.

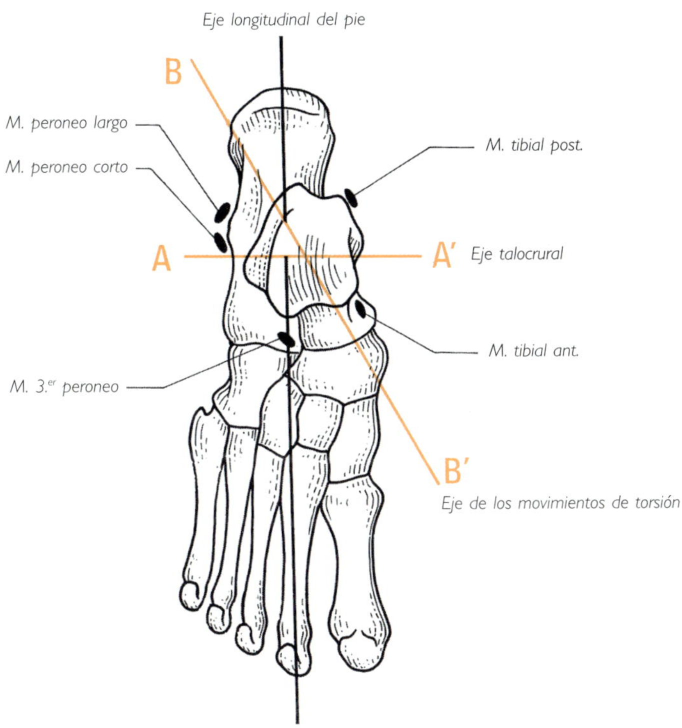

Fig. 448 ■ Ejes de los movimientos del pie.

léolo medial. Este eje forma con la línea bimaleolar un ángulo de 30°, denominado *ángulo de torsión de la tibia* (fig. 448).

Dado que el eje mayor del pie es perpendicular al de la articulación del tobillo, los pies no están paralelos en posición erguida, sino divergentes, lo cual provoca que el polígono de sustentación sea más ancho anterior que posteriormente (fig. 430). Por la misma razón, los movimientos de flexión y extensión, que se desarrollan en un plano vertical, pero no sagital, divergen también. El movimiento de flexión dorsal desplaza el dorso del pie en dirección a la cara anterior de la pierna. La tróclea astragalina se desliza de anterior a posterior y se aloja en la mortaja de los maléolos tibioperoneos, que le oponen una resistencia a la vez flexible y sólida (Pol Le Coeur).

El músculo tríceps sural y los ligamentos colaterales contribuyen a limitar el movimiento de flexión dorsal (ligamentos de la entorsis). La resistencia a la flexión aumenta debido a la tensión de los músculos peroneos.

El movimiento de flexión es aproximadamente de 20° y, dado que el ángulo de la pierna con el pie es normalmente de 90°, el ángulo residual no rebasa los 70° (figs. 448 y 449).

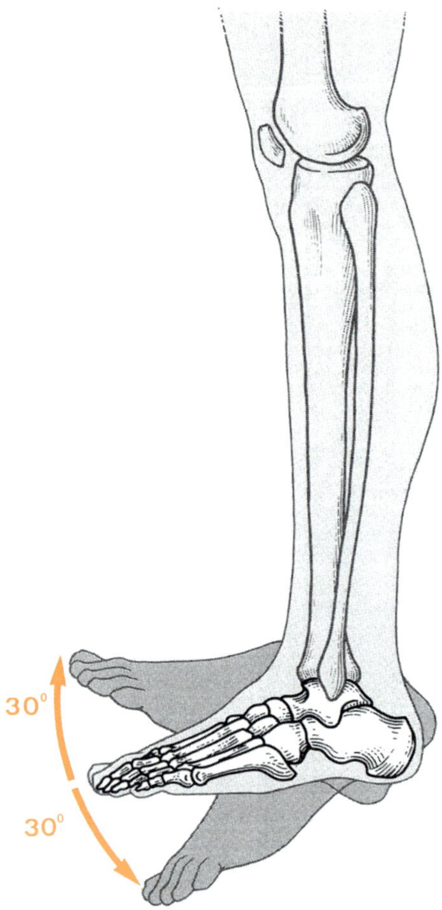

Fig. 449 ▪ Movimientos de flexión dorsal y de flexión plantar del pie. Los movimientos se efectúan en la articulación del tobillo (eje AA' de la fig. 448).

En el movimiento de *flexión plantar* también denominado de *extensión del pie,* la punta del pie desciende y el pie mismo tiende a situarse en la continuación del eje de la pierna. En la flexión plantar extrema, el astrágalo puede chocar contra el borde posterior de la mortaja tibioperonea. Ese movimiento alcanza una amplitud de 40° aproximadamente; en ese caso el eje del pie describe con el eje de la pierna un ángulo de 130°. Así pues, la flexión plantar de la pierna sobre el pie o del pie sobre la pierna no es completa, con excepción de las bailarinas de ballet clásico, en cuya extensión puede alcanzar los 160° al mantenerse sobre las puntas de los pies.

La flexión dorsal y la flexión plantar son movimientos activos, y los ligamentos colaterales son suficientes para mantener la pierna sobre el pie en la posición deseada. Poirier ha destacado que, durante el sueño, el pie forma con la pierna un ángulo más abierto que permite a los músculos extensores y flexores un estado de perfecto reposo. Pero cuando ponemos el pie en tierra, los músculos gastrocnemio y sóleo experimentan inmediatamente cierta distensión. Estos músculos se oponen a la caída anterior del cuerpo y le permiten mantener la posición vertical. Es de destacar la importancia del músculo tríceps sural en dicha postura. Lo indiscutible de su valor funcional explica el epónimo de su tendón: sin él, Aquiles no podía mantenerse en pie; el hombre perdería entonces su característica distintiva, la postura y locomoción verticales.

El aparato motor de la flexión dorsal del pie está formado por el músculo tibial anterior, cuya fuerza es de 2,5 kg y, secundariamente, por el músculo extensor largo del dedo gordo (0,4 kg) y el músculo extensor largo de los dedos (0,8 kg).

El aparato extensor del pie (flexión plantar) está constituido por el músculo tríceps sural: el músculo gastrocnemio (9 kg) y el músculo sóleo (7,4 kg) y muy secundariamente por el músculo tibial posterior (0,4 kg), el músculo flexor largo de los dedos (0,4 kg), el músculo flexor largo del dedo gordo (0,9 kg) y los músculos peroneos (0,7 kg). Como puede comprobarse, la fuerza de los músculos flexores plantares puede llegar a 19 kg, cinco veces más que la de los músculos que producen la flexión dorsal; ello se debe a la importancia de su papel en la postura y la marcha verticales.

Debe advertirse también que estos músculos actúan sólo indirectamente sobre la articulación del tobillo, pues ninguno de ellos se inserta en el astrágalo.

V. MOVIMIENTOS DEL PIE

Cuando el hombre se halla erguido con la planta del pie reposando sobre el suelo, el eje longitudinal del pie forma un ángulo recto con el de la pierna. Dado que el eje de la articulación talocrural es ligeramente oblicuo, el eje longitudinal del pie también lo es anterior y lateralmente (figs. 448 y 449).

A. **Análisis de los movimientos del pie**

El pie puede ejecutar tres clases de movimientos que pueden estudiarse aisladamente, pero que, asociados, se conocen con el nombre de torsiones fisiológicas del pie.

El pie puede ejecutar:

1. Una flexión dorsal-flexión plantar o flexión-extensión, debido a su rotación alrededor de un eje transversal (fig. 449); es el eje AA' de la figura 448. Se trata del eje de la articulación del tobillo.

2. Una rotación alrededor de un eje vertical, que desplaza la punta del pie medialmente (aducción del pie) o lateralmente (abducción del pie) (fig. 450, A).

3. Una rotación alrededor de su eje longitudinal o movimiento de inclinación; éste abate o eleva los bordes medial o lateral del pie. Según el caso, se habla también de *pronación* o de *supinación* del pie (fig. 450, B), de acuerdo con el eje BB' de la figura 448.

En la *pronación,* la planta del pie inclina su borde medial medialmente, elevando a veces, cuando es muy marcada, el borde lateral del pie, que tiende entonces a separarse del plano del suelo.

En la *supinación,* el borde medial del pie se eleva, mientras que el lateral se aplica fuertemente sobre el suelo.

B. **Movimientos de conjunto o de torsión del pie**

Los diferentes movimientos que hemos descrito brevemente no se ejecutan de manera aislada, sino que se hallan asociados para realizar en común las torsiones del pie, adaptándolo a los relieves del suelo durante la marcha.

La torsión del pie puede efectuarse medial o lateralmente (fig. 450).

En la *torsión medial del pie,* éste presenta un ligero grado de flexión plantar asociado a la aducción, que desplaza la punta del pie medialmente, y a un movimiento de supinación, que alza el borde medial del pie, mientras que su borde lateral se apoya fuertemente sobre el suelo. En este movimiento, la cara plantar del pie tiende a orientarse medial y superiormente (pie en varo).

En la *torsión lateral del pie,* éste adopta la posición inversa: su punta se orienta lateral y un poco superiormente, su borde lateral se separa del plano del suelo y su borde me-

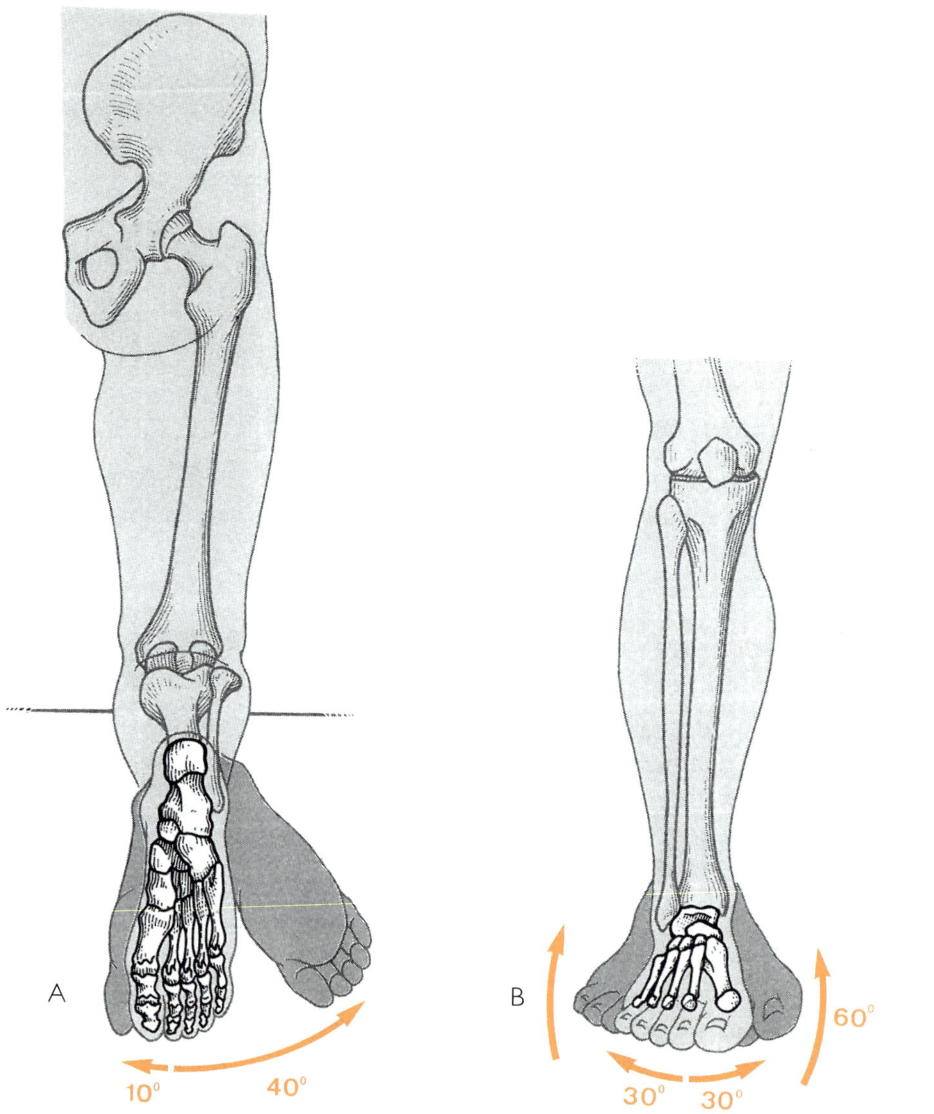

Fig. 450 ▪ Torsión del pie. A) Rotación que desplaza el pie en aducción y abducción. B) Rotación del pie alrededor de su eje longitudinal, que eleva medialmente el borde medial o el borde lateral.

dial desciende, permitiendo que el dorso del pie se oriente medialmente. Se trata, de hecho, de una auténtica pronación del pie consecutiva a la torsión lateral.

En el curso de estos movimientos de torsión, el astrágalo, preso en su mortaja tibioperonea, hace cuerpo con la pierna y no con el pie. Los movimientos se producen necesariamente en las articulaciones subastragalinas, esto es, en el interior del tarso y, de manera accesoria, en el metatarso.

El calcáneo se desplaza inferiormente al astrágalo y arrastra primero al hueso cuboides en la torsión medial y después al hueso navicular. Un movimiento inverso se produce en la torsión lateral.

La amplitud de los movimientos de torsión es muy variable: la abducción y la aducción miden cada una de 10 a 20°; la pronación y la supinación presentan una amplitud análoga.

El aparato motor de los movimientos de torsión está formado como sigue:

- *En la torsión medial,* por el músculo tríceps sural (4,8 kg), el músculo tibial posterior (1,5 kg), el músculo tibial anterior (0,5 kg), el músculo flexor largo de los dedos (0,6 kg) y el músculo flexor largo del dedo gordo (0,7 kg).
- *En la torsión lateral,* por el músculo peroneo largo (0,6 kg), el músculo peroneo corto (0,4 kg), el músculo extensor largo de los dedos (0,3 kg) y el músculo tercer peroneo (0,2 kg), con un trabajo total de 1,5 kg.

Puede comprobarse que los músculos que provocan la torsión medial son más fuertes y numerosos que los que producen la torsión lateral. El papel de apoyo en el curso de la marcha supera el apoyo inmóvil en posición vertical y puede modificarse sin cesar, automática o voluntariamente.

VI. BÓVEDAS PLANTARES Y SU APARATO DE SOSTÉN Y DE MOVIMIENTO

En posición vertical, cada pie marca sobre el suelo una impresión en forma de media luna de concavidad medial, que se extiende desde el talón hasta la cabeza de los cinco huesos metatarsianos y los dedos. Esta concavidad se debe a una semibóveda denominada *bóveda plantar.* Los dos pies juntos forman así una especie de cúpula ovoide o, según la comparación de Charpy, las dos mitades de un plato vacío, vuelto boca abajo y roto en su parte media.

Cada semicúpula plantar se compone de dos partes: una medial y elevada, denominada *arco longitudinal medial,* y otra lateral más baja, denominada *arco longitudinal lateral* (fig. 451).

El arco longitudinal lateral también se denomina *bóveda de apoyo.* Éste es, en efecto, el que recibe el peso del cuerpo que le transmite el astrágalo. La parte posterior de la bóveda corresponde a la región del talón, donde el calcáneo, inclinado posterior e inferiormente, forma el esqueleto. La parte anterior de la bóveda la forman los dos últimos huesos metatarsianos. El hueso cuboides es la clave de la bóveda de este arco: une el calcáneo, que está situado posteriormente, con los huesos metatarsianos cuarto y quinto, que se localizan anteriormente (fig. 452).

El arco longitudinal medial o bóveda de movimiento (fig. 453) está situado también inferiormente al astrágalo. Su pilar posterior es siempre el calcáneo, y los elementos del pilar anterior son el hueso navicular, los tres huesos cuneiformes y los tres primeros huesos metatarsianos correspondientes. El astrágalo, el hueso cuneiforme medial y los primeros huesos metatarsianos, debido a la función que desempeñan durante la marcha, se denominan *contrafuerte* o *puntal del pie.*

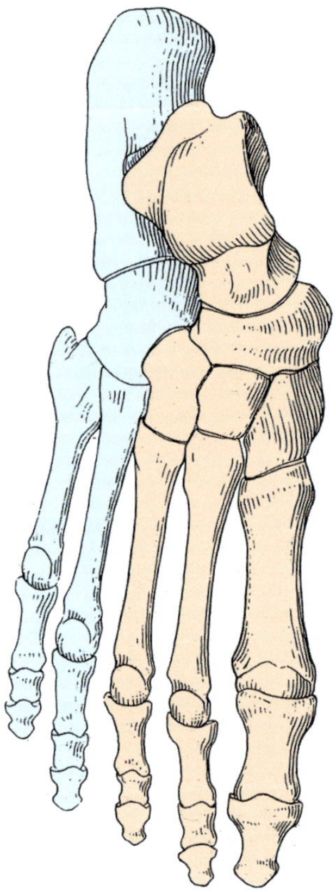

Fig. 451 ▪ Bóveda plantar. Los constituyentes óseos de la bóveda de apoyo están marcados en color azul, los de la bóveda del movimiento en rojo.

Cabe destacar que el astrágalo pertenece a los dos sistemas: el de apoyo y el de movimiento. Está situado en la parte superior de la bóveda lateral o de apoyo, y su cabeza presenta continuidad con el contrafuerte de movimiento.

El calcáneo pertenece, en el apoyo inmóvil, a las dos bóvedas del pie, la de apoyo y la de movimiento, y forma el pilar posterior de cada una de ellas.

Durante las diferentes fases de la marcha, el astrágalo, sostenido por el calcáneo, transmite y distribuye el peso del cuerpo, tanto a la bóveda lateral en la fase de apoyo como a la bóveda medial en la fase de movimiento. El astrágalo «cabecea» (esto es, se desliza de posterior a anterior y a la inversa), vira (se orienta medial o lateralmente) y rueda (bascula medial o lateralmente) (Farabeuf). La bóveda de apoyo y la bóveda de movimiento se alternan y se suceden de este modo en el desarrollo de los movimientos del pie durante la marcha, siendo de especial importancia los dedos durante la fase de apoyo (fig. 454).

Si las bóvedas longitudinales de apoyo y de movimiento son apreciables cuando se examina la impresión plantar de un sujeto, ello demuestra la existencia de una estructura que constituye una verdadera semibóveda transversal a la altura del tarso anterior y de los huesos metatarsianos, o bien una bóveda completa cuando se juntan ambos pies.

También la articulación tarsometatarsiana (de Lisfranc) muestra un primer espacio interóseo del metatarso vertical, mientras que el cuarto espacio es apreciablemente horizontal, y el segundo y el tercero presentan una dirección intermedia. La forma de esta semibóveda transversal es mantenida por las cuñas constituidas por los huesos cuneiforme intermedio y cuneiforme lateral (fig. 456).

La bóveda plantar así constituida modifica ligeramente su forma en el curso de las diferentes fases del apoyo. Cuando el peso del cuerpo tiende a deformarla, cierto número de ligamentos, tendones y músculos se le oponen con el fin de conservar la forma y función de la bóveda (figs. 455 y 456).

APARATOS TENSOR Y MOTOR DE LA BÓVEDA PLANTAR

Los ligamentos de la bóveda plantar constituyen un aparato de resistencia considerable que asegura el mantenimiento de la concavidad de cada semibóveda. Los más importantes son el ligamento calcaneonavicular plantar, los ligamentos tarsometatar-

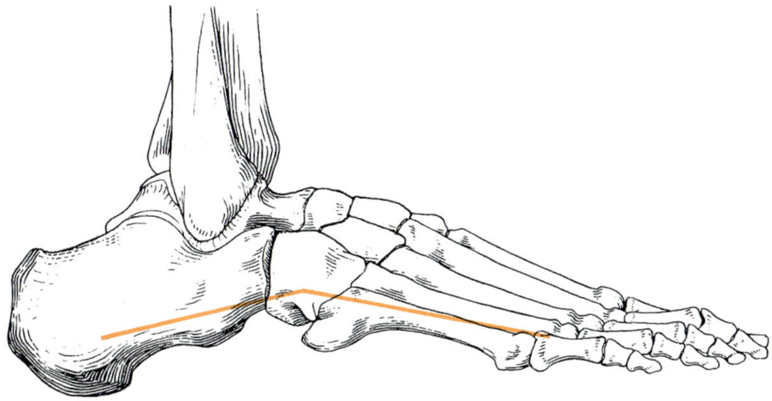

Fig. 452 ▪ Bóveda lateral o de apoyo. El hueso cuboides constituye la clave de la bóveda, el calcáneo forma el pilar posterior, y los dos últimos huesos metatarsianos y sus dedos constituyen el pilar anterior.

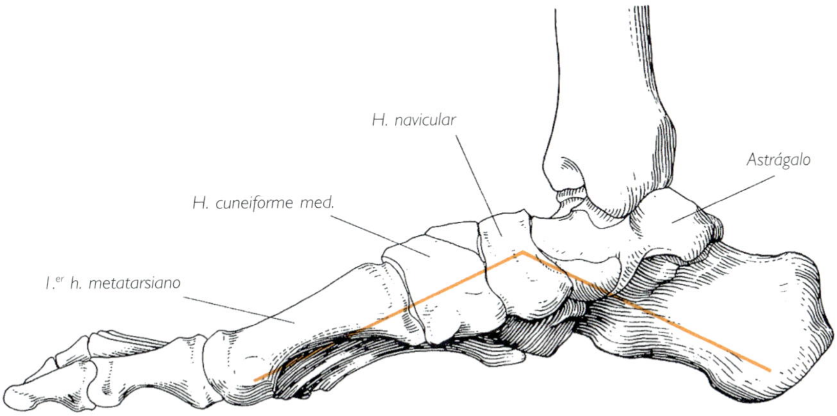

Fig. 453 ▪ Bóveda del movimiento. El hueso navicular se encuentra en el vértice del sistema; el astrágalo se sitúa en superestructura sobre el hueso navicular anteriormente y sobre el calcáneo posteriormente.

sianos plantares, el ligamento plantar largo y, por último y superficialmente, la aponeurosis plantar (figs. 455 y 456).

Los músculos tensores de la bóveda plantar intervienen principalmente cuando el talón es alzado por el músculo tríceps sural, el cual actúa no sólo sobre el calcáneo, al cual eleva, sino también sobre la bóveda plantar, la cual proyecta anterior y medialmente (Duchenne de Boulogne). Este movimiento de torsión provoca el movimiento de báscula total del pie, desde el arco de apoyo hasta el arco de movimiento.

La semibóveda plantar transversal tiene que soportar el peso del cuerpo que la comprime. Se halla sostenida por dos músculos principales: el músculo tibial posterior y el músculo peroneo largo; estos músculos se cruzan bajo la bóveda transversal y

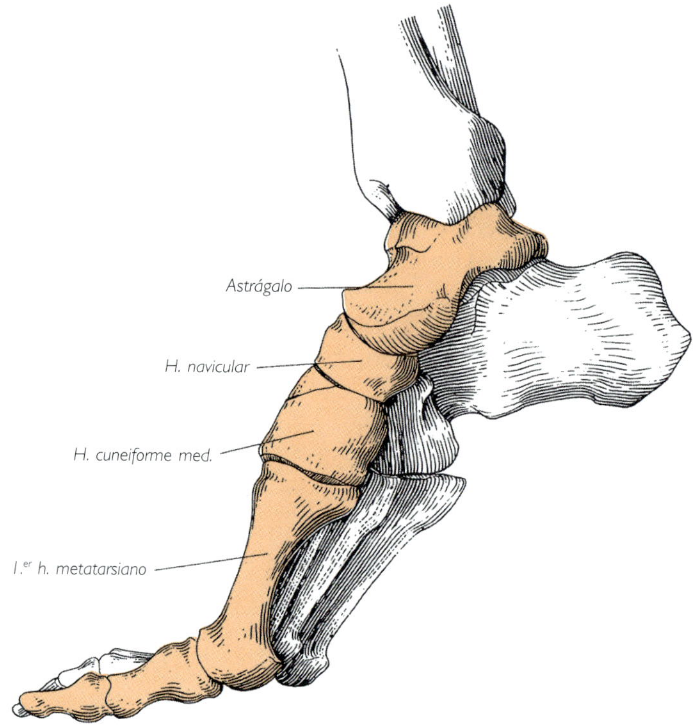

Fig. 454 ▪ El pie durante la marcha. El calcáneo, elevado por el músculo tríceps sural, proyecta anteriormente el astrágalo, el hueso navicular, los tres huesos cuneiformes, los huesos metatarsianos y los dedos correspondientes.

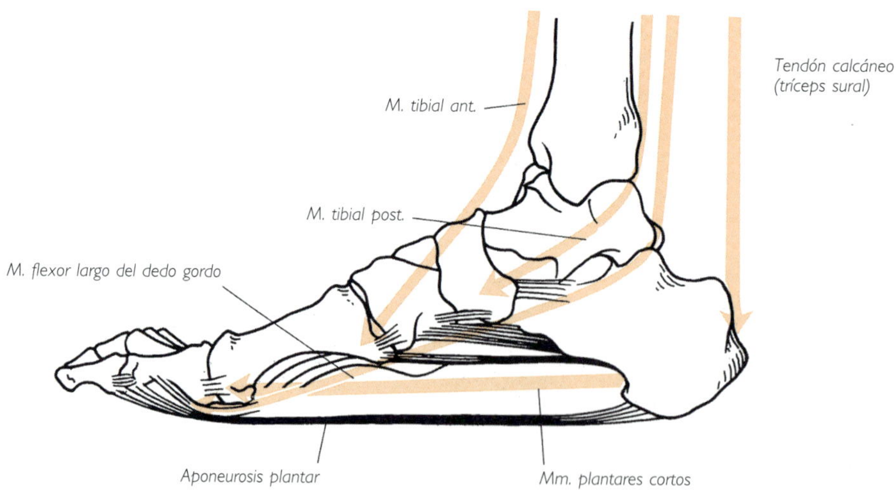

Fig. 455 ▪ Sistema tensor de la bóveda plantar. Los músculos están representados en rojo y los ligamentos en negro.

contrarrestan la acción de dirigir el pie lateralmente (peroneo largo) o medialmente (tibial posterior) (fig. 456).

El músculo tibial posterior, que se refleja inferiormente al maléolo medial, cruza el ligamento medial de la articulación talocrural para fijarse en la tuberosidad del hueso navicular, pero sobre todo proporciona expansiones a los tres huesos cuneiformes, al hueso cuboides y a la base de los huesos metatarsianos segundo, tercero y cuarto, por lo cual es rotador medial del pie. Por su parte, el músculo peroneo largo se dirige de lateral a medial, se refleja a la altura del maléolo lateral, pasando inferiormente a la tróclea peroneal del calcáneo, y llega al borde lateral del pie; su tendón terminal se acoda, se introduce en el surco del peroneo largo del hueso cuboides y se dirige oblicuamente hacia la base del primer hueso metatarsiano. Es también rotador lateral del pie, y su línea de acción se dirige de posterior a anterior y de lateral a medial. Tiende a aumentar la concavidad de la bóveda plantar de un modo manifiesto (fig. 456).

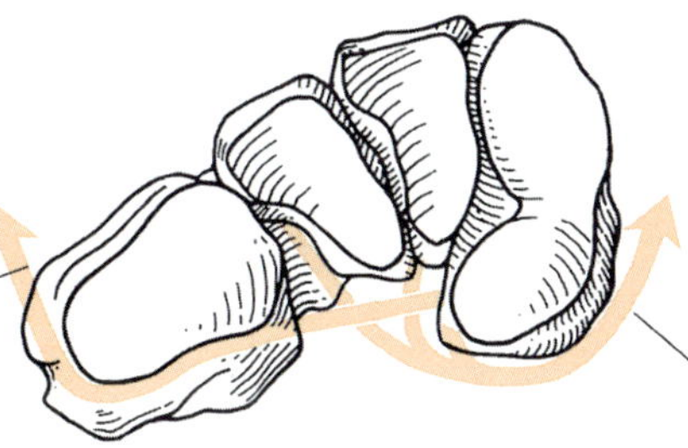

Fig. 456 ▪ Sistema tensor de la bóveda plantar. Acción de los músculos tibial posterior y peroneo largo.

A estos dos músculos principales conviene añadir los músculos tibial anterior y flexor largo del dedo gordo, así como los músculos plantares cortos.

No obstante, la fuerza del aparato tensor de la bóveda plantar es reducida; para el conjunto de los músculos tibial posterior y peroneo largo no alcanza 1 kg, aunque se asocie a su acción la del músculo flexor largo del dedo gordo (0,9 kg) y la del músculo flexor corto de los dedos (0,4 kg). En cambio, el músculo tríceps sural, al elevar el pie y situarlo en flexión plantar (extensión), tiende a hacer desaparecer la bóveda plantar ejerciendo una fuerza de 16 kg.

Ahora bien, hay que considerar que el músculo tríceps sural soporta la carga del peso del cuerpo, el cual levanta sin ayuda de ninguna otra fuerza, mientras que los músculos tensores de la bóveda tan sólo tienden a restablecer su concavidad cuando ésta ha sido temporalmente disminuida.

Durante la marcha, las bóvedas plantares de ambos pies pueden imprimir sus huellas sobre el suelo. La separación entre cada paso es aproximadamente de 63 cm en el hombre y de 50 cm en la mujer. Los ejes de ambos pies forman entre sí un ángulo. El ángulo de los pies con la línea de progresión, o ángulo del paso, es aproximadamente de 15°, tanto menor cuanto más rápida es la marcha (fig. 457).

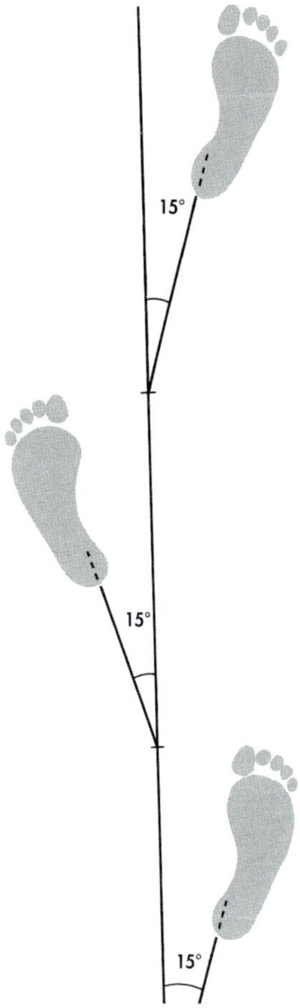

Fig. 457 ▪ Impresiones plantares durante la marcha. Mientras que en posición erguida los pies forman entre sí un ángulo de 30° (fig. 425), durante la marcha éste es aproximadamente de 15°, siendo tanto menor cuanto más rápida es la marcha. La sucesión de las impresiones sobre el suelo es indicativa de la bipedestación humana, que constituye una característica de nuestra especie y que es posible sólo cuando se alcanza la postura vertical del cuerpo, sea en el curso del crecimiento o en la filogenia.

TERRITORIOS DE INERVACIÓN FUNCIONAL DEL MIEMBRO INFERIOR

El miembro inferior está inervado por los ramos de los plexos lumbar y sacro, así como por el nervio subcostal.

I. PLEXO LUMBAR

RAMOS COLATERALES. Algunos de estos ramos inervan los músculos iliopsoas y cuadrado lumbar.

RAMOS TERMINALES. El nervio cutáneo femoral lateral es exclusivamente sensitivo; todos los demás ramos terminales del plexo lumbar (los nervios iliohipogástrico, ilioinguinal, genitofemoral, obturador y femoral) son mixtos, es decir, sensitivomotores (figs. 458 y 460).

1. Los *nervios iliohipogástrico e ilioinguinal* están destinados: *a)* a los músculos y tegumentos de la pared abdominal, y *b)* a la piel del escroto o de los labios mayores.

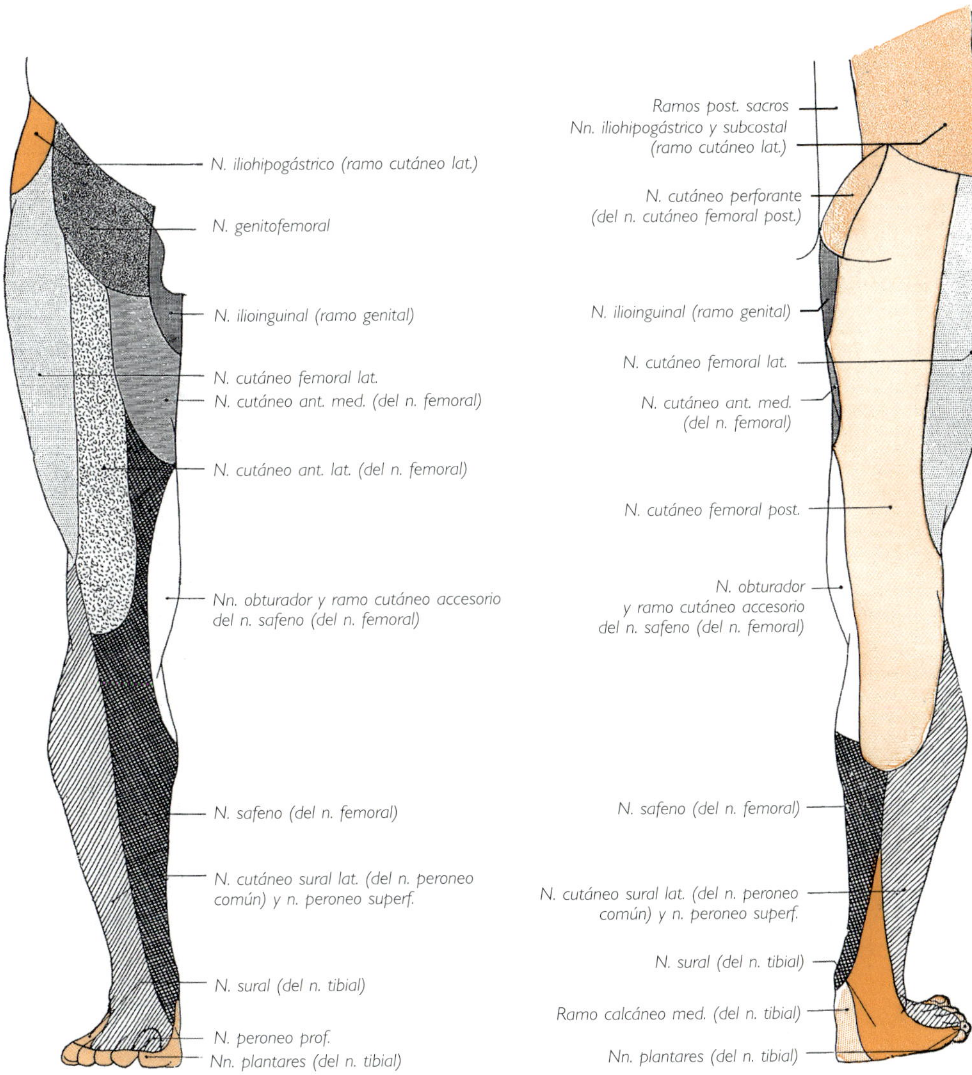

Fig. 458 ▪ Territorios cutáneos de los nervios sensitivos del miembro inferior. Territorio troncular. A) Visión anterior. B) Visión posterior.

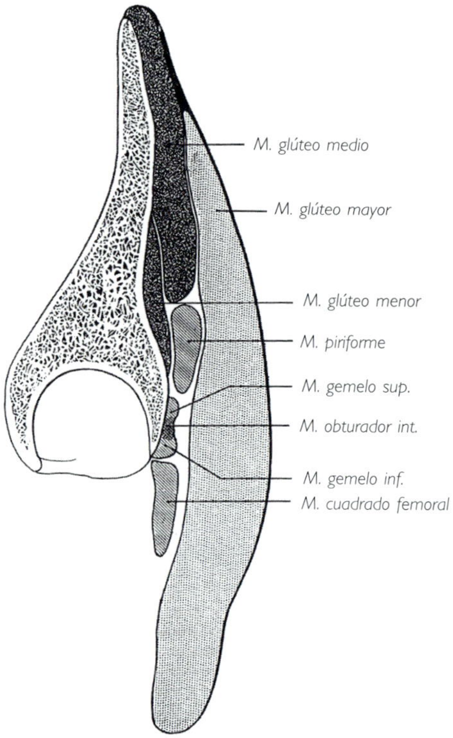

Fig. 459 ▪ Corte sagital de la región glútea destinado a mostrar la inervación de los músculos de la región. El territorio del nervio glúteo inferior, es decir, el músculo glúteo mayor, está representado en punteado claro; el del nervio glúteo superior, en punteado pequeño; los músculos inervados por otros colaterales del plexo sacro están marcados con trazos oblicuos.

Proporcionan también algunos ramos a la piel de la región glútea y de la parte superomedial del muslo.

2. El *nervio cutáneo femoral lateral* (figura 383) es sensitivo e inerva la piel lateral de la región glútea y del muslo.

3. El *nervio genitofemoral,* a través de su ramo femoral, aporta sensibilidad a los tegumentos que cubren el triángulo femoral (fig. 383).

4. El *nervio obturador* origina: *a)* los ramos motores que inervan los músculos mediales del muslo, es decir, los músculos aductor largo y aductor corto, la porción lateral del músculo aductor mayor, los músculos grácil y obturador externo y parcialmente el músculo pectíneo (figura 460), y *b)* los ramos sensitivos destinados a las articulaciones de la cadera y la rodilla, y a la piel de la cara medial de la rodilla.

5. El *nervio femoral* (figs. 383 y 460) proporciona ramos colaterales motores destinados al músculo iliopsoas y cuatro ramos terminales, que son el nervio cutáneo anterior lateral, el nervio cutáneo anterior medial, el nervio del músculo cuádriceps femoral y el nervio safeno.

a) El *nervio cutáneo anterior lateral* proporciona ramos motores para el músculo sartorio y ramos sensitivos (ramos cutáneos anteriores y el ramo cutáneo accesorio del nervio safeno) para la piel de las caras anterior del muslo.

b) El *nervio cutáneo anterior medial* proporciona: ❑ ramos motores al músculo pectíneo y accesoriamente al músculo aductor largo, y ❑ ramos sensitivos o cutáneos destinados a la cara anterior y medial del muslo.

c) El *nervio del músculo cuádriceps femoral* es motor e inerva las cuatro cabezas de este músculo.

d) El *nervio safeno* es sensitivo y tiene por territorio los tegumentos de las caras anterior y medial de la rodilla y de la pierna.

En resumen, el nervio femoral inerva: ❑ *a)* la piel de las regiones anteromedial del muslo, de la rodilla y de la pierna, y ❑ *b)* los músculos iliopsoas, sartorio y cuádriceps femoral (figs. 383 y 460).

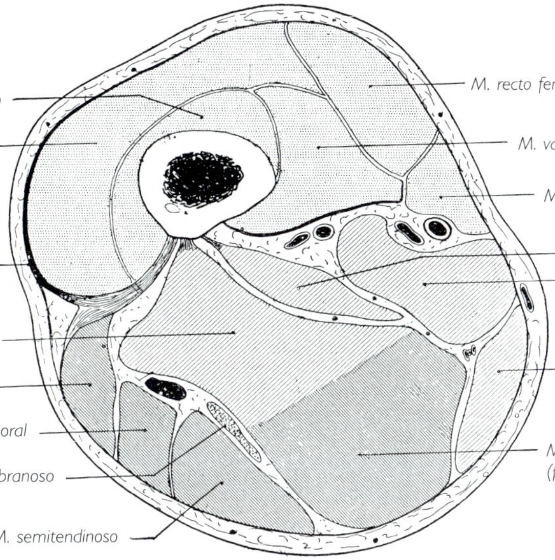

Fig. 460 ▪ Corte del muslo que pasa por el vértice del triángulo femoral, destinado a mostrar la inervación de los músculos del muslo (muslo derecho, segmento superior del corte). El territorio del nervio femoral está representado en punteado; el del nervio obturador, por rayas claras; el de los nervios ciático y glúteo inferior (para el músculo glúteo mayor) por estrechas rayas oblicuas.

II. PLEXO SACRO

RAMOS COLATERALES. Inervan todos los músculos de la región glútea (fig. 384). Además, el nervio cutáneo femoral posterior proporciona sensibilidad a la piel de la parte inferior de la región glútea, de la cara posterior del muslo y de la parte superior de la pierna (fig. 383).

RAMOS TERMINALES. El nervio ciático origina: ❑ *a)* ramos colaterales motores destinados a todos los músculos de la región posterior del muslo y a la parte medial del músculo aductor mayor (fig. 385), y ❑ *b)* dos ramos terminales sensitivomotores, que son los nervios peroneo común y tibial.

El *nervio peroneo común* inerva: *a)* todos los músculos de la celda anterior y lateral de la pierna, así como los músculos extensores cortos del pie, y *b)* los tegumentos de la región anterior de la pierna y de la cara dorsal del pie, excepto el borde lateral de esta cara, que es tributario del nervio sural (ramo del nervio tibial), y las caras dorsales de la falange distal de los dedos, que se hallan inervadas por los nervios digitales plantares propios correspondientes (figs. 383, 461 y 462).

El *nervio tibial* origina también: *a)* ramos motores para todos los músculos de la región posterior de la pierna y de la región plantar, y *b)* ramos sensitivos que proporcionan la sensibilidad a la piel de la parte inferior de la región posterior de la pierna, de la región lateral del tobillo y de los tegumentos de la región plantar y de la cara dorsal de la falange distal de los dedos (figs. 383, 461 y 462).

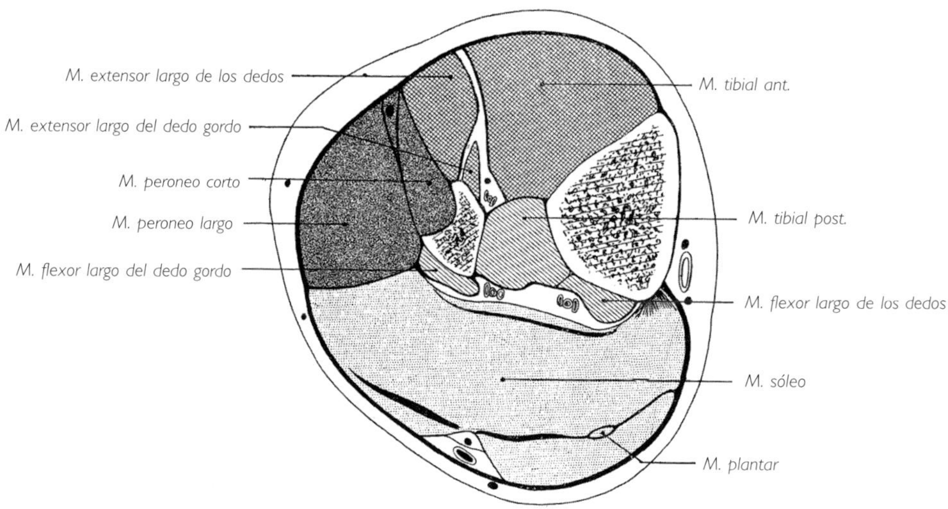

Fig. 461 ▪ Corte de la pierna en el tercio medio, destinado a mostrar la inervación de los músculos de la pierna (pierna derecha, segmento superior). El territorio del nervio peroneo profundo ha sido cuadriculado; el del nervio peroneo superficial está indicado por un punteado oscuro; el del nervio tibial, por rayas oblicuas; el músculo tríceps sural, inervado por ramos del nervio tibial, por un punteado claro.

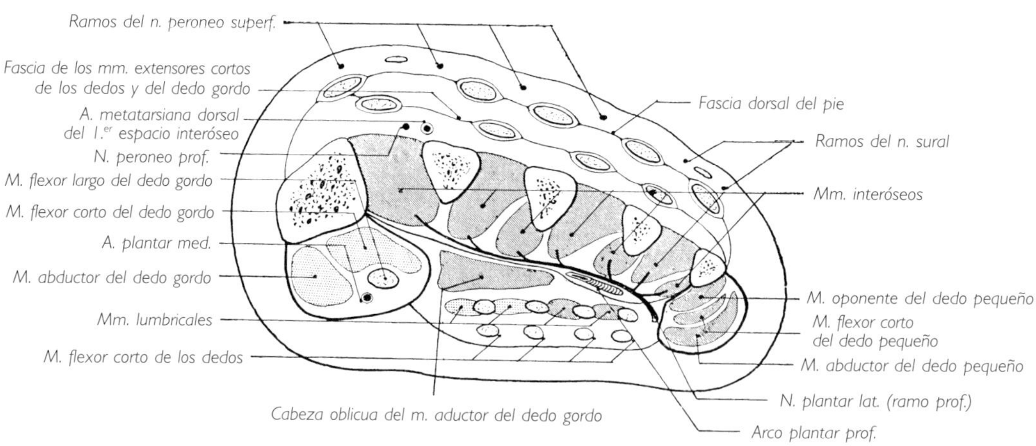

Fig. 462 ▪ Corte frontal del pie que pasa por la parte media de los huesos metatarsianos, destinado a mostrar los territorios musculares de los nervios plantares (pie derecho, segmento anterior del corte; esquema). El territorio del nervio plantar medial está representado mediante un punteado; el del nervio plantar lateral por rayas oblicuas paralelas.

III. NERVIO SUBCOSTAL

El ramo cutáneo lateral del nervio subcostal se distribuye en los tegumentos de la parte superior de la región glútea.

IV. TERRITORIOS PERIFÉRICOS CORRESPONDIENTES A LAS DIFERENTES RAÍCES ESPINALES

1. Territorios sensitivos. Los tegumentos de las caras anterior y lateral del miembro inferior están inervados por los nervios lumbares, y sus territorios se escalonan de superior a inferior desde la primera raíz lumbar hasta la quinta.

El territorio sensitivo de la primera raíz lumbar se sitúa a lo largo del ligamento inguinal. ❑ El de la segunda raíz lumbar corresponde casi exactamente a la región inguinofemoral. ❑ La tercera raíz lumbar proporciona sensibilidad a los tegumentos de la parte media de la cara anterior del muslo, inferiormente al triángulo femoral. ❑ La cuarta raíz lumbar inerva los tegumentos de la cara lateral del muslo, los de la parte inferior de su cara anterior y los de la rodilla y la pierna, en toda la extensión del territorio de inervación del nervio safeno. ❑ Por último, la quinta raíz lumbar inerva el resto de la piel de la pierna y la cara dorsal del pie, con excepción del borde lateral de la cara dorsal del pie, que recibe sus filetes nerviosos sensitivos de la primera raíz sacra.

La cara posterior del miembro inferior (exceptuando su parte superior, que recibe el ramo cutáneo lateral del nervio subcostal, y su parte lateral, que está inervada, como la cara anterior, por nervios lumbares) recibe la inervación sensitiva de las tres primeras raíces sacras. El territorio de la tercera raíz sacra se halla en la parte superior y comprende la parte inferior de la región glútea y la parte superior del muslo. ❑ El de la segunda raíz sacra corresponde prácticamente al territorio de inervación femoral del nervio cutáneo femoral posterior. ❑ Por último, el territorio de la primera raíz sacra comprende el resto de los tegumentos de la pierna y de la región plantar. (Según Thorburn.)

2. Territorios motores. Al igual que todos los demás músculos, los del miembro inferior reciben su inervación de dos raíces como mínimo.

La primera raíz lumbar inerva los músculos iliopsoas y sartorio. ❑ La segunda raíz lumbar contribuye a la inervación de estos dos músculos e inerva también, junto con la tercera raíz lumbar, el músculo cuádriceps femoral. ❑ La tercera raíz lumbar participa también, junto con la cuarta, en la inervación de los músculos aductores y glúteos. ❑ La cuarta raíz lumbar contribuye además a la inervación de los músculos posteriores del muslo y del músculo tibial anterior. ❑ La quinta raíz lumbar tiene por territorio los músculos glúteos, los pequeños músculos del plano profundo de la región glútea, los músculos posteriores del muslo, los de la región anterior de la pierna (músculos tibial anterior y extensores) y también, parcialmente, los músculos peroneos. Las raíces sacras primera y segunda inervan los músculos peroneos, los de la región posterior de la pierna y los del pie. (Según Starr y Edinger.)

TERRITORIOS PERIFÉRICOS CORRESPONDIENTES A LAS DIFERENTES RAÍCES ESPINALES

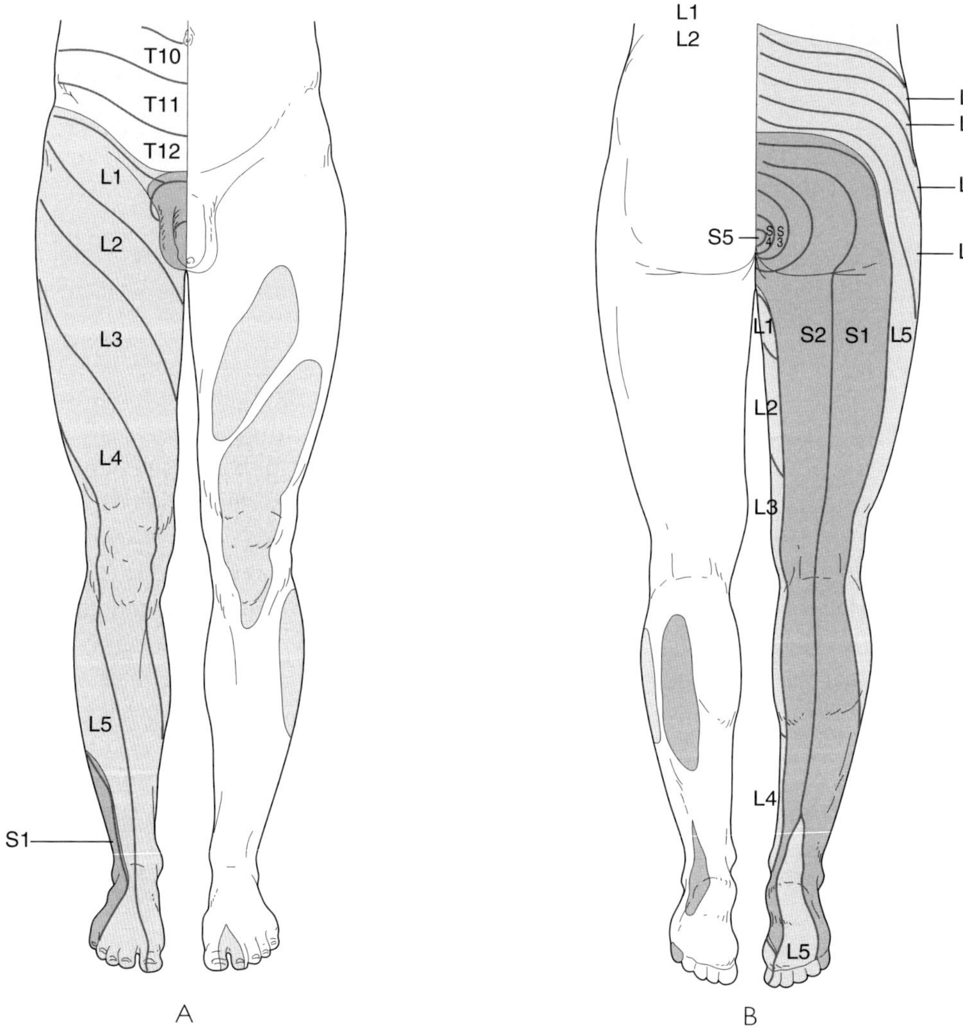

Fig. 463 ▪ Inervación cutánea del miembro inferior. Territorio radicular. A) Cara anterior. B) Cara posterior.

PEQUEÑO ATLAS DE ANATOMÍA SECCIONAL Y RM *IN VIVO*

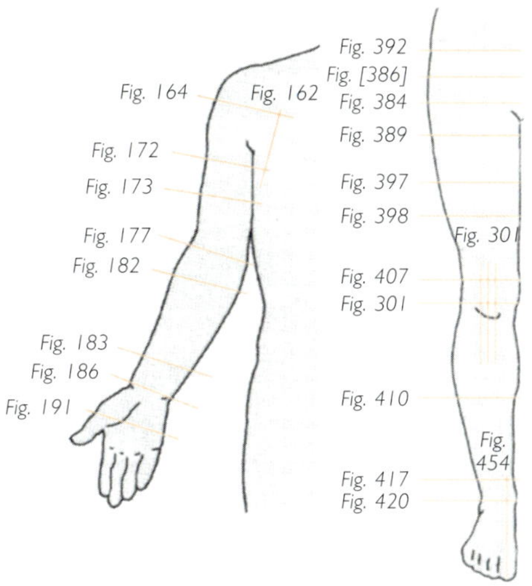

Los cortes originales reproducidos en esta obra fueron realizados por el Profesor Henri Rouvière a partir de sujetos anatómicos formolados. Estos cortes pueden verse en los museos de Anatomía Delmas-Orfila-Rouvière, en París.

Al igual que los anteriores, este tomo se ha modernizado realizando una correspondencia de estos dibujos con cortes de resonancia magnética (RM).

Practicados *in vivo* en un individuo voluntario presumiblemente sano, un hombre adulto de 35 años, los cortes de RM han sido adquiridos con antena de superficie, en ponderación «T1», a los niveles que corresponden al esquema que figura a la izquierda.

De ese modo, el lector puede verificar mejor la excelente analogía de la anatomía *in vivo* con su representación en color, establecida inicialmente.

No obstante, existen diferencias, ya que factores como el metabolismo, la respiración, la circulación, el tono muscular, la limitación articular, etc., contribuyen a la variabilidad anatómica individual de hombres y mujeres.

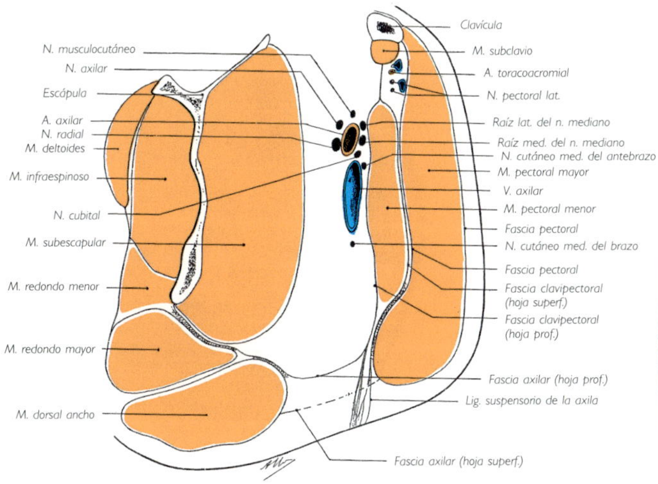

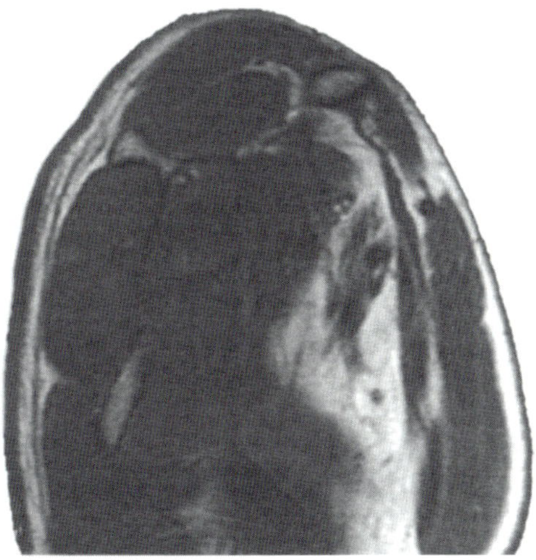

Fig. 162 ■ Corte sagital de la región axilar (v. pág. 224) y corte correspondiente de RM *in vivo*.

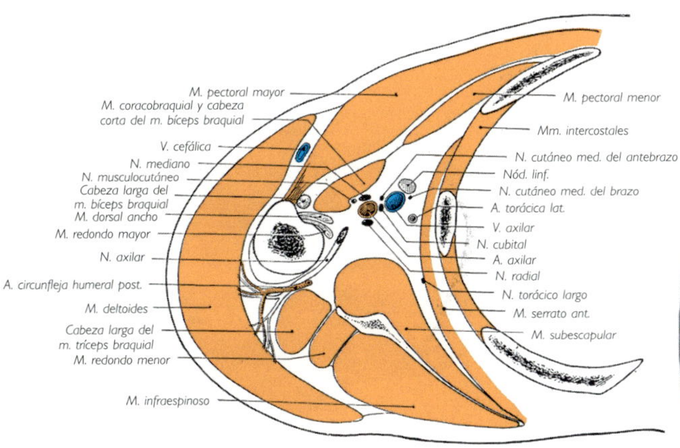

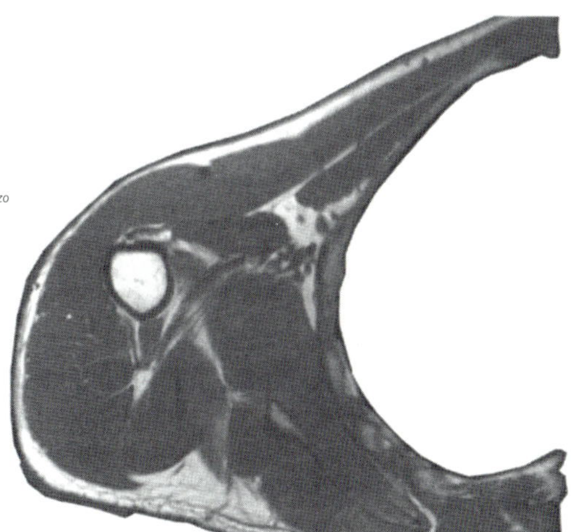

Fig. 164 ■ Corte transversal de la región axilar (lado derecho, segmento superior del corte [semiesquemático]) (v. pág. 226) y corte correspondiente de RM *in vivo*.

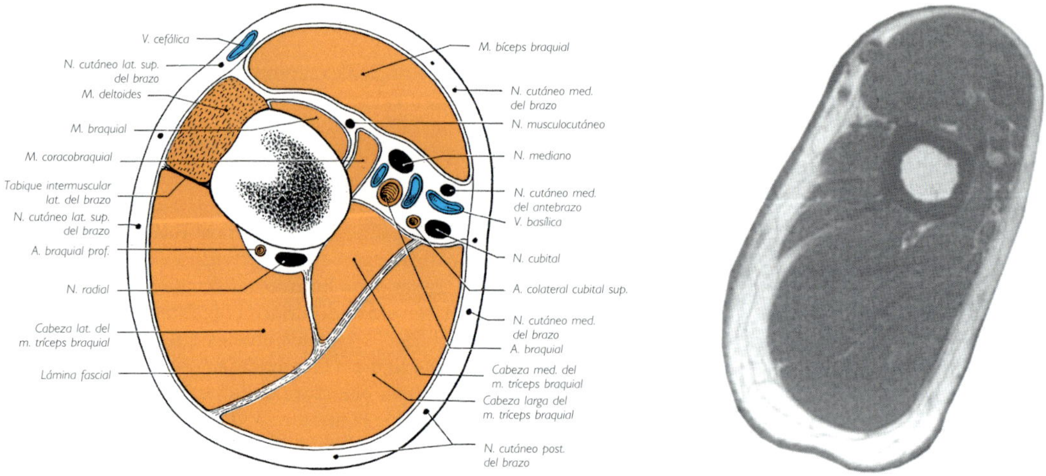

Fig. 172 ▪ Corte transversal de la parte media del brazo derecho (segmento superior) (v. pág. 242) y corte correspondiente de RM *in vivo*.

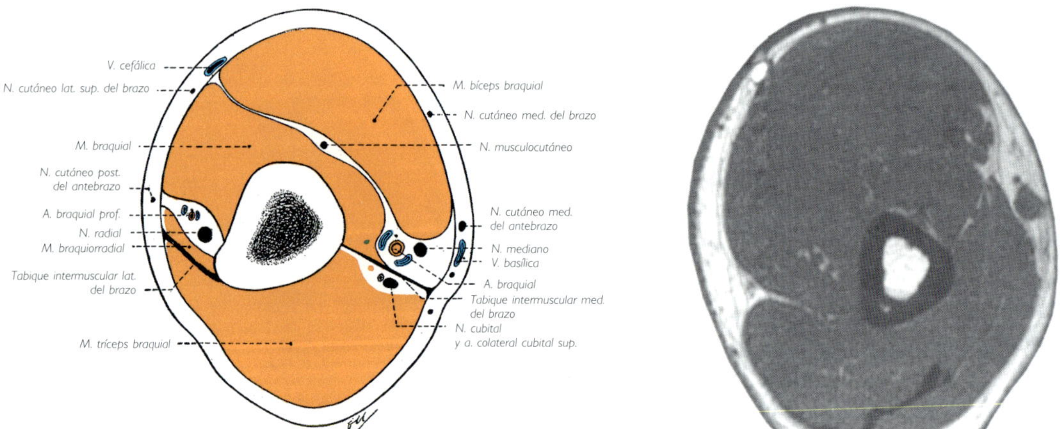

Fig. 173 ▪ Corte transversal del brazo derecho que pasa por la unión de los tercios medio e inferior (segmento superior del corte) (v. pág. 242) y corte correspondiente de RM *in vivo*.

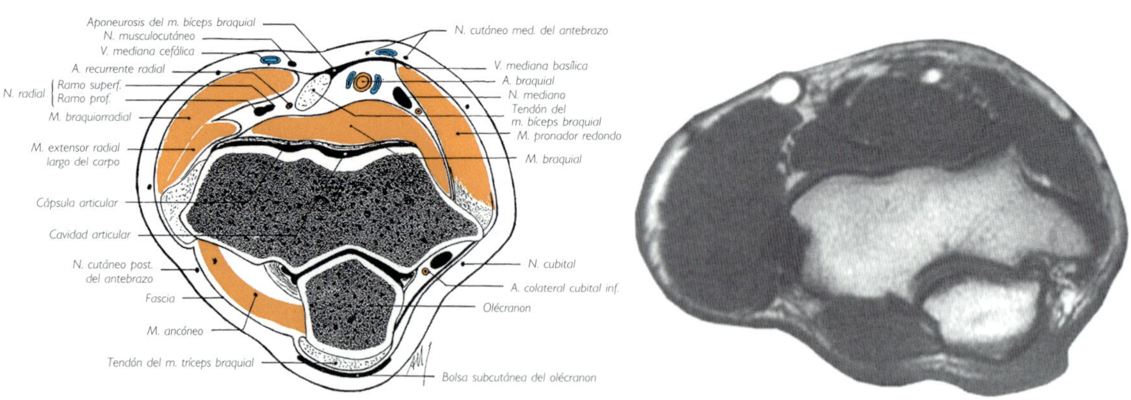

Fig. 177 ▪ Corte transversal del codo (lado derecho, segmento superior del corte) (v. pág. 248) y corte correspondiente de RM *in vivo*.

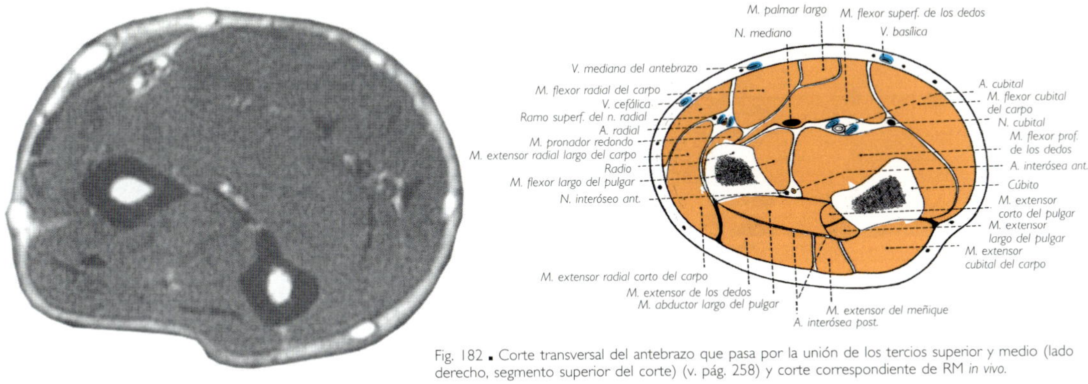

Fig. 182 ▪ Corte transversal del antebrazo que pasa por la unión de los tercios superior y medio (lado derecho, segmento superior del corte) (v. pág. 258) y corte correspondiente de RM *in vivo*.

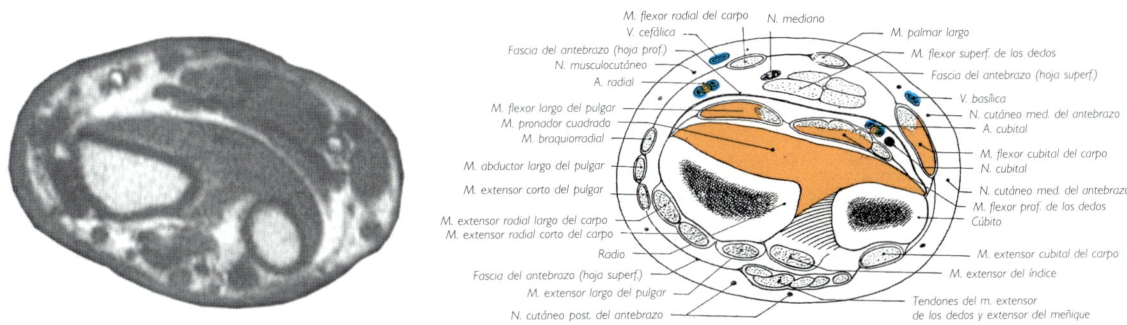

Fig. 183 ▪ Corte transversal del antebrazo en el tercio inferior (lado derecho, segmento superior del corte) (v. pág. 258) y corte correspondiente de RM *in vivo*.

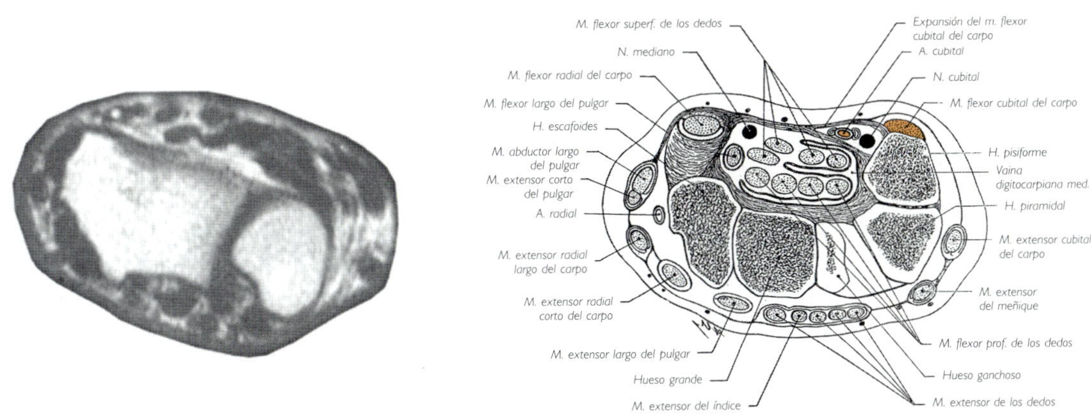

Fig. 186 ▪ Corte transversal de la región del carpo (v. pág. 264) y corte correspondiente de RM *in vivo*.

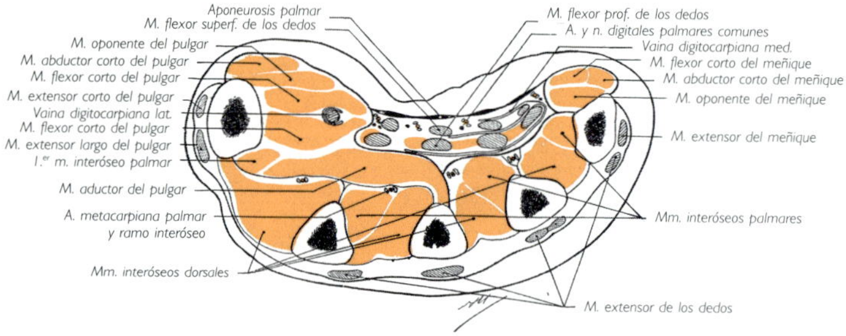

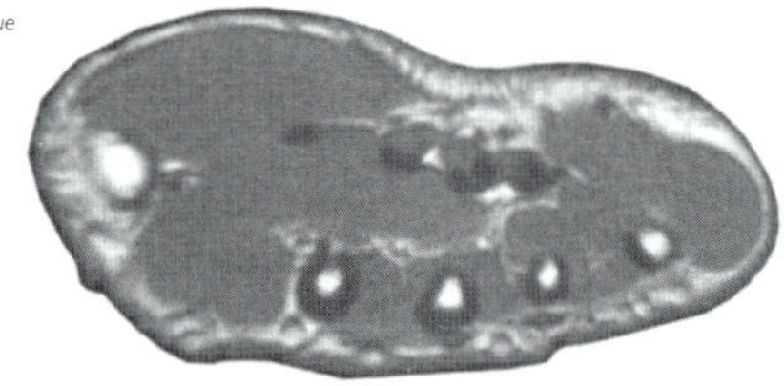

Fig. 191 ▪ Corte transversal de la mano derecha (segmento superior del corte) (v. pág. 271) y corte correspondiente de RM *in vivo*.

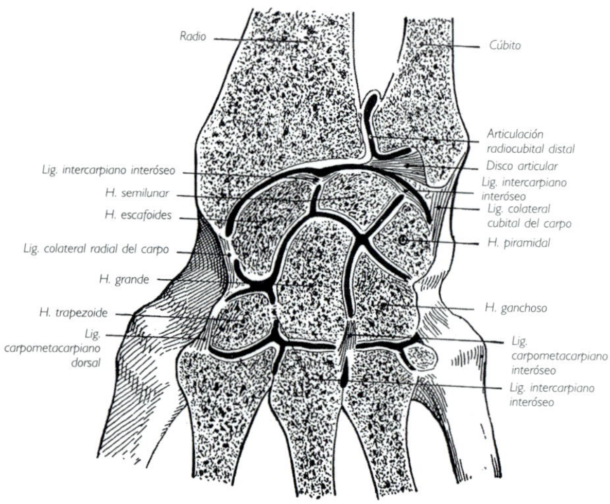

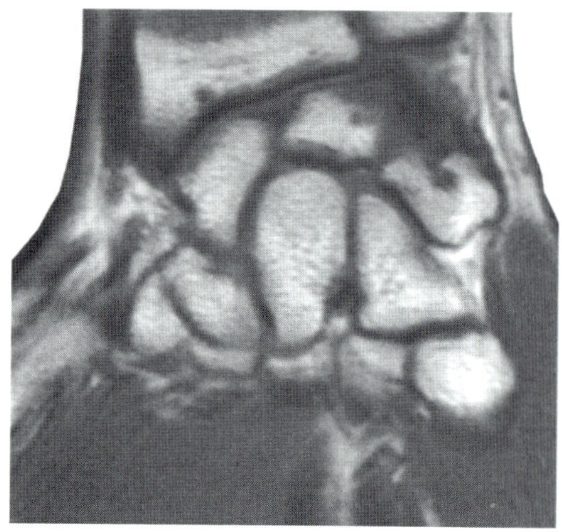

Fig. 75 ▪ Corte frontal de las articulaciones de los huesos del antebrazo, del carpo y del metacarpo (el hueso trapecio no se ve afectado por el plano de sección, que pasa posteriormente a él) (v. pág. 82) y corte correspondiente de RM *in vivo*.

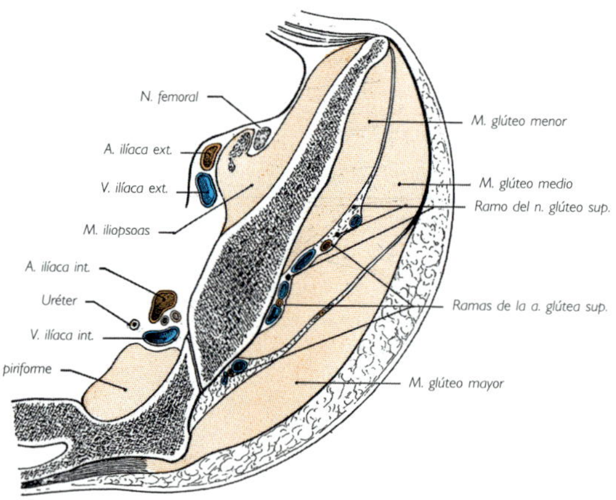

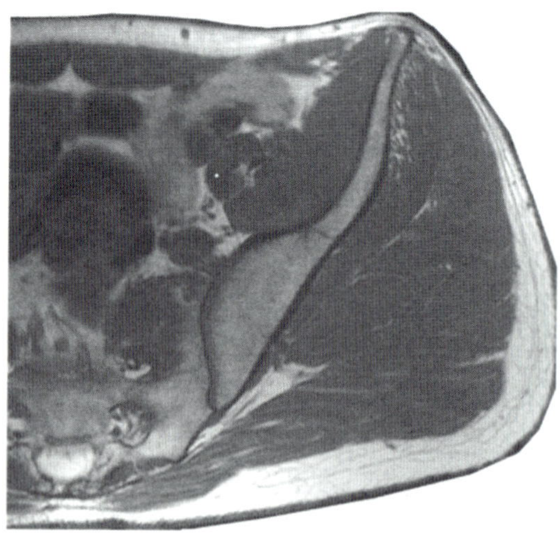

Fig. 392 ▪ Corte transversal de la región glútea (lado derecho, segmento inferior del corte) (v. pág. 541) y corte correspondiente de RM *in vivo*.

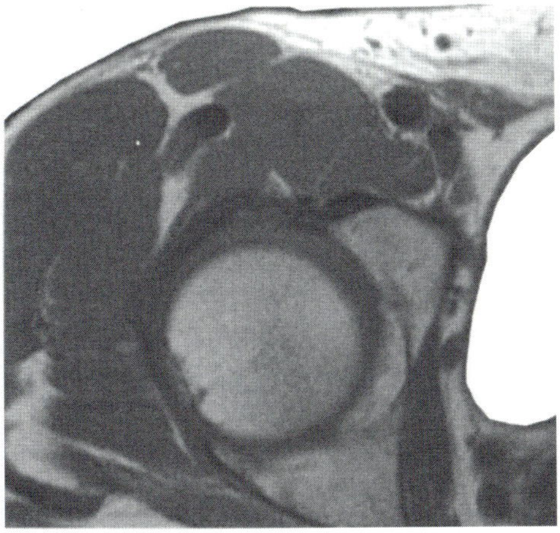

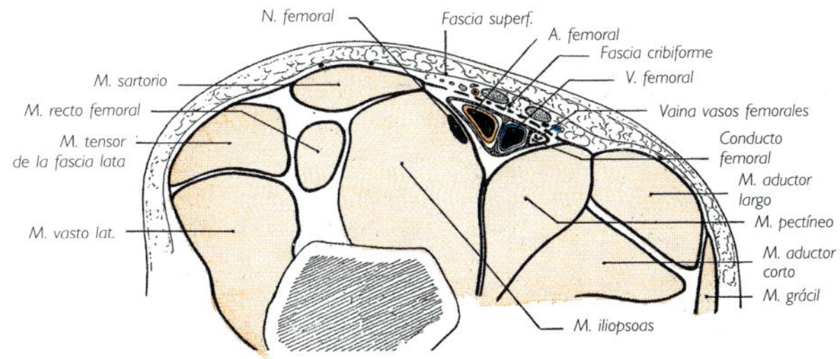

Fig. 386 ▪ Corte del triángulo femoral que muestra la constitución de la vaina femoral (semiesquemático). Lado derecho, segmento superior del corte. Los vasos linfáticos profundos, que ocupan el conducto femoral, están representados (v. pág. 532). Corte correspondiente de RM *in vivo.*

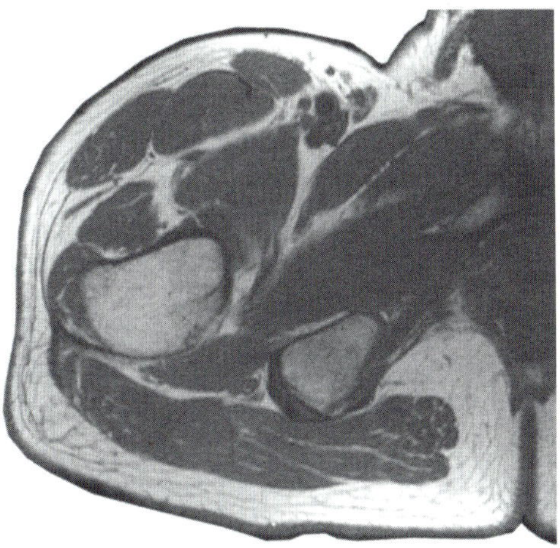

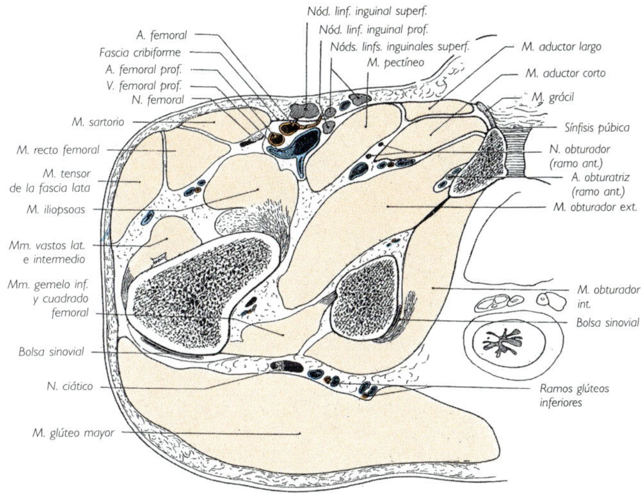

Fig. 384 ▪ Corte transversal de la cadera que pasa cerca de la base del triángulo femoral. Lado derecho, segmento superior. Puede apreciarse la arteria femoral profunda, cuyo origen en este caso se halla muy próximo al ligamento inguinal (v. pág. 529). Corte correspondiente de RM *in vivo.*

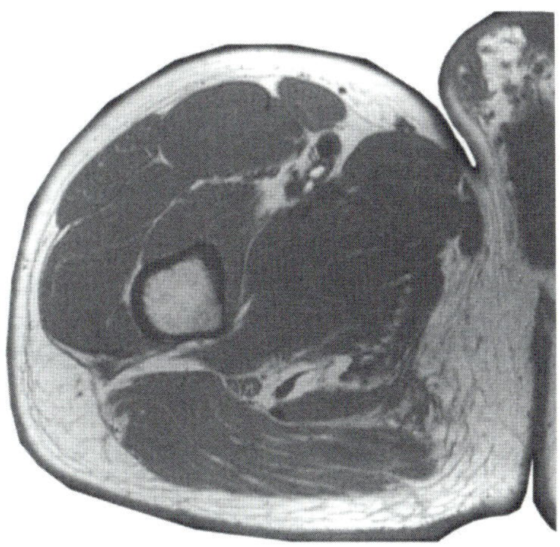

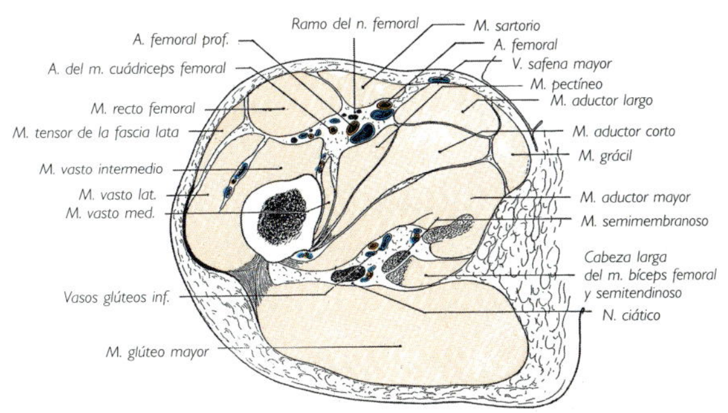

Fig. 389 ▪ Corte transversal del muslo que pasa a la altura del vértice del triángulo femoral (v. pág. 537) y corte correspondiente de RM *in vivo.*

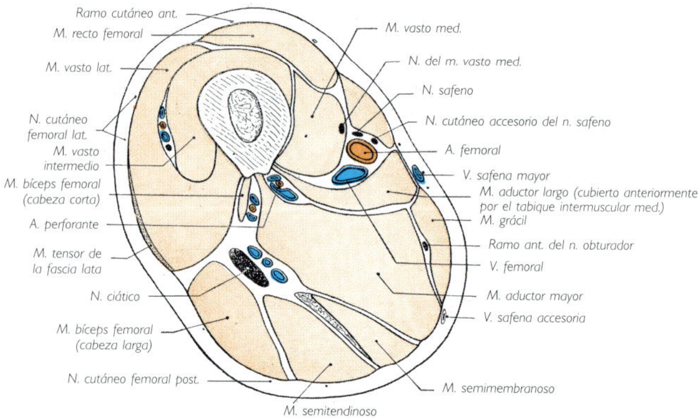

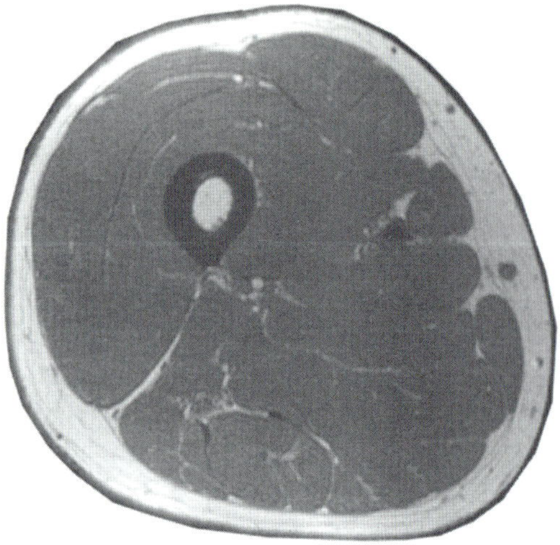

Fig. 397 ▪ Corte transversal de la parte media del muslo derecho (segmento superior) (v. pág. 549) y corte correspondiente de RM *in vivo*.

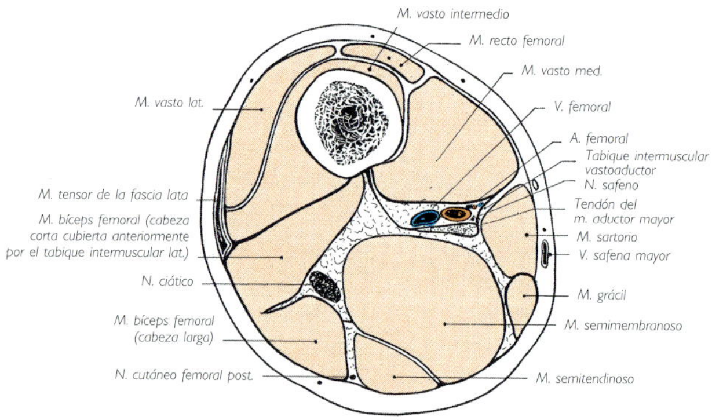

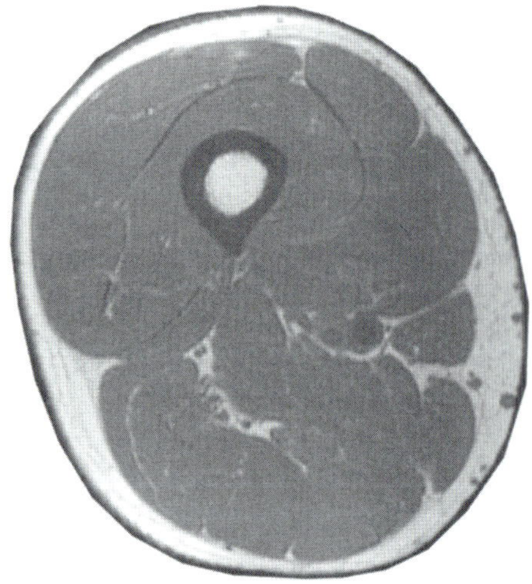

Fig. 398 ▪ Corte transversal del muslo que pasa por el conducto aductor (lado derecho, segmento superior del corte) (v. pág. 550) y corte correspondiente de RM *in vivo*.

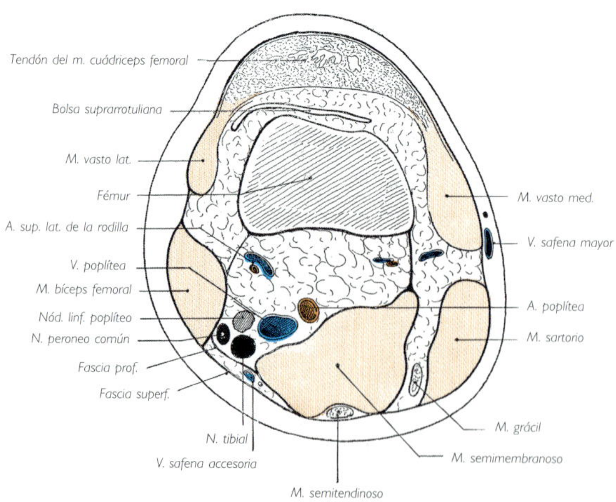

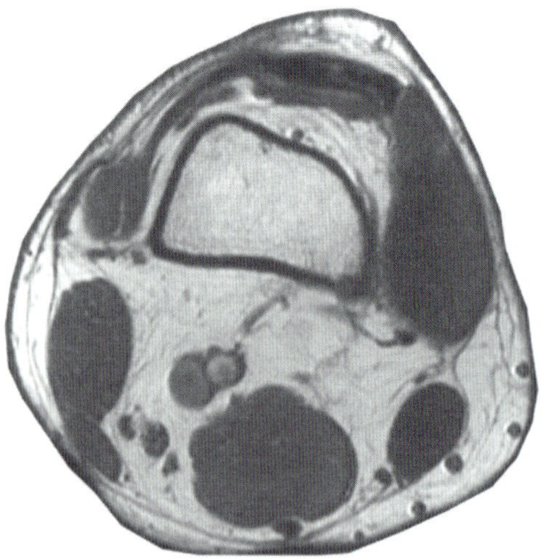

Fig. 407 ▪ Corte transversal de la rodilla que pasa superiormente a la articulación (rodilla derecha, segmento superior del corte) (v. pág. 565) y corte correspondiente de RM *in vivo*.

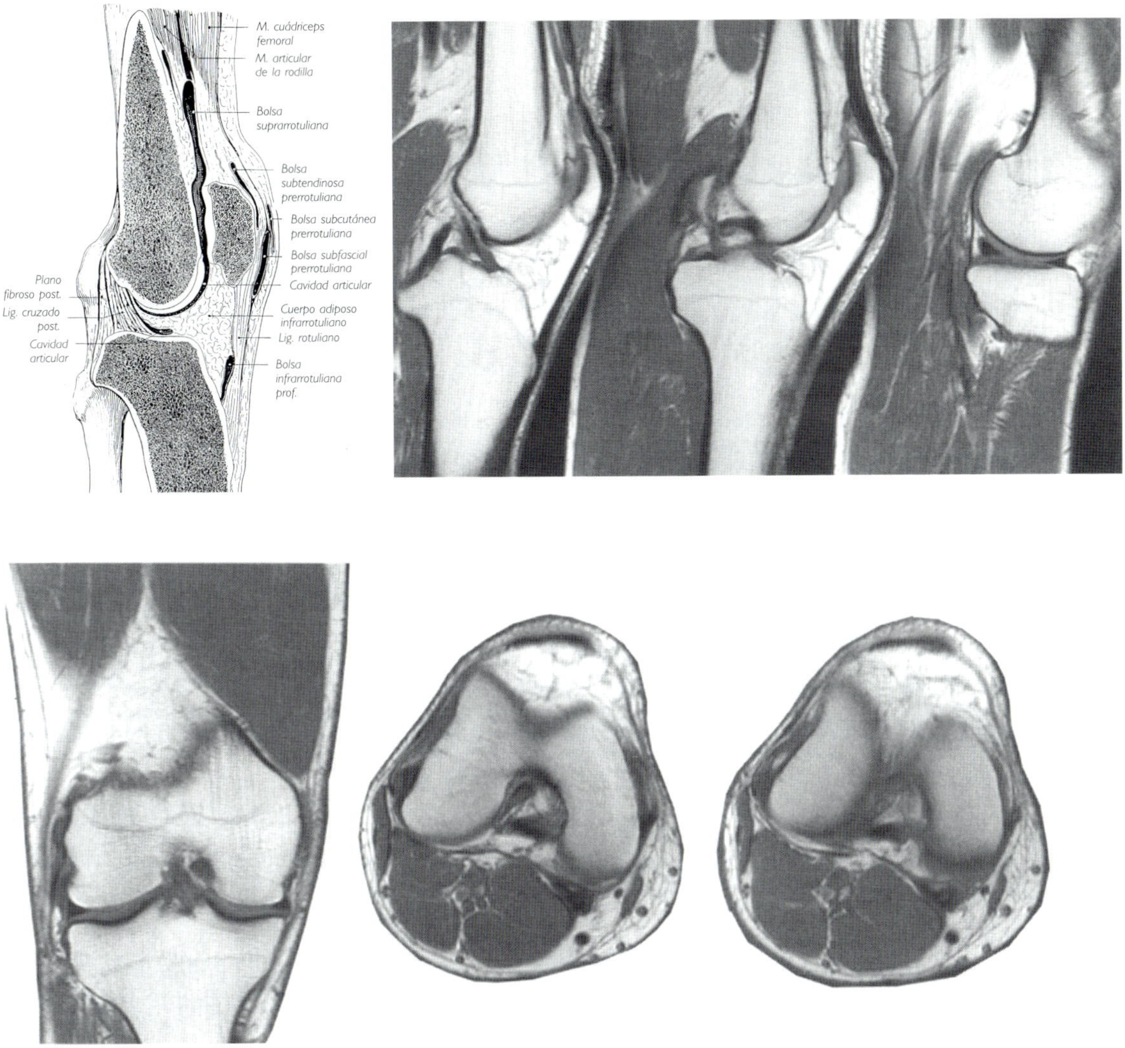

Fig. 301 ▪ Cortes sagitales (dibujo y RM *in vivo*), frontal y transversales de la articulación de la rodilla (v. pág. 388).

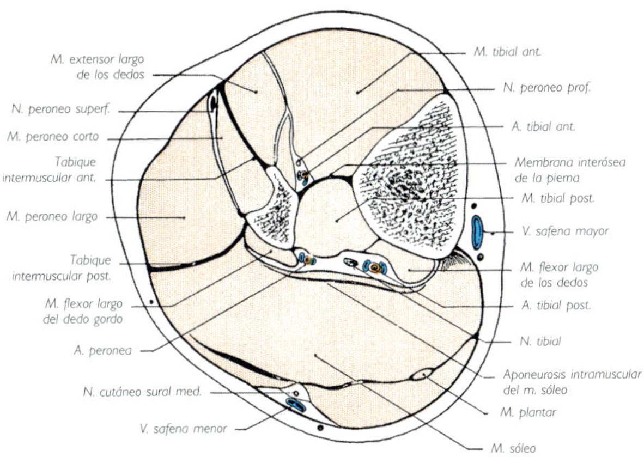

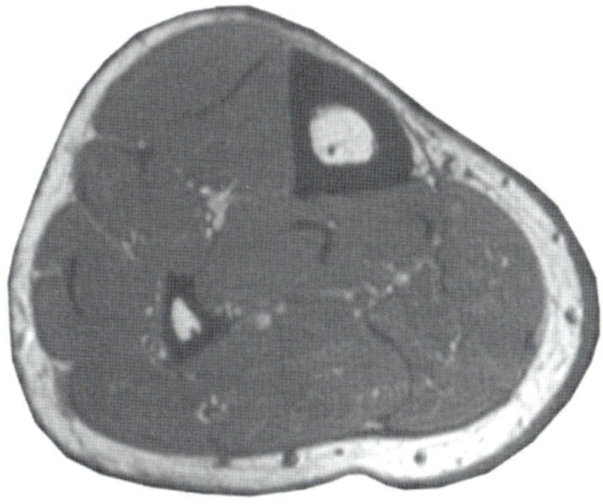

Fig. 410 ▪ Corte transversal de la pierna (tercio medio, lado derecho, segmento superior del corte) (v. pág. 571) y corte correspondiente de RM *in vivo*.

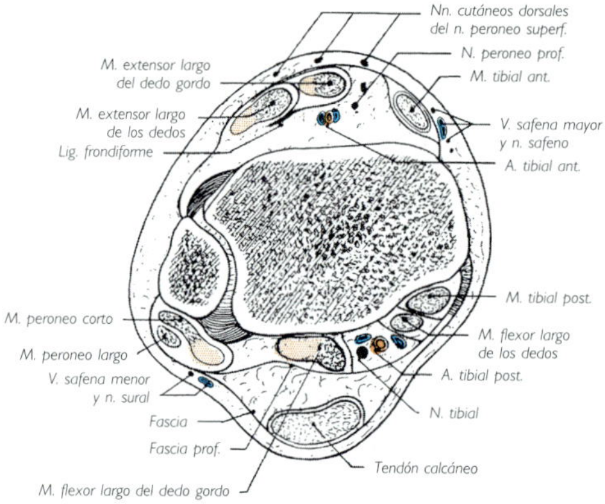

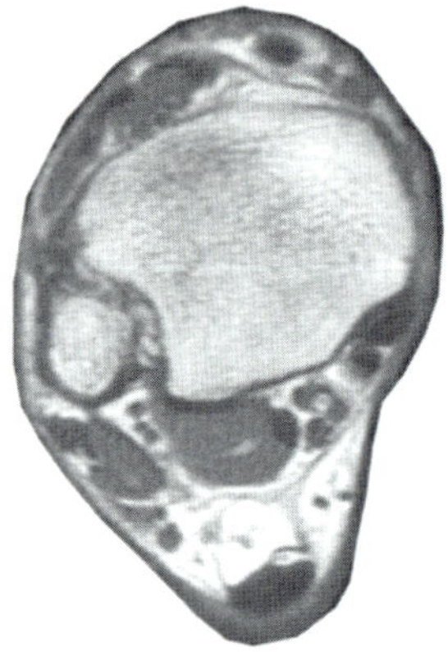

Fig. 417 ▪ Corte transversal que pasa por el límite superior del tobillo. Lado derecho, segmento superior del corte. En este corte, las vainas osteofibrosas de los tendones de los músculos flexores y la vaina de los vasos tibiales posteriores y del nervio tibial inician su formación (v. pág. 580). Corte correspondiente de RM *in vivo*.

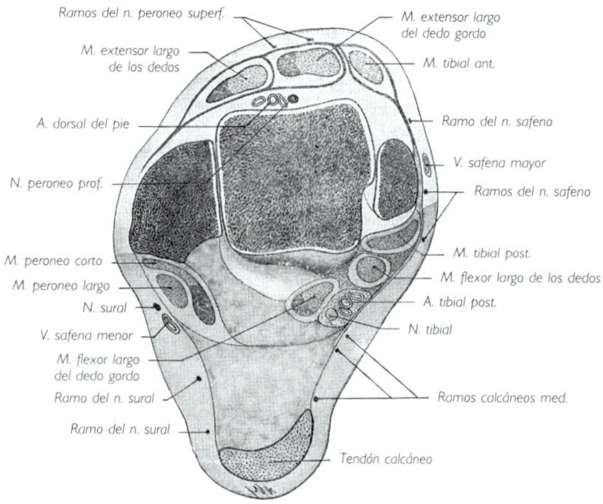

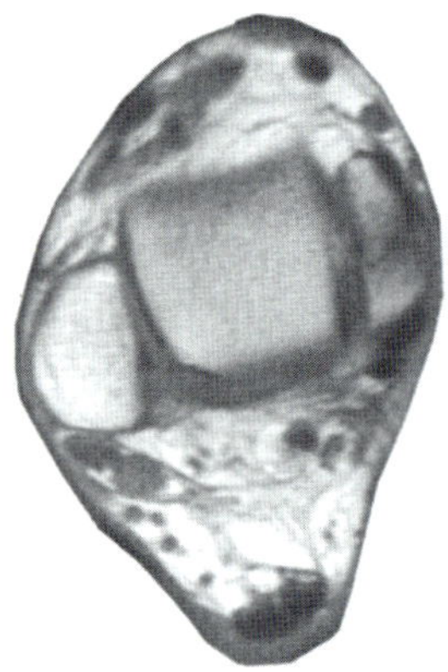

Fig. 420 ▪ Corte del tobillo. Lado derecho, segmento inferior del corte. La sección es casi transversal en la mitad anterior, pero en toda la mitad posterior, que está marcada de color gris, se halla inclinada inferior y posteriormente (v. pág. 584). Corte correspondiente de RM *in vivo*.

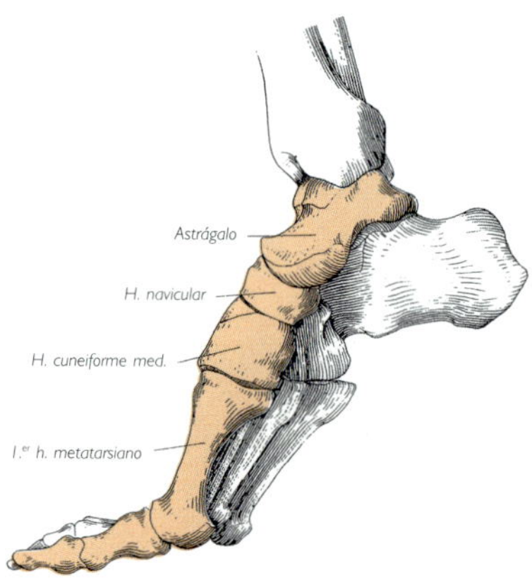

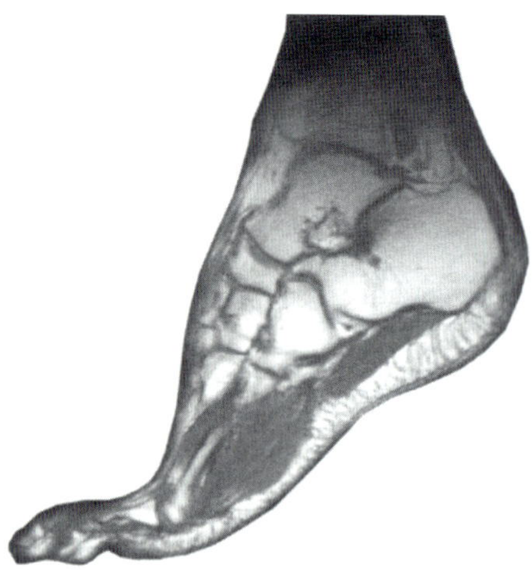

Fig. 454 ▪ El pie durante la marcha. El calcáneo, elevado por el músculo tríceps sural, proyecta anteriormente el astrágalo, el hueso navicular, los tres huesos cuneiformes, los huesos metatarsianos y los dedos correspondientes (v. pág. 636). Corte correspondiente de RM *in vivo*.

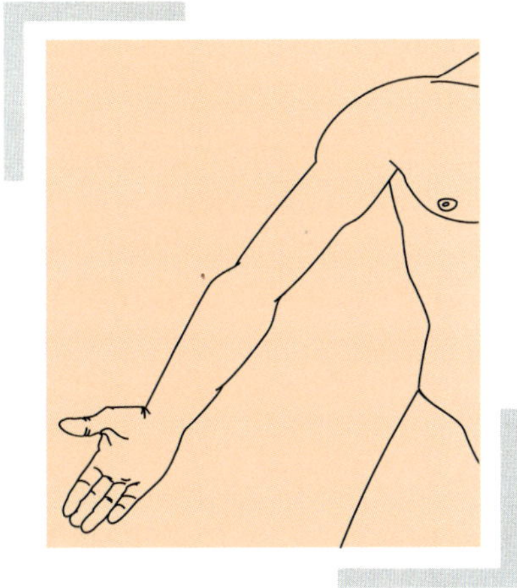

ÍNDICE ALFABÉTICO DE MATERIAS

B

C

D

E

F

G

H

I

L

N

O

P

R

S

T

U

V

Z